换个方法读《内经》

全本注释典藏版

《内经》

上卷

《素问》导读

刘明武 著

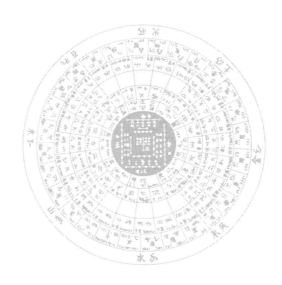

湖南科学技术出版社

图书在版编目（CIP）数据

换个方法读《内经》：上、下卷 / 刘明武著. —
长沙：湖南科学技术出版社，2022.3
ISBN 978-7-5710-1080-5

Ⅰ．①换… Ⅱ．①刘… Ⅲ．①《内经》—研究 Ⅳ.①
R221

中国版本图书馆 CIP 数据核字(2021)第 132568 号

HUAN GE FANGFA DU 《 NEI JING 》SHANGJUAN 《 SUWEN 》DAODU

换个方法读《内经》上卷 《素问》导读

著　　者：刘明武

出 版 人：潘晓山

责任编辑：李　忠

出版发行：湖南科学技术出版社

社　　址：长沙市芙蓉中路一段 416 号泊富国际金融中心

网　　址：http://www.hnstp.com

湖南科学技术出版社天猫旗舰店网址：

　　　　　http://hnkjcbs.tmall.com

邮购联系：0731 - 84375808

印　　刷：湖南天闻新华印务有限公司

　　　　　（印装质量问题请直接与本厂联系）

厂　　址：湖南望城·湖南出版科技园

邮　　编：410219

版　　次：2022 年 3 月第 1 版

印　　次：2022 年 3 月第 1 次印刷

开　　本：710 mm×1000 mm　1/16

印　　张：59.75

字　　数：930 千字

书　　号：ISBN 978-7-5710-1080-5

定　　价：298.00 元（上、下卷）

学好《内经》，
道不远人

——朱良春序

　　《黄帝内经》（简称《内经》）是我国现存较早的一部医籍，被称为中医四大经典之首，与《伏羲八卦》《神农本草经》并列为"上古三坟"，是集中医基础理论预防、养生、诊断、治疗于一体的奠基之作，由数代先贤集体撰述。其成书之早（约在战国时期），内容之博（广泛汲取当时的哲学、天文、地理、历法、数学、季候、养生等学），在世界医学史上是空前绝后的，因此后人尊为"医家之宗"。《内经》由《素问》《灵枢》两部分组成，《素问》侧重于解剖生理（脏腑、经络）、病因病机、辨证、治疗、预防、养生以及人与自然、阴阳、五行、五运六气等的阐述与应用；《灵枢》除对《素问》内容有所补充外，尤详于经络、针灸，所以又称为"针经"，均为历代医家所重视，列为必读之书。由于文辞古奥，义理精深，为阐释其义，历代注疏者不下百数十家之多，但悉为以经解经，其中虽多精辟之论，剖析之言，基于现代青年，古汉语基础较薄弱，仍难以理解，惧于阅读原著，这是阻碍中医学术完整继承、弘扬发展的瓶颈。如何解决，是关键性的问题，途径是多样的，但最根本的是如何帮助青年中医消除畏难情绪，轻松地接受《内经》，读懂、读通《内经》，从中吸取教益与智慧，从而联系临床实际，加以运用，创新发展，弘扬中医学术，为民造福，这将是一件具有重要意义的大事，有识之士，翘首企盼。

　　刘明武同志是一位地质工程师，业余之暇，专心钻研中华传统文化，默默耕耘，十有余载，颇多创获，诚如《中国文化研究》杂志阎纯德主编所言："他的文章新意扑面，读之如沐春风，其文既给人以文化自信，又催人责无旁贷地勇敢承担。"他不仅广泛涉猎三坟五典、诸子百家，还认真地精读《内经》，并认为"《内经》并不是纯粹的医术，而是道与术的结合体。道是中华文化的终极之理，所以必须以道论医，即从哲学、从文化的角度去解读《内经》"。

　　"道是《内经》的立论基础，以道论医，贯穿于《内经》的始终。道是论证问题、判断问题的终极坐标，只有以道论医，才能读懂、读通《内经》"，从而才能领会其精义，在继承的基础上，进行创新。有鉴于此，他受热心中医药出版工作的张碧金总编辑之邀，而有《换个方法读〈内经〉》的创作。碧金总编辑与愚交往多年，相知有素，她嘱我看一下书稿，并写篇序言，因得先睹为快。

　　展诵书稿，我深深地为明武同志热爱中华文化、热爱中医的深情所打动。一个业外的地质工程师，能在业余时间，读这么多中外典籍，并能融会贯通，来阐释《内经》的经文，可谓博览古今，穷幽极微，新意隽逸，引人入胜。他指出："在《内经》中可以看到道家的哲理与论断，也可以看到儒家的哲理与论断，文化与医术不分家，这是中医的特色，也是中医能跨越时间、跨越空间的秘密。"许嘉璐副委员长说得好："中医的命运是由传统文化的命运决定的。"所以作者强调元典智慧是中华文化之根，也只有探索与接近元典智慧，才能复兴中华文化，中医才能真正从根本上复兴。在这方面，明武同志以大量历史文献来阐述《内经》，对渊深古朴的经文进行分析论证，颇多精妙新论，解惑之言，我认为其众多内容已超过古今之注释。

　　例如，《内经》认为历法、运气是医者应知、应会的两项基本功，不知历法、运气难以成为上工。因为五运六气关系着阴往阳来、寒来暑往、真气邪气的交替、人体的安康；利用天干预测岁运、主运，利用地支预测主气、客气，再利用主客加临预测疾病，这是中医学的一大瑰宝所在，作为中医理当应知应会。但运气学说复杂而难以掌握运用，医者恒视为畏途，多置而略之，实属遗憾。今明武同志以简明的规律，流畅的文句，阐述天文、历法的运算，使人一看就懂，一懂就能用，能轻松地接受，同时他明确指出："天文在变化，运气在发展，古今天文并不一样，不能恪守原著中的运气学。运气学的具体内容必须随着天文的变化而发展，要振兴中医必须重新理清天文与运气之间新的对应关系，必须重新理清气候与物候、疾病之间新的对应关系。"我们必须"谨候气宜，无失病机"。他还语重心长地寄望于后学："气可以定性、定量，七篇大论中出现了几十个运气的新名词，这些名词的出现，是为定性、定量服务的。天符、岁会、司天、在泉……这些名词都是为气之定性服务的。气之定性，先贤已作出了贡献，气之定量，需要子孙们的继续努力。"因此，我们既要善于继承，更要顺应时代，不断补充、创新，走在历史的前面，这是我们这代人应该努力完成的。

《内经》中许多奥义、名词、术语，作者不是原文+注释+译文的依文解字的诠释，而是既植根于元典文化，以道论之，又广征博引，用生动的语汇，鲜明活泼的笔调来阐述经文内涵，为我们开辟了一条绿色通道，拉近了《内经》与现代青年中医的距离，消除了古代与现代的隔阂，让我们可以顺利地接受《内经》的精髓。这本书是作者用炽热的激情和沸腾的心血撰写的精心之作，为弘扬中华文化，振兴中医学术，作出了卓越的贡献，其执着挚爱中华文化、中医文化的情操，令人肃然起敬！

一个工程师，能对中医文化如此痴迷，我们中医院校的莘莘学子有什么理由不热爱中医？！一个业外之人都能读懂、读通《内经》，我们中医院校专攻中医的后生又何惧之有？！古语云："道不远人。"只要我们认真学，用心悟，《内经》是一定可以读懂、读通，为我所用的。

我希望凡是关心中华文化，爱护中医的人士都能利用时间来阅读这本好书，可先翻阅阎德纯先生的序言和作者的代绪论及后记，就能让你对本书有一个总的了解，激发你对其精湛的内容，加以饱览欣赏，使你爱不释手，如饮琼浆，沁人心脾，获得新的启迪与感悟，使你责无旁贷地去探索、去创新。

明武同志在后记的末段还恳切地说："希望读者能够和我一起思考这样三个问题：没有中华文化，还会有中华民族这个民族吗？没有中医文化，中华民族会走过五千年吗？祖先曾经创造出领先于世界的辉煌，

'我'创造的成果是什么呢?"这三个问题问得好,能使我们头脑清醒,进行反思,振奋精神,切实地传承中医药文化,推动中医药的事业发展,这是我们共同的责任,让我们老、中、青三代人团结起来,开创中医药复兴的新纪元,是为序。

九一叟　朱良春于南通
二〇〇七年九月

通于一而万事毕

——阎纯德序

一

刘明武的新作，《换个方法读〈内经〉》就要出版了，这是件可喜可贺之事。

在我主编《中国文化研究》的后期（20世纪90年代中），刘明武这位工程师刚刚涉足文化研究，但他的文章新意扑面，读之如沐春风，其文既给人以文化自信，又催人责无旁贷地勇敢担承。所以不仅连续发表他的文章，还破格将其放在重要栏目的重要位置上。离开《中国文化研究》后，刘明武一直保持与我的联系，凡构思出新的文章，就打电话征求我的意见，问："这个观点是否成立？""如此认识是否可以？"所以，对刘明武的研究我是了解的。

二

中医文化是优秀的！这是刘明武书中肯定的第一个问题。

中医文化的优秀之处首先体现在具有永恒意义的认识论与方法论上。

人是独立之人，但独立之人并不能独立存在，人与天地、时空、万物之间存在着须臾不可分割的联系。所以对人的认识，不能仅仅局限于人本身，必须把人与外部因素联系起来共同研究，这就是中医文化的认识论。

人由形、神两种因素组成，神位于形而上，无形无体，看不见摸不着；形位于形而下，看得见摸得着。诊病治病必须重视形上形下两种因素，既重视形下之体又重视形上之神——精神之神，这就是中医文化的认识论。

这种认识论是仪器无法企及，无法超越的。再先进的显微镜也无法发现人与天地之间、时空之间的联系，再先进的显微镜也无法发现人的情绪变化与精神变化。刘明武认为，仪器永远取代不了三百六十度全方位的认识。利用仪器是聪明的，依赖仪器则是愚蠢的。

诊病可以用多种方法，治病可以用多种方法；诊病有望闻问切，治病有汤液醪醴、针灸、砭石……在没有实验室与先进仪器的几千年前，中华先贤用自己的方法认识了几百种疾病与人体经络，并创造了独特的医病原则与方法。这种提出问题与解答问题的方法论，是具有永恒意义的。

刘明武的这一观点，最早反映在《中国古代科学与西方现代科学之间的差异》一文中；2004 年，我在澳门赋闲写作，同时借编辑《中西文化》之机，编发了他的这篇文章。这年，我才第一次见到了刘明武。此前，我虽然发表了他的多篇文章，但一直没有见过这位工程师出身的文化人。

三

第一次见面后，我们在澳门、珠海又有几次会面。那几次会面，刘明武向我详细介绍了对于中华文化的基本认识与把握：

第一，如果说中华文化从根本上有问题，中华大地上就不会产生出领先于世界的中华文明；如果说中华文化五千年来源远流长没有丝毫变化，那就不会有后来的落后挨打；按照因果论推理，中华大地上前后应该存在着两种截然相反的文化，即中华文化源流之间发生过重大变化。从时间坐标与历史事实上看，源文化孕育出了文明先进的中华民族，流文化孕育出了落后挨打的中华民族；刘明武称源文化为"黄帝文化"，称流文化为"皇帝文化"。对于中华文化的源流之变，百年来的文化批判运动显然没有足够的认识，更没有做出合理的区分。

第二，从源头看，中华文化是优秀的。优秀的中华文化集中在"道器并重"这四个字上。道，相当于《圣经》中的上帝，是产生天地万物的生生之源，是人生之终极坐标。当希伯来人先贤用上帝解答宇宙与人生两大问题时，中华先贤用自然之道解答了宇宙与人生两大问题。用现代的话说，道是中华先贤的宇宙观与人生观。解答宇宙与人生这两大问题，是道与上帝的共同点。"道器并重"则是中华文化的独特之处，因为《圣经》讲道不讲器，实际上，在世界各个民族元典中，唯有《易经》讲道又讲器。器，是一切器具的总称。道器之间可以转化，即认识了道就可以创造器。道器并列并重，其关系如"车之两轮，鸟之两翼"，由此可以看出中华文化对器的重视程度——源头的中华文化是尊道崇器、道器并重的文化。到了老子那里，"道器并重"的文化变成了"重道轻器"的文化。《道德经》视器为动乱的根源，主张完全抛弃器。从此，器在文化中的重要地位逐渐消失。中华文化在老子那里，发生了一次重大变化。

第三，中华大地上从一开始就没有神赐的伊甸园，要想过上幸福生活必须自己动手动脑，必须自己发明创造。所以在源头文化里所出现的中华先贤——三皇五帝——个个都是动手动脑的典范，个个都是发明创造的典范。中华先贤的思维方式是"以道论之"，其行为方式是"行而论道"。依照道理做人，依照道理做事；依照道理论证问题，依照道理解答问题，这就是"以道论之"。不鄙薄动手，不鄙薄做事，圣人动口又动手，动口讲道理，动手造器具，这就是"行而论道"。"行而论道"，是圣人之所以为圣的重要标志。到了孔子那里，"行而论道"变成了"坐而论道"。中华文化在孔子那里也发生了一次重大变化。

第四，西汉董仲舒使"道"变了味。道的本义是"一阴一阳之谓道"，被董仲舒实际变质为"阳为阴纲之谓道"。本来，道位于君王之上，在董仲舒那里，君王等同于道。本来，道可以裁判君王，在董仲舒那里，君王的裁判等同于道。"道"的变质，使中华文化发生了质的变化。以董仲舒为界，"以道论之"变质成了"以君论之"。从崇尚自然之道到崇尚权威之道。对于这一变化，刘明武打了个比喻："拜佛拜进了小雷音寺。"

第五，老子、孔子是人，是圣人。人的认识，圣人的认识，可以讨论，也可以批评。孔夫子本身就不忌讳批评，《论语》之中起码记载了两次别人对孔夫子的批评，例如"四体不勤，五谷不分"这样的批评。老子、孔子时代与老子、孔子之前，中华大地流行的是文化，文化是可以讨论、可以批评的。西汉之后，中华大地流行的不再是文化，而是专制的、不能讨论的、不能批评的教条。从允许讨论、允许批评的文化到专制的、死板的教条，对于这一重大的、根本性的变化，百年来的文化批判者同样没有认清。

第六，创造之物可以过时，创造的思维方式与行为方式永远不会过时。中华先贤创造文明的思维方式与行为方式并没有错，只要子孙认识了中华先贤的思维方式与行为方式，继承之、发展之、身体力行之，那么，中华民族就可以重铸文明，再造辉煌。征服自然是西方文明的出发点，大自然不可能被征服，与光学原理中的"反射角等于入射角"一样，大自然肯定会报复人类的狂妄。征服自然的文明——准确说是枝叶上的文明，根本上的野蛮——终究会被大自然所淘汰。西方文明只有两条路：一是被大自然淘汰；二是改辙更张，借鉴中华文化里和谐自然的智慧。中华文化从八卦开始就把人放在了天地之间，天地人三才之说就诞生于此。八卦的三爻告诉后人，天地与人的关系是父母与子女的关系，是共存共荣的关系。由中华文化所产生的古代文明，是和谐自然的文明。如果中华文化得以发扬光大，重新产生出的新文明将仍然是和谐自然的文明。征服自然失败之后，和谐自然之哲理必然回归，中华文化今后的意义就在这里。

第七，东方与西方之差异是先天形成的。两种空间两种人，肤色毛发颜色不同，鼻子高矮不同，思维方式也不同；同样的问题，东方西方解答的方式不一样。同样是吃饭，西方人创造出了刀叉，中华先贤创造出了筷子；同样是面粉，西方人烤出了面包，中华先贤蒸出了馒头；同样是求证 $c^2 = a^2 + b^2$，《几何原本》用纸上画图作线的方法，而《周髀算经》则用手工折矩环方的方法，前者需要十几步运算，后者只要三步就足够了；同样是奇偶之数，西方人用上帝做解答，中华先贤用一阴一阳做解答；同样是数学，西方的方法是逻辑演绎，中华先贤的方法是机械化算法……两种空间的人创造了两种语言，两种文化；两种语言，两种文化背后揭示了两种思维方式。丢掉了自己的文化，自己的思维方式自然而然也就失去了，由此所导致的严重后果就是不会用自己的思维方式提出问题与解答问题了，不会用自己的思维方式去发明、去创造了。引进别人的成果，只是买别人瓜田里的瓜，只是买别人果园里的果。不会用自己的思维方式提出问题，不会用自己的思维方式解答问题，应该是中华民族的最大问题。

第八，对中华文化的继承，读书读经是必要的，但是这里不是落脚点。对中华文化的继承，关键在于要重新认识源头的中华先贤提出与解答问题的思维方式与行为方式，然后利用这种方式提出和解答出现的新问题。再者，文化研究无论如何不能停止在孔子那里，因为孔子之前的中华文明史已经长达数千年。孔子那里只是中华文化的中游，而不是中华文化的源头，何况，儒家文化并没有完全继承与延续中华文化。

刘明武的认识，在历史与现实中很难找到雷同者。但这些认识，的确会引起人的重新思考。在刘明武那里，可以看到一种具有崭新意义的、可以再造中华文明的中华文化。

刘明武的文章不是文字的堆积，而是热血的凝聚。所以，刘明武希望我为《换个方法读〈内经〉》作序，我马上就答应了。

四

回到书内，再说《黄帝内经》（简称《内经》）。易与医同源，很多人都知道这一关系，至于"所以然"即易医同源同在何处？则是很多人所茫然的。优秀的中医文化与中华文化如何同根同源，这是刘明武在书中解答的第二个问题。

同以一阴一阳为立论基础，易医同源，此处为根本。一阴一阳之谓道，易与医均源于道。

同以循环变化的眼光观察宏观世界与微观世界，易医同源，此处为二。

同以五行生克这种相互联系又相互制约的基本立场来观察天地万物之间、时空之间的关系，易医同源，此处为三。

同以时空物三位一体的时空观来研究问题，易医同源，同此时空观。

天地可以数字化，春夏秋冬可以数字化，东西南北可以数字化，五脏可以数字化，一切都可以数字化，易医同源，此处为五。

易医同源，同在相同的理论基础上，同在相同的认识论与方法论上。

总而言之，易与医同源的根本点，都在"以道论之"这四个字上。

五

在西方，一流的科学家们前赴后继，试图求证出上帝的存在，但是，一直没有求出答案。

然而，如果在中华大地上求证道的存在，求出答案则轻而易举。

道在哪里？道在天地万物（包括小草、鲜花，也包括屎溺）中，道在阴阳五行的哲理中，道在太极、八卦、河图洛书这些抽象符号中，道在奇偶之数中，道在时间空间中，道在昼夜寒暑次序中……

求证上帝难，求证道理容易。

伊甸园内不准制裙子，伊甸园外不准造通天塔，这两个"不准"清楚地表达了上帝对发明创造的态度——反对发明创造。道不但不反对人的发明创造，而且还从方方面面启示人们从事发明创造。早期中华大地上所出现的一件件史无前例的器具，一项项史无前例的技与术，一部部史无前例的经典，包括西方文化至今既不能认识又不能解答的人体经络，都是"以道论之"的成果。在没有先进仪器，没有一流实验室的条件下，中华先贤以"以道论之"的方法论证一切问题，论出了领先于世界的中华古文明。

道，何以能够成为论证问题的依据与方法？因为道可以化为这样几种模式：阴阳模式，五行模式，时空模式，八卦模式，圆周十二次模式。

阴阳模式，可以解释天地万物以及人体的基本成分与基本结构，可以解释大至无外、小到无内两种世界的基本成分与基本结构，可以解释昼夜寒暑的有序变化，可以解释一切生生之物的生死过程，可以解释奇数偶数，可以解释音律。一阴一阳，是中华先贤论证问题的一级模式。

五行模式，金木水火土可以解释万物的基本属性，可以解释万物的基本功能，可以解释音乐中的五音和万物中的五色、五味，可以解释万物之间的相互联系与相互制约。五行，是中华先贤论证问题的二级模式。

时空模式，可以解释物与人的变化过程与分类原因。时间空间，可以解释万物的分类，可以解释土壤的分类，可以解释不同的矿产，可以解释人体发生的种种疾病，可以解释不同声音、不同性质的风雨，可以解释鸟兽身上的不同纹理。时空，是中华先贤论证问题的三级模式。

八卦模式，可以解释天体的整体性与具体性。八卦具有无限的象征性，但首先象征的是天地、雷风、山泽、水火八种自然元素。八卦一分为八，具体有具体的作用；八卦合八为一，整体有整体的作用；具体的作用必须发挥于整体之中，具体的作用不能危害于整体。从八卦的整体性里，演化出了天人合一的哲理，演化出了人与万物互为兄弟的哲理。八卦还可以解释四时八节、四面八方，可以解释九州的划分，可以解释井田制的"井"字形，可以解释九宫的空间结构，可以解释自然界的八面来风。八卦还可以解释人体、家庭的整体性与具体性。八卦，是中华先贤论证问题的四级模式。

圆周十二次模式，是对天体、地球的定量，是对时空的定量。太阳视运动，中华先贤画出了黄道；平分地球南北两半球，中华先贤画出了赤道。黄道可以平分成十二等份，赤道可以平分成十二等份，地平大圆同样可以平分成十二等份。十二之数，可以解释一年十二个月，可以解释一日十二时辰，可以解释人体十二经络，可以解释地支十二支，可以解释远古中古时期的明堂制。圆周十二次，是中华先贤论证问题的五级模式。

以天体论人体，以大宇宙论小宇宙，这是中华先贤论证问题的常用模式。以天文论人文，以天时论人时，以天行论人行，以天德论人德，以天体结构论人体结构，这是八卦所开创的、先秦诸子所延续的论证模式。

刘明武对奠定中华文明的实际成果进行了统计，结果表明，早期的经典、技术、器具、礼仪、典章制度、伦理，甚至于解牛、承蜩之术，都与"以道论之"的论证方式有关。

儒家、道家、墨家、兵家、阴阳家、杂家、农家，各家论述的问题各不相同，但各家的立论基础是相同的，他们皆以道为立论基础：儒家以道论礼，道家以道论德，兵家以道论兵，阴阳家以道论历……在诸子之前之后的中华大地上，茶有茶道，剑有剑道，棋有棋道；品茶者论道，舞剑者论道，博弈者论道，这些都是"以道论之"在各个领域的延续。

从自然之道出发，可以提出与解答成千上万的问题，这就是道在实际生活中的作用。从道出发提出与解答问题，用庄子的话说是"通于一而万事毕"。

道在何处以及道为什么可以论证问题，这是刘明武在书中所重视、所追寻并极力希望弄清的第三个问题。

六

中医文化与医术不精的郎中之间不是相等关系，这是刘明武在书中解答的第四个问题。

梁启超先生不相信中医，鲁迅先生说中医是"骗子"，梁漱溟先生讥讽过中医，这三位先生都是一流大家，为什么对中医持否定态度呢？

刘明武认为，一流学者否定中医，原因有三：一是混淆了中医文化与具体中医医生之间的界线，把具体的某个中医医生，甚至某个郎中当成了中医文化；二是批判者本身没有接触过中医经典如《内经》；三是有了西医西药的对比。

在日常生活中，人们直接打交道的是中医医生，而不是实用而精深博大的中医文化。只要你阅读过《内经》，哪怕只是阅读过《素问》，你就会发现这样一个不等式：中医医生并不等于中医文化。在现实生活中，会背"汤头歌"的中医医生很多，懂得《内经》的中医医生极少。中医不懂《内经》，这与和尚不懂佛经，牧师、神父不懂《圣经》一样，是非常荒唐的。然而，这确实是事实。身份是中医医生，却一辈子没见过《内经》，这样的实例在实际生活中比比皆是，尤其在乡村。西方培养牧师、培养神父，必须经过神学院的正规教育。《圣经》在神学院是当然的基本教材。而在中华大地上，从秦汉至满清，以《内经》为基本教材的中医学院一直没有出现。中医的传承，主要靠师徒之间的传授。从古至今，中医名医不足百名，而面对天下人民的却是成千上万的连《内经》都没见过的中医医生；会背"汤头歌"的中医医生、郎中也会治好一些常见病、地方病，但如此医生与博大精深的中医文化之间是有相当距离的，他们无法代表真正的中医文化。举个例子，肝有病治肝，这是郎中。

肝有病治脾，这是真正可以代表中医文化的中医医生。中医的落后，不是落后在中医文化本身，而是落后于中医文化的失传。精通《内经》，一定会成为名医。普及《内经》，一定会培养出高明的中医医生。中华大地什么时候真正出现以《内经》为基本教材的中医学院，什么时候就会培养出一流的能够代表中医文化的中医医生。

混淆郎中与中医文化之间的界线，把医术不精的中医医生视为中医文化的代表是不应该的。中医文化是具有永恒意义的文化，郎中只是一方一时的郎中，两者之间不是相等关系。这是一流学者们没有分清的一个基本问题。

刘明武认为，中医的落后，责任并不能让中医界负责，而应该由整个中华民族来负责，因为整个民族对自己的文化并没有一个认真敬慎的态度。为了说明这一看法，刘明武在《内经》与《圣经》之间做了一个对比。《内经》中的黄帝，为人治病，诊病的方法是望闻问切，治病的方法是针灸+砭石+汤液醪醴+精神抚慰；《圣经》中的耶稣，也为人治病，方法是祝福的话语+手的抚摸+口中唾沫；同样是博爱之心，同样是为人治病，毫无疑问，黄帝的方式方法更为高明。可是，西方人一直读《圣经》，中华先贤的子孙有几个还读《内经》？刘明武有这样一个希望：看西方，目光不能仅仅盯在物质上，也要看看人家对待文化的态度。

百年来的中医批判者，多以情绪批判为主，哲理批判者极少。所以然则何？答案只有一个：没有接触过《内经》。

精致的抗生素一进入中国，马上就把柴柴草草的中药比下去了。以青霉素入中国为标志，怀疑、否定中医的思潮开始了。然而，短短几十年，抗生素所引起的抗药性越来越大，西方又开始把反思的目光投向了中药。刘明武认为，正如人永远不会对小麦、大米产生抗麦性、抗米性一样，人们永远也不会对自然药物产生抗药性。历史证明，根植于自然哲理的中医中药，其生命力是可以超越时空的。当然，中医中药必须与时俱进。

七

热爱，并不等于护短。热爱中医，同时也极力找出中医的不足，是这本书的特色。中医的历史辉煌，而现实中的中医落后。中医落后的原因何在？刘明武指出三点原因：

一是理论失传。阴阳五行、时间空间、五运六气、天文地理，这些是中华文化的理论基础，也是中医的理论基础。今天，阴阳五行到底从何而来又解答了什么问题，中华民族已经很少有人能讲清楚了，以至于出现了"阴阳五行连伪科学都算不上"的谬论。离开了源，江河不能长流；离开了根，大树不能生长；离开了理论基础，中医怎么能发展呢？理论失传，是中医落后的根本原因。

二是器具落后。中华文化精髓在于"道器并重"，中医文化精髓同样在于"道器并重"。《内经》中就出现了针刺用的九种针，九针的出现说明了什么？说明中医之开端就重视器具的作用。"解剖"一词，最早出现于《内经》。没有器具，怎么能进行解剖？几千年过去了，中医器具有进步吗？器具落后，是中医落后的重要原因。听诊器、手术刀出现后，西医的器具犹如雨后春笋层出不穷。而具有几千年历史的中医，新的器具没有出现，甚至连华佗时代的手术刀也丢弃了，完全忘记了器具的创造，这一责任应由中医界负责。

三是解剖术的失传。解剖术，一可以治病，二可以进行人体研究。《内经》中出现了"解剖"一词，《汉书》《后汉书》记载了"解剖"的实例，这就证明，中医是主张解剖的，也是善于解剖的。可是，中医的解剖术在中医界失传了。在今天的中华大地上有中医院，也有中医医生，但是解剖术却看不到了。刘明武认为，解剖术的失传，是中医落后的重要标志。

批评，用依据而不用情绪，尤其是不用偏激的情绪，这是刘明武的批评方式。这样的批评是有说服力的。更重要的是，在批评之后，刘明武往往还提出了相应的研究课题，这种批评应该说是真正意义上的批评。

八

《换个方法读〈内经〉》，实际是《内经》导读。我清楚，导读的是《内经》，心系的是源头处的中华文化。追根溯源，疏通源流，应该是刘明武毕生致力的课题。

"有！为什么有？"

"有这个文化，这个文化是怎样产生出来的？"

"有这部经典，产生这部经典的思路与方法是什么？"

这些，是刘明武常常问到的问题。

研究文化起源，刘明武高度注意这样的内容：一是天文与人文的关系；二是"由一通万"的方法；三是求证一个问题的多种途径。

天文与人文的关系为何？答案是人文源于天文。儒家十三经以《易经》为首，道家三玄以《易经》为首，《易经》以六十四卦为首，六十四卦起源于八卦，八卦结晶于伏羲氏对天文地理的观察，这一简易路线告诉后人，人文源于天文。

《易经》确立了"天如何人如何"的做人公式——"天行健，君子以自强不息"；"夫大人者，与天地合其德"；"天地变化，圣人效之"；凡是人，无论君子还是大人、圣人，都要效法天地。做人的基本公式告诉后人，人文源于天文。

《易经·贲·彖传》："观乎天文，以察时变；观乎人文，以化成天下。"天文化出了时间，人文化成了天下，这里的天文与人文关系是相互对应的。天文与人文对应关系告诉后人，人文源于天文。

《易经》论人必论天，论天必论人。天文与人文的意义，主要体现在天行与人行的一致，天德与人德的一致，天时与人时的一致，四时之序与人序的一致，天地功绩与圣人业绩的一致……一部《易经》告诉后人，人文源于天文。

《内经》论人体疾病必论天文。《内经》指出，天文决定天气，天气决定万物的春生夏长秋收冬藏。天文正常，天气正常，万物生息正常，人体安康；天文异常，天气异常，万物生息反常，人体产生疾病。一部《内经》告诉后人，人文源于天文。

世界上相当多的民族以神文解释人文，唯有中华民族以天文解释人文——天文演化出八卦，八卦演化出中华文化。刘明武曾当面问我："能不能说这样一句话：不知天文，不足以言卦；不知卦，不足以言中华文化。"按照文化的源流关系，我认为这句话应该没有错。

一根竿，演生出一系列重大成果，这是刘明武高度重视的一件事。

天文学是人类创造出的第一学。创造第一学，中华先贤显然走在了世界前面。天文观测，其中重要的一项内容是立竿测影。其他民族的先贤，立竿测影只是制出了历，而中华先贤立竿测影，不但制出了历，与历伴生的成果还有音律之律、方圆之圆、三角形以及勾三股四弦五的商高定律。有谁会想到，一根简单到不能再简单的竿，在中华先贤手中竟然会产生出这么多的成果！《周髀算经》对此的总结是："问一类而以万事达者，谓之知道。""问一类"而不是只停留在"这一类"上，而是要通达在万事上，这就是中华先贤的方法与主张。子孙们有几个会料到，今日世界音乐界所采用的标准音调十二平均律，就发源于天文观测的这根竿。

求证亦即确定春夏秋冬四季，中华先贤起码找到了三种方法。《尚书·尧典》中的尧，以二十八宿中的四颗星为坐标，确定出了春夏秋冬四季。《周髀算经》以日影长短为坐标，确定出春夏秋冬四季与二十四节气。《鹖冠子》以斗星斗柄的东西南北四个指向，确定出春夏秋冬。求证一件事，中华先贤竟然发现了那么多的求证方法。

无论是人文创造，还是其他方方面面的创造，中华先贤是那样的灵活，那样的与众不同。每每谈到以上内容，刘明武都会对中华先贤表现出无限的崇敬。

刘明武还一直思考这样三句话：

第一句话是《易经》中的"八卦而小成，引而伸之，触类而长之，天下之能事毕矣"。能事，即道艺、道器、道术之事。从八卦的基础上加以引申，为何就可以办好"天下之能事"？以八卦为基础触类旁通，为何就可以办好"天下之能事"？

第二句话是《内经》中的"言一而知百病之害"。一即是道。懂得了道理，为何就懂得了百病即所有疾病的来龙去脉？

第三句话是《周髀算经》中的"问一类而以万事达"。明白了"一类"，为何就可以通达"万事"？

这三句话的精髓，强调的不是经验，强调的是从道理出发的重要性。第三句话告诉后人，真正明白了道理，就可以触类旁通，举一反百，举一反万。

刘明武曾发出痛心的感慨，这样的文化，这样的思路，这样的方法，丢掉实在是太可惜！如果子孙真正认识了自己的文化，真正掌握了先贤的思路，就会像先贤那样善于提出问题，善于解答问题。一个善于提出问题，善于解答问题的中华民族会落在世界后面吗？

知道了刘明武所崇尚的事例与至理名言，就不会为工程师导读《内经》感到奇怪了。

九

"不能老是说'祖先如何如何'，还应该说'自己如何如何'"，这是刘明武的主张。刘明武极力主张子孙在先贤的基础上应该"继续说""继续做"；他本人就在"继续说""继续做"，而且涉及的范围相当广泛。仅举四例为证：

其一，先贤以天文论天气，子孙能不能以天文论天灾？现实中有必然发生的天灾（如海啸、地震、台风），为什么人类却不能做出必然的、准确的、提前的预报？是仪器的灵敏度不够吗？刘明武认为，这是现代人的认识论有问题。研究地球，仅仅把目光盯在地球上，这不仅是方法上的狭隘，而且是认识论上的错误。中华先贤开创了天地人物合一而论的系统论，系统论告诉后人，地球上的一朵小花的开放，一棵小草的萌芽，均与天体（日月星辰）运动有着密切的关系。《尚书》《诗经》《内经》告诉人们，以天文可以预报天气，既可以做出近期预报，还可以做出长期预报。刘明武认为，如果延续中华先贤的认识论与方法论，再向前走一步，就能以天文论天灾。在这一认识的基础上，他在《中州学刊》上发表了影响广泛的《天文·天气·天灾》。

其二，先贤发现了经络，而发现的方法是什么？经络的确存在，但用实证的方法一是无法发现，二是无法验证。那么，在几千年前的中华大地上并没有现代科学的基本手段，中华先贤却发现、解释、运用了经络，这到底是怎么回事？刘明武认为，经络的发现，不是先进仪器的功劳，而是优秀认识论的成果。经络是中华先贤以大宇宙论小宇宙、以天体论人体论出来的。在这一认识的基础上，刘明武在《学术研究》上发表了《天体·人体·经络》。

其三，在太极图中解释出四种力。这四种力是：原动力、恒动力、相互吸引力与相互排斥力。太极一可以表达至大无外的宏观宇宙，二可以表达至小无内的微观粒子；宏观宇宙、微观粒子都是动态的，这是中华文化里的基本常识。动，需要力。起始之动需要原动力，永恒之动需要恒动力。原动力和恒动力从何而来？牛顿说，原动力源于上帝。刘明武站在《易经》的立场，认为太极之动的原动力源于一阴一阳的相互推动，太极之动的恒动力同样源于一阴一阳的相互推动；太极图中的阴阳相互拥抱，说明一阴一阳之间有相互吸引力；太极图中的阴阳永不重合，说明一阴一阳之间有相互排斥力。由此，刘明武得出结论，宇宙间绝不是只有一种万有引力，而是有多种力的存在。万有引力对面，就是万有斥力。

其四，利用太极图修正物理学原理。泡利不相容原理指出，同一原子内不能有两个具有相同位置、相同状态、相同运动速度的电子。刘明武在太极图的基础上修正了泡利不相容原理：在太极图中即在同一原子内，两个同类不同性即一阴一阳两个电子可以处在相反相对的位置，以相同的力相互推动，并以相同的速度旋转。

"只要掌握了卦中的智慧，就可以提出西方文化不能提出的问题，就能解答西方文化不能解答的问题。"这是刘明武曾经说过的一句话。我对他这句充满文化自信的话，深信不疑。

十

《换个方法读〈内经〉》，刘明武戏称是"逼上梁山"之作。湖南科学技术出版社的一位老领导，一辈子热爱中医图书的编辑工作，编辑过古医书《马王堆古医书考释》，也编辑过当代名医的著作；当她看过刘明武文集与文章，认为只有站在中华文化与中国哲学的立场上才能解读《内经》这部经典，所以特邀刘明武来完成这项任务。我很感动，深信出版社的这位编辑是独具慧眼的当今伯乐。

本书的写作思路非常明确，这就是以源头中华文化论中医文化，以中国哲学论《内经》。在西方，文化与科学，开始是一体关系，后来是两分关系。法国当代思想家埃德加说："我们还记得，人文文化和科学文化都源于希腊，都从一个历史现象（文艺复兴）中突现出来，都遵循同样的基本规律和同样的最高价值……从 19 世纪开始，这两种文化发生了彻底的大分离。"（《方法：思想观念》，北京大学出版社，第 67 页）在中国，文化与中医，始终是一体。所以，以文化论中医、以哲学论医学的思路是正确的。当然，这本书仅仅是一条新路的开始，企盼今后有更多的人"继续接着说"，并望越说越好。

中华民族有文化！源头的中华文化里既有做人的理性，又有做事的智慧。找回真正的中华文化，就能提出别人提不出的新问题，解答别人不能解答的新问题，最终能使我们这个民族重新走在世界的前列。这是刘明武的信心，也是当今中国人应该具有的信心。

刘明武对元典文化领域的研究已经取得了一定的成就，我真诚地希望他再接再厉，能在理论和实践上双丰收。

阎纯德

2007 年 3 月 21 日于北京

文化中医与中医文化

——代绪论

中医与西医，形成于两种文化的背景之下，两者有着完全不同的认识论与方法论。

西医把人放在手术刀下来认识，把人放在显微镜下来认识，人在手术刀、显微镜下是一个个零件的组合体而不是活体。

人有病就在人体之内找原因，显微镜只能认识有形之物，根本无法认识无形之气与无形之情绪。例如，范进因中举疯癫的病因，是手术刀、显微镜根本无法发现的。如此认识论一割裂了人体内部的联系，二割裂了形体与精气神的联系，三割裂了人体与外部世界的联系。

中医把人放在天体中来认识，把人放在时间空间中来认识，人体与天体之间有着息息相关的联系，人体本身是表里相连、内外一致的有机体。病在人体之内，病因一可能在人体之内，二可能在无形的精神之中，三可能在人体之外的时空之中——四时有四时之病，四方有四方之病。如此系统认识论一是把人的五脏六腑联系在了一起，二是将形体与精神联系在了一起，三是将人与外部世界紧密地联系在了一起。面对疾病，西医的目标是消灭病菌，中医的目标是追求平衡，这是两者在目标上的差异。治疗疾病，西医主张此处有病就在此处下手即头痛医头、脚痛医脚，中医主张左有病治于右，上有病治于下，见头痛可能医脚，见肝病可能治脾，这是两者在方法上的差异。长期以来，中医一直背着"不科学"的指责。实际上，如同筷子与刀叉，馒头与面包，秦腔与歌剧，汉语与英语等在诞生时就有着先天性差别一样，中医与西医在诞生时就有着完全不同的差别。中医与西医，各自有各自的智慧，各自有各自的标准，根本不能用一个标准来衡量。无理的指责并不可怕，可怕的是面对无理的指责，中医本身说不出自己的所以然。天下兴亡，匹夫有责。同理，中医兴亡，匹夫也有责。没有中华文化，肯定不会有中华民族这个民族；没有中医文化，中华民族肯定跨越不了上下五千年。为报答几千年来中医对整个民族的呵护之恩，为了回答那些自觉臣服于西方文化、肆意糟蹋中医的数典忘祖者以及不数典又忘祖者，笔者以中华文化为背景，对中医源流进行一下梳理，力图说明中医的伟大意义与长青意义。抗生素本身与背后的哲理跨越不了时间，源于自然的中医与中药永远没有时间上的局限性。振兴中医，中医本身一应该树立起文化自信心，二应该知道中医博大精深的所以然。不当与错误之处，敬请方家批评。

——题记

文化中医，谈的是中医与文化的渊源关系即中医发源于文化。中医文化，谈的是中医对文化的继承与发展。题目之中，涉及的是这两个问题。题目之外，还涉及中医的演化、现状与前景问题。

一、 关于文化中医

《礼记·大学》："物有本末，事有终始。"这句话告诉人们，任何事物都有一个起源问题。例如，小山羊源于老山羊，小老虎源于母老虎，小蝌蚪源于大青蛙。解释小山羊、小老虎、小蝌蚪的起源，是生物学家的任务，本文此处关注的问题是，方便实用而又博大精深的中医起源于何处。

探索中医起源，是一个严肃而沉重的话题。严肃而沉重的话题不妨从一个轻松的故事和一句简短的话开始。一个故事是今天的美国士兵读《孙子兵法》的故事，一句话则是英国近代大哲学家罗素所说的一句话。

（一）一个刚刚发生的故事

据电视报道，入侵伊拉克的美国大兵人手一册《孙子兵法》。美国总统小布什对士兵说："你们和世界上最伟大的军事家在一起。"小布什，西方媒体称之为西部牛仔。狂妄不羁，不服强者，是西部牛仔的主要特征。不服现实中的强者，但悦服中华民族古代的贤者，这就是西部牛仔小布什。狂妄不羁，那是没有遇到贤者，遇到真正的贤者，狂妄的牛仔马上就会服服帖帖。

《孙子兵法》是两千五百年前的作品，今天的美国大兵读两千五百年前的《孙子兵法》，这说明了什么？这是不是说明《孙子兵法》能够超越时间？

《孙子兵法》是神州大地上的作品，中华神州位于太平洋西岸，美国位于太平洋东岸，神州大地的作品能够流传到太平洋东岸，这说明了什么？这是不是说明《孙子兵法》能够超越空间？！

凡是读书人都知道，轰动一时的书很多，可是能够流传后世的书很少。有些轰动一时的书，连五十年的生命力也没有。还有一些轰动一时的文章，连十年的生命力也没有。

《孙子兵法》一能够超越时间，二能够超越空间，奥秘何在？其奥秘在于以道论兵。

《孙子兵法》在开篇之处连续三次出现了一个"道"字："兵者，国之大事，死生之地，存亡之道，不可不察也。故经之以五事……一曰道，二曰天，三曰地，四曰将，五曰法。道者，令民与上同意，可与之死，可与之生，而不危也。"

一个"道"字，连续三次出现在《孙子兵法》的开篇之处，这说明兵家论兵，其立论基础并不是"以君论兵"——"君王如何发令，我如何用兵"，"君王指向哪里，我打向哪里"，而是以道论兵的。

道是道，兵是兵，道为什么会演化出兵法呢？相信很多朋友会对这一问题有疑问。

明白了罗素先生的一句话，这一问题就会迎刃而解。

（二）罗素几十年前的一句话

"像上帝那样去看。"这句话是几十年前英国大哲学家罗素说的。罗素认为，看问题，看世界，看某事物与一切事物，仅仅用人的眼光去看是远远不够的。应该怎么看？罗素给出的答案是："像上帝那样去看。"

　　为什么说人的眼光有局限性？因为人有老少之别，有目光远大与鼠目寸光之别，有民族之别，有文化背景之别以及文化程度的深浅之别，有东西方区域之别，有政治立场之别，有宗教信仰之别，有此一时、彼一时之别。因此，同一问题会有不同的看法，甚至还会有截然相反的看法。人的局限性，在上帝这里并不存在。上帝可以超越年龄的局限，超越时空的局限，可以超越经验的局限，可以超越种族、宗派、利益的局限。所以，看问题应该"像上帝那样去看"。

　　上帝者，人格化的造物主也。宗教中的上帝，哲学中的本体，文化中的自然之道，三者名异而质同，三个名字所描述的就是天地万物的创造者与管理者。用笔者的话说，上帝、本体、道所描述的就是产生天地万物的那个生生之源。

　　《圣经》中的上帝，是天地万物以及亚当、夏娃的造物主。在中华文化里，天地由道而生，万物以及一男一女由天地而生。所以，天地是万物以及一男一女的造物主，道是天地的造物主。"道生一，一生二，二生三，三生万物。"这是老子对造物之道的精辟描述。

　　罗素所主张的"像上帝那样去看"，相当于早期中华大地的以道理论之。以道理论之，简而言之，就是以道论之。罗素的"像上帝那样去看"，先秦诸子的以道论之，罗素说到的，先秦诸子早已做到了。

　　以道论之，借助的是造物主即生生之源的智慧。

　　以道论之，可以超越人的局限。

　　以道论之，可以超越时空的局限。

　　以道论之，可以超越学科的局限。

　　以道论之，可以超越经验的局限。

　　以道论之，可以超越地位的局限。

　　……

　　兵家以道论兵，实际就是依照道理出兵，依照道理布阵，依照道理打仗……以道论兵，孙子论出了今天美国兵还在学习的兵法。全军大比武冠军、军人出身的黄碧然先生告诉我，西方的军事学院都用《孙子兵法》做教材。以道论兵，兵家论出了超越时空的军事教材。

　　以道论之，仅仅是兵家一家的论证方法吗？非也。与兵家同时期的诸子百家，论证问题的方式全部是以道论之。

（三）以道论之在诸子中

1. 儒家的以道论之

（1）儒家以道论礼。礼是人与禽兽的分界线。没有礼，人与动物就失去了区别。人与动物相区别的礼，是从何而来的呢？由道演化而来。《礼记·礼运》留下的名言是："礼本于大一。"大一者，道也。"道无双，故曰一。"（《韩非子·扬权》）一是道的代名词。礼并不是凭空而来，而是由道演化出来的。

（2）儒家以道论公天下。《礼记·礼运》："大道之行也，天下为公。"孔夫子告诉人们，最初的中华先贤创立出的是公天下。公天下的第一特征是传贤不传子，用《礼运》原话说是"选贤与能"。公天下是有道之天下，所以，孔子说"大道之行也，天下为公"。与公天下相反的是家天下，家天下的第一特征是传子不传贤，孔子认为，家天下是无道之天下——"大道既隐，天下为家"。

（3）儒家以道论君王。在儒家文化中，君不能为臣纲。道是君臣共同的纲。君臣都应该讲道。荀子认为，正常的君臣关系是：君有道从君，君无道从道。孟子认为，不能盲目辅助君。"得道多助，失道寡助。"君有道，臣助君。君失道，就失去臣辅助的资格。儒家认为，道至高无上。道，可以裁判君王。

（4）儒家以道论人生。人生终极目标是闻道、得道。"朝闻道，夕死可矣！"真正可以指导人生的是道理，而非君王之理，孔夫子留在《论语》中的这句名言，从二千五百年前一直流传到现在。道，是儒家文化的基本点。以道论之，是儒家论证问题的基本方式。

2. 道家的以道论之　阅读《道德经》可以知道，老子以道论德，以道论政，以道论时空，以道论天地万物……阅读《庄子》可以知道，庄子以道论逍遥人生，以道论解牛之技，以道论养生之术，以道论四时之序……人与天地万物必须遵循道理，这是道家文化的基本点。以道论之，是道家论证问题的基本方式。

3. 姜太公、吴起的以道论之　中华大地的兵法，并不是只有《孙子兵法》一部。《孙子兵法》之前还有以姜太公名义留下的《六韬》，与

《孙子兵法》同时代的还有《吴子兵法》，部部兵法都谈到了道。

《六韬·守国》："春道生，万物荣；夏道长，万物成；秋道敛，万物盈；冬道藏，万物静。"

《六韬·兵道》："凡兵之道，莫过于一。"

《吴子·图国第一》："夫道者，所以返本复始。"

谈兵先谈道，这是《六韬》《孙子兵法》《吴子兵法》的共同特色。

用兵之妙，在于人却根于道。

4. 管子的以道论之　管子者，管仲也。管仲为齐国之相，辅助齐桓公称霸于诸侯。《论语》几处谈到了管仲。管子留下了《管子》一书。《管子》指出，君有君道，臣有臣道，君臣都应该讲道。对此，《管子·四时》中是这样说的："道生德，德生正，正生事。是以圣人治天下，穷则返，终则始。"

管仲的治国方略，出于人却源于道。

5. 晏子的以道论之　晏子者，晏婴也。与管仲一样，曾为齐国之相，辅助过齐庄公、齐景公，使齐国出现了诸侯附、百姓亲、小国入朝的辉煌。"橘生淮南则为橘，生于淮北则为枳"，这是晏子留下的千古名言。"入狗国进狗门"，这是晏子留下的外交故事。晏婴留下了《晏子》一书，分内外两篇。《晏子·内篇》以墨子的口气评价了晏婴："晏子知道，道在为人。"

晏婴的治国方略，出于人却在于知道。

6. 鹖冠子的以道论之　百家之中有杂家一家。杂家以鹖冠子为代表，杂家同样谈道。鹖冠子留下了《鹖冠子》一书。《鹖冠子·博选》在开篇处指出："道凡四稽：一曰天，二曰地，三曰人，四曰命。"杂家认为，可以从天、地、人、命四个角度去观道。换个角度，也可以以道论天，以道论地，以道论人，以道论君王之政令。以道论之，论出了以人为本。今天人们常用的"以人为本"一词，就出于《鹖冠子》开篇之作的《博选》里。

《鹖冠子·著希》："道有稽，德有据。"杂家认为，道是衡量事物的标准，德是衡量人的依据。

《博选》是《鹖冠子》的第一篇，《著希》是第二篇。在开篇的第

一、第二篇文章首先出现的是道，道在杂家中的基础地位由此可知。

7. 墨家的以道论之　墨家崇尚的是尧、舜、禹之道，尧以日月星辰的运行规则制定历法，舜以七星定七政——使天下之序合于四时之序，大禹以水的自然属性疏导水——使治水的方法合于水往下流的自然属性，尧、舜、禹三者崇尚的是自然之道，所以墨家崇尚的也是自然之道。

8. 阴阳家的以道论之　阴阳家的代表人物是邹（驺）衍。邹衍在诸子中最为奇特。他明确提出了五行金木水火土之间存在着相生相克之理，并把生克之理用来解释之前的王朝更替。这一理论，当时深深吸引了父传子的诸侯国君们，邹衍周游列国，每到一处，诸侯国君便出城迎接，设宴招待。这与孔夫子周游列国处处受冷遇，形成了鲜明的反差。歪解五行生克之理，这是笔者所不能同意的。笔者高度注意的是，邹衍的推理方法。邹衍以小推大的方法，推出赤县神州之外还有神州，诸如中国赤县神州者，天下还有其九。因为大海相隔，所以人民不能相通。当时，邹衍没有飞机、轮船这样的交通工具，仅仅依靠一种方法，推理出赤县神州之外还有神州。这种方法，《史记》的介绍是："先验小物，推而大之，至于无垠。"显然，这种方法属于以道论之。丹麦物理学家玻尔创立了行星式原子的量子理论，1922 年获诺贝尔物理学奖。以行星模式论原子，实际上是原子模式与行星模式之间的对比对应。这种方法是不是仍然在"以小验大"或"以大验小"范围之内？！邹衍的著作《终始》《大圣》有十万言之多，可惜都失传了。如果说邹衍理论没有失传，同时又被引用到了各种自然科学的问题研究之中，中华民族会解答出多少问题啊！

对诸子中的六子，司马迁在《史记·太史公自序》有这样的评价："《易大传》：'天下一致而百虑，同归而殊途。'夫阴阳、儒、墨、名、法、道德，此务为治者也。"诸子有一致之处，有百虑之别。一致在何处？一致在道这里。百虑之别在何处？在各家所论证的不同问题中。

诸子百家所论证的问题不同，但论证问题的方式皆是以道论之。这说明了什么？这说明在此时的中华大地上，道是论证问题、判断是非的终极坐标。

这里的新问题是：《黄帝内经》（简称《内经》）也源于道吗？答案

是肯定的。既然由道出发可以演化出百家之术，那么，从这里也可以演化出医理医术。

（四）道：《内经》的立论基础

道，是《内经》的立论基础吗？请看《内经》开篇之处几个重要论断：

第一是关于"人生如何度百岁"的两句对话。

黄帝问："余闻上古之人，春秋皆度百岁，而动作不衰。今时之人，年半百而动作皆衰者，时世异耶？人将失之耶？"

岐伯答："上古之人，其知道者，法于阴阳，和于术数，食饮有节，起居有常，不妄作劳，故能形与神俱，而尽终其天年，度百岁乃去。今时之人不然也，以酒为浆，以妄为常，醉以入房，以欲竭其精，以耗散其真，不知持满，不时御神，务快其心，逆于生乐，起居无节，故半百而衰也。"

上古之人的生命为什么能够达到百岁？这是黄帝的问题。解释这一问题，岐伯给出了六个理由：第一是知道，第二是法于阴阳，第三是和于术数，第四是食饮有节，第五是起居有常，第六是不妄作劳。请看，养生的第一要务不是求神，不是拜佛，不是吃补品，而是在于知道。

这两句话出在《素问·上古天真论》的开端，而《素问·上古天真论》则是《内经》的第一篇。养生在于知道，这是《内经》在第一篇中所讲的养生哲理。

第二是统领《内经》的一句纲领性的话："故阴阳四时者，万物之终始也，死生之本也，逆之则灾害生，从之则苛疾不起，是谓得道。道者，圣人行之，愚者佩之。"

道看不见，摸不到，在哪里可以看得见、触摸到道呢？在日月转换的昼夜之中，在寒暑转换的四时之中，在四面八方的空间之中，在万物生息的过程之中，在一生一死的过程之中。总而言之，道在自然秩序中，道在自然法则中，道在生生之物的演化过程中。昼夜之序是道的反映，寒暑之序是道的反映，万物有规律的生息同样是道的反映，所有生命的生生死死也是道的反映。自觉遵守自然秩序者，是谓得道者。得道者，称之为圣人。违背自然秩序的人，称之为愚人。为何有人百病不生，为何有人疾病丛生，遵道而行、背道而行的差别也。

这句话出在《素问·四气调神大论》之中，《素问·四气调神大论》是《内经》的第二篇。这句话实际是《内经》的纲领。

《内经》所论述的问题与诸子完全不同，但立论基础却完全相同，道是诸子的立论基础，也是《内经》的立论基础。

《内经》中的以道论之，开始于第一篇，延续于第二篇、第三篇、第四篇，直至最后一篇。以道论之，贯穿于一部《内经》始终。

一源出百流，一树结万果，如此形容道与诸子百家的关系，如此形容道与中医的关系，应该是确切的。诸子百家只是由源而发的条条支流，中医也只是百流中的一流，只是万果中的一果——一只鲜艳的、硕大的果。

这里需要强调的一点是：道的发现与研究，并不是始于道家，而是始于中华文化的源头。

（五）道：永不枯竭的源头活水

《圣经》把上帝之理比作活水的源泉，把人理比作漏水的池子。《圣经·旧约·耶利米书》："因为我的百姓做了两件恶事，就是离弃我这活水的源泉，为自己凿出池子，是破裂不能存水的池子。"活水的源泉与破裂不能存水的池子，这是《圣经》对上帝之理与人理的区别。

源头活水，东方也有这样的比喻。朱熹诗作《观书有感》中有这样两句："问渠那得清如许？为有源头活水来。"这里的源头活水，实际上指的就是道。笔者对朱熹的很多认识与做法都不赞成，尤其不赞成他把儒家文化局限在四书里，但笔者非常赞成"源头活水"这个比喻。

活水之源，《易经》《圣经》介绍了这样几重重要意义：

其一，万物之源。道变动不居，万物生生不息。万物日新日日新，反证生生之源的生命活力。

其二，人生哲理之源。生生之源之处，演化出了人生哲理。生生之源在哪里，哪里就有如何为人的永恒坐标。《圣经》以上帝为生生之源，所以，以上帝之理建立了为人之理。"上帝让人如何，人就应该如何。"这就是《圣经》所创建的做人公式。中华文化以道为生生之源，所以，以道理创建了为人之理。孔子的"朝闻道，夕死可矣"，老子的"人法地，地法天，天法道，道法自然"，这里的为人公式是"道如何，人如何"。道生天地，天地生人，所以天地之理同样是为人之理。"天行健，君子以自强不息""地势坤，君子以厚德载物"就是天地之理演化出来的。这里的为人公式是"天如何，地如何，人如何"。

其三，时空之源。时空问题，是人类必须认识、必须回答的问题。时间、空间起于何处？起于生生之源之处。《圣经》以上帝解答了上下，解答了昼夜、节令、年岁。上下即空间，昼夜、年岁即时间。《易经》以八卦解答了时间与空间。八卦中有春夏秋冬四季，有东西南北四方。春夏秋冬即时间，东西南北即空间。

其四，奇偶之数之源。希伯来先贤认为，数随上帝而来。《创世之书》出现了十个数，每一个数代表上帝的一个方面，依次为：至高冠冕、慧、智、爱、大能、美、永恒、威、根本和王权。中华先贤认为，数随道而来，道由一阴一阳所组成，阴数偶，阳数奇。《易经》《内经》中都有阳奇、阴偶的说法。《易经》同样出现了十个数，《系辞上》直接把十个数与天地联系在了一起："天一，地二；天三，地四；天五，地六；天七，地八；天九，地十。"

其五，动力之源。宇宙运动的原动力源于何处？牛顿给出了源于上帝的答案。中华先贤给出的答案是：一阴一阳本身就具有四种力——原动力、恒动力、相互吸引力、相互排斥力。道之动是自动，道之动是恒动。自动的原动力源于阴阳本身，恒动力源于阴阳之间的相互推动。一阴一阳永不分离，由此可以看出，阴阳之间存在着相互吸引力。一阴一阳永不重合，由此可以看出，阴阳之间存在着相互排斥力。——宇宙间的星体运动，绝不是一种万有引力能解释的。

其六，礼仪之源。万物演化是有序之演化，何时小草该发芽？何时荷花该开花？何时桃子会成熟？何时太阳出东方？何时寒风起北方？何时昼夜寒暑进行转换？序，就是一定之规。人文之礼就是秩序，儒家认为，人文之礼就是由自然之序演化而来。

其七，音律之源。把音乐与上帝联系在一起，这是宗教人士的认识。改革家马丁·路德说过这样一句话："音乐是上帝除《圣经》以外赐给人类的第二件礼物。"孔子和《内经》告诉人们，音乐是天地、是大自然赐给人类的礼物。《礼记·乐记》："大乐与天地同和，大礼与天地同节。"《素问》指出，五音角徵宫商羽与时间（春夏秋冬长夏）、空间（东西南北中）有着母源关系。《后汉书·律历上》则把十二律与阴阳八卦联系在了一起："阳下生阴，阴上生阳，终于中吕，而十二律毕矣……夫十二律之变至于六十，犹八卦之变至于六十四卦也。"音律之根，根于阴阳，变化于八卦、六十四卦。

音乐能否治病？在今天的电视上，可以看到对这一问题的争论。音乐能够治病，这是《内经》中的基本常识。音分五音，角徵宫商羽。音乐治病，就是在五音中选择出合适病人病情的那一音。

其八，发明创造的哲理之源。启迪人的发明创造，这是自然之道与上帝的重大区别之处。伊甸园里，上帝不允许夏娃利用树叶造裙子；伊甸园外，上帝不允许人们造通天塔。中华文化里的自然之道却启迪人们发明创造。前面已经谈过，诸子百家为立论基础创建了一家之言、各家之言。这里谈的是器具以及其他方面的发明创造。《易经》《周髀算经》《内经》《庄子》共同告诉人们，接近认识了道，可以进行方方面面的发明创造。

《易经·系辞上》指出，形上之道可以转化为形下之器："形而上者谓之道，形而下者谓之器。化而裁之谓之变，推而行之谓之通，举而错之天下之民谓之事业。"

《易经·系辞下》指出，衣裳、舟楫、臼杵、弓箭、网罟、宫室、文字等十多项重大的发明创造，都是在卦象、卦理启示下进行的。卦象、卦理为何能够启示发明创造，因为卦象、卦理合乎道理。

《周髀算经》指出，日月运行，合于道理。以道为指导思想观测日月运行，可以制历，可以发现二十四节气，可以发现勾股定理，可以发现音律。"问一类而以万事达者，谓之知道。"《周髀算经》告诉后人，此类事与万事之间有相似性，有相关性。熟悉一类，就可以通于万类。如此通达者，即是知道者。

研究道，可以进行方方面面的发明创造。庄子在《天地》一文中是这样表达的："通于一而万事毕。"

卦中有道。研究道，可以进行方方面面的发明创造。《易经·系辞上》是这样认识的："八卦而小成，引而伸之，触类而长之，天下之能事毕矣。"在八卦的基础上引申，在八卦的基础上触类旁通，就可以把天下之能事办好。

研究道，论一可以知百病。《素问》有这样的说法："夫标本之道，要而博，小而大，可以言一而知百病之害。"

研究道，为什么可以进行发明创造，原因有二：

其一，道在万物之中。天地万物，一物有一物之象，万物有万物之象；一物有一物之理，万物有万物之理；一物之象可以给人以启示，万物之象同样可以给人以启示；一物之理可以给人以一种启示，万物之理则可以给人以无穷无尽的启示。一片树叶，一根茅草，都可以启示进行这样、那样的发明创造。今天的仿生学，讲的不正是物象、物理所启迪的发明创造吗?!

其二，道在卦象中。"'书不尽言，言不尽意。'然则，圣人之意，其不可见乎? 子曰：'圣人立象以尽意。'"《易经·系辞上》的这段话告诉人们，书与言都有严重的局限性，书与言都不能完美地、完整地表达人的无穷无尽之意。谁能尽言，谁能尽意? 象能尽言，象能尽意。象在何处? 象在卦里，如《易经·系辞下》所言"八卦成列，象在其中矣"。卦一不是书契，二不是语言，所以，卦中可以尽意，尽无穷无尽之意。卦不是文字，不是语言，不是书契，所以，卦没有局限性。这里有阴与阳一分为二、合二而一的哲理，这里有阴阳相反相成的哲理，这里有天地人分而为三、合三为一的哲理，这里有万物相生相克的哲理，这里有时空物三位一体无限循环的哲理，这里还有没有发现的这样或那样的哲理。古今中外的资料证明，卦可以与孔子这样的大教育家对话，可以与诸葛亮这样的军事家对话，可以与莱布尼茨这样的哲学家、数学家对话，可以与柏应理、利马窦、白晋这样的宗教人士对话……通过卦象卦理可以明白、接近道理，明白、接近了道理就可以进行方方面面的、各式各样的发明创造。仿照抽象的卦象卦理进行发明创造，也就远远地超越了仿生学。

道之处是哲理大宝藏，凡是进入这里的智者，都可以发现并得到支持自己学说的哲理。道为源，一源形成了百流、千流、万流。流是器、是技、是术、是艺，流是一家之言、百家之言。源头活水的意义，就体现在一源百流这里，就体现在一树千果这里。正是因为有了这源头活水，才有了如此光辉灿烂的中医文化。

以敬慎的态度来研究文化，就会有这样一个发现：创造文化的人类先贤，在文化的源头处，留下了一种可效仿、可延续而不可超越的智慧。这种可效仿、可延续而不可超越的智慧，一可以指导做人，二可以指导做事。在希伯来文化源头，这种智慧集中在了上帝之理中，中华文化源头的智慧集中在了道理中。做人不能逾越上帝，这是古代希伯来人与现代西方人的普遍认识。做人、做事不能不讲道理，这是中华民族的普遍认识。做人、做事如果无道私行或无道行私，必然会受到惩罚，用《素问·天元纪大论》中的话说是："敬之者昌，慢之者亡，无道行私，必得天殃。"用《尚书·太甲》中的话说是："天作孽，犹可违；自作孽，不可逭。"

诸子百家以道论之的所以然，答案是不是就在这里？！

这里还需要继续说明的问题是：道，并不是始于道家，而是始于阴阳八卦。

《易经》位于群经之首，六十四卦位于《易经》之首，六十四卦的经卦发源于八卦，八卦的成分是阴阳两爻。这一顺序明确地指出了这样一个事实：真正位于群经之首的是八卦，是阴阳。换句话说，阴阳八卦是中华文化的根，是中华文化的源，是中华文化的起始点。八卦由一阴一阳两爻所组成，一阴一阳之谓道，由此观之，道首先出现于八卦中，之后出现在文字中。

中医源于道，道是中华文化的根本，中医由文化而来，这就是"文化中医"的所以然。西医与《圣经》无关，与上帝无关，这是中西医在文化上的基础性区别。

二、 关于中医文化

谈中医文化，谈的是中医对文化的继承与发展。

从原则上看，以道论养生，以道论诊病，以道论治病，这是中医对文化的继承。以自然之道论养生之道、论治病之道，这是中医对文化的发展。《内经》是中医的奠基之作，是中医的集大成之作，中医对文化的继承与发展，主要体现在《内经》里。

从具体上看，中医对文化的继承与发展主要体现在以下几个方面。

（一）以道理育人

先是用道理教人遵循自然法则养生，然后用道理教人遵循自然法则防病治病，这是《内经》的基本点。道理在何处？在昼夜更替的秩序中，在春夏秋冬转换的秩序中，在万物的一荣一枯的秩序中，在物从其类的类别中，在饮食有节、起居有常的秩序中，在不忌妒、不刻意攀比的平和心态之中，还在东西南北的空间中。道理，自然法则也。法则是不能违背的。违背自然法则必然要付出代价，甚至是异常沉重的代价。艾滋病、疯牛病的产生，就是违背了物从其类的道理。

先论育人后论治病，只论治病不论育人，这是中医与西医的重大区别。

（二）以阴阳两点论来认识世界、认识人体

从八卦诞生的那一时刻起，中华先贤一直就用一阴一阳两点论来论世界，论万物，论男女，论人体。世界与人体，均由阴阳两种元素所组成。阴有形而阳无形，所以，认识世界、认识人体，必须注意有形与无形两个方面。

《内经》完全继承了认识世界、认识人体的两点论，并且有所发展。《内经》认为，人体之中，肉体有形，而精气神无形。对于人，精气神恰恰是至关重要的。失神而存形，人就变成了植物人。养生与治病，必须重视无形之因素。将无形之因素具体界定为精气神，就是《内经》对两点论的重大发展。

人生要想顺利度过百岁，"精神内守"与"气从以顺"是必需的，这是《内经》在第一篇《素问·上古天真论》中所强调的哲理。两点论是中华文化的优秀之处，也是中医文化的优秀之处。这一优秀之处，是一点论永远望尘莫及的。显微镜无论如何先进，只能认识有形之细菌，能认识无形之精气神吗？但精气神的确是存在的呀！中医对文化的继承与发展，首先体现在认识世界的阴阳两点论上。

（三）以天体论人体

八卦有无限的象征性，但是首先象征的是天体。八卦论天体，论出了天地、水火、雷风、山泽八大元素。《易经·说卦》："乾为天,坤为地,震为雷,巽为木,坎为水,离为火,艮为山,兑为泽。"

同一个八卦,还可以论人体。八卦论人体,论出了人体的八大部位——头腹,耳目,腿足,手口。《易经·说卦》："乾为首,坤为腹,震为足,巽为股,坎为耳,离为目,艮为手,兑为口。"

以天体论人体,以大宇宙论小宇宙,在《圣经》《奥义书》以及佛经中可以找到与《易经》同样的思路。《圣经》以上帝的模样论人的模样,《奥义书》以大梵的成分论人的成分,由此可以看出,在这一问题上,人类先贤的思路是一样的。

《内经》全盘继承与发展了以天体论人体、以大宇宙论小宇宙的思路。《内经》一是以天体结构论人体结构,二是以天体成分论人体成分,三是以异常天气论人体疾病,论人论病,始终不忘记论天论地。"善言天者,必应于人;善言古者,必验于今;善言气者,必彰于物;善言应者,同天地之化;善言化言变者,通神明之理。"这个重要论断,在《内经》中不止一次出现。

(四)以天气论人气

天人对应关系,还体现在天气与人气的对应上。《内经》在第三篇《素问·生气通天论》中是这样说的:"夫自古通天者,生之本,本于阴阳。天地之间,六合之内,其气九州、九窍、五藏、十二节,皆通乎天气。"

天有天气,地有地气,人有人气,人生活在天地之间,所以,人气与天地之气是相通的。

天地之气分阴分阳,人体五脏、九窍、十二节中的气同样分阴分阳,所以,五脏、九窍、十二节之中的阴阳二气相通于天地阴阳二气。在显微镜下,天气地气与人气,风马牛不相及。在天人合一的系统论中,天气地气与人气,处处相及,时时相及。天人合一而论,六十四卦论处的是人生哲理,如自强不息的哲理出于天理,如厚德载物的哲理出于地理。天人合一而论,《内经》论出的则是病理。天气正常,则有人体安康;天气非常,则有人体疾病。天气与人气的关系,年年相应,月月相应,日日相应,时时刻刻相应。中医对文化的继承与发展,首先体现在认识世界的天人合一而论的基本立场上。

孤立地论天，孤立地论地，孤立地论山，孤立地论水，孤立地论人，永远不可能论出正确的答案，哪怕你有无与伦比的精密仪器。"善言天者，必应于人"，这才是正确的论证方式。

（五）以时空论疾病

时空物三位一体的时空观，首先确定在八卦里。《易经·说卦》在八卦中解释出了春夏秋冬，解释出了东西南北，解释出了万物的春生夏长秋收冬藏。春夏秋冬，时间也。东西南北，空间也。春生夏长秋收冬藏，万物演化的状态也。时空物在这里是一体关系，空间是万物赋存之场所，时间是万物生命之尺度。万物随时空一体运动，起于春而终于冬，起于东而终于北。这里没有远离于物的绝对时间，也没有远离于物的绝对空间。

《内经》全盘继承与发展了时空物三位一体的时空观。《内经》论人论病，一论时间上的春夏秋冬，二论空间中的东西南北。春夏秋冬四时不同，不同的时间内会产生不同的疾病。东西南北，不同空间内同样会产生不同的疾病。一方水土养一方人，实际上，一方水土也生一方病。《素问·四气调神大论》论的就是春夏秋冬四时与五脏疾病的关系。《素问》中有一篇《异法方宜论》，论的就是东西南北中不同空间与疾病的关系。

（六）以星象变化论疾病

宇宙是宏大的，小草、蚯蚓是微小的。但是，微不足道的小草、蚯蚓却与宏大的宇宙息息相关。宇宙间某一个星体、某几个星体出现在特定位置时，地面上会有相应的某种气候，而某种星象、某种气候，恰恰决定着小草发芽、生长与枯黄，恰恰决定着小蚯蚓的出土与蛰藏。气候与星象之间存在着对应关系，不同星象对应着不同的气候，不同的气候决定着不同的物候——小草的生与长，小草的枯与黄，小蚯蚓的活动与蛰藏。

关于大宇宙与小草、小蚯蚓之间的对应关系，《易经·系辞下》是这样表达的："日往则月来，月往则日来，日月相推而明生焉。寒往则暑来，暑往则寒来，寒暑相推而岁成焉。往者屈也，来者信也，屈信相感而利生焉。尺蠖之屈，以求信也。龙蛇之蛰，以存身也。"日月在天上往来，昼夜寒暑在地表转换。日往月来，寒暑转换，在地表上的具体体现是不同气候的转换。不同的气候，决定着龙蛇尺蠖的生存状态——活动与蛰藏。龙者，龙也。蛇者，蛇也。尺蠖，幼小之昆虫也。请看，日月之动与昆虫之动之间存在着对应关系。日月之动会引起不同的气候，昆虫会随不同的气候而变化。

不同的星象，不同的气候。不同的气候，被《内经》细分为五运六气。"离离原上草，一岁一枯荣。"草原上的草，一年之中，为什么枯？为什么荣？因为一年之中有五运六气的变化。如果只有一种运，只有一种气，像南极、北极那样只有一种寒气，那么根本不可能有小草鲜花的生长。

每一运、每一气会引起万物的相应变化，同样的道理，每一运、每一气也会引起人体的相应变化。运气有正常与异常之别，物的变化、人的变化也有正常与异常之别。异常，就是病。运气异常，物会生病，人也会生病。

论物必须论天地日月，论虫必须论昼夜寒暑，这一原则起于《易经》。将天地日月寒暑之动化为五运六气的循环，这是《内经》对文化的继承。论物必须论气，论人必须论气，气就是五运六气，这又是《内经》对文化的发展。气与人的关系，手术刀是解剖不出来的。

（七）以生克平衡来解释世界与五脏

天地广大，万物复杂，广大而复杂的天地万物能否归结在一幅明晰的简图之中，中华先贤、印度先贤以及释迦牟尼做到了这一点。

印度先贤、释迦牟尼在《奥义书》与佛教经典中把天地万物抽象在一幅简图之中，天地万物与人均用风、火、水、地四大元素来表达。四大元素之中有单向的生产链条——风生火，火生水，水生地。

中华先贤也绘出了一幅简图，天地万物与人均可以抽象为五大元素——金木水火土，五大元素之间存在着两种循环关系：一是循环相生关系，二是循环相克关系。相生相克，解释了物质世界之间相互联系与相互制约，这就是与阴阳之理同等重要的五行之理。

阴阳、五行是中华文化的根本，也是中医文化的根本。《内经》一是全面地继承了五行之理，二是全面地发展了五行之理。《内经》用五行之理解释天地万物以及人体五脏的属性，这里不能一一陈述。这里只能做以下简单介绍：在《内经》中，五行可以论时间——春夏秋冬长夏，可以论空间——东西南北中，可以论五脏——肝心脾肺肾，可以论五气，可以论五音、五味、五畜、五果。

……

医论阴阳，医论五行；由道而术，由道而养生之术，由道而医术，中医文化的所以然就在这里。

（八）结语

把人放在天地之间来认识，这是始于八卦的方法论，这也是《内经》延续与发展的方法论。

人与天地之间存在着相互对应关系，这是始于八卦的方法论，这也是《内经》延续与发展的方法论。

世界是动态的，人是动态的，动在至大无外的宏观世界中，动在至小无内的微观世界中。看人、看病、看世界，应该以动态的眼光去看，这是始于八卦的认识论，这也是《内经》延续与发展的认识论。

万物必须遵循时空法则，人也必须遵循时空法则。看物、看人应该放在一定时间中去看，应该放在一定空间中去看，这是始于八卦的认识论，这也是《内经》延续与发展的认识论。

万物与人一可以分类，二可以归类，万物分阴分阳，万物归类于五行，这是始于八卦的认识论，这也是《内经》延续与发展的认识论。

以上所谈的方法论与认识论，可以精练在一个词语中，这个词语就是"援物比类"。与"援物比类"意思相近的词语是"观象比类"或"取象比类"。

中华文化为中医文化之源，《内经》是中华文化在医学领域内的支流，这就是中医称文化的原因所在。

三、"中医"的本义与出处

中医的本义指的并不是中国的医术，也不是掌握中国医术的医生。其本义为平衡寒热、平衡虚实、平衡阴阳的中平。中医之中，在哲理上与《易经》所强调的"中道"，与《尚书》所强调的"允执厥中"以及《礼记》所主张的"中庸"，意义上相似相通。

"中道"讲究的是一阴一阳之间的和谐平衡，执政的圣人与天下人之间的平衡。

"允执厥中"讲究的是不极端，讲究的是持两端而取其中。这条哲理是作为舜的执政原则、执政经验传授给禹的。

"中庸"之中讲究的是不偏不倚，不乖庚不极端。"中也者，天下之大本也。"《礼记·中庸》把天理视为是中庸之理的哲理之源。在《礼记》中，中庸之理一是执政者的执政原则，二是从君王到平民的人生态度。

中医之称谓，最早出现在《汉书》。中医之中，本义是中平之中，中和之中。《汉书·艺文志》："经方者，本草石之寒温，量疾病之浅深，假药味之滋，因气感之宜，辨五苦六辛，至水火之齐，以通解结，反之于平……故谚曰：'有病不治，常得中医。'"

"有病不治，常得中医。""中医"一词就源于此处。

《汉书》告诉人们，中医经方的最终目的在于"以通解结，反之于平"。中医治病的最终目的在于平衡——平衡阴阳、平衡寒热、平衡虚实。以平衡为桥梁，到达治愈疾病的彼岸。中医之中，本义是中和之中，中平之中也。

现实中的中医，其意义已经不同于中医本义了，所指的是中国的传统医术，或掌握中国传统医术的人。中医之中，其意义已经演化为中国之中了。

四、 疏通源流， 振兴中医

（一）辉煌的历史

中医医生，《周礼》中已经有了记载与分类。《周礼·天官》中分出了食医、疾医、疡医、兽医四种。关于四种医生的职责，《周礼·天官》是这样记载的：

"食医掌和王之六食，六饮、六膳、百羞、百酱、八珍之齐。

"疾医掌养万民之疾病。

"疡医掌肿疡、溃疡、金疡、折疡之祝，药、劀、杀之齐。

"兽医掌疗兽病，疗兽疡。"

《周礼》指出，治内部疾病一可以用药物，二可以用五味，三可以用五谷，四可以用五音，五可以用五气。治外科疾病一可以用药物，二可以动手术。

中医治病，其目标不是消灭细菌，而是平衡阴阳。《素问·至真要大论》："谨察阴阳所在而调之，以平为期。"平者，平也。平者，平衡也。平衡什么？平衡阴阳。阴阳为何？气血也，虚实也，寒热也，脏腑也。以平为期，是中医的终极目标。

远古时期的名医是僦贷季。僦贷季是神农氏时代的名医。《素问·移精变气论》通过岐伯之口是这样介绍僦贷季的："上古使僦贷季，理色脉而通神明，合之金木水火土四时八风六合，不离其常，变化相移，以观其妙，以知其要。"色脉者，五色、经脉也。神明者，道也。金木水火土，五行也。四时者，春夏秋冬也。八风者，四面八方之风也。六合者，四方上下也。四时八风六合者，时空也。这段话不长，却异常重要。这里出现了阴阳之道，出现了金木水火土五行，出现了时间与空间，出现了八风，出现了五色与经脉。这些实际上就是中医的基本理论，按照岐伯的说法，是这位僦贷季奠定了这些基本理论。

上古时期的名医岐伯。岐伯称僦贷季为先师，两人之间存在着或直接或间接的师传关系。岐伯是黄帝的指导者，一部《内经》就产生于黄帝与岐伯一问一答之中。所以，后人称中医为岐黄之术。岐即岐伯，黄即黄帝。黄帝为帝王，岐伯为贤哲，所以岐伯的名字排在了黄帝之前。早期的中华民族尊重贤者与能者，由此可见一斑。岐伯讲养生之术，讲诊病、治病之术。养生，讲究精气神的调摄；诊病，有望闻问切四法；治病，有汤液醪醴四药。岐伯先后讲了疟疾、麻风病、热病、寒热病、伤寒、中风、偏瘫、痹证、周痹、血枯、大厥、酒风、头痛、瘟病、水胀、肤胀、臌胀、腹胀、黄疸、消渴、癫痫、癫狂、痈疽、痿病、卧不安等一百多种疾病。《内经》诞生在《圣经·新约》之前，岐伯也早于耶稣。有心的读者可以去读一读《圣经·新约》，去看看耶稣是怎样治病的。比，可以知长短高低。要想知道岐伯与中医文化的伟大，可以把同时与之后世界范围内的经典找出来读一下，清晰的答案马上就会呈现在面前。

先秦时期的名医是扁鹊。《韩非子》《史记》中均记载了扁鹊的事迹。扁鹊诊病，望诊达到了一望而知的水平。扁鹊见蔡桓公，一望便知君之疾在腠理，一望便知君之疾在肌肤，一望便知君之疾在骨髓。扁鹊的故事被编入了今天的中学教材。《汉书·艺文志》说，扁鹊留下《扁鹊内经》《外经》，但已经全部佚失。《史记》告诉后人，扁鹊的医术已经达到了起死回生的水平。更为值得怀念的是，扁鹊的外科手术已经达到了"割皮解肌，浣洗肠胃"的高度。

汉代最著名的中医是张仲景。张仲景继《内经》之后，又创作了《伤寒杂病论》。张仲景创立了六经［三阴（太阴、少阴、厥阴），三阳（太阳、少阳、阳明）］辨证诊病方法，将《内经》中"寒则热之，热则寒之"的治病原则化为具体的汗、吐、下、和、温、清、补、消治病八法，还创立了 113 个方剂。113 个方剂被后人称之为经方，张仲景被后人尊称为"医圣"和"众方之祖"。

三国时期最著名的中医是华佗。《后汉书》有《华佗传》一文，记载了扁鹊的事迹。华佗精于内、外、妇、儿、针灸各科，尤其精于外科，华佗能开腹，能洗肠子、缝肠子，能剐骨疗毒。

魏晋时期最著名的中医是皇甫谧。皇甫谧最大贡献在针灸上。皇甫谧因 42 岁患风痹，开始自学医学。皇甫谧的优秀之处在于能够辨别历传之谬误，除其重复。皇甫谧在《黄帝针经》即《灵枢》的基础上创作了《针灸甲乙经》。《针灸甲乙经》是第一部针灸专著。——自学者也可以成为名医，皇甫谧的榜样既有历史意义，也有现实意义。

东晋时期最著名的中医是葛洪。葛洪是医学家，也是哲学家，还是炼丹的化学家。在笔者看来，葛洪的最大贡献有四：

第一是明确指出了狂犬病可以医治，具体方法是用狂犬的脑髓敷狂犬所咬的伤口。这个方法记载在葛洪所著的《肘后方》里。

第二是发现了青蒿汁可以治疟疾。今天的青蒿素被世界所接受，追根溯源，此功应首推葛洪。

第三是外科手术可以放腹水。

第四是发明了治疗骨折的小夹板，用小夹板使骨折复位。至今这一方法仍被世界骨伤学界所采用。

隋唐时期最著名的中医是孙思邈。孙思邈的精妙医术，此处不再陈述，此处重点推崇的是孙思邈的高尚道德与一句至理名言。孙思邈治病有四不问：一不问贵贱贫富，二不问长幼妍蚩，三不问怨亲善友，四不问华夷愚智。孙思邈在其著作《备急千金要方》的开篇之处明确指出：大医须懂《易经》。明代名医张介宾在此基础上演化出来一句至今还在流传的名言："不知易，不足以言知医。"

明末名医吴有性（字又可）创建了温病学。吴有性曾对瘟疫做了一个非常形象的比喻："热病即温病也。又名疫者，以其延门阖户，又如傜役之役，众人均等之谓也。"傜役之役，家家户户都得交纳。瘟疫之役，家家户户都可能受传染。吴有性著《温疫论》，把瘟疫的病因归结为一种看不见的戾气。对戾气的认识，在当时完全是一种全新的认识。戾气的认识，在当今完全可以继续发展。禽流感之外还会不会产生其他感，传染性非典型肺炎之外还会不会产生其他炎？这需要有志者的继续研究。

……

综上所述，可以得出这样一个结论：中华文化孕育出了中医，中医发展了中华文化。中华文化孕育着中华民族，中医文化呵护着中华民族。没有中华文化的孕育，肯定没有中华民族这个民族；没有中医文化的呵护，中华民族肯定不会绵绵延续上下五千年。

历史上的中医是辉煌的。

辉煌的中医，其精髓可以归纳在下列几句话中：以道理论医理；以变化论病理；以损益论医术；以平衡论健康；以仁心论医心。

（二）令人忧虑的现实

历史上的中医是辉煌的，现实中的中医却是令人忧虑的。

从新文化运动至今，批判、抛弃、告别中医的声音连绵不断。产生这种声音的原因有三：

一是没有阅读过《内经》。可以这么说，批判、抛弃、告别者之中，没有几个真正接触过《内经》的。《内经》语言是精美的，道理是深邃的。真正读懂了《内经》，从政者可以治国，从医者可以治病，莘莘学子可以写出精美的文章。笔者因受鲁迅先生影响，从青年时代就歧视中医，但认真读完《内经》的前五篇文章，马上被其中的文辞、哲理所吸引。"啊！中医原来是这样的。"精美精致、深邃平实，这就是笔者读完《内经》的前五篇文章后的第一感觉。

二是把庸医当成了中医。中医医生队伍中有不少庸医，众所周知，鲁迅先生多次挖苦过庸医。日常生活中，不可能要求每一个人都去阅读《内经》，要认识中医，要通过一个个具体的医生。如果遇到的具体医生是庸医，很容易让人产生"中医等于骗子"的错误结论。

三是由于西医西药的传入。西医的听诊器、手术刀、显微镜，这些器具明显使中医的工具相形见绌；西药的药片、针剂，其标准性、定量准确性明显使树根、树叶这类柴柴草草的中药相形见绌。

所以，不能一味地责难批判、抛弃、告别者。中医也应该从本身存在的问题中去问一问"为什么会产生这样的声音"。

中医令人忧虑的原因何在？笔者冒昧谈几点看法：

其一，中医失传了根本。水有源，树有根。这是人人都知道的普通常识。那么，中医的根，根于何处？前面已经谈过，中医之根根于文化。细而言之，中医之根根于阴阳之道，根于五行，根于天人合一的系统论，根于时空物人四位一体的时空观。中医不知道，不知阴阳，不知五行，不知五运六气，不知天人合一的哲理，不知历法，不可能成为一名合格的中医医生。《内经》认为，历法、运气是为医者应知应会的两项基本功。《素问·六节藏象论》："不知年之所加，气之盛衰，虚实之所起，不可以为工矣。"年之所加即历法之推演，气之盛衰即五运六气的变化，虚实之所起即疾病之演化，工即中医医生。不知历法、运气，是不能为工的。仅以此而论，中医的现状不令人忧虑吗？进而言之，道为何物？阴阳为何物？五行为何物？《易》与医的关系为何物？有多少中医医生能够说出个一二三呢？打个不恰当的比喻，和尚不懂佛教之根之源，能叫和尚吗？

其二，中医解剖之术失传了。源头中医，是重视解剖的。解剖一词，就出于《内经》。《灵枢·经水》："若夫八尺之士，皮肉在此，外可度量切循而得之，其死可解剖而视之。其藏之坚脆，府之大小，谷之多少，脉之长短，血之清浊，气之多少，十二经之多血少气。"这段论述记载了中医文化中的解剖学。人体解剖，其主要目的有七：一看脏之坚脆，二看府之大小，三看谷之多少，四看脉之长短，五看血之清浊，六看气之多少，七看十二经脉中的气血。

《周礼·天官》中有疡医一职。疡医是外科医生。治疗的对象是肿疡、溃疡、金疡、折疡，治疗的方法一是药，二是劀，三是杀。劀与杀，显然是外科手术。

《史记》中的扁鹊会手术，其水平已经达到了"浣洗肠胃"的高度。

《后汉书》中的华佗会手术，其水平已经达到了开腹、洗肠子、剐骨疗毒的高度。

解剖之术在清代王清任这里得到了继承与发展，之后失传了，今天也没有捡回来。外科之术失传了，今天也没有捡回来。《汉书·艺文志》中说，当时的中华大地上，有《黄帝内经》，也有《黄帝外经》；有《扁鹊内经》，也有《扁鹊外经》。后来，两部《外经》都失传了。西汉至今，两千年过去了，中医界并没有创造出一部新的《外经》。

不会解剖，不会做大手术，如何与西医相比？又如何超越西医呢？

其三，中医教育的缺陷。中医学院、中医大学里教西医，而且两者的教学时间大体相当。笔者没有资格评论这样的教育对与否。笔者此处的问题是：西方的医学院有中医的教材吗？

学中医不学《易经》，是孙思邈、张介宾错了，还是今天的教育错了？学中医不学天文，是《内经》错了，还是今天的教育错了？

中医大学里的学生不通读《内经》，中医研究生选修《内经》，这实在令人难以理解。如果西方神学院里的学生选修《圣经》，西方会容忍这样的神学院吗？

产生了一批又一批的大学生、研究生，但为什么生产不了出类拔萃的名医，这是不是中医教育应该反思的问题？

其四，中医管理的缺陷。中医如何继承，又如何发展？中医的短处到底在哪里？中医的长处、优秀之处到底又在哪里？西医解答不了的问题，中医能不能解答？西医治不了的病，中医能不能医治？西医能做的手术，中医为什么不能做？这些是不是中医管理者应该思考的问题？

具有普遍意义的新创举该不该总结？该不该推广？例如，《张山雷医集·中风斠诠》指出，中药治疗大厥即肝风所引起的脑血管疾病，能够达到"覆杯得安"的效果。如果中药治疗脑血管疾病的确能达如此效果，该不该组织验证，应不应该推广？例如，山西灵石县中医院原院长李可先生著书，说有附子之毒恰恰是治疗心脏病的灵丹妙药。李可先生以附子为君药，创立破格救心汤，医治了"千余名心衰重症"患者，其中多名是西医放弃治疗的病人。破格救心汤优秀之处有三：一是能治病，二是见效快，三是价格低廉。《中华人民共和国药典》中的附子的最大使用量是十五克，而李可先生的最大使用量是五百克。李可先生的经验有没有普遍意义？附子的使用量该不该突破？《中华人民共和国药典》附子条该不该修改？这些是不是中医管理者的责任？

诸如此类的经验还有没有？如何发现诸如此类的经验？这些是不是中医管理者的责任？告别中医的悲哀，责任应该归于谁呢？

其五，中药令人忧虑的两大问题。一是质量失真问题，二是中成药的国际市场问题。

中药药材一讲究时间，二讲究空间。讲究时间，讲究的是采集时令。讲究空间，讲究的是药产某省某地。"三月仙草四月蒿，五月的茵陈当柴烧"讲究的就是时间，茵陈在三月采集，才能保证质量。所谓"川黄连，杭白菊"讲究的就是空间。地道或道地，是药材的时间性与空间性。按照现代地球化学的观点，不同区域的地壳之中，微量元素的含量是不同的。现代地球化学中的观点，证明了中华先贤的卓越远见。可是，现在的中药，还讲究严格的时间性与空间性吗？人工的培植，农药的介入，也是中药药材质量问题之一。

中药，一直是中华民族的骄傲。可是，在今天的国际市场上，日本生产的中成药几乎取代了中药。中药快变成了日药，中华民族还如何骄傲呢？

其六，医疗器械有退无进。中医是讲究器具的，出土文物与经典记载都能够证明这一点。史前的出土文物中已经有了石针、骨针，《灵枢》的开篇之作《九针十二原》已经记载了九种针。上下几千年过去了，中医器械进步了吗？针刺医生手中还有九种针吗？扁鹊的手术器具为何？

华佗的手术器具为何？中医医疗器械不要说发展，连保留、延续都谈不上。医疗器械远不如人，这是事实。要想振兴中医，不创造中医所使用的医疗器械，行吗？

重复一次，中医的历史是辉煌的，中医的现实却是令人忧虑的。

（三）光明的前景

没有源，就没有川流不息的江河。川流不息的江河再长，也不会告别自己的源头。要振兴中医，必须疏通源流。而疏通源流的关键，在于认清源而疏通流。

中医的源头是道。自然之道是一座哲理大宝藏，这里有效法自然的哲理，这里有天文、人文合一而论的哲理，这里有时空物人一体而论的时空观，这里有用阴阳五行为坐标观察世界与人体的方法论，这里有奇偶之数，这里有五音六律，这里有阴历、阳历以及两历融和为一的阴阳合历，这里有天干地支的计时规则，这里有遵道养生的养生之术，这里有以道论病的独特方法，如不治已病治未病，如左病治右右病治左，这里还有很多很多没有发现的或等待发现的哲理。丰富的道理在《内经》之中，更在《内经》之外的自然之中。

疏通源流，关键在于认识中医之源，而必须从弄懂道所蕴含的哲理。道是什么？是中华先贤所认识的造物主。近代、现代西方一流的科学家，如莱布尼茨、牛顿、爱因斯坦，他们无一例外都在思考造物主与自己研究成果之间的关系。莱布尼茨谈上帝与二进制的关系，牛顿谈上帝与原动力的关系，爱因斯坦思考上帝的本性……西方人所理解的造物主是具有人格意义的上帝，中华先贤从一开始就把造物主理解为自然之道。是自然之道演化出了天地万物，自然之道就是生生之源。生生之源之处的哲理一是无限丰富，二是真正具有常青意义。西方一流科学家的认识与思考，在中华先贤这里是基本的东西。

认识源，其意义应该体现在流的发展上。疏通源流，广义而言，必须体现在道器、道技、道术、道艺转化上。具体到中医而言，就是把道中的哲理转化为具体的养生之术、诊病之术、治病之术。道有无限的延展性，术有严格的规定性。

把具有无限延展性的道理转化为精美的、准确的、具有严格规定性的解牛之术，这是解牛的庖丁值得传颂的地方。把具有延展性的道，转化为精美的、准确的、具有严格规定性的医术，这应该是中医所应该承担的责任。

术不能离开器。深邃的道理，精美的医术，不能没有先进的、具有定量意义的器。这里只举一个例子。例如，中医有优秀的认识论。养生之术、诊病之术、治病之术此三术有一个共同点：均把人放在天地之间来认识，均把人放在四时五方之中来认识，均把人放在五运六气之中来认识。病在人体之中，病因却在天文之中，却在时间空间、五运六气之中。这些病因都是仪器无法发现的。可是，如果利用仪器把外部之因与体内之病之间进行定量，这不是更好吗？！中华先贤谈道又谈器，子孙们忘记了器，这是不是中医手术落后的一个重要原因？

中医的历史是辉煌的，中医的现实是令人忧虑的，但是，中医的前景是光明的，是令人乐观的。为什么？细细论证需要一本专著或几本专著，这里只能从根本上加以回答。与西医相较，中医文化与中华文化始终保持着一体关系，两者之间从始至终没有分离。而包括西医在内的西方科学与文化是两分的分离关系。文化一体与文化两分，对于中医的前景有关系吗？有着非常重要的关系。请看下面一句话：

"我们可以，而且应该抛弃现代性，事实上，我们必须这样做，否则，我们及地球上的大多数生命都将难以逃脱毁灭的命运。"

这是美国学者大卫·格里芬的一句话。这句话出现在《后现代科学》一书中。《后现代科学》一书由中央编译出版社出版。《后现代科学》对现代性进行了彻底的否定，认为"传统社会的智慧"可以拯救人类。

问题是，美国有"传统社会的智慧"吗？如果寻找"传统社会的智慧"，应该向东方寻找，应该在具有五千年历史的中华文化、中医文化里寻找。产生在中华文化、中医文化基础上的文明，是利用自然而不伤害自然的文明。所以，笔者对中华文化、中医文化的前景充满了信心。

五、继承中华文化，再造民族辉煌

研究的是《内经》，心系的是中华文化，笔者的目的与希望是，全面复兴包括中医文化在内的中华文化。

　　笔者认为，源头的中华文化是异常优秀的文化，正是这个异常优秀的文化蕴育出了早期的领先于世界的文明。

　　创造物会过时，创造物背后的智慧并不会过时。创造文明的大智慧，永远也不会过时。对中华文化的真正继承，就是要认识元点智慧，并能运用此智慧解答今天生活中所遇到的新问题。元点者，起初之点也，开始之点也。万物有起始点，文化也有起始点。所谓元点智慧，就是源头中华文化中的智慧。

　　元点智慧体现在何处呢？分而言之，元点智慧在一部部经典中，在一件件先进器具中，在一项项先进技术中，在众多的发明创造之物中……集而言之，元点智慧融会在一个道字里。《圣经》用神解答的问题，中华文化是用道解答的。神解答的问题，道解答了，例如，天地如何诞生？人生如何度过？神没有解答的问题，道也解答了，例如，如何发明创造？道中有阴阳分裂而变的宇宙观，有法天则地的人生观，有时空物三位一体的时空观，有天人合一的系统论，有举一反三、触类旁通的方法论，有尚象制器的创造论……若问一个道字里面为什么隐含有如此丰富的哲理，答案是道源于自然，道理源于自然哲理。此处，还需要说明的一点是，在源头的文化里，道理是用八卦之理、是用阴阳五行之理表达的。

　　真正认识了道，就接近了元点智慧。接近了元点智慧，就可以像中华先贤那样在实际生活中提出很多很多新问题，就可以像中华先贤那样发明创造一件件新器具。接近了元点智慧，就可以像中华先贤那样创造出一部部新经典。接近了元点智慧，就可以像中华先贤那样创造出领先于世界的文明。

　　在今天的现实生活中，现代化的东西，我们似乎什么都有：天上飞的有飞机，地上跑的有汽车，家中看的有电视，手中拿的有手机……可是知道吗？所有这些都是从别人瓜田里买来的瓜，是从别人果园里买来的果。不会提出问题，不会解答问题，这才是中华民族面临的最大问题。可以回顾一下，在近代与当代，具有世界意义的新问题，有几个是由中华民族提出的。造成这种局面的原因何在？原因就在于我们一步步离开了本民族的文化，一步步离开了本民族的思维方式与行为方式，换句话说，就是我们一步步离开了自己的元点智慧。

　　一条江河要想滔滔不绝万古流畅，那就不能告别源头；一棵大树要想顺利成长而万古长青，那就不能告别根本；同理，一个民族要想兴旺发达，那就不会自断其根——告别自己的文化。笔者多次说过这样一句话：世界上只有通过文化复兴达到民族复兴的经验，绝没有通过灭绝文化达到民族复兴的先例。

　　笔者深信，只要真正认识了元点智慧，中等智商的人，就可以提出与解答很多问题——有利于人而不害于自然的新问题。笔者衷心地希望，越来越多的中华民族子孙，能够认识到民族复兴与文化复兴之间的关系，从而自觉探索与接近元点智慧。什么时候我们真正接近了元点智慧，什么时候中华民族就有可能重新走在世界的前列。

刘明武
于南海之滨

目 录

《素问》导读

上
古
天
真
论
篇
第
一

原 文

昔在黄帝[1]，生而神灵[2]，弱而能言，幼而徇齐，长而敦敏，成而登天。乃问于天师[3]曰：余闻上古之人，春秋皆度百岁，而动作不衰。今时之人，年半百而动作皆衰者，时世异耶？人将失之耶？岐伯对曰：上古之人，其知道[4]者，法于阴阳[5]，和于术数[6]，食饮有节，起居有常，不妄作劳，故能形与神俱，而尽终其天年，度百岁乃去。今时之人不然也，以酒为浆，以妄为常，醉以入房，以欲竭其精，以耗散其真，不知持满，不时御神，务快其心，逆于生乐，起居无节，故半百而衰也。

夫上古圣人之教下也，皆谓之虚邪贼风，避之有时，恬惔虚无，真气从之，精神内守，病安从来？是以志闲而少欲，心安而不惧，形劳而不倦，气从以顺，各从其欲，皆得所愿。故美其食，任其服，乐其俗，高下不相慕，其民故曰朴。是以嗜欲不能劳其目，淫邪不能惑其心，愚智贤不肖，不惧于物，故合于道，所以能年皆度百岁而动作不衰者，以其德全不危也。

帝曰：人年老而无子者，材力尽邪？将天数[7]然也？岐伯曰：女子七岁，肾气盛，齿更发长。二七而天癸至，任脉通，太冲脉盛，月事以时下，故有子。三七，肾气平均，故真牙生而长极。四七，筋骨坚，发长极，身体盛壮。五七，阳明脉衰，面始焦，发始堕。六七，三阳脉衰于上，面皆焦，发始白。七七，任脉虚，太冲脉衰少，天癸竭，地道不通[8]，故形坏而无子也。丈夫八岁，肾气实，发长齿更。二八，肾气盛，天癸至，精气溢泻[9]，阴阳和[10]，故能有子。三八，肾气平均，筋骨劲强，故真牙生而长极。四八，筋骨隆盛，肌肉满壮。五八，肾气衰，发堕齿槁。六八，阳气衰竭于上，面焦，发鬓颁白[11]。七八，肝气衰，筋不能动，天癸竭，精少，肾藏衰，形体皆极。八八，则齿发去。肾者主水，受五藏六府之精而藏之，故五藏盛，乃能泻。今五藏皆衰，筋骨解堕，天癸尽矣，故发鬓白，身体重，行步不正，而无子耳。

帝曰：有其年已老而有子者，何也？岐伯曰：此其天寿过度，气脉常通，而肾气有余也。此虽有子，男不过尽八八，女不过尽七七，而天地[12]之精气皆竭矣。

帝曰：夫道者[13]，年皆百数，能有子乎？岐伯曰：夫道者能却老而全形，身年虽寿，能生子也。

黄帝曰：余闻上古有真人[14]者，提挈天地，把握阴阳，呼吸精气，独立守神，肌肉若一，故能寿敝天地，无有终时，此其道生。

中古之时，有至人[15]者，淳德全道，和于阴阳，调于四时，去世离俗，积精全神，游行天地之间，视听八达之外，此盖益其寿命而强者也，亦归于真人。

其次有圣人[16]者，处天地之和，从八风之理，适嗜欲于世俗之间，无恚嗔之心，行不欲离于世，被服章，举不欲观于俗，外不劳形于事，内无思想之患，以恬愉为务，以自得为功，形体不敝，精神不散，亦可以百数。

其次有贤人[17]者，法则天地，象似日月，辨列星辰，逆从阴阳，分别四时，将从上古，合同于道，亦可使益寿而有极时。

注 释

1. 黄帝　《易经·系辞下》中排在伏羲氏、神农氏之后的第三位圣贤人物，《史记·五帝本纪》中的第一人，有熊国君少典之子，姓公孙，生于轩辕之丘，故又称轩辕。轩辕之丘，位于河南新郑西北。《易经》《逸周书》《庄子》《吕氏春秋》《史记》《淮南子》共同告诉后人，是黄帝组织人才研究天文创建了历法、音律、干支，是黄帝组织人才创造了文字，发明了衣裳，制造了舟船、指南车、弓箭、臼杵，是黄帝组织人才研究百谷草木，训野兽变家畜，训虫蛾为家蚕……以天时建立人时，以自然之序建立人序，以天地之理创建人理，以天地为人的效法对象，这些都是黄帝对后人的贡献。

总之，黄帝是中华文化的重要奠基者，所以后人称其为人文始祖。

2. 神灵　聪明伶俐。张介宾："聪明之至也。"张志聪："智慧也。"

3. 天师　早期中华先贤对得道之人的尊称。本篇的天师，指的是岐伯。岐伯为古代大名医，精通医理。所以，黄帝拜岐伯为师，跟随其研究医理与医术。

早期的天师，年龄不分长幼，得道即可称之为天师。《庄子·徐无鬼》中的一个放马的牧童，就被黄帝称为天师。黄帝向其请教治理天下的道理，放马的牧童说："夫为天下者，亦奚以异乎牧马者哉！亦去其害马者而已矣！"——"治理天下的道理与牧马的道理没有什么区别，去掉害群之马就是了。"听完这话之后，黄帝马上磕头行礼，称牧童为天师。

4. 道　道，有两个出处：一是太阳回归，二是昼夜循环。《周髀算经·陈子模型》："日中立竿测影，此一者，天道之数。"这里的天道，指的是太阳回归。《尸子》："昼动而夜息，天之道也。"这里的天道，指的是昼夜循环。太阳回归，实质上是地球公转；昼夜循环，实质上是地球自转。天道的实质，实际上是地球的公转和自转。知道，首先要知道太阳回归，其次要知道昼夜循环。

5. 阴阳　阴阳，有两个出处：一是寒暑，二是昼夜。

《周髀算经·日月历法》："故冬至……阳在子……见日光少，故曰寒。夏至……阴在午……见日光多，故曰暑。"寒暑循环一次即是一岁。周岁的阴阳在寒暑。寒暑决定着万物的生死，决定着"离离原上草，一岁一枯荣。"

《周髀算经·陈子模型》："昼者阳，夜者阴。"昼夜循环一次即一日。周日的阴阳在昼夜。昼夜决定着万物的动静，决定着人的睡眠与苏醒。《易经·系辞上》："阴阳之义配日月。"《周髀算经·日月历法》："日主昼，月主夜，昼夜为一日。"

法于阴阳，具体法的是昼动夜静，法的是寒往暑来、暑往寒来，总体法的是太阳法则与月亮法则。

6. 术数　术数实际上是术与数的结合体。天文历法是术，严格的规定性是数。寒暑有数，春夏秋冬四时有数，五行有数，六气有数，八节有数，十二月有数，二十四节气有数。和于术数，指的是养生与治病必须合于太阳回归、月亮圆缺的时序与变化。《素问》反复出现"因天之序"与"以时调之"的词语，强调的就是养生与治病必须和于太阳回归之序、必须和于月亮圆缺之序。"春夏养阳，秋冬养阴"，这八个字强调的是养生要和于太阳回归之序。"月圆不补，月缺不泻"，这八个字强调的是用药用针要和于月亮圆缺之序。

7. 天数　指自然演化中必然出现的、可以用数字表达的规定性。太阳回归有一定之数，寒暑循环有一定之数，四时循环有一定之数，万物生死有一定之数，"离离原上草，一岁一枯荣"有一定之数，小草发芽、开花、结子有一定之数，雌雄交配有一定之数。一定之数亦一定之时。人生变化同样有一定之数。"女七七，男八八"中的七七、八八，就是一定之时，一定之数。男子在二八一十六岁，女子在二七一十四岁，就有生育能力，十六、十四这两个数字，对于男女来说就是天数。张介宾："天数，谓天赋之限数。"

8. 地道不通　以天地论男女，以乾坤论男女，以阴阳论男女，这是《易经》所开创、《黄帝内经》（简称《内经》）所延续的论证方式。地，此处隐喻女子。地道，此处隐喻女子月经。地道不通，指的是女子停经。

9. 精气溢泻　溢，盈满也。泻、写、泄，三字相通。精气溢泻，是说肾气充实，精充满而外泄。

10. 阴阳和　阴阳，指的是男女。和，是和合。阴阳和，指的就是男女交合。

11. 发鬓颁白　颁与斑同，意发鬓黑白相杂。

12. 天地　此处指男女。

13. 道者　指得道者。自然之道，本来如此；人文之道，应该如此。道者，时时处处以道为准则的人。

14. 真人　本篇介绍了三种得道之人——真人、至人、圣人，其中以真人为首。真人，就是能够认识天地阴阳变化规则，而且能够保全精神真气者。在《庄子》里可以看到真人的定义。《庄子·大宗师》："何谓真人？古之真人不逆寡，不雄成，不谟士。"又："古之真人，其寝不梦，其觉无忧，其食不甘，其息深深。真人之息以踵，众人之息以喉。"不逆寡，不欺凌弱小也。不雄成，不居功骄傲也。不谟士，不结营私之士。如此"三不"之人，即为真人。息以踵，深呼吸到脚踵也。除了其他优秀之外，善于深呼吸者，睡觉不做梦者，这就是真人的两大特征。《淮南子》："真人者，性合于道，能登假于道，精神及于至真，是谓真人。"能够自觉合于道者，精神达到天真状态者，即为真人。

15. 至人　指能够达到忘我境界的、得道的高人。一部《庄子》，几十处谈到至人。《庄子·田子方》："得至美而游乎至乐，谓之至人。"心合于自然，美到了极点，乐到了极点，游于美乐之间者，这就是至人。

16. 圣人　得道的智者。《道德经·第二章》："圣人处无为之事，行不言之教。"老子告诉后人，处无为之事、行不言之教者，即是圣人。《易经·系辞上》："圣人设卦观象。"又："天地变化，圣人效之。"《易经》告诉人们，设卦观象者，即是圣人；效法天地者，即是圣人。《孟子·离娄上》："规矩，方圆之至也。圣人，人伦之至也。"孟子眼中的圣人，是人伦准则的制定者。本篇中的圣人，指的是用道理指导养生的智者。

17. 贤人　德才兼备之人。《易经·系辞上》："可久则贤人之德，可大则贤人之业。"久，是时间概念。德行能跨越时间者，就是贤人。大，是空间概念。其业绩能跨越空间者，贤人也。《庄子·德充符》："久与贤人处，则无过。"庄子认为，长期和其在一起，自己可以无过错，这样的人即是贤人。

题 解

　　上古者，远古也，早期也，起初也，由生而来也。《易经》中有"上古"一词，《易经·系辞下》："上古穴居而野处，后世圣人易之以宫室。"又："上古结绳而治，后世圣人易之以书契。"这里两次言"上古"，所言的均是远古时期。

　　何谓天真？一指天然之真，即天性纯洁，天行有信，天道有序。二指人之纯朴之真，即无邪、诚实、朴实、守信。三指人体体内之肾气。详细的讨论，将在下面进行。这里需要记住的是，中华先贤以天真状态为善，以天真状态为美，以颐养真气为道为德。

　　何谓论？圣人讲述、议论曰论。《史记·封禅书》："……孔子论述六艺。"黄帝提出问题，岐伯解答问题的议论也。之后的篇章，凡是岐黄讨论问题的篇章，皆称之为论。

　　上古言历史，天真言人事。上古时代的中华先贤所主张的天真状态有着超越时空的崭新意义。所以《素问》以《上古天真论》开篇。言上古，是为今人服务的；言天真，是为今人寻找榜样的。

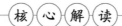

核 心 解 读

生、长、衰、老四大阶段，是人生之必然经历。人生如何度过？如何健康度过？不用求神保佑，不要依赖医生，重要的是自我养生。养生如何养？以道养生，以德养生，如此者可以"度百岁而动作不衰"。道在何处？道在太阳回归中，道在昼夜往来中。养生必须合于寒暑之序，必须合于四时之序，必须合于昼夜之序。

一、 效天法地的文化， 效天法地的中医

文化是化人之道。文化所解答的第一问题就是"做人如何做？"中华先贤创建的文化，是效天法地的文化。效天法地的文化，讲究的是以天地之理化人，即做人讲天理，讲天德，讲天行，讲天地良心。

做人如何做？参照天理地理去做。在中华大地上最早产生的经典中华元典之中，在儒道两家的典籍之中，以及其他重要的文献里面，处处都可以看到效天法地的至理名言：

"天行健，君子以自强不息。"（《易经·乾·象传》）

"地势坤，君子以厚德载物。"（《易经·坤·象传》）

"夫大人者，与天地合其德。"（《易经·乾·文言》）

"天地变化，圣人效之。"（《易经·系辞上》）

"人法地，地法天，天法道，道法自然。"（《道德经·第二十五章》）

"巍巍乎，唯天为大，唯尧则之。"（《论语·泰伯》）

"维昔黄帝，法天则地。"（《史记·太史公自序》）

自从有了人，就有了"如何做人"问题的研究。做人如何做？每一个民族都必须回答这一问题。谁是人的创造者，谁就是做人的榜样，这是人类先贤的共同认识。

希伯来的先贤认为是神创造了人，所以人应该效法神。《圣经》所创建的做人公式是："神如何，人如何。"

中华先贤认为人是天地合气而生，所以人应该效法天地。《易经》所创建的做人公式是："天如何，地如何，人如何。"君子、大人、圣人都是人，是人就应该法天则地。

中医哲理之源与文化同根同源，源头的中华文化是效法天理的文化，源头的中医则是效法天理的医学，做人讲天理，养生、治病同样要讲天理。天理者，自然之理也。人理、养生之理都应该与天理即自然之理和谐一致。所以，《内经》以"上古天真论"开篇。

关于天真，古今有多种解释。有人认为，自然之真为天真。有人认为，人生于地，禀气于天，人由天地而来，是谓天真。还有人认为，本篇的天真，所指的是与生俱来的真元之气肾气。

笔者认为，要弄清天真之本义，一应该从《黄帝内经》（简称《内经》）本身入手，二应该参考《内经》之外的文献，即从《内经》内外两个角度看天真。《内经》讲天真，讲的是人体之中由先天而来的真气，即肾精之气。《内经》认为，肾为先天之本。真人养生，贵在养精，贵在保存真气。天真之真，在于保存真气。上古时代的中华先贤特别重视保养、保存真气，所以本篇的篇名为《上古天真论》。

《内经》之外的庄子也讲天真，讲的是人生之天真状态。天真状态即未受世俗污染的纯朴而自然的状态。《庄子·渔父》："真者，所以受于天也。自然不可易也。故圣人法天贵真。"告别山林，跨入了文明，此时中华先贤的生活状态，是一种崇尚自然、和谐自然、顺应自然、朴实无伪、表里如一的状态，如此状态就是天真状态。天真状态的生活之中没有过度的、非分的物欲、色欲、名利之欲以及七七八八的勾心斗角。庄子所论的天真，指的是未受世俗污染的纯朴天性。天真之真，真在自然而然的天性上。

由此可知，在《内经》内外，天真之真有双重意义。外，和谐自然；内，保存真气。《庄子》论天真，论出的是自然哲理；《内经》论天真，论出的是养生哲理。无论是哪一种议论，都没有出现神秘。

中华文化是效天法地的文化，中医是效天法地的中医，中医与文化同根同源。知道这一点，就知道为什么药王孙思邈会强调习医者必须研《易经》。

孙思邈在《备急千金要方》开篇之作《大医习业》中开列出了为医者必读、必知、必懂的几部基础经典与张仲景等人的著作，基础经典中包括了《易经》。

《易经》的基础是六十四卦，开篇第一卦是乾卦。《易经·说卦》："乾为天。"乾卦就是讲天理，讲太阳之理的。

二、 长寿之秘诀

《素问·上古天真论》："其知道者……度百岁乃去。"长寿之秘诀为何？是吃仙丹吗？是求神拜佛吗？非也！若问长寿之秘诀为何？本篇的答案是：首先在于知道。

注意，这里的"知"与"道"是两个单音词。知，明白也，知晓也，理解也。道，生生之源以及生生之源所揭示的自然法则也。

《易经·系辞上》："一阴一阳之谓道。"又曰："形而上者谓之道。"形而上者，即无形无体之物也，看不见、摸不着而又的确存在。《易经》所讲的道，为无形之道。这里有必要解释一下道的几重重要意义：

一是造物主，二是做人之参照坐标，三是万物生长所必须遵循的太阳回归法则。

《道德经·第四十二章》："道生一，一生二，二生三，三生万物。"《庄子·大宗师》："夫道……生天生地。"老子、庄子这里所说的道，为生天生地生万物的生生之道。——道，是造物主。

《道德经·第二十五章》："人法地，地法天，天法道，道法自然。"《论语·里仁》："子曰：'朝闻道，夕死可矣！'"老子、孔子这里所说的道，为人生之道。——道，是人生坐标。

道理者，宇宙生生之理与人生之理也。西方人以上帝为造物主，所以做人讲上帝之理。中国人以自然之道为造物主，所以做人讲道理之理。——做人，必须讲道理。

《易经》《道德经》《论语》告诉人们，做人应该讲道理。谁是人的创造者，人就应该崇敬谁，效法谁，这是人类祖先的共同结论。上帝是天地万物的创造者，这是《圣经》对宇宙发生论的结论。道是天地的创造者，天地是万物与人的创造者，这是中华先贤对宇宙发生论的看法。所以西方人做人讲上帝，中华民族做人讲道理、讲天理。比西方人多出的一点是，中华民族养生也要讲道理、讲天理。

《内经》告诉人们，养生也要讲道理。道理与天理，在中华文化与中医文化里是一个理。——养生，也必须讲道理。

养生为何要效法道？因为道在太阳回归的法则中，道在寒暑转换的秩序中，道在四时转换的秩序中，道在日往月来决定的昼夜循环的秩序中。请看下面四个论断。

其一,《周髀算经·陈子模型》:"日中立竿测影,此一者,天道之数。"

其二,《逸周书·周月解》:"万物春生夏长,秋收冬藏。天地之正,四时之极,不易之道。"

其三,《管子·枢言》:"道之在天,日也。"

其四,《尸子》:"昼动而夜息,天之道也。"

《周髀算经》告诉后人,中午的日影就是天道。

《逸周书》告诉后人,春夏秋冬四时就是天道。

《管子》告诉后人,太阳就是天道的代表。

《尸子》告诉后人,昼夜就是天道。

中午的日影为何可以论道?

中午日影规律性地变化在长短两极之间:长极而短,短极而长。中午日影论道的所以然,就在这长短两极之变中。长短两极之变,界定出一寒一暑。日影长极,寒;日影短极,暑。寒阴而暑阳。一阴一阳之谓道。寒暑能满足"一阴一阳"的基本条件,所以中午的日影可以论道。

长短两极之变,界定出两个节令——冬至、夏至。日影长极,冬至;日影短极,夏至。湘西《苗族古历》有"冬至阳旦,夏至阴旦"之论。一阴一阳之谓道。冬至夏至能满足"一阴一阳"的基本条件,所以冬至夏至可以论道。

一寒一暑,决定着万物的生死,决定着"离离原上草,一岁一枯荣"。天道在万物一枯一荣的次序之中。万物的枯荣,遵循的是寒暑之序,人是万物中的一员,所以养生必须遵循寒暑之序。

春夏秋冬四时为何可以论道?

因为春夏秋冬是立竿测影界定的。立竿测影,测的就是中午日影的长度。不同的日影长度,界定出春夏秋冬。万物春生夏长秋收冬藏,这就是天道。看得见的是万物变化,看不见的是隐藏在万物生长收藏次序之中的天道。万物生长收藏,遵循的是四时之序,人是万物中的一员,所以养生必须遵循四时之序。

昼夜为何可以论道?

《周髀算经·陈子模型》:"昼者阳,夜者阴。"一阴一阳之谓道,昼夜能满足"一阴一阳"的基本条件,所以昼夜可以论道。

昼主动，夜主静。牵牛花白天开放，晚上闭合；百灵鸟白天歌唱，晚上休息。万物昼动夜静，人是万物中的一员，所以养生必须遵循昼夜之序。

寒暑，现象上取决于太阳回归，实质上取决于地球公转。昼夜，现象上取决于日往月来，实质上取决于地球自转。天道的实质，是地球公转与自转。

要想平安顺利度百岁而去，首先是要知道。知道之后，还有两大必须自觉遵守的戒律，这就是：法于阴阳，合于术数。知道，这是一大原则。再加两大戒律，三条应知应会，这都是岐伯讲的。岐伯的完整话语是：

"上古之人，其知道者，法于阴阳，和于术数，食饮有节，起居有常，不妄作劳，故能形与神俱，而尽终其天年，度百岁乃去。"

万事万物形成于外因与内因两大基本条件之下。养生也必须服从这两大基本条件。

知道，法于阴阳，和于术数，讲的是三大外部条件。人必须与外部自然环境相和谐，否则无法生存。书中的道理在书外，人文的道理在天文，《内经》的道理同样在天文，三大外部条件所讲的全部是书外的天文。

知道，道在何处？道在太阳回归中，道在日往月来中，道在地球公转自转中，这是每个养生者，每个习医、行医者首先应该知道的。

法于阴阳，阴阳在何处？

阴阳在寒暑中，阴阳在昼夜中。

阴阳在寒暑中，《周髀算经·日月历法》有如是之论："故冬至从坎阳在子……见日光少，故曰寒。夏至从离阴在午……见日光多，故曰暑。"

阴阳在昼夜中，《周髀算经·陈子模型》有如是之论："昼者阳，夜者阴。"

昼夜，周日之阴阳也。法于阴阳，周日之内法的是昼夜。昼动夜静，阳动阴静，这是每一天都必须遵守的自然法则，昼不动夜不静，即"该睡不睡，该起床不起床"，要不了多久，铁打的人也可能会猝然死亡。

寒暑，周岁之阴阳也。法于阴阳，周岁之内法的是寒暑。冬至到夏至，前半年为暑为阳；夏至到冬至，后半年为寒为阴。养生，从冬至到夏至应该养阳，从夏至到冬至应该养阴。冬衣棉，夏衣点，法周岁之阴阳，这里是基本点。

周岁之阴阳与周日之阴阳，这是每个养生者都应该知道的基本常识。

合于术数，何谓术？何谓数？

何谓术？《史记·索隐》以天文历法为术。《史记·索隐·历书》："黄帝使羲和占日，常仪占月，臾区占星气，伶伦造律吕，大桡作甲子，隶首作算数，容成综六术而著调历。"——六术归结于历。历者，术也，术之总汇也。

明世子朱载堉作《律历融通》一书，书中将律历解释为同根同源的"一条藤上的两个瓜"。《律历融通·律数》中将律与历称为"二术"。"二术"，历占其一。

何谓数？历之定量也。

历之规定性为数。术数就是历在数字上的规定性。历，是《内经》的基础。《内经》第一基石是太阳历，第二基石是太阴历，第三基石是北斗历，第四基石是二十八宿历，所有的历都有严格的规定性。

寒暑有数，四时有数，八节有数，十二月有数，二十四节气有数，这是太阳历的规定性。

朔有数望有数，朔望有数，这是太阴历的规定性。

八节八风，这是北斗历的规定性。

历，细的是时间单位，总的是时间系统。

没有时间单位与时间系统，就无法安排生产，无法安排生活。

"过了芒种，种了白种。"这是东北的种植谚语。芒种，二十四节气之一，具体的时间单位。夏满芒夏暑相连，芒种为二十四节气的第九个节令。东北的第一次种植，必须种在芒种之前。否则，有种植而无收获。天时之时必须遵守，没有讨价还价的余地，没有商量的余地。

"过了立秋，种也没收。"这是湖南的种植谚语。立秋，二十四节气之一，具体的时间单位。秋处露秋寒霜降，立秋为二十四节气的第十三个节令。湖南的晚稻种植，必须种在立秋之前。否则，有种植而无收获。天时之时必须遵守，绝对不允许商量。

芒种与立秋，属于时间单位；二十四节气，属于时间系统。正是精确定量的时间单位与完美的时间系统指导着农业生产，指导着种植与收获。

中华文明始于农业文明，而农业文明的第一基础不是文字而是精确定量的时间单位与完美的时间系统。太阳历为术，四时八节二十四节气为数，农业种植必须合于术数。——术数是农业生产的纲领。

《诗经·豳风·七月》:"七月流火,九月授衣。"七月之七,九月之九,术数之数也。七月九月,是时间上的定量,流火之流是空间指向。流火之火,大火星也,心宿也。七月,大火星开始由南中天向西移动,天气慢慢由热而凉;一到九月,就要准备过冬的寒衣。——术数是人民生活的纲领。

生产要合于术数,生活要合于术数,同样的道理,养生也必须合于术数。

养生,首先要与自然法则相和谐,自然法则在何处?在寒暑转换之序中,在昼夜转换之序中,在节令的循环性与规定性之中。

养生之第一要务,不在仙方,不在妙药,而和谐于太阳法则寒暑之序,在和谐于日月法则的昼夜之序。

三、 长寿的法宝与短寿的败招

万事万物形成于内因与外缘两大条件之下。人是万物中的一员,人的形成与生存也必须重视内因与外缘两大条件。

前面讲的是外缘,这里讲内因。

养生,还有内因。内因,本篇讲述了长寿的三大法宝:食饮有节、起居有常、不妄作劳。

饮食有节,有两重意义:一是一日三餐按时就餐,不能忽早忽晚;二是一岁之内按四时调味:春多酸,夏多苦,秋多辛,冬多咸,酸苦辛咸四味之中再调之以滑甘。以四时调五味的原则,是在《周礼·天官》中出现的。

"天上飞的不吃飞机,地上跑的不吃火车;四条腿的不吃桌子,两条腿的不吃爹妈;硬的不吃石头,软的不吃棉花。"这是有人赞美的广东饮食文化,这哪里是什么文化?这分明是毫无规矩的饮食"乱化"。广东多发生奇奇怪怪的疾病,病因何在?病从口入,根本病因在于饮食乱化。

起居有常,意思很简单,就是随太阳的起落升降起居:太阳东升,起床;太阳西落,休息。白天不起床,晚上不休息,阴阳秩序错乱,这就是当今年轻人为什么会猝死的根本原因。

所谓不妄作劳,就是有张有弛,一张一弛,张弛有序,不能过度的劳累。

养生,外因三要素,内因三要素;知其内外三要素,度百岁可矣。

以上是长寿的法宝,下面讲短寿的败招。

同样的人，何以有人短命？本篇讲述了短寿者的三大败招：以酒为浆、以妄为常、醉以入房。

何谓以酒为浆？拿酒当茶水喝，以酒为浆也；拿酒当果汁喝，以酒为浆也。

何谓以妄为常？想入非非，以妄为常也。生在地上想上天，做了人想成仙，以妄为常也。

何谓醉以入房？酒后还要强行房事，醉以入房也。

四、圣人养生"六教"

养生具体如何养？本文里有圣人"六教"，具体内容为：

一是按季节回避邪风。

二是调养真气，精神内守。

三是安闲少欲，心安气顺。

四是不忌妒上，不卑视下。

五是不沉迷于音色，不沉迷于淫乱邪说。

六是不恐惧于外物。

躲避邪风，为养生"六教"中的第一教。第一教所讲的是，自然之气有正邪两气，天气正常为正，天气非常为邪，正气养人，邪气伤人。养生应该顺应正气，避开邪气，不能故意与邪气抗争。"六教"中的其他五教，讲的全部是人之心态，人之境界。圣人"六教"告诉人们，邪气会伤人，不良之心态、卑下之境界同样会伤人。

合于道而能度百岁，本篇第二次出现以道论养生的论断，由此可见，道在生命中的重要作用。

五、生命历程的变化规律

生命历程的变化有规律可循吗？有！本篇告诉人们，女子七岁一个变化，男子八岁一个变化，"女七七，男八八"就是生命历程变化的基本规律。

女子从一七到四七之间身体一直在发育，四七二十八岁为身体的极盛点，从五七三十五岁起身体开始衰老，七七四十九岁开始绝经，生儿育女，女不过七七。一般规律如此，特殊情况例外。

男子从一八到四八之间身体一直在发育，四八三十二岁为身体的极盛点。男子从五八四十岁起身体开始衰老，八八六十四岁开始丧失生育能力，生儿育女，男不过八八。一般规律如此，特殊情况例外。

"女七七，男八八"的变化规律告诉饮食之男女，男女外部容颜、头发、牙齿的变化与体内的经络变化、肾气盛衰有关。

女子从五七三十五岁起，面容开始枯焦，头发开始脱落，如同病症在树叶，病因在树根的道理一样，女子外部容颜的衰退与体内经络的衰退有关。女子经络的衰退，首先是始于阳明经。阳明经有手足之分——手阳明大肠经和足阳明胃经。体内肠胃经功能衰退，体外容颜开始衰老。知道这一点，女子应该从五七三十五岁起就应该注意养生之术了。《内经》所倡导的养生治病的原则是：虚则补之，实则泻之。按照这一原则，应该是阳虚补阳，阴虚补阴。如何进补，敬请注意后面的讨论。

男子从四十岁起，面容开始憔悴，头发开始斑白，外部的衰退与内部肾脏的衰退有关。男子从五八四十岁起，就应该注意肾脏的保养了。男子从六八四十八岁起，肠胃经开始衰退。男子从五十六岁起，肝脏开始衰退，手脚开始不灵活了。虚则补之，实则泻之。肾虚补肾，肝虚补肝。如何进补，敬请注意后面的讨论。

男女从何时起开始有生育能力？本篇的答案是：女子从十四岁起，男子从十六岁起，就有生育能力了。女子"二七而天癸至，任脉通，太冲脉盛，月事以时下，故有子"。男子"二八，肾气盛，天癸至，精气溢泻，阴阳和，故能有子"。相似的认识，相似的论断，在儒家典籍也可以看到。《孔子世家·本命解》："男子十六精通，女子十四而化，是则可以生民矣。"相似的哲理、相似的论断告诉人们，儒与医、医与儒在生命的认识上是一致的。

男子每八岁一个变化，女子每七岁一个变化，男配偶数八，女配奇数七，奇为阳偶为阴，为何如此相配？

《易经·系辞上》："乾道成男，坤道成女。"乾道为阳，坤道为阴；阴阳合和，繁衍万物；应该是女子配阳数，男子配阴数的奥秘所在。阴配阳，阳配阴，合于一阴一阳之谓道的基本模式。

洛书中的奇偶之数上下左右交叉为十五。一阴一阳合而为十五之谓书。女子配阳数七，男子配阴数八，合于书之数，书之模型。

《素问》第四篇《金匮真言论》出现八、七、五、九、六五个奇偶之数，《灵枢》开篇第一篇出现一与九两个奇数，这些数都是文字之前表达天文历法的数，不认识这些奇偶之数的真正含义，就打不开中医文化的大门。

六、 形上之精、 气、 神

精、气、神、精神、精气，这几个单音词与双音词出现在《内经》第一篇。所谓形上，指的是没有形象、没有形体却又的确存在的东西。精、气、神三者均没有形象但又的确存在，所以冠之以形上。

下面还要出现形下一词。所谓形下，指的是看得见、摸得着的有形之物。就人而言，人体摸得着又看得见，所以可以用形下一词来描述。

精，在《内经》有三种解释：水谷之精，天地之精，人体之精。气，在《内经》有两种解释：先天之元气，后天水谷之气。神，在《内经》有十一种解释，本篇之神应为人体之正气。

精、气、神的出现，是中医比西医在认识论上的高明之处。西医对人的研究，重视的只是有形之肉体。先进仪器CT、磁共振检查人体，会非常精确地确定出病位。"病位在这儿"或者"病位在那儿"。但是，如果把仪器检查视为万能，那就大错特错了，因为再精密的仪器也检查不了精、气、神。精、气、神有形状吗？有长度、宽度、厚度、质量吗？没有！所以说再精密的仪器也检查不了精、气、神。人之所以为人，并不仅仅是因为有有形之肉体，而是因为形上与形下两种要素的巧妙统一。精、气、神，看不见，摸不着，无形无体。无形无体之物，位于形而上。人体，看得见又摸得着，有形有体。有形有体之物，位于形而下。形上形下两种要素的结合，形成了活生生的人。

以形上形下两种要素即两点论来对待生命，是中医之长处。西方医学研究人体，重视的只是形下之器官，至于形上之精、气、神，西方医学从始至今都没有顾及。

精、气、神的出现，是中医比西医在医疗方法论上的高明之处。《儒林外史》中因中举之喜讯而突然昏厥的范进，他的病就不是器官之病，而是气之病——气迷心窍。致病之气，显微镜下是无法发现的，仪器无法识别的。中医理论何以能够解释？这是由于中医之源与中华文化同源有关——文化与中医都讲究气。《儒林外史》中的范进，其病的治愈，没有仪器的参与，没有抗生素的参与，全部方法就是胡屠夫的一巴掌与一声大喊："该死的畜生！你中了什么？"当然，这是艺术上的讽刺。但在实际生活中，气迷心窍之病，并不是罕见的。在农村遇到气迷心窍之病，常见的处理方法就是掐人中或针灸，这两种方法可以使病者马上起死回生。

精、气、神的出现，是中医比西医的广阔之处。西医治病只有求人，求助于医生这一条路；中医治病却有两条路：一是求助于医生，二是求助于自己。治病求医生，医生给的是药物。治病求自己，讲究的是精、气、神的调养。既可以求助于人，又可以求助于己，这是中医在起点处所主张的两条路。中医在起点处就比西医多出了一条路。

认识世界（包括认识人本身）的两点论，是中华先贤为子孙创造出的极其宝贵的精神财富。伏羲氏作八卦，以阴论有形，以阳论无形，阴阳合和，形成了万物与人。《易经》以形上、形下两种要素来认识天地万物，《内经》以形上、形下两种要素来解释人体。阴阳两分而合一的方法论，是观察与研究外部世界的方法论，也是观察与研究人体的方法论，这一方法论起于八卦，延续于《内经》，也延续于先秦诸子。《管子·内业》："凡人之生也，天出其精，地出其形，合此以为人。和乃生，不和不生。"《荀子·天理》："形具而神生。"阴主形，阳主神。阴与阳，解答了神形合一问题。显微镜、手术刀、CT、磁共振只能认识有形之器官，精、气、神无形无体，所以仪器不能认识。寻找人体中的精神，是西方现代医学的一个重大课题。现在人体细胞分割到了量子级，但是"精神赋存在何处"的问题，仍然遥遥无期。实际教训告诉人们，解剖、分析、实验的手段非常有用，但绝不万能。在形上要素面前，这些手段显出了局限性。以形上、形下两种要素研究人体，这是中医之长。这一宝贵的方法论，后世子孙无论如何不应该忘记。如果把中医之长与西方仪器之长结合起来，或者自己发明出确定病位的定量器具，这是不是造福于人民的一条正路呢？

心为神之主，养神先养心，希望养生者能够记住这条哲理。

七、 应该谨记的典范人物

（一）一对模范师生黄帝与岐伯

《内经》这部中医经典是以黄帝与岐伯两人之间的问答形式写成的，平素之问，集之成册，谓之《素问》。明朝名医张介宾对《内经》的解释是："内者，性命之道；经者，载道之书。平素所问，是谓《素问》。"

书中的黄帝是帝王，但这个帝王在岐伯面前，是问题的提出者，是以学生身份出现的。这个学生是一位"不知为不知"的模范学生。

书中的岐伯是以先生的身份出现的，他是问题的回答者，是一个以平常心对待帝王的贤哲。"你不懂我就认真教你"，我所教的是学生，君王也可以做学生，这就是早期中华大地上的君臣关系。岐伯这位先生是一位"诲人不倦"的模范先生。

黄帝问，岐伯答，一部《内经》就产生在黄帝与岐伯的问答之中。所以中医又称"岐黄之术"。孙中山先生曾经说自己是"学宗孔孟，业绍岐黄"。岐指岐伯，黄指黄帝，"岐黄"称谓之中，老师的位置在前，学生的位置在后。

《内经》向后人讲述了这样一条重要的道理：早期的为帝为王者，并没有以最大的学术权威自居，他会虚心地向贤者请教自己所不懂的问题。除了岐伯之外，黄帝还请教过伯高、少俞、少师、鬼臾臾等贤哲，中医经典《内经》就诞生在师生的一问一答之中。虚心的黄帝为后世子孙树立起了永恒的榜样。一旦知道虚心的黄帝，再看秦汉以后一开口就是圣旨、就是金口玉言的骄横皇帝，马上就会感到装腔作势的可笑与荒唐。

（二）四种得道之人

本篇讲了四种享年百岁的人——真人，至人，圣人，贤人。这四种人为知道之人，这四种人也是寻常人应该效法的榜样。

人为何有真、至、圣、贤之分？篇内有详细的介绍，此处不赘。此处关注的是对人和事的判断的基本标准。《内经》所推崇、所歌颂的人，是以道为纲者。以道为纲，以道论之，即以道论人，以道论事，以道论养生，以道论天地万物，这是《内经》的基本立场。这一立场与《易经》的立场完全一致。阅读与研究《内经》，务必记住这一立场。

《圣经》以神为纲，《内经》以道为纲；神是人格神，道是自然之道；宇宙本体是两者的相同之处，有形与无形是两者的不同之处。希望有心的读者在比较中来认识中华大地上的中医文化。

八、 一句有歧义的话

《素问·上古天真论》第一句是："昔在黄帝，生而神灵，弱而能言，幼而徇齐，长而敦敏，成而登天。"

"成而登天"之说有两种解释：第一种解释，把"登天"解释为"登上天子之位"。第二种解释把"登天"解释为"登上了天堂"。

第一种解释是符合实际的。《易经·系辞下》："神农氏没，黄帝尧舜作。"没，逝也，死也。作，为也，继任也，接班也。"没"与"作"所说的是，神农氏去世后，黄帝登上了帝王之位。所以把"登天"解释为"登上天子之位"是符合历史事实的。

第二种解释是错误的。之所以说是错误的，依据有四：

其一，"成而登天堂"之说违背了源头文化——中华元文化崇尚自然的基本精神。中华民族从一开始就没有造神，《圣经》第一页出现的是上帝，《易经》第一页出现的是卦。上帝是万能的神，卦是抽象的符号，不是人格神。八卦的三爻代表的是天地人三才，六十四卦的六爻代表的仍然是天地人三才。上爻天，下爻地，中爻人，天地之间只有人的位置，没有神与鬼的位置。天之上没有天堂，地之下没有地狱。"登天"等于"登上了天堂"，这种解释在天地人三才之说中无法立足。

其二，源头的中华先贤都是有生有死的正常人。在《易经》的记载中，黄帝之前还有伏羲氏、神农氏，这两位圣人都是有生有死的正常人，没有一个是登天的人格神。《易经·系辞下》："包羲氏没，神农氏作……神农氏没，黄帝尧舜作。"没者，逝也，死也。黄帝之前的圣人都会死，怎么会有一个特殊登天的黄帝呢？黄帝之后有尧、舜，尧、舜之后有禹，他们都是有生有死的正常人，唯有黄帝登上天堂，这是不是太个别了？"成而登天堂"之说在《易经》《尚书》中都找不出理论与实际依据。

其三，《孔子家语·五帝德》所记载的黄帝是："黄帝少昊之子，曰轩辕，生而神灵，弱而能言，哲睿齐庄，敦敏诚信，长而聪明。"《史记·五帝本纪》所记载的黄帝是："生而神灵，弱而能言，幼而徇齐，长而敦敏，成而聪明。"《孔子家语》与《史记》对黄帝的记载有所差别，但"聪明"与"成而聪明"的评价却是相似的。"成而聪明"与"成而登天"，两字之差，但谬之千里矣。《史记》在五帝这里没有造神，所以《五帝本纪》里的黄帝也没有登上天堂。

其四，一部《内经》从头到尾讲的均是自然哲理，没有任何神秘之理。"成而登天"之说在崇尚自然的《内经》里显得不伦不类。如果"登天"之说为真，那么天堂里的黄帝俯瞰人间，应该是无所不知、无所不晓、明察秋毫的神，可为什么拜师于岐伯、伯高、少俞、少师呢？

根据以上四点依据，笔者认为，"登天"两字可能是在西汉之后被篡改的。

黄帝成而登位是史实，黄帝乘龙登天是故事，是后人编造出来的故事。非常遗憾的是，在之后的历史中，荒诞故事对后世产生的影响居然比正史的影响还大。黄帝留给子孙的是崇尚自然的文化，秦汉以后的皇帝留给后人的是迷信神灵的文化，对于这一重大变化，后人应有一个基本的区别。《内经》开篇开在崇尚自然的"天真"两字上，如果错误理解了"成而登天"之说，这就等于在《内经》大门口跌了个跟头。《内经》讲养生之理，讲医病之理，但首先讲的是自然哲理，如果持怪异之论，则无法进入《内经》。

九、 中国医学与西方医学的一大区别

中医首先论的是养生，其次论治病。所以，中医之理为呵护生命之理。从根本上说，中医是文化，是哲学，是以道为根演化出的医术。中医理论与中华文化在本源处是一致的，首先讲究的是道，然后由道论医理，由道论医术。而西方医学（简称西医）从始至终，讲究的是科学与技术。众所周知，在西方，科学与文化是两分的。

西医只论治病，不论养生，所以西医只是治病之术。治病救命合一而论与只论治病，这是中医与西医的一大区别。

四
气
调
神
大
论
篇
第
二

原 文

春三月[1]，此谓发陈。天地俱生，万物以荣，夜卧早起，广步于庭，被发缓形，以使志生，生而勿杀，予而勿夺，赏而勿罚，此春气之应，养生之道也；逆之则伤肝，夏为寒变[2]，奉长者少。

夏三月，此谓蕃秀。天地气交，万物华实，夜卧早起，无厌于日，使志无怒，使华英成秀，使气得泄，若所爱在外，此夏气之应，养长之道也；逆之则伤心，秋为痎疟[3]，奉收者少，冬至重病[4]。

秋三月，此谓容平。天气以急，地气以明，早卧早起，与鸡俱兴，使志安宁，以缓秋刑[5]，收敛神气，使秋气平，无外其志，使肺气清，此秋气之应，养收之道也；逆之则伤肺，冬为飧泄[6]，奉藏者少。

冬三月，此谓闭藏。水冰地坼，无扰乎阳，早卧晚起，必待日光，使志若伏若匿，若有私意，若已有得，去寒就温，无泄皮肤，使气亟夺。此冬气之应，养藏之道也；逆之则伤肾，春为痿厥[7]，奉生者少。

天气，清净光明者也，藏德不止，故不下也。天明则日月不明，邪害空窍。阳气者闭塞，地气者冒明，云雾不精，则上应白露不下。交通不表，万物命故不施，不施则名木多死。恶气不发，风雨不节，白露不下，则菀槁不荣。贼风数至，暴雨数起，天地四时不相保，与道相失，则未央绝灭。唯圣人从之，故身无奇病，万物不失，生气不竭。

逆春气则少阳[8]不生，肝气内变。逆夏气则太阳[8]不长，心气内洞。逆秋气则太阴[8]不收，肺气焦满。逆冬气则少阴[8]不藏，肾气独沉。夫四时阴阳者，万物之根本也。所以圣人春夏养阳，秋冬养阴，以从其根，故与万物沉浮于生长之门。逆其根，则伐其本，坏其真矣。故阴阳四时者，万物之终始也，死生之本也。逆之则灾害生，从之则苛疾不起，是谓得道。道者，圣人行之，愚者佩之[9]。从阴阳则生，逆之则死；从之则治，逆之则乱。反顺为逆，是谓内格[10]。是故圣人不治已病治未病[11]，不治已乱治未乱[11]，此之谓也。夫病已成而后药之，乱已成而后治之，譬犹渴而穿井，斗而铸锥，不亦晚乎？

注 释

1. 春三月　即春季的三个月。篇中"春三月"之后还有"夏三月""秋三月""冬三月"。春三月起于立春，止于立夏；夏三月起于立夏止于立秋；秋三月起于立秋，止于立冬，冬三月起于立冬止于立春。《逸周书·周月解》："凡四时成岁，岁有春夏秋冬，各有孟仲季，以名十有二月。"孟仲季，一二三。春季有孟春、仲春、季春三个月，夏秋冬三季以此类推。

2. 寒变　指的是病因在春，发病在夏的一种疾病。张志聪："木伤而不能生火，故于夏月火令之时，反变而为寒病。"

3. 痎疟　疟疾的总称。《说文解字》："痎（jiē），二日一发疟也。"疟，有残虐之义。

4. 重病　复发之病。

5. 秋刑　秋，五行属金，所以秋季之风称为金风，金风具有肃杀之气，金风一起，万物逐渐成熟，草木逐渐枯黄凋谢。秋后用兵，秋后用刑，这是始于《周礼》的规矩，所以秋季被本篇称为秋刑。《黄帝四经·经法·论约》："四时有度，天地之理也。日月星辰有数，天地之纪也。三时成功，一时刑杀，天地之道也。"

6. 飧（sūn）泄　病名。病症为完谷不化，泄泻而出。张介宾："飧泄，水谷不分而为寒泄也。"病因为风侵留于脾所致，如《素问·生气通天论》所言："春伤于风，邪气留连，乃为洞泄。"张志聪："风乃木邪，久则内干脾土，而成飧泄矣。"

7. 痿厥　病名。病症为四肢萎弱寒冷，不能行走。病因有三：外伤、湿邪、精气损伤。本篇论痿厥之因，论出冬伤肾而春生痿厥："此冬气之应，养藏之道也。逆之则伤肾，春为痿厥，奉生者少。"《素问·生气通天论》论痿厥之因，论出秋伤于湿而春生痿厥："秋伤于湿，上逆而咳，发为痿厥。"《灵枢·本神》论痿厥之因，论出精伤而生痿厥："精伤则骨酸痿厥。"吴崑："痿者，肝木主筋，筋失其养，而手足软弱也。厥，逆冷也。"张介宾："足膝无力曰痿，逆冷曰厥。"

8. 少阳、太阳、太阴、少阴　本来是指太极分裂而变的第二阶段的产物——四象。《易经·系辞上》："易有太极，是生两仪，两仪生四象，四象生八卦，八卦生吉凶，吉凶生大业。"太极为生生之源，一生生出两仪，二生生出四象，四象就是历史上所解释的少阴、太阴、少阳、太阳。四象在《内经》有多重含义，在本篇是春夏秋冬四季的代名词。《汉书·律历志上》对四象的解释是："太阴者，北方。北，伏也，阳气伏于下，于时为冬。太阳者，南方。南，任也，阳气任万物，于时为夏。少阴者，西方。西，迁也，阴气迁落物，于时为秋。少阳者，东方。东，动也，阳气动物，于时为春。"董仲舒在《春秋繁露》对四象的解释是："春者，少阳之选也；夏者，太阳之选也；秋者，少阴之选也；冬者，太阴之选也。"《汉书》与《春秋繁露》对四象的解释，与《素问》的解释有两处差别：《素问》以太阴为秋，以少阴为冬；《汉书》与《春秋繁露》以少阴为秋，以太阴为冬。

9. 佩之　佩、背古时相通。佩者，背也，悖也。本篇所讲的佩之，指的是违背道理。

10. 内格　病名。因阴阳四时不顺而产生的疾病。高士宗："反顺为逆，则阴不交阳，阳不交阴，上下表里不通，是为内格。"

11. 治未病、治未乱　"圣人不治已病治未病，不治已乱治未乱"，如此"两治"，事关中华先贤的思路与方法。谋事，先谋全局，再谋一域；先谋长远，再谋一时。治病之道亦然。《道德经·第六十四章》："为之于其未有，治之于其未乱。"老子的"为未有，治未乱"，谈的是治国。《素问》的"治未病、治未乱"，谈的是治病。治国与治病，对象不同，道理相通：治病治在发病之前，治乱治在动乱之前。

（题）（解）

四者，春夏秋冬四时也。

气者，四时温热寒凉之气也。

调，调摄，调养，调理也。《说文解字》："调，和也。"

神，人之精神也，人之血气也。《大戴礼记》："阳之精气曰神，阴之精气曰灵。"《素问·八正神明论》："血气者，人之神。"《灵枢·小针解》："神者，正气也。客者，邪气也。"

调神者，调和、调养、调摄精神也。

四气调神，就是按照春夏秋冬四时规律调和、调摄精神也。四气为自然法则，调神为人为之事。人为之事，应该遵循法则。遵循法则，首先应该遵循四时之序。

大论者，至要之论也。

《素问》一重视四时之序，二主张按照四时之序调摄精神，并把这一主张化为本篇文章，所以本篇文章命名为《四气调神大论》。

《尚书·大禹谟》："时乃天道。"以时间为坐标论证问题，是中医文化常青的奥秘。

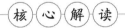

核 心 解 读

万物生长自觉遵守着四时之序，人调摄、调养精神同样应该信守四时之序。四时之序，顺之则昌，逆之则亡。

人序必须合于自然之序，这是中华先贤所认识的基本道理。人序包括生活之序、生产之序、行政之序，还包括养生之序。

一、 重视四时的人类先贤

《四气调神大论》出现在《内经》第二篇的位置上，这说明《内经》对春夏秋冬四时之序的高度重视。

养生养在人体之内，治病治在人体之内，可为什么把位于人体之外的四时放在如此重要的位置上呢？这与中医之源与文化之源同源有关。中华文化是尊崇自然之序的文化，中医是尊崇自然之序的医学。

春夏秋冬四时，区分于立竿测影的日影长度之下。四时，取决于太阳回归，取决于地球公转。太阳回归，回归在空间中。地球公转，公转在空间中。春夏秋冬四时，量化在时间中。时间与空间，是中医文化的大根大本。

讲究时间与空间，是中医与西医的又一大区别。可以这么说，不知四时之序，就与中医无缘。所以，这里有必要回顾一下四时形成与其对于人类生活的重要性。

万物生长必须信守四时之序，人调摄精神同样应该遵守四时之序。四时之序，顺之则昌，逆之则亡。所以，阅读世界上最早产生、流传最广、影响最大的几部经典，处处都可以发现人类先贤在努力进行自然之序的区分。划分出一年季节上的自然之序，这是人类祖先的一大贡献。

（一）《圣经》的节令

在希伯来先贤所创造的《圣经》上，以上帝的名义确定了节令、日子、年岁。

（二）《奥义书》的节令

在印度先贤所创造的《奥义书》中，以月亮的圆缺为标志，区分出新月、圆月、上弦月，一年之中分出了五个季节——春季，夏季，雨季，秋季，冬季。

（三）中华元典中的四时

元者，起始也，为首也，第一也。这里所说的中华元典，即是中华大地上早期产生的、对中华民族有着根本作用的经典。

1. 八卦中的四时　在中华先贤所创造的八卦里已经隐藏有四时八节。四时为春夏秋冬，八节为两分两至与四立，即春分、秋分、夏至、冬至与立春、立夏、立秋、立冬。《易经·说卦》在八卦中解释出了春夏秋冬四时。《内经》《易纬》以八卦为基础，解释出了八节。

信守四时之序，《易经》留下了许多至理名言，这里摘录几条，供读者欣赏。

"夫大人者，与天地合其德，与日月合其明，与四时合其序。"（《易经·乾·文言》）

"天地以顺动，故日月不过，而四时不忒；圣人以顺动，则刑罚清而民服。"（《易经·豫·象传》）

"观天之神道，而四时不忒，圣人以神道设教，而天下服矣。"（《易经·观·象传》）

"日月得天而能久照；四时变化而能久成。"（《易经·恒·象传》）

"广大配天地，变通配四时，阴阳之义配日月，易简之善配至德。"《易

经·系辞上》）

以上名言告诉人们，天上有日月变化，地上有四时变化，人必须随着四时变化而变化。同时告诉人们，中华先贤早早就划分出了四时，研究四时之序，其目的是制定人序，使人的一切活动能够"与四时合其序"。"凡益之道，与时偕行。"与时偕行，有益；背时而行，有害。凡是有益之事，皆是合乎时序之事，这是《易经·益·彖传》所总结出的基本规律。

节令，在《圣经》中为上帝所确定；四时，在《易经》中为人所确定。

2.《尚书》中的四时 四时的划分，出现在《尚书》的开篇之处。《尚书》第一篇为《尧典》，《尧典》中的尧，组织人力，一观察日月星辰在天空位置的变化，二观察鸟兽繁殖以及羽毛更换的时间，三观察人民衣着与居住条件的改变，首先确定出来四时，之后制定出了"敬授民时"之时历。

确定四时，《尚书·尧典》有这样的记载：

日中星鸟，以殷仲春。厥民析，鸟兽孳尾。

日永星火，以正仲夏。厥民因，鸟兽希革。

宵中星虚，以殷仲秋。厥民夷，鸟兽毛毨。

日短星昴，以正仲冬。厥民隩，鸟兽氄毛。

日者，昼也。中者，平分也。日中者，昼夜平分也。仲者，序列中的第二也。仲春者，春季第二月也。仲春昼夜平分之日，即春分之日。

永者，长也。日永者，昼长也。仲夏者，夏季第二月也。仲夏昼长之日，即夏至之日。

宵者，夜也。中者，平分也。宵中者，夜昼平分也。仲秋昼夜平分之日，即秋分之日。

日者，昼也。日短者，昼短也。仲冬者，冬季第二月也。仲冬夜短之日，即冬至之日。

星鸟者，星名也，二十八宿中的南方朱雀也。星火者，二十八宿中的东方苍龙也。星虚，二十八宿中的北方玄武也。星昴，二十八宿中的西方白虎也。

尧组织的观察，首先观察的对象是天上星象，并以此来确定春夏秋冬四时的四大节气——春分，秋分，冬至，夏至。

制历，《尚书·尧典》有这样的记载："期三百有六旬有六日，以闰月定四时，成岁。"这是尧以帝王的身份发布的敕令。敕令里的一年是 366 天。

四时，是政令的基础，也是百官行政的基础。"以闰月定四时"的原则，仍然延续在今日的历法中。

一个"闰"字，说明尧时代已经创建出了两种历——阴历和阳历，并以此为基础形成了阴阳合历。阳历，是以太阳回归年从冬至点出发又回归到冬至点的周期为依据制定出的历法。阴历，是以月亮圆缺晦明的变化为依据制定出的历法。世界上的伊斯兰教使用的是阴历。欧洲从公元前 46 年起，使用的是由恺撒大帝组织埃及天文学家制定的太阳历。按照《尚书·尧典》的记载，华夏大地从尧时代起，使用的是阴阳合历。历出现的早晚，是衡量一个民族进入文明的重要标志。《尧典》中的一年为 366 天，《周髀算经》一年平均为 365.25 天。这个数字与恺撒太阳历相同，但《周髀算经》诞生的时间早于恺撒大帝太阳历。

太阳回归年一年 365.25 天，月亮运行十二个月为 354 天，闰，就是要协调阴阳两历之间的时间差，使春夏秋冬四时与月亮运行周期相吻合。对于一个"闰"字所隐含的重大意义，《左传·文公六年》的解释是："闰以正时，时以作事，事以厚生，生民之道于是乎在矣。"请看，一个"闰"字的重要意义，关乎着"生民之道"。《左传》告诉人们，一个"闰"字，关乎天下之民的生活。具体如何闰？中华先贤实行的是三年一闰，五年再闰，十九年七闰。三年一闰，就是三年多一个闰月。

阴阳合历的优秀之处，在于望月知日，即夜间看看月亮的形状，马上就知道现在是月初、月中，还是月底了。

3.《逸周书》中的四时 《逸周书·周月》以四个依据为基础，划分出了春夏秋冬四时。这四个依据是：①二十八宿中昂、毕两个星宿的位置；②影的长度；③太阳、月亮运行与牵牛星宿的对应关系；④太阳、月亮的对应关系。春夏秋冬四时中的每一时，又细分出了孟、仲、季三个月，一年共十二个月。《逸周书·周月》第一次指出了四时与万物生息之间的关系为"万物春生、夏长、秋收、冬藏"。

《逸周书·周月》第一次解释了中气。《周月》还从另外一个角度揭示出了闰月的奥秘，月无中气为"闰"。闰月为何无中气？答案是因为北斗斗柄指于日月之间。《逸周书·周月》："闰无中气，斗指两辰之间。"北斗斗柄与日月形成直线时，则此月有节有气。北斗斗柄指于日月之间时，则此月无节无气。无节无气之月，为闰月。划分四时的目的，用《逸周书·周月》

的话说是"以纪于政"。

《逸周书·时训》里已经确定了一年之中的二十四节气，但是这里的二十四节气的顺序与今天的二十四节气的顺序有所不同。今天所采用的二十四节气出于《周髀算经》。在世界民族之林中，最早确定出二十四节气的，唯我中华先贤。（表1-2-1）

表1-2-1　　　　　　　　　二十四节气表

节、气	春			夏			秋			冬		
	正月	三月	三月	四月	五月	六月	七月	八月	九月	十月	十一月	十二月
节气	立春	惊蛰	清明	立夏	芒种	小暑	立秋	白露	寒露	立冬	大雪	小寒
中气	雨水	春分	谷雨	小满	夏至	大暑	处暑	秋分	霜降	小雪	冬至	大寒

4. 《诗经》中的四时　"七月流火，九月授衣……九月筑场圃，十月纳禾稼。"（《诗经·七月》）

流火之火，即心星。流火之流，即流动之流。天上的星宿在流动，地上的季节在循环。季节变化了，生活也随之变化，例如衣服应随着季节的更换而更换，七月发现了心星西移，就该准备九月要穿的衣服了。季节变化了，生产也随之变化，如某月该打场，某月收庄稼。研究天文以确定时序，以时序调理生活、安排生产。《诗经》时代的中华民族，已经过上了和谐自然之序的生活。

5. 《周髀算经》中的四时　立春立夏立秋立冬，"四立"的四个数据，区分在四个日影长度之下，这是《周髀算经·天体测量》记载的。

四立，出于测量与定量。

立春，日影丈五寸二分，小分三（1.0523丈）。

立冬，日影丈五寸二分，小分三（1.0523丈）。

立夏，日影四尺五寸七分，小分三（0.4573丈）。

立秋，日影四尺五寸七分，小分三（0.4573丈）。

6. 《礼记》中的四时　《礼记》中有一篇《月令》，《月令》中有四时的划分，有立春、立夏、立秋、立冬的确定。

《月令》在春夏秋冬四时与东南西北四方之间建立起了对应关系，春对应东，夏对应南，秋对应西，冬对应北。

《月令》在春夏秋冬与万物生息之间建立起了对应关系，春对应万物之生，夏对应万物之长，秋对应万物之熟，冬对应万物之藏。这一时空对应关系与八卦的时空对应关系完全一致。

据《月令》记载，每年立春、立夏、立秋、立冬的 4 个节日，古代的天子要带领三公、九卿分别到东、南、西、北四郊去迎春、迎夏、迎秋、迎冬。中华先贤对四时的重视，由此可见一斑。

除了时空对应之外，《月令》中还出现以天干、五数论五脏的原则。《礼记·月令》中出现这样一组对应关系：十天干甲乙丙丁戊己庚辛壬癸；五音角徵宫商羽；五数八七五九六；五味酸苦甘辛咸；五臭膻焦香腥腐；五脏脾肺心肝肾。《礼记》在四时、五方、天干、五音、五数、五味、五臭、五脏之间建立起了相互对应关系。（表1-2-2）

表 1-2-2　　　　　　　五音、五行、天干对应表

对应	四时				
	春	夏	（长夏）	秋	冬
五方	东	南	中	西	北
五化	生	长	化	收	藏
天干	甲乙	丙丁	戊己	庚辛	壬癸
地支	寅卯	巳午	辰丑戌未	申酉	子亥
五音	角	徵	宫	商	羽
五数	八	七	五	九	六
五味	酸	苦	甘	辛	咸
五臭	膻	焦	香	腥	腐
五脏	肝	心	脾	肺	肾

《月令》第一次出现"疫"病的定名。产生疫病的原因，在于气候的反常。《月令》告诉人们，春行春令，夏行夏令，人体安康。如果春行夏令，夏行秋令，就会引起疫病。《月令》中的四时，是天子行政的基础。

需要说明的一点是，此处为何把《礼记·月令》视为中华元典呢？依据的是贵州大学张闻玉教授的意见。张闻玉教授认为，《礼记》的《月令》应该属于《逸周书》。《逸周书》一书中有《月令》之名，而无《月令》之内容，孔夫子一生述而不作，而《月令》属于创造性的经典，所以，《月令》应属于《逸周书》。历史资料证明，中华大地上的历法与历，远远早于孔夫

子。再者，孔夫子一生的贡献主要集中在育人上，没有研究历与历法。孔夫子之前的中华先贤，他们首先重视天文，重视历法，《月令》应该是孔子之前的先贤所创造，所以笔者同意张闻玉教授的看法。本文此处把《月令》作为中华元典引用在这里。

7. 诸子百家关于四时的至理名言　在诸子百家的典籍里，几乎都可以看到关于四时的至理名言，下面摘录几句供读者鉴赏。

《论语·阳货》："天何言哉！四时行焉，百物生焉。"

《管子·四时》："唯圣人知四时，不知四时，乃失国之基。"

《孟子·梁惠王上》："不违农时，谷不可胜食也。"

《荀子·王制》："春耕、夏耘、秋收、冬藏，四者不失时，故五谷不绝，而百姓有余食也。"

《荀子·天论》："天有其时，地有其财，人有其治，夫是之谓参。"

《庄子·在宥》："阴阳并毗，四时不至，寒暑之和不成，其反伤人之形乎！"

《庄子·天运》："四时迭起，万物循生。"

通过元典与诸子的回顾可以知道，四时的划分与确定，是人类祖先关心的重大问题。为何要划分四时？因为四时对人类具有极其重要的实际意义。请看，种植收获必须遵循四时之序，穿衣戴帽必须遵循四时之序，捕鱼狩猎必须遵循四时之序，砍伐树木必须遵循四时之序，饮食调味必须遵循四时之序……四时之序一旦失常，万物不能生长，人体不得安康。四时之序，顺之则昌，逆之则亡，这一法则既适用于万物，又适用于人。

对中医而言，四时之重要性还多出了几重意义，这就是按照四时之序养生，按照四时之序防病，按照四时之序治病。管子直接告诉国王："不知四时，乃失国之基。"《内经》直接与间接地告诉世人："养生之道，在于顺应四时之序。不知四时之序，乃失生命之基。"

（四）《内经》中的四时

《内经》的卓越贡献，就在于把自然哲理引入了医理。按照天理养生、养神是大原则，按照四时之序养生、养神是原则中的具体。

四时在人体之外，五脏在人体之内，这两者在显微镜下，在解剖学中，完全是风马牛不相及的关系。可是，在《内经》之中，这两者却是息息相关的关系。

《素问·四气调神论》告诉人们，四时与五脏之间有密切的对应关系：春气应肝，夏气应心，秋气应肺，冬气应肾；逆春气伤肝，逆夏气伤心，逆秋气伤肺，逆冬气伤肾。本篇只讲了四脏，没有涉及脾脏。但后面讲到了长夏之气应脾。

《内经》论季节，比其他经典多出了一个长夏即夏季的最后 18 天。在印度，最早出现的经典是《奥义书》。《奥义书》划分出了春夏秋冬，同时又在夏季之后划出了一个雨季，这样四季就成了五季。《内经》划分出了春夏秋冬，同时又在夏季之后划出了一个长夏，同样也是五季。可见，东方人的先贤，在众多基本问题的认识上，有着很多相近相似的地方。

以四时论五脏，《内经》这一认识玄虚吗？请看四时对万物的决定性影响。果树春而花，夏而果，秋而熟，冬而藏。小草春而生，夏而荣，秋而黄，冬而枯。鸟兽的繁殖，羽毛的蜕换，均遵循四时之序。同样一座名山，山间的风景也随着四时而变。"野芳发而幽香，佳木秀而繁阴，风霜高洁，水落而石出者，山间之四时也。"这是欧阳修在《醉翁亭记》里所记载的四时之景象。万物的生息，随着四时运转的节拍变化而变化，一步都不会错乱。万物随四时而生，随四时而藏，一步都不会错乱。人虽为万物之灵秀，但仍然是万物中的一员，万物随四时的节拍变化，人会例外吗？万物生息遵循着四时法则，人的生息同样也遵循着四时法则。所以，以四时论五脏的认识是正确的。

四时，是中华文化的基础。

四时，是中医文化的基础。

四时，区分于日影的测量与定量。

测量与定量，其中没有丝毫的玄虚。

1. 四时与五脏

（1）四时养五脏。四时养生，养在五脏上。具体顺序是，春养肝，夏养心，秋养肺，冬养肾，长夏健脾。

（2）四季风与四种病。四季气候不同，四季病位也不同，本篇指出，春易伤肝，夏易伤心，秋易伤肺，冬易伤肾。

四季气候不同，四季疾病也不同：春伤于风，病为洞泄；夏伤于暑，病为疟疾；秋伤于湿，病为痿厥；冬伤于寒，春必温病。

（3）疾病在身中，病因在风中。本篇指出了一系列与外部天气有着因果关系的疾病——起居不宁、发热、四肢浮肿、煎厥、薄厥、偏瘫、佝偻、痱子、粉刺、酒渣鼻、痔疮等。这些病均与外部天气有着因果关系，具体与四季风有着因果关系。所以本篇出现"风为百病之始"的结论。

（4）四季是万物与人必需遵守的纲纪。春生夏长，秋收冬藏，这是万物必需遵守的纲纪。

万物为什么在四时之中有生长收藏四种状态，《管子》中有令人信服的解释。

《管子·形势解》："春者，阳气始上，故万物生。夏者，阳气毕上，故万物长。秋者，阴气始下，故万物收。冬者，阴气毕下，故万物藏。故春夏生长，秋冬收藏，四时之节也。"

春天，阳气开始上升，所以万物发生。夏天，阳气全部集中于上，所以万物成长。秋天，阴气下降，所以万物收敛。冬天，阴气沉入地下，所以万物藏闭。故春夏生长，秋冬收闭，其根本是阴阳二气升降出入的变化。

春温夏热秋凉冬寒，这是四季气候变化之大纲。养生者与为医者必须了解并遵守气候变化之纲纪。

（5）调神即养生。《素问·上古天真论》谈养生，落脚在养德上；本篇谈养生，落脚在调神即养神上。养神，主要是要保持一个良好的精神状态。何谓良好的精神状态？自强、宽厚、乐观都在良好的精神状态范围之内。

之后的篇章谈养生，落脚在养气、养形上。养生是原则，养德、养神、养气、养形是具体，谁明白了养生的原则与具体，就一定会有一个形神合一的好身体。

2. 四时与作息　春天宜晚睡早起，夏天宜晚睡早起，秋天宜早睡早起，冬天宜早睡晚起。

3. 四时与五味　春宜酸，夏宜苦，秋宜辛，冬宜咸，四时调以滑甘。这是《周礼》所创立、《内经》所继承的四时调五味原则。

4. 五味与五脏　酸、苦、甘、辛、咸五味，五味适量能养五脏，五味偏重则伤五脏。味过于酸，伤脾气。味过于咸，伤骨、伤肌、伤心气。味过于甘，伤气伤肾。味过于苦，伤脾伤胃。味过于辛，伤筋伤神。

5. 呼吸与养生　《庄子·大宗师》："真人之息以踵，众人之息以喉。"这句话以呼吸的深浅为标志，划分了两种人——真人与众人。庄子认为，真人善于深呼吸，而平常人则不懂深呼吸的奥秘，所以真人呼吸可达脚跟，而平常人只达喉咙。"真人之息以踵。"这句话就是气功的理论基础。

明朝学者高濂所撰《遵生八笺》中有《四时调摄》一章，其中有导引养生的气功六字诀：嘘，呵，呼，吹，呬，嘻。

六个字，六种呼吸的方式。嘘养肝，呵养心，呬养肺，吹养肾，呼养脾，嘻养三焦。因为六字口诀收入了《中国大百科全书·传统医学卷》，所以本文将《遵生八笺》中的六气养生法摘录如下：

六气治肝法。治肝用嘘，以鼻渐渐引长气，以口嘘之。肝病者大嘘三十遍。《秘诀》曰：嘘以治肝，要两目睁开为之，口吐鼻取，不使耳闻。

六气治心法。治心用呵，以鼻渐渐引长气，以口呵之。心病者大呵三十遍。治：邪热，肝邪气，四肢壮热，眼昏臀肉，赤红风痒。

六气治肺法。治肺用呬，以鼻渐渐引长气，以口呬之，勿令耳闻。肺病者大呬三十遍，细呬三十遍。治：肺劳热，气壅咳嗽，皮肤燥痒，疥癣恶疮，四肢劳烦，鼻塞，胸背疼痛。

六气治肾法。治肾用吹，以鼻渐渐引长气，以口吹之。肾病者大吹三十遍，细吹十遍。治：冷气腰疼，膝冷沉重，久立不得，阳道衰弱，耳内虫鸣。

六气治脾法。治脾用呼，以鼻渐渐引长气，以口呼之。肾病者大吹三十遍，细吹十遍。治：冷气，壮热，霍乱，饮食不化，偏风麻痹，腹内结块。

六气治三焦法。嘻属三焦，三焦不和，嘻以理之。

呼吸养生，这就是气功。

气功并不神秘，只不过是按照季节的不同，调整呼吸不同的方式、呼吸的深度而已。

气功是养生之法，不能作为一种信仰。

（五）结语

人生活在天地之间，四时之内。所以，应该效法天地之理，同时也应该信守四时之序。

本篇将四时之序与道相提并论："故阴阳四时者，万物之终始也，死生之本也，逆之则灾害生，从之则苛疾不起，是谓得道。道者，圣人行之，愚者佩之。"道，在中华文化中的地位至高无上。将四时之序与道相提并论，可见本篇对四时之序的重视程度。

信守四时之序，是人类的基本常识。信守四时之序，在这一问题上，没有商榷的余地。

二、 万物之本与治病之本

治病求治根本，可是根在何处，本在何处呢？本篇给出了这样一个答案："夫四时阴阳者，万物之根本也。所以圣人春夏养阳，秋冬养阴，以从其根，故与万物沉浮于生长之门。"

四时阴阳者，是万物之本，也是养生治病之本。

万物在何处，治病之本就在何处，治病之理与造物主之理在这里得到了统一。

万物之本，为何本于四时阴阳呢？要解答这一问题，需要从中华文化的源头谈起。

自从伏羲氏用阴阳两爻作出八卦之后，一阴一阳的观念随之诞生。

中华先贤利用一阴一阳解答了下列一系列问题：

一阴一阳，首先解答了万物起源问题。一阴一阳之谓道。道生天地，天地生万物。一阴一阳既是天地万物之根本，也是中华文化之根本。

一阴一阳，其次解答了万物的成分与结构问题。天地分阴分阳，日月分阴分阳，昼夜分阴分阳，寒暑分阴分阳，鲜花分阴分阳，鸟兽分阴分阳，男女分阴分阳，气血分阴分阳，脏腑分阴分阳，宇宙与人体均为阴阳两种成分，也为阴阳两分结构。正如老子所言："万物负阴而抱阳，冲气以为和。"

一阴一阳，再次解答了天地和谐与人体安康问题。阴阳合和平衡，对自然界来说，则有风和日丽，昼夜有序，寒暑有常，万物繁茂；阴阳合和平衡，对人体来说，则有气血平和、脏腑平和的健康之人。对自然界来说，阴阳失之偏颇，万物不能正常生长；对人体来说，阴阳失之偏颇，人体就会产生疾病。所以，四时阴阳者，万物之本也，男女之本也。病分标本，治病必治其本；如何治其本？平衡阴阳是也。

将治病之本与万物之本联系在一起，可以吗？可以的！

翻开人类哲学史、音乐史、数学史、医学史，人类把这些发现都归功于造物主。西方人所理解的造物主是上帝，所以，西方人把奇偶之数、音乐、几何学都归功于上帝。从毕达哥拉斯到莱布尼茨、牛顿、爱因斯坦，他们无一例外都在思考造物主与自己研究成果之间的关系。毕达哥拉斯谈数、几何学与上帝的关系，莱布尼茨谈上帝与二进制的关系，牛顿谈上帝与原动力的关系，爱因斯坦思考上帝的本性……

中华先贤所认识到的造物主是一阴一阳所组成的道，所以中华文化中的一切均可归功于道。儒家将礼归功于道，道家将德归功于道，兵家将兵法归功于道，博圣将棋理归功于道，《易经》将奇偶之数归功于道，《汉书》将十二律归功于道……

知道这些，再看本篇以万物之本论治病之本，就不会感到奇怪了。理只有与自然哲理保持一致，才有永恒的可能。无论是人理、数理还是医理。

三、 以道论医的奥秘

"道者，圣人行之，愚者佩之。从阴阳则生，逆之则死；从之则治，逆之则乱。反顺为逆，是谓内格。"

顺道而行与背道而驰，在本篇是划分圣人与愚者的标志。《内经》言医为何先论道，即为何以道论医？要探索这一奥秘，需要回顾早期中华民族的思维方式，一种创造出文明、创造出众多经典的思维方式。

阅读《易经》可以知道，作八卦的中华先贤以天地论万物、论男女。天地是万物与男女的造物主，道是天地的造物主。中华先贤认识了道，如同希伯来人认识了上帝，如同印度人认识了大梵。找到了造物主，同时也形成了一种论证方式——以道论之。请看以下之例证：

1. 老子的以道论之 阅读《道德经》可以知道，老子论天地万物起源，论德，论政，是以道为基础的。

2. 孔子的以道论之 阅读《礼记》《论语》可以知道，孔子论礼，论公天下，论人生，是以道为基础的。

3. 孙子的以道论之 阅读《孙子兵法》可以知道，孙子论兵法，论胜败，论战略战术，是以道为基础的。

4. 《周髀算经》的以道论之 阅读《周髀算经》可以知道，这里论方圆规矩，论勾股弦，论二十四节气，论大年小年，论大月小月，均是以道为基础的。

5. 《易经》的以道论之 阅读《易经·系辞》可以知道，发明创造器具，是以道为基础的。

6. 庄子的以道论之 阅读《庄子》可以知道，庄子论逍遥，论物以不齐而齐之的齐物论，论混沌式的悲剧、整齐划一的悲剧，均是以道为基础的。阅读《庄子》还可以知道，疱丁以道论技——解牛之技。

以道论之，论出了一部部中华元典，论出了一件件器具，论出了一项项技与术。以道论之，论出了儒家、道家、兵家、阴阳家诸家的一部部典籍。以道论之，论出了奇偶之数。仍然是以道论之，论出了《内经》《周髀算经》这样光照千秋的经典。知道这一点，再看《内经》本篇的以道论医，还会难以理解吗？

英国大哲学家罗素，提出一个论证方式——像上帝那样去看。为何要"像上帝那样去看"？因为人看问题会受信仰的局限，会受传统的局限，会受经验的局限，会受权威的局限，种种局限造成了种种偏见。上帝没有局限，没有偏见，没有个人成分，所以应该"像上帝那样去看"。罗素的这一观点，相似于早期中华大地上的以道论之。运用道理解释一切即以道论之，是中华先贤、中华元文化的基本立场。立言、立德、立事、立功的基础在何处？答：在道。知道这一点，就知道为什么道家为何以道论德，儒家为何以道论礼，兵家为何以道论兵，《内经》为何以道论医的奥秘。道为造物主，道之处会演化出有形之万物，也会演化出无形之哲理。

《庄子·天地》："通于一而万事毕。"一者，道也。通于道，可以达于万事。这是庄子的结论，同样也是《周髀算经》中的结论。以道论之，在今天还有意义吗？如果后世子孙继续以道论之，能否像祖先那样创造出领先于世界的辉煌呢？

中医，从根本上说是文化，是哲学，是以道为根演化出的医术。中医理论与中华文化在本源处是一致的，首先讲究的是道，然后由道论医理，由道论医术。道，既是万物之本源，也是中医之本源。

众所周知，在西方，科学与文化是两分的。《简明不列颠百科全书》对"医学"的界定是："研究如何维持健康及预防、减轻、治疗疾病的科学，也常指为上述目的而采用的技术。"西医始终讲究的是科学与技术。众所周知，在西方，现代科学与上帝之间是两分的关系。由道而医理、由道而医术与有术而无道，这是古老的中医与西医在基础上的差异。

时乃天道！

时间之时就是天道。

众所周知，时间空间是现代自然科学各个学科的基础。众所不知，时间空间也是《内经》的基础。

四、"不治已病治未病" 的多重意义

"是故圣人不治已病治未病，不治已乱治未乱，此之谓也。夫病已成而后药之，乱已成而后治之，譬犹渴而穿井，斗而铸锥，不亦晚乎！"

《内经》中的这一名言，这一哲理，具有多重重要意义：第一重意义是预防为主的全局观，强调疾病之前的预防——未病先防。第二重意义是按照五行相克的原理，某一行有病，治在此行的相克之处——有病防传。例如，肝脏有病，治在脾脏处。如《难经·七十七难》所言："所谓治未病者，见肝之病，则知肝当传之与脾，故先实其脾气，无令得受肝之邪，故曰治未病焉。"知肝有病，不治肝而"先实其脾气"，何谓也？肝五行属木，在五行相克顺序中，木克土，脾五行属土。五行相生相克的哲理揭示，肝有病必然影响脾脏。所以，知肝有病，先实其脾气。

治病治在病前头，如同救火救在火前头一样。"不治已病治未病"的哲理基础是五行相生相克，后面还要详细讨论，此处不赘。《内经》论病，论出左右前后的因果联系，这一系统论完全区别于"头痛论头，脚痛论脚"的具体论。

"圣人不治已病治未病，不治已乱治未乱"。这条哲理不但可以用于治病，而且可以用于治国。老子也说过类似的话，《道德经·第六十四章》："为之于其未有，治之于其未乱。"相似的话语，相似的哲理，老子论的是治国，《内经》论的是治病。实践证明，"不治已病治未病，不治已乱治未乱"的原则是正确的原则，是可以超越时空的原则。历史上有"不为良相，便为良医"之说，这句话所指的就是，中医医理通于治国之理。

"圣人不治已病治未病，不治已乱治未乱"，这段话中还出现两个形象的比喻："渴而穿井"与"斗而铸锥"。口渴之时才想到挖井，临战之时才想到铸造长矛，用这样两个形象的比喻，来说明已病之时才治病、已乱之时才治乱的仓促，文章的意思马上就会被读者所明白，所接受。此处不论医理，但以文风文理而论，后世子孙也不应该忘记《内经》。

五、 需要理清的一个对应顺序

"逆春气则少阳不生，肝气内变。逆夏气则太阳不长，心气内洞。逆秋气则太阴不收，肺气焦满。逆冬气则少阴不藏，肾气独沉。"

本篇出现少阳、太阳、太阴、少阴之说。文中将少阳、太阳、太阴、少阴在春、夏、秋、冬四季之间建立起了对应关系。以少阳应春，以太阳应夏，这一对应关系应该是正确的。按照少阳应春、太阳应夏的顺序，下面出现的顺序应该是少阴应秋、太阴应冬。但是本篇出现的却是太阴对应于秋，少阴对应于冬。这一对应顺序是否正确，笔者认为，值得思考。

少阳、太阳、太阴、少阴之说，源于《易经》。《易经·系辞上》有"易有太极，是生两仪。两仪生四象，四象生八卦，八卦生吉凶，吉凶生大业"之说。以太极为元点，中华先贤解释了从无到有的变化，变化的起点为太极，变化的终点为八卦，变化的中间出现两仪与四象。历史上对两仪的解释中，有阴阳与天地之说。对四象的解释中，有少阳、太阳、少阴、太阴与春夏秋冬四季之说。按照历史共识，其对应顺序为：少阳对应于春，太阳对应于夏，少阴对应于秋，太阴对应于冬。例如，《汉书》就是将太阴对应于冬，对应于北方。《汉书·律历志》："大阴者，北方。北，伏也。阳气伏于下，于时为冬。"大与太相通，大阴即太阴。太阴对应的是北方，对应的是冬季。《博物志》在论"一方水土养一方人"时，也是将太阴对应北方而论的。《博物志·五方人民》："东方少阳，日月所出，山谷清朗，其人佼好。西方少阴，日月所入，其土窈冥，其人高鼻、深目、多毛。南方太阳，土下水浅，其人大口决眦。北方太阴，土平广深，其人广面缩颈。"

可是在本篇，太阴对应的是西方秋天，而少阴对应的却是北方冬天。"逆秋气则太阴不收。"按照阴阳哲理而论，这里的对应顺序似乎是错位了。

无论是按照自然顺序理解，还是按照否极泰来、阴尽阳来的规律理解，以少阴应秋，以太阴应冬，如此顺序，为顺理成章之序。本篇以太阴对应秋，以少阴对应冬，有没有可能是《内经》在流传过程中的以讹传讹。

《内经》出现至今还有让西方科学不能解释的经络学。经络学以阴阳论经络，《灵枢》有足厥阴肝经、手少阴心经、手太阴肺经、足少阴肾经、足太阴脾经之说。《内经》的五脏与时空的对应，本来已有肝应春、心应夏、肺应秋、肾应冬的顺序，可是经络学的命名中，以太阴言肺，以少阴言肾。这使四象与四时的对应关系又产生了错位。名不正则言不顺，这是孔夫子留下的至理名言。如何弄清少阴、太阴与秋、冬之间正确的对应关系，使之名正言顺，恐怕是现代人的责任。（图1-2-1）

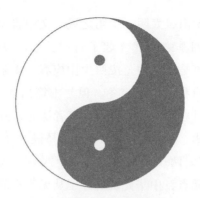

图 1-2-1　太极图

美 圆 歌

我有一丸，黑白相和。

虽是两分，还是一个。

大之莫载，小之莫破。

无始无终，无左无右。

——明·来知德

生气通天论篇第三

原　文

黄帝曰：夫自古通天者，生之本，本于阴阳。天地之间，六合之内[1]，其气九州[2]、九窍[3]、五藏、十二节[4]，皆通乎天气。其生五，其气三，数犯此者，则邪气伤人，此寿命之本也。

苍天[5]之气，清静则志意治，顺之则阳气固，虽有贼邪，弗能害也，此因时之序。故圣人传精神，服天气，而通神明[6]。失之则内闭九窍，外壅肌肉，卫气[7]解散，此谓自伤，气之削也。

阳气者，若天与日，失其所则折寿而不彰。故天运当以日光明。是故阳因而上，卫外者也。因于寒，欲如运枢，起居如惊，神气乃浮。因于暑、汗、烦则喘喝[8]，静则多言。体若燔炭，汗出而散。因于湿，首如裹。湿热不攘，大筋緛[9]短，小筋弛长。緛短为拘[10]，弛长为痿。因于气，为肿。四维相代，阳气乃竭。

阳气者，烦劳则张，精绝，辟积于夏，使人煎厥[11]。目盲不可以视，耳闭不可以听，溃溃乎若坏都，汩汩乎不可止。阳气者，大怒则形气绝，而血菀于上，使人薄厥[12]。有伤于筋，纵，其若不容。汗出偏沮，使人偏枯[13]。汗出见湿，乃生痤痱[14]。高梁之变，足生大丁[15]，受如持虚。劳汗当风，寒薄为皶[16]，郁乃痤。

阳气者，精[17]则养神，柔则养筋。开阖不得，寒气从之，乃生大偻[18]。陷脉为瘘[19]，留连肉腠。俞[20]气化薄，传为善畏，及为惊骇。营气不从，逆于肉理，乃生痈肿。魄汗未尽，形弱而气烁，穴俞以闭，发为风疟[21]。故风者，百病之始也，清静则肉腠闭拒，虽有大风苛毒，弗之能害，此因时之序也。故病久则传化，上下不并，良医弗为。故阳畜积病死，而阳气当隔，隔者当泻，不亟正治，粗乃败之。

故阳气者，一日而主外。平旦人气生，日中而阳气隆，日西而阳气已虚，气门乃闭。是故暮而收拒，无扰筋骨，无见雾露，反此三时，形乃困薄。

岐伯曰：阴者，藏精而起亟也；阳者，卫外而为固也。阴不胜其阳，则脉流薄疾，并乃狂。阳不胜其阴，则五藏气争，九窍不通。是以圣人陈阴阳，筋脉和同，骨髓坚固，气血皆从。如是则内外调和，邪不能害，耳目聪明，气立如故。风客淫气，精乃亡，邪伤肝也。因而饱食，筋脉横解，肠澼[22]为痔。因而大饮，则气逆。因而强力，肾气乃伤，高骨乃坏。

凡阴阳之要，阳密乃固。两者不和，若春无秋，若冬无夏。因而和之，是谓圣度。故阳强不能密，阴气乃绝。阴平阳秘，精神乃治；阴阳离决，精气乃绝。因于露风，乃生寒热。是以春伤于风，邪气留连，乃为洞泄[23]。夏伤于暑，秋为痎疟。秋伤于湿，上逆而咳，发为痿厥[24]。冬伤于寒，春必温病[25]。四时之气，更伤五藏。

阴之所生，本在五味；阴之五宫，伤在五味。是故味过于酸，肝气以津，脾气乃绝。味过于咸，大骨气劳，短肌，心气抑。味过于甘，心气喘满，色黑，肾气不衡。味过于苦，脾气不濡，胃气乃厚。味过于辛，筋脉沮弛，精神乃央。是故谨和五味，骨正筋柔，气血以流，腠理[26]以密，如是则骨气以精。谨道如法，长有天命。

注 释

1. 六合之内　四方上下，是谓六合。六合，是中华先贤的空间观，表达的是三维空间，东西一维，南北一维，上下一维。六合是以人为基点确定出来的三维空间。中华先贤所界定的空间，是与人、物紧密联系的空间。六合，在早期的中华大地上，是神州天下的代名词，也是天地的代名词。

2. 九州　大禹时代所划分出的九个行政区。《尚书·禹贡》："禹别九州。"大禹根据地形地貌、河流、土壤划分出冀州、兖州、青州、徐州、扬州、荆州、豫州、梁州、雍州，九州之称由此而来。

3. 九窍　泛指胎生动物身体中的九窍，本篇指的是人体中的九窍。《庄子·知北游》："九窍者胎生，八窍者卵生。"庄子发现了胎生与卵生两种动物的区别标致，这就是八窍、九窍的差别。鸡、鸭、鹅属卵生，所以有八窍。马、牛、羊属胎生，所以有九窍。人有九窍，九窍有上下之分：上窍七，下窍二。上窍是双目、两耳、两鼻孔与口，下窍是前阴和后阴。

4. 十二节　四肢各有三大关节，上肢腕、肘、肩，下肢踝、膝、髋，合成十二节。

5. 苍天　苍，青色。苍天，即青色之天。中华先贤划分出五种颜色的天：苍天，丹天，黅（jīn）天，素天，玄天。五种颜色的天，在空间对应东西南北中，在时间上对应春夏秋冬与长夏，在星宿上对应二十八宿的分区。苍天对应春季、东方，丹天对应夏季、南方，素天对应秋季、西方，玄天对应冬季、北方，黅天对应长夏、居中。

6. 神明　道的代名词。《黄帝四经·经法·名理》："道者，神明之原也。"《黄帝四经》告诉人们，道与神明实际上为一物两名，神明即道的代名词。

7. 卫气　运行在人体体表的一种气。饮食入胃，一分为二化为气和血，气又一分为二化为营气和卫气。营气柔和运行于体内，卫气强悍运行于体表。卫气是人体的保卫者，抵御着外部邪气的入侵，所以称为卫气。《灵枢·本藏》："卫气者，所以温分肉而充皮肤，肥腠理而司开阖者也。"按照营卫之气而论，艾滋病本身不是病，而是卫气的丧失。人丧失卫气，就失去了抵御外邪的保护伞。

8. 喘喝　病名。病症为呼吸急促，喝喝有声。病因之一是本篇所讲的"因于暑"。

9. 缛（ruǎn）　病名。病症为筋肉缩短屈曲，主要病因是本篇所讲的"因于湿"。

10. 拘　病名。病症为筋肉拘急挛缩，不能伸展，病因是本篇所讲的"因于湿"。

11. 煎厥　病名。病症为耳鸣、耳聋、目盲，严重者会突然昏倒。病因有二：一是平素阴精亏损，阳热亢盛，二是因于暑热。因这种厥的发生与热因有关，犹如烹调中的物之煎熬，因此称为煎厥。

12. 薄（bó）厥　病名，又称暴厥。病症为突然头痛、昏厥。病因为暴怒引起的阳气亢盛，血逆于上。《说文通训定声》："薄，假借为暴。"张介宾："相迫曰薄。气逆曰厥。气血俱乱，故为薄厥。"

13. 偏枯　病名，又称偏瘫。病症为半身不遂，肌肉疼痛，痿弱。病因为出汗之后受到湿邪的侵袭。关于偏枯的特征与治疗方法，《灵枢》中有详细的论断。《灵枢·热病》："偏枯，身偏不用而痛，言不变，志不乱，病在分腠之间，巨针取之，益其不足，损其有余，乃可复也。"

14. 痤（cuó）疿（feì）　病名。痤，是一种小疖。疿，是汗疹，俗称痱子。病症为脸上、身上长小红疙瘩，病因是汗后受湿。

15. 大丁　病名，泛指疔疮。古汉语中，丁疔相通，大丁即大疔疮。病症为疮，病因是内热。

16. 皶（zhā）　即现代人所定名的粉刺。病症为小疹子，病位多在面部，病因为湿热。

17. 精　中华文化与中医文化中的一个至关重要的概念，有着非常丰富的含义。《易经·系辞下》："男女构精，万物化生。"《管子·内业》："凡人之生也，天出其精，地出其形，合此以为人。"《灵枢·决气》："两神相搏，合而成形，常先身生，是谓精。"《易经》《管子》《灵枢》告诉人们，精是构成万物与人的基本元素。天有其精，地有其精；阴有其精，阳有其精；男有其精，女有其精；五脏六腑皆有其精，五脏六腑之精气集中上注于目，如《灵枢·大惑论》所言："五藏六府之精气，皆上注于目而为之精。精之窠为眼，骨之精为瞳子，筋之精为黑眼，血之精为络，其窠气之精为白眼，肌肉之精为约束。"精可以体现在形而上，为精神之精；精可以体现在形而下，为水谷之精、精液之精。人有三宝精、气、神，三宝之中，精占其一。

18. 大偻（lǚ）　病名。病症为身体俯偻，不能直立。病因如本篇所说"开阖不得，寒气从之"。

19. 瘘　病名。《医学入门》："瘘，即漏也。经年成漏者，在颈则曰瘰漏，在痔即曰痔漏。"

20. 俞（shù）　通腧。分布于体表经络，内通于五脏六腑的穴位。《素问·痹论》："六府亦各有俞。"《素问·气穴论》："藏俞五十穴。"张介宾："俞，调身之穴，凡邪可入，皆谓俞，非荥俞背俞之谓。"

21. 风疟　病名。疟疾的一种。病症为烦躁、头痛、怕冷、自汗、先热后冷。病因是邪气胜过正气，俞穴闭塞所致。

22. 肠澼　即痢疾。病症为下脓血。病因是饮食过饱，伤及肠胃。

23. 洞泄　病名，又称飧泄。病症为完谷不化，泄下直流。病因有二：一是"以春伤于风，邪气留连，乃为洞泄"；二是"长夏善病洞泄寒中"。

24. 痿厥　见本卷第二篇注释7。

25. 温病　病名，属于伤寒五病中的一种。病症为急性发热，病因大都为外感引起。《难经·五十八难》："伤寒有五，有中风，有伤寒，有湿温，有热病，有温病，其所苦各不同。"《伤寒论》："太阳病发热而渴，不恶寒者，为温病。"

26. 腠理　皮肤肌肉的纹理。腠理内通于脏腑，外发于皮肤，是卫气津液运行流动的通道，也是外邪侵入人体的门户以及外邪停留的场所。吴崑："腠，汗孔也。理，肉纹也。"《金匮要略》："腠者，是三焦通会元真之处，为血气所注。理者，是皮肤脏腑之纹理也。"

题解

生气，指的是人体之内的阴阳之和气。《礼记·乐记》："合生气之和。"阴阳之和气实际上就是生命之气。

通天，指的是人体之内的生命之气与人体之外的自然之气相通。

人有人气，天有天气，人生在天地之间，人气与天气之间是相通关系。

天人两者之间的关系，永远是两分而一体的关系。天地人三者之间的关系，永远是一分为三、合三为一的关系。天人合一而论，天地人合一而论，天地人物合一而论，这是中华元文化的基点，也是中医文化的基点，这一基点化为本篇文章，所以本篇命名为《生气通天论》。

要想弄懂"天人合一"的哲学，先要弄懂这篇《生气通天论》。

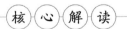 核心解读

人气与天气，在显微镜下，风马牛不相及。生气与天气，在手术刀下，仍然是风马牛不相及。但在《内经》中，生气与天气，两者之间是须臾不可分离的关系。

《内经》为何将生气与天气合一而论，这与中华元文化所独有的天人合

一系统论有关。要想明白《内经》为何将人之生气与天气合一而论，这需要追溯文化之源。

天有天气，人有人气。天气分四时之气，四时之气又分寒气，分热气，分湿气；人之气又分脏腑之气，营卫之气，经络之气，元气，真气；人气与天气，息息相通，息息相关，天之正气养人，天之邪气伤人。

在西方哲学中，人天关系是主客两分关系。在中国哲学中，人天关系为一分为二、合二而一的一体关系。知道人气与天气相通，就抓住了本篇文章的要领。明白了哪一种天气与哪一种疾病的因果关系，就领会了本篇文章的实质。

一、天人合一：中华文化独有的系统论

生气与天气两者合一而论，这就是天人合一的系统论。天人合一的系统论，并不是始于《内经》，而是始于源头的中华文化八卦。

"三才者，天地人"。一句话六个字，《三字经》使人们永远记住了天地人三才之说。但是，《三字经》并不是三才之说的发源地，三才之说起始于八卦的三爻。请看下面两个论断：

"易之为书也，广大悉备。有天道焉，有人道焉，有地道焉。兼三才而两之，故六。六者非它也，三才之道也。道有变动，故曰爻。"（《易经·系辞下》）

"昔者圣人之作易也，将以顺性命之理，是以立天之道曰阴与阳，立地之道曰柔与刚，立人之道曰仁与义。"（《易经·说卦》）

八卦每一卦由三爻组成，六十四卦每一卦由六爻组成，三爻与六爻所表达的内容非常丰富，但首先表达的就是天地人三才之道。天道、地道、人道三道，实际上是一个道，形式上分而为三，根本上合而为一。三爻分上中下三位，天位在上，地位在下，人位居中。天地人三才，在八卦的三爻、六十四卦的六爻这里，建立起了"一而三，三而一"合一而论的关系。天人合一的哲理始于八卦的三爻。天人合一的系统论诞生于文字之前的抽象符号。

《尚书·泰誓上》："唯天地万物父母，唯人万物之灵。"《管子·五行》："以天为父，以地为母。"以天为父，以地为母，以万物为兄弟，天地人物是一分为四合四为一的关系。

阅读《易经》《尚书》与先秦诸子，处处都可以看到天人合一的系统

论。论人必先论天，论天必定论人，这是中华先贤与儒道两家论证问题的基本方式。天人合一而论，论出了多重意义：

其一，亲缘上的天人合一。最初的人到底从何而来？西方有一个答案，东方有一个答案；西方的《圣经》里说上帝造人，东方的《易经》《尚书》里说人由天地所生。《尚书·泰誓上》："唯天地万物父母，唯人万物之灵。"《易经·序卦》："有天地，然后有万物。有万物，然后有男女。"两部经典告诉后人，万物由天地所生，男女也由天地所生。——此处的天人合一，合在血缘亲缘上。

其二，心灵上的天人合一。《易经》《尚书》里的天，有双重意义：第一重意义是生万物的自然之天，第二重意义是具有赏罚权威的神灵之天。本文此处议论的重点，在神灵之天。神灵之天具有至高无上的权威，可以对君王进行赏罚。但是，神灵之天并不在天上，而是在人民中间。《易经》《尚书》认为，天的耳朵就是人民的耳朵，天的眼睛就是人民的眼睛，天的意志就是人民的意志，天的赏罚实际上就是人民的赏罚。在早期的中华大地上，人民对君王发动过两次革命——汤武革命，在这两次革命中，天是和人民站在一起的。请看以下几个论断：

"汤武革命，顺乎天而应乎人。"（《易经·象下·革》）

"天聪明，自我民聪明。天明畏，自我民明威。"（《尚书·皋陶谟》）

"民之所欲，天必从之。"（《尚书·泰誓上》）

"天视自我民视，天听自我民听。"（《尚书·泰誓中》）

聪明指耳朵而言，视听指眼睛而言，请看，天的耳朵即是民的耳朵，天的眼睛即是民的眼睛。民看到的即是天看到的，民听见的即是天听见的。明畏，所言的是赏罚。天与民的赏罚标准是一致的。欲者，心中之愿望也。民的愿望，即是天的愿望。——此处的天人合一，合在心灵上。

其三，品德上的天人合一。"立天之道曰阴与阳，立地之道曰柔与刚，立人之道曰仁与义。"（《易经·说卦》）立天之道、立地之道、立人之道，先立的是天地之道，后立的是人之道，此顺序告诉人们，人之道是参照天地之道立起来的。仁义，是中华先贤所倡导的品德。立人之道立在何处？立在仁义二字上。而仁义二字，恰恰与天道地道有着母源关系。

大公无私的品质人人都应该具有，但首先应该体现在为君者的品德中。孔子与弟子子夏有过一段关于天地之德与君王之德的对话，记载在《礼记》

中："子夏曰：'三王之德，参于天地。敢问何如斯可谓参于天地矣？'孔子曰：'奉三无私以劳天下。'子夏曰：'敢问何谓三无私？'孔子曰：'天无私覆，地无私载，日月无私照。奉斯三者以劳天下。此之为三无私。'"——此处的天人合一，合在品德上。

其四，行动上的天人合一。"天行健，君子以自强不息。"（《易经·象传·乾》）天行与君子行，君子之行应该合于天行，天行刚健，君子行自强不息。——此处的天人合一，合在行动上。

其五，时间上的天人合一。天人合一，在生产中的实践，是砍伐树木、捕捉鱼虾、播种百谷时一定要与自然协调。"不违农时，谷不可胜食也；数罟不入洿池，鱼鳖不可胜食也；斧斤以时入山林，林木不可胜用也。"这是孟子教育梁惠王捕鱼伐木应该遵守时序。《国语》中记载了一个非常有教育意义的故事：鲁宣公要在春天的池塘里捕鱼，大臣里革劝告说，春夏是鸟兽鱼孕育繁殖的季节，不应该在这个时候捕杀它们；一边说一边把鱼网撕断弃置于地。人生在天地之间，人们的生产活动不能上逆天道、下绝地理，否则，"天不予时，地不生财"。中华民族最早认识到了人必须与自然和谐并存，不能掠夺自然的道理。——此处的天人合一，合在时序上。

了解了天人合一的多重意义，再回头看本篇的人天两气合一的系统论，就会知道这是对源头的中华文化的延续。

一条根会发出八个芽。一条天人合一的哲理在不同的经典里会演化出不同的分支。天人合一，在《易经》《尚书》《礼记》《孟子》中演化出的是物理、人理与政理，而在《内经》中演化出的则是医理。

这里还需要解释一个问题，即为何把八卦解释为中华文化的源头。请看下面两个序列：第一，儒家十三经以《易经》为首；第二，道家三玄奉《易经》为冠。儒道两家皆以《易经》为首，那么《易经》之首在何处呢？《易经》之首在六十四卦。六十四卦由八卦演化而来，所以研究中华文化的源头绝对不能忽略八卦。问题是八卦之前还有图还有书，认识八卦，认识了图书，才能真正理解人气通于天气的所以然。才能真正理解"天地之间，六合之内，其气九州、九窍、五藏、十二节，皆通乎天气"这一论断的所以然。

二、 需要解释的两个奇数： 五与三

这两个奇数是在"皆通乎天气"之后出现的："其生五，其气三，数犯

此者，则邪气伤人，此寿命之本也。"为什么两个奇数，涉及"寿命之本"？因为这两个数字源于两种太阳历。五，金木水火土五行之五也，三，三阴三阳之三也。五行出于十月太阳历的五季，三阴三阳，出于十二月太阳历的太阳回归。五行，表达的是一个太阳回归年细分出的五个季节，三阴三阳表达的是一个太阳回归年细分出的六种气候。五行也好，六气也好，都是必须顺应的太阳法则。违反太阳法则，肯定危及生命。

"天六地五，数之常也。"（《国语·周语下》）六，指的是太阳回归一来一往形成的六气；五，指的是对应于五行的空间五方。"天六地五"，在先秦是基本常识，在今天已成为鲜为人知的绝学。

六气，运用于《内经》，原始出处却在《周髀算经》。《周髀算经·日月历法》："外衡冬至，内衡夏至，六气复返，皆为中气。"从冬至到夏至，是太阳南来的六个月；从夏至到冬至，是太阳北往的六个月。太阳回归的一来一往，形成了六气之说。外衡内衡，是平面上的两个圆。《周髀算经·七衡六间》记载有一幅太阳回归图，这张图可以清晰地揭示"六气"之说的所以然（图1-3-1）。

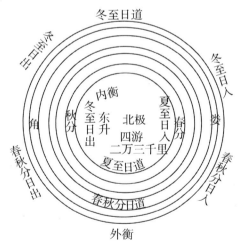

图1-3-1　《周髀算经·七衡六间》中的六气循环图

十一月为天一气，

十二月为天二气，

正月为天三气，

二月为天四气，

三月为天五气，

四月为天六气；

五月为地一气，

六月为地二气，

七月为地三气，

八月为地四气，

九月为地五气，

十月为地六气。

天论阳，地论阴。一月一气，前六个月为阳六气，后六个月为阴六气。重大的变化点在十一月、五月，这两个变化点是太阳相交于南北回归线决定的。十一月即子月，太阳相交于南回归线；五月即午月，太阳相交于北回归线，子午两点是寒暑（阴阳）二气的转化点。彝族文化以太阳为坐标合理地解释了六气的来源。六气，实际上是十二月一分为二分出的阳六气、阴六气。（图1-3-2）

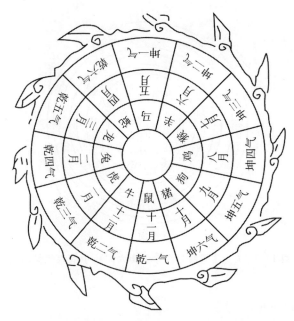

图1-3-2 彝族天六气地六气循环图

为何以十一月为天一气？因为冬至在十一月。

一年十二个月直接分六气，具体分法如下：

冬至，萌气；

立春，生气；

立夏，长气；

夏至，沉气；

立秋，收气；

立冬，藏气。

萌气、生气、长气，从冬至开始的前半年的三气，从萌气到长气，气一步步上升。沉气、收气、藏气，从夏至开始的后半年的三气，从沉气到藏气，气一步步沉降。六气一年一循环，周而复始，原始反终，终则有始。

三、 阳气受损， 诸病丛生

"阳气者，若天与日。"本篇将人之阳气喻为天上的太阳。天上的光明，依赖太阳；人体的安康，依赖阳气。阳气在人体之中有众多功能：保持温度正常，推动血液运行，推动大小便排泄，像卫士一样防御体外的邪气、邪风，一旦阳气受损，就会丛生百病。

本篇以阳气受损为界线，介绍了以下几种疾病：

1. 发热　阳气被寒气所损，身体就会发热如燃烧之炭。如篇中所言"体若燔炭"。

2. 多言　阳气被暑气所损，就会心烦意乱，话语无序，如篇中所言"静则多言"。

3. 病在头，病在筋　阳气被湿气所损，首先是头部发病，其症状犹如孙悟空戴上了"紧箍咒"，其次是筋脉就会由短变长。长者松弛，短者收缩。松弛为痿，收缩为拘挛，如篇中所言"缲短为拘，弛长为痿"。

4. 浮肿　阳气被风邪所损，身体就会浮肿，如篇中所言"因于气，为肿"。

5. 突然昏厥　大怒损阳，使人面红耳赤，耳鸣，视物不清，乃至于突然昏厥，如篇中所言"使人煎厥"。

6. 半身不遂　大怒损阳，阳气上亢，伤肝伤筋，伤筋则四肢不能随意而动，导致半身不遂，如篇中所言"使人偏枯"。

四、 四时之气与四时之病

春伤于风，病为泄泻。夏伤于暑，病为疟疾。秋伤于湿，病为痿厥。冬伤于寒，春必温病。

除了上述四种疾病之外，本篇还出现起居不宁、发热、四肢浮肿、煎厥、薄厥、偏瘫、佝偻、痱子、粉刺、酒渣鼻、痔疮等多种疾病的病名。这些病均与外部天气有着因果关系，所以本篇有"风为百病之始"的结论。

五、 五味与五脏之病

五味分酸、苦、甘、辛、咸。五味适量，能养五脏。五味偏颇，则伤五脏。

春宜酸，夏宜苦，秋宜辛，冬宜咸，四时调以滑甘。四时调五味原则，首创于《周礼》，延续、发展于《内经》。五味偏重能伤五脏。味过于酸，伤脾气。味过于咸，伤肾，伤骨，伤心气。味过于甘，伤肾气。味过于苦，伤脾，伤胃。味过于辛，伤筋，伤神气。

六、 养生治病之要在于平衡阴阳

"凡阴阳之要，阳密乃固。两者不和，若春无秋，若冬无夏。因而和之，是谓圣度。"

圣度即法度。法度体现在何处？本篇指出，法度体现在阴阳平衡中。《易经》用阴阳论天地，以阴阳论昼夜，以阴阳论寒暑，以阴阳论男女。《内经》沿着这一思路继续论，除了天地、昼夜、寒暑、男女之外，本篇又以阴阳论人之表里，又以阴阳论人之营卫二气，又以阴阳二气失之偏颇时论所引起的疾病。一阴一阳，天地之本也。一阴一阳，人之本也。阴阳不和，对于自然界而言，若春无秋，若冬无夏。阴阳不和，对于人体而言，永无安康之日。所以，养生之要在于平衡阴阳，治病之要同样在于平衡阴阳。平衡阴阳，医理上谓之圣度。善于平衡阴阳，即为良医。现实生活中，便秘是中老年人的常见病。便秘通便，这是一般医生的方法。若以"阳不胜其阴，则五藏气争，九窍不通"而论，便秘之因应是阳气衰退所致。医治便秘，通便只是治标，补阳才是治本。

希望读者谨记：自然界内，昼为阳，夜为阴；热为阳，寒为阴；日为阳，月为阴；火为阳，水为阴。人体之内，气为阳，血为阴；腑为阳，脏为阴。

七、 长命之秘诀在于"谨道如法"

《内经》的前三篇，篇篇都讲到了道。

《素问·上古天真论》："其知道者……度百岁乃去。"又："夫道者，能却老而全形，身年虽寿，能生子也。"

《素问·四气调神大论》："故阴阳四时者，万物之终始也，死生之本也。逆之则灾害生，从之则苛疾不起，是谓得道。道者，圣人行之，愚者佩之。"

本篇《生气通天论》又以"谨道如法，长有天命"一句话结尾。

以道养生，这是《内经》的精髓。以道养生，可以长命百岁。这里有必要重温一下"何谓道"以及道的几重意义。

何处能够发现道、认识道？西方科学家为证明上帝的存在而前仆后继，但始终没有取得令世人信服的结果。但是中华文化以及中医文化里的道，则是随时随处可以见到。《庄子·知北游》记载了一则关于"道在何处"的对话。

一位名叫东郭子的问庄子："道在何处？"

庄子回答说："无处不在？"

东郭子说："请具体说明。"

庄子说："在蚂蚁里。"

东郭子惊问："怎么如此卑下？"

庄子继续说："在小草里。"

东郭子更惊奇："怎么更加卑下？"

庄子又说："在砖头瓦块那里。"

东郭子："越说越不像话。"

庄子干脆说："在屎溺里。"

东郭子干脆不理庄子了。

实际上，"无处不在"这四个字，庄子已经回答了道在何处。无处不在的道，广大不避天地，微小不避微粒，高不避崇山峻岭，低不避大海深谷，洁静不避鲜花，肮脏不避屎溺。作为造物主的道，生万物时位于万物之前，生万物后位于万物之中。

道在万物中，这是一。

道在自然秩序中，这是二。例如，昼夜之序，寒暑之序。

道还在奇偶之数中，这是三。

道还在人体气血、脏腑中，这是四。

以道养生，就要体现在与万物的和谐中，要体现在遵守自然之序中，要体现在气血、脏腑的保养中。

"谨道如法，长有天命。"本篇特地提醒世人，要想长命百岁，必须以道养生。

人体之外的道，是"本来如此"的规律；人文之中的道，是"应该如此"的规矩。养生要法道，做人要法道，养生之理与做人之理是一个理。因为导读的是《内经》，本文着重点在养生上。

金
匮
真
言
论
篇
第
四

（原）（文）

黄帝问曰：天有八风[1]，经有五风[2]，何谓？岐伯对曰：八风发邪以为经风，触五藏，邪气发病。所谓得四时之胜[3]者，春胜长夏[4]，长夏胜冬，冬胜夏，夏胜秋，秋胜春，所谓四时之胜也。

东风生于春，病在肝，俞在颈项；南风生于夏，病在心，俞在胸胁；西风生于秋，病在肺，俞在肩背；北风生于冬，病在肾，俞在腰股；中央为土，病在脾，俞在脊。故春气者，病在头；夏气者，病在藏；秋气者，病在肩背；冬气者，病在四肢。故春善病鼽衄[5]，仲夏善病胸胁，长夏善病洞泄寒中[6]，秋善病风疟，冬善病痹厥[7]。故冬不按跷，春不鼽衄，春不病颈项，仲夏不病胸胁，长夏不病洞泄寒中，秋不病风疟，冬不病痹厥、飧泄而汗出也。

夫精者，身之本也。故藏于精者，春不病温。夏暑汗不出者，秋成风疟，此平人脉法也。

故曰：阴中有阴，阳中有阳。平旦至日中[8]，天之阳，阳中之阳也；日中至黄昏[9]，天之阳，阳中之阴也；合夜至鸡鸣[10]，天之阴，阴中之阴也；鸡鸣至平旦[11]，天之阴，阴中之阳也。故人亦应之，夫言人之阴阳，则外为阳，内为阴。言人身之阴阳，则背为阳，腹为阴。言人身之藏府中阴阳，则藏者为阴，府者为阳。肝、心、脾、肺、肾五藏皆为阴，胆、胃、大肠、小肠、膀胱、三焦六府皆为阳。所以欲知阴中之阴，阳中之阳者，何也？为冬病在阴，夏病在阳，春病在阴，秋病在阳，皆视其所在，为施针石也。故背为阳，阳中之阳，心也；背为阳，阳中之阴，肺也；腹为阴，阴中之阴，肾也，阴中之阳，肝也；腹为阴，阴中之至阴，脾也。此皆阴阳表里内外雌雄相输应也。故以应天之阴阳也。

帝曰：五藏应四时，各有收受乎？岐伯曰：有。

东方青色，入通于肝，开窍于目，藏精于肝。其病发惊骇，其味酸，其类草木，其畜鸡，其谷麦，其应四时，上为岁星[12]，是以春气在头也。其音角[13]，其数八[14]，是以知病之在筋也。其臭臊。

南方赤色，入通于心，开窍于耳，藏精于心，故病在五藏，其味苦，其类火，其畜羊，其谷黍，其应四时，上为荧惑星[12]。是以知病之在脉也。其音徵[13]，其数七[14]，其臭焦。

中央黄色，入通于脾，开窍于口，藏精于脾，故病在舌本。其味甘，其类土，其畜牛，其谷稷，其应四时，上为镇星[12]。是以知病之在肉也。其音宫[13]，其数五[14]，其臭香。

西方白色，入通于肺，开窍于鼻，藏精于肺，故病在背。其味辛，其类金，其畜马，其谷稻，其应四时，上为太白星[12]。是以知病之在皮毛也。其音商[13]，其数九[14]，其臭腥。

北方黑色，入通于肾，开窍于二阴，藏精于肾，故病在谿。其味咸，其类水，其畜彘，其谷豆，其应四时，上为辰星[12]。是以知病之在骨也。其音羽[13]，其数六[14]，其臭腐。

故善为脉者，谨察五藏六府，一逆一从，阴阳表里雌雄之纪，藏之心意，合心于精，非其人勿教，非其真勿授，是谓得道。

注 释

1. 八风　八方之风也。不同节令的风，有不同的方向：冬至，正北风；立春，东北风；春分，正东风；立夏，东南风；夏至，正南风；立秋，西南风；秋分，正西风；立冬，西北风。八风之变，随太阳历八节循环而循环，随北斗星斗柄循环而循环。八风之变，有正常有异常：正常之风与人与物有利，异常之风与人与物有害。八风各有名，《吕氏春秋·有始览第一·有始》："何谓八风？东北曰炎风，东方曰滔风，东南曰熏风，南方曰巨风，西南曰凄风，西方曰飂风，西北曰厉风，北方曰寒风。"

2. 五风　五脏之风也，即肝风，心风，肺风，脾风，肾风也。内风病因有二：一是外风所致，二是内热所致。

3. 胜　克制。《尔雅·释诂》："胜，克也。"中华先贤认识到自然界存在着相互制约两种因素：一是相生，二是相克。没有生，就没有生气勃勃的现实世界；没有克，这个世界就会因生生之物不断地生生而爆炸。所以有生必有克。相反，有克必有生。生克之间是相反相成的平衡关系。克之过度，在《素问》之中谓之胜。

4. 长夏　夏季的最后十八天。春夏秋冬四季每一季的最后十八天，归属脾脏，归属中央。这样一年就成了五季。五季可以对应于五脏、五行。春，五脏应肝，五行应木；夏，五脏应心，五行应火；长春、长夏、长秋、长冬，五脏应脾，五行应土；秋，五脏应肺，五行应金；冬，五脏应肾，五行应水。五方五行五脏之分，属于五行十月太阳历在四时十二月太阳历中的延续。长夏之分，是五行十月太阳历在四时十二月太阳历中的延续。

5. 鼽（qiú）衄　病名。病症为流鼻涕与鼻腔出血，多发生在春天。病因为春天气候反常所致。鼽，《说文解字》："病寒鼻窒也，涕久不通，遂至窒塞也。"衄，《说文解字》："鼻出血也。"

6. 寒中　病名。病症为肠鸣腹痛。病因为脾胃受寒所致。张志聪："脾为阴中之至阴，不能化热，而为寒中也。"

7. 痹厥　病名。病症为手足麻木逆冷，多发生在冬天。病因为寒邪所致，如本篇所说"冬善病痹厥"。

8. 平旦至日中　谓自卯至午，即6—12时。

9. 日中至黄昏　谓自午至酉，即12—18时。

10. 合夜至鸡鸣　谓自酉至子，即18—24时。合夜，即始夜意。

11. 鸡鸣至平旦　谓自子至卯，即0—6时。

一年分四时，一天之中同样也分四时。本篇的平旦、日中、合夜、鸡鸣就是一天之中的四时。

12. 岁星、荧惑星、镇星、太白星、辰星　岁星即木星；荧惑星即火星；镇星即土星；太白星即金星；辰星即水星。在天有五星，在地有五运。五星与五运之间有着对应关系：木星对应木运，火星对应火运，土星对应土运，金星对应金运，水星对应水运。

13. 角、徵（zhǐ）、宫、商、羽　五音，中华先贤所创造的五个音级。

五音的发源地在十月太阳历的五季。中华大地上很早就形成了尽善尽美的音乐。"尽美矣，又尽善也。"这是孔子对舜时代韶乐的评价。《庄子·天运》说，黄帝时代有咸池之乐。五音之说最早出于《尚书》，《尚书·益稷》以舜的口气说出了五声："予欲闻六律五声八音。"《周礼·春官·大师》介绍了五声的具体内容："五声：宫、商、角、徵、羽。"五声合于五行：宫合于土，商合于金，角合于木，徵合于火，羽合于水。五声对应于时空：角对应于东方、春天，火对应于南方、夏天，宫居中对应于土，商对应于西方、秋天，羽对应于北方、冬天。《尚书·舜典》："同律度量衡。"音，音乐；律，定音标准。舜，第一次统一音律与度量衡的标准。

14. 八、七、五、九、六　五数。这是河图中的五个成数。数分生成。三八、二七、五十、四九、一六，五组生成之数组成河图。五组数字中前者为生数，后者为成数。三八，其基本意思为三月生八月成。一六，其基本意思为一月生六月成。成数与生数之差为五。生成之数有时空意义：

三八，空间表东方，时序表春季，五行为木。

二七，空间表南方，时序表夏季，五行为火。

五十，空间表中央，时序表四时之末十八天，五行为土。

四九，空间表西方，时序表秋季，五行为金。

一六，空间表北方，时序表冬季，五行为水。

题　解

　　金匮，金子制成的匣子、柜子也。金匮是古代帝王藏书的器物。真言，能够经得起时空考验的、永远也不会过时的真理之言也。金匮真言，就是密藏在金匣子、金柜子里面的真理之言。

　　本篇中的岐伯，论病时没有先化验血，也没有先检查尿，先谈的是四时八风——春夏秋冬之气与东西南北四面八方之风。岐伯从天人合一的哲理出发，解释了外部天气与人体疾病的因果关系，解释了四时之气与五脏之病的因果关系。黄帝认为岐伯之论是真人真言，要把岐伯之论录下来，放在保密的金匮里加以保存，所以本篇篇名为"金匮真言"。抓住了"真言"两字，就抓住了本篇文章的要领。明白了"真言"所涉及的范围，就领会了本篇文章的真谛。

真言，超越时空、永不褪色之真理之言也。

最为关键的是，本篇明确出现河图之数，间接出现洛书之理——五行相克的哲理。要想读懂《内经》，必须先读懂图书。河图洛书，在中华大地上只有汉族、彝族两个民族有保留。图书的解释，保留在彝族文化中，本篇第一次介绍，敬请读者朋友注意。

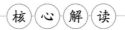

核 心 解 读

病在人体之内，病因可能在人体之外。五脏之疾病，其病因与四时八风之间有因果关系。四时者，春夏秋冬四季也。八风之八，四面八方也。八风者，八方之来风也。以四时八风论五脏之疾病，天人合一的系统论，是本篇立论的基础。

一、 体外之因与体内之病

黄帝问曰："天有八风，经有五风，何谓？"岐伯对曰："八风发邪，以为经风，触五藏，邪气发病。"

本篇以黄帝请教于岐伯开篇。这段对话，话内话外，有双重意义。言内之意告诉人们的是，八风与五脏之病有因果关系。话外之音告诉人们的是，论体内之病应先看看体外之因。言内之意讲的是疾病产生，话外之音讲的是论病的方法。

八风在人体之外，五风在人体之内。但是，人体之外的八风发邪，会引起人体之内五脏发病。如此之论，是中医的独特之论——由外因论内病的方法论。

大家知道，现在医院里的医生诊病，从接触患者的那一刻起，就开始用温度计量体温，用听诊器听肺音，用仪器做心电图、做 CT 等各种检查。查病不论外因，只论人体本身，只论人体内部，这种论病的方法与《内经》论病的方法是有差别的。

《内经》中的岐伯，论病先论外因，先论人体之外的四时，先看人体之外的八风，再论人体五脏之疾病。在岐伯眼里，人不是孤立的人，病也不是孤立的病，人居于天地之间，天气与人气息息相通；人位于八方之中，八风与人体息息相通。所以，天气与疾病，八风与疾病之间有着不可分割的因果关系。论人体之疾病，忘记了体外之因素，这种方法显然具有局限性。

古与今，西医与中医，采用的是两种论病方法。西医将人体之病孤立在人体之内来观察，《内经》将人体之病与外因联系在一起来观察。论病仅论体内之病，论的是具体之病。论病以外因论内病，论的是疾病及其规律。在方法论上，中医显然要优于西医。

此处介绍一下"八风"。本篇只有八风之名，并无八风之实。但《灵枢》中专门有"九宫八风"之论。除了《内经》之外，《吕氏春秋·有始》和《淮南子·天文训》中均有九野八风之论。天有九野，地有九州；天上九野，是按照二十八宿的分区所分出的九个区域。地上九州，是按照天文分区所进行的地理分区。九州之中，除中州之外的其余八州，州州都是风的发源地，八风之风就源于此处。八风之八，言的是空间四面八方；八风之风，言的是八种不同气候。《吕氏春秋·有始》："何谓八风？东北曰炎风，东方曰滔风，东南曰熏风，南方曰巨风，西南曰凄风，西方曰飂风，西北曰历风，北方曰寒风。"四面八方之风，均会引起人体疾病。天气晴朗，心情舒畅；阴霾密布，心情郁闷；景与情的统一，在诗词歌赋与小说中常常可以看到这样的表达方法。天气晴朗，身神轻松；天气反常，疾病丛生；天气与人体健康与否的统一，在《内经》中可以看到这样的表达方法。天气的好坏不但会影响人的心情，还会影响人的身体健康。

病在人体中，病因可能在人体之外，在人体之外的自然因素之中，这是中医的系统认识论。病在人体中，病因在人体之中寻找，这是西医的具体认识论。在认识论上西医显出了极大的局限性。相比之下，中医的认识论显然是符合实际的、全面的、不局限于一端的认识论。

《灵枢》之中有一篇《九宫八风》，是专门讲正风与邪风的。正风养人养万物，邪风伤人伤万物。在人类文化宝库之中，唯有中华文化里有邪风的判断标准，这一标准就记载在针经之中。

二、 四时相胜与五行相克

（一）四时相胜

"春胜长夏，长夏胜冬，冬胜夏，夏胜秋，秋胜春，所谓四时之胜也。"本篇的这段话，讲出了两重意思：一是四时春夏秋冬本身之理；二是四时之胜之理。四时之胜之理，即是五行相克之理。

四时相胜，隐喻的是五行相克之理。

春属木，长夏属土，木克土，所以春胜长夏。

长夏属土，冬属水，土克水，所以长夏胜冬。

冬属水，夏属火，水克火，所以冬胜夏。

夏属火，秋属金，火克金，所以夏胜秋。

秋属金，春属木，金克木，所以秋胜春。

四时相胜，五行相克，讲的是自然法则中的相互制约。生克，在自然界的第一重意义，指的是万物生死。春季所生之物秋季熟（枯黄、死亡），春属木，秋属金，如此者，金克木也。

人位于四时之中，所以四时有四时之病。四时对应五脏，讲四时相胜，讲的是五脏之病在四时之序中的规定性。

人位于昼夜之中，所以昼夜有昼夜之病。一年之中分四时，一天之中也可以分四时——平旦、日中、黄昏、合夜，以四时论病是《内经》的重要特色。根据发病的时间，根据五脏的时间属性，可以找出"此时发病"发在"哪一脏"。

在西方，时间医学是刚刚兴起的一种新学科。所谓时间医学，就是将疾病与时间之间建立起对应关系。阅读《内经》只要阅读了前四篇，马上就可以知道这样一个令中华民族子孙自豪的事实：时间医学在《内经》中早已成了基础之学。

《内经》论疾病，首先论的是时间，其次论的是空间。《内经》所建立起的中医学，是时空一体的时空医学。就时间而言，《内经》在时间与疾病之间做了两个对应：一是时间与五脏的对应；二是时间与疾病的对应。春有春之病，夏有夏之病，秋有秋之病，冬有冬之病，这是四时与四时之病的对应。旦（早晨）有旦之病，日中（中午）有日中之病，黄昏有黄昏之病，合夜有合夜之病，这是一天之中四时与疾病的对应。关于一年之中的四时与一天之中的四时下面还要讨论，此处不赘。（图 1 - 4 - 1）

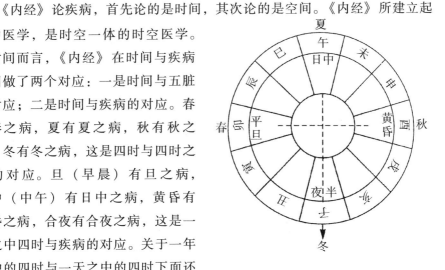

图 1 - 4 - 1　一日四时十二时辰图

用类似时针的办法把二十四个时辰以及一日四时表达出来。

（二）关于五行的追根溯源

五行，唯一的发源地在十月太阳历。

今天所采用的太阳历为四时十二月太阳历，之前的中华大地上，曾经采用过一种五行十月太阳历。

五行十月太阳历在中原失传了。失传了十月太阳历，五行就成了无源之水，无本之木。

五行十月太阳历，地下文物中有保留，彝族文化中有保留。

地下文物中的五行十月太阳历，集中出现在三星堆遗址中。三星堆遗址中的铜器、玉器上出现许多类似汽车轮子的圆轮，其外形为圆周三百六十度，中间一个圆包，圆包与外圆之间连接着 5 根轮辐，5 根轮辐把三百六十度均匀地分成了五等份。这种五环轮，大多数研究者认为是"太阳轮"，因为没有更多的资料，所以无法做出进一步的解释。（图 1-4-2、图 1-4-3）

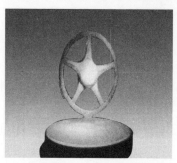
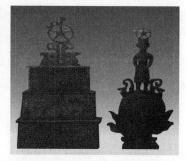

图 1-4-2　三星堆出土铜器上的太阳历五环轮

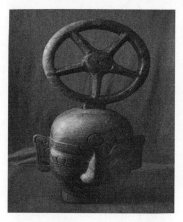
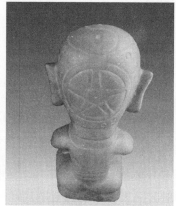

图 1-4-3　三星堆出土玉器上的太阳历五环轮

　　书中的五行十月太阳历。四川凉山彝族毕摩经书中有相似相同的圆轮（图1-4-4）。

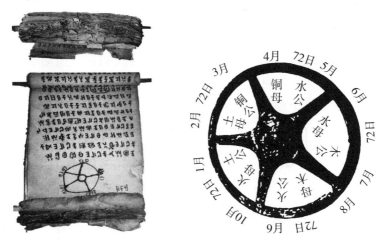

图1-4-4　四川凉山彝族毕摩经书中的五行十月太阳历

请看两个太阳轮的对比：

　　毕摩是彝语音译，"毕"为"念经"之意，"摩"为"有知识的长者"。毕摩，是彝族文化的传承者。毕摩经书，就是一代代传承的彝族经典。四川凉山彝族自治州彝族文化研究所所长、毕摩世家吉克曲日保留的毕摩经书，对太阳轮做出了"五行十月太阳历"的解释：

　　其一，五辐太阳轮表达的是一个完整的太阳回归年。

　　其二，太阳轮中的五根轮辐，表达的是太阳历的五个季节。五季命名为金木水火土。金木水火土，就是中华文化里的五行。一行七十二天，五行三百六十天。五行，是从五行十月太阳历出发的。——太阳轮中的五行，有严格的规定性。

　　其三，五行分公母。一季的两个月分出了一公一母，例如木行分的两个月公木母木，火分公火母火，其他以此类推。公母者，阴阳也。奇数月为公，偶数月为母。阴阳，是从十月太阳历出发的。五行，同样是从十月太阳历出发的。五行每一行分公母两个月的解释，仍然是从十月太阳历出发的。

　　《内经》以五行论五脏，脏腑关系分阴分阳，是这样！为什么这样？《内经》没有所以然的解释。十月太阳历五行每一行分公分母之说，可以完美地解答脏腑分阴分阳的千古之谜。

　　五行十月太阳历，最完整最完美的解释在彝族典籍《土鲁窦吉》一书。

贵州毕节彝族同胞王子国先生，保留了一部世代相传的毕摩经书，书名为《土鲁窦吉》，汉语意思为"宇宙生化"。《土鲁窦吉》告诉世人，洛书表达的是五行十月太阳历，河图表达的是十二月阴阳合历，即太阳历、太阴历、北斗历三历合一的阴阳合历（图1-4-5）。此处专题介绍洛书，彝文名为"鲁素"，汉语意思为"龙书"，表达的是十月太阳历。阴阳五行、天干地支，均由十月太阳历所奠定。美国发射寻找外星人的太空探测器上，刻有代表地球人智慧的几个标志，其中之一就是脱胎于洛书的四阶幻方图。

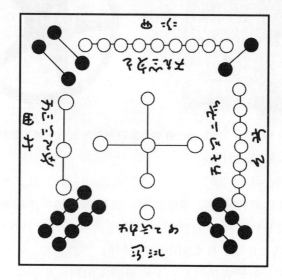

图1-4-5 彝族典籍《土鲁窦吉》中保留的洛书

洛书中的十月太阳历分五季，五季称五行，五行命名为金木水火土。五行以木行为首，以水行告终；依次顺序为木、火、土、金、水。

十月太阳历分五行（季）十个月，每一行含两个月，一月三十六天，一行七十二天；洛书是如何表达的呢？

九一三七四个奇数，表达水火木金四行，具体表达如下：奇数九，即上面的九个〇，表火一行七十二天；奇数一，即下面的一个〇，表水一行七十二天；奇数三，即左边的三个〇，表木一行七十二天；奇数七，即右边的七个〇，表金一行七十二天。

奇数表达的四个七十二天，分布在洛书的四方。

五行有五个七十二天，土一行的七十二天在哪里？

正确的答案是：在四隅！

二四六八四个偶数表达土一行的七十二天，具体表达如下：居于东北方的偶数八，即八个●论冬春之间的十八天；居于西南方的偶数二，即两个●论夏秋之间的十八天；居于西北方的偶数六，即六个●论秋冬之间的十八天；居于东南方的偶数四，即四个●论春夏之间的十八天。

四个偶数四个十八天，分布在洛书的四隅。

天之大数三百六十天，分布在五行、四面八方之中。

四方之数：

$$72 \times 4 = 288 （天）$$

四隅之数：

$$18 \times 4 = 72 （天）$$

天之大数：

$$288 + 72 = 360 （天）$$

五行每一行七十二天，五行共三百六十天。

中央之数为阳数五，统领四个偶数表达的四个十八天。要在中央，运枢四方。

金木水火土五行对应东西南北中五方，时间与空间是一体关系。合理的时空观，形成于十月太阳历，记载于洛书之中。

合理地解答时空，代表着一个文化成熟。

组成洛书的两个圆○●，彝语发音为"土鲁"，汉语意思为"宇宙"：○为宇，●为宙。孔夫子时代，诸子之中有一子曰尸子。尸子留下了《尸子》一书，书中有何谓宇、何谓宙的解释："四方上下为宇，往古来今为宙。"四方上下，空间也。往古来今，时间也。时空即宇宙，宇宙即时空。时空一体的宇宙观，《尸子》是用文字解释的。时空一体的宇宙观，洛书则是用两个抽象符号（○●）解释的。

与春夏秋冬命名四时一样，十月太阳历以金木水火土命名五行。十月太阳历中的五行，是太阳回归年的时间长度去尾数，然后一分为五的结果：

$$（365 - 5） \div 5 = 72 （天）$$

$$（366 - 6） \div 5 = 72 （天）$$

五行之间既存在着相生关系，也存在着相克关系。五行生克之理，时间空间中的相互联系、相互制约也。五行生克之理，自然界相互联系、相互制约之理也。

五行相生的关系为：木生火，火生土，土生金，金生水，水生木。相生，表达的是时间链条上的连续性。一天接一天，一时接一时，一行接一行，如此前后联系，相生也。

五行相克的关系为：木克土，土克水，水克火，火克金，金克木。相克，表达的是时间链条上的相互制约性。木行这一时间段内所生之物，会在金行这一时间段内成熟、枯黄、死亡，木行生金行死（熟），如此制约者，相克也。

五行对应五方，时空一体，这就是十月太阳历建立起的时空观。

这一时空观是正确的，十二月太阳历全盘继承了这一时空观，这就是"长夏"的由来。

四时对应四方，如何继承五行对应五方的时空观，彝族先贤创造了一个生动形象的、令人过目不忘的故事：五弟兄分家。

五个弟兄分家，先分空间，后分时间。

分空间：大哥分管东方，二哥分管南方，三哥分管西方，四哥分管北方，五弟分管中央。

分时间：大哥分管四时之春的九十天，二哥分管四时之夏的九十天，三哥分管四时之秋的九十天，四哥分管四时之冬的九十天。

春夏秋冬四时每一时，四个哥哥每人分管九十天。

分时间，把小弟弟忘了。小弟弟问：诸位哥哥，我的呢？四个哥哥连忙每个人拿出十八天给五弟。这样，五个弟兄每人分管七十二天。

五行结构，如此合理地保留在了四时历之中。

五弟兄分家的故事，由彝族学者龙正清先生所记载，是在其大作《彝族历史文化研究文集》中出现的。

五行历的东西南北中五方空间观是正确的，所以五行历改革为四时历之后，五方空间观仍然保留在了四时历之中。

夏季最后的十八天，命名为长夏。

春季最后的十八天，命名为长春。

秋季最后的十八天，命名为长秋。

冬季最后的十八天，命名为长冬。

每个季节的最后十八天，对应的是脾脏。

五弟兄分家的故事，可以合理地解释脾主四时之末十八天的所以然。

除了形象的文学故事，彝族文化还有一幅数理图可以解释脾主四时之末十八天的所以然，这幅图就是《土鲁窦吉》中的罡煞图（图1-4-6）。罡煞图为彝族文化所独有。

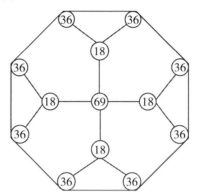

图1-4-6　彝族典籍《土鲁窦吉》中的罡煞图

书中有图而没有注解，笔者专门写信请教这部书的保存者、翻译者彝族布摩王子国先生，王老先生回信解释如下：

"彝族罡煞图，从内到外的运算规律，中央的'69'之数，不是实际之数，而是太极之图，表示的是老阴老阳。"

按照天三地二的原理运算：

$$3 \times 6 = 18$$

$$2 \times 9 = 18$$

如此运算，得出的结果是四方数。天三地二加一倍即天六地四运算：

$$6 \times 6 = 36$$

$$4 \times 9 = 36$$

如此运算，得出的结果是八方数。

"从外到内，是八面归四方、四方归中央的合体关系，其运算过程是：八方归四面，八个三十六两两相加变成四个七十二；四面归中央，四个18变成一个七十二；四面数与中央数相加，即四个七十二加一个七十二等三百六十。按照天三地二的原理，阴阳生生不息的规律，算出三天过大年、二天过小年的两个年节。"

彝族罡煞图，可以用图形与数字合理解释《内经》中的两大基础性问题：五脏每一脏主七十二天；脾居中央主四时之末十八天。

　　五脏有时间性：肝主春七十二天，心主夏七十二天，肺主秋七十二天，肾主冬七十二天，脾主四时之末的四个十八天。五脏的时间性与脾脏的特殊性，《内经》中只有结论而没有依据，只有文字叙述而没有用历法数字解释。彝汉两个民族的文化合作起来，可以清晰地解答中医文化中的基础性难题。

　　木火土金水五行，与春夏秋冬长夏五个季节、与东西南北中五个方位之间存在着对应关系，具体的对应关系为：木对应于春季、东方；火对应于夏季、南方；金对应于秋季、西方；水对应于冬季、北方；土对应于长春长夏长秋长冬、中央。

　　一年之内分五行，一天之内也分五行。一年之内春属木，夏属火，长夏属土，秋属金，冬属水；一天之内旦属木，日中属火，黄昏属金，夜半属水，日中黄昏之间属土。

　　五行每一行含两个月，一个太阳回归年分十个月。十个月可以由甲乙丙丁戊己庚辛壬癸十天干来表达。十天干第一重意义表达的是时间。十天干有两重数学意义：一是分奇分偶，二是十进制由此而生。

　　每一行含两个月，每个月三十六天。三十六天分三旬，一旬十二天。一旬可以由子丑寅卯辰巳午未申酉戌亥十二地支来表达。十二地支第一重意义表达的是时间。十二地支有两重数学意义：一是分奇分偶，二是十二进制由此而生。

　　干支既可以表达时间，又可以表达空间，还可以表达五行。

　　十天干依次分五组，可以表达五方与五行的对应：甲乙东方木，丙丁南方火；庚辛西方金，壬癸北方水；戊己中央土。十二地支可以对应空间十二方。时间空间，融合在了干支之中。

　　干支配合，形成了甲子纪年法。干支配合，形成了干支纪年表。干支纪年表，既是一个严密的时间系统，又是一个严密的数理体系。甲子，严密的时间系统，严密的数理体系，中医文化的基础就在如此严密的体系之中。

　　五行与时空的对应关系，始于洛书，见于《礼记·月令》《管子·五行》，成熟于《内经》。

　　金木水火土五行，与肝心脾肺肾五脏之间，存在着对应关系，具体的对应关系为：木对应于肝，火对应于心，土对应于脾，金对应于肺，水对应于肾。

　　五行与五脏的对应关系：《内经》中有，《礼记》中有，《管子》中有，

《吕氏春秋》中有，以天体论人体，以时空论人体，这是一个文化思路。这个文化思路不仅仅体现在《内经》之中，而且也体现在诸子百家之中。

一日之内分四时，应用于《内经》，但研究却在记载在《周礼》之中。这里有必要介绍一天之内朝夕以及东西南北确定的方法。《周礼·考工记》记载了先贤们确定朝夕、确定东西南北的方法。具体方法是立竿测影："匠人建国，水地以县。置槷以县，视以景。为规，识日出之景与日入之景。昼参诸日中之景，夜考之极星，以正朝夕。"这段话告诉后人，先贤建设国都时，先用水平仪测量地势的高低。具体操作的方法是：平整出一块土地，立竿于其中，用悬有重物的绳子将竿子校正垂直，并以竿子为圆心、以一定长度为半径画出一个圆，然后在日出日落时观测竿子的投影来确定朝夕与方向——日出为朝，日落为夕。朝时竿影所指的方向是西，夕时竿影所指的方向是东。竿影相交于圆，把圆上的日出日落点连成一线，线的两个端点即是东西；再作直线垂直于东西一线，两端的方向即是南北。景者，影也。中华先贤利用立竿测影的方法，确定出了朝夕，确定出了东西南北。

利用天文，中华先贤确定了时间与空间。《周礼》将时间空间运用于建筑学，《内经》将时间空间运用于医学。时间空间，是中华文化、中医文化的理论基础，是先秦诸子的理论基础。

时间与空间，实际上也是现代自然科学的理论基础。

（三）五脏之间的相胜相克

四时相胜，五行相克，对应着人体五脏。以天体论人体，这是《内经》的基本思路。

春胜长夏，按照五行相克之理为木克土；肝属木，脾属土，按照五脏相克之理是肝克脾。

长夏胜冬，按照五行相克之理为土克水；脾属土，肾属水，按照五脏相克之理是脾克肾。

冬胜夏，按照五行相克之理为水克火；肾属水，心属火，按照五脏相克之理是肾克心。

夏胜秋，按照五行相克之理为火克金；心属火，肺属金，按照五脏相克之理是心克肺。

秋胜春，按照五行相克之理为金克木；肺属金，肝属木，按照五脏相克之理是肺克肝。

五行与五行相生相克之理，是中华先贤的独特创造。与阴阳一样，五行在中华文化中所起的作用是根本性的，五行在《内经》中所起的作用是基础性的，中医与文化同根同源，由此又可见一斑。

三、 五行： 一幅容纳现实世界的简图

五行，在本篇第一次间接出现。阴阳、五行是《内经》的两大理论基础，要想理解与认识《内经》，必须从理解阴阳五行开始。这里，先讨论五行，下一篇讨论阴阳。

由万物组成的现实世界相当复杂，能不能把复杂的世界简单化，即用少量几种元素来涵盖复杂的万物？答案是可以的。东方人的先贤，完成了这项艰巨的工作。

创作《奥义书》的印度先贤，把组成宇宙的基本元素抽象为四大元素风火水地，然后用四大元素解释了宇宙万物与人的基本成分。释迦牟尼也是用四大元素解释了宇宙万物与人的基本成分。四大元素之间，只有相生关系而没有相克关系，其相生关系为：风生火，火生水，水生地。

制定十月太阳历的中华先贤，把太阳回归年细分为五个时间段。五个时间段分别命名为木火土金水。五个时间段又对应于东西南北中空间五个方位，如此对应，使世界的东方出现完美而永恒的时空观。

一切从时空来，所以时空可以论一切。五行为什么可以解释宇宙万物与人体？奥秘就在五行的时空属性。（图1-4-7）

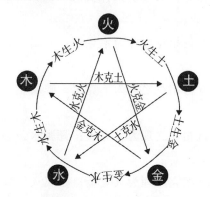

图1-4-7 五行生克图

这里，将五行的由来回顾如下：

（一）《帛书周易》论五行

五行在流行《易经》本中没有出现，所以，在马王堆《帛书周易》出土之前，阴阳与五行一直被认为是两分关系，或者是先后关系。1973 年《帛书周易》在马王堆出土之后，千年疑问得到了解答，阴阳与五行是一体关系，是同根同源的关系。阴阳，在八卦里是明显之理；五行，在八卦里是隐含之理，《帛书周易》或明或暗多处出现五行。《帛书周易·二三子》："德与天地始，必顺五行。"《帛书周易·要》："故《易》又天道焉，而不可以日月生辰尽称焉，故为之以阴阳；又地道焉，不可以水火金木土尽称也，故律之以柔刚。"以天道论阴阳，以地道论五行，阴阳与五行在《帛书周易》里，一是同根同源，二是具有同等重要性。

《易经》谈阴阳不谈五行，"五行"一词在《易经》根本没有出现，五行之千古之谜，始于《易经》。

《帛书周易》谈阴阳又谈五行，一没有解释"从何而来"的出处，二没有解释两者之间的关系。所以，千古之谜仍然是谜。

（二）《尚书》论五行

五行在大禹时代，既是自然之理，又是治国之理。《尚书·大禹谟》："德为善政，政在养民。水、火、金、木、土、谷唯修，正德、利用、厚生唯和。"养民之政中，首先出现的是五行。五行之理，被禹视为善政、养民之理。

五行在夏代具有极其崇高的地位，一旦有人轻侮五行，那么，轻侮者就失去了存在的合理性与合法性。《尚书·甘誓》："有扈氏威侮五行。"夏启以此为由讨伐了有扈氏，由此可见五行在夏代的崇高地位。苗族学者吴心源先生解释，所谓"有扈氏威侮五行"，实际上是五行历的改革。采用哪一种历的决定权在君王，有扈氏要进行历法改革，挑战了君王的权威，因此招致夏启的讨伐。

五行，在周武王革命成功之后，也就是周得天下之初，被列入了治理天下的法则。《尚书·洪范》："一、五行：一曰水，二曰火，三曰木，四曰金，五曰土。水曰润下，火曰炎上，木曰曲直，金曰从革，土爱稼穑。润下作咸，炎上作苦，曲直作酸，从革作辛，稼穑作甘。"五行，在此具有多重含义：一是五种物质；二是润下、炎上、曲直、从革、稼穑的五种功能；三是咸、苦、酸、辛、甘五种味道。《洪范》出于殷商贤哲箕子。殷纣王无道施政，天怒人怒，箕子进谏，被纣王囚禁。武王伐纣革命成功，放出箕子并向其询问殷商灭亡的原因，箕子不忍心再说殷商恶政。同为贤者的武王改问治国之道。箕子讲了治理天下的九条法则，史称"洪范九畴"，五行位于九畴之首。五行之重要性，可见一斑。

箕子解释了五行的名称，解释了五行的物理属性，但没有解释五行的出处，所以千古之谜仍然没有答案。

（三）《春秋左传》论五行

《左传》中出现六府、三事之说，六府之中包括五行。《左传·文公七年》："六府、三事，谓之九功。水、火、金、木、土、谷谓之六府。正德、利用、厚生谓之三事。义而行之，谓之德、礼。无礼不乐，所由叛也。"《左传》认为，如果君王背离了六府之理，人民就会背离君王。六府之中包括五行。五行之重要性，由此可见一斑。

五行很重要，这是《左传》的结论。五行为什么很重要，《左传》没有给出答案。

（四）《国语》论五行

《国语·周语》："天六地五，数之常也。经之以天，纬之以地。经纬不爽，文之象也。文王质文，故天胙之以天下。"天六者，阴、阳、风、雨、晦、明六种天气也。地五者，金、木、水、火、土五行也。天六地五，为天地之经纬。《国语》告诉后人，文王之所以以王成圣，就在于深知"天六地五"之理。

《国语·郑语》："夫和实生物，同则不继。以他平他谓之和，故能丰而物归之；若以同裨同，尽弃之矣。故先王以土与金木水火杂，以成百物。""和实生物"，解答的是"物从何处来"。"以同裨同，尽弃之矣"，诠释的是多元间的和谐平衡。"土与金木水火杂，以成百物"，解答的是百物之基本成分。五行，在《国语》是自然哲理，也是治国之理。

《国语》所论五行，是人文之论，而非天文之论，没有涉及五行的本源。五行太重要了，这是《国语》的结论；五行为什么重要，《国语》没有基本的解释。

（五）《内经》论五行

在《帛书周易》《尚书》《左传》《国语》中，五行为治国之理。在《内经》中，五行为养生治病之理。《内经·藏气法时论》："五行者，金木水火土也，更贵更贱，以知死生，以决成败，而定五藏之气，间甚之时，死生之期也。"

《内经》的重大贡献，就是利用五行，将复杂的现实世界绘制在了一幅简图之中。简图简洁，但包罗万象。只要静心面对这幅简图，现实世界会一目了然。

以天体为例，五行可以比类：东、西、南、北、中五个方位，春、夏、长夏、秋、冬五个季节，风、热、湿、躁、寒五种气候，金、木、水、火、土五星。

以地理为例，五行可以比类：毛、羽、倮、介、鳞五虫，李、杏、枣、桃、栗五果，青、赤、黄、白、黑五色，酸、苦、甘、辛、咸五味，麦、黍、稷、谷、豆五谷。

以人体为例，五行可以比类：肝、心、脾、肺、肾五脏，目、舌、口、鼻、耳五官，泪、汗、涎、涕、唾五液，怒、喜、思、悲、恐五情，角、徵、宫、商、羽五音……

《内经》第一次明确指出，五行之间存在着相生相克关系。相生关系为：金生水，水生木，木生火，火生土，土生金。相生关系在平面上构成了一个无限循环的圆周图。相克关系为：金克木，木克土，土克水，水克火，火克木。相克关系在圆周图内构成了一个完美的五角星。物质世界如果有生无克，就会过亢为灾；反之，有克而无生，物质世界就会消亡。五行之理在文化经典中为天地之理，在《内经》中为人体五官五脏之理。天地之理与人体之理，在五行中发生了巧妙的对应。

以五行之间相生相克为参照坐标，《内经》在五方、五时、五脏、五味、五果、五色、五谷、五音之间建立了相生相克关系。

相生相克应用于临床，其奇特方法为"此处有病，治在相克之处，即未病之处"。如《难经·七十七难》所言："见肝之病，则知肝当传之于脾，故先实脾气。"肝属木，木克土，脾属土，所以见肝有病，先补之以脾。救火救在火前头，如此大局观与系统论，完全优于"头痛医头，脚痛医脚"的具体论。按照相生相克的原理，利用五音、五谷、五果、五味各自的特性，可以在阴阳、气血、寒热、虚实间进行损益，达到平衡之平的效果。

五行，在源头的中华文化中，与阴阳具有同等的重要意义。如果说阴阳解答了"现实世界从何而来"，而五行首先解答的则是"现实世界的成分是什么"。五行的重要意义，还体现在下面几个方面：

其一，时间、空间、万物可以归纳在五种元素之中，复杂的现实世界简单化了。

其二，相生相克，在万物之中建立起了相互联系、相互制约的关系。

其三，认识了万物的基本成分、基本属性。

其四，在五脏之中建立起了相互联系、相互制约的关系。

其五，利用五行生克关系，创立了治国方略。

其六，利用五行生克关系，创建了一种史无前例的、可以永久流传的养生治病方法。

今天，五行生克关系，仍然可以运用于养生运用于治病的实际之中。（表1-4-1）

表1-4-1　　　　　　五行比类表

类　别		五　行				
		木	火	土	金	水
天	五行	东	南	中	西	北
	五季	春	夏	长夏	秋	冬
	五气	风	热	湿	燥	寒
	五星	木星	火星	土星	金星	水星
	生成数	3+5＝8	2+5＝7	5	4+5＝9	1+5＝6
地	五虫	毛	羽	倮	介	鳞
	五果	李	杏	枣	桃	栗
	五色	青	赤	黄	白	黑
	五味	酸	苦	甘	辛	咸
	五谷	麦	黍	稷	谷	豆
人	五脏	肝	心	脾	肺	肾
	五官	目	舌	口	鼻	耳
	五液	泪	汗	涎	涕	唾
	五情	怒	喜	思	悲	恐
	五音	角	徵	宫	商	羽
	五体	筋	脉	肉	皮毛	骨

四、 一年之四时与一日之四时

四时之分在《内经》之中具有重要的根本性。

《内经》认为，人生活在四时之中，所以，四时与人体五脏之间息息相关。具体的相关关系为：春通于肝，夏通于心，中央（长夏）通于脾，秋通于肺，冬通于肾。

一年之中有四时之分，为人所共知。但人所不知的是，《内经》在本篇又将一天进行了四时之分。日出至日中，为第一段；日中至黄昏，为第二段；合夜至鸡鸣，为第三段；鸡鸣至平旦，为第四段。

一年分四时，一天又分四时，其目的就是研究 3 个基本规律：

其一是寻找出阴阳变化即气候变化之规律，并由此寻找出疾病外因之规律。

春天有春天的气候，夏天有夏天的气候，秋天有秋天的气候，冬天有冬天的气候。同理，早、中、晚、夜 4 个阶段也有不同的气候，不同的气候会引起不同的疾病。研究气候变化规律，对疾病而言，研究的是疾病外因之规律。

其二是寻找出病位之规律。春对应于肝，夏对应于心，长夏对应于脾，秋对应于肺，冬对应于肾。一年之中划分四时，一天之中划分四时，对五脏而言，寻找与研究的是病位之规律。

最终寻找的是气候、时间、疾病三者之间的规律。

用精密仪器，可以进行病位的准确判断。但是，再精密的仪器，也不能证明天气与疾病之间的因果关系。而熟练掌握了《内经》论病的哲理——四时与人一体而论的哲理，既可以进行病位的判断，又可以进行病因的判断。

如果将四时与人一体而论的哲理，与 CT、磁共振相结合，是否能走出一条中西医结合的新路呢？

五、 河图之数进《内经》

《内经》的奇特之处，就是数入医理。本篇论五脏、五方、五季、五味、五畜、五音时，出现八、七、五、九、六等五个数字。

四时之春，四方之东，其数八。

四时之夏，四方之南，其数七。

四时之秋，四方之西，其数九。

四时之冬，四方之北，其数六。

中央，其数五。

几个极其简单的数字，意义却极其重大。这几个数字正是源头文化中的河图之数。众所周知，西医论病不论数即疾病与数无关，可是在《内经》中，数不但可以论病，而且还起着基础性的作用。为什么？答案是：奇偶之数与阴阳五行一样，既是中华文化的根，也是中医文化的根。阴阳五行是《内经》的立论基础，奇偶之数同样是《内经》的立论基础。

数为何可以论病？这需要追根溯源。如果对文化本源有了基本的把握，就等于从根基处理清了《内经》这座宝库的基本格局与基本脉络。

（一）图书之数的由来

回顾奇偶之数由来，对于认识《内经》是十分必要的。在中华文化的源头，数与河图洛书有关。所以，研究数必须认识河图洛书。

1. 两种《易》所记载的河图洛书　　现代人经常使用的"图书"一词，是由《易经》中的两个单音词演化而来。《易经·系辞上》："河出图，洛出书，圣人则之。"这里所出现的"图"与"书"，是两个单音词——图是图，书是书。《汉书·五行志》："河洛出图书。"《汉书》将"图""书"合一而论，《易经》中的两个单音词，由《汉书》变成了一个双音合成词——图书。图书之名，在现实生活中时常出现在人们的口中，但有多少人会由此而联想到《易经》呢？

1973 年马王堆出土了一批具有重要学术价值的帛书，其中有《易经》以及注释《易经》经文的六篇传文，为了区别现行本《易经》，称马王堆出土的《易经》为《帛书周易》。《帛书周易》与现行本《易经》相比，在卦序、卦名、传文诸多方面均有差别，但有一点相同的是，《帛书周易》中同样存在有"河出图，洛出书，圣人则之"的论断。地上流行与地下埋藏的两种《易》，均以同样敬重的态度来对待图书，说这是圣人所崇敬的图书。这就告诉人们，图书在中华文化源头处的确存在，并且对早期的圣人起着极其重要的启示作用。

圣人则之的图书，其详细内容《易经》并没有交代。要了解图书之内容，需要回顾几千年来的典籍文献。

2. 记载图书之名的典籍　　《尚书》《论语》《礼记》《墨子》《管子》之中均出现图书之名。

《尚书·顾命》："越玉五重，陈宝、赤刀、大训、弘璧、琬琰，在西序。大玉、夷玉、天球、河图，在东序。"

《论语·子罕》："子曰：'凤鸟不至，河不出图，吾已矣乎！'"

《礼记·礼运》："天不爱其道，地不爱其宝，人不爱其情，故天降膏露，地出醴泉，山出器车，河出马图。"

《墨子·非攻下》："赤鸟衔珪，降周之歧社，曰：'天命周文王伐殷有国。'泰颠来宾，河出绿图，地出乘黄。"

《管子·小匡》："昔人之受命者，龙龟假，河出图，洛出书，地出乘黄。"

《吕氏春秋·观表》："圣人上知千岁，下知千岁，非意之也，盖有自云也。绿图幡薄，从此生矣。"

这几部典籍之中均记载了图与书。这些典籍告诉人们，图书之地位非常重要，关乎着国家的命运，关乎着君王的更替，并解释着朝代更替的合理性。非常遗憾的是，这里只有图书之名，却没有图书之数与图书之形。

3. 记载图书之数的典籍　《礼记·月令》《吕氏春秋》出现图书之数。

《礼记·月令》中出现一组对应关系，其中有五个数字的出现：四时春夏秋冬；五方东西南北中；十天干甲乙丙丁戊己庚辛壬癸；五音角徵宫商羽；五数八七五九六；五味酸苦甘辛咸；五臭膻焦香腥腐；五脏脾肺心肝肾。《礼记》在四时、五方、天干、五音、五数、五味、五臭、五脏之间建立起了相互对应关系。

这里五个数字为八、七、五、九、六，五个数与时间、空间相对应，与五音、五味、五脏相对应，与天干相对应。

《礼记·月令》中出现的五个数字与本篇的五个数字完全一样，除了与五脏的对应关系有所差别之外，其他对应关系，大都与本篇相同。

《吕氏春秋·十二纪》中也出现了四个与四时相对应的数字，这四个数是八、七、九、六，分别对应春夏秋冬。

4. 记载图书口诀的文献　河图口诀出现在汉代两部文献里：一是《太玄》，二是《汉书》。扬雄作《太玄》。《太玄·玄图》中出现关于河图的口诀。

词曰：一与六共宗，二与七为朋，三与八成友，四与九同道，五与五相守。

释文：三八为规，四九为矩，二七为绳，一六为准。界辨而隔分，可得而察也。

释文告诉人们，数字里隐含有方圆与规矩，隐含有直线与四方。

《玄图》之前有《玄数》。《玄数》中出现十个数一二三四五六七八九十，十个数与五行、四方、四时相互对应。具体对应关系为：

三八为木，四九为金，二七为火，一六为水，五五为土。

三八为东为春，四九为西为秋，二七为南为夏，一六为北为冬，五五为中央为四维。数字里隐含有五行、四方与四时。

《汉书·五行志》："天以一生水，地以二生火，天以三生木，地以四生金，天以五生土。五位皆以五而合，而阴阳易位，故曰：'妃以五成。'然则水之大数六，火七，木八，金九，土十。"文中的"妃以五成"，源于《左传·昭公八年》。"天以一生水"的这段话，实际上是《汉书》对《左传》中"妃以五成"的诠释。按照《汉书》的说法，《左传》中实际已含有河图的内容。

《汉书》认为奇偶之数分阴分阳，阳数奇，阴数偶。

宋代文献里有洛书之口诀。诀词为："戴九履一，左三右七，二四为肩，六八为足。"

需要说明的是，汉代文献里只有数字口诀，但没有明确指明某口诀属于图，某口诀属于书。把口诀与图书相结合的文献，出现在宋代。

5. 数字的奇妙组合　按照口诀，河图可以排列成如下数理图式：

$$7$$
$$2$$
$$8 \quad 3 \quad 5 \ 10 \quad 4 \quad 9$$
$$1$$
$$6$$

一六居北，二七居南，

三八居东，四九居西，

五十居中，十数五方。

如果把河图中的奇数、偶数相连，就会揭示出两个相反的旋转方向：奇数左旋，起于内而终于外；偶数右旋，同样是起于内而终于外。

按照口诀，洛书可以排列成如下数理图式：

$$4 \quad 9 \quad 2$$
$$3 \quad 5 \quad 7$$
$$8 \quad 1 \quad 6$$

一居北方，二居南方，

三居东方，七居西方，

五居中央，九数九方。

九个数字分纵三行，横三行。纵横诸数之和为十五，交叉诸数之和仍然为十五。

沿着奇偶之数，同样可以描绘出类似于 S 形的两条旋转线，奇数左旋，偶数右旋。

6. 汉墓中的图书　1977 年，安徽阜阳县西汉汝阴侯墓中出土了一个"太乙九宫占盘"。盘的正面用方圆结合，将八卦、五行、从一至九的九个数字完美地融在了一起。盘中的九个数字合于洛书之数，其摆布方式也完全合于洛书之数的摆布方式：戴九履一，左三右七，二四为肩，六八为足。

类似"太乙九宫占盘"这样的盘，在甘肃、山西、朝鲜均有发现，据考证，这些盘均为汉代的文物。

盘有天盘、地盘之分。天盘以圆为标志，北斗星居圆中心，圆周边环列着天干地支、十二月、二十八宿。

地盘以方为标志，地盘的内容，从内到外依次分三层排列，具体顺序为：天干，地支，二十八宿。正方形中间用"井"字可以区分出九个方块，九宫就此成立。四时八节、五行、五位、五音、八卦、九宫均可以巧妙地融合在"井"字形周围与中间。

汉墓中的发现，起码是汉代的创造，或者是汉之前的创造。我国安徽、甘肃、山西等省以及朝鲜，分布空间如此广大，试想一下，如果没有厚重的理论意义与普遍的实用价值，能在如此广大的空间流传吗？

（二）关于河图洛书的争论

从宋代开始，对图书的真伪开始了争论。首先是大文学家欧阳修对图书之说提出了质疑。欧阳修质疑的理由有二：一是伏羲氏作八卦之前，观的是天文，察的是地理，取的是诸身与诸物，这里并没有提及什么则图则书；二是伏羲氏作八卦时有"始作"之说，一个"始"字，具有史无前例、开天辟地之义，怎么会又冒出圣人则之的图书呢？欧阳修对图书之说的质疑与否定，记载在《易童子问》一文中，因为篇幅有限，此处不再摘录。"马图出河龟负畴，自古怪说何悠悠。"（《葛氏鼎》）欧阳修先生否定图书的观点，主要集中在这句诗里。

从欧阳修开始，对图书的质疑，一直延续到 20 世纪的顾颉刚教授。顾颉刚教授在《三皇考·河图洛书的倒坠》中，彻底宣判了河图洛书的死刑。

几百年质疑与争论的浪潮，基本销声于地下两种文物，其一是马王堆《帛书周易》的出土，《帛书周易》仍然有"河出图，洛出书，圣人则之"这句话。其二是安徽阜阳"太乙九宫占盘"的出土。

定图书为宋人之造伪，这一结论在疑古思潮中，几乎被学界普遍接受。然宋人的伪作，无论如何也跑不进汉墓。

（三）数字中的宇宙观

笔者认为，图书之数代表了中华先贤的宇宙观。其依据如下：

其一，河图之数合于《易经》中的天地之数。《易经》里出现以奇偶之数论天地之数的论断，《易经·系辞上》："天一，地二；天三，地四；天五，地六；天七，地八；天九，地十。天数五，地数五，五位相得而各有合。天数二十有五，地数三十。凡天地之数五十有五，此所以成变化而行鬼神也。"天数奇，地数偶。天数起于一而终于九，地数起于二而终于十。河图中也有十个数，十个数分奇分偶，同样是起于一而终于十。天地，在《易经》里同样可以用十个奇偶之数来表示的。

这里需要解释一下文中所出现的"鬼神"二字，《易经·系辞上》："原始反终，故知死生之说。精气为物，游魂为变，是故知鬼神之情状。"在《易经》的视野中，神有多重意义。一是生万物者为神，二是巧妙的变化为神，三是物生为神。鬼神，在这个论断中，所指的是物生物死的两种自然状态——物生为神，物死为鬼。

《易经》中的奇数之和为二十五，偶数之和为三十，奇偶数之和为五十五。五十五，《易经·系辞上》说这就是天地之数。

$$1+2+3+4+5+6+7+8+9+10=55$$

河图中的奇偶两数之和正好也是五十五。这个数，完全合于《易经·系辞上》的天地之数。在《庄子》《尸子》《鹖冠子》里，天地、宇宙具有同等意义，所以，天地之数可以等同于宇宙之数。

其二，《易经·系辞下》："阳卦奇，阴卦偶。"这一论断告诉人们，阴阳可以论奇偶，奇偶亦可论阴阳；奇偶可以论阴阳之卦，阴阳之卦亦可以论奇偶。由此可以得出一个结论：奇偶之数融入了阴阳，奇偶之数融入了阴阳之卦。这个关系的成立，使奇偶之数随着一阴一阳、随着阴阳之卦一起进入各个领域——无所不包、无所不在的领域。《道德经·第四十二章》："万物负阴而抱阳。"老子指出，万物之中的任何一物，其结构其成分皆有阴阳之分。阴阳可以论奇偶，按照老子的思路，奇偶之数则可以进入万物与表达万物。

其三，在《易经·系辞》中，阴阳可以论形上之道，可以论形下之天地，可以论男女，可以论日月，可以论水火，可以论寒暑，可以论万物……按照阴偶阳奇的等量关系，阴阳所论及的，奇偶之数均可以论及。换句话说，奇偶之数可以随阴阳一起进入形上形下两个世界，可以进入宏观微观两个世界。

其四，《易经·说卦》诠释八卦，从中解释出了三种模型：天体模型，家庭模型，人体模型。按照阴偶阳奇的等量关系，凡是阴阳之卦能够论及的，奇偶之数均可以论及。

《易经·说卦》诠释八卦，从中解释出了春夏秋冬四时与东南西北四方，按照阴偶阳奇的等量关系，凡是阴阳之卦能够论及的，奇偶之数均可以论及。

其五，《周髀算经》："故冬至之后，日右行；夏至之后，日左行。左者往，右者来。"以赤道为界线，日行有左右转换的规律。夏至之后日行左，冬至之后日行右。若以阴阳论寒暑，太阳之行随着寒暑转换也即阴阳的转换有左右之分。《内经·阴阳应象大论》："左右者，阴阳之道也。"在《内经》中，阴阳可以论气血，可以论经络，可以论脏腑……阴阳之行分左分右，同理可证，气血、经络、脏腑之行也分左分右。《尸子·君治》："天左舒而起牵牛，地右辟而起毕昂。"《尸子》在前人大量的天文资料中，总结出了"天道行左，日月西移；地道行右，水流东南"的结论。天地之道也即阴阳之道，天地是动态的，阴阳是动态的，动态的轨迹遵循着阳左阴右的原则。由此上述三个论断再联系到图书中的奇数左旋、偶数右旋的两条旋转线，难道这些都是巧合吗？

数可以表达时间，数可以表达空间。时间春夏秋冬，空间东西南北中，图书之数中隐藏了中华先贤的时间观与空间观。时空即宇宙，所以图书中的奇偶之数代表了中华先贤的宇宙观。中华先贤表达自己所认识的宇宙，使用了三种表达方法：一是抽象之象的卦象，二是数字，三是文字。中华先贤的宇宙观首先是用卦象表达的，卦象由阴阳两爻所组成，而阴阳两爻本身也隐藏着奇数与偶数。图书之中的奇偶之数与八卦中阴阳两爻，相随相伴，同时出现在中华大地上。所以，图书的重要程度与阴阳、八卦是一样的。

数字为何进《内经》，因为奇偶之数符合于一阴一阳。一阴一阳之谓道。道可以论天地万物，奇偶之数也可以论天地万物。数字化正在推动当今世界，可是谁能想到，天地万物的数字化是中华源头文化的一种基本形式。知道中华先贤的阴阳奇偶的基本思路，再看《内经》以数字论四时，以数字论四方，以数字论五脏……就会轻松愉快了。

（四）遥相呼应的知音

中华先贤用数字描述天地万物的做法，在西方世界可以找到遥相呼应者。古希腊大哲学家毕达哥拉斯追溯世界本源，结论是："一切都是数。"毕达哥拉斯还认为，数中最重要的关系是单双关系。古希腊大哲学家可谓是中华先贤的知音。问题是，古希腊大哲学家只是认识到了"一切都是数"，但并没有用数字表达一切，更没有让数字进医学，而中华先贤不仅认识到了"一切都是数"，而且还用数字表达一切，并且让数字进入了医学。

以阴阳论奇偶，实际上就是把奇偶之数归结到了造物主这里。中华先贤这一认识，可以在希伯来文化里找到遥相呼应者。希伯来先贤，把数的起源与上帝联系在一起。据《简明不列颠百科全书》介绍，在犹太教的《创世之书》中，出现了十个数，每一个数代表上帝的一个方面，依次为：至高冠冕、慧、智、爱、大能、美、永恒、威、根本和王权。

数与天地有关，数与上帝有关，数与宇宙本体有关，说法不同而实质一样，数起于生生之源。

只有把中华文化、中医文化放在世界里来认识，才会领略到中华文化、中医文化的永恒魅力。

（五）从崇尚自然到崇尚神秘

关于河图洛书，在汉与汉之后的《礼纬》《春秋纬》《竹书纪年》《宋书·符瑞志》中，往往是以神话出现。关于河图出世的说法有三种：一种说法是赤龙衔出献给尧的，一种说法是黄龙衔出献给舜的，第三种说法是白面鱼精献给大禹的。关于洛书出世的说法比较集中，集中在一只神龟身上。龟如何出洛书？一说是背负而出，二说是口吐而出。笔者不同意以神话解释图书，依据如下：

其一，以伏羲氏为首的中华先贤所创造的文化是崇尚自然的文化。如果以《易经》为经典之源，那么，源头的文化中没有任何神秘之物与美妙之神话。

其二，《易经》以六十四卦为首，六十四卦以八卦为基，可是卦里卦外均没有人格神的出现，即作卦之前没有人格神的出现，作卦之后也没有人格神的出现。伏羲氏作卦前，视野范围里出现的是天文地理，出现的是万物与人类自身；伏羲氏所作的卦，表达的是由天地万物所组成的现实世界，而非虚无缥缈的神话世界。

其三，八卦的三爻，六十四卦的六爻，所表达的是天地人三才之道，而非人格神之道，更非人格鬼之道。人文源于天文，人理源于道理，这是中华先贤创造文化的基本思路与基本原则。神龙衔书、神龟负图之说违背了人文源于天文、人理源于道理的基本思路与基本原则，所以，笔者不同意以神话解释河图洛书的出现。

笔者认为，要想理解源头的中华文化与中医第一部经典，理应从崇尚自然这一根本处着手，如果以神秘之理去诠释中华文化与中医文化，那只能会离中华文化、离中医文化的真谛越来越远。

关于图书的出处，笔者这里也提出一点管窥之见：地上有江河，天上有银河。不要忘记，伏羲氏作八卦时，首先仰观的是天文，因此，研究"河出图"时，无论如何不能忘记天上那条河，河中也有一条龙，即天上二十八宿中由星星组成的东方苍龙。图，一说由龙出，一说由马出。《周礼》在高大英俊的良马与龙之间画出了一个大等号。《周礼·夏官司马》："马八尺以上为龙。"良马为龙，这一说法可以把图由龙出、图由马出两说统一起来。众多的图书研究者，只是记住了地上的神龙，而忘记了天上二十八宿中东方的那条苍龙。

书由龟出。不能忘记的是，地上有龟，天上也有一只龟。二十八宿按照四方方位又分为东苍龙，西白虎，南朱雀，北玄武。北方的玄武，就是由龟与蛇所组成。

天文之中也有一条龙，也有一只龟。伏羲氏作卦之前，首先仰观的是天文，前后联系起来看，圣人则之的图与书，有没有可能指的是天文之河呢？当然，这是笔者的一家之言。但是，以天文论人文，天文地理一体而论，却是《易经》与《内经》所持的基本立场与基本方法。研究图书如何出现，能不能运用这一立场、这一方法呢？

图书即天文的这一设想，能否在重要典籍中找到依据呢？答案是可以的。笔者没有神助，却有书助。在上面这段以天文论河图的文字写下不久，笔者在《周易参同契》中发现了这样一段文字："上察河图文，下序地形流，中稽于人情，参合考三才。"在这段文字中，上察的是河图，下察的是地形；上对应于下，河图对应于地形，中间位置上出现的是人。这与八卦、六十四卦中的上天下地中间人的位置完全相同。《周易参同契》告诉人们，河图文实际就是天文。

众所周知，《周易参同契》是第一部由哲学而科学的重要著作。此书开创了由阴阳之道论化学、论药物学、论冶金的先河。在这部著作中，第一次出现多种化学反应，例如氧化还原反应、分解化合反应、互化反应。

在这部著作中，第一次出现人类历史上的人工化合物，如氧化铅（Pb_3O_4）和硫化汞（HgS）。在这部著作中，第一次出现人类历史上人工提纯的单质，如纯铅、纯汞。研究人类化学史，《周易参同契》是不可逾越的著作。如此重要的、严肃的著作指出河图之文是天文，应该是可以相信的。

《周易参同契》告诉人们，圣人所则的图书，实际上还是天文。"上察河图文，下序地形流"与"仰观天文，俯察地理"相较，两者具有一致性。由此看来，"圣人则之"的图书，仍然应该是天文地理。

"观乎天文，以察时变；观乎人文，以化成天下。"（《易经·贲·彖传》）这一重要论断告诉人们，中华民族的人文，或源于天文，或对应于天文。天文中有图书，图书中有奇偶之数。不了解天文，就无法了解图书。不了解图书，就无法了解奇偶之数。不了解奇偶之数，就无法理解数字为何进《内经》。所以，在源头文化这里，议论、停留了过多的时间，不当之处，敬请读者原谅。

六、 本篇中的河图之数

其数八，其数七，其数五，其数九，其数六，八七五九六，出现在本篇中的这五个数，源于河图。河图中有十个数一六、三八、二七、四九、五十，一二三四五为生成之生数，六七八九十为生成之成数。一月生物六月成，二月生物七月成，三月生物八月成，四月生物九月成，五月生物十月成，如此者，生成之数也。

生成之数，始于河图。河图，是生成之数的唯一发源地。

在民族大家庭中，保留河图只有汉族和彝族，而且彝族文化能够以自然法则解释河图。千古之谜的谜底，揭示于阴阳合历之下。

河图如何容纳与表达阴阳合历，详细的讨论如下：

（一）记载

在中原华夏文化中，最早记载河图的是《易经》。《易经·系辞上》："河出图，洛出书，圣人则之。"图书是什么？圣人为何要则图书？一部《易经》并没有做出基本的解释。

记载河图洛书的彝族典籍不止一部，但能以天文历法解释图书唯有《土鲁窦吉》。

（二）图形（图1-4-8）

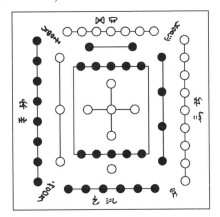

图1-4-8　彝族文化所保存的"付托"图

"付托"，汉语意思为"阴阳联姻"或"奇偶联姻"，表达的是太阳历、太阴历、北斗历三历合一的十二月阴阳合历。付托音近河图。阴阳合历分春夏秋冬四时，四时对应东西南北四方。河图以奇偶之数构筑起了一个时空物一体、无限循环的时空模型。

河图由一个虚心○和一个实心圆●所组成。

两个圆既可以解读为阴阳，又可以解读为奇偶：●为阴，○为阳；○为奇，●为偶。

洛书，○分布于东西南北四方与中央，●居东北、东南、西南、西北四隅，阴阳分居，这是洛书。

○●结合分布于东西南北中五方，阴阳联合，这是河图。

解读河图图形，彝汉两族出现"奇偶之数之歌"。彝族的歌词为：

天一地六水，地二天七火，

天三地八木，地四天九金，

天五地十土，立天地根本。

天数二十五，地数有三十，

五十五数中，象征天和地。

汉族的歌词为：

一六北方水，二七南方火；

三八东方木，四九西方金；

五十中央土。

（三）河图中的阴阳合历

河图中的一二三四五六七八九十，五奇五偶分五组，一奇一偶如此结合在了一起，这就是彝族文化解释的奇偶联姻。奇偶即阴阳，奇偶联姻即阴阳联姻。河图中五组奇偶联姻，一可以表达春夏秋冬四时，二可以表达东西南北中五方：

一六表达四时之冬，四方之北。

二七表达四时之夏，四方之南。

三八表达四时之春，四方之东。

四九表达四时之秋，四方之西。

五十表达中央，统帅四时与四方。

河图中的奇偶联姻、阴阳联姻，表达的是时令中的四时，表达的是空间五方。

联姻的两个奇偶之数，有生、成两种含义：

一六的含义是一月生物六月成。

二七的含义是二月生物七月成。

三八的含义是三月生物八月成。

四九的含义是四月生物九月成。

五十的含义是五月生物十月成。

阴阳联姻，前者是生数，后者是成数。

（四）特征

差五，是河图的特征。

四方之数相减，其差为五；中央之数相减，其差仍然为五，计算公式如下：

$$6-1=5$$
$$7-2=5$$
$$8-3=5$$
$$9-4=5$$
$$10-5=5$$

（五）变化与保留

1. 四大变化　从洛书到河图，同是由○●两个圆组成的画面，但是图形结构发生了变化。

图形的变化，内容也发生了四大变化：

一是五行改革为四时，即五季历变成了四季历；

二是十个月改为十二个月，十月历变成了十二月历；

三是二十个节气改革为二十四个节气；

四是干支功能发生了变化，十天干由纪月变革为纪日，十二地支由纪日变革为纪月。

2. 四大保留　有变化也有保留，洛书中的四大基本内容保留在了河图之中：

一是仍然以冬至为太阳回归的起始点，仍然以夏至为太阳回归的转折点。

二是冬至夏至的空间位置得到了保留，仍然是下冬至上夏至。

三是五方时空在河图中得到了延续。河图表达的是春夏秋冬四时，四时本来对应东西南北四方，这是四方时空。但是，四时之末又分出十八天归属中央，这是五方时空的延续。

四是基本成分得到了保留，与洛书相比，河图的图形发生了变化，但基本成分仍然是阴阳两种成分，基本成分仍然是○●两个圆。

（六）延续

河图中表达时空的奇偶之数，在《内经》与先秦诸子之中得到了延续。

《内经》中有河图之数，本篇在论述四时五方时出现"其数八""其数七""其数五""其数九""其数六"五个奇偶之数。只有明白了河图，才能明白这五个奇偶之数的时空意义。

一时对应一方，一时一方有一种对应的颜色，有一种对应的味道，有一种对应的天文，有一种对应的天籁之音，有一种对应的时间病与空间病，简单的奇偶之数将这些五色缤纷的自然现象联系到了一起。自然界有自然组合的功能。用时间空间将天文地理、万物与人联系在一起，这是开创于洛书、延续于河图的系统论。

《礼记》《管子》《吕氏春秋》《淮南子》中同样有河图之数，其内容与《内经》相同。

奇偶之数的延续，说明的是中华先贤所创建的时空一体的时空观得到了延续。一切从时空中来，时空可以论一切，这是图书的基本点。这一基本点，无论如何是不能忘记的。

（七）河图简评

书表太阳！观测太阳，中华大地上产生了第一部书。

图表日月星！观测日月星，中华大地上产生了第一张图。

中华大地上的第一部书表达的是十月太阳历。

中华大地上的第一张图表达的是十二月阴阳合历。

从天文到人文，产生了中华大地上的图与书。

"河出图，洛出书。"从《易经·系辞上》开始，中华大地上有"图"与"书"这两个单音词。

"河洛出图书。"从《汉书·五行志》开始，中华大地上有"图书"这个双音词。

千千万万的莘莘学子，几乎天天进图书馆，有几人知道图书起于天文？

千千万万的读书人，有人天天都离不开书，有几人知道书起于太阳历？

先秦时期，由文字组成的书并不多，可是，中华大地上为什么会产生出诸子百家？

孕育先秦诸子的教材为何？正确答案是：太阳历，阴阳合历也。总而言之，是天文历法孕育出了诸子百家。

先秦诸子论证问题，其理论依据不是这本书与那本书，不是这个人与那个人，而是天道阴阳、四时五行。

天道出于何处？

阴阳出于何处？

五行出于何处？

四时出于何处？

全部出于太阳历！

太阳历是中华文化的根本！

太阳历是中医文化的根本！

太阳历是诸子百家的根本！

先秦诸子论证问题，哪一个不是以天道阴阳、四时五行为依据？！子子论天道论阴阳，家家论四时论五行，先秦诸子所受的教育是不是天文历法教育，首先是太阳历的教育？！

《礼记·月令》中有河图之数，《管子·幼宫》中有河图之数，《吕氏春秋·十二纪》中有河图之数，孔子、管子、杂家是不是受到了阴阳合历的教育？！

七、 需要专门解释的一个"俞" 字

"东风生于春，病在肝，俞在颈项；南风生于夏，病在心，俞在胸胁；西风生于秋，病在肺，俞在肩背；北风生于冬，病在肾，俞在腰股；中央为土，病在脾，俞在脊。"

这段论述中反复出现一个"俞"字。俞与腧相通。俞，在《难经》中所指的是经络中的穴位，是三焦之气运行和停留的穴位，是背部属阳的穴位。这里所出现的"俞"字，有另外一重意思，所指的是四季之中邪风所中的部位。张景岳："凡邪可入，皆谓之俞，非荥俞背俞之谓。"

本篇告诉人们，春季邪风易从颈项进入，夏季邪风易从胸胁进入，秋季邪风易从肩背进入，冬季邪风易从腰股进入，长夏邪风易从脊进入。邪风容易击中的部位，正是俞之部位。

八、 应该谨记的对应关系

1. 五脏与四时的对应关系　春应肝，夏应心，秋应肺，冬应肾，长夏应于脾。

2. 五脏与五方的对应关系　东方通于肝，南方通于心，中央通于脾，西方通于肺，北方通于肾。

3. 五脏与五官的关系　肝开窍于目，心开窍于耳，脾开窍于口，肺开窍于鼻，肾开窍于二阴。

4. 五脏与五数的对应关系　肝数八，心数七，脾数五，肺数九，肾数六。

5. 五脏与五音的对应关系　肝音角，心音徵，脾音宫，肺音商，肾音羽。（参见五音、五行、天干对应表）

6. 五脏与五星的对应关系　肝应岁星，心应萤惑星，脾应镇星，肺应太白星，肾应辰星。岁星即木星，萤惑星即火星，镇星即土星，太白星即金星，辰星即水星。

7. 五脏与五味的对应关系　酸入肝，苦入心，甘入脾，辛入肺，咸入肾。地上的五谷、五畜、五果与五脏也有相互对应的关系，这个问题将在后面详细讨论。

8. 人体部位与阴阳的对应关系　外为阳，内为阴；背为阳，腹为阴；腑为阳，脏为阴。冬病在阴，夏病在阳，春病在阴，秋病在阳。

九、 本篇此处需要解释的一个问题

五脏开窍，开在五官上，这是本篇论五脏开窍之思路。沿着这一思路，才有本篇的"肝开窍于目，心开窍于耳，脾开窍于口，肺开窍于鼻，肾开窍于二阴"的论述。

可是，为什么论肾脏之窍时，会突然论到二阴上去呢？正在论面部的五官，突然论到了隐秘处的二阴，这明显违反了行文的一般规矩。那么，如果沿着"五脏开窍于五官"的思路，肾脏之窍应该开于何处呢？正确的答案是：肾开窍于耳。

这样说有依据吗？有！有三个非常坚实的依据。其一，本篇的下一篇《阴阳应象大论》中有"肾开窍于耳"的论断；其二，《难经》中有"肾气通于耳"的论断。其三，《黄帝内经太素》中有"肾气通于耳"的论断。

《素问·阴阳应象大论》："北方生寒，寒生水，水生咸，咸生肾，肾生骨髓，髓生肝，肾主耳。其在天为寒，在地为水，在体为骨，在藏为肾，在色为黑，在音为羽，在声为呻，在变动为栗，在窍为耳……"请看，这里论肾脏之窍，论在了耳朵上——"在窍为耳"。

《难经·三十七难》："故肺气通于鼻，鼻和则知香臭矣；肝气通于目，目和则知黑白矣；脾气通于口，口和则知谷味矣；心气通于舌，舌和则知五味矣。肾气通于耳，耳和则知五音矣。"请看，《难经》论肾脏之窍，也是论在了耳朵上——"肾气通于耳，耳和则知五音矣"。

《黄帝内经太素·脏腑气液》："肺气通于鼻，鼻和则鼻能知香臭矣；心气通于舌，舌和则舌能知五味矣。肝气通于目，目和则目能辨五色；脾气通于口，口和则口能知五谷矣；肾气通于耳，耳和则耳能知五音矣。"请看，《黄帝内经太素》论肾脏之窍，还是论在了耳朵上——"肾气通于耳，耳和则耳能知五音矣"。

在五官上，肾脏开窍于耳。如此之论，应该是正确正常之论。

后人阅读与研究《内经》，遇到前后不一致的地方时，绝对不能因为"这是经典"就全盘接受。正确的态度是按照《内经》的基本原理、基本立场去把不一致的调理为一致，然后再去接受。

遇到不明白的问题马上就问，遇到前后不一致的问题立即质疑，《内经》中的黄帝就是这样。敢于提问，敢于质疑，这是黄帝开创的好作风，也是黄帝为后人留下的好榜样。作为黄帝的子孙，应该继承这一好作风，应该学习这一好榜样。

那么，肾与二阴之间有关系吗？有！是什么样的关系？是领导与被领导的关系，是司令与士兵的关系。关于这一点，《素问·五常政大论》中有"肾主二阴"的论断："肾其畏湿，其主二阴。"这里的"湿"，隐寓的是脾，肾脏畏惧湿土即畏惧脾脏；肾主二阴，即司令着二阴。

至此，关于肾与耳、肾与二阴的关系应该有个清楚的表述了。在上部，肾开窍于耳；在下部，肾司令于二阴（也可以说开窍于二阴）。如此表述，应该是正确而清楚的表述。

肾气化，清者从前阴出，浊者从后阴出；肾气不化，前后二阴闭塞，这是《素问》所讲述的哲理。这一哲理换成现代汉语来说就是：肾脏安康，大小便正常；肾脏偏颇，大小便会出现病态。

敬请读者能够记住这一哲理。在遇到大小便非常之时，治标去治大小便本身，治本应该去调理肾脏。中老年人，一旦大小便出现异常，这就等于身体在提醒你：肾脏有了问题，应该加紧对肾脏的护理了。

谈书中的问题，顺便介绍一下大小便与肾脏的关系，其目的是希望书中的哲理与知识，能在实际中对读者有所帮助。

阴阳应象大论篇第五

原 文

黄帝曰：阴阳者，天地之道[1]也，万物之纲纪，变化之父母，生杀之本始，神明之府也。治病必求于本。故积阳为天，积阴为地。阴静阳躁，阳生阴长，阳杀阴藏。阳化气，阴成形。寒极生热，热极生寒。寒气生浊，热气生清。清气在下，则生飧泄；浊气在上，则生䐜胀[2]。此阴阳反作，病之逆从也。

故清阳为天，浊阴为地；地气上为云，天气下为雨；雨出地气，云出天气。故清阳出上窍，浊阴出下窍；清阳发腠理，浊阴走五藏；清阳实四肢，浊阴归六府。

水为阴，火为阳；阳为气[3]，阴为味[4]。味归形[5]，形归[6]气，气归精[7]，精归化[8]，精食[9]气，形食味，化生[10]精，气生形。味伤形，气伤精；精化为气，气伤于味。

阴味出下窍，阳气出上窍。味厚者为阴，薄为阴之阳。气厚者为阳，薄为阳之阴。味厚则泄，薄则通。气薄则发泄，厚则发热。壮火之气衰，少火之气壮。壮火食气，气食少火。壮火散气，少火生气。

气味，辛甘发散为阳，酸苦涌泄为阴。阴胜则阳病，阳胜则阴病。阳胜则热，阴胜则寒。重寒则热，重热则寒。寒伤形，热伤气。气伤痛，形伤肿。故先痛而后肿者，气伤形也；先肿而后痛者，形伤气也。

风胜则动，热胜则肿，燥胜则干，寒胜则浮，湿胜则濡泻[11]。天有四时五行，以生长收藏，以生寒暑燥湿风。人有五藏化五气，以生喜怒悲忧恐。

故喜怒伤气，寒暑伤形。暴怒伤阴，暴喜伤阳。厥气上行，满脉去形。喜怒不节，寒暑过度，生乃不固。故重阴必阳，重阳必阴。故曰：冬伤于寒，春必温病；春伤于风，夏生飧泄；夏伤于暑，秋必痎疟；秋伤于湿，冬生咳嗽。

帝曰：余闻上古圣人，论理人形，列别藏府，端络经脉，会通六合，各从其经；气穴所发，各有处名；谿谷属骨，皆有所起；分部逆从，各有条理；四时阴阳，尽有经纪；外内之应，皆有表里。其信然乎？

岐伯对曰：东方生风，风生木，木生酸，酸生肝，肝生筋，筋生心，肝主目。其在天为玄，在人为道，在地为化。化生五味，道生智，玄生神[12]。神在天为风，在地为木，在体为筋，在藏为肝，在色为苍，在音为角，在声为呼，在变动为握，在窍为目，在味为酸，在志为怒。怒伤肝，悲胜怒；风伤筋，燥胜风；酸伤筋，辛胜酸。

南方生热，热生火，火生苦，苦生心，心生血，血生脾，心主舌。其在天为热，在地为火，在体为脉，在藏为心，在色为赤，在音为徵，在声为笑，在变动为忧，在窍为舌，在味为苦，在志为喜。喜伤心，恐胜喜；热伤气，寒胜热；苦伤气，咸胜苦。

中央生湿，湿生土，土生甘，甘生脾，脾生肉，肉生肺，脾主口。其在天为湿，在地为土，在体为肉，在藏为脾，在色为黄，在音为宫，在声为歌，在变动为哕[13]，在窍为口，在味为甘，在志为思。思伤脾，怒胜思；湿伤肉，风胜湿；甘伤肉，酸胜甘。

西方生燥，燥生金，金生辛，辛生肺，肺生皮毛，皮毛生肾，肺主鼻。其在天为燥，在地为金，在体为皮毛，在藏为肺，在色为白，在音为商，在声为哭，在变动为咳，在窍为鼻，在味为辛，在志为忧。忧伤肺，喜胜忧；热伤皮毛，寒胜热；辛伤皮毛，苦胜辛。

北方生寒，寒生水，水生咸，咸生肾，肾生骨髓，髓生肝，肾主耳。其在天为寒，在地为水，在体为骨，在藏为肾，在色为黑，在音为羽，在声为呻，在变动为栗，在窍为耳，在味为咸，在志为恐。恐伤肾，思胜恐；寒伤血，燥胜寒；咸伤血，甘胜咸。

故曰：天地者，万物之上下也；阴阳者，血气之男女也；左右者，阴阳之道路也；水火者，阴阳之征兆也；阴阳者，万物之能始也。故曰：阴在内，阳之守也；阳在外，阴之使也。

帝曰：法[14]阴阳奈何？岐伯曰：阳胜则身热，腠理闭，喘粗为之俯仰，汗不出而热，齿干以烦冤，腹满死，能冬不能夏。阴胜则身寒，汗出，身常清，数栗而寒，寒则厥，厥则腹满死，能夏不能冬。此阴阳更胜之变，病之形能[15]也。

帝曰：调此二者，奈何？岐伯曰：能知七损八益，则二者可调，不知用此，则早衰之节也。年四十而阴气自半也，起居衰矣。年五十，体重，耳目不聪明矣。年六十，阴痿，气大衰，九窍不利，下虚上实，涕泣俱出矣。故曰：知之则强，不知则老，故同出而名异耳。智者察同，愚者察异，愚者不足，智者有余，有余则耳目聪明，身体轻强，老者复壮，壮者益治。是以圣人为无为之事，乐恬憺之能，从欲快志于虚无之守，故寿命无穷，与天地终，此圣人之治身也。

天不足西北，故西北方阴也，而人右耳目不如左明也。地不满东南，故东南方阳也，而人左手足不如右强也。帝曰：何以然？岐伯曰：东方阳也，阳者其精并于上，并于上则上明而下虚，故使耳目聪明而手足不便也。西方阴也，阴者其精并于下，并于下则下盛而上虚，故其耳目不聪明而手足便也。故俱感于邪，其在上则右甚，在下则左甚，此天地阴阳所不能全也，故邪居之。

故天有精，地有形，天有八纪[16]，地有五里[17]，故能为万物之父母。清阳上天，浊阴归地，是故天地之动静，神明为之纲纪，故能以生长收藏，终而复始。惟贤人上配天以养头，下象地以养足，中傍人事以养五藏。天气通于肺，地气通于嗌，风气通于肝，雷气通于心，谷气通于脾，雨气通于肾。六经[18]为川，肠胃为海，九窍为水注之气。以天地为之阴阳，阳之汗，以天地之雨名之；阳之气，以天地之疾风名之。暴气[19]象雷，逆气象阳。故治不法天之纪，不用地之理，则灾害至矣。

故邪风之至，疾如风雨，故善治者，治皮毛，其次治肌肤，其次治筋脉，其次治六府，其次治五藏。治五藏者，半死半生也。故天之邪气，感则害人五藏；水谷之寒热，感则害于六府；地之湿气，感则害皮肉筋脉。

故善用针者，从阴引阳，从阳引阴；以右治左，以左治右；以我知彼，以表知里。以观过与不及之理，见微得过，用之不殆。

善诊者，察色按脉，先别阴阳。审清浊而知部分；视喘息，听音声，而知所苦；观权衡规矩[20]，而知病所主；按尺寸，观浮沉滑涩而知病所生。以治无过，以诊则不失矣。

故曰：病之始起也，可刺而已；其盛，可待衰而已。故因其轻而扬之，因其重而减之，因其衰而彰之。形不足者，温之以气；精不足者，补之以味。其高者，因而越之；其下者，引而竭之；中满者，泻之于内。其有邪者，渍形以为汗；其在皮者，汗而发之；其慓悍者，按而收之；其实者，散而泻之。审其阴阳，以别柔刚[21]。阳病治阴，阴病治阳。定其血气，各守其乡。血实宜决之，气虚宜掣引之。

注　释

1. 天地之道　太阳与地球的对应关系。地球围绕太阳公转。公转一周，地球上春夏秋冬四时循环一次。春夏秋冬四时决定风霜雨雪四种气候，决定万物生长收藏四种状态。四时的两个基本点在寒暑，寒阴而暑阳。明白这些常识，才能真正理解为什么"天地之道"是"天地之道也，万物之纲纪，变化之父母，生杀之本始"。

2. 膜（chēn）胀　病名。病症为胸腹胀满。病因是浊气上升所致，如本篇所言："浊气在上则生膜胀。"张介宾："胸膈，胸膈满也。"

3. 气　指的是阳的基本特征。阳气可以化为自然之天，可以化为天上的太阳，可以化为人间的火，可以化为形神之神，可以化为出于上窍之气，可以化为五味中的辛甘。此处的气，是阳的基本特征之一。

4. 味　指的是阴的基本特征。阴气可以化为大地，可以化为天上的月亮，可以化为人间的水，可以化为形神之形，可以化为出于下窍的屎尿，可以化为五味中的酸苦。此处的味与形，是阴的基本特征之一。

5. 形　泛指一切有形之物。此处的形体，包括脏腑、肌肉、血脉、筋骨、皮毛等。张介宾："五味，生精血以成形。"

6. 归　由此物到彼物的转化，也可作生成解。

7. 精　指饮食中的精华，人体中的精气。

8. 化　化生或生化之意。

9. 食　在《内经》中有三重含义。一是指饮食，如《素问·上古天真论》所言"美其食"；二是指消耗，如本篇所言"壮火食气，气食少火"；三是指吃，如《素问·五藏生成》所言"多食咸，则脉凝泣而变色"。本篇谈食，指的是消耗。

10. 生　在《内经》中有多重含义。一是指长出，如《素问·上古天真论》所言"三七，肾气平均，故真牙生而长极"；二是指生育，如《素问·上古天真论》所言"夫道者能却老而全形，身年虽寿，能生子也"；三是指滋生，如《素问·异法方宜论》所言"天地所以生万物也众"；四是指生命，如《素问·六节藏象论》所言"心者，生之本，神之变也"。生，还有养生、生存、生机、变化、成形之义。本篇谈生，谈的是寒热之间的转化，"寒极生热，热极生寒"。

11. 濡泻　病名。病症为泄泻稀水。病因为湿气、寒气所致。如本篇所言"湿胜则濡泻"，如《素问·至真要大论》所言"寒入下焦，传为濡泻"。

12. 神　在中华文化与中医文化中有五重含义。一是指生万物的本源，如《易经·说卦》所言"神也者，妙万物而为言者也"；二是指奇妙的自然变化，如《易经·系辞上》所言"阴阳不测之谓神"，如《素问·天元纪大论》所言"阴阳不测谓之神"；三是指人所不能解释的事物，如《逸周书·谥法》所言"民无能名曰神"；四是指人体之血气，如《素问·八正神明论》所言"血气者，人之神"；五是指水谷之精气，如《灵枢·平人绝谷》所言"故神者，水谷之精气也"。

13. 哕（yuě）　病名。病症为干呕，呃逆。病因为湿气所致。如本篇所言"中央生湿，……在色为黄，在音为宫，在声为歌，在变动为哕"。

14. 法　在《内经》中有三重含义。一是指由自然之道演化出法则、规则、常规，如《素问·生气通天论》所言"谨道如法，长有天命"，其中的法指的是由道演化出规则；二是指方法，如《素问·诊要经终论》所言"秋刺皮肤，循理，上下同法，神变而止"，其中的法指的是方法；三是指效法、取法；《素问·上古天真论》所言"上古之人，其知道者，法于阴阳，和于术数"，其中的法指的是效法、取法。

15. 病之形能　能，与"态"通，此处作疾病的形态、症状。

16. 八纪　一年之中的八节，即立春、立夏、立秋、立冬、春分、秋分、夏至、冬至。

17. 五里　五，东、南、西、北、中五方也。里者，理也。五里，指的是东、南、西、北、中，五方之理。高世栻："东、南、西、北、中，五方之道理也。"

18. 六经　人体之中六经，即太阳、阳明、少阳、少阴、厥阴、太阴六经。经，是气血循行的道路。张介宾："三阴三阳也。同流气血，故为人之川。"六经分阴阳，阴六经阳六经，共十二经脉。

19. 暴气　愤怒暴躁之气。张介宾："天有雷霆，火郁之发也；人有刚暴，怒气之逆也。故语曰：'雷霆之怒'。"

20. 观权衡规矩　观察四时色脉诊法的标准。规与矩，是中华先贤发明的校正圆形与方形的两种工具。《礼记·经解》："规矩诚设，不可欺以方圆。"《孟子·离娄上》："不以规矩，不能成方员。"《淮南子·说林训》："非规矩不成方圆。"规矩，在早期的中华文化中被引申为做事的标准，在《内经》中被引申为诊病的标准。马莳："春应中规，言阳气柔软，如规之圆也；夏应中矩，言阳气之强盛，如矩之方也；秋应中衡，言阴升阳降，高下必平；冬应中权，言阳气居下，如权之重也。"

21. 柔刚　阴阳之代名词。《易经·说卦》："立天之道曰阴与阳，立地之道曰柔与刚。"柔刚，可以是地道之阴阳。《易经·系辞上》："刚柔者，昼夜之象也。"《周髀算经·陈子模型》："昼者阳，夜者阴。"柔刚，可以是昼夜之阴阳。分别柔刚，实际上是分别阴阳。张介宾："形证有刚柔，脉色有刚柔，气味尤有刚柔，柔者属阴，刚者属阳。"

题 解

阴阳者，一阴一阳也。一阴一阳者，道也。道，中华先贤所认识到的造物主也。

象，分形象之象与抽象之象两种。形象之象，为天地万物之象，抽象之象为太极八卦、河图洛书、五行生克。《易经·系辞下》："八卦成列，象在其中矣……象也者，像此者也。"又："是故易者象也；象也者，像也。"《易经》从天地万物繁杂的形象之象中抽象出了象征之象，然后用象征之象解答了天地人三才之道。《内经》用自然之象与人体之对应关系，解答了五官与五脏的对应关系。敬请记住，自然之象的基础意义即时间与空间。无形之时间，有形之寒暑，均为自然之象。

应者，对应也，遥相呼应也，内外相应也。阴阳应象，所讲的是造物主与所造之物之间的相应关系。

《圣经》以上帝为造物主，《圣经》第一页上说，上帝按照自己的模样创造了人，如此奠定了造物主与人之间的相通关系。

《易经》以道为造物主，道由一阴一阳所组成，阴阳两爻组成了河图洛书，组成了太极八卦与六十四卦，一阴一阳可以表达天体，可以表达人体，可以表达万物，可以表达脏腑、气血，一阴一阳架通了造物主与人与物之间相通的桥梁。

《道德经》以道为造物主，《道德经·第四十二章》有"道生一，一生二，二生三，三生万物"之论。一阴一阳之谓道，道的基本成分为一阴一阳。万物的基本成分为何？《道德经·第四十二章》中有"万物负阴而抱阳"之论。造物主与万物，在基本成分上相同相通。

《庄子》以道为造物主，《庄子·大宗师》中有"道，自本自根，生天生地"之论。道与万物两分而一体，《庄子·知北游》中有"道在天地中，道在小草中，道在瓦片中，亦在屎溺中"之论。道不离物，物不离道；道即是物，物即是道。造物主与万物之间，两分而一体。

阴阳应象，在本篇有双重意义：其根本意义在于造物主与所造之物之间存在着相应关系，其具体意义在于人体的阴阳失调会引起人体疾病。

造物主与所造之物之间，有一个恒定的对应关系，这是《易经》的认识，也是《内经》的认识，实际上也是人类先贤的共同认识。这一认识化为本篇《阴阳应象大论》。

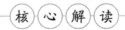

小狗、小猫身上有爸爸妈妈的模样，小鱼、小虾身上也有爸爸妈妈的模样，同理，人与万物身上也有造物主的模样。阴阳应象，应就应在万物与造物主之间的对应关系上。

一、阴阳：中华文化与中医文化的基石

前面谈了五行与图书，此处谈阴阳，阴阳、五行与图书均是中华文化与中医文化的基石，所以此处的议论需要一定的篇幅。

（一）《内经》以阴阳为基础论出的六大命题

黄帝曰："阴阳者，天地之道也，万物之纲纪，变化之父母，生杀之本

始，神明之府也，治病必求于本。"

这是本篇的开篇之论，开篇之论首先论的是阴阳对于《内经》的基础性与重要性。

论阴阳，本篇论出了六大命题：天地之道、万物之纲纪、变化之父母、生杀之本始、神明之府、治病之本。六大命题开端于天地之道，落脚于治病之本，由此可见，天地之道与治病之本之间有着牢不可分的紧密关系。

这一论断至关重要，实际上是《内经》的纲领；弄懂这一论断，《内经》的奥秘则一览无余。

1. 何谓天地之道　要弄懂何谓天地之道，需要重温以下几个论断。

其一，《易经·系辞上》："一阴一阳之谓道。……阴阳之义配日月。"

其二，《周髀算经·陈子模型》："日中立竿测影，此一者，天道之数。"

其三，《逸周书·周月解》："万物春生夏长，秋收、冬藏。天地之正，四时之极，不易之道。"

其四，《管子·枢言》："道之在天，日也。"

其五，《尸子》："昼动而夜息，天之道也。"

抽象的阴阳，抽象的道，形象的日月，抽象的阴阳、抽象的道在形象的日月之中，这是第一个论断的核心。

看不见的道，看得见的日影；道在何处，道在中午的日影中。论日月为何不论早晚而独取中午？因为中午的日影有"长极而短，短极而长"之变。正是日影长短两极的循环，区分出了一寒一暑。一寒一暑抽象出周岁的一阴一阳。天道在中午的日影中，中午的日影一有严格的规定性，二有无限循环性。道是定量之道，道是有数之道，这是第二个论断的核心。

看不见的道，看得见的风霜雨雪，看得见的春生夏长秋收冬藏，道在四时中，道在万物的四种状态中。以四时论道，以万物的生长收藏论道，是第三个论断的核心。

太阳就是道，如此干脆利索之论出于《管子》。

昼夜就是道，如此干脆利索之论出于《尸子》。

综上所述可以得出如下结论：寒暑即是道，四时即是道，昼夜即是道。寒暑四时，现象上的太阳回归，实质上的地球公转。昼夜，现象上的日往月来，实质上的地球自转。用今天的话语说，地球公转、地球自转就是道。地球与太阳月亮的对应关系就是道。应该记住的是，道的第一发源地在寒暑，第二发源地在昼夜。

犹如无数小逻各斯可以归纳为总逻各斯一样，太阳之道、日月之道、寒暑之道、昼夜之道，最终均可以归结为阴阳之道。反之，总逻各斯也可以演化出无数个小逻各斯。

2. 何谓万物之纲纪　纲纪者，法则也，自然法则也。万物之纲纪，万物所必须遵循的自然法则也。

万物的生死，小花小草的枯荣，决定于寒暑；寒暑是不是万物之纲纪?!

万物的动静，花朵的开放与闭合，决定于昼夜；昼夜是不是万物之纲纪?!

寒暑可以论道，昼夜可以论道，等量代换，道是不是万物之纲纪?!

"是故天地之动静，神明为之纲纪，故能以生长收藏，终而复始。"这是出于本篇的一个论断。这一论断出现"纲纪"一词。四时循环，终而复始。四时循环，决定万物的生长收藏。昼夜循环，终而复始。昼夜循环，决定万物的动静。纲纪者，道也，天道也。神明，就是天道的代名词。

纲纪者，天道也，自然之道也，这是原则之论。

纲纪者，寒暑也，昼夜也，这是具体之论。

寒暑决定万物的生死，昼夜决定万物的动静；决定者，纲纪也。

3. 何谓变化之父母　本篇的答案是："故天有精，地有形，天有八纪，地有五理，故能为万物之父母。"这个论断告诉后人，天地为万物之父母。这样的父母变化吗？

《易经·坤·文言》："天地变化，草木蕃。"

《易经·乾·象传》："乾道变化，各正性命。"

《易经·贲·象传》："观乎天文，以察时变；观乎人文，以化成天下。"

《易经·咸·象传》："天地感而万物化生。"

《易经·说卦》："然后能变化，既成万物也。"

《问经·天元纪大论》："物生谓之化，物极谓之变。"

几个论断告诉后人，天地是变化的天地，万物是变化的万物，人是变化的人，万物变化之根源在于天地变化，天地变化之根源在于阴阳变化，所以变化的阴阳可以称之为变化之父母。

"天为阳，地为阴。"这是《易经》与《内经》的共同认识，共同结论。以天地论阴阳，以阴阳论道，归根结底，天地决定的变化，也是阴阳之道决定的变化。

4. 何谓生杀之本始　先谈生杀，生杀即生死。万物有生有死，生有时死有时。生死之时如何界定？界定在阴阳两极。《黄帝四经·经法·四度》："极阳以杀，极阴以生。"

生在阴极之时，死在阳极之时。阴极生阳，阳极生阴。阴极点在冬至，阳极点在夏至。冬至，太阳回归年的起始点，万物胎胚的萌芽点。夏至，太阳回归年的转折点，万物的成熟点，小花小草的开始枯黄点。

以阴阳二气升降论万物生死，论万物生长收藏。《管子》中有详细之论断，《管子·形势解》："春者，阳气始上，故万物生。夏者，阳气毕上，故万物长。秋者，阴气始下，故万物收。冬者，阴气毕下，故万物藏。故春夏生长，秋冬收藏，四时之节也……四时未尝不生杀也……故曰："春秋冬夏不更其节也。"

阴阳二气，随春夏秋冬四时变化而变化。阴阳二气变化分四种状态：始上，毕上；始下，毕下。万物变化随阴阳二气的变化而变化。万物变化同样分四种状态：生长收藏。

再讨论本始。时有先后，在先为本，在先为始。

《礼记·大学》："物有本末，事有终始，知所先后，则近道矣。"

《道德经·第十四章》："能知古始，是谓道纪。"

《道德经·第五十二章》："天下有始，可以为天下母，既得其母，以知其子。"

论本始，论本末，论终始，论的是先后过程。明白过程，即明白道理。

老子、孔子，均重视事物之本始。儒道两家既重视一物之始，又重视万物之始，更重视天地之始。《内经》所重视的"生杀之本始"，这与儒道两家的基本立场是一致的。这里所讲的生杀之本始，实际上是万物之生与息。生，所指的是万物之生。杀，不是人为之消灭，而是自然之消亡。万物由谁而生，由谁而杀？本篇的答案是："阳生阴长，阳杀阴藏。"阴阳变化可以使万物生长，可以使万物收藏，这就是自然之生，自然之杀。生杀之本始本于何处？本在阴阳升降之处。

5. 何谓神明之府　神明，名词也，概念也。有清晰之概念，却无概念之清晰解释，这里留下一个千古难题，以至于不少注释者把"神明"解释为"神的光明"。

　　为了查清神明的真实含义，笔者查阅先秦的所有经典，《易经》《尚书》《左传》中均有神明一词，但均没有明确之解释。1973 年马王堆出土的《黄帝四经》，其中有关于"神明"的注释。

　　《黄帝四经·经法·名理》："道者，神明之原也。"

　　原者，源也。原来之原，通假源泉之源。道为神明之原，即道为神明之源。在这个解释中，道与神明的关系为源流关系，为一物两名之关系。《黄帝四经》告诉人们，神明实际上是道的代名词。

　　《庄子》里也出现神明一词，庄子对神明解释出两重意思：一为时空次序，二为变化之本源。《庄子·天道》："天尊地卑，神明之位也；春夏先，秋冬后，四时之序也。"《庄子·知北游》："今彼神明至精，与彼百化。"这两段论述，前者论时空次序，后者论变化之本源，其实际意义仍在道的范畴之内。

　　神明，《淮南子·泰族训》有一个详细的解释："其生物也，莫见其所养而物长之；其杀物也，莫见其所丧而物亡之。此之为神明。"所谓"神明"，就是主宰万物生息的生生之源。《淮南子》把神明的意义解释在生生之源即道的层面上。以道论神明，神明一词的意义仍然在阴阳上。

　　《素问·灵兰秘典论》出现另一重意义的"神明"："心者，君主之官也，神明出焉。"这里的神明，指的是人心中的智慧。

　　6. 何谓治病之本　"故气者，人之根本者也。"《难经·八难》以气为人之根本。

　　"生之本，本于阴阳。"《素问·六节藏象论》以阴阳为根本。"根本"一词有两重意义，一论万物之根本，二论人体之根本。

　　"人之所有者，血与气耳。"所有者，基础也，根本也。《素问·调经论》以气血为人之所有，以气血为人之根本。

　　气为人之根本，面对患者，首先要判断是气虚还是气盛。

　　人不过气血二字，面对患者，首先要判断病因在血还是在气。

　　气血可以归结为阴阳——血为阴，气为阳。《素问·生气通天论》："阴平阳秘，精神乃治，阴阳离决，精气乃绝。"这一论断告诉世人，阴阳平衡，人体安康；阴阳失衡，百病乃生。

　　治病的终极目的，追求的是平衡。"以平为期"这四个字在《素问》中多次出现。平者，平衡也。平衡什么？平衡阴阳也。阴阳者，气血也，寒热也，脏腑也，虚实也。治病之本，在于平衡阴阳。平衡阴阳，根本方法也。请看下面两个论断。

其一，《素问·三部九候论》："必先度其形之肥瘦，以调其气之虚实，实则泻之，虚则补之。必先去其血脉而后调之，无问其病，以平为期。"

其二，《素问·至真要大论》："谨察阴阳所在而调之，以平为期，正者正治，反者反治。"

治病之本，在于求得气血之间、寒热之间、脏腑之间、虚实之间的平衡，这才是永恒之医道。研究细菌，研究病毒，可以无限地追索，一而十，十而百，百而千，千而万，万而亿，永远也不会有个终止。但把握住了阴阳，就把握住了根本。在没有分析仪器的远古时期，中华先贤的英明之处，中医的英明之处，就在于把握住了根本。

天地之道，万物之纲纪，变化之父母，生杀之本始，神明之府，治病之本，从字面上看，这些命题毫不相干；但从根本上看，这些命题却有着共同的基础，这个基础就是阴阳。

本篇论阴阳，回顾一下就会知道，之前的四篇大论里，篇篇都论及到了阴阳，这里再稍加回顾。

《素问·上古天真论》："上古之人，其知道者，法于阴阳。"又："阴阳和，故能有子。"

《素问·四气调神大论》："夫四时阴阳者，万物之根本也。所以圣人春夏养阳，秋冬养阴。"又："从阴阳则生，逆之则死；从之则治，逆之则乱。"

《素问·生气通天论》："凡阴阳之要，阳密乃固。两者不和，若春无秋，若冬无夏；因而和之，是谓圣度。"又："阴平阳秘，精神乃治；阴阳离决，精气乃绝。"

《素问·金匮真言论》："阴中有阴，阳中有阳。"

《内经》开篇的一、二、三、四、五篇，篇篇都论及了阴阳，且篇篇都把阴阳放在了基础性位置上。这一事实告诉后人，没有阴阳这一基础，《内经》就无法开篇。这一事实告诉后人，没有阴阳这一基础，就没有《内经》这部光照千秋的中医经典。

（二）阴阳：中华先贤的宇宙观

《内经》为何要以阴阳为基础呢？要弄懂这一问题，需要从人类先贤的宇宙观与中华先贤的宇宙观谈起。

1. 造物主　谁是这个世界的造物主？这是人类先贤关心的第一问题。世界上几部最古老的经典都告诉后人，当人类祖先能够提出问题的时候，首先关注的问题就是宇宙起源即生生之源问题。生生之源，同一问题，不同的民族交出了不同的答案。

（1）梵：《奥义书》这部古老的经典，由恒河流域的雅利安人所创造。《奥义书》以大梵（宇宙精神）为生生之源。大梵首先生出了空，然后由空生出风、火、水、地四大元素，由四大元素组成了万事万物包括一男一女。具体的生产方式是："世界的第一步，由梵生空，由空生风，由风生火，由火生水，由水生地，于是物器之世界始告完成。"

天地之源头在大梵这里，这是《奥义书》的答案。

（2）神：《圣经·旧约》由幼发拉底河流域的希伯来人所创造。《圣经·旧约》以神即上帝为生生之源。万能的上帝用了六天时间，创造出了天地万物以及最初的一男一女亚当与夏娃。

天地之源头在上帝这里，这是《圣经》的答案。

（3）空与因缘：释迦牟尼菩提树下的觉悟，就是悟出了空为宇宙之本体。释迦牟尼用"缘起性空"四个字解答了万物生成。因，指的是根本之因，即内因。缘，指的是辅助因素，即外因。缘起，所说的是万事万物都是由"因缘"内外两种因素合和而生。万事万物既不是有，也不是无，而是因缘合和之产物。因缘合和，产生万物；因缘分离，万物重新归于空无。释迦牟尼曾说过这样一句话："若有众生解了如是因缘之义，当知是人即为见佛。"（《中国宗教六讲·第一讲·佛教》，中国友谊出版公司，1993 年）佛教徒在建塔时，都会在塔基或佛像内放置一个缘起偈，偈曰："诸法因缘生，我说是因缘，因缘尽故灭，我作如是说。"（同上）"缘起性空"4 个字在佛教中的重要性，犹如宝塔之基础，犹如佛像之心脏。以空为源，以因缘合和论万物，这是释迦牟尼的答案。

通过历史回顾可以知道，天地源头问题，是人类祖先所提出、所重视、所关心的第一问题，世界上凡是称得起"智慧"二字的民族，都在这一问题上表示了自己的态度，在这一问题上交出了自己的答案。

（4）道：是中华先贤所认识到的造物主。中华先贤对造物主是如何认识的，其答案又如何呢？当其他民族用万能之神或具体事物交出答案的时候，唯有我中华先贤则用自然之道解答了天地起源。

　　道，由一阴一阳所组成。阴阳，先是以两爻的形式出现的，后是以文字形式出现的。文字出现之后，一阴一阳被界定为道。《易经·系辞上》："一阴一阳之谓道。"

　　道，是中华先贤所认识到的生生之源。道生天地，天地生万物，天地生男女。道和梵、上帝、真主一样是造物主，所不同的是前者是自然存在而后者是具有人格意义的神灵。

　　描述道为造物主，《易经·系辞上》留下的至理名言是："易有太极，是生两仪。两仪生四象，四象生八卦，八卦生吉凶，吉凶生大业。"

　　描述道为造物主，《道德经·第四十二章》留下的至理名言是："道生一，一生二，二生三，三生万物。"《庄子·大宗师》留下的至理名言是："夫道……生天生地。"

　　太极与道，名异而实同，所描述的都是诞生天地的生生之源。用自然而非用神灵描述造物主，在世界民族之林中，是中华民族的独特之处。

　　阴阳之道源于对天地万物的归纳，然后又用于对天地之前无形世界以及天地之后有形世界的认识。阴阳是中华先贤所认识、所掌握、所应用的一把万能钥匙。一把钥匙可以打开万把锁。利用这把钥匙可以既进入大到无外的广袤宇宙，也可以进入小至无内的微观世界。

　　2. 造物主与几个重大问题　人类先贤用造物主解答以下几个重大问题：

　　第一，解答了宇宙起源问题。

　　第二，解答了人生参照坐标。做人如何做，为人如何为？认识了造物主，答案就出来了。做人必须效法造物主，这是人类先贤共同的认识。在《圣经》覆盖的范围内，做人必须效法上帝。在《古兰经》覆盖的范围内，做人必须效法真主。在佛经覆盖的范围内，做人必须悟空。在中华大地上，做人必须讲道理。关于人理源于道理，老子与孔子分别留下了两句千古流传的至理名言。老子留下的至理名言是："人法地，地法天，天法道，道法自然。"（《道德经·第二十五章》）孔子留下的至理名言是："朝闻道，夕死可矣。"做人必须效法造物主，用今天的话说就是，宇宙观与人生观的统一。在中华元文化与儒道两家文化里，道既是宇宙观，又是人生观。

　　第三，解答了人的模样问题。

　　人为什么是这个模样？《圣经·创世纪》说，上帝在创造第一个人时，是按照自己的模样创造的。人的模样像上帝，《圣经》用造物主的模样回答了人的模样。但关于人的具体细节，《圣经》没有做出进一步的解释。

大梵似我，我似大梵，梵我一体，《奥义书》同样是用造物主回答了人的模样问题。关于人的具体细节，《奥义书》有进一步的答案。例如，人为什么有鼻子有口、有耳有目有皮毛？《奥义书》有五十种，第一种是《爱多列雅奥义书》。《爱多列雅奥义书》的开篇处，在天体与人体之间做了如下对应：

火化为语言，乃入乎口。

风化为气息，乃入乎鼻。

太阳化为见，乃入乎眼。

诸方化为闻，乃入乎耳。

草木化为毛发，乃入乎皮。

月化为意，乃入乎心。

死亡化为下气，乃入乎脐。

水化为精液，乃入乎肾。

用天体的成分解释出了人体成分，天体中有什么，人体中就有什么，这是第一种《奥义书》给出的答案。

人为什么是这个模样，中华先贤的认识与答案如何呢？中华先贤的思路与希伯来先贤、印度先贤的思路一样，是以造物主成分与天体结构解释了人体的成分与结构。

《易经·说卦》诠释先天八卦，先是解释出了一个天体模型，然后又解释出了一个人体模型。天体由乾坤、震巽、坎离、艮兑八卦所组成，人体同样由乾坤、震巽、坎离、艮兑八卦所组成。不同的是，在天体中乾坤、震巽、坎离、艮兑八卦象征的是天地、雷风、水火、山泽，而在人体中，乾坤、震巽、坎离、艮兑八卦象征的却是头腹、耳目、腿足、手口。《易经·说卦》曰："乾为首。坤为腹。震为足。巽为股。坎为耳。离为目。艮为手。兑为口。"

道的基本成分为一阴一阳，八卦的基本成分为一阴一阳，人体的基本成分同样是一阴一阳，造物主的成分与天体、人体成分在此得到了统一。《圣经》以上帝的模样论人的模样，《易经》《内经》以道的成分论人体的基本成分，以天体结构论人体结构，人类先贤的思路在此处显示出了一致性。

"天地万物，人之一身，谓之大同。"这一论断出现在《吕氏春秋·有始》中。《吕氏春秋》认为，复杂的天地万物，可以与人体一一建立起对应关系。大同之同，就是人体与天体之同。《吕氏春秋》为杂家之作，杂家之杂实际上集中了百家之长。人体与天地万物的对应，在《礼记》《道德经》《管子》《荀子》《庄子》可以看到原则与具体之论，但是简明扼要的"大同"之论却是出于《吕氏春秋》。

《奥义书》以太阳、月亮、水火、风气、草木比喻人体几大重要部位，《易经》以天地、雷风、水火、山泽比喻人体几大重要部位，人类先贤的思路在此处显示出了一致性。

人体与造物主同模同样，或者说人体与天体相同，这是人类先贤的共同认识。知道《圣经》《奥义书》这两部经典均是以造物主解释人体与模样的思路，再看《易经》《内经》以天体解释人体的思路，就可以轻松理解了。

上帝按照自己的模样创造了人，这就是说，只有人才保留了上帝的样子。与上帝不同的是，道的阴阳两种成分与阴阳两种结构，不但保留在了人体之中，而且保留在了万物之中。所以，求证上帝的存在难，而求证道的存在却非常容易。

实际上，在源头的中华文化里，不但以天体模样论人的模样，而且还以天德论人德，以天行论人行，以天序论人序，以天时论人时，以天文论人文，中华先贤用天人合一的哲理回答了人与生生之源的契合问题。

第四，解答了道器、道技转化问题。中华先贤称工具为器，如《易经·系辞下》所言："弓矢者，器也。"道器之间是可以转化的。《易经·系辞上》："形而上者谓之道，形而下者谓之器，化而裁之谓之变，推而行之谓之通，举而措之天下之民谓之事业。"

《易经·系辞下》记载了十多项重大的发明创造，网罟、耒耜、市场、衣裳、臼杵、宫室、弓矢、书契等，这些发明创造都是在卦理启发下发明的。卦由阴阳两爻所组成。"一阴一阳之谓道。"（《易经·系辞上》）归根结底，发明创造都是在道理启发下发明的。

《道德经·第十一章》："三十辐共一毂，当其无，有车之用也。埏埴以为器，当其无，有器之用也。凿户牖以为室，当其无，有室之用也。故有之以为利，无之以为用。"有无者，道也。老子认为，只要真正懂得了道理，就会制造出各式各样实用的器具。

《庄子·养生主》庖丁说，精湛的解牛之技源于道："臣之所好者道也，进乎技矣。"庄子认为，只要真正懂得了道理，就可以演化出各式各样的精湛之技，例如解牛之技、承蜩之技。解牛之技又被文惠君转化为养生术，承蜩之技又被孔子转化为学习之道。

早期中华大地上所出现的一切实用性的技与术，例如实用性的度量衡，追其根源，都可以追溯到道这里。

第五，解答了立论基础问题。立论如何立？立在道理中。道，是诸子百家的立论基础。儒家以道论礼，以道论公天下，以道论选贤，以道论政，以道论富贵，以道论孝，以道论艺……道家以道论德，以道论政，以道论逍遥人生，以道论解牛之技……《六韬》《孙子兵法》《吴子兵法》告诉人们，兵家论兵首先论的是道。《周髀算经》告诉人们，天文学家以道论天文，以道论勾股弦。茶有茶道，棋有棋道，剑有剑道，饮食有饮食之道，养生有养生之道，医有医道……道不但是诸子百家的立论基础，也是一切问题的立论基础。——中华先贤是以道论证一切问题的。

"像上帝那样去看"，这是英国大哲学家罗素的一个重要观点。为什么要像上帝那样去看，因为如此观察问题可以超越种种局限——经验的局限，权威的局限，信仰的局限，个人的局限，时空的局限，罗素的像上帝那样去看，相似相通于中华先贤的以道论之。所不同的是，罗素只是这样说了，而中华先贤在几千年前早已这样做了。

第六，解答了时空与奇偶问题。时空、奇偶是每一种文化必须回答的问题。时空与奇偶，中华先贤均用阴阳交出了答案。《易经·系辞下》："阳卦奇，阴卦偶。"《灵枢·根结》："阴道偶，阳道奇。"请看，奇偶之数可以追溯到阴阳这里。

《易经·乾·象传》从六爻中解释了时间概念："大明终始，六位时成，时乘六龙以御天。"阳六爻是六龙，六龙六位时成，是白天的六个时辰；阴六爻是夜间的六个时辰，阴阳其十二爻，是一昼夜的两个时辰。《易经·象传》诠释《坤》卦时，从中解释了空间概念："坤厚载物，德合无疆。"六爻可以表达时间，也可以表达空间。《易经·系辞下》："变动不居，周流六虚。"六虚者，东西南北上下也。六虚者，空间也。请看，时空可以追溯到阴阳这里。

在《道德经》里，可以看到老子以道论时空；在《庄子》里，可以看到庄子以道论时空。一阴一阳之谓道。道家的时空观，同样可以追溯到阴阳这里。

第七，解答了写作方法问题。以道论之，不但论出了一件件器具，一项项技术，一门门学问，还可以论出一篇篇优美的文章与一段段优美的句子。阅读《易经》你会在《易经》篇篇优美的文章里发现一种非常优美的议论方式，由根论枝，由源论流，由道论器，由道论物，由大论小……例如前半句谈的是天地，后半句接的则是男女；句子开端处谈的是日月，句子结尾对应的则是毛毛虫；前半句谈的是形上之道，后半句马上对应的是形下之器，这种简洁而深邃的论证方式被《内经》所继承。认真阅读《内经》，不但会懂得养生医病之理，而且会学会一种非常优雅的写作方法。请看《易经》与《内经》中的几个例句。

例一，《易经·系辞上》："形而上者谓之道，形而下者谓之器，化而裁之谓之变，推而行之谓之通，举而措之天下之民谓之事业。"

阴阳之道位于形而上，人工之器位于形而下，圣人会在这两者之间变通与转化，并且会把道与器一并交给天下人民，用道理教化做人，用器具来促进生产、改善生活。篇幅有限，这句话的含义不能展开讨论，此处关注的是这句话的容量与论证方式。短短的一句话，从阴阳之道出发，最后落脚在"举而措之天下之民"的"事业"上。语言精练如此，容量之大如此，对比当今某些洋洋千言、空洞无物的文章，与祖先相比，子孙应该作何感想呢？

例二，《易经·系辞下》："日往则月来，月往则日来，日月相推而明生焉。寒往则暑来，暑往则寒来，寒暑相推而岁成焉。往者屈也，来者信也，屈信相感而利生焉。尺蠖之屈，以求信也。龙蛇之蛰，以存身也。"

阴阳可以论日月，可以论寒暑。阴阳变化可以论日往月来，可以论寒往暑来，还可以论尺蠖龙蛇的活跃与隐藏。句子里的优美文风、优美文辞暂且不论，但从文章灵活转换这一角度上看，也称得上是优秀典范。认识了阴阳之道的真谛，笔下行文可以从广袤的宇宙一下子转到了小小的虫蛇身上，论驾驭语言的能力，令人拍案叫绝、向往至之。"文章此处该转弯，可就是转不过来。"这是很多的作文者的困惑，如果掌握了以道论之的写作方法，行文就会游刃有余了。

例三，《素问·上古天真论》："上古之人，其知道者，法于阴阳，和于术数，食饮有节，起居有常，不妄作劳，故能形与神俱，而尽终其天年，度百岁乃去。"

由阴阳之道论及了一日三餐，论及了床上起居，最终论到颐养天年的长命百岁上。阴阳之道，远迈千古；三餐起居，眼前生活。一句话把远迈千古的道与眼前的实际生活紧密地结合在了一起，论得有理有据有节，如果后人掌握了这种论证方式与写作方法，会不会在文章中避免那种下笔千言、空洞无物的弊病呢？

例四，《素问·四气调神大论》："道者，圣人行之，愚者佩之。从阴阳则生，逆之则死；从之则治，逆之则乱……是故圣人不治已病治未病，不治已乱治未乱，此之谓也。夫病已成而后药之，乱已成而后治之，譬犹渴而穿井，斗而铸锥，不亦晚乎！"

道、阴阳、病，视野中毫无联系的三者，文字中自然而然地联系在了一起。为了突出预防的重要性，这里连续用了两个比喻"渴而穿井"与"斗而铸锥"，试想一下，临口渴才挖井，临战斗才打造长矛，还来得及吗？两个恰如其分的比喻，马上使人知道预防的重要性，这样的文风，这样的论证方式，在今天会过时吗？后世子孙一旦掌握了这种以阴阳之道论之的论证与写作方法，是不是也可以写出传之千古的好文章呢？

（三）阴阳在《内经》中

阴阳在书内，是《内经》的基石。阴阳在书外，是人打开《内经》的万能钥匙。书外之人只有掌握了这把万能钥匙，才能打开《内经》这座宝库。

阴阳，在《内经》中可以论人体之外的寥廓太虚，可以论人体之外的广大天地；可以论天上的星辰，可以论地下的六气、昼夜、四时、寒暑；可以论人体之内的表里、背腹、脏腑、经络、气血、营卫二气，还可以论寒热、虚实……

阴阳，在《内经》中可以论上下左右，可以论正反去留，还可以论寒热升降。

阴与阳，虽然是两个名称，但实际上属于一类。如《灵枢·邪气藏府病形》所言："阴之与阳也，异名同类。"在《内经》中，阴根于阳，阳根于阴，阴阳是相互为根的；阴推动阳，阳推动阴，阴阳是相互推动的；阴极生阳，阳极生阴，阴阳是相互转换的。

阴与阳，其形状无端之环。如《灵枢·营卫生会》所言："阴阳相贯，如环无端。"经络相贯，如环无端。气血相贯，如环无端。四时相贯，如环无端。五运相贯，如环无端。以阴阳如环无端立论，论出了经络、气血、四时、五运的基本形态。

如果不认识阴阳，能够接近与认识《内经》吗？

（四）阴阳在《周髀算经》中

《周髀算经》是一部与《内经》具有同等意义的经典，它是中国天文学、数学、几何学中的一座丰碑。这样一部经典，多次谈到阴阳，摘要介绍如下：

其一，"故春秋分之日夜分之时，日光所照，适至极，阴阳之分等也。"

其二，"阴阳之修，昼夜之象。昼者阳，夜者阴。"

其三，"然其阴阳所终，冬夏所极，皆若一也。"

其四，"是故秋分以往到冬至，三光之精微，以成其道远，此天地阴阳之性自然也。"

其五，"阴阳之数，日月之法，十九岁为一章，四章为一蔀，七十六岁。二十蔀为一遂，遂千五百二十岁。三遂为一首，首四千五百六十岁。七首为一极，极三万一千九百二十岁，生数皆终，万物复始。"

《周髀算经》为何论阴阳，以及阴阳在《周髀算经》中的地位，不在本文的讨论范围之内。这里需要追问的问题是：如果阴阳毫无意义，会在《周髀算经》这部经典中反复出现吗？！

（五）阴阳在自然百科中

1. 阴阳在算术中　世界很大，但是数学只有两种：一是出于《九章算术》的中国机械化算法体系，一是《几何原本》西方的逻辑演绎体系。今天计算机所采用的数学，并不是西方的逻辑演绎体系，而是中国的机械化算法。知道机械化算法与阴阳的母源关系吗？在《九章算术·序言》中大数学家刘徽写下这样一句话："观阴阳之裂变，总算术之根源。"

一阴一阳，首先发源于太阳历的冬至夏至。

2. 阴阳在化学中　分解化合，化学反应是从中华大地开始的。化学著作之鼻祖为《周易参同契》。

氧化铅、硫化汞与纯汞、纯铅，这是《周易参同契》记载的化学反应的实际成果。

铅的氧化还原反应、硫化汞的分解化合反应、铅汞的互化反应，这是《周易参同契》记载的三种化学反应。

《周易参同契》以阴阳论出了两种异性元素，又以阴阳论出两种异性元素之所以化合的理论依据。

以阴阳归纳物质的结构与成分，《道德经·第四十二章》中留下的一个具有常青意义的论断："万物负阴而抱阳。"请查阅门捷列夫化学元素周期表，表中的化学元素哪一个不是阴阳两种成分？哪一个不是阴阳两分结构？

3. 阴阳在物理学中　中华大地上没有形成现代物理学，但当代一流的物理学家皆崇拜阴阳。

量子物理学大家、诺贝尔物理学奖玻尔崇拜阴阳。1937年春，玻尔访问中国。这次访问使玻尔有一个重大发现，这就是：他所倡导的并协性原理，竟然在中国古文明中就有其先河；玻尔认为"阴阳"图是并协性原理的最好标志。后来，玻尔把太极图放在自己家族的族徽上。

美国科学院院士、美国物理学学会主席、美国哲学学会副主席惠勒教授1981年访问中国，演讲中次次都谈到了玻尔与太极图的故事。惠勒教授1981年在中国的演讲，集为《物理学与质朴性》一书，阴阳太极图赫然出现在该书的第一页。

美国物理学家、诺贝尔物理学奖获得者卡普拉著书《物理学之道》，太极八卦悉数出现在书中。

非常遗憾的是，崇拜阴阳的物理学家没有一个知道阴阳的第一发源地在太阳。

4. 阴阳在音律中　《周髀算经·陈子模型》："冬至夏至，观律之数，听钟之音。"这一论断告诉后人，音律的起源在太阳历。分五季（五行）的十月太阳历分出了角徵宫商羽五音。分四时的十二月太阳历分出了阴六吕阳六律阴阳十二律。

律分阴阳，阴六吕阳六律，最早的记载在《周礼》。《周礼·春官》："大师掌六律、六同以合阴阳之声。阳声：黄钟、大簇、姑洗、蕤宾、夷则、无射。"阴声：大吕、应钟、南吕、函钟、小吕、夹钟。

《礼记·月令》与《吕氏春秋·十二纪》中为"一月一律，十二月十二律"的对应关系。

勾股定理在前，勾股定理证明在后。勾股定理出于古希腊毕达哥拉斯，勾股定理证明记载于欧几里得的《几何原本》。十二律记载于《周礼》，十二平均律的证明者是明世子朱载堉。

明世子朱载堉，以几何学为基础，具体以开方的方法证明了音程之间在数理上的均匀性与循环性，十二平均律由此从中原走向世界。

朱载堉在《历律融通·律率》一书中将十二律与十二气进行了一一对应，天籁之音出于自然，具体出于太阳回归。今天全世界采用的十二平均律出于中国。非常遗憾的是，全世界的音乐家没有几个人知道中国的音乐、音律起于太阳历。

十二律，在针经《灵枢》中是论证十二经络的坐标。十二律为什么可以论证十二经络？有人思考过这一问题吗？

（六）阴阳五行在彝历、彝医中

古代彝族先贤保留了一种十月太阳历。

十月太阳历一年分十个月，每月 36 天，十个月为 360 天。

十月太阳历一年分五季，五季称为五行，一行 72 天，五行共 360 天。

夏至过大年，冬至过小年。大年过年日为 3 天，小年过年日为 2 天，过年日不记入月，一年有 365 天。彝族太阳历四年一闰。闰年的大、小年过年日均为 3 天，闰年有 366 天。

四年之中三年是 365 天，一年是 366 天，平均下来一年 365.25 天。这是《周髀算经》所记载的立竿测影所得的数据。彝族太阳历中的数据与《周髀算经》中的数据完全一致。

阴阳五行是太阳历的立论基础。彝族先贤以阴阳配月，以五行配季，阴阳五行把独特的太阳历解释得天衣无缝。

一年十个月，奇数月为公，一、三、五、七、九月为公月。偶数月为母，二、四、六、八、十月为母月。公母者，阴阳也。

太阳历一年分四季，春天为木，春夏之交为火，夏天为土，秋天为铜，冬天为水。木、火、土、铜、水者，五行也。

《内经》中的春天为木，夏天为火，夏秋之交为土，秋天为金，冬天为水。

彝族太阳历中阴阳五行观，与《内经》的阴阳五行观是一致的。小有的差别是，五行中的金，在彝族文化中变成了铜。

以阴阳五行为哲理基础，彝族先贤创造出了实用的太阳历。

同样是以阴阳五行为哲理基础，彝族先贤创造出了实用的、具有永恒意义的彝医。彝医的理论基础与《内经》几乎完全一致。2004 年云南科学技术出版社出版了，由王正坤所著、黄传贵审订的《彝医揽要》一书详细介绍了阴阳、五行、八卦对彝医所起的基础性作用。关于阴阳、五行、八卦在彝医中的基础性作用，彝医们是这样介绍的：

"五行充满宇宙间，天的五行是天东、天西、天南、天北和中天的日月星辰；天的五行是金、木、水、火、土；人的五行是肺、肝、肾、心、脾。五行与八卦相通，人与天地相同。"

笔者拜读《彝医揽要》一书之后，有这样的感受：只要有彝医在，阴阳五行的哲理就不会在中华大地上消亡。

（七）学医必须学《易》：两代名医的共同认识

唐代名医孙思邈在其著作《备急千金要方》的开篇之处明确指出：大医须懂《易》。

学医为何要学《易》？明朝名医张介宾有一个从不理解到理解的过程。请看他在《类经·附翼》中的一段重要论述：

"宾尝闻之孙真人曰：不知《易》，不足以言太医。每窃疑焉。以谓《易》之为书，在开物成务，知来藏往；而医之为道，则调元赞化，起死回生。其义似殊，其用似异。且医有《内经》，何借于《易》？舍近求远，悉必其然？而今业年逾不惑，茅塞稍开；学到知羞，方克渐悟。乃知天地之道，以阴阳二气而造化万物；人生之理，以阴阳二气而长养百骸。《易》者，《易》也，具阴阳动静之妙；医者，意也，合阴阳消长之机。虽阴阳已备于《内经》，而变化莫大乎《易经》。故曰天人一理，一此阴阳也；医易同源者，同此变化也。岂非医易相通，理无二致，可以医而不知易乎？"

张介宾这段话讲述了自己为医的三重境界："每窃疑焉"之前为第一重境界，"年逾不惑，茅塞稍开；学到知羞，方克渐悟"之后为第二重境界，"天人一理"前后为第三重境界。

"每窃疑焉"，讲的是对"不知《易》，不足以言太医"之论的疑惑。医有医理，《易》有《易》理；医理讲起死回生，《易》理讲开物成务，彰往察来，两种理完全是不同的理，药王孙思邈为什么把这两种理联系在一起呢？

"年逾不惑，茅塞稍开；学到知羞，方克渐悟"讲的是随着年龄与学识的增长，茅塞顿开，豁然开朗，知道天地之本本于阴阳二气，人生之本本于阴阳二气；天地之理讲阴阳动静之妙，养生医病之理讲阴阳平衡之妙。恍然大悟，就是悟出了医理与《易》理的内在联系。

"天人一理"，此处乃为医者的最高境界。天地人合一而论，四时与人合一而论，昼夜与人合一而论，日月与人合一而论，天地人根本是同一根本，天地人变化是同步变化，这是八卦所开创，《内经》所继承、所发展的哲理。明白了这些根本哲理——《易》医相通的哲理，方能为中医。

以上是明朝名医张介宾所认识的《易》理与医理。《易》理与医理，站在现代人的角度上看，有以下几点相通之处：

其一，一阴一阳，在《易经》与《内经》这两部经典中，架通了四座桥梁：形上形下两个世界之间的桥梁；大小两个世界之间的桥梁；天地与性命亦即无机与有机两个世界之间的桥梁；生息亦即生死两种状态之间的桥梁。也就是说，认识了一阴一阳，就可以认识《易经》与《内经》中的这四种世界。

其二，两部经典，所采用的是同一对应方法，例如人文与天文的对应，人德与天德的对应，人体与天体的对应，人、物与时空的对应。

其三，两部经典，所采用的是同一基本立场。这一基本立场就是，用自然哲理而非用神话来解释宇宙与人生。

其四，两部经典在生死问题上均没有造神，人的生死，物的生息，均为自然而然的一个过程。

两部经典，无论是在根本上还是在具体上，均相似相通。"不知《易》，不足以言太医。"这是药王孙思邈的态度，也是名医张介宾的态度。希望与读者一起，记住唐、明两代名医的这一态度。

在药王孙思邈与大医张介宾这里，仍然存在着遗憾，而且是根本性的遗憾：他们并没有介绍《易》与根本均出于太阳历。

（八）西方学者看阴阳

1. 传教士看阴阳　从利马窦开始，凡是有学术素养的西方传教士，进入中国之后没有不研究《易经》的，没有不研究阴阳八卦的。由胡阳、李长铎所著，由上海人民出版社 2006 年出版的《莱布尼茨二进制与伏羲八卦图考》，介绍了西方传教士是如何研究《易经》的，是如何把八卦、《易经》翻译介绍到西方的。这本书告诉我们，在莱布尼茨认同卦中的二进制之前，欧洲已经称卦为二进制。关于《易经》在欧洲的传播史，这本书中的资料最为详实，有心的读者可以去阅读这本书。这里仅引用法国传教士白晋对阴阳的评价，供读者鉴赏。

法国传教士白晋，在清朝康熙年间到达中国传教，传教的任务是向中国人传西方的教，任务中没有向西方传播中华文化这一项。没有想到的是，西方传教士自觉承担起了这项任务，向西方传播中华文化，首先传播的就是《易经》，就是八卦与六十四卦。白晋之前、之后的传教士都是这样，白晋也不例外。正是这个白晋，把卦图寄给了德国数学家、哲学家莱布尼茨。白晋认为，西方所认识的物质与推动力，相同于《易经》中的阴阳动静。

"中国古老哲学体现在《易》图之中，它以阴阳简明自然的方法表示了所有科学原理。"

白晋对阴阳的这一评价，出现在与莱布尼茨的通信中。白晋对阴阳的这一评价，出现在《莱布尼茨二进制与伏羲八卦图考》一书的第 2 页。

2. 诺贝尔奖获得者看阴阳 1957 年，美国学者厄尔·维尔伯·萨瑟兰发现了环磷酸腺苷（cAMP）。由于这个重大发现，萨瑟兰荣获了 1971 年诺贝尔医学奖。1963 年，波利斯分离出环磷酸鸟苷（cGMP）。

在上述发现的基础上，纳尔逊·戈尔德伯格 1973 年提出了关于细胞增殖调控中的"阴阳学说"。他认为，cAMP/cGMP 的比值可作为细胞生化代谢和细胞增殖能力的指标。他指出，cAMP 和 cGMP 这一对矛盾物相似于东方医学的阴阳学说。

研究发现，阴虚患者 cAMP 占优势，阳虚患者 cGMP 占优势。血浆中 cAMP 和 cGMP 这一对矛盾物含量的多少是判断阴虚、阳虚的一个重要特征。实际证明，经过治疗，阴虚、阳虚患者血浆中的 cAMP 和 cGMP 含量也趋于正常。因此，血浆中的 cAMP 和 cGMP 可作为阴阳的物质基础。

上面这一大段话，摘于《实用中医内科表典》第 3 页。此书由当代名医、全国人大常委会副委员长吴阶平写序，原卫生部长陈敏章题写书名，由中国科学技术出版社 1993 年出版。此书告诉人们，中华先贤所认识的阴阳，在现代西方人那里得到了响应。这里的西方人并不是一般意义上的西方人，而是获得诺贝尔奖的、一流的科学家。

（九）《简明不列颠百科全书》论阴阳

《简明不列颠百科全书》有"阴阳"一条，其内容是：

阴阳，中国哲学术语，指两种对立和相互消长的物质势力。阴原指有云遮日，后引申指土地、雌性、黑暗、消极、偶数等事物。阳指云开见日，后引申指天穹、雄性、光明、积极、奇数等事物。阴阳观念在先秦有重要发展，对中国哲学、政治、艺术、医学、科学、占星、占卜都有深远影响。含义一般指宇宙万物的根本规律。《易经·系辞上》："一阴一阳之谓道。"《庄子·田子方篇》："至阴肃肃，至阳赫赫，肃肃出乎天，赫赫出乎地，两者交通成和，而物生焉。"《素问·四气调神大论》："夫四时阴阳者，万物之根本也。"

以上是《简明不列颠百科全书》对阴阳的基本态度，其中最关键的一句评价是，阴阳的含义指的是宇宙万物的根本规律。

（十）中国院士看阴阳

《新华社每日电讯》2005 年 4 月 17 日，刊登出一篇主标题为《吴文俊：阴阳五行论连"伪科学"都谈不上》，副标题为《何祚庥认为东方思维模式无法拯救现代科技》。摘要如下：

中国科学院院士、中国科技大学校长朱清时和新华社记者姜岩合著的《东方科学文化的复兴》中指出，以"整体论"为指导的东方科学思想将成为第二次科学革命的灵魂，东方科学和文明将能够弥补西方科学和文明的不足。但何祚庥、吴文俊等认为，此说缺乏足够根据。

围绕"东方思维能否拯救现代科技"，同为中国科学院院士的著名数学家吴文俊、物理学家何祚庥皆有不同看法。

何祚庥表示，东方思维对现代科技的发展没有什么大影响。中国古代哲学思想如"五行论"等与中国现代科技发展更是不着边际。真实情况是，中国近代科学是从西方传入的，中国现代科技是在西方科技的基础上发展起来的。

《东方科学文化的复兴》认为"气一元论"是中国传统科学的核心思想，而何祚庥则认为，这恰恰说明古代中国没有科学思想。

"试问在气一元论的指导下有什么科学成就没有？如果没有任何事例，说它是中国传统科学的核心思想就是没有道理的。"何祚庥说。

吴文俊认为，"阴阳五行没有科学的影子，连'伪科学'都谈不上，简直是反科学。中国的阴阳五行说，是阻碍中国发展的一个重要因素，我对此非常反感。"

原文结束于此。下面是笔者的看法：

关于阴阳五行是否属于什么学，笔者无意进行争论，这里只是提出几个问题：

其一，其他民族讨论宇宙发生论的时候，中华先贤会置之度外吗？宇宙是如何发生的？这一问题是人类先贤所共同关注的问题，世界上凡是称得起"智慧"二字的民族都交出了自己的答案。智慧民族所关心的问题，中华民族会置之度外、毫不关心吗？当其他民族交出答案的时候，中华先贤会在这一问题上交白卷吗？

希伯来人的先贤用一个万能的上帝解释了天地万物的诞生与一男一女的出现；印度人的先贤用大梵（宇宙精神）解释了天地万物的诞生与一男一女的出现；中华先贤则先是用阴阳之道解释了天地的诞生，然后用天地解释了万物与一男一女的出现。当兄弟民族造神的时候，中华民族认识到的是一阴一阳这两个同类异性的两种自然元素，这样的先贤与这样的文化错了吗？

其二，繁杂的宇宙可以简化吗？宇宙即现实世界的成分是繁杂的，能否将繁杂的成分归结在一幅让人一目了然的简图之中呢？印度人的先贤——《奥义书》的作者，将现实世界的成分归结为四大元素地水风火，四大元素之间只有相生关系，没有相克关系。中华先贤则是将现实世界的成分归结为五行五大元素金木水火土，五行解释了现实世界的五种基本物质与五种基本属性，五行之间既存在着相生关系，又存在着相克关系，相生相克的生息理论解释了物质世界之间相互联系与相互制约。从文化源头上看，世界民族之林中唯有我中华先贤不迷信神灵。阴阳、五行都是人的创造物，其中没有任何神秘，所蕴含的只是动态的自然法则。用人来解释世界而不是用神来解释世界，这样的先贤与这样的文化错了吗？

爱因斯坦曾经说过这样一段话："人们试想以最适当的方式来画出一幅简化的和易领悟的世界图像，于是他就试图用他的这种世界体系代替经验的世界，并来征服它。"（《爱因斯坦文集第一卷·探索的动机》）

现实世界是复杂的，能不能将复杂的世界简易化、简单化呢？人类的先贤与现实中的科学家都试图完成这一难题。中华先贤利用五行学说，把复杂的现实世界归纳在了一个简易化的图像之中，简易在了五种元素之中。这样一来，复杂的现实世界就简易化、形象化了。五行相生相克，使人们认识到了现实世界不但是一个相互联系的世界，也是一个相互制约的世界。但是，中华先贤建立这幅简图，其目的不是为了征服这个世界，而是为了和谐于自然世界。这样做有什么错误吗？

其三，中华文化的基础能够毁坏吗？阴阳五行是《易经》《帛书周易》《尚书》《周髀算经》《内经》的理论基础，否定阴阳五行，就必须否定以上这几部经典，这几部经典对于中华文化的基础性则是众所周知的。

阴阳五行也是儒家、道家、兵家、阴阳家、农家、杂家的理论基础，否定了阴阳五行就必须否定《礼记》《道德经》《管子》《春秋左传》《庄子》《国语》《吕氏春秋》这些典籍。

试问，以上这些元典与诸子典籍能否定吗？否定了这些元典与诸子典籍，中华民族还能称其为中华民族吗？在中华文化中起着基础作用的阴阳五行，可以由一两个人决定取舍吗？

其四，有没有无源之水，无本之木？现代科学即赛先生尚未出世之前，早期的中华大地已经出现领先于世界的文明。这个文明是西方送给中华民族的吗？这个文明是全盘西化化出来的吗？早期的中华文明与早期的中华文化之间有没有联系？有怎样的联系？这些关系弄清楚了吗？如果说中华文明与中华文化之间没有必然的联系，那么，这个文明岂不成了无本之木，无源之水？

其五，科学是人类唯一之学吗？赛先生是人类唯一之先生吗？科学之外还有没有学，赛先生之外还有没有别的先生？现代科学即赛先生尚未出世之前，中华文明早已诞生，这一事实是否说明赛先生之外、之前还有可以创造文明的先生？如果说科学是万能的，那么中华先贤在几千年前所发现的经络，现代科学为什么不能做出解释呢？这一事实是否说明了这样一个问题：科学之外还有学，赛先生之上还有先生？

其六，实证是唯一的方法吗？现代科学重视的是实证，而在远古、中古时期的中华大地上，实证的条件——各种实验室与各种精密仪器——并不存在，但是中华文明确实产生了，而且还领先于世界。这一事实是否在告诉人们，中华文明的产生，其基础之学与以实证为特征的现代科学本来就有区别。产生中华文明的这种学，也就是赛先生之前的先生，后人认识了吗？弄懂了吗？中华民族从先进到落后的变化原因，现代文明没有产生在中华大地上的原因，到底由于文化本身还是文化失传，这些问题百年来的文化批判弄清楚了吗？

其七，犹太民族，从历史上看，是一个打而不败、同而不化的民族。从现实中看，犹太民族是一个能够提出与解答新问题的民族。在这个民族中，曾出过很多诺贝尔奖获得者。不能忽略的一个事实是：这个民族从古至今始终不放弃自己本民族的经典——《圣经》。中华民族有没有可以与犹太民族相媲美的经典，对待自家的经典，中华民族是怎样一个态度呢？犹太民族对待元典的态度，值不值得中华民族学习？

其八，爱因斯坦这一世界一流的科学家为什么会歌颂中华文化？爱因斯坦，就是那个曾经获诺贝尔物理奖的爱因斯坦，在 1943 年与 1953 年，曾两次高度赞扬中华文化（详见拙作《呐喊之后的文化沉思》81~83 页，新星出版社，2006 年）。这个民族热爱这个民族的文化，这属于正常。这个民族像热爱本民族文化一样去热爱另一个民族的文化，这就属于非常。如果中华民族的文化没有特别优秀之处，不可能会吸引其他民族成员的高度赞扬，尤其是像爱因斯坦这样的一流科学家。试想，如果中华文化真是像何祚庥评价的那样不堪，会引起爱因斯坦的敬重吗？从事物理学研究，这是何祚庥与爱因斯坦的相同点。对中华文化两种截然相反的态度，这是何祚庥与爱因斯坦的不同点。对待中华文化的态度，何祚庥与爱因斯坦两者之间，谁对谁错呢？

丹麦物理学家玻尔，与爱因斯坦一样，属于世界一流的物理学家。由于创建了行星式原子的量子理论，1922 年玻尔获诺贝尔物理学奖。正是这个玻尔，高度赞扬中国的阴阳太极图，并把阴阳太极图设计为自己家族族徽的标志。如果阴阳太极有问题，会赢得玻尔高度赞扬吗？何祚庥与玻尔之间，谁对谁错呢？就学术地位而言，写世界物理史，无论如何也不会缺失玻尔，而何祚庥院士会进入世界物理史吗？学术水准上的差异，是不是对阴阳做出截然不同判断的基本原因？！

其九，文化评价是否可以忘记源头？评价滔滔江河，不能忘记源头，这是普通常识。评价文化，能忘记源头吗？阴阳，第一源头在冬至夏至。冬至夏至区分于立竿测影。影是日影。日影的长短两极就是两至，冬至与夏至。冬至夏至，本身就源于测量与定量，玄吗？阴阳就抽象于两至，两至是阴阳的母源，两至不玄，阴阳会玄吗？太阳回归年的时间长度一分为四为春夏秋冬四时，一分为五为金木水火土五行，四时不玄，五行会玄吗？阴阳五行的批判者与否定者，有知道十月太阳历与十二月太阳历的吗？

源头的文化告诉后人，阴阳之道是器、技、术的母源。以阴阳五行为母源，中华大地上产生出了奇偶之数、度量衡、音律、勾股弦、历、医学、化学、礼仪、建筑学、军事学、疱丁的解牛之技、驼背老人的承蜩之术、围棋博弈之术以及各式各样的器具、工具……打个比喻，如果说阴阳五行为大树之根本，那么，各个领域的器、技、术犹如这棵大树生出的繁茂枝叶。如果看枝叶而忘记根本，或者拿枝叶来否定根本，如此对吗？

站在中华文化立场上看，某个领域的专家，只是一技之士，一术之士，如果一技之士、一术之士拿着自己所领会的一技一术、一枝一叶来否定文化的大根大本，这样做是不是太过分了？！

这里，笔者引用孔夫子留在《论语·为政》中的一句话，希望与读者共勉。子曰："知之为知之，不知为不知，是知也。"

另外，笔者不相信吴文俊先生会说这样的话，因为笔者在《新华文摘》上看到过吴先生的大作《东方数学的使命》一文，文章中吴先生高度评价了中国古代数学。吴先生在文章的开头这样写道："一提到科学或者数学，脑子里想到的就是以欧美为代表的西方科学和数学。我要讲的是，除了以西方为代表的科学和数学之外，事实上还有跟它们完全不同的所谓东方科学与数学。"吴文俊先生的大作发表在2003年12月12日《光明日报》上，被《新华文摘》转载，笔者是在《新华文摘》上看到的。

古代数学属于中华文化的一部分，而且奇偶之数就源于一阴一阳。这些都是基本常识，高明若此的吴文俊先生不会不知道。

这里，还有必要谈谈历史上一位著名数学家对阴阳的评价。刘徽在数学中的贡献，因众所周知，所以在这里不再叙述。总之，写中国数学史与世界数学史，如果缺少中国魏晋时期的刘徽，那么，这部数学史就不足为史了。刘徽撰写《九章算术注》，刘徽在序言开篇的第一句话中就谈到了八卦，就谈到了阴阳六爻。他是这样说的："昔者庖羲氏始画八卦，以通神明之德，以类万物之情，作九九之术，以合六爻之变。"六爻，就是组成六十四卦的阴阳六爻。九九之术，指的是乘法口诀。"爻者，言乎变者也。"《易经·系辞上》告诉后人，爻是表达变化的。刘徽告诉后人，六爻是九九乘法口诀的发源地。刘徽还把算术之根源与阴阳裂变联系在了一起。"观阴阳之割裂，总算术之根源"，这句话出于《九章算术·序》的第二段第一句话中。刘徽与吴文俊同属于数学家，为什么对阴阳的评价截然不同？如果吴文俊先生对阴阳的评价是正确的，那么，刘徽对阴阳的评价就是错误的。可是，刘徽究竟错在哪里呢？当代数学家是否做出合理的解释？

（十一）应该谨记的几个重要论断

《易经》论阴阳，《内经》论阴阳，先秦诸子同样论阴阳，先秦诸子同样把阴阳放在了极其重要的位置上。下面摘录几段先秦诸子对阴阳的认识，供读者欣赏。

《礼记·礼运》：“是故夫礼，必本于大一，分而为天地，转而为阴阳，变而为四时……”

意译：儒家推崇礼，认为礼是人与禽兽的分界线，修身齐家治国平天下都离不开礼。但是，礼是如何制定出来的呢？礼是按照大一制定出来的。大一者，道也。人礼源于道理，人序合于自然之序。所以，儒家论礼，总是与道、与天地、与阴阳、与四时一体而论。

《道德经·第四十二章》：“万物负阴而抱阳，冲气以为和。”

译文：天地万物的成分均包含着阴、阳两种成分，阴与阳在相互激荡中得到完美的统一。

《管子·乘马》：“春夏秋冬，阴阳之推移也。时之短长，阴阳之利用也。日夜之易，阴阳之化也。”

译文：春夏秋冬何以形成？这是阴阳相互推移的结果。时间（日影）为何分短分长？这是阴阳移动的结果。昼夜为何能够转换，这是阴阳变化的结果。

《晏子春秋·内篇》：“平则上下和，和则年谷熟。”

译文：阴阳平衡一年之中则有和风细雨，和风细雨之年肯定是丰收之年。

《庄子·则阳》：“少知曰：‘四方之内，六合之里，万物之所生恶起？’大公调曰：‘阴阳相照，相盖相治，四时相代，相生相杀。欲恶去就，于是桥起，雌雄片合，于是庸有……穷则反，终则始；此物之所有。”

译文：少知问：天地之间的万物缘何而生？大公调答：阴阳相对相应，相摩相推，相互制约，相生互克；阴与阳有来有去，有起有落；阴阳合和，雌雄交配，于是万物常生常有。……阴尽阳来，阳尽阴来，转换，这是阴阳转换的法则，也是万物生息的法则。

《吕氏春秋·明理》：“阴阳失序，四时易节，人民淫烁不固，禽兽胎消不殖，草木庳小不滋，五谷萎败不成……”

译文：如果阴阳错乱了次序，四时颠倒了顺序，就会出现人生百病，禽兽不育，草木不生，五谷不收的局面。

《淮南子·天文训》："道始于一，一而不生，故分而瘘阴阳，阴阳合而万物生。"

译文：生生之源始于一，但是一不能生，所以一分裂为一阴一阳，阴阳合和而后万物产生。

万物从何而来？万物是上帝创造的。这是《圣经》中的答案。

万物从何而来？万物由阴阳合和而生。这是《易经》中的答案，也是诸子百家的答案。

结语：阴阳，是中华文化的基石，也是中医文化的基石。阴阳对于中华文化来说，实在是太重要了。阴阳对于中医文化来说，实在是太重要了。完全可以这么说，不认识阴阳，根本无法打开中华文化、中医文化的大门，所以，必须慎重对待。阴阳，与现代人的距离，实在是越来越远了，这就是笔者在此长时间逗留的原因。

阴阳的第一发源地在太阳回归区分的寒暑，第二发源地在日往月来区分出的昼夜，真诚地希望中医文化批判者与继承者弄懂这两个发源地。

二、 上下逆从： 从物理到病理

阴阳天地，一分类别，二分属性，三分功能。物分其类，此类之物有此类之物之属性，此类之物有此类之物之功能。这是中华先贤对大自然的认识。

积阳为天，积阴为地，讲的是阴阳分类。清阳出上窍，浊阴出下窍；阳气上升，阴气下降，讲的是属性与功能。苹果落地，蒸汽上升，这是不同之物、不同属性、不同功能的具体表现。牛顿的万有引力，只是解释了苹果为什么会落地，但万有引力并没有解释蒸汽为什么会上升。有下降之物，亦有上升之物，为什么？一阴一阳提供了"为什么"的答案。

阳气上升、阴气下降，这是正常顺序。符合正常顺序者为顺为从，反之为逆为乱。

上下逆从的顺序，在中华文化里有多种表达方式。

（一）神话中的上下逆从

大家知道，中华民族有一个盘古开天地的神话。远古时期，宇宙为混混沌沌的一团气，混沌中的盘古，用一把大斧劈开了混沌之气，使之一分为二，变为清气与重气，清气上升变为天，重气下沉变为地。神话所讲的故事很古老，但神话产生的时间却很晚，盘古开天地的神话产生于三国时期。气有类别之分，不同类别的气有不同的属性，清气上升，重气下沉，这是神话中的上下逆从。

神话中的上下逆从为物理。这个物理为广义之物理，广义之物理即万物演化之理。

（二）卦象中的上下逆从

六十四卦中有《泰》《否》两卦。这两卦的基本成分一样，即均由八卦中的《乾》《坤》两卦所组成，相通的成分，为何会组成两个卦象？答案是天地的位置摆放不同。在《泰》卦中，地的位置在上，天的位置在下。而在《否》卦中，天上而地下。天在上，地在下，这是顺理成章的自然之理。可为什么《泰》卦卦象偏偏相反于现实中的自然现象呢？象征否闭的《否》卦的卦象，为什么偏偏与自然现象相吻合呢？不应该这样，为什么这样？是作六十四卦的先贤错了吗？当然不是！这恰恰是中华先贤的高明伟大之处。中华先贤认识到了组成世界的两种基本元素具有不同的自然属性——阳气会自然上升，阴气会自然下降。天气在下而上升，地气在上而下沉，只有如此，天地二气才能相交；天地二气相交，而后有万物的诞生。《泰》卦卦象表现的是自然之理，而非表面的自然现象。《易经·象传》："天地交，而万物通也。"天地交，交的是天地二气。而在《否》卦卦象中，天气在上而上升，地气在下而下沉，天地二气相互背离，万物就不生了。对《否》卦卦象，《易经·象传》："天地不交，而万物不通也。"天气在下而上升，地气在上而沉降，由此才有天地二气相交，天地相交才有万物的生成，这是卦象中的上下逆从。

《既济》《未济》两卦中的水火，相似于《泰》《否》两卦中的天地，所以水火二气之上下逆从也相似于天地二气的上下逆从。

卦象的上下逆从之理为物理——天地自然之理。

（三）文字中的上下逆从

《易经·乾·文言》："本乎天者亲上，本乎地者亲下，则各从其类也。"物分其类，有亲上者，有亲下者；火亲上，水亲下；火焰上升，水流低下，这是文字中的上下逆从。

文字中的水火上下逆从之理同样为物理。

（四）病理中的上下逆从

"寒气生浊，热气生清。清气在下，则生飧泄；浊气在上，则生腹胀。此阴阳反作，病之逆从也。"本篇从阴阳讲到天地，从天地讲到人，阴阳、天地、人体三者之间的第一个共同点就是均分阴分阳，阴阳、天地、人体三者之间的第二个共同点是阳升而阴降。阳升阴降，顺序正常；阴升而阳降，顺序非常。阴阳二气，阳气清，阴气浊。天地二气，天气清，地气浊。人体二气，热气清，寒气浊。人体之所以生病，原因众多，而阴阳升降的顺序错乱，就是病因之一。飧泄与腹胀，是本篇首先讲到的两种疾病。飧泄，病因是阳气的错降。腹胀，病因是阴气的错升。

阴阳，升降顺序错乱，疾病就会产生。《内经》中的阴阳、天地二气的上下逆从，既为物理又为疾病之理。

（五）水火、气味的升降沉浮

阴阳二气在万物之中化为水火与气味，水为阴，火为阳，阳为气，阴为味。在自然之中，火升而水降；在人体之中，气升而味降。利用具有升降功能的气味，可以治疗疾病。辛甘之味为阳，酸苦之味为阴，阴味出下窍，阳气出上窍，这是中华先贤对气味的辨别。气味辛甘发散，酸苦涌泄，这是中华先贤对气味的利用。利用辛甘之味驱寒，利用酸苦之味泻实，这一原则至今还在采用。

《内经》所重视的上下逆从，既是物理也是病理。由苹果落地而发现万有引力，这是牛顿的贡献。万有引力只在物理学中解释了沉降之理，而升腾之理却在万有引力之外，牛顿以及牛顿之后的物理学家均没有对相反于引力之外的力做出解释。中华先贤利用阴阳同时解释了升腾与沉降之物，同时也解释了升腾与沉降之理，这些认识记载在《易经》《内经》之中，延续在了神话之中。令后人骄傲的是，中华先贤将升腾与沉降之理，引入了病因，并由此创建出医病的原则。

三、　阴阳盛衰与疾病

在细菌、病毒与疾病之间建立起必然的联系，是显微镜的贡献，是现代分析手段的贡献。可是，显微镜与分析仪器没有出现的时候，中华先贤是如何论病的呢？答案是：手中没有仪器，眼里有阴阳。

无处不在、无时不在的一阴一阳，是中华先贤论病的依据。阴阳的偏颇，一可以论疾病的产生，二可以论疾病的治疗，三可以论益寿延年的养生。

阴胜则阳病，阳胜则阴病。阳胜则热，阴胜则寒。胜者，过也，盛也。过者成灾，盛者为害。《易经》直接告诉人们："一阴一阳之谓道。"《内经》间接告诉人们："偏阴偏阳之谓病。"《内经》认为，阴阳之间应该是平衡关系。阴阳平衡，人体安康。阴阳失衡，疾病乃生。阴阳之间的平衡被打破了，疾病就产生了。

本篇讲肿痛。人有肿痛之病。肿痛之病因，用显微镜与分析仪器，可能会解释出与这种或那种细菌有关。但在本篇之中，肿痛之病与阴阳寒热之偏颇有关：阴盛生寒，阳盛生热；寒伤形，热伤气；气伤痛，形伤肿。治疗肿痛，西医的方法是消炎。治疗肿痛，中医的方法则是平衡寒热，平衡阴阳。

阴阳论病，不但能论肿痛，而且可以论人体之中的一切疾病。气血之病，虚实之病，寒热之病，表里之病，脏腑之病，都可以归于阴阳范畴之内。阴过了，阳病；阳过了，阴病。阳病热，阴病寒；阳病狂，阴病静。举例而论，狂躁之病应属阳过之病，自闭症（儿童孤独症）应属阴过之病。

阴阳之间是可以转化的。重寒则热，重热则寒，重阴必阳，重阳必阴，《内经》用不同的方式在讲述着物极必反，即阴极生阳、阳极生阴的哲理。上一篇《素问·金匮真言论》讲阴阳互根，即阴根于阳，阳根于阴；本篇讲阴阳转化，阴与阳时刻都在运动，阴与阳时刻都在转化。

阴阳在《易经》《内经》中，有体内体外之分。体外的阴阳为天地，为昼夜，为日月，为水火，为雷风，为寒暑，为山泽，为奇偶，为牝牡，为所有既对立又不可分离的两种元素。体内的阴阳为男女，为脏腑，为气血，为经络，为背腹，为寒热，为动静，为喜怒，为所有既对立又不可分离的两种元素。体外阴阳的平衡，则有生存之平安；体内阴阳的平衡，则有人生之平安。

以阴阳论病与以细菌、病毒论病是有差别的。差别在于，以细菌与病毒论病只论具体，不论根本；以阴阳论病，既论根本，又论具体。细菌与病毒的认识会无限地延伸下去，永远会有新发现，可以断言，如果对细菌与病毒进行归类，细菌与病毒永远也不会超越一阴一阳的范围。如果在今后的医学研究中，站在阴阳这一根本立场上，有预见地去探索新问题，那么，显微镜与分析的方法可能会发挥出更大的甚至是意想不到的作用。

　　阴阳之道既是治病之道，亦是治国之道。对阴阳之道做出错误的解释，其严重后果有两种：一是误病；二是误国。

　　下面谈谈由于道的变质即阴阳关系变质对整个中华民族所产生的严重危害。

　　阴阳之道，在中华大地上有一个从正道到伪道的变化。《易经》所创建、《内经》所延续的道是"一阴一阳之谓道"。西汉董仲舒创建了一个与正道相反的伪道——"阳为阴纲之谓道"。董仲舒以阴阳关系论君臣、父子、夫妻关系，论出了阳为阴纲。《春秋繁露·基义》："君臣、父子、夫妇之义，皆取诸阴阳之道；君为阳，臣为阴；父为阳，子为阴；夫为阳，妇为阴……王道之三纲，可求于天。"正是在这一论断基础上，演化出了贻害整个中华民族的"三纲"，即"君为臣纲，父为子纲，夫为妻纲"。

　　在这一论断中，"一阴一阳之谓道"变质为"阳为阴纲之谓道"。道在这里发生了质的变化。

　　道的质变，使中华民族的伦理关系发生了质的变化，由正道即一阴一阳之谓道所演化出的君臣关系、父子关系、夫妻关系是相互负责、相互关心的合和关系，由伪道即阳为阴纲之谓道所演化出的君臣关系、父子关系、夫妻关系是一方发号施令、一方绝对服从的纲目关系。更重要的是，阴阳之道本来位于君之上、父之上、夫之上，道是可以评判君、父、夫的。而在"三纲"之道里，君、父、夫就等同于道，"三纲"之"纲"完全失去了道的约束。西方民族做人讲的是上帝之理，中华民族做人讲的是道之理，信错了道就如同西方人拜魔鬼为上帝，而西汉之后的两千年里，中华民族所信奉的道理恰恰是伪道之理。中华民族从文明先进沦落至八国联军、日本等谁都敢打，其病因就在这里：从信奉"一阴一阳之谓道"到信奉"阳为阴纲之谓道"。

　　董仲舒用阴阳之道论治国之道，把阳的作用推到了极端，彻底否定了阴的作用。董仲舒说："阳常居大夏而生育长养万物，阴常居大冬而积于空虚不用之处。"这句话董仲舒与汉武帝论国家兴旺之道时说过，在《春秋繁露》一书中反复说过。以阴阳之道论治国之道，出发点完全正确，问题是董仲舒完全弄错了阴阳关系。《易经》《内经》里的阴阳，是相互为根的阴阳，是须臾不可分离的阴阳，是相互推动的阴阳。而在董仲舒这里，有用之阴变成了无用之阴，须臾不可分离的阴阳变成了相互分离的阴阳，阴阳互动变成了一阳独动。董仲舒的这句话基本错误有三：一是把阳的作用绝对化了，二是把阴的作用完全否定了，三是把须臾不能分离的阴阳分离了。形而上的阴可以置于"空虚不用之处"，形而下的臣、子、妻自然可以置于"空虚不用之处"。中华大地上的大多数人的作用被这一论断轻而易举地否定了。大多数人的作用不能发挥，中华民族除了落后，还有另一条路可走吗？

"周公曰：'冬日之闭冻也不固，则春夏之长草木也不茂。'"这是《韩非子·解老》篇中引用周公的话。这句话的意思，简而言之，即：冬不寒夏不长。韩剧《大长今》中不但有"冬不落雪，夏不丰收"的哲理，而且还有"冬不落雪，夏有瘟疫"的论断。中原农村有"小麦盖过三床被，小孩搂着蒸馍睡"的民谣。周公强调大冬的作用，强调大冬的作用就是强调阴的作用。朝鲜半岛与中原民间还保留有"冬不寒夏不长"的哲理，对比之下，董仲舒的"阴常居大冬而积于空虚不用之处"之说还会站住脚吗？

弄错了阴阳关系，一要误病，二要误国，这就是阴阳对于中华民族的重要性。所以说，医生研读《内经》可以治病，政治家研读《内经》可以治国。历史上之所以有"不为良相，便为良医"之说，道理就在于此。

四、 时空物·时空人·圆周运动

（一）何谓六合

"会通六合"，这是黄帝请教岐伯时说出的观点。六合者，东西南北上下也。论病为何论东西南北上下之空间呢？这与中华先贤的时空观有关。中华先贤认为，时空物三者是一体关系，时空人三者也是一体关系。

从八卦开始，中华先贤建立了三维结构的空间观。上下一维，东西一维，南北一维，六个向度中的上下一维贯穿的是天地，平面上的两维其一维贯穿的是东西，另一维贯穿的是南北。六合之六，是中华先贤所画出的六个可以无限延伸的方向。六合之内，则是广袤的空间。

时空密不可分。《易经·说卦》诠释八卦，用文字表述了八卦与时空之间、时空与物之间的对应关系。《震》卦对应春天，春天对应东方，春天对应万物之生；《离》卦对应夏天，夏天对应南方，夏天对应万物之长；《兑》卦对应秋天，秋天对应西方，秋天对应万物之熟；《坎》卦对应冬天，冬天对应北方，北方对应万物之藏。

（二）时空物的对应

研究时间与空间，目的之一是找出万物与时空的对应关系。

三维空间中的两维，东西一维连接着春秋，南北一维连接着冬夏。春生、夏长、秋收、冬藏，这是万物与时间的联系。东主生，南主长，西主收，北主藏，这是万物与空间的联系。

（三）时空人的对应

研究时间与空间，目的之二是找出人与时空的对应关系。《易经》告诉人们，物在时间中，亦在空间中；人在时间中，亦在空间中。《内经》进一步告诉人们，人在时空中，病亦在时空中。

本篇将五脏与时空进行了一一对应，具体对应是：肝对应东方、春天，心对应南方、夏天，肺对应西方、秋天，肾对应北方、冬天，脾对应中央、长夏（每个季节的最后的十八天）。

如此对应关系，实际上画出了一幅疾病与时空对应的简图：春之病，病在肝；夏之病，病在心；秋之病，病在肺；冬之病，病在肾；长夏之病，病在脾。

如果认识与牢记了这幅简图，医生就会在某一季节来临之际，对可能发生的某种疾病有一个基本预测。

如果认识与牢记了这幅简图，医生就会在某一季节的某一天、某一天中的某一时段，对患者的疾病有一个基本预测。

（四）人体内外的对应

本篇告诉人们，人体内部各个组成部分存在着对应关系。

五脏与五官的对应：肝开窍于目，心开窍于舌，肺开窍于鼻，肾开窍于耳，脾开窍于唇。

五脏与五体的对应：肝主筋，心主脉，肺主皮，肾主骨，脾主肉。

五脏与五情的对应：怒伤肝，喜伤心，忧伤肺，恐伤肾，思伤脾。

五脏与五味的对应：酸入肝，苦入心，辛入肺，咸入肾，甘入脾。

五脏与五色的对应：肝色青，心色赤，肺色白，肾色黑，脾色黄。

五脏与五音五声的对应：肝音角，心音徵，肺音商，肾音羽，脾音宫；肝声呼，心声笑，肺声哭，肾声呻，脾声歌。

五脏与五行的对应：肝应木，心应火，肺应金，肾应水，脾应土。（表1－5－1）

表 1-5-1   人体与时空相互对应图表

对应	人体五脏				
	肝	心	肺	肾	脾
空间	东	南	西	北	中
时间	春	夏	秋	冬	长夏
五行（属）	木	火	金	水	土
五官（开窍）	目	舌	鼻	耳	唇
五体（主）	筋	脉	皮	骨	肉
五情（伤）	怒	喜	忧	恐	思
五味（入）	酸	苦	辛	咸	甘
五色	青	赤	白	黑	黄
五音	角	徵	商	羽	宫
五声	呼	笑	哭	呻	歌
五行（应）	木	火	金	水	土

　　树根与枝叶是一个整体，一旦发现树叶枯萎，就可以推测树根出现问题。同样的道理，人的五脏发生了疾病，也会在五官上有所反映。在解剖手术刀下，肝脏与眼睛没有任何关系，但在《内经》之中，眼睛与肝脏之间存在着必然联系。无数实例证明，眼睛与肝脏之间的确存在着联系，因为人一旦患上黄疸型肝炎，肯定会反映到眼睛上。

　　五官异常可以判断五脏之疾病，颜色的异常、声音的异常、情绪的异常同样可以判断五脏之疾病，这种由表论里、由枝叶论根本的论证方法，是中华先贤所创建的优秀的认识论。这种认识论的优秀之处有五：一是正确把握了天地人之间、时空人之间、整体与具体之间的相互联系；二是准确把握了五脏中某一脏与五官中某一官的联系；三是准确把握了五脏之色与面部颜色之间的源流关系；四是使学医者易于掌握，易于应用；五是摆脱了对仪器的依赖。

　　如果认识与掌握了人体内外的对应关系，望其神、闻其声、问其由、切其脉的望闻问切就会发挥出神奇的作用。

　　五味、五声、五脏、五色，这些词语不但出现在《内经》之中，在《礼记》《管子》《左传》中同样可以看到。时空、五味、五声、五脏、五色这些不仅仅是治病之理，而且是孔子、管子之前的"先王"即中华先贤所一直研究的治国之理。《左传·昭公·二十年》通过晏子之口还讲出了五味、五声相通治国之理："先王之济五味、和五声，以相成也。"治病之理与治国之理相似相通，在此处又一次得到验证。

此处需要比较一下人类对"咸伤血"的认识。中央电视台曾在新闻联播节目中播送过美国的一项最新研究成果，东南亚地区之所以高比例发生脑血管疾病，其原因是由于过度嗜咸。韩国电视剧《大长今》中，人物对白中谈到"咸可以使血变混"。美国的研究成果是现代人的认识。韩国电视剧所表现的是几百年前（相当于中国明朝）的认识，而在中华大地上，"咸伤血"的认识记载于两千多年前，而认识成熟的时间肯定早于记载的时间。

（五）圆环与环流

本篇用一个圆环和环流运动解答了三大问题：

其一，东西南北四方成了一个圆环，圆环一直在做环流运动。

其二，春夏秋冬四季组成了一个圆环，圆环一直在做环流运动。

其三，风、热、湿、燥、寒五种气候组成了一个圆环，圆环一直在做环流运动。

人在时间中，人在空间中，人在五种气候中，因为时空、气候在做环流运动，所以人也随之一起在做周而复始的运动。人随时空而运动，例如五脏受五种气候的影响，情绪会随四时变化而变化，口味会随四时变化而变化，声音会随四时变化而变化……

《内经》为何将整个世界看作是动态的，又为何将动态轨迹看成是环状的，要弄清这一重要立场，需要回顾《易经》与先秦诸子。

1.《易经》中的圆与圆周运动　八卦在平面上可以摆成一个圆环，六十四卦在平面上同样可以摆成一个圆环。八卦所表达的是现实世界，六十四卦所表达的同样是现实世界。卦象告诉人们，现实世界呈圆环状。《易经》经传文字告诉人们，现实世界在做周而复始的环流运动。请看《易经》中的几个论断。

其一，《泰》卦九三爻辞："无平不陂，无往不复。"

其二，《易经·蛊·象传》："终则有始，天行也。"

其三，《易经·系辞上》："原始反终，故知死生之说。"

其四，《易经·系辞上》："曲成万物而不遗。"

其五，《易经·系辞上》："一阖一辟谓之变，往来不穷谓之通。"

无往不复者，有去有来也，循环运动也。终则有始与原始反终者，终点之处就是起点也，周而复始也。曲者，圆周也。昼夜之变、寒暑之变均为阖辟之变，所以，其运动形式均为往来不穷。上述五个论断从不同的角度讲述了两大问题：一是如环无端的圆形；二是周而复始的圆周运动。《易经》中的文字，都是对卦的诠释。文字中的圆形与圆周运动，实际上是太极、八卦以及六十四卦的形状与运动轨迹。

2.《道德经》中的圆与圆周运动　老子认为，形上形下世界，均为圆形世界，圆形世界一直在做圆周运动。请看以下三个论断。

其一，《道德经·第十四章》："无物之象，是谓惚恍。迎之不见其首，随之不见其后。"

其二，《道德经·第十六章》："夫物芸芸，各复归其根。……公乃全，全乃天，天乃道，道乃久，没身不殆。"

其三，《道德经·第二十五章》："有物混成，先天地生。寂兮寥兮，独立而不改，周行而不殆，可以为天地母。吾不知其名，故强字之曰道，强为之名曰大。大曰逝，逝曰远，远曰反。"

无物之象，道也。首者，起始也；后者，尾巴也。迎之不见其首，随之不见其后，首尾相接也。首尾相接者，圆周也。圆形世界一直在做首尾相接的圆周运动。

夫物芸芸，形下世界也。各复归其根，各按其道做循环运动也。全者，周遍也。周遍合自然，自然合天，天合道，道逝远，远则返。从形下世界追溯到形上世界，形下形上两个世界均为圆形世界，圆形世界一直在做首尾相接的圆周运动。

天地母、道、大，三个不同的名字，均在表达生生之源。周行者，圆周运动也。逝者，去也。反者，返也，循环也。老子对世界的认识，与八卦所揭示的哲理是一致的。

3.《鹖冠子》中的圆与圆周运动　"斗柄东指，天下皆春。斗柄南指，天下皆夏。斗柄西指，天下皆秋。斗柄北指，天下皆冬。"这一重要论断出于《鹖冠子·环流》。斗柄者，北斗星之柄也。东指、南指、西指、北指者，环状运动也。环者，无端之环也。无端之环，圆周也。天上的斗柄一直在做圆周运动，地上的四时一直在做圆周运动，地上的圆周运动合于天上的圆周运动。"物极则反，命曰环流"。这是出现在《鹖冠子·环流》结尾处的结论。这一结论表述的是天地万物的运动状态。（图1-5-1）

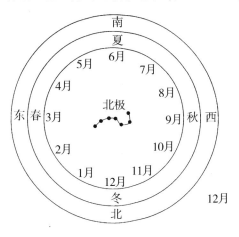

图1-5-1　斗柄指向定时图

4.《吕氏春秋》中的圆与圆周运动　《吕氏春秋》一书中有《圜道》篇。《吕氏春秋·圜道》认为，天道为圜道，昼夜之行、星辰运转、四时更替均为圜道，万物生息亦为圜道，云变水、水变云同样为圜道……形上形下一切都在做圆周运动，运动的特点是"还周复归"。

西方到了近代，才由开普勒、牛顿揭开了行星与地球的圆周运动之谜。

通过回顾可以知道，从《易经》到先秦诸子，对世界的认识是共同的：形上形下世界、宏观微观世界为动态的世界，世界之动为圆周运动。《内经》对世界的认识与《易经》完全一致，与先秦诸子完全一致。

如果认识与牢记了世界之形为圆环状，世界之动为圆周运动，医生就会在某一季节出现某一病做出合理的判断，同时也会对某一疾病的下一步转化做出合理的预测。

五、　人生历程为自然衰老过程

人生历程生也自然，死也自然。生长、坚实、衰老、死亡是一个自然过程。

本篇以四十、五十、六十岁三个年龄段为界划分出了生命的三种状态：四十岁阴气自我减半，起居动作渐渐不灵便；五十岁身体笨重，眼花不明；六十岁肾气大衰，九窍不利，淌鼻涕、流眼泪，老态现矣。

为防止衰老，世界上很多民族选择了求助神灵，唯我中华先贤选择了自我养生。养生有自身的规律，这就是本篇所讲的"七损八益"。

损益者，补泻也。损即泻，益即补。虚则补之，实则泻之。阴虚补阴，阳实泻阳，如是即为损益。遵照"七损八益"之理进行养生者，即为养生知道者。

《素问·上古天真论》指出，人生有"女七七，男八八"的变化规律。女子每七岁一个变化，男子每八岁一个变化，女子五七三十五岁是一个转折点，男子五八四十是一个转折点。转折前后，现象上的明显不一样有三：

其一是脸上的青春之气不见了，取而代之的是越来越多的皱纹与暮气。

其二是眼睛开始昏花。彝族同胞用形象的语言形容眼睛的变化："老在眼上，一个看成俩。"

其三是头上的头发开始变化，又黑又亮又密的头发开始稀疏，开始花白。

现象上的变化是这样，现象背后的变化是什么？本篇指出，现象背后的变化是体内阴阳二气的变化。"年四十，而阴气自半也。"人一过四十岁，体内阴气就自动衰退了一半。一阴一阳之谓道。阴气发生变化，阳气肯定也随之发生变化。阴气衰退一半，阳气也自然随之衰退。体内阴阳二气的变化是看不见的，但是，正是这些看不见的变化决定着看得见的现象变化。

希望四十岁的读者，阅读本篇之后，能够在年四十到来之际及时养阴。

"气大衰，九窍不利"。大便、小便，两便在九窍之二。大便便秘，小便不利，原因在于"气大衰"。前列腺炎，为西医所界定的中老年人的常见病。治疗此病，西医的治疗往往是一割了事。实际上割掉的是病之果，割掉的并不是病之因。如果在割掉病果之后，再加上补气，才能真正去掉病因。中西医结合，此处也是一个结合点。

六、《马王堆古医书》 论损益

1973 年长沙马王堆汉墓中出土的帛书中，有丰富的医书资料，后被专家编辑为一部《马王堆古医书》。书中有《天下至道》一篇，其中谈到了"七损八益"，一是谈到了损益的重要性，二是谈到了损益的具体内容，三是出现与本篇相似的一个结论，现将《马王堆古医书·天下至道》篇中论"七损八益"的内容摘录如下，供读者了解。

首先，《马王堆古医书·天下至道》谈了七损八益与人之衰老的关系。《天下至道》："气有八益，又有七损。不能用八益，去七损，则行年四十而阴气自半也，五十而起居衰，六十而耳目不聪明，七十上枯下脱，阴气不用，涕泣流出。"

这段论述分两个层次。第一层次讲的是损益的关键处。七损损在哪里？八益益在何处？答案是：损在气，益也在气。第二层次讲的是不能去损用益的危害。不善用损益，其危害是加快人的衰老。衰老的具体步骤是：四十岁体内阴气就会减退一半，五十岁日常生活举止明显衰退，六十岁听力与视力就会大幅度减弱。七十岁骨肉开始枯竭，乃至于眼泪、鼻涕自流。

其次，《马王堆古医书·天下至道》介绍了"七损八益"的具体内容。

"八益：一曰治气，二曰致沫，三曰知时，四曰畜气，五曰和沫，六曰积气，七曰待盈，八曰定倾。"

"七损：一曰闭，二曰泄，三曰竭，四曰勿，五曰烦，六曰绝，七曰费。"

八益中的第一益是治气。治气，实际上就是调整呼吸。

八益中的第二益是致沫。致沫，就是聚积口中的唾液。

八益中的第三益是知时。知时，就是知天时，将人时合于天时。

八益中的第四益是畜气。畜气，即积蓄精气、元气。

八益中的第五益是和沫。和沫，即混合口中的唾液。

八益中的第六益是积气。积气，即不断地积累精气。

八益中的第七益是待盈。待盈，即保持旺盛的精力。

八益中的第八益是定倾。定倾，即保持精神镇静。

七损中的第一损曰闭。所谓闭，指的是精道闭塞。

七损中的第二损曰泄。所谓泄，指的是精华遗泄。

七损中的第三损曰竭。所谓竭，指的是精力枯竭。

七损中的第四损曰勿。所谓勿，指的是力不从心，所用不能。

七损中的第五损曰烦。所谓烦，指的是精神烦乱。

七损中的第六损曰绝。所谓绝，指的是气血偏颇。

七损中的第七损曰费。所谓费，指的是精血耗费。

损，是有害的，是应该避免的。益，是有益的，是应该经常坚持的。七损，强调的是七个应该避免、医疗的症状，八益，强调的是应该注意，应该坚持的八种养生方法和手段。

"行年四十而阴气自半也"。《马王堆古医书·天下至道》中出现这个结论与本篇的结论完全一样。两个相同的结论告诉人们，人的衰老与气的衰退有着直接关系。两个相同的结论告诉人们，一损二损三损四损，归根结底是损在气上；一益二益三益四益，归根结底应该益在气上。

养生，养在气上。养生，不能忘记一个"气"字。这是中华先贤的独特发现，希望后世子孙应该记住这一点。

七八两个数，一奇一偶，为何七论损八论益？在河图之中，八代表四时之春，七代表四时之夏，春季是阳气继续上升的季节，夏季是阴气下降的起始点，上升为益，下降为损。这是笔者以河图之数诠释的七损八益，正确与否，敬请读者评判。

七、 良医·良术·大道

众所周知，此处有病，治在此处，这是西医的基本方法。"头痛医头，脚痛医脚"，就是对这一基本方法的形象概括。手术刀解剖的是冰冷的尸体；显微镜看到的是孤零零的器官；显微镜无法观察活生生的人，手术刀也无法发现相互联系的系统，例如五脏与五官之间的联系，之所以产生"头痛医头，脚痛医脚"的方法，根源就在于此。

此处有病，可以治在彼处，这是中医所持的基本方法。"从阴引阳，从阳引阴。以右治左，以左治右。以我知彼，以表知里"。这是本篇所出现的奇妙的治病方法。

此处有病，为何会治在彼处？还需要从一阴一阳这一根本处谈起。前面已经谈到，阴阳可以论脏腑，论气血；因为阴阳是动态的，是相互为根、相互转换的。所以，动态的阴阳可以论动态的脏腑、动态的气血以及动态的疾病。正是在这样的认识下，产生了"左有病治于右，上有病治于下，阴有病治于阳"的奇特方法。

人是动态的人，病是动态的病，治病治在未病之时，有此境界者，方为良医。此有病治于彼，左有病治于右，表有病治于里，阴有病治于阳，有如此之术者，方为良医。良医讲究良术，良术基于对道的精辟认识，这就是中医的独特之处。

《圣经》中的上帝只管如何做人，不管如何治病；中华文化里的道既管如何做人，又管如何治病。产生天地万物的道与立人之道、治病之道是一个道，立人之道、治病之道是造物之道的分支，也与古希腊哲学中的总逻各斯与无数小逻各斯的关系有相似之处。医之大道，根于产生天地万物的那个道，这是为医者应该清楚的基础理论。（表1-5-2）

表1-5-2　　　　　　　五行、五脏、五味、时空对应表

五　行	木	火	土	金	水
天干（计日）	甲乙	丙丁	戊己	庚辛	壬癸
计时	平旦	日中	日昳	下晡	夜半
地支	寅卯	巳午	辰丑戌未	申酉	子亥
五方	东	南	中	西	北
五季	春	夏	长夏	秋	冬
五脏	肝	心	脾	肺	肾
五腑	胆	小肠	胃	大肠	膀胱
五味	酸收	苦坚	甘缓	辛散	咸软

阴
阳
离
合
论
篇
第
六

原 文

黄帝问曰：余闻天为阳，地为阴；日为阳，月为阴。大小月三百六十日成一岁，人亦应之。今三阴三阳，不应阴阳，其故何也？岐伯对曰：阴阳者，数[1]之可十，推[2]之可百，数之可千，推之可万，万之大不可胜数，然其要一也。天覆地载，万物方生，未出地者，命曰阴处，名曰阴中之阴；则出地者，命曰阴中之阳。阳予之正，阴为之主。故生因春，长因夏，收因秋，藏因冬，失常则天地四塞。阴阳之变，其在人者，亦数之可数。

帝曰：愿闻三阴三阳之离合也。岐伯曰：圣人南面而立，前曰广明，后曰太冲。太冲之地，名曰少阴，少阴之上，名曰太阳，太阳根起于至阴，结于命门，名曰阴中之阳。中身而上，名曰广明，广明之下，名曰太阴，太阴之前，名曰阳明，阳明根起于厉兑，名曰阴中之阳。厥阴之表，名曰少阳。少阳根起于窍阴，名曰阴中之少阳。是故三阳之离合也，太阳为开，阳明为阖，少阳为枢。三经者不得相失也，抟而勿浮[3]，命曰一阳。

帝曰：愿闻三阴。岐伯曰：外者为阳，内者为阴。然则中为阴，其冲在下，名曰太阴，太阴根起于隐白，名曰阴中之阴。太阴之后，名曰少阴，少阴根起于涌泉，名曰阴中之少阴。少阴之前，名曰厥阴，厥阴根起于大敦，阴之绝阳，名曰阴之绝阴。是故三阴之离合也，太阴为开，厥阴为阖，少阴为枢。三经者，不得相失也，搏而勿沉，名曰一阴。

阴阳𩅦𩅦[4]，积传[5]为一周，气里形表而为相成也。

⊙注⊙释

1. 数（shǔ）　本篇中的数有双重含义：一是数目之数；二是点数，计算。

2. 推　推演，推理，演绎。

3. 抟（tuán）而勿浮　抟，聚。浮，漂散，不固定。阳脉多浮，此勿浮是指不过于浮。抟而勿浮，就是结合而不散的意思。

4. 䡴（chōng）　形容阴阳之气运行不息。张介宾："言阴阳之气，运动无已也。"

5. 积传　积，集聚。传，流传。积传，指阴阳经气的集聚与流传。《难经》告诉后人，经脉之气昼夜之间在人体之中运行一周。《难经·一难》："人一呼，脉行三寸，一吸脉行三寸；呼吸定息，脉行六寸。人一日一夜，凡一万三千五百息，脉行五十度，周于身，漏水下百刻，荣卫行阳二十五度，行阴亦二十五度，为一周也。"

⊙题⊙解

阴阳者，一阴一阳也。离者，分也，分裂而变也。阴阳分裂而变，一分为二，二分为四，产生形下之万物。合者，会合也，合并也。阴阳合二而一，归于形上之一气。阴阳既可以一分为二，又可以合二而一。

阴阳离合，具有多重含义：其一，阴阳之离在自然界是阴阳的分裂而变，阴阳的分裂而变可以形成万物；阴阳之合即天地万物为一体关系；其二，在人体之中，阴阳分裂而变形成经络，阴阳之合合为经络之贯通。一阴一阳既会分又会合，分而言之曰离，并而言之曰合。阴阳分裂会引起变化，阴阳之合会继续变化，阴阳变化的哲理化为本篇内容，即为《阴阳离合论》。

阴阳出于寒暑。太阳回归年一分为二为一寒一暑，一分为四为春夏秋冬，一分为五为金木水火土五行，一分为六为风寒湿、热燥暑六气，一分为八为太阳历八节，一分为十二为十二月，一分为二十四为二十四节气，一分为七十二为七十二候，还可以继续分下去，分为三百六十五天、三百六十六天。分即是离。无论怎么分，但是仍然可以合而为一。在太阳回归年之内，寒暑可以合而为一，四时可以合四为一，六气可以合六为一，八节可以合八为一，十二月可以合十二为一……

明白了以上常识，才能明白"阴之与阳，异名同类"的所以然，才能明白"精、气、津、液、血、脉"六名一气的所以然。

《素问·阴阳离合论》讲的是根本与枝叶的关系。一条根千条枝万片叶。可以一分为千，一分为万，也可以合千为一，合万为一。"千江有水千江月，一月普现千江水，千江水月一月摄。"借助禅宗这一偈语，可以帮助理解《素问·阴阳离合论》。

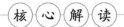

道生万物之后，并没有像上帝那样凌驾于万物之上，而是留在了万物之中。无形之道位于有形之物之中，形成了确实存在但解剖学又无法发现的经络。令世界惊叹不已的经络，首先是在本篇出现的。

三百六十天，太阳回归年之大数，是在开篇处出现的。岁属太阳历，以三百六十天为一岁，显然太阳历是本篇的核心。十二月太阳历分四时，四时十二月太阳历是本篇论证问题的依据。

万物出土之前为阴中之阴，出土之后为阴中之阳。圣人南面而立，其前后可分太阳、太阴。太阳、阳明、少阳为三阳，太阴、厥阴、少阴为三阴。手三阴三阳，足三阴三阳，六阴六阳，共有十二条经脉。

一、 可变的阴阳与可推理的数

本篇以黄帝的疑问开篇。

黄帝困惑的问题是：既然人体相应于天体，可为什么三阴三阳的经络之数与天地日月的阴阳之数对应不起来呢？

岐伯以可推理的数作出了解答：以阴阳为基础产生了数，阴阳是可变的阴阳，数是可变可推理的数，一而十，十而百，百而千，千而万，至于无穷，复返于一。在岐伯的解释中，阴阳有无穷之变，数有无穷之变。可变之阴阳、可变之数体现在人体与万物中，有量的差别，即十与百、百与千、千与万的差别，但起于阴阳、归结于阴阳的原则是一致的。人体中三阴三阳的经络之数与天地日月的阴阳之数对应不起来，只是量上的差别，而不是根本上的差别。

十二脉对应的是十二月，这是下一篇的解释。

这里有必要认识一下"数字表达法"。岐伯用数字的变化表达了阴阳裂变，这一方法是《易经》所开创、由先秦诸子所延续的常用方法。

（一）数字可以表达整个世界

《易经·系辞下》："阳卦奇，阴卦偶。"卦分奇偶，这就告诉人们，凡是卦表达的内容均可以用奇偶之数来表达。八卦表达的是现实世界，这就是说，现实世界是可以用奇偶之数来表达的。

（二）数字可以表达天地万物的演化

《易经·系辞上》："是故《易》有太极，是生两仪。两仪生四象，四象生八卦，八卦生吉凶，吉凶生大业。"以太极为一，一生二，二生四，四生八。几个极其简单的数字表达极其复杂的问题从无到有的演化。

《道德经·第四十二章》："道生一，一生二，二生三，三生万物。"从一到二，由二到三，由三而万，老子用几个数字的变化描述了天地万物的演化。

（三）数字可以表达一事一物

《左传·僖公十五年》："物生而后有象，象而后有滋，滋而后有数。"《左传》告诉人们，一物有一物之象，一象有一象之数。

数可以表达天地万物，这是《内经》与《易经》《道德经》《左传》的共同之处。数可以表达经络，这是《内经》的特殊之处。

二、独特的取象比类

解答可变之阴阳，解答人体经络的阴阳分类，岐伯采用的方法是先论空间之阴阳，后论人体之阴阳。

空间之阴阳如何论？天为阳，地为阴，阴阳相合，万物方生。地面之下为阴，未长出地面者称为阴中之阴；地面之下为阳，长出地面者称为阴中之阳。有阳气万物才能生长，有阴气万物才能成形。正常秩序是春季主生，夏季主长，秋季主收，冬季主藏。阴阳二气秩序失常，具体表现就是四时之序错乱。阴阳变化，有着严格的规律性，以太阳历为基础，完全可以找出阴阳二气变化在数字上的规定性。

人体之阴阳如何论？圣人南面而立以定位，面之前为阳而身后为阴。面对的南方称为广明，身后称为太冲。太冲之地，名曰少阴。少阴之上，名曰太阳。太阳根植于至阴，止于命门，此顺序为阴中之阳。以经络而论，即：太冲脉与足少阴肾经相合，与足少阴肾经为表里的是足太阳膀胱经，足太阳膀胱经起于足小趾外侧至阴穴，上行结于眼睛，所以称太阳膀胱经为阴中之阳。

以人身上下而论，上半身属广明，下半身属太阴，广明与太阴之间即太阴之前为阳明，足阳明胃经起于足大趾次趾端的厉兑穴，所以称足阳明胃经为阴中之阳。厥阴之表为少阳，足少阳胆经起于足小趾次趾端的足窍阴穴，所以称足少阳经为阴中之少阳。

广明即太阳。太阳—阳明—少阳，如此者，三阳之顺序也。以三阳离合而论，太阳为表为开，阳明为里为阖（合），少阳居中为枢纽之枢。三阳经之间，相互独立，又相互联系，一分为三又合三为一，所以三阳经合起来可以称为一阳。

黄帝说，希望听一听三阴经开合的有关内容。岐伯回答说，在外的称为阳，在内的称为阴。腹中属阴，在太冲脉之下称为太阴，足太阴脾经起于足大趾端的隐白穴，所以称足太阴为阴中之阴。

足太阴脾经的后面为足少阴肾经，足少阴肾经起于足心的涌泉穴，所以称足少阴肾经为阴中之少阴。

足少阴肾经的前面为足厥阴肝经，足厥阴肝经起于足大趾毛丛中的大敦穴，阳气已尽，所以称足厥阴为阴中绝阳。两阴交尽，一阳将生，所以又称阴中绝阴。阳极生阴，阴极生阳。三阴经的离合关系是，太阴为阴气之盛主开，厥阴为阴气之尽主合，少阴为阴气初生主枢。三条经脉的作用相互协理，团聚在一起而不沉潜于内，合于一即为和调的阴气。

阴阳气血循环往复，周流不停，气行于内，形现于外，于是阴阳离合相成。

岐伯所持的这种方法，是一种为中华民族所独有、为《内经》所常用的一种方法，这种方法称为取象比类，也有人称为取象类比。取象类比，这种方法用通俗的话来说，就是用大宇宙来比小宇宙。何谓小宇宙？一男一女之体也。用大宇宙模样论人之模样，用大宇宙的成分论人之成分，这个方法《圣经》用过，《奥义书》也用过，若论精致细微，均达不到《内经》的水平。

取象比类的方法，为伏羲氏所开创。《易经·系辞上》："圣人有以见天下之赜，而拟诸其形容，象其物宜，是故谓之象。"这里所说的象，就是八卦。象即是八卦，八卦即是象。象的诞生，既诞生了中华大地上的第一篇文章，也诞生了取象比类这种观察世界的方法。《易经·系辞上》告诉人们，卦源于对天地万物的观察与归纳，中华先贤把繁杂的天地万物归纳在了简易的卦象之中。简易的卦象既然是对天地万物的归纳，反过来又可以解释天地万物。

"天地定位，山泽通气，雷风相薄，水火不相射。"《易经·说卦》告诉人们，卦可以作为一种模式来解释天地万物。

"乾为马。坤为牛。震为龙。巽为鸡。坎为豕。离为雉。艮为狗。兑为羊。"《易经·说卦》告诉人们，卦还可以作为一种模式来解释一事一物。

"乾为首。坤为腹。震为足。巽为股。坎为耳。离为目。艮为手。兑为口。"《易经·说卦》告诉人们，卦还可以作为一种模式来解释人体的各个部分。

《易经·说卦》还告诉人们，卦可以象征树木、竹子、石头、圆环乃至于某种疾病等各种事物。

源于天地万物的象，反过来又可以解释天地万物以及一事一物，此之谓"取象比类"。取象比类的方法在天人之间、物人之间、物物之间、人体内外之间、时空人之间、时空物之间架起了自由对比与自由沟通的桥梁。

取象比类，海峡两岸不同时期所出的《辞海》《大辞典》中，均没有收录这个词，但是，这个词一直被中医界所沿用。

取象比类在《内经》中具体体现在"三取三比"上：一是取自然之象比类人体之象；二是取抽象之象比类人体气血、经络与脏腑的属性；三是取人体本身的内外之象来比类五脏、五官之间的相互联系。

取自然之象，取的是天地、日月、四时，由此比出了人体的头足、眼睛、四肢。

取抽象之象，取的是阴阳、五行，由此论出了血属阴，气属阳，脏属阴，腑属阳，由此论出了经络上的三阴三阳。

取人体本身的内外之象。一取五脏论五官由此论出了五脏与五官之间的相互联系，这是以内象论外象；二取面部五色论五脏，由此论出了五色与疾病的相互联系，这是以外象论内象。

在没有高精尖仪器的古代，中华先贤就是用取象比类的方法解释了人体，解释了人体器官，认识了人体疾病。

实际上，取象比类的方法，在《素问》开篇的第二篇中已经出现。《素问·四气调神大论》以四时之气论五脏之气，这就是实际所出现的取象比类。取象比类的方法，虽然贯穿于整部《内经》，但一直到《素问》第七十六篇《示从容论》中才明确出现"援物比类"之词。

"取象比类"与"援物比类"，字面稍有不同，而意义相同，所表达的就是与分析、解剖完全不同的一种认识方法。这种方法的基本步骤之一，就是以"他物论己物"，例如以大宇宙论小宇宙，以天体论人体，以阴阳论气血，以五行论五脏。

这种方法的基本步骤之二，就是在一物之中建立起内外联系。例如，可以以里论外，也可以以外论里，就人体而言，可以以五脏论五官，也可以以五官论五脏。

这种方法的基本步骤之三，就是在一物之中建立起局部与全局的联系。例如，可以以源论流，可以以枝叶论根本，就人体而言，可以以上论下，也可以以左论右。

这种方法，在根本上相通于以道论之。《易经·系辞上》告诉人们，八卦就是象。八卦告诉人们，卦由阴阳两爻所组成。《易经·系辞上》告诉人们，一阴一阳之谓道。前后联系起来看，道隐藏在卦象中。所以，取象比类，在根本上相通于以道论之。

《道德经》用了一系列名字玄、玄牝、象、大象、一、道来形容产生天地万物的造物之主。老子告诉人们，造物主有很多名字，道与大象是众多名字中的两个。道与大象，异名而同类，以道论之与以大象论之是一回事。所以，取象比类，在根本上相通于以道论之。

《内经》中的援物比类，真的可以与以道论之相提并论吗？可以的！"万物负阴而抱阳。"老子还告诉人们，道在万物中。万物形形色色，种类各不相同，但万物均可以分为雌雄、牝牡、奇偶……这雌雄、牝牡、奇偶就是阴阳。从"万物负阴而抱阳"这一角度上看，援物比类又可以等同于以道论之。

道可以论万事万物，象同样可以论万事万物；道可以论一事一物，象同样可以论一事一物；道与万事万物建立起了相互联系，象同样可以与万事万物建立起相互联系；道可以在一物的内部与外表之间建立起相互联系，象同样可以在一物的内部与外表之间建立起相互联系……取象比类，其灵活性、其开阔性是任何仪器都无法比拟的，无论是过去还是将来。

取象比类的方法可以提出问题，也可以求证问题。在现实生活中，如果把现代求证问题的方法与取象比类的方法相结合，如此中西医结合，是否可以作为一条具体可行的道路？！

三、 归纳与推理

归纳与推理，是《易经》所开创、由《内经》所继承的两种方法。

（一） 归纳与推理

归纳，用形象而通俗的话说，就是把众多的现象归纳出一个名字。这个名字可以称为定义，称为概念。例如"一阴一阳之谓道"中的"道"就是归纳出的概念。用现代学术语言来说，归纳就是从个别或特殊的经验事实出发推出一般性原理、原则的推理形式、思维进程和思维方法。《易经》把天地万物归结为八卦，最终归结为一阴一阳，应该是人类历史上最早的归纳。本篇通过黄帝之口所说的"天为阳，地为阴；日为阳，月为阴"，是归纳之法的具体运用。

所谓推理，用形象而通俗的话说，就是由一推导出二，由二推导出三，由这个推导出那个。用学术语言来说，推理就是由一个或几个已知判断（前提）推出另一判断（结论）的思维形式。"这一片柳叶是绿色的，那片柳叶也是绿色的，所以，这一带的柳叶都是绿色的。"这就是推理。"早上起来发现，花上有水滴，树上有水滴，草坪上也有水滴……啊，昨天晚上下雨了。"这就是推理。

《易经·系辞下》认为，作八卦的目的有二：一是"以通神明之德"，二是"以类万物之情"。文中的"一通二类"告诉人们，作八卦的目的就是两个推理：向前推理生生之源，向后推理万物之情。太极生生之论，"有天地然后有万物"之论，应该是人类历史上推理的具体运用。本篇通过岐伯之口说出的"阴阳者，数之可十，推之可百；数之可千，推之可万；万之大，不可胜数，然其要一也"，就是推理的具体运用。天气与人气相通，天体与人体相通，而如此相通恰恰是实验室无法实证的。完全可以说，离开了归纳与推理，就不可能产生《易经》《内经》这两部空前绝后的经典。

诺贝尔奖获得者、著名物理学家、美籍华人杨振宁教授 2004 年 9 月 3 日在人民大会堂发表演讲，演讲的题目是《〈易经〉对中华文化的影响》，其中谈到《易经》对中医的影响，他说："《易经》的精神是什么：浓缩化、分类化、抽象化、精简化、符号化。而这种精神我认为贯穿到了几千年以来中国文化里面每一个角落。譬如分类精简，例子极多。今天大家知道中医的理论其中重要的一点就是把疾病与医药各分成阴阳、寒暖、表里等类，用这个分类的观念做大前提发展中医理论。这是从《易经》的传统所遗留下来的。"

《易》医同源，《内经》的思路是《易经》的延续，杨振宁教授的这一认识无疑是正确的。问题是，当谈到"近代科学为什么没有在中国萌生"时，杨振宁教授归结五点原因，其中第四条是"中国传统里面无推演式的思维方法"。

杨振宁教授对《易经》的看法，代表了一大批科学家以及众多自然科学工作者的看法，所以，在此有讨论之必要。

（二）《易经》中的推理方法

《易经》里有没有推理呢？完全可以做出肯定性的回答！《易经》的推理方法，是用多种形式表达的。

1. 数字推理　天地如何起源？《圣经》上有上帝创造天地之论，《易经》有太极分裂而变之论。《易经·系辞上》："《易》有太极，是生两仪。两仪生四象，四象生八卦。"这里的八卦，是由天地、山泽、雷风、水火八种元素所组成的现实世界，现实世界从何而来？由太极分裂而变而来？分裂而变的过程是人的亲身经历吗？当然不是！实验中可以把这一过程模拟出来吗？当然不能！分裂而变的过程是如何得到的呢？答案只有一个，这就是推理。此处的推理，是用二、四、八三个数字表达的。上帝创造天地用了六天时间，太极演化天地经历了三大步，而这三大步可以用三个数字来表达。

描述天地万物的演化，《道德经》中同样使用了数字推理法。《道德经》："道生一，一生二，二生三，三生万物。"生一、生二、生三、生万物的这一过程，当今任何实验室也无法用实证的方法求证出来，何况当时的老子并没有实证实验室。描述天地万物的演化过程，除了推理这一条路，似乎没有第二条路。

本篇从阴阳出发，由十推百，由百推千，由千推万，最后复回归于一的论断，更是清晰的推理。

"阴阳者，数之可十，推之可百，数之可千，推之可万，万之大不可胜数，然其要一也。"这就是本篇所出现的数字推理。

数字推理，始于《易经》，延续于《内经》。

"阴阳之数，日月之法。十九岁为一章，四章为一蔀，七十六岁。二十蔀为一遂，遂千五百二十岁。三遂为一首，首四千五百六十岁。七首为一极，极三万一千九百二十岁。生数皆终，万物复始，天以更元作纪历。"这是《周髀算经·日月历法》中的数字推理。这里的数字推理，推演的是天文历法，推演的是日月会合的小周期、中周期与大周期。日月汇合的大周期为三万一千九百二十岁，这个过程是人的亲自经历吗？大周期过程，算不算推理？

《周髀算经·盖天模型》中有"北极左右，夏有不释之冰"与"中衡左右，冬有不死之草"之论。北极即北极，中衡即赤道。当时的天文观测者有到过北极与赤道的吗？肯定没有。"夏有不释之冰"与"冬有不死之草"的结论，是如何产生的？除了推理，还有第二条路吗？

2. 文字推理　描述天地万物的演化，《易经》中还有文字推理法。《易经·序卦》："有天地然后有万物，有万物然后有男女，有男女然后有夫妇，有夫妇然后有父子。"以一个"有"字为起点进行演化，这个演化过程是：有 AB 然后有 CD，有前因然后有后果。从有天地到有父子的出现，前后演化只用了四步。这个演化过程，除了推理，没有第二条路会取得这个结论。

孔夫子办教育，主张有教无类，这是众所周知的。但是，有一类学生，孔夫子是不教的。哪一类呢？不会推理的那一类。"举一隅不以三隅反，则不复也。"这句话出于《论语·述而》，意思是"告诉其东方，还不会举一反三推理出南、北、西三方，这一类学生就不必再教了"。成语"举一反三"，就发源于此处。举一反三，是不是推理？

推理，是《易经》的主张，同样也是《论语》的主张。

3. 抽象符号推理　太极是抽象符号，卦是抽象符号；由太极而八卦，由八卦而六十四卦，抽象符号分裂而变的演化，实际上所表达的两个大演化过程——自然演化过程与人类演化过程。两个大演化过程，均是推理出来的。

六十四卦的每一卦由六爻组成，六爻表达的是自然与人事的六种状态，六爻自下而上有时间与空间的规律性，六爻均可以自下而上的变化。只要把握了时间与空间的基本条件，就可以推理出下一步、下几步的状况如何。

例如，《乾》卦的最上面的第六爻，在人事中象征君王之位。君王之位，在《易经》的哲理中属于高危之位，因为六爻的第六爻是卦中的最后一爻，物极必反，下一步必然发生变化，而且是阳极而阴的变化。所以，《易经·乾·文言》提醒在位者，在这个位置必须认真思考有序之进退，否则就会发生存亡之危。每一时间，每一位置，无论是自然还是人事，都应该考虑下一步、下几步的变化，这就是卦——抽象符号中的推理方法。

4. 因果推理　世间人有积善者，也有积恶者；有积善之家，也有积恶之家；积善有善果，积恶有恶果；对于这两种因果关系，《易经》里有令人信服的精辟之论。

《易经·系辞下》："善不积不足以成名，恶不积不足以灭身。"积善者的后果是成名，积恶者的后果是灭身，个人积善、积恶的两种后果，《易经》是这样推理的。

《易经·坤·文言》："积善之家必有余庆，积不善之家必有余殃。"积善之家的后果是余庆，积恶之家的后果是余殃，家庭积善、积恶的两种后果，《易经》是这样推理的。

积善与积恶是现实之因，成名与灭身、余庆与余殃是将来之果，以现实推断未来，算不算推理呢？见此因推理此果，见彼因推理彼果，在因果之间建立起联系，这是不是推理呢?!

按照《易经》因果论的推理方式，笔者也尝试着进行下面一个推理：全世界都承认，中华大地上最早出现领先于世界的文明。如果以这个领先于世界的文明为果，那么，文明之因在哪里呢？试想一下，以《易经》为基础的中华文化真是"少这缺那"，中华大地上会出现令人敬仰的早期文明吗？《易经》中的思维方式孕育出了早期文明，那么，后期落后的责任能够推给《易经》吗？能不能换一个角度去思考问题，中华民族后期的落后责任在于元点智慧的失传。

5. 自然推理　"履霜，坚冰至"。霜雪来了，坚冰还会远吗？所以足下一旦踏上了霜雪，就应该想到即将出现的冰天雪地。这是《坤》卦爻辞以自然哲理所讲的人生哲理。

彰往察来，是《易经》中的基本哲理。何谓彰往察来？让以往推演未来也，用今天的话说就是"让历史告诉未来"。以今天推理明天，算不算推理呢？

《易经·系辞下》："是故君子安而不忘亡，治而不忘乱，是以身安而国家可保也。"安全时想到灭亡，和平时想到动乱，希望与读者一起记住这句与推理相关的至理名言。

6. 犹太人身上的"为什么"　前面已经谈到过，从历史维度上看，犹太民族是一个能够打烂但永远不能打败的民族。原因何在？原因在于整个民族在任何时候都不放弃本民族的经典《圣经》。从现实维度上看，犹太民族是一个特别能够发明创造的民族，以诺贝尔奖而论，犹太民族的获奖者的数量远远高于中华民族，令人奇怪的是，作为世界一流的科学家、经济学家等都没有因此而轻视本民族的《圣经》。中华民族难道没有可以与《圣经》相媲美的经典吗？有！《易经》完全有资格与《圣经》相媲美。《圣经》里有两条基本的道理：天地万物演化之理与人生如何度过之理，这两条基本道理的答案都在上帝之理里。《易经》有三条基本的道理：天地万物演化之理、人生如何度过之理以及如何发明创造之理。这三条基本道理的答案，全在自然之道的道理里。众所周知，人穿衣裳在《圣经》里是犯罪之事，而在《易经》里却是文明天下之事。在《圣经》里，造通天塔是上帝不允许的，而在《易经》里织网罟、制耒耜、造舟楫、筑宫室……众多的发明创造都是在卦理亦即道理的启示下进行的。《易经》所记载的伏羲氏、神农氏、黄帝、尧、舜五大圣人个个都是发明创造的贤哲。犹太民族对《圣经》的态度两千多年来一以贯之，始终像爱护生命一样呵护之。中华民族对待《易经》怎样呢？有多少人真正接触过《易经》呢？《易经》位于群经之首，如果没有重要意义，中华先贤会将其放在如此重要的位置上吗？然而，《易经》对于中华民族的重要意义又有多少人知道呢？

7. 不能算错两本账　中华民族前后曾出现过两种截然相反的状态，前者文明先进，后者落后挨打。文明有文明之因，落后有落后之因，包括杨振宁教授在内的很多科学家，一直区分不开这两种因。在中华大地上，前后实际存在有两本账，祖先有一本账，祖先所崇尚的中华元文化，元文化是崇尚自然的文化；子孙有一本账，子孙所崇尚的是变质文化，变质文化是服从、屈从皇帝的文化；两本账本不应该混在一起算。非常遗憾的是，这两本账却一直在混着算。杨振宁教授和很多科学家恰恰算错了这两本账。

笔者发现了这样一个现象，即国外很多诺贝尔奖获得者，包括爱因斯坦，都对中华文化发出过由衷的赞叹。试想，如果中华文化有先天性的严重缺陷，会赢得他们的赞叹吗？

如果读者读了本篇《阴阳离合论》，就会知道归纳与推理，贯穿于本篇始终。如果读者通读了《内经》，就会知道归纳与推理，贯穿于《内经》的始与终。中华民族后期落后的原因不是因为文化中没有推理，而是中华先贤的子孙忘记了推理。

8. 事关推理的几句至理名言　推理，是中华文化与中医文化的基本方法。离开了推理，无法理解中华文化与中医文化。下面介绍几句事关推理的至理名言。

其一，《素问·标本病传论》："言一而知百病之害。"

其二，《周髀算经·陈子模型》："问一类而以万事达者，谓之知道。"

其三，《管子·心术下》："执一而不失，能君万物。"

其四，《文子·九守》："知一即无一不知。"

其五，《庄子·天地》："通于一而万事毕。"

其六，《荀子·非相》："以近知远，以一知万，以微知明。"

知一为何可以论万？

知一为何可以无一不知？

奥秘在于"一"等同于"道"。揭示这一奥秘的是韩非子。《韩非子·扬权》："道无双，故曰一。"

在《圣经》中，上帝是唯一的。《圣经》中没有第二个上帝。在中华文化里，没有与道相等同的东西，所以道可以称为"一"。明白了道理，以道论之，可以论证所有的问题。

以道论之，就是推理。

四、经路·环流·枢纽

本篇第一次告诉世人与后人，经络分阴阳。经络在里为阴，在表为阳。经络分开分合，在表为开，在里为合，半表半里为枢纽之枢。经络虽分阴分阳，但阴阳相贯，阴阳相通，仍然联为一体。阴尽之处，即是阳来之处。阳尽之处，即是阴来之处。阴阳相接，组成了首尾相接的圆环，连接之处即为枢纽。

阴阳别论篇第七

原　文

黄帝问曰：人有四经¹十二从²，何谓？岐伯对曰：四经应四时，十二从应十二月，十二月应十二脉。

脉有阴阳，知阳者知阴，知阴者知阳。凡阳有五³，五五二十五阳⁴。所谓阴者，真藏也，见则为败，败必死也。所谓阳者，胃脘之阳也。别于阳者，知病处也；别于阴者，知生死之期。三阳在头⁵，三阴在手⁶，所谓一也。别于阳者，知病忌时⁷；别于阴者，知死生之期。谨熟阴阳，无与众谋。

所谓阴阳者，去者为阴，至者为阳；静者为阴，动者为阳；迟者为阴，数者为阳。凡持真脉之藏脉者，肝至悬绝急，十八日死；心至悬绝，九日死；肺至悬绝，十二日死；肾至悬绝，七日死；脾至悬绝，四日死。曰：二阳之病发心脾，有不得隐曲，女子不月；其传为风消⁸，其传为息贲⁹者，死不治。

曰：三阳为病发寒热¹⁰，下为痈肿，及为痿厥腨痛¹¹；其传为索泽，其传为颓疝¹²。

曰：一阳发病，少气，善咳，善泄；其传为心掣¹³，其传为隔¹⁴。二阳一阴发病，主惊骇，背痛，善噫，善欠，名曰风厥¹⁵。二阴一阳发病，善胀，心满善气。三阳三阴发病，为偏枯痿易¹⁶，四肢不举。鼓一阳曰钩，鼓一阴曰毛，鼓阳胜急曰弦，鼓阳至而绝曰石，阴阳相过曰溜。

阴争于内，阳扰于外，魄汗未藏，四逆而起，起则熏肺，使人喘鸣。阴之所生，和本曰和。是故刚与刚，阳气破散，阴气乃消亡。淖则刚柔不和，经气乃绝。

死阴之属，不过三日而死；生阳之属，不过四日而死。所谓生阳、死阴者，肝之心谓之生阳，心之肺谓之死阴，肺之肾谓之重阴，肾之脾谓之辟阴，死不治。

结阳者，肿四肢；结阴者，便血一升，再结二升，三结三升。阴阳结斜，多阴少阳曰石水[17]，少腹肿。二阳结谓之消，三阳结谓之隔，三阴结谓之水，一阴一阳结谓之喉痹[18]。

阴搏阳别，谓之有子；阴阳虚，肠澼死；阳加于阴谓之汗；阴虚阳搏谓之崩[19]。三阴俱搏，二十日夜半死；二阴俱搏，十三日夕时死；一阴俱搏，十日死；三阳俱搏且鼓，三日死；三阴三阳俱搏，心腹满，发尽不得隐曲[20]，五日死；二阳俱搏，其病温，死不治，不过十日死。

注 释

1. 四经　四者，四时也。经者，脉象也。四经，四时正常脉象也，即春脉弦、夏脉洪、秋脉浮、冬脉沉。

2. 十二从　从者，顺也，顺从也。本篇谈从，谈的是人脉与时间之间的和谐顺从关系。十二从，指手足三阴三阳之十二经脉，从肺手太阴经起顺行至足厥阴肝经，与一年十二月相应。

3. 凡阳有五　阳，阳脉。脉有胃气，称为阳脉。五，指五脏之脉，犹言五脏之脉皆有胃气。

4. 五五二十五阳　五阳之阳气也。《素问·汤液醪醴论》："五阳已布，疏涤五藏，故精自生，形自盛，骨肉相保，巨气乃平。"一年有五时——春夏秋冬加长夏，五脏在五时之中各有正常脉象，五五二十五阳的意思就体现在这里。高世栻："肝脉应春，心脉应夏，脾脉应长夏，肺脉应秋，肾脉应冬。春时，而肝、心、脾、肺、肾之脉，皆有微弦之胃脉；夏时……皆有微钩之胃脉；长夏……皆有微缓之胃脉；秋时……皆有微毛之胃脉；冬时……皆有微石之胃脉。是五五二十五阳。"

5. 三阳在头　三阳指足太阳、阳明、少阳三条阳脉。头，指人迎脉。三阳在头，即三条阳经经人迎。所以，诊人迎脉可以测知三阳经的虚实。张介宾："阳明动脉曰人迎，在结喉两傍一寸五分，故曰三阳在头。"

6. 三阴在手 三阴指手太阴、厥阴、少阴三条阴脉。手，指两手的寸口脉。诊寸口脉可以测知三阴经的虚实。《难经·一难》："十二经皆有动脉，独取寸口。"张介宾："《五藏别论》：五味入口，脏于胃以养五脏气，而变见于气口，气口亦太阴也。故曰三阴在手。"

7. 忌时 忌，忌讳也。时，时日也。忌时，指疾病忌讳的时令、时辰、时日。

8. 风消 病名。病症为肌肉枯瘦。病因为心脾生热而津液消竭所致，如本篇所言："二阳之病发心脾，有不得隐曲，女子不月；其传为风消，其传为息贲者，死不治。"马莳："血枯气郁而热生，热极则风生，而肌肉自尔消烁矣，故谓之风消也。"

9. 息贲（bēn） 病名。病症为发热恶寒，胸闷呕逆，咳吐脓血，右胁下右块如覆杯状。病因是风消不治的下一步，如本篇所言："其传为风消，其传为息贲者，死不治。"

10. 发寒热 病名。病症为发热发寒。病因在太阳经受邪，如本篇所言："三阳为病发寒热。"这里的三阳，即太阳经；太阳主表，故症见寒热。张志聪："太阳之气主表，邪之中人，始于皮毛，邪正相搏，发为寒热之病矣。"

11. 腨（shuàn，又读 chuǎi、yuān）痟（yùn） 病名。病症为腿肚酸痛。病因与发寒热相同，仍然是太阳经受邪。

12. 㿗疝 病名。病症为阴囊肿大，或痛或不痛。病因同发寒热。

13. 心掣 病名，又称心悸。病症为心动失常，心虚掣动。病因为少阳经受邪，如本篇所言："一阳发病，少气、善咳、善泄；其传为心掣，其传为隔。"张志聪："心虚而掣痛。"张介宾："心动不宁，若有所引，名曰心掣。"

14. 隔 病名。病症为饮食不下，二便不通。病因同心掣。

15. 风厥 病名。病症为惊骇、背痛、善噫、善欠。病因为风木犯胃，肝气上逆所致。

16. 痿易 病名。痿，痿弱无力。易，变易，变动。身体由正常变非常，出现了四肢不举、痿弱无力之痿病也。病因为三阳三阴经发病所致，如本篇所言："三阳三阴发病，为偏枯痿易，四肢不举。"王冰："易，谓变易常用而痿弱无力也。"张志聪："偏枯者，半身不遂；痿易者，痿弃而不能如常之动作也。"

17. 石水　病名。病症为少腹水肿臌胀。病因为邪气郁结于三阴经即足太阴脾经与手太阴肺经，如本篇所言："阴阳结斜，多阴少阳曰石水，少腹肿。"《金匮要略》："石水，其脉自沉，外证腹满不喘。"

18. 喉痹　病名。病症为喉咙肿而闭塞。张介宾："痹者，闭也。"

19. 崩　病名。病症为下血多而速，犹如山崩之势。马莳："尺脉既虚，阴血已损，寸脉搏击，虚火愈炽，谓之曰崩，盖火迫而血妄行也。"

20. 隐曲　此处指大小便。

题 解

别者，区别也，分别也，特别也，别致也。阴阳别论，别在一家之言上，别在特别之论上，别在分辨正常与异常上。

阴阳别论之别，在本篇有双重意义：第一重意义强调的是特别之别，本篇的阴阳之论着重于特别之脉象。第二重意义强调的是分别之别，分别的是脉象的正常与异常。

十二经脉的变化与四时变化之间应该是相从相应的关系，如果脉象出现异常，要么是产生了疾病，要么是死期到来。阴阳别论，抓住了一个"别"字的双重意义，就明白了本篇《阴阳别论》的脉络。

论证十二经脉的依据，在太阳历的十二月。十二月分阴分阳，所以经络亦分阴分阳。

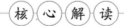
核 心 解 读

四时分阴阳，经脉、脏腑也分阴阳；四时、十二月在人体之外，经脉、脏腑在人体之内。内外之间的关系，不是两分关系，而是相从相应关系。脉有脉象，脉象顺应四时为从，脉象异于四时为别。认清了脉象的从与别，一可以判断健康与疾病，二可以预测死亡之期。

一、 十二， 一个具有普遍意义的重要数字

本篇开篇处，通过黄帝之口连续说出了三个十二：十二从，十二月，十

二脉。

三个十二中的后两个，文中已有交代，前一个十二即十二从，书中没有交代。前人有这样的解释：第一个十二为十二地支：子丑寅卯辰巳午未申酉戌亥。这样解释是可以接受的，因为十二地支本来就与十二月有对应关系。

十二地支为天文学中的一个重要内容。为什么天文学中的名词会与人体中的十二经脉联系在一起呢？这需要了解十二这个数字在中华文化中的地位。

《尚书》中的十二。《尚书·舜典》："肇十有二州，封十有二山……十有二牧。"舜在接班之后，在行政区划中划出了十二州，又在十二州内确定了十二名山。《尚书》中的十二，其意义体现在行政区划与名山命名上。

《周礼》中的十二。《周礼·春官》："冯相氏掌十有二岁，十有二月，十有二辰，十日，二十有八星之位，辨其叙事，以会天位。"周代的官员中有冯相氏一职，其职责是：掌管岁星即木星环绕周天十二年的位置和一年十二月、一日十二时辰、一旬十日以及二十八宿的对应关系，使一年四季的行政合于天时。《周礼》中的十二，其意义体现在天文、历法与君王行政的相互对应上。

《左传》中的十二。《左传·襄公九年》："十二年矣，是谓一终，一星终矣。"意思是：十二年为一终，正是岁星绕周天运行一周的终止。《左传·哀公七年》："周之王也，制礼：上物不过十二，以为天之大数也。"意思是：周有天下后，制定礼仪：上等礼品的数目不能超过十二，以符合天之大数。《左传》中的十二，其意义体现在星纪、天文、历法、礼仪四方面相互对应上。

《楚辞》中的十二。《楚辞·天问》："天何所沓？十二焉分？"忠君爱国的屈原有一肚子的困惑，在人间无法找出合理的答案，只好问天。在《天问》中，屈原一口气提出了一百七十多个问题，"天道为何划为十二等份"这一问题位列其一。《楚辞》中的十二，其意义体现在天文研究上。

历法中的十二。春秋时期，观象授时者把天赤道圈平均划为十二等份，称为十二宫，又称十二次，由西向东分别命名为玄枵、娵訾、降娄、大梁、实沈、鹑火、寿星、大火、析木。每年岁星即木星顺序移一次，十二年一转头，称为"岁星纪年"。后因木星运行周期是 11.822 年，而非 12 年，所以岁星纪年被舍弃不用。此时的观象授时者思考并没有停止，他们又按照天赤道圈十二等份的划分法，将地平圈平均划分为十二等份，由东向西分别命名为子、丑、寅、卯、辰、巳、午、未、申、酉、戌、亥。此方法称为"太岁纪年法"。太岁纪年法是人为而不符合实际，很快也被弃之不用。但十二等份的划分法却被保留了下来，形成了长久使用的干支纪年法。

天赤道的十二等份，地平圈的十二等份，还有黄道圈的十二等份，还有殷墟出土的公元前14世纪的甲骨文中已经有了十二支，以后的十二生肖，统统关乎十二。

历史告诉人们，十二这个数字应用范围实在太广泛了。它可以出现在大政方针中，可以出现在行政区划中，可以出现在天文历法中，可以出现在天球赤道圈、黄道圈上，可以出现在地平圈上，可以出现在十二支中，可以出现在十二生肖中……了解十二应用的广泛性，再看经络中的十二，就不会感到奇怪了。

二、 十二经脉与十二月

经络，至今一直是西方困惑的问题。西方对经络的困惑，集中在两个地方：为什么用解剖的方法发现不了？到底是怎么发现的？

发现经络的奥秘，本篇第一次给出了答案。这个答案是：十二经脉与十二月之间存在着相应关系。时间会在万物中留下自己的有形之影，如大树中的年轮。时间会在万物中留下自己的无形之影，如经络。

黄帝问经脉为什么有十二条的奥秘，岐伯给出了十二经脉与十二月对应的答案"十二月应十二脉"。

十二月有两个出处：一个太阳回归年分十二月；月亮圆缺十二次分十二月。

以四时论四肢，四时属于太阳历。以十二月论十二经络，十二月到底属于太阳历还是属于太阴历？

《周髀算经》："月与日合，为一月。"合者，相会也。日与月相会一次，为一月。日月相会十二次为十二个月。以日月相会论一月，这属于阴阳合历。

无论哪一种历划分出的十二月，均属于时间。时间是无形的，十二月是无形的，所以，经络也是无形的。所以，显微镜与手术刀无论如何也发现不了经络。《素问·移精变气论》中直接出现"脉以应月"的论断。这一论断告诉人们，月亮与经脉构成了相对应的镜像关系，月亮一年之中运行十二月，人体之中相应地出现十二脉。

关于经络的奥秘，后面还要讨论，此处的议论结束于此。

三、 别脉象， 知生死

诊脉以论病，在世界民族之林中唯我中华民族所独能。为何仅仅依照脉象就能判断出疾病与死生之期，而且这一方法至今还在采用，这不能不说是中华民族的独特智慧所在。

诊脉论病、论死生的奥秘何在？一是《内经》延续了以道论之的思维方式，论脉论在了阴阳这一根本上；二是《内经》延续了"观一斑而知全豹"的系统论，知道脉象这"一斑"就能够推演身体盛衰之全貌。

（一）先谈奥秘之一的以道论脉

以道论脉就是以阴阳论脉。脉有阴阳，但何谓阴，何谓阳呢？本篇的答案是："所谓阴阳者，去者为阴，至者为阳；静者为阴，动者为阳；迟者为阴，数者为阳。"这一答案告诉人们，脉之阴阳者，脉之来去、动静、快慢也。来、动、快三种状态为阳，去、静、慢三种状态为阴。脉来去有序、动静有常、快慢适度，即为阴阳平衡。脉来去无序、动静失常、快慢无度，即为阴阳失衡，或阴盛阳衰，或阳盛阴衰，阴阳失衡即为病脉。快与慢为脉之阴阳三状态之一。仅仅凭脉之快慢，能够判断人之安康与否以及死生之期吗？能！《难经》告诉人们，脉之快可以判断死生，脉之慢同样可以判断死生。《难经·十四难》以呼吸之间的一呼为界线，把脉分为至脉与损脉两种。至者，快也。损者，慢也。一个"快"字就能判断死生。一呼之间脉搏跳动两次为平脉。平脉为正常脉象，一呼之间脉搏跳动大于两次即为病脉。一呼之间脉搏跳动五次、六次即为死脉。一个"慢"字同样能判断死生。一呼之间脉搏跳动一次为病脉。四呼、五呼之间脉搏跳动一次即为死脉。

诊脉不但能判断死生，巧妙的是，还可以判断是否怀孕。西医检查怀孕与否，必须借助仪器，中医根据一种滑脉的脉象，即来往流利，起落速度快，圆滑如珠走盘的脉象，在两分钟之内马上就可以判断出"有喜"了。判断怀孕与否，诊脉远远快于仪器的化验。

（二）再谈"观一斑而知全豹"的系统论

方寸之间的脉象，为何能知死生？答案是中华文化与中医文化中有"观

一斑而知全豹"的系统论。《易经》利用卦爻告诉后人，天地人三者之间是
"三而一，一而三"的大系统，系统之内的每一个元素的病态都可以证明整
个系统出现疾病。人之病可能是天之病，即由非常之星象引起，也可能是由
地之病，即非常之气候引起。将天地人视为一个整体，"观一斑而知全豹"
的系统论始于《易经》，延续、发展于《内经》。《内经》一是将天地人视为
一个整体，二是将人体本身视为一个整体。系统论内每一个子系统发生问
题，均会在大系统中有所反映，这就是诊脉可以论病的奥秘所在。人体之中
有十二经脉，为何独取寸口？《难经·一难》给出了两点解释：一为"寸口
者，脉之大会，手太阴之脉动也"；二为"寸口者，五藏六府之所终始，故
法取于寸口也"。《难经》告诉人们，手腕寸口的部位，是人体十二经脉之
气聚集之处，是手太阴肺经经脉搏动之处，同时又是五脏六腑气血循环的起
始点与终结点，寸口可以代表全豹之一斑。所以，诊脉可以论病，可以论
孕，可以论死生。"谨熟阴阳，无与众谋。"本篇告诉人们，如果对阴脉阳脉
能够达到悉心应手的境界，那么就可以大胆地判断疾病，无须再与众人
商讨。

　　本篇所区分出的阴阳三种状态，只是脉象的基本状态。《内经》《难经》
《脉经》三部经典详细划分出了二十八种脉象，一种脉象可以反映出一种或
几种疾病。几千年前的中华先贤，创造出了唯中华民族所独有的以脉象论病
的方法。以脉象论百病，以脉象论生死，这一方法可靠吗？如果不信，请细
细研究"见微知著""观一斑而知全豹""落一叶而知秋"这些优美文辞字
面的含义及其背后的哲理。

　　（三）阴脉与阳脉的判断

　　判断阴脉与阳脉有两种方法：一是不同部位判断；二是脉动迟速判断。

　　不同部位判断。判断阳脉，在喉结两侧的人迎脉，这就是本篇所讲的
"三阳在头"。判断阴脉，在手部寸口，这就是本篇所讲的"三阴在手"。所
谓阳脉，就是有胃气之脉。所谓阴脉，就是无胃气之脉。无胃气之脉，本篇
称为"真藏"脉。人，有胃气得生，无胃气得死。

　　脉动迟速判断。离指而去为阴，鼓指而来为阳；安静为阴，躁动为阳；
迟缓为阴，疾数为阳。

　　（四）预知死亡之期的三种方法

　　1. 生阳、死阴判断法　生阳与死阴判断法，属五行生克。

肝病传心，木生火，属五行相生之正常顺序，谓之生阳。

心病传肺，火克金，属五行相克之逆行顺序，谓之死阴。

肺病传肾，金生水，属五行相生之正常顺序，谓之重阴。

肾病传脾，水侮土，属五行相克之逆行顺序，谓之辟阴。

死阴一类，不过三天便会死亡。生阳一类，不过四天便会死亡。

2. 无胃气脉象判断法　肝脏无胃气，脉象犹如一线悬丝，似断似连，如此脉象，十八天当死。

心脏无胃气，脉象同样犹如悬丝，似远欲断，九天当死。

肺脏无胃气，脉象同样犹如悬丝，似远欲断，十二天当死。

肾脏无胃气，脉象同样犹如悬丝，似远欲断，十七天当死。

脾脏无胃气，脉象同样犹如悬丝，似远欲断，四天当死。

3. 脉搏状态判断法　三阴脉（手太阴肺脉与足太阴脾脉），搏击于指下，在二十天的夜半死。

二阴脉（手少阴心脉、足少阴肾脉）搏击于指下，在十三天的夜半死。

一阴脉（手厥阴心包、足厥阴肝脉）搏击于指下，在十天会死。

三阳脉（足太阳膀胱与足太阳小肠）搏击于指下，在三天会死。

三阴三阳脉（脾脉、肺脉、膀胱脉、小肠脉）搏击于指下，在五天的夜半死。

二阳脉（足阳明胃脉、手阳明大肠脉）搏击于指下，十天内就会死亡。

无胃气必死无疑，脉象乱必死无疑，但是十八天、九天、十二天、十七天、四天之定量，没有"为什么"的交代，这就需要重新试验，重新研究，重新定量。

（五）经络异常与 N 种疾病

经络异常会引起疾病。异常之因有二：一是外邪入经；二是经络本身不通。经络引起的疾病，病位并不在经络，而在五脏。详细介绍如下：

1. 阳明经异常　二阳即阳明。阳明经，手阳明大肠经与足阳明胃经之谓也。阳明经异常，病发心、脾二脏。心、脾二脏发病，男子会引起难言之隐的性功能减退，女子会闭经，进一步会变为消渴之类的风消，以喘息为症状的息贲，这两种疾病都在"死不治"的范畴之内。

2. 太阳经异常　三阳即太阳。太阳经，手太阳小肠经与足太阳膀胱经之谓也。太阳经异常，会引起恶寒发热，下肢痛肿，肢体痿弱，逆冷、酸痛等疾病；进而会发展为睾丸疼痛及小肠疝。

3. 少阳经异常　一阳即少阳。少阳经，手少阳三焦经与足少阳胆经之谓也。少阳经异常，会引起少气无力，经常咳嗽，大便泄泻之疾病，进而会心中抽掣疼痛，或为饮食不下，隔塞不通。

4. 二阳一阴两经异常　二阳，阳明经之谓也。一阴，少阴经之谓也。阳明经与厥阴经同时发病，便会引起惊恐，肩背痛、嗳气、呵欠等病证，病名称为风厥。

5. 二阴一阳两经异常　二阴者，厥阴经之谓也。一阳少阳经之谓也。厥阴经与少阳经同时发病，便会出现心腹胀满，常常叹息之疾病。

6. 三阳三阴两经异常　三阳者，太阳也。三阴者，太阴也。太阳经与太阴经同时发病，会引起半身不遂的偏枯与肢体无力的痿废病。

需要澄清的一个顺序：一阳二阳三阳，少阳阳明太阳之简称也。一阴二阴三阴，少阴厥阴太阴之简称也。以厥阴为一阴，是不对的。

一阳为少阳初生，内与肝脏相应，其脉鼓动，名为弦脉；一阴为少阴初生，内与肺脏相应，其脉鼓动，名为毛脉；夏季阳旺，内与心脏相应，其脉鼓动，名为洪脉；冬季阳衰阴盛，内与肾脏相应，其脉鼓动，名为石脉；长夏季节阴阳相过，内与脾脏相应，其脉鼓动，名为滑脉。

阴气争斗于体内，阳气扰乱于体外，汗出不止，四肢逆冷，熏蒸肺脏，于是出现喘息气粗。五脏功能的正常，有赖于阴阳的调和。正因为这样，所以如果以阳助阳，就会使阳气过于亢盛而浮散于外，这时阴气无阳相配，也同样消亡；如果阴阳不能调和，人体正气便会竭尽。

7. 阳经阴经异常　邪气入阳经，四肢肿胀；邪气入一条阴经，大便下血一升，邪气入二条阴经，大便下血两升，三条阴经俱为邪结，便血三升。

阴阳经脉俱中邪，阴气多而阳气少，于是形成腹水，少腹部出现肿满。

阳明中邪，会引起消渴。太阳中邪，会引起隔塞不通。太阴中邪，会形成水肿病。厥阴与少阳中邪，会形成咽喉疼痛、闭塞不通。

8. 女子怀孕脉象与其他　女子阴脉（迟脉）搏动有力，与阳脉（寸脉）完全不同，是怀孕的征兆。

阴阳脉（寸脉，尺脉）俱浮而无根，为阴阳衰竭，便会痢疾下血，如此之症在"死不治"的范畴之内。

阳脉盛于阴脉，大汗淋漓。阴脉虚而阳脉盛，会引起女子血崩。

灵
兰
秘
典
论
篇
第
八

原 文

　　黄帝问曰：愿闻十二藏之相使、贵贱何如？岐伯对曰：悉乎哉问也，请遂言之。心者，君主之官也，神明出焉。肺者，相傅之官，治节出焉。肝者，将军之官，谋虑出焉。胆者，中正之官，决断出焉。膻中者，臣使之官，喜乐出焉。脾胃者，仓廪之官，五味出焉。大肠者，传道之官，变化出焉。小肠者，受盛之官，化物出焉。肾者，作强之官，伎巧出焉。三焦者，决渎之官，水道出焉。膀胱者，州都之官，津液[1]藏焉，气化则能出矣。凡此十二官者，不得相失也。故主明则下安，以此养生则寿，殁世不殆，以为天下则大昌。主不明则十二官危，使道闭塞而不通，形乃大伤，以此养生则殃，以为天下者，其宗大危，戒之戒之！

　　至道在微，变化无穷，孰知其原？窘乎哉，消者瞿瞿，孰知其要？闵闵之当，孰者为良？恍惚之数，生于毫厘，毫厘之数，起于度量，千之万之，可以益大，推之大之，其形乃制。

　　黄帝曰：善哉！余闻精光[2]之道，大圣之业[3]，而宣明大道，非斋戒择吉日，不敢受也。黄帝乃择吉日良兆，而藏灵兰之室，以传保焉。

注 释

　　1. 津液　津液，可以作为一个双音合成词讲，《灵枢·五癃津液别》："水谷皆入于口，其味有五，各注其海，津液各走其道。"津与液，还可以作为两个单音词讲，《灵枢·五癃津液别》："故三焦出气，以温肌肉，充皮肤，为其津；其流而不行者，为液。"人体中的津液，分为汗、尿、唾、泪、髓涎五种。

2. 精光　精纯而又明彻。张志聪："精，纯粹也。光，光明也。"

3. 大圣之业　大圣即道全德备之人，大圣之业即圣人所建的伟业。这句话是称谓医道的。

灵兰者，灵台兰室之简称也，黄帝保存典籍的密室。

秘典者，重要经典也，不轻易外泄之经典也。

"灵兰秘典"这四个字，突出的是本篇内容的高度重要性。

五脏六腑在本篇变成了六脏六腑十二脏腑。脏，脏也，库脏之脏也。十二脏腑，六脏六腑之总称也。心、肺、肝、脾、肾加膻中为六脏，胆、胃、大肠、小肠、膀胱、三焦为六腑。脏腑合而言之，称为十二脏腑。脏腑分而言之，为六脏六腑。以阴阳论之，脏为阴，腑为阳。以功能论之，脏主静，腑主动。十二脏腑十二项功能，十二项功能协调而动，才有人体之昌平。

十二脏腑分而为十二，十二脏腑有十二项功能。十二脏腑合而为一，合成一个谐调的完整系统。一项功能有一种作用，系统整体有整体的功能。整体的功能不能取代每一脏的作用，每一脏的作用必须和谐于整个系统之中。秘典之秘，秘在何处？秘在十二脏腑的分工合作、协同运行的关系上。

用今天的话说，这就是分工合作的系统论。十二脏腑的分工合作，是本篇的中心内容。《易经》开辟了天人合一的系统论，《内经》将系统论延续在了天人之间、人体脏腑之间。中医文化非常重视、珍惜系统论，重视、珍惜到何种程度？请看本篇文章题目《灵兰秘典论》。

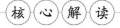

一人犹如一国，十二脏腑犹如一国之首脑机关。心脏为一国之君主，其他脏腑犹如一个个各负其责的官员。君有君的作用，官有官的作用。两种的作用相互协同，才有"主明则下安"的安康。反之，则有"主暗则十二官危"的疾病。

一、"君主"与"官员"

本篇把脏腑比喻成一个行政中枢。在这个行政中枢内，心为国之君主，肺为国之宰相，肝为国之将军，胆为中正裁判官，脾胃为仓廪官，大肠为运输官，小肠为 A 官，肾为 B 官……官员 ABCD，一个名分，一份责任，上上下下，分工明确，责任到位，这就是《内经》对脏腑功能的认识与解读。本篇以君臣关系来比喻心脏与十一脏腑的关系，以此说明治病之理与治国之理相似相通。

在这个中枢里，作为君主的心脏，其功能的好坏对人体的影响体现在两大方面：一是"主明则下安"；二是"主不明则十二官危"。重视心脏的统帅作用，这是《内经》的基本立场。这一立场，适用于昨天，适用于今天，也适用于明天。

天体之中，太阳最重要；人体之中，心脏最重要。

二、活的系统与死的零件组合

人体是有形之体，有形之体是一个活体。人体之中的器官可以独立，器官的作用也可以独立，但独立之器官是整体的一部分，器官之独立作用必须和谐于整体之中。

而在西医的解剖学中，一个个器官都是独立的物质个体，人体只不过是一个众多零件的组合体。西医解释的人体是尸体而不是活体。

活的系统与死的零件组合，这是中西医对人体认识的一个重要差别。

三、推理与实证

本篇又一次出现推理之例证。

"至道在微，变化无穷，孰知其原？窘乎哉！消者瞿瞿，孰知其要？闵闵之当，孰者为良？恍惚之数，生于毫厘，毫厘之数，起于度量，千之万之，可以益大，推之大之，其形乃制。"

至者，无所不在、无时不在、无所不能也。至道者，无所不在、无时不在、无所不能的无形之道也。在微，精微也，无内之小也。原者，源头也。要者，要领也。良者，优秀也。变化无穷的无形之道，其源头在哪里，其要领在哪里，其优秀之处又在哪里，这段论述连续提出了三个问题，最后以"生于毫厘，推之千万"的推理做出了结论。

变化无穷的道，起于毫厘，推之可千，推之可万，经过千变万化，最终落脚在千千万万的有形之物上。道无形，而物有形，"其形乃制"所讲的就是有形之物由道而生，由道而造。以道论之，可以论万物。以道论之，可以论男女。以道论之，可以论气血。以道论之，可以论脏腑。道者，一阴一阳也。万物在变化，男女在变化，疾病在变化，但只要把握住了万事万物起于阴阳之道、落脚于阴阳平衡的这一基本点，就本篇而言，只要认识了心脏与其他十一脏的协同作用、和谐平衡的这一基本点，就认识到了秘典之秘。认识了秘典之秘，可以为良医矣。

以道理论病理，是这段论述的核心所在。以推理做出结论，是这段论述的论证问题的独特之处。

在微之道，是不可见的道；无穷之变化，是显微镜无法完全发现的变化；可以推理的千万之数，是任何仪器也无法实证的数字；起于微妙之道，终于"千之万之"的数，这里所出现的内容全部是由推理而来。希望读者在此记住，《内经》之中有推理，本篇之中有推理。

如果把可以千之万之的推理与实证相结合，古老的中医是否会焕发出更加绚丽的青春呢？

四、 尊师重道的典型

本篇中的黄帝，是一个尊师重道的典型。尊师，体现在不懂就问的谦虚上。重道，体现在得道之后的慎重态度上。黄帝请教岐伯后，知道十二脏腑的功能之后，将之视为精光大道，将推行医术、造福于民视为圣人之大业，然后选择吉日良辰，将本篇大论藏于灵台密室。一能够拜能者为师，二能够敬重道理与医理。本篇中的黄帝，的确是值得后人敬重的领袖。

《逸周书·谥法》："德象天地曰'帝'。""敬民则法曰'皇'。"《逸周书》告诉后人，中华大地上最初的称"皇"者，是效法天地的贤哲。《逸周书》告诉后人，中华大地上最初的称"帝"者，是敬爱人民、遵守自然法则的贤哲。黄帝应该属于这一类先贤。《史记》所记载的黄帝是法天则地的黄帝。《史记·太史公自序》："维昔黄帝，法天则地。"《史记》的记载，可以验证《逸周书》对"皇""帝"定位的真实性。

　　《易经》《内经》《逸周书》《史记》告诉人们，包括黄帝在内的三皇五帝，都是效法天文创造人文的文化的创造者，所以早期的皇与帝留下了一部部诸如《内经》《神农本草经》这样的经典。从秦始皇开始，以胜利者称"皇"称"帝"者，大都是文化的破坏者，秦汉以后众多的皇帝没有创造出一部经典，他们留下的是焚书与文字狱这样的劣迹。

六节藏象论篇第九

○原○文○

黄帝问曰：余闻天以六六之节，以成一岁，人以九九制会，计人亦有三百六十五节，以为天地，久矣。不知其所谓也？岐伯对曰：昭乎哉问也，请遂言之。夫六六之节，九九制会者，所以正天之度，气之数也。天度者，所以制日月之行也；气数者，所以纪化生之用也。天为阳，地为阴；日为阳，月为阴；行有分纪，周有道理，日行一度，月行十三度而有奇焉。故大小月三百六十五日而成岁，积气余而盈闰矣。立端于始，表正于中[1]，推余于终，而天度毕矣。

帝曰：余已闻天度矣，愿闻气数何以合之。岐伯曰：天以六六为节，地以九九制会，天有十日，日六竟而周甲，甲六复而终岁，三百六十日法也。夫自古通天者，生之本，本于阴阳。其气九州、九窍，皆通乎天气。故其生五，其气三。三而成天，三而成地，三而成人，三而三之，合则为九，九分为九野，九野为九藏；故形藏四，神藏五，合为九藏以应之也。

帝曰：余已闻六六九九之会也，夫子言积气盈闰，愿闻何谓气？请夫子发蒙解惑焉。岐伯曰：此上帝[2]所秘，先师[2]传之也。帝曰：请遂闻之。岐伯曰：五日谓之候，三候谓之气，六气谓之时，四时谓之岁，而各从其主治焉。五运相袭，而皆治之，终朞之日，周而复始，时立气布，如环无端，候亦同法。故曰：不知年之所加，气之盛衰，虚实之所起，不可以为工矣。

帝曰：五运之始，如环无端，其太过不及何如？岐伯曰：五气更立，各有所胜，盛虚之变，此其常也。帝曰：平气何如？岐伯曰：无过者也。帝曰：太过不及奈何？岐伯曰：在《经》有也。

帝曰：何谓所胜？岐伯曰：春胜长夏，长夏胜冬，冬胜夏，夏胜秋，秋胜春，所谓得五行时之胜，各以气命其藏。帝曰：何以知其胜？岐伯曰：求其至也，皆归始春，未至而至，此谓太过，则薄所不胜[3]，而乘[4]所胜也，命曰气淫。不分邪僻内生工不能禁。至而不至，此谓不及，则所胜妄行，而所生受病，所不胜薄之也，命曰气迫。所谓求其至者，气至之时也。谨候其时，气可与期[5]，失时反候，五治不分，邪僻内生，工不能禁也。

帝曰：有不袭乎？岐伯曰：苍天之气，不得无常也。气之不袭，是谓非常，非常则变矣。帝曰：非常而变奈何？岐伯曰：变至则病，所胜则微，所不胜则甚[6]，因而重感于邪，则死矣，故非其时则微，当其时则甚也。

帝曰：善。余闻气合而有形，因变以正名。天地之运，阴阳之化，其于万物，孰少孰多，可得闻乎？岐伯曰：悉哉问也，天至广不可度，地至大不可量，大神灵问[7]，请陈其方。草生五色，五色之变，不可胜视；草生五味，五味之美，不可胜极。嗜欲不同，各有所通。天食人以五气，地食人以五味。五气入鼻，藏于心肺，上使五色修明，音声能彰；五味入口，藏于肠胃，味有所藏，以养五气，气和而生，津液相成，神乃自生。

帝曰：藏象[8]何如？岐伯曰：心者，生之本，神之变神也；其华在面，其充在血脉，为阳中之太阳[9]，通于夏气。肺者，气之本，魄之处也；其华在毛，其充在皮，为阳中之太阴，通于秋气。肾者主蛰，封藏之本，精之处也；其华在发，其充在骨，为阴中之少阴，通于冬气。肝者，罢极之本，魂之居也；其华在爪，其充在筋，以生血气，其味酸，其色苍，此为阳中之少阳，通于春气。脾、胃、大肠、小肠、三焦、膀胱者，仓廪之本，营之居也，名曰器，能化糟粕，转味而入出者也；其华在唇四白，其充在肌，其味甘，其色黄，此至阴之类，通于土气。凡十一藏取决于胆也。

故人迎一盛病在少阳，二盛病在太阳，三盛病在阳明，四盛已上为格阳[10]。寸口一盛病在厥阴，二盛病在少阴，三盛病在太阴，四盛已上为关阴[11]。人迎与寸口俱盛四倍已上为关格，关格之脉赢，不能极于天地之精气，则死矣。

注　释

1. 表正于中　表，圭表，立竿测影的工具。立表测影辨别风向与寒暑，始见于《周礼》。《周礼·地官》："以土圭之法测土深，正日景，以求地中。日南则景短，多暑；日北则景长，多寒；日东则景夕，多风；日西则景朝，多阴。日至之景，尺有五寸，谓之地中，天地之所合也，四时之所交也，风雨之所会也，阴阳之所和也。"立表测影，确定二十四节气，始见于《周髀算经》。圭表影子的长短，反映出了太阳在赤道两侧的循环往复，实质上反映的是地球公转。冬至的日影长度，是一丈三尺五寸；夏至的日影长度，是一尺六寸。日影长度就变换在这两个数据之间。

2. 上帝　先师　上帝即上古时期的帝王，先师即上古时期的帝王之师。本篇所讲的是岐伯之师僦贷季。王冰："谓岐伯祖世之师。"

3. 所不胜　所胜　五行之间的相克关系，我克者为我所胜，克我者为我所不胜。所胜的顺序是：金→木→土→水→火。金克木，为所胜关系。所不胜的顺序是：金→火→水→土→木。金被火克，为所不胜关系。

4. 乘　欺凌，以强凌弱谓之乘。

5. 气可与期　气，即四时之气。可与期，可以预测、预期的意思。春木、夏火、长夏土、秋金、冬水，这些均是可以预测预期的。春之气温，夏之气热，秋之气凉，冬之气寒，这些均是可以预测预期的。气的正常与反常决定着疾病的产生与否，所以，《内经》要求为医者必须提前预知气候的变化。

6. 所胜则微，所不胜则甚　所胜与所不胜，指的是四时之气间的非常关系。微与甚，指的是病情的轻与重。主气所胜的变气来临，病情就轻微；主气所不胜的变气来临，病情就严重。

7. 大神灵问　神灵不是人格神，而是阴阳之精。"阳之精气曰神，阴之精气曰灵。神灵者，品物之本也。"（《大戴礼记·曾子天圆地方》）物有阴阳之精，人有阴阳之精。精到极处，就是智慧。大神灵者，大智慧者也。大神灵问，即大智慧者所提问、所思考的大问题。此处的大神灵，是岐伯对黄帝的尊称。

8. 藏象　藏脏相通，象即形象。脏藏于内，象现于外，内外相连，所以可以以象论脏，也可以以脏论象。这就是本篇的藏象论。王冰："象，谓所见于外，可阅者也。"张介宾："象，形象也。脏居于内，形见于外，故曰脏象。"

9. 阳中之太阳　指心脏。《灵枢·九针十二原》："阳中之太阳，心也。"

一句话中出现两个阳字，意义有所不同：前一个阳字，指的是空间部位胸腹而言——胸为阳；后一个阳字，指的是心脏——为阳脏。阳脏居于阳位，阳中之太阳也。《素问·金匮真言论》中的"阴中有阴，阳中有阳"之论，一适用于时间，二适用于空间，三适用于脏腑，四适用于经络，五适用于气血，总之，此论适用于天地万物的一切领域。

10. 格阳　格者，不顺应，不谐调也。格阳者，阳盛所引起的疾病也。格阳之病因，为阳盛阴衰、阴阳不相交通所致，如本篇所言："四盛已上为格阳。"格阳之病症，为气逆呕吐。王冰："阳盛之极，故格拒而食不得入也。正理论曰：格则呕吐。"

11. 关阴　病名。隔绝不通为关，小便为阴。关阴之病，其症为小便不通。关阴之病，其因为阴阳失和所致，如本篇所言："四盛已上为关阴。"王冰："四盛已上，阴盛之极，故关闭而溲不得通也。"张介宾："四盛已上者，以阴脉盛极而阳无以交，故曰关阴。"

节者，时间单位也。古人以甲子纪天度，节就是纪年之单位。

本篇一讲六六之节，二讲九九制会。六节者，六个甲子也。甲者，甲乙丙丁戊己庚辛壬癸十天干也。子者，子丑寅卯辰巳午未申酉戌亥十二地支也。干支两数相合六十日即一个甲子，一个甲子之中十天干出现六次，即六节。六个甲子为一年，一年三百六十日，此亦之为六六之节。六节，讲的是时间。九九制会，讲的是空间。四方上下，此处有六合。四面八方加中央，这里有九宫。六六，讲的是天道；九九，讲的是地理。人生在天地之间，人体与天地必然有着母源关系。六六九九，解答的就是人体与天地之间的联系，讲的就是人体与时空之间的联系。一讲时间，二讲空间，时空一体构成了中华文化与中医文化的坚实基础。

藏者，藏于人体内部的五脏也。象者，五脏外部表象也。五脏藏于内，外部表象现于外，此之谓脏象也。张景岳《类经》："象，形象也。藏居于内，形见于外，故曰藏象。"

以天文论人文，以天道论人道，以天德论人德，以天行论人行，这是《易经》的论证方式。以天体论人体，以时空论人体结构，以五脏论五官，以内部之脏论外部之象，这是《内经》的论证方式。这种论证方式被本篇文章所记载，所以本篇文章命名为《六节藏象论》。

藏象学说，在本篇首次出现。藏象学说，论述的是内部五脏与外部形象的关系。通过外部形象的变化，可以论内部五脏的变化，包括论五脏之病。藏象学说，是中医文化的瑰宝。

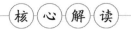

太阳历是本篇的核心。六六、九九、四时、五行、三百六十五天，均出于太阳历。年，月亮圆缺十二次为一年。岁和年，奠定了《内经》的基础。所以本篇出现的"三不知不足以为工"的三大标准中，以"年之所加"为第一。

本篇先谈天地之节度，再谈人体之脏象；先谈体内之脏，后谈体外之象，抓住了这两点，就抓住了本篇的核心。

一、历与中华文明

天文历法是人类文明的标志！

有没有历，又是衡量一个民族智慧与愚昧的重要标志。历出现的早晚，是衡量这个民族跨入文明早晚的一个重要标志。中华民族在世界上最早制出了三种历——阴历，阳历与阴阳合历，最终采用的是阴阳合历。

中华文明肇端于农业文明，粮食是农业文明的第一标志。种植粮食，人时必须合于天时。人工种植的粮食证明，中华大地上出现了天文历法。所谓天文历法，就是以天文为坐标制定出的时间单位与时间系统。

对地球来说，天文中第一重要的是太阳，第二重要的是月亮，太阳历与月亮历顺理成章地产生了。

本篇出现太阳历、太阴历，而且出现两种太阳历——五行十月太阳历与四时十二月太阳历。

按照日月星辰变化规律来计量年、月、日，这就是历。有了历，才有了年、月、日的规定性。

在中华大地上，黄帝时代就有了历的记载。《史记·历书》："盖黄帝考定星历，建立五行，起消息，正确闰余。"汉代有"古六历"之说，所谓"古六历"就是黄帝历、颛顼历、夏历、殷历、周历、鲁历。六历都是四分历。所谓四分历，就是 365.25 天的尾数 0.25 是一的四分之一。欧洲也有四分历，不过出现的相当晚。罗马的恺撒大帝，在公元前 1 世纪，相当于西汉初，在埃及天文学家的帮助下制出了旧太阳历。今天所采用的太阳历，就是在旧太阳历的基础上演化出来的。旧太阳历也是四分历，一年 365.25 天。中华大地上的六历，无论哪一种都远远早于恺撒制定的旧太阳历。

《周髀算经》一区分出了大年、小年，二区分出了大月、小月。四年之中有三年是小年，每年 365 天；一年是大年，一年 366 天；四年平均下来，一年为 365.25 天。大月 30 天，小月 29 天。

中华大地上的历，实际出现在文字之前。八卦里已经隐藏了历。《尸子》："伏羲始画八卦，别八节而化天下。"八节即春分、秋分、夏至、冬至、立春、立夏、立秋、立冬八个节气。《尸子》告诉人们，八卦是表达天文历法的。马王堆出土的《帛书周易》告诉人们，八卦是论气候变化的。《帛书周易·要》："又四时之变焉，不可以万勿（物）尽称也，故为之以八卦。"《帛书周易》告诉人们，繁杂之天道可以归纳于阴阳，繁杂之地道可以归纳于刚柔，繁杂之人道可以归纳于上下，变化之四时，可以归纳于八卦。在《帛书周易》里，八卦不是算卦的卦，而是表达四时变化的卦。

从会不会制历以及历出现的时间早晚这两个角度上看，中华民族在世界民族之林的确是智慧的民族，中华文明的确是世界上最早跨入文明的民族。（表 1 - 9 - 1）

表 1 - 9 - 1　　　　　　　　　　一个甲子的次序表

1 甲子	11 甲戌	21 甲申	31 甲午	41 甲辰	51 甲寅
2 乙丑	12 乙亥	22 乙酉	32 乙未	42 乙巳	52 乙卯
3 丙寅	13 丙子	23 丙戌	33 丙申	43 丙午	53 丙辰
4 丁卯	14 丁丑	24 丁亥	34 丁酉	44 丁未	54 丁巳
5 戊辰	15 戊寅	25 戊子	35 戊戌	45 戊申	55 戊午
6 己巳	16 己卯	26 己丑	36 己亥	46 己酉	56 己未
7 庚午	17 庚辰	27 庚寅	37 庚子	47 庚戌	57 庚申
8 辛未	18 辛巳	28 辛卯	38 辛丑	48 辛亥	58 辛酉
9 壬申	19 壬午	28 壬辰	39 壬寅	49 壬子	59 壬戌
10 癸酉	29 癸未	30 癸巳	40 癸卯	50 癸丑	60 癸亥

二、 天文与历法的基本常识

（一）太阳历

太阳历是以太阳回归制定出的历。

太阳历产生于太阳观测。

太阳观测有多种方法：山头观察法、地平观察法、立竿测影观察法。这里重点介绍立竿测影观察法。

立竿测影，最基础的成果是确定了两个点：日影最长点与日影最短点。日影最长点，定名为冬至。日影最短点，定名为夏至。冬至论寒，夏至论暑。寒极生热，热极生寒。寒暑抽象出阴阳。"冬至阳旦，夏至阴旦。"以冬至夏至论阴阳，如此论断出于《苗族古历》。

"一年分两截，两截分阴阳。"以太阳回归论阴阳，如此论断出于彝族十月太阳历。

构成中华文化与中医文化基础的一阴一阳，第一发源地在太阳。冬至夏至，现象上是太阳回归的起始点与转折点，实质上是地球公转大圆一分为二的两个平分点。

太阳历分两种：十月太阳历与十二月太阳历。

两种太阳历有两个相同点：

其一，两个点完全相同。两种太阳历均以冬至为太阳回归年的起始点，均以夏至为太阳回归年的转折点。

其二，时间长度相同。三个回归年时间长度为 365 天，一个回归年为 366 天，总的时间长度为 1461 天，平均长度为 365.25 天。太阳回归大周期的时间长度为 1461 天。

两种太阳历有四个不同点：

其一，月数不同。十月太阳历分十个月，每月三十六天；十二月太阳历分十二个月，每月三十天。

其二，季数不同。十月太阳历分五季，五季称为金木水火土五行。十二月太阳历分四季，四季称为春夏秋冬。五行每一行七十二天，四时每一时九十天。

其三，节气数不同。十月太阳历分二十个节令，十二月太阳历分二十四个节令。每月两个节令。十月太阳历每十八天一个节令，十二月太阳历每十八天一个节令。

其四，干支的功能不同。十月太阳历，十天干用以纪月，十二地支用以纪日。十二月太阳历恰恰相反，天干用以纪日，地支用以纪月。

金木水火土五行出于十月太阳历，春夏秋冬四时出于十二月太阳历。

无论是五行还是四时，其基础均在冬至夏至。

阴阳五行、天干地支、五音的发源地在十月太阳历。

阴阳四时、六气八风、十二月十二律、二十四节气的发源地在十二月太阳历。

所谓阳历，就是太阳历。太阳历是以太阳回归的时间长度为基本数据制定出的历。

农业所遵循的二十四节气属于纯太阳历。

（二）太阴历

太阴历是参照月亮的圆缺变化十二次为基本数据制定出的历。月亮圆缺一次为一个朔望月，朔望月的平均时间长度 29.53 天。圆缺十二次的一年。实际生活中的朔望月分大小，大月 30 天，小月 29 天。一年十二个月分六个大月，六个小月。年的时间长度大数为 354 天。

（三）时间差

太阳历、太阴历两历之间存在时间差。太阳历岁平均时间长度为 365.25 天，太阴历年的时间长度为 354 天，两者之间的时间差是 11.25 天。

（四）闰

中华先贤以冬至点为基点，测定出太阳回归年四年的平均长度为 365.25 天。以月圆月缺为依据，测定月圆十二次的时间是 354 天。

$$365.25 - 354 = 11.25（天）$$

阳历年与阴历年之间每一年要差 11.25 天。

积三年就有：

$$11.25 \times 3 = 33.75（天）$$

积五年就有：

$$11.25 \times 5 = 56.25（天）$$

积十九年就有：

$$11.25 \times 19 = 213.75 天$$

所以，中华先贤采取了三年一闰、五年再闰、十九年七闰的方法，来调配阳历年与阴历年之间的时间差。"五岁再闰"的说法，最早见于《易经·系辞上》。只有使用了闰的方法，四时之序才不会错乱，一年二十四节气的先后顺序才不会错乱。

如果没有闰月，春夏秋冬四季就会错乱。在中华元典中，一个"闰"字最早出现在《尚书·尧典》之中。《尧典》："以闰月定四时。"从《尧典》中可以知道，尧时代的中华先贤，已经知道闰月对于四时的重要性。

一个"闰"字，在实际生活中，能给人们带来什么方便呢？方便体现在这样几个地方：其一，望月知日上。抬头一望，弯弯细细的月牙，马上就可以知道现在是月初。抬头一望，圆圆的月亮，马上就可以知道现在是月中。

其二，知道眼下这个节气是清明，马上就可以知道下一个节气是谷雨。

其三，知道今天是谷雨，就可以知道当下是春夏秋冬的哪一季。

其四，知道当下的季节，就可以预测眼下与今后的天气。

这些方便，恰恰是纯阳、纯阴历都达不到的。

（五）十三度有奇

"行有分纪，周有道理，日行一度，月行十三度而有奇焉。"本篇这句话之中含有 1 与 13 两个数字。两个数字背后，涉及了两方面的丰富内容：一是天文，二是历法。何谓日行一度？中华先贤观测天文，认为太阳在做周天圆周运动，每天行走一度，行走三百六十五至三百六十六度为一年，四年下来平均每年是 365.25 天。月亮每天行走多少度呢？每天行走十三度多，即十三度有奇。这些数据，由《周髀算经》首次公布。

十三度这个数字是怎么求出来的呢？《周髀算经》公布了两种求法：第一种求法是以 19 个回归年的 235 个朔望月数（$12 \times 19 + 7 = 235$）为被除数，以 19 为除数

$$235 \div 19 = 12.368 \text{（度）}$$

加上太阳日行的一度

$$12.368 + 1 = 13.368 \text{（度）}$$

这是第一种求法。

第二种求法产生于太阳与月亮的回合周期上。中华先贤发现，太阳与月亮每七十六年才能在一个点（某一星座）上会合，然后又同时出发。76 年，太阳在天球上运行了 76 周，月亮运行了 1016 周；以 1016 为被除数，以 76 为除数，同样会得出十三度有奇的结果，

$$1016 \div 76 = 13.368 \text{（度）}$$

这是第二种求法。

"天之高也，星辰之远也，苟求其故，千岁之日至，可坐而致也。"（《孟子·离娄下》）"千岁之日至"者，千年之后的冬至也。可坐而致者，坐在室内就可以求出也。这句话是孟子说的，这句话的意思是：无论天多么高，星辰如何远，只要懂得了日月运行的所以然，千年之后的冬至日，我坐在室内就可以求出来。孟子的一句话，表现出了当时的中华民族在天文与历法两方面的高度自信。

一个数字背后，涉及了如此丰富的内容。面对这样的数据，面对善于求证问题的中华先贤，稍微有点良知的人，应该做何感想呢？这里，也想到这样一个问题：那些反对中华文化、否定中医文化的教授们，有几个会贡献出一个、两个这样的数据呢？

（六）候·气·时·岁

本篇指出："五日谓之候，三候谓之气，六气谓之时，四时谓之岁。"每五天就是一候，三候为一气，六气为一时，四时为一岁。

候、气、时、岁，首先属于严格定量的时间单位。年年岁岁的岁，又是无限循环的时间系统。

不认识严格定量的时间单位与无限循环的时间系统，无法进入《内经》的大门。

（七）五运

"五运相袭，而皆治之，终朞之日，周而复始，时立气布，如环无端，候亦同法。"

谈完四时，又谈五运，四时五运同时而论，这是《内经》论证问题的基本方法。

五运即五行，五行即五运。五运，五种运行的气候。木行一运，火行一运，土行一运，金行一运，水行一运，如此者，五运也。

前面谈过，四时属于十二月太阳历，五行属于十月太阳历。四时五行为何同时而论？《礼记·礼运》："播五行于四时。"五行如何播于四时？就是五行对应五方的时空结构融入了四时之中。

四时与五运（行）如何融合？具体的融合关系如下：春行木运，夏行火运，秋行金运，冬行水运，四时之末的最后十八天行土运。

论五运，出现"如环无端"一词，还有"终而复始"一词。这两个成语，涉及中华先贤的运动观。天体、气候、气血都是动态的。运动，是圆周循环运动。圆周运动，如环无端，终而复始。

人体之外，时间是循环的，气候是循环的。

四时循环，如环无端，终而复始。

五行循环，如环无端，终而复始。

六气循环，如环无端，终而复始。

八风循环，如环无端，终而复始。

十二月循环，如环无端，终而复始。

人体之内，气血是循环的。气血循环，如环无端，终而复始。

中华先贤认为，天上有运动着的金木水火土五星，地上有运动着的五种气候，此之为五运。五运即五种气候。五运的运行状态为如环无端的圆周状，为周而复始的无限循环状。

实际上，五星运动与五种气候之间，并没有直接的对应关系。例如，木星公转周期为 11.8 年，不可能对应一个太阳回归年之内的一个季节。

金木水火土五星，只是金木水火土五行命名的参照坐标，而没有实际对应关系。

三、 为工的基本标准

"不知年之所加，气之盛衰，虚实之所起，不可以为工矣。"

"三不知不足以为工"的标准，是在本篇出现的。

年，是天文历法概念。年，凉山彝族解释为：回转、返回、循环一周。年，实质上指的是太阳回归年。加，是加减乘除之加。干支纪年，是"年之所加"之加。年，是时间单位。"年之所加"，是时间系统。为工者，最基础的应知应会不是"汤头歌"，二是干支计算的"年之所加"。

从冬至到夏至，阳气上升为盛；从夏至到冬至，阴气下降为衰。《黄帝四经·经法·四度》："极而反，盛而衰，天地之道也。"《管子·重令》："天道之数，至则反，盛则衰。"天道首先是太阳之道。《管子·枢言》："道之在天，日也。"盛衰之变，变在太阳回归。难以发现的太阳回归，极易发现的日影长短两极。盛衰之变，就在中午日影变化的长短两极。

不懂天文历法，不足以为将，这是《孙子兵法》的结论。不知天文历法，不知五运循环，不足以为医，这是《内经》的结论。这些结论都是经得起时间检验的。

天文历法确定时间变化与气候变化。《内经》把人放在某一岁、某一时、某一气、某一候中来观察，简而言之，把人放在时间与气候中来认识，这就是中医文化的基本思路与方法。

在今天，再先进的显微镜也无法观察到时间与疾病之间的必然联系，再先进的显微镜也无法观察到气候与疾病之间的必然联系，而在古代的东方，《内经》利用天人合一的哲理在年、时、气、候与疾病之间建立了合理的、必然的联系。四时之内，如果五运之气先后有序，时至则至，时离则离，此之谓气之正常。正常之气，人体安康。四时之内，如果五运之气先后失序，时至不至，时离不离，此之谓气之非常。非常之气，必然会引起疾病。《内经》告诉人们，脏于人体内部的五脏，合于人体之外的四时六节。四时六节正常则有五脏之安康，四时六节非常则有五脏之疾病。历史证明，《内经》的这一认识是经得起时间、空间检验的。与四时不符的反常之气，用本篇的话说是"失时反候"，的确会引起区域性的流行病。以时间论疾病，在西方业已兴起。

四、　两个奇妙的数字

两个奇妙的数字就是九与五。

先谈九。一个"九"字，何以能够在地言九州，在人言九窍？这需要从"九"字的哲理渊源上谈起。九，在数学中仅仅是一个数字，而在中华文化中却有着极其深刻的含义。一个"九"字，可以表达中华民族的时空观。

卦，在空间中可以表示八个方位，加上中间之中，在平面上形成了一个"井"字形。"井"字划分出了九个方块，这就是九州之雏形。九，在此可以表达空间。

八卦，在时间中表示的是四时八节。《鹖冠子·环流》："斗柄东指，天下皆春。斗柄南指，天下皆夏。斗柄西指，天下皆秋。斗柄北指，天下皆冬。"四时八节是以北斗星的斗柄东西南北旋转一周确定出来的。斗柄旋转一周正好是一年的时间，在空间中正好是八个方位，再加上斗柄之中枢，正好是九宫之雏形。八节表达时间，九宫表达空间，一个"九"字相通于时空。

太阳历也可以分九宫，表达太阳历的九宫就是表达十月太阳历的洛书。九宫格，是从洛书开始的。

"九"字何以能言大地之九州，何以能言人体之九窍，其根本原因就是一个"九"字里面隐含的时空观。

天人相通，通在何处？天人相应，又应在何处？答案是：相通在一阴一阳这一根本上；相应在六节九州的时空观中。六节是时间，九宫是空间。天人相通，通于天气，通于时空。正因为如此相通相应，所以才有了本篇的著名论断："自古通天者，生之本，本于阴阳。其气九州九窍，皆通乎天气。"

再说五。人之上有天，天有五星，衍生五气，五气入于鼻，这就是本篇所讲的"天食人以五气"。

人之下有地，地生草木，草木生五色，五色为五味，五味入于口。这就是"地食人以五味"。

入于鼻的五气，脏于心肺。入于口的五味，脏于肠胃。五味经肠胃化为气血，在气血关系中，血为气之母，气为血之帅。血养气，气养颜，气血共同养育人体之神，即精神之神。

本篇用一个"五"字，统领了人与自然渊源的关系，统领了人体内外的相互关系。岐伯告诉天地广大，不可测量。"天至广不可度，地至大不可量"，但是只要抓住了一个"五"字，不可测量的问题就简易化了。

五、 应该记住的"五大本"

心为生之本，主荣华，通于夏气。

肺为气之本，主皮毛，通于秋气。

肾为封脏之本，主骨髓，通于冬气。

肝为罢极之本，主爪甲，通于春气。

脾、胃、大肠、小肠、三焦、膀胱者，仓廪之本，主口唇四周，通于长夏。

五
藏
生
成
篇
第
十

（原）（文）

　　心之合脉也，其荣色也，其主肾也；肺之合皮也，其荣毛也，其主心也；肝之合筋也，其荣爪也，其主肺也；脾之合肉也，其荣唇也，其主肝也；肾之合骨也，其荣发也，其主脾也。

　　是故多食咸，则脉凝泣而变色；多食苦，则皮槁而毛拔；多食辛，则筋急而爪枯；多食酸，则肉胝[1]胎而唇揭；多食甘，则骨痛而发落，此五味之所伤也。故心欲苦，肺欲辛，肝欲酸，脾欲甘，肾欲咸，此五味之所合也。

　　五藏之气，故色见青如草兹者死，黄如枳实者死，黑如炲者死，赤如衃血者死，白如枯骨者死，此五色之见死也。青如翠羽者生，赤如鸡冠者生，黄如蟹腹者生，白如豕膏者生，黑如乌羽者生，此五色之见生也。生于心，如以缟裹朱；生于肺，如以缟裹红；生于肝，如以缟裹绀；生于脾，如以缟裹栝楼实。生于肾，如以缟裹紫。此五藏所生之外荣也。

　　色味当五藏：白当肺，辛；赤当心，苦；青当肝，酸；黄当脾，甘；黑当肾，咸。故白当皮，赤当脉，青当筋，黄当肉，黑当骨。

　　诸脉者，皆属于目；诸髓者，皆属于脑；诸筋者，皆属于节；诸血者，皆属于心；诸气者，皆属于肺，此四肢八溪之朝夕也。故人卧血归于肝，肝受血而能视，足受血而能步，掌受血而能握，指受血而能摄。卧出而风吹之，血凝于肤者为痹，凝于脉者为泣，凝于足者为厥，此三者，血行而不得反其空，故为痹厥也。人有大谷十二分，小溪三百五十四名，少十二俞，此皆卫气之所留止，邪气之所客也，针石缘而去之。

　　诊病之始，五决为纪[2]，欲知其始，先建其母[3]。所谓五决者，五脉也。是以头痛巅疾，下虚上实，过在足少阴、巨阳，甚则入肾；徇蒙招尤，目冥耳聋，下实上虚，过在足少阳、厥阴，甚则入肝；腹满䐜胀，支膈胠胁，下厥上冒，过在足太阴、阳明；咳嗽上气，厥在胸中，过在手阳明、太阴；心烦头痛，病在膈中，过在手巨阳、少阴。

　　夫脉之小大滑涩浮沉，可以指别；五藏之相，可以类推；五藏相音，可以意识；五色微诊，可以目察。能合脉色，可以万全。

　　赤，脉之至也，喘而坚，诊曰有积气在中，时害于食，名曰心痹，得之外疾，思虑而心虚，故邪从之。白，脉之至也，喘而浮，上虚下实，惊，有积气在胸中，喘而虚，名曰肺痹，寒热，得之醉而使内也。青，脉之至也，长而左右弹，有积气在心下，支胠，名曰肝痹，得之寒湿，与疝同法，腰痛足清头痛。黄，脉之至也，大而虚，有积气在腹中，有厥气，名曰厥疝[4]，女子同法[5]，得之疾使四肢，汗出当风。黑，脉之至也，上坚而大，有积气在小腹与阴，名曰肾痹，得之沐浴清水而卧。

　　凡相五色[6]之奇脉，面黄目青，面黄目赤，面黄目白，面黄目黑者，皆不死也。面青目赤，面赤目白，面青目黑，面黑目白，面赤目青，皆死也。

注　释

　　1. 胝（zhī）　病名。病症为皮肤坚硬而皱缩。病因为过度食酸所致，如本篇所言："多食酸，则肉胝胎而唇揭。"

　　2. 五决为纪　五，五脏脉象也。决，决断也。五决为纪，以五脏脉象变化为依据判断疾病的轻重以及预料病情之后的演化，如本篇所言："诊病之始，五决为纪。"

　　3. 先建其母　先，先后之先也。建，求知也，确定也。母，本源也，根本也。《道德经》："有，名万物之母。"又："有物混成，先天地生，寂兮寥兮，独立而不改，周行而不殆，可以为天地母。"老子告诉人们，道，天地之母；天地，万物与人之母。本篇告诉人们，病因，病之母也。辨认小孩先认妈妈，论病先辨求其因，先确定其因。"欲知其始，先建其母"所讲的就是论病先论病因。

　　4. 厥疝　病名。病症为积气于腹。病因为脾气虚弱，肝肾气逆所致，如本篇所言：“黄，脉之至也，大而虚，有积气在腹中，有厥气，名曰厥疝。”高世栻：“腹中，脾部也，有厥气，乃土受木克，土气厥逆而不达也，土受木克，故不名曰脾痹，而名曰厥疝。疝，肝病也，女子同法。”

5. **女子同法**　厥疝之病，男女病因相同，病症相同。张志聪：“男女气血相同，受病亦属同法，故于中央土脏，而曰男女同法者，欲类推于四脏也。”高世栻：“女子无疝，肝木乘脾之法，则同也。”

6. **五色**　五色者，青、赤、黄、白、黑也。面部的五色，对应着内部五脏：青对应心，赤对应心，黄对应脾，白对应肺，黑对应肾。

五脏者，心、肝、脾、肺、肾也。生成者，由五脏所合、所生的脉、皮、筋、肉、骨和色、毛、发、爪、唇也。心、肝、脾、肺、肾五脏相生相克结合为一个整体，这个整体又与外部的脉、皮、筋、肉、骨和色、毛、发、爪、唇结合，形成了一个大整体。人体是一个活生生的整体，而不是解剖学中的尸体。解剖学中毫不相干、毫无联系的脏、肌肉、骨骼，在本篇中则是相互联系的，而且是紧密联系的。五脏生成之名告诉我们的是，人体内外是一个活生生的整体。

本篇不是以问答形式出现的，所以没有称为“论”。

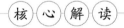

参天大树，从根到梢，上下相差百千尺，但两者之间有着切不断的联系。滔滔长江，由源至流，前后相差上万里，但两者之间有着切不断的联系。荣华在面部，心脏在内部，但两者之间有着切不断的联系。同理可证，人体内外之间的相互关系。本篇之要，要在“相互联系”四个字上。

一、人体系统论

作卦的中华先贤，从画出三爻那一刻开始，就奠定了天地人三者合一的系统论。天、地、人三者之间，在西方文化与现代西方医学中是三个毫不相干的个体，而在八卦的三爻里却是须臾不可分割的一个整体。天地人三者是一个整体，时空与人之间是一个整体，这是八卦所建立起的系统论。天地人三者是一个整体，时空与人之间是一个整体，人体内外之间同样是一个整体，这是《内经》所延续的系统论。

那么，系统论是如何表现的呢？本篇以一个"五"字在内外之间、脏腑之间、五味与疾病之间建立起了合情合理的联系。

（一）五合·五荣·五主

心合于脉，肺合于皮，肝合于筋，脾合于肉，肾合于骨，此之为五合。合者，配合也，相应也。五合之合，内外合为一体也。

心之荣华在面部，肺之荣华在皮毛，肝之荣华在爪甲，脾之荣华在肌肉，肾之荣华在头发，此之为五荣。荣者，根本在枝叶上的色泽也。荣者，根深而后叶茂之荣也。五脏在内，荣华在外，观外部荣华可测内部之病。

肾主心，心主肺，肺主肝，肝主脾，脾主肾，此之为五主。主者，制约也，相克也。五行的相生相克，解释就是相互联系与相互制约。相生即相互联系，相克即相互制约。有相生有相克，自然界才能平衡，人体才能安康。

（二）五味·五脏·五病

五味，酸、苦、辛、咸、甘；五脏，肝、心、肺、肾、脾。五脏对五味各有选择：肝喜酸，心喜苦，肺喜辛，肾喜咸，脾喜甘。

五行相克，五味归五行，所以，五味之间也存在着相克关系。如果五味偏颇，就会引起相克对象的疾病。

咸伤血，过度食咸则会引起血脉凝涩，且面部色泽也会因之变化。

苦伤皮，过度食苦则会引起皮肤枯槁，毫毛脱落。

辛伤筋，过度食辛则会引起筋脉拘急，爪甲枯槁。

酸伤肉，过度食酸则会引起肌肉粗厚，口唇上翻。

甘伤骨，过度食甘则会引起骨骼疼痛，头发脱落。

这里有必要回顾一下这样两个问题：一是五脏与五味的五行归属问题。①五脏分属五行：肝属木，心属火，脾属土，肺属金，肾属水；②五行有五味：木酸，火苦，土甘，金辛，水咸。二是五行之生克问题。①五行相生关系为：木生火，火生土，土生金，水生木；②五行相克关系为：木克土，土克水，水克火，火克金，金克木。

五味能养人也能伤人，五味能养生也能致病，中华先贤在几千年前就总结出了这两条哲理。不同的季节，应调以不同的味道，《周礼·天官·食医》

最早记载了"春多酸，夏多苦，秋多辛，冬多咸，调以滑甘"的哲理。甘，没有与一定的季节相联系，为什么呢？因为甘入脾，脾旺四季，所以四时调味时应在酸、苦、辛、咸四味中加进适量的甜味。滑，在口感的范围之内。孙诒让《周礼正义》："谓以米粉和菜为滑也。"烹调出来的佳肴不但味好而且爽口，这才是"调以滑甘"的本义。没有涉及过《内经》的学者注释《周礼》时，把"调以滑甘"中的"滑"字注释为滑石粉，这就出笑话了。实际上，甘是甘甜，滑是滑，甘、滑这两个单音词，所表达的两种意思是甘甜与滑润。

（三）五色与生死

树根有病，必然会在树叶上有所表现。同理，脏于体内的五脏一旦有病，必然会在体外的面部有所表现。所以，观察面部的颜色，一可以判断五脏之病，二可以判断人之生死。

根据面部五色，本篇有六死六生之判断：

面有死草一样的青色，死！面有翠鸟羽毛一样的青色，生！

面有枳实一样的黄色，死！面有螃蟹肚皮一样的黄色，生！

面有烟灰一样的黑色，死！面有乌鸦羽毛一样的黑色，生！

面有死血一样的红色，死！面有鸡冠一样的红色，生！

面有枯骨一样的白色，死！面有猪脂一样的白色，生！

面部五色源于五脏之色，五脏之色对应于五行之色。在五行五脏中，木色青，肝色青；火色红，心色红；土色黄，脾色黄；金色白，肺色白；水色黑，肾色黑。如此对应关系产生了一个判断生死的标准：根据面部五色不但可以判断生死，而且可以判断出死于某一脏。

（四）五属·四归·三病

属者，归属也，注入也，汇聚也。经脉皆汇聚于眼，骨髓皆汇聚于脑，筋皆汇聚于关节，血皆汇聚于心，气皆汇聚于肺，此之为五属。

归者，回归也，归属也，归于也。血归于肝则人能视，血归于足则人能行，血归于掌则手能握，血归于指则人能拿，此之为四归。

起床之后被凉风所吹，血遇寒凉则凝，血之凝会形成三种疾病：一是痹；二是泣；三是厥。血凝于肌肤为痹；血凝于经脉为泣；血凝于脚为厥。

此处有必要谈一下痹症。在现实生活中，颈椎痛、关节痛、脊椎痛的患者越来越多，而且患病的年龄越来越小。痹症以痛为特征，以外在寒气为病因，如《素问·痹论》所言："痛者，寒气多也，有寒故痛也。"《内经》视痹病为外因之病，西医从古至今一直把颈椎炎、关节炎、脊椎炎定位为内因之病，这是两种医学对同一类病的不同界定。以内因之病治之，西医至今治不了这几种疼痛，而笔者以外因之病治之，效果极佳。

西医没有寒热理论，所以西医解答不了因寒而痛的颈椎病、脊椎病。

（五）五色与五痹

仪器可以查病，可是几千年前没有任何仪器，怎么查病呢？答案是直观判断。中华先贤在没有仪器的条件下，一靠察色，二靠诊脉，就能判断疾病。

本篇告诉后人一种察色观病的方法。如果面部色泽一改常态呈赤色，且脉急而坚，为心痹。

如果色泽一改常态呈白色，且脉急而浮，为肺痹。

如果面部色泽一改常态呈青色，且脉长而有力，为肝痹。

如果面部色泽一改常态呈黄色，且脉大而虚，为脾痹。

如果面部色泽一改常态呈黑色，且脉浮大而坚硬，为肾痹。

五行有五色，五脏也有五色；五脏可配五行，五脏之色相通于五行之色。五脏通五官，内有病反映于外部五官，所以通过面部五色可察五脏之病：面色赤，病在心；面色白，病在肺；面色青，病在肝；面色黄，病在脾；面色黑，病在肾。

二、系统论的奥妙与误解

（一）系统论的奥妙

系统论的奥妙，就是在毫不相干的独立之物之中建立起了必然的联系，就是在一物内外之间立起了必然的联系。

天与人各自独立，但是，系统论告诉人们，天与人是一个整体。万物与人各自独立，但是，系统论告诉人们，万物与人是一个整体。同样的道理，时空与人是一个整体，人体内外是一个整体。整体中的一方面出了问题，必然会影响另一方面。举例说明如下：

1. 人体内外是一个整体，所以，内部五脏一旦出现问题，必然会反映到外部，例如面部色泽的变化。通过面部色泽的变化既可以判断疾病与否，还可以判断出疾病在某一脏。

2. 天与人是一个整体，所以，天气发生异常变化，就会引起人体之内的疾病。病在人体之内，病因可能在天上。

3. 万物（包括粮食、水果、蔬菜、家畜、家禽）与人是一个整体，所以，由万物产生的五味会从正负两个方面影响人体健康。禽流感病在人体之内，病因却与天下迁徙的候鸟有关。

4. 时空与人是一个整体，所以，发生在人体之内的疾病，病因很可能在时间、空间之中。

在表面上看来毫无联系的彼此之间、天人之间、五脏与五官之间建立起了联系，根据外在因素可以判断人体疾病，或根据人的外部色泽可以判断五脏之疾病，所有这些，就是系统论的奥妙。

（二）对系统论的误解

对于中医的系统论，精于具体分析的西医不理解，就是崇尚儒家文化的大学者也有不理解的。请看下面一大段论述：

……中国人无论讲什么总喜欢拿阴阳消长五行生克去说。医家对于病理药性的说明，尤其是这样。这种说法又是玄学的味道。他拿金木水火土来与五脏相配属，心属火，肝属木，脾属土，肺属金，肾属水。据《灵枢》《素问》还有东西南北中五方，青黄赤白黑五色，酸甘苦辛咸五味，宫商角徵羽五音，以及什么五声、五谷、五数、五畜等相配合。虽看着是谈资文料，实际似乎用不着，而不料也竟自拿来用。譬如这个人面色白润就说他肺经没有病，因为肺属金，金应当是白色，现在肺现他的本色就无病。又姜若炮黑了用，就说可以入肾，因为肾属水、其色黑。诸如此类，很多很多。这种奇妙的推理，异样的逻辑，西方绝对不能容，中国偏行之千多年！

这一大段话，是儒学大家梁漱溟先生说的，详见于中国文联出版公司1996年出版的《梁漱溟文集》19～20页。梁漱溟先生是当代大儒，一生固守儒家文化，为此他付出了沉重的代价，但他并没有因磨难而改变立场。在笔者眼里，梁漱溟先生是一位令人尊敬的、有骨气的大学者。尊敬前贤，并不等于一定要盲从前贤的所有认识。梁漱溟先生对中医系统论的批判，笔者就不能苟同。之所以敢于否定梁先生的否定中医的看法，依据如下：

其一，五脏与五行、五方、五味、五色、五音、五数、五畜、五谷的相配合，绝非《内经》一家之言，在《礼记》《管子》《吕氏春秋》中，可以看到与《内经》相类似的记载。《礼记》为儒家典籍，《管子》为法家典籍，

《吕氏春秋》为杂家典籍，儒、法、杂三家因为认识与理论上的分歧而形成了不同的派别——这一家与那一家。可是，儒、法、杂三家为什么会与《内经》持同一立场呢？这证明了五脏与五行、五方、五味、五色、五音、五数、五畜、五谷的相配合的理论，是诸子能够共同接受的理论。儒、法、杂三家为什么会共同接受这一理论，需要专门行文进行讨论。这里要说的是，此理论真是像梁先生所批判的那样毫无道理，会被诸子所共同接受吗？

诸子所接受的，是源头中华先贤所创建的系统论。在系统论中，天地之间的一切都是相互联系的。所以，在一切有联系的事物之间可以进行类比，可以进行类推。天有声，地有音；物有象，象有数；物生色，色分味……见一斑可以知全豹，见一落叶可以知秋；就论病而言，以色可以论病，以音可以论病，以味可以论病，以时空可以论病……系统论的奥妙就在这里。如本篇所言："五藏之象，可以类推；五藏相音，可以意识；五色微诊，可以目察。能合脉色，可以万全。"

其二，中医为什么非要用阴阳五行来解释？这是因为中医的起源是与中华民族的宇宙观、方法论联系在一起的。前面已经说过，解释天地万物的诞生，世界上很多民族用万能之神交出了答案，唯我中华先贤以一阴一阳解答了天地万物的诞生。万能之神既是天地万物的创造者，又是如何为人之理的创立者。例如在《圣经》里，上帝既创造了天地万物，又创立了做人的道理。希伯来人把数的诞生、音乐的诞生归功于上帝。从宇宙观这里，不但演生出了人生观，而且还演生出了数学与音乐。与希伯来人相较，中华民族从宇宙观这里演化出的成果更多，利用宇宙观不但创建了人生观，而且创建出了自己的数学、音律学、军事学、天文学、建筑学、农学，还有独特意义的医学，《易经》《周髀算经》《礼记》《内经》告诉人们，奇偶之数起于阴阳，音律起于阴阳，时空起于阴阳……阴阳既是天地万物之本源，也中华文化、中医文化之本源，还是一项项技术之本源，以阴阳论之即以道论之，这既是一种思维方式，又是一种方法论。阴阳之论可以论包括天地在内的一切。所以，以阴阳论医、以阴阳论病实属正常。

复杂的现实世界可以抽象为四大元素地、火、水、风，四大元素之间只有相生关系，没有相克关系，这是印度先贤以及释迦牟尼的共同认识。

复杂的现实世界可以抽象为五大元素金木水火土，五大元素之间既有相生关系，也有相克关系，这是《易经》《尚书》《礼记》《内经》的共同认识。

《易经》《尚书》《礼记》《内经》共同告诉人们，五味可归于五行，五数可归于五行，五音可归于五行，五谷、五畜均可以归于五行，气候可以归于五行，五星可以归于五行。总之，现实世界本身及其所包含的一切均可以归纳于五行。五行每一行都有自己的属性，五行每一行都有自己的功能，五行每一行都有自己的色泽。所以，以五行的属性论五脏，以五行色泽论五脏，以五行色功能论五脏，实属正常。

阴阳五行，是中华先贤所创建的、被诸子百家所接受的宇宙观、时空观与方法论。阴阳五行一可以论天地万物的诞生，二可以论天地万物的演化，三可以论天地万物的属性，四可以论人之气血、脏腑，老子在《道德经》里论阴阳，孔子在《礼记》里论阴阳五行，管子、庄子都论阴阳论五行，如果言医者不言阴阳五行，其荒唐程度犹如牧师不言上帝一样。梁漱溟先生的学识精于儒但不及《易》，更不及医，所以不理解中医论病为什么必论阴阳消长与五行相克。

（三）系统论在实际生活中

在实际生活中，处处都可以遇到系统论。

山里放羊、放牛的老汉，会根据牛羊的皮毛色泽由鲜亮到暗淡的变化，准确地做出牛羊有病的判断。根据皮毛色泽变化来判断牛羊的疾病，这是放羊、放牛老汉所掌握的系统论。

果园里的果农，会根据树叶颜色的异常变化，准确地做出这棵树有病的判断。根据树叶颜色的变化来判断果树的疾病，这是果农所掌握的系统论。

2006 年流行的韩国电视剧《大长今》中，医女长今手持《内经》，眼睛注视着一张张男男女女的脸，口念"青色主寒痛……"这是韩国医女所掌握的系统论。

医女长今是古代的故事，电视剧却是今天拍摄的，这说明什么？一是说明了韩国的医生接受并掌握了《内经》中的系统论；二是说明了《内经》中的系统论，在韩国从古代延续到了今天。

韩国的医女会以崇敬的心情来学习《内经》，中国的学者对《内经》的态度为什么不如韩国的医女呢？

根据面部色泽判断健康与否，或根据某种色泽判断某种疾病，这属于《内经》中的基本常识，这种常识完全符合自然哲理，不应该受到指责。

《内经》不但赢得了韩国的尊敬，实际上也赢得了日本的尊敬。可是，

《内经》在本土上却受到了讽刺与挖苦，而且讽刺挖苦者还是一流的学者，对比之下，实在是不可思议。

（四）中医与西医在起源上的根本性差异

笔者多次这样谈过中西方之间的差异，地球一形成就有东西两半球之分，人一形成就有东方人与西方人之分，文字一形成就有中文与外文之分，同样的道理，医一形成就有中西医之分，差异是与生俱来的。

中医与西医，在起源处就有差别，中医起源于道，西医起源于人，这是两者之间的第一个差异。

"阴阳者，天地之道也，万物之纲纪，变化之父母，生杀之本始，神明之府也，治病必求于本。"《阴阳应象大论》告诉人们，中医之源与万物之源属于同一个源，这个源就是生天生地的阴阳。如果说阴阳之道，在造物意义上相当于西方的上帝，那么就可以这样说，独特的中医从源到流都是与造物主联系在一起的。

"希波克拉底（Hippocrates，约公元前460—前377）是古希腊医生，被誉为医学之父。"《不列颠简明百科全书》告诉人们，西医起源于人，起源于古希腊的希波克拉底。西方医学，从古希腊至今，与上帝毫无联系，始终体现的是人的认识。人的认识永远有局限性，这是众所周知的。所以，英国大哲学家罗素提出一个重要观点——"像上帝那样去看"。为什么要"像上帝那样去看"呢？就是要超越人的局限，超越经验的局限，超越时空的局限。中医的以道论医，从一开始就相当于罗素的"像上帝那样去看"。

人的认识与以道论之，是中西医在源头处的差别。

中西医的认识论与方法论，完全是不同的两种认识论与方法论。《内经》延续了八卦所创建的天人合一系统论。《内经》谈人，人不是孤立的人，病也不是孤立的病。

人由天地而生，所以人体结构与天体结构相似相通。人居于天地之间，所以天气、地气与人气息息相通。人是时间中的人，所以四时有四时之病；人是空间的人，所以四方有四方之人，四方有四方之病。五脏分而为五，一脏有一脏的作用。五脏合五为一，整体有整体的作用；一会影响整体，整体也会影响一；此处会影响彼处，内部会影响外部；再者，阴阳之道变动不居，所以，在以阴阳之道为基础的《内经》之中，一切都是变化的。天地在变化，气候在变化，人体在变化，疾病也会变化。天人是相互联系的，时空与人是相互联系的，人体内外是相互联系的，这就是《内经》的认识论。这一认识论有错误吗？

只有具体论，而无系统论，是西医的先天缺陷。西医之父希波克拉底留有《希波克拉底文集》，内容中的第一项就是解剖。大家知道，解剖刀下所出现的不是人，而是冰冷的尸体。尸体已与天地无关，已与时空无关，已与气候无关，所以，《内经》所认识到的天人联系、时空人联系、五脏与气色的联系，解剖刀统统发现不了。解剖刀下只有"这个"与"那个"冷冰冰的器官，而活生生的联系是无论如何也发现不了的。解剖刀下，天人之间没有联系，时空人之间没有联系，气候与人没有联系，五脏与五官没有联系……只有具体，没有整体，这是西医的认识论。这样的认识论正确吗？

在方法论上，中西医的差异更大。上有病治于下，下有病治于上；左有病治于右，右有病治于左；内有病治于外，外有病治于内；还有奇妙深邃的"圣人不治已病治未病"，这是以全局、大局为基础的方法论。见肝有病治之以脾，见脾有病治之以肾，牙痛之病可针刺离牙有二尺之远的合谷穴，这是中医方法论的具体应用。

头痛医头，脚痛医脚；病在此处，就查在此处；此处有病，就在此处着手，这就是西医的方法论。

中医的基础，中医的认识论与方法论，经得起时间与空间的考验。中医的基础、中医的认识论与方法论恰恰是中医之长，非常遗憾的是，梁漱溟先生偏偏没有认识到这一点。

刀叉与筷子，是不同文化、不同智慧的结晶。两者功能一样，但材料与标准绝对不同，如果以刀叉的标准批评筷子，或主动拿筷子去与刀叉比短比长，都是可笑荒唐的。同理，中西医是两种文化背景下的产物，各自有各自的标准，各自有各自的方法，所以不能用西医的标准来批评中医。用西医的标准批评中医，其荒唐程度，犹如拿刀叉的标准批评筷子一样。

（五）批评应该批评在短处上

文化是可以批评的，中医文化也是可以批评的。但是批评一定要批评在真正的短处上。中医的短处在哪里呢？中医真正的短处，体现在两大方面：一是几千年来器具一直没有创新；二是失传了解剖学。

《内经》已有的针灸之针，今天仍然是如此之针。当然，针灸本身没有错，所应该批评的是，在祖先的基础上，医疗器具历经几千年竟毫无发展，毫无创新。有优秀的医理，而无先进的器具。这才是中医真正的一大短处。

"中医没有解剖学"，这是学界的普遍认识。这一认识符合实际吗？请看下面四段论述：

其一，"若夫八尺之士，皮肉在此，外可度量切循而得之，其死可解剖而视之，其藏之坚脆，府之大小，谷之多少，脉之长短，血之清浊，气之多少，十二经之多血少气，与其少血多气，与其皆多血气，与其皆少血气，皆有大数。"这是《灵枢·经水》中的一段话，其中出现"其死可解剖而视之"这句话。这句话告诉人们，中医里面有解剖学，而且中华先贤很早就有解剖的实践，这种实践被《灵枢》所记载。

其二，"上古之时，医有俞跗，治病不以汤液醪醴、镵石、挢引、案抚、毒熨，一拨见病之应，因五脏之输，乃割皮解肌，诀脉结筋，搦脊脑，揲荒爪幕，湔浣肠胃，漱涤五脏，炼精易形。"这是《史记·扁鹊仓公列传》中的一段话。其中出现与解剖学直接有关的"割皮解肌"一词。这段话中还出现了与解剖学有关的几个动词搦、揲、湔浣、漱涤。《史记》告诉人们，中医里面有解剖学，而且中华先贤很早就有解剖的实践，这种实践被《史记》所记载。

其三，"若病发结于内，针药所不能及者，乃令先以酒服麻沸散，既醉无所觉，因刳破腹背，抽割积聚。若在肠胃，则断截湔洗，除去疾秽，既而缝合，傅以神膏，四五日创愈，一月之间平复。"这是《后汉书·方术列传·华佗传》中的一段话。从这段话中可以看出，华佗外科手术已经相当精湛，可以做积聚即肿瘤手术，还可以做肠胃手术。

其四，解剖术在清代王清任这里得到了继承与发展。王清任发现了许多前人没有发现的重要器官，如主要动、静脉血管的形状。他指出肺有两叶，肝有四叶，胆腑位于肝右第二叶。

非常遗憾的是，中医解剖学与外科手术现在失传了，完全地失传了，以至于现代很多年轻人根本不知道中医里面有解剖学，不知道中医里面有外科手术。解剖学与外科手术的失传，这才是中医真正的短处。

对于中医的短处，梁先生偏偏没有指出来。梁漱溟先生早已仙逝，如果不是涉及大根大本，笔者决不会唐突前贤。"吾爱吾师，但吾更爱真理。"为了真理，不得不与老师争论，西方人如此处理师与理之间的矛盾。"仁不让师"，这是《论语·卫灵公》中所留下的夫子之言。孔夫子教育后生，对于老师是可以据理力争的。基于以上两点，笔者向梁老先生否定中医的言论提出反驳，希望得到老先生在天之灵的谅解。

笔者反驳梁老先生，还有一个现实原因，这就是在今天的中华大地上，仍然有人拿梁老先生的认识为依据来批评中医。

笔者在此表达一点真诚的希望，希望今后的学界再不要发生类似梁先生这样的错误。对自己不了解的领域不乱发表意见，这是批评者所应该遵循的起码准则。流行千年的中医，一定有其流行的理由，一定有其流行的基础。流行千年的理论不是不可以批判，但是，要批判一定要先在哲理上弄清"原本是什么样"，而不应该仅仅依照"我认为不应该这样，就不应该这样"。梁老先生对中医的批判，恰恰缺少了哲理批判，批判的依据仅仅是自己个人的认识。这样的错误，不应该再重复了。笔者认为，面对为子孙留下众多宝贵文化遗产却又早已不会说话的中华先贤而信口批判，实在是太不公平了。

这里，引用孔夫子留在《论语·为政》中的一句话与读者共勉："知之为知之，不知为不知，是知也。"

五藏别论篇第十一

原文

黄帝问曰：余闻方士，或以脑髓为藏，或以肠胃为藏，或以为府。敢问更相反，皆自谓是，不知其道，愿闻其说。岐伯对曰：脑、髓、骨、脉、胆、女子胞，此六者，地气之所生也，皆藏于阴而象于地，故藏而不泻，名曰奇恒之府。夫胃、大肠、小肠、三焦、膀胱，此五者，天气之所生也，其气象天，故泻而不藏，此受五藏浊气，名曰传化之府，此不能久留，输泻者也。魄门[1]亦为五藏使，水谷不得久藏。所谓五藏者，藏精气而不泻也，故满而不能实。六府者，传化物而不藏，故实而不能满也。所以然者，水谷入口，则胃实而肠虚；食下，则肠实而胃虚。故曰实而不满，满而不实也。

帝曰：气口何以独为五藏主？岐伯曰：胃者，水谷之海，六府之大源也。五味入口，藏于胃以养五藏气，气口亦太阴也。是以五藏六府之气味，皆出于胃，变见于气口。故五气入鼻，藏于心肺，心肺有病，而鼻为之不利也。凡治病必察其下，适其脉，观其志意，与其病也。拘于鬼神者，不可与言至德[2]；恶于针石者，不可与言至巧；病不许治者，病必不治，治之无功矣。

注释

1. 魄门　"魄"通"粕"。魄门即排泄糟粕之门，故称魄门。魄门即肛门。王冰："肛之门也。内通于肺，故曰魄门。"

2. 至德　至深的道理，此处指医学理论。

别，区别也，特别也，个别也，别致也。此篇的五脏之论，是有别于他篇的五脏之论，所以命名为"五藏别论"。

本篇第一次出现"奇恒之府"之名。奇者，异也。恒者，常也。奇恒之府者，异于常府之府也。异于常府之府以功能为基准，分为储藏之府与传化之府。储藏与传化两府功能的统一，是人体健康的基本保证。

源头的中华文化就是崇尚自然的文化，集大成于《内经》的中医文化是不迷信鬼神的文化。本篇通过黄帝之口说出了这样一句话："拘于鬼神者，不可与言至德。"这句话的字面意思是：凡是谈鬼谈神的患者，就不要与之谈中医的道理了。这句重要的话证明，中医不迷信，迷信非中医。

别论之别，在本篇有双重含义：谈异常之府，一别也。劝导患者信医不信神，二别也。一个别字，两种含义，是本篇的特别之处。

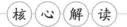

大千世界，有常物有异物；常异相合，才有这生气勃勃的大千世界。人体脏腑，同样有常有异，常异相合，才有这活生生的人体。

一、　储藏与传化的统一

从阴阳两爻诞生的那一刻起，中华民族就有了认识世界的两点论。作卦的中华先贤认为，从大到无外的广大世界到至小无内的微小世界，均由一阴一阳两种因素所组成。一阴一阳，异性而同类，相反而相成；外一分为二，内合二而一；永不重合，永不分离。这就是中华先贤所创建的两点论。两点论，是认识世界、认识人体的基本方法。

具体到本篇，认识世界的阴阳两点论解释了具有相对两种功能的两腑：藏而不泻的奇恒之腑，泻而不藏的传化之腑。

天为阳，地为阴；天主动，地主静；静，藏而不泻；动，泻而不藏。认识世界的两点论在此揭示了人体之内的相反相成的两种功能。

藏而不泻为奇恒之府，奇恒之府一分为六，具体为脑、髓、骨、脉、胆、女子胞。泻而不藏为传化之府，传化之府一分为五，具体为胃、大肠、小肠、三焦、膀胱。

试想一下，如果没有储藏与传化的统一，那么，这个世界上还会有人吗？如果只有储藏而没有传化，要不了十天，人就会变成一个其丑无比的大肚子。如果只有传化而没有储藏，要不了十天，人就会变成一个干巴巴的木乃伊。《易经》中的"一阴一阳之谓道"，在本篇转化为"一藏一出之谓道"。藏者，藏而不泻的储藏也。出者，泻而不藏的传化也。只是这一藏一出的统一，这个世界上才有了人，才有了生气勃勃、身体安康的人。

二、 中医不迷信， 迷信非中医

一进入社会就会发现，今天仍然有很多迷信鬼神的人。一进入社会就会知道，今天仍然有很多宣传鬼神的巫婆神汉。

平常人会遇见迷信鬼神的人，名家名人也会遇见迷信鬼神的人。鲁迅先生就曾经遇到过一个行医与迷信两者兼顾的医生。鲁迅先生在《父亲的病》一文中，出现这样一位宣传虚妄的绍兴医生。这位医生给鲁迅的父亲看病，治不好病，把责任推给了虚妄，在技穷之后说出了与医理、病理毫无关系的话："请人看一看，可有什么冤愆。"这位医生所说的"人"，实际上就是那些会驱神弄鬼的巫婆神汉。自己医术不精，把患者推给巫婆神汉，如此医生实乃庸医。而恰恰就是这个庸医，引起了鲁迅先生对中医的误解与愤恨。鲁迅先生在《父亲的病》中以及小说《明天》中，用艺术的手法挖苦中医，后来直接把中医等同于骗子。鲁迅先生在《〈呐喊〉自序》中写到："我还记得先前的医生的议论和方药，和现在所知道的比较起来，便渐渐悟得中医不过是有意或无意的骗子。"

对照《内经》，可以看出给鲁迅先生父亲看病的医生，有两大错误：第一，言不及《内经》；第二，宣传迷信。鲁迅先生父亲得的病是水肿病，又称臌胀病。《内经·灵枢》之中有《胀论》专论一篇，有《水胀》专论一篇。两篇专论之中有病名，有病因，有治疗方法。那位绍兴医生始终没有论及《内经》，身为中医医生而言不及《内经》。言不及《圣经》不配称牧师，言不及《古兰经》不配称阿訇，以此而论，身为中医医生而言不及《内经》，能是合格的中医医生吗？显然这是一个仅仅只会几首"汤头歌"的郎中，这是一。医术不精，乱说冤愆，这是二。单单从迷信这一角度看，这位郎中就不能代表中医，因为中医从《内经》起，就是明确反对迷信的。《内经》借黄帝之口，说出了一句振聋发聩的话："拘于鬼神者，不可与言至德。"这句话的意思是：如果患者迷信鬼神，医生就无须再向他讲述高明之医理了。知道吗？中医不迷信，迷信非中医，这一准则创立于《内经》之中。连患者迷信都不允许，会允许医生妄谈什么"冤愆"吗？

《内经》中的黄帝，反对妄谈鬼神。《史记》中的黄帝，崇尚自然。《史记·太史公自序》："维昔黄帝，法天则地。"真诚地希望读者能够记住，以黄帝名义留给子孙的文化是崇尚自然的文化，崇尚自然的文化中包括中医，迷信鬼神的邪说与黄帝文化无关。

鲁迅先生遇到的是庸医。庸医，即《内经》所界定的"下工"。医术极高明的医生，《内经》称之为圣人。医术高明的医生，《内经》称之为上工。医术低下的医生，《内经》称之为下工。下工相当于现实生活中的庸医。庸医之庸，就是不能辨别出真正的病因。花了钱而治不了病，鲁迅先生的心情是可以理解的。但先生对中医的批评却是不公允的。尤其用"骗子"二字来评价中医，更是不应该的。

鲁迅先生批评中医的错误有二：

其一，算错了两本账。一本是庸医的账，一本是中医的账。一个庸医与博大精深的中医之间是不能画等号的，而鲁迅先生偏偏在两者之间画出一个大等号。

其二，用眼前一事否定了悠久历史。鲁迅先生遇见庸医，只是一个人遇到的一件事。而中医已经有几千年的历史。大家知道，西医传入中国，仅仅有一百多年的历史，而中华民族从有文明史算起，上下已经有了五千年，试想一下，没有中医的呵护，中华民族能够延续几千年吗？用一个人所遇到的一件事来否定具有几千年历史的中医，合适吗？

热爱鲁迅先生，不能护先生之短，所以这里指出先生对中医的偏激批评的错误。庸医之庸，根本错误是其医理不精，而非中医本身之过，希望后来者以鲁迅先生为戒，不要再把某个庸医等同于整个中医。

异法方宜论篇第十二

（原）（文）

　　黄帝问曰：医之治病也，一病而治各不同，皆愈何也？岐伯对曰：地势[1]使然也。

　　故东方之域[2]，天地之所始生也。鱼盐之地，海滨傍水，其民食鱼而嗜咸，皆安其处，美其食。鱼者使人热中[3]，盐者胜血[4]，故其民皆黑色疏理。其病皆为痈疡，其治宜砭石。故砭石者，亦从东方来。

　　西方者，金玉之域，沙石之处，天地之所收引也。其民陵居而多风，水土刚强，其民不衣而褐荐，其民华食而脂肥，故邪不能伤其形体，其病生于内，其治宜毒药。故毒药者，亦从西方来。

　　北方者，天地所闭藏之域也。其地高陵居，风寒冰冽，其民乐野处而乳食，藏寒生满病，其治宜灸焫[5]。故灸焫者，亦从北方来。

　　南方者，天地所长养，阳之所盛处也。其地下，水土弱，雾露之所聚也。其民嗜酸而食胕，故其民皆致理而赤色，其病挛痹[6]，其治宜微针。故九针者，亦从南方来。

　　中央者，其地平以湿，天地所以生万物也众。其民食杂而不劳，故其病多痿厥寒热，其治宜导引按跷。故导引按跷者，亦从中央出也。

　　故圣人杂合以治，各得其所宜。故治所以异而病皆愈者，得病之情，知治之大体[7]也。

（注）（释）

1. 地势　大地自然之势。海拔的高低、水土、物产均在势的范围内。王冰："地势，谓法天地生长收藏及高下燥湿之势也。"

2. 域　空间概念，指区域。

3. 热中　病名。病症有三：身热；善饥；多饮多尿。病因为阴不足而阳有余。本篇所讲的热中，病因非常简单，那就是鱼吃多了；鱼性属火，多食之则热积于中。

4. 盐者胜血　盐者，盐也。盐，五味属咸。咸味入血，少则养，过则害。多食盐伤血，如本篇所言："盐者胜血。"

5. 灸焫（ruò）　灸，烧也，烤也。灸焫，即灸法。中医所有的一种特殊治病方法。王冰："火艾烧灼，谓之灸焫。"

6. 挛痹　病名。病症有二：筋脉拘急；麻木不仁。挛痹之病因，为湿热浸淫所致，如本篇所言："南方者，天地所长养，阳之所盛处也，其地下，水土弱，雾露之所聚也……其病挛痹。"

7. 知治之大体　知者，知也。治者，治病也。大体，大法也。知治之大体，即知道了治病的大法，就可以在具体之病的治疗中因其所宜，因人因病施治。

（题）（解）

异者，不同也。法者，方法也，法则也，医病的方法亦或法则也。方者，东西南北中五方也。宜者，适宜也，合适也。人生活在空间之中，空间具体可分为东西南北四方，还可分为东西南北中五方。人分五方之人，病分五方之病；五方之病不同，治疗方法也不同，"异法方宜论"的要领就在此处。

在世界民族之林中，唯我中华先贤最早认识到了地方病。一方水土养一方人，一方水土也生一方病，一方病应该有一种独特的医疗方法。这三点独特的哲理，化为本篇文章。不同的空间生不同的病，不同的病有不同的医疗方法，这就是本篇文章命名为《异法方宜论》的原因所在。

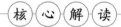

核心解读

"橘生淮南则为橘，橘生淮北则为枳，叶徒相似，其实味不同，所以然则何？水土异也。"先秦贤哲晏子告诉人们，仅仅相隔一条淮河，就有橘枳之异。东西南北四方，相差十万八千里，四方之物有异，那么人呢？病呢？因地之差异论人之差异，因地之差异论病之差异，为本篇核心所在。

一、 最早的地方病理论： 一方水土一方病

在西方，发现某种病与某一特定的空间有关，是现代的事。例如，地方性甲状腺肿只是发生在一些土壤及水中含碘量低的特定区域，只有这个地方才有这种病，所以称为"地方病"。

本篇告诉人们，在世界民族之林中，中华先贤是地方病的最早发现者，是地方病理论的最早创立者。

东方，是太阳升起的地方，是产鱼产盐的地方，是依海傍水的地方；东方之民喜欢吃鱼，喜欢咸味；这是东方人的特殊性。《阴阳应象大论》告诉人们："咸伤血。"本篇又告诉人们："盐者胜血。"这两句话讲述着一条道理：血之病与盐含量有关。本篇还告诉人们："鱼者，使人热中。"盐咸伤血，加上鱼肉生热，所以，东方的地方病为痈疡。治疗痈疡的方法是砭石。

本篇论地方病，一论空间条件；二论地质地理条件；三论饮食条件；四论气候条件，五论居住条件；最后，第六论论的是一方病与一方病的治疗方法。

四方有四方之病，东方的地方病为痈疡，西方的地方病在内不在外，南方的地方病为在外的拘挛或痹症，北方的地方病为胀满，中原一带的地方病为萎弱、厥逆、寒热。

二、 不同的空间， 不同的方法

四方之病有四方的治疗方法：东方用砭石，西方用毒药，北方用灸灼，南方用九针，中央用按摩。

方法是人创造的，不同的方法是可以集中的，是可以交流的。所以，本篇在结尾处讲述了两条重要道理：①集中各种方法，才能治疗各种疾病；②

同一种病，可以采取不同的治疗方法。

需要说明的一点是，《内经》所划分的东西南北中，是以黄河流域为基点的。

一方水土养一方人，实际上，一方水土也生一方病。中华先贤最早创建了发现地方病的原则，最早创建了医疗地方病的方法。面对祖先的优秀成果，身为中华民族的子孙，在今天应该做何感想呢？在祖先的基础上再出发，在地方病理论与实际两方面继续做出新的贡献，是不是后人应该思考的问题？

西方地球化学研究者发现，人体中的微量元素与其居住地地壳中的微量元素在种类与含量上具有一致性。即地壳中有这种微量元素；人体中也有这种微量元素，地壳中的这种微量元素含量高，人体中的这种微量元素含量也高。这一发现证明，中华先贤的以空间论人、以空间论病的思路是正确的。历史证明，以空间论人、论病的这一思路是既可以超越时间，也可以超越空间。

移精变气论篇第十三

原 文

黄帝问曰：余闻古之治病，惟其移精变气[1]，可祝由[2]而已。今世治病，毒药治其内，针石治其外，或愈或不愈，何也？岐伯对曰：往古人居禽兽之间，动作以避寒，阴居以避暑，内无眷慕之累，外无伸宦之形，此恬憺之世，邪不能深入也。故毒药不能治其内，针石不能治其外，故可移精祝由而已。当今之世不然，忧患缘其内，苦形伤其外，又失四时之从，逆寒暑之宜，贼风数至，虚邪朝夕，内至五藏骨髓，外伤空窍肌肤，所以小病必甚，大病必死，故祝由不能已也。

帝曰：善。余欲临病人，观死生，决嫌疑，欲知其要，如日月光，可得闻乎？岐伯曰：色脉者，上帝之所贵也，先师之所传也。上古使僦贷季，理色脉而通神明，合之金木水火土、四时、八风、六合，不离其常，变化相移，以观其妙，以知其要，欲知其要，则色脉是矣。色以应日，脉以应月，常求其要，则其要也。夫色之变化，以应四时之脉，此上帝之所贵，以合于神明也，所以远死而近生。生道以长，命曰圣王。中古之治病，至而治之，汤液十日，以去八风、五痹之病，十日不已，治以草苏草荄之枝，本末为助，标本已得，邪气乃服。暮世之治病也则不然，治不本四时，不知日月，不审逆从，病形已成，乃欲微针治其外，汤液治其内，粗工凶凶，以为可攻，故病未已，新病复起。

帝曰：愿闻要道。岐伯曰：治之要极，无失色脉，用之不惑，治之大则。逆从倒行，标本不得，亡神失国。去故就新，乃得真人[3]。

帝曰：余闻其要于夫子矣，夫子言不离色脉，此余之所知也。岐伯曰：治之极于一。帝曰：何谓一？岐伯曰：一者因得之。帝曰：奈何？岐伯曰：闭户塞牖，系之病者，数问其情，以从其意，得神者昌，失神者亡。帝曰：善。

1. 移精变气　移者，转变也。变者，改变也。移精变气，转变精神状态，改变气之运行也。《素问·上古天真论》："精神内守，病安从来。"《素问·生气通天论》："故圣人传精神，服天气，而通神明。"两篇大论论出的是同一问题，即精神是可以转变的，气是可以改变其运行轨道的。

2. 祝由　上古时期的心理医生。有些病，药不能治，针刺不能治，一席话使之精神状态改变，疾病马上会好。《枚乘·七发》中的楚太子病近膏肓，药石、针刺、艾灸已不能治，吴客仅仅讲了一席话，楚太子则"霍然病已"。为何良言妙道胜似良药？因为良言妙道能够打动心弦，能够振奋精神。不用药、不用针，用良言妙道治病，吴客是最有说服力的一个例证。

祝由就是这种不用药、不用针，仅仅用语言治病的心理医生。本篇对祝由是这样介绍的："往古人居禽兽之间，动作以避寒，阴居以避暑，内无眷慕之累，外无伸宦之形，此恬惔之世，邪不能深入也。故毒药不能治其内，针石不能治其外，故可移精祝由而已。"王冰："祝说病由，不劳针石而已。"

3. 去故就新，乃得真人　去故者，告别旧习也。就新者，进入新境也。同样是一个人，远离陋习而进入自然天真之佳境，昨天是俗人，今天即真人。"去故就新，乃得真人"这句话，与佛教中的"放下屠刀，立地成佛"，在哲理上有相似相通之处。这两句话所强调的都是自我更新的重要性。张介宾："去故者，去其旧习之陋。就新者，进其日新之功。新而又新，则圣贤可以学至，而得真人之道矣。"

移者，移动也，转移也，变换也。精者，精神也。移精者，转移精神注意力，变换精神状态也。变者，变化也。气者，五脏之气、营卫之气、元气、真气、血气、正邪二气之总称也。变气者，变化之中驱邪扶正也。移精变气，所讲的是通过转移人的注意力而改变人的精神状态，进而通过改变人的精神状态而扶持体内之正气。

《素问·上古天真论》有"恬惔虚无，真气从之。精神内守，病安从来"之论，本篇有"移精变气"之论，这两篇是前后呼应的。本篇还有"得神者昌，失神者亡"之论。《内经》所重视的精、气、神三字，在本篇全部出现。

《管子·内业》："凡人之生也，天出其精，地出其形，合此以为人。"《荀子·天论》："形具而神生。"阴有形，阳无形，《易经》用有形与无形两种因素解释了世界。《管子》与《荀子》用有形与无形两种因素解释了人体。本篇告诉人们，无形之精、气、神，恰恰是影响健康与否的重要原因。

精会移，气会变；有形之体与无形之气，一切都是动态的。懂得了这一点，就懂得了本篇命名的所以然。

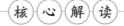

核 心 解 读

检查有形之肉体，检查有形之器官，是尖端仪器之长，但是，再尖端的仪器也检查不了无形之精、气、神。真正认识人体之病，必须认识人的另一面精、气、神。

一、 古今医术之别

这里的"古"，是黄帝之前的"古"。这里的"今"，是黄帝之时的"今"。今天由昨天而来，现代由古代而来；今天与昨天、现代与古代之间已经发生了很多很大的变化，其中包括治病的医术。本篇的黄帝，了解了这样一个历史事实：上古之人得了疾病，并不是用药物治疗，治病的方法是移精变气，即通过转移人的注意力而改变人的精神状态，通过改变人的精神状态而扶持体内之正气，治愈疾病，无须药物，不劳针石。

黄帝同时还知道一个现实问题，即当世之人得了病，内吃药，外打针，但疾病还是有好、有不好的两种结果。

为什么有古今之别？这是黄帝的疑问与苦恼。黄帝请教于岐伯，岐伯以精神的单纯与复杂回答了这一问题。上古之人，生活条件并不优越，但内无各种贪心，外无名利之累，单纯而天真，所以，一旦生病，用"祝由"之法使人移精变气，就会把病治愈。"祝由"之法，相当于今日的精神疗法，相当于今日的心理调整。古代行之有效的方法，为何在当今无效了呢？因为单纯变成了复杂，天真变成了世故。今世之人内有各种忧患，外有名利之累；违昼夜之序，背寒暑之序，所以，上古之时行之有效的精神疗法，在当今却效果不佳。古代的精神疗法被药物疗法、针石疗法所取代。

由此看见，单纯与天真是健康的前提，复杂与世故则是疾病的由头。

话，有言内之意，也有话外之音。岐伯的一番话，言内之意所讲的是古与今医术之别。岐伯的一番话，其话外之音有双重意义：一是人内心世界越复杂，疾病产生的机会就越大，而治愈的机会反而越小。二是医术可以随着时代的前进而改进，古代用移精变气的精神疗法，今世则必须用药物、针石治疗。

医术可以随着时代的前进而改进，医疗器具可以随着时代的前进而改进，这是岐伯与黄帝所探讨的问题，实际上也是《内经》所主张的与时俱进的基本精神。可是，在实际生活中，中医之器具与诊病之方法，却是几千年一贯制。单单从这两点上看，中医界实际上已经违背了《内经》所主张的与时俱进的元典精神。

二、　日月与色脉

本篇又一次出现了天人合一论。

在没有仪器的古代，既不能化验血，又不能化验尿；既不能透视五脏，又不能透视大脑。那么，中华先贤是如何判断疾病的呢？答案是：通过观色与诊脉。望闻问切四大诊法，在本篇出现两种。

岐伯告诉黄帝，人体与天体相通，例如面部颜色与跳动之脉搏皆通于自然之理，一通于日月，二通于时间中的四时，三通于空间中的四方上下，四通于八方之风，五通于五行金木水火土。进一步具体化，就是面部颜色应于太阳，脉搏之脉应于月亮；面部颜色会像太阳一样有明有暗，脉搏会像月亮一样有盈有亏。面部颜色与脉象，人体内部与外部具有一致性。面部颜色与脉象会随着四时的变化而变化，人与自然具有一致性。抓住了这两点，就抓住了诊病的要领。

"夫色之变化，以应四时之脉，此上帝之所贵，以合于神明也。所以远死而近生。生道以长，命曰圣王。"本篇把色脉应四时之理视为道理神明之理，明白了色脉应四时的奥秘，并以此养生者，可以称之为"圣王"。

天人合一论，本篇合在色脉上，合在色应日、脉应月上，合在色脉通于四时变化上。中医把人放在天地之间来认识，西医把人放在显微镜、手术刀下来认识，这是东西方两种医学在起始点上的不同之处。认识中西医的差别，不能仅仅停留在"西医治标""中医治本"的表象争论上，而首先应该从基点的差异上来认识。

三、 治病为何要治于"一"

本篇的岐伯，先与黄帝论移精变气，继而又论色论脉，最后结论在"治之极于一"上。治病为何要治于一？一，不就是奇偶之数中的那个最基本的奇数吗？其为什么与中医有关呢？似乎还关乎中医的最高境界。要弄懂这一问题，需要进行文化比较与文化回顾。

在西方文化中，"一"只是一个严肃的、抽象的、没有生命力的数字，量词之外的含义近乎于零。在中华文化里，"一"却有着相当丰富几乎近于无穷的含义：可以表达先天之始；可以表达后天之天；可以表达生命之源；可以作为做人之准则。实际上，一就是道的代名词。

（一）一可以表达先天之始

表达天地万物的起源，表达宇宙的发生，中华先贤采用了多种表达方法，其中一种就是数字表达法。

先天向后天演化，《易经·系辞上》中的数字表达法如下："是故，《易》有太极，是生两仪。两仪生四象，四象生八卦，八卦定吉凶，吉凶生大业。"太极为一，两仪有二，四象含四，八卦有八。一、二、四、八，异常简易的四个数字，表达了宇宙发生的完整过程。

先天向后天演化，《道德经·第四十二章》中的数字表达法如下："道生一，一生二，二生三，三生万物。"一、二、三，异常简易的三个数字，表达了宇宙发生的完整过程。

先天向后天演化，《庄子·天地》中的数字表达法如下："天地虽大，其化均也；万物虽多，其治一也。""泰初有无，无有无名，一之所起，有一而未形。"

《说文解字》对"一"做出了这样的解释："唯初太始，道立于一，造分天地，化万物。"在这个解释里面，万物生于天地，天地生于"一"。

《列子》《吕氏春秋》《淮南子》三部书有一个共同点，这个共同点就是都把"一"看作是有形世界变化的开始。

（二）一可以表达后天之天

"一"可以代表后天自然之天，《易经·系辞上》的说法是："天一，地二；天三，地四；天五，地六；天七，地八；天九，地十。"

"一"可以代表后天自然之天，《内经·三部九候论》的说法是："天地之至数，始于一，终于九焉。一者天，二者地，三者人，因而三之，三三者九，以应九野。故人有三部，部有三候，以决死生，以处百病，以调虚实，而除邪疾。"

请看，在《易经·系辞下》与《内经》里，数字可以代表后天自然之天，数字代表后天自然之地。一、三、五、七、九代表的是自然之天，二、四、六、八、十代表的是自然之地。

（三）一可以表达生命之源

水为生命之源，这是现代科学的结论。在几千年前的中华大地上，中华先贤认为生命的形成需要两大基本要素：第一要素是水，第二要素是火（即广义上的热能）。而水火两要素均可以用数字来表达，"一"就是用来表达水的。

后天八卦的歌词为："一数坎来二数坤，三震四巽数中分，五居中宫六乾是，七兑八艮九离门。"《坎》为一，一为水。后天之中的一切演化都是从水开始的，假如没有水，一切演化就失去了前提。

河图的歌词为："天一生水，地六成之；地二生火，天七成之；天三生木，地八成之；地四生金，天九成之；天五生土，地十成之。"水为第一要素，水不是上帝造的而是天生的。水分布于东西南北上下六合之内，所以有"地六成之"的总结。

洛书的歌词为："戴九履一，左三右七，二四为肩，六八为足，五居中央。"在《灵枢·九宫八风》中，洛书与后天八卦联系在了一起，在三维空间中形成了一个表达四面八方气候变化的《九宫八风图》。一为九宫图中的第一宫，象征水、象征节气中的冬至以及方位中的北方。

郭店楚简中有"太一生水"的竹简。"太一生水"篇中有这样一个自然演化顺序：太一—水—天地—神明—阴阳—四时—热沧—燥—湿—岁。"太一生水"所表达的过程是宇宙起源与进化。在这个过程里面，太一为生命之源，而生命之源则是和水联系在一起的。

（四）一可以表达做人为政之准则

人禽之辨的基本标志是礼——礼仪之礼。做人须内存仁义之心，外讲礼仪之礼。

做人所要讲的礼，源于何处呢？孔夫子告诉人们，礼源于大一。《礼记·礼运》曰："是故夫礼，必本于大一。"请看，人禽之辨之礼，其发源地在大一之处。

（五）一相通于道

一个最基本的奇数，为何在中华文化里有着如此丰富的含义呢？答案是：一是道的代名词，一相通于道。

《道德经》告诉人们，道有多个代名词，如玄、玄牝、象、大象、一。《道德经·第三十九章》："昔之得一者：天得一，以清；地得一，以宁；神得一，以灵；谷得一，以盈；侯得一，以为天下正。"天得一，因而清明；地得一，因而稳定；神得一，因而灵验；谷得一，因而充盈；侯得一，可以成为天下之首领。这里天、地、神、谷、侯所得的一，实际上就是道。

东方的道，在造物意义上相当于西方的上帝，其是天地万物以及一男一女的造物主，又是万物与人必须遵循的自然法则。因为道没有可匹配、可比肩的东西，所以称为一。如《韩非子·扬权》所言："道无双，故曰一。"

（六）治病为何要治于一

希伯来人的先贤，根据上帝之理演化出了两种理：一是天地万物诞生之理；二是如何做人的道理。

中华先贤根据道理演化出了多种理：一是天地万物诞生之理；二是如何做人之理；三是如何制造器具之理；四是如何医病之道理；五是各种技、术之理。因为篇幅问题，此处只谈道理与医理的关系。

具有造物意义的道，为何会演化出医病之理呢？在《素问·上古天真论》已经讨论过，此处再做简要的回顾与补充。道理之所以会演化出医病之理，这是因为：

其一，道在天地中。

其二，道在时空，即春夏秋冬与东西南北中。

其三，道在万物中。

其四，道在气候中。

其五，道在昼夜中。

其六，道在脏腑中。

其七，道在气血中。

其八，道在屎溺中。

其九，道在一切自然法则与人生法则中。

根据自然之道之理，演化出了中医的基本立场。中医的基本立场有这样几个特点：

一是把人放在天地中来看。

二是把人放在时空中来看。

三是把人放在万物中来看。

四是把人放在气候中来看。

五是把人放在昼夜中来看。

六是把人看成一个整体，人体本身内外是对应的，其中包括五脏与五官的对应，脏腑与皮肉的对应，五脏与面部五色的对应，五脏与情绪的对应。

七是用动态眼光看待人，用动态眼光看待病，人是动态的，病也是动态的。

八是把人放在自然法则中来看。

九是以道的基本成分阴阳来解释人形上、形下的两面以及相反相成的两面，例如精神与形体，气与血，脏与腑，表与里，寒与热……

道理之所以能够演化出医病之理，奥妙就在这里。治病为何要治于一，原因就是一就是道。

道理能够解答的问题，恰恰是任何仪器都回答不了的问题。仪器与道理，观察问题的方法是完全不一样的，所以，不能用仪器标准来衡量道理。

一个简单到不能再简单的一字，真的能有这么大、这么丰富的内涵吗？请看下列六个论断。

其一，《帛书周易·要》："能者由一而求之，所谓得一而君（群）毕矣，此之胃也。"

其二，《素问·标本病传论》："言一而知百病之害。"

其三，《周髀算经》："问一类而万事达者，谓之知道。"

其四，《文子·九守》："知一即无一不知也。"

其五，《庄子·天地》："通于一而万事毕。"

其六，《庄子·天下》："圣有所生，王有所成，皆原于一。"

得于一，通于一，就等于得于道，通于道。得于道，通于道，就可以通达万事。真正理解了中华文化里的一个一字，不但可以明白医理，而且可以明白万般物理，万般人理，万般器具之理以及治理天下之理。

有译者把"治之极于一"译为"治病的一个关键"，这就离题太远了。

四、神与形

"得神者昌，失神者亡。"这是本篇结尾处所出现的一个重要结论。这里的神，非牛鬼蛇神之神，非城隍土地之神，而是精、气、神之神与形神之神。人由神、形两种元素所组成，这是《内经》对人的基本立场。《内经》的这一基本立场，与《易经》的基本立场是一致的。

自然界，天为阳，地为阴。人体中，神为阳，形为阴。阴与阳，在自然界解答了天地合一的问题。阴与阳，在人体之中解答了神形合一的问题。《内经》的这一基本认识，在《管子》《荀子》里均有相似的影子。《管子·内业》："凡人之生也，天出其精，地出其形，合此以为人。和乃生，不和不生。"《荀子·天理》："形具而神生。"

本篇开头讲精、气，结尾讲神；精、气位于形而上，神同样位于形而上，《内经》重视形而上的因素，如同重视形而下的因素一样。仅仅有粗壮的形体，并不能算是一个真正的人，真正的人应该是有形体，也有精、气、神的人。

以形上形下两种因素解释宇宙，以形上形下两种因素解释人体，这是《易经》与《内经》的认识论与方法论。历史证明，这是正确的。

今天的西方，有一批顶尖级的学者在寻找所谓的暗物质。他们认为，暗物质主宰着一切，宇宙间的一切物质皆因循着暗物质所揭示的规律。与其重新命名为一个新名词"暗物质"，何不启用《易经》中已有的名词"道"！

现实生活中所出现的只有形体而无精神的植物人，证明了"得神者昌，失神者亡"这一论断具有超越时空的正确性。

汤液醪醴论篇第十四

（原）（文）

　　黄帝问曰：为五谷汤液及醪醴奈何？岐伯对曰：必以稻米，炊之稻薪，稻米者完，稻薪者坚。帝曰：何以然？岐伯曰：此得天地之和，高下之宜，故能至完；伐取得时，故能至坚也[1]。

　　帝曰：上古圣人作汤液醪醴，为而不用何也？岐伯曰：自古圣人之作汤液醪醴者，以为备耳，夫上古作汤液，故为而弗服也。中古之世，道德[2]稍衰，邪气时至，服之万全。帝曰：今之世不必已何也？岐伯曰：当今之世，必齐毒药攻其中，镵石针艾治其外也。

　　帝曰：形弊血尽而功不立者何？岐伯曰：神不使[3]也。帝曰：何谓神不使？岐伯曰：针石，道也。精神不进，志意不治[4]，故病不可愈。今精坏神去，荣卫不可复收。何者？嗜欲无穷，而忧患不止，精气弛坏，荣泣卫除，故神去之而病不愈也。

　　帝曰：夫病之始生也，极微极精[5]，必先入结于皮肤。今良工皆称曰病成，名曰逆，则针石不能治，良药不能及也。今良工皆得其法，守其数，亲戚兄弟远近音声日闻于耳，五色日见于目，而病不愈者，亦何暇不早乎？岐伯曰：病为本，工为标，标本不得，邪气不服，此之谓也。

　　帝曰：其有不从毫毛而生，五藏阳以竭也，津液充郭，其魄独居，孤精于内，气耗于外，形不可与衣相保，此四极急而动中，是气拒于内而形施于外，治之奈何？岐伯曰：平治于权衡，去宛陈莝[6]，微动四极，温衣，缪刺其处，以复其形。开鬼门，洁净府[7]，精以时服，五阳已布，疏涤五藏，故精自生，形自盛，骨肉相保，巨气乃平。帝曰：善。

注 释

1. 得天地之和……故能至坚也　《易经·泰·象传》："天地交则万物通也。"万物由上帝所创造，这是《圣经》的说法。万物由天地而生，这是《易经》的说法。万物生长一需要天时，二需要地利。天予时，地予利，就有万物之生生不息。万物种种，性质千差万别。例如，质地上有刚有柔，有坚有软，味道中有酸有甜……所有这些物之特性，内因与本身有关，外因与天地时空因素有关。

张志聪："天地有四时之阴阳，五方之异域，稻得春生、夏长、秋收、冬藏之气，具天地阴阳之和者也，为中央之土谷，得五方高下之宜，故能至完，以养五脏。天地之政令，春生秋杀，稻薪至秋而刈，故伐取得时，金曰坚成，故能至坚也。"

2. 道德　道，是自然法则。德，是符合道的行为。本篇所讲的道德，是符合养生之道的养生行为。《素问·上古天真论》："夫道者，能却老而全形""所以能年皆度百岁而动作不衰者，以其德全不危也"。这句话开篇言道，结尾言德；道是无形之道，而德却是行为之德，道德两分而一体，讲道又讲德，方能"老而全形"，方能"年皆度百岁而动作不衰"。

3. 神不使　神，患者之神气也。神不使，患者的神气不能发生作用。张介宾："神不使，凡治病之道，攻邪在乎针药，行药在乎神气，故施治于外，则神应于中，使之升则升，使之降则降，是其神之可使也。若以药剂治其内，而脏气不应，针艾治其外，而经气不应，此其神已去，而无可使矣。虽竭力治之，终成虚废已尔，即是所谓不使也。"

4. 精神不进，志意不治　精神，指的是患者的精神。不进，指的是患者的精神已经散乱。《黄帝内经太素·知古今》："精神越，志意散，故病不可愈也。"关于精神与疾病之间的重要关系，这句话表达得更为明白。

5. 极微极精　极，所表达的是极限状态。《易经·系辞上》："夫易，圣人之所以极深而研几也。唯深也，故能通天下之志。唯几也，故能成天下之务。"极深而研几，这是圣人研究问题的基本态度。深，深度也。几，极细极微之度也，动与不动之间也。钻研问题一讲究深，二讲究几，这就是圣人研究问题的基本态度。《易经》中的圣人研究天下问题，向深度钻研，向几处探索；《内经》中的圣人研究疾病，向极微处钻研，向极精处探索。易医相通，这里又是一例。马莳："凡病始生，虽极精微，难以测识，然必先入于皮肤。"高世栻："微，犹轻也。精，犹细也。"

6. 去宛陈莝（cuò）　"宛"与"郁"相通，郁积。莝，铡草。去宛陈莝，去掉堆积的陈草也。以针刺之法除去瘀血。

7. 开鬼门，洁净府　治疗水肿病的医术。"鬼"通"魄"。鬼（魄）门，指汗孔。开鬼门，指发汗。净府，指膀胱。洁净府，指通利小便。

汤液醪醴，酒类也。稠浊味厚者为醪醴，清稀淡薄者为汤液。无论是汤液还是醪醴，均由五谷所酿造。汤液醪醴是用来医病的，如此药品是真正的无公害药品，是真正的绿色食品。

人有病需要药物治疗，酒类可以入药，五谷的蒸馏（发酵）物可以治病，中华先贤发现了这一奥秘，本篇记载了这一奥秘。

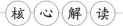

1928 年，英国细菌学家 A. 弗莱明发现了青霉素。以青霉素为标志，抗生素的黄金时代开始了。短短的几十年，抗生素的黄金时代又过去了。所以然则何？人们对抗生素的依赖性与抗药性越来越大了。同样的病，五十年前，注射 5 万单位的青霉素就可以治愈的病，而在五十年后的今天，注射1000 万单位也不一定能把病治愈。西方又开始把反思的目光投向了中药。

论中药，本篇是《内经》的第一论。汤液醪醴均源于自然之物，自然之物可以医人体疾病。能够医病的自然之物，有着恒久的生命力。化学合成的抗生素，会有恒久的生命力吗？认识"汤液醪醴本身是什么以及如何制造"并不能算是了解了本篇的精神。认识了用自然之物医疗人体疾病的方向性，才能算是认识了本篇的真正精神。

一、《内经》与《圣经》治病之比较

《内经》是中医经典，《圣经》是宗教经典，两者之间有可比性吗？有！

博爱之心，是两部经典的第一共同点。愿意为万民解除病痛之苦，是两部经典的第二共同点。

但是，两部经典之间完全一致吗？非也！同样是治病，两部经典的方法不一样。同样是治病，两部经典的用药不一样。

《圣经》的耶稣也为人治病，关于这一点，《圣经·新约》的四大福音《马太福音》《马可福音》《路加福音》《约翰福音》均有记载。这里摘录几例，与读者分享。

例一，洁净麻风患者。耶稣下了山，有许多人跟着他。有一个长大麻风的来拜他，说："主若肯，必能叫我洁净了。"耶稣伸手摸他说："我肯，你洁净了吧。"他的大麻风立刻就洁净了。这个例子由《马太福音》所记载。

例二，治好瘫痪患者。耶稣上了船，渡过海，来到自己的城里。有人用褥子抬着一个瘫子到耶稣跟前来。耶稣见他们的信心，就对瘫子说："小子，放心吧！你的罪赦了。"……"起来，拿你的褥子回家吧！"那人就起来，回家去了。这个例子由《马太福音》所记载。

例三，两个盲人得医治。耶稣从那里往前走，有两个瞎子跟着他，喊叫说："大卫的子孙，可怜我们吧！"耶稣进了房子，瞎子就来到他跟前。耶稣说："你们信我能作这事吗？"他们说："主啊！我们信！"耶稣就摸他们的眼睛，说："照着你们的信给你们成全了吧！"他们的眼睛就开了。这个例子由《马太福音》所记载。

例四，治好被鬼附的哑巴……有人将鬼所附的一个哑巴带到耶稣跟前来。鬼被赶出去，哑巴就说出话来。这个例子由《马太福音》所记载。

或用祝福的话，或用手抚摸，或用唾沫涂抹，耶稣治好了许多种病，例如麻风病，瘫痪病，瞎子哑巴与聋子，萎缩的手，血漏……所有这些，《马太福音》里有记载，《路加福音》《约翰福音》也有相似的记载。

同样是治病，《内经》与《圣经》有着不同之处。耶稣只论治病而不论病因，黄帝与岐伯治病，首先论的是病因。黄帝与岐伯，一论季节病，例如春季病、夏季病、秋季病、冬季病；二论地方病，例如东方病，西方病，南方病，北方病；三论人体自身原因引起的病，例如喜怒哀乐引起的情志病；四论外因与内因两种因素所引起的脏腑病、气血病。耶稣治病不论病因，黄帝与岐伯治病首先论的是病因，这是两部经典的区别之一。

本篇所讲的汤液醪醴，说明了什么呢？汤液醪醴的出现，说明了这样几个问题：

其一，中华先贤已经认识了制酒的原料。

其二，中华先贤已经掌握了制酒的配方与工艺。

其三，中华先贤已经能够制出不同形式的酒。

其四，中华先贤已经发现了酒有医病的功能。

其五，中华先贤发现了不同类型的酒，具有不同的医病功能。

用汤液醪醴治病与用唾沫治病，这是两部经典的区别之二。

笔者进行这样的比较，绝对没有贬低《圣经》的意思，更没有贬低耶稣的意思。之所以在两部经典之间进行比较，目的只有一个，就是为了证明一个历史事实：创造《内经》的民族与创造《圣经》的民族在思路上是不一样的。崇尚自然，崇尚自然之道，崇尚天文地理，崇尚四时之序，崇尚圣人，圣人即聪明智慧的人，大公无私的人，善于发明创造的人，这是《内经》创造者的基本思路，崇尚万能之神，崇尚神的儿子，这是《圣经》创造者的基本思路。

二、《内经》与佛经治病之比较

《内经》主张，治病一要研究病因、病理；二要研究自然草木中能够治病之百草；三要在自然药物的基础上创造人工药物，例如汤液醪醴。

佛教经典中有一部非常重要的经典《药师经》，《药师经》记载了一位大佛药师佛，药师佛发愿为一切无救无归、无医无药的众生治病，如何治呢？药师佛发愿说：

"愿我来世得菩提时，若诸有情，众病迫切，无救无归，无医无药，无亲无家，贫穷多苦；我之名号，一经过其耳，众病悉除，身心安乐，家属资具，悉皆丰足，乃至证得无上菩提。"

梵音中的菩提，相当于汉语中的觉悟。这里的"诸有情"，就是"众生"的代名词。面对疾病困苦，药师佛发愿，等到来世觉悟时，愿为一切无助的弱者解除病痛之苦。治病的方法就是让众生念佛，念药师佛的名号。药师佛的名号一经入耳，众病马上消除。念佛，对于一些思虑过度的精神病来说，是一种精神疗法，念念佛可以使人进入一种精神专注的入静状态，对疾病是有正面作用的。如果说念药师佛的名号，就可以使百病悉除，这只能说药师佛的愿望实在太善良了。

佛教经典中还有一部非常重要的经典《法华经》，《法华经》中说佛是大医王，能医众生之病，能救众生之苦。佛说大地上一切都是药，只要认准了病，吃对了药，任何东西都可以治病。佛的这一认识，近似于神农氏的认识。神农氏认为，万物之中有可以医病的药物，只要选对了，就可以医病。佛在这里只是讲了自然之药物，没有涉及人造之药物，如汤液醪醴。佛有大善心，这是应该崇敬的，但佛并没有像神农氏那样留下一部《本草经》。

三、 事与理

《易经》《尚书》《诗经》《周礼》这四部中华元典中均有酒的记载，不过，这里的酒是作为饮料出现的。《内经》的酒汤液醪醴，是作为药物出现的。有其事必有其理，有其物必有其理，那么，汤液醪醴之物，制造汤液醪醴之事以及利用汤液醪醴医病之事，能够告诉后人什么样的理呢？

在饮料中发现可以入药之物，这是古代的事。古代的事可以过时，但是古代的理还有没有新鲜意义？子孙是否可以在此理的基础上继续新的发现呢？

不同类型的酒可以医疗不同的疾病，这是古代的事。古代的事可以过时，但是古代的理还有没有新鲜意义？子孙是否可以在此理的基础上继续新的发现呢？

在自然之物中发现可以入药之物，这样的事，这样的理，这样的路，会过时吗？

优秀子孙如果会沿着祖先所开辟的高明思路继续向前走，不断发现出新形式的药物，或者不断发现出已有药物的新作用，中医与中药还会屡屡受到西医的挑战吗？

《神农本草经》与《内经》告诉人们，中药的历史已经几千年了。但是中药的黄金时代仍然没有成为过去。发现中药是中华先贤的贡献，利用中药是中华先贤的贡献，面对祖先的一系列贡献，应该做何感想呢？面对祖先发现与开发出的中药，后世子孙是否应该不断地做出自己新的贡献呢？

四、 药物治病不治神

本篇岐伯与黄帝讲述了一个大问题：药可以治病，不可以治精神之神、神气之神。

黄帝请教岐伯，为什么形体衰败、气血竭尽之人的病治不好？岐伯的回答是："神不使也。"所谓"神不使"，指的是精神散乱。精神散乱，为"神不使"。一旦精神散乱，药物就失去了作用。

病可医，神不可医。有很多病人并不是死于疾病，而是死于精神崩溃。例如癌症患者，只要精神不崩溃，即仍然保持着精、气、神，一是有治愈的可能，二是病人的生命完全可以再延续十年，甚至更长的时间。

药物治病不治神，自己的神只能是自己养、自己调，这是本篇的新论点。

五、　另一种标本论

西医治标，中医治本，这是众所周知的一句名言。这里的"本"，所指的是疾病的病因与病原。这里的"标"，所指的是疾病的表象与症状。

本篇出现另一种标本论，病者为本，医生为标。标本之间亲密合作，致病之邪气就能很快被驱除。标本之间如果不能相互配合，就不能驱除致病之邪气。

玉版论要篇第十五

 原 文

黄帝问曰：余闻揆度奇恒，所指不同，用之奈何？岐伯对曰：揆度者，度病之浅深也。奇恒者，言奇病[1]也。请言道之至数[2]。五色脉变，揆度奇恒，道在于一[3]。神转不回，回则不转，乃失其机。至数之要，迫近以微，着之玉版，命曰合玉机。

容色见上下左右，各在其要。其色见浅者，汤液主治，十日已；其见深者，必齐[4]主治，二十一日已；其见大深者，醪酒主治，百日已；色夭面脱，不治，百日尽已；脉短气绝死，病温虚甚死。

色见上下左右，各在其要。上为逆，下为从；女子右为逆，左为从；男子左为逆，右为从。易，重阳死，重阴死。阴阳反他，治在权衡相夺，奇恒事也，揆度事也。

搏脉痹躄[5]，寒热之交。脉孤为消气，虚泄为夺血。孤为逆，虚为从。行奇恒之法，以太阴始。行所不胜曰逆，逆则死；行所胜曰从，从则活。八风四时之胜，终而复始，逆行一过，不可复数，论要毕矣。

注 释

1. 奇病　异常之病。

2. 至数　至，极也，最也。数，理也。至数，最重要的道理也，在本篇指的是色脉之道理。

3. 道在于一 中华文化中的道，如同上帝一样，找不出相似相同可比者，所以道称一，如《韩非子·扬权》所言："道无双，故曰一。"

4. 齐 作"剂"字讲，就是药剂。

5. 搏脉痹（bì）躄（bì） 搏脉，指搏击于指下之脉。痹躄 两种病名。关节疼痛为痹；足跛不能行为躄。张介宾："痹，顽痹也。躄，音碧，足不能行也。"

题解

玉版者，记重要之事的玉质简册也。论要者，至要之论也。本篇的黄帝与岐伯，讨论了之前或当时所形成的四大理论，即：揆度之论，奇恒之论，五色之论，脉变之论。岐伯对四大理论的见解，黄帝听后十分满意，决定传于后人、后世，所以，将其记在了玉简之上。玉版论要，实际上是玉版所记载的重要理论。

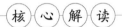

核心解读

《内经》中的黄帝，有一个良好习惯，一听到真言妙道，马上就会记录下来。《素问》第三篇中出现保存真言的金匮，第八篇中出现保存妙道的灵兰密室，本篇又出现记载至要之论的玉简。本篇文字之内的核心是揆度、奇恒、五色、脉变之医理，文字之外的核心是黄帝所开创的一个优秀传统，即随时随地记载真言妙道的优秀传统。黄帝所开创的这一优秀传统，被秦汉以后的皇帝们抛弃了。

一、 古代哲理的现代解读

本篇的黄帝在玉版上记载了四大理论：揆度之论，奇恒之论，五色之论，脉变之论。有人认为这是《内经》之前、之外的四部经典：《揆度》《奇恒》《五色》《脉变》。四大理论也好，四部经典也好，这并不需要每一位《内经》学习者去考证。学习《内经》者此处需要明白的是，五色、脉变、揆度、奇恒之论均在道理范围之内，用岐伯的话说是"五色、脉变、揆度、奇恒，道在于一"。

黄帝认为可以记载、可以传世的哲理，在今天还有没有意义呢？换句话说，黄帝所重视的哲理，身为黄帝子孙的现代人是否应该解读呢？

（一）定性与定量

揆度（duó）者，推测也，以道理、以一般情理为准则的推测也。揆度有何作用呢？岐伯给出的答案是："揆度者，度病之浅深也。"有病无病，这是定性。病之浅深，这是定量。黄帝、岐伯论病，既重视定性，又重视定量。

（二）正常与异常

奇者，异常之病也。恒者，正常之病也。"奇恒者，言奇病也。"黄帝、岐伯论病，既重视正常之病，也重视非常之病。

（三）动态中的顺行与逆行

"神转不回，回则不转，乃失其机。"这里的神，为人之血气。《素问·八正神明论》："血气者，人之神。"血气是动态的。血气之动有两种情况：一是顺行；一是逆行。所谓顺行，犹如车行单行之循环线，一直向前却又周而复始。所谓逆行，犹如车违反交通规则的逆行。人体内部血气运动的顺行与逆行，必然影响到面部容色的正常与反常。所以，根据外部五色之变，可以判断内部血气之变。动态的血气在人体内部，五色变化在人的面部，内外是一个相互联系的整体，所以，气血之变必然会在面部上有所表现。血气为神，血气之变即神之变。通过面部神气的变化，可以判断体内血气虚实之变化。

（四）察色四招

观色，是诊断疾病的重要方法之一。观色如何观？本篇讲述了观色的四大绝招：一分方位；二分深浅；三分逆从；四分阴阳。

绝招之一：分方位。所谓分方位，就是将面部分为上下左右四部分。观色时首先观察病色出现在某个部位。由此判断出是病位、病因以及治愈之期。

绝招之二：分深浅。所谓分深浅，就是观色时辨别病色之深浅。根据病色之浅深，判断病之轻重。色浅者，病十天可愈。色深者，病二十天可愈。色非常之深者，病一百天可愈。脱色之病，为不治之病。

绝招之三：分逆从。逆从之分，较为复杂，进一步可细分为三分法，即上下之分，男女之别，阴阳易位。

上下之分：病色在上为逆，病色在下为从。为何病色在上为逆，病色在下为从？因为病色在上，预示着病在发展，而病色在下，预示的则是病在消退。

男女之别：女子病色在右为逆，在左为从。男子恰恰相反，病色在左为逆，在右为从。同论逆从，为何有男女之别？《易经·系辞上》："乾道成男，坤道成女。"乾为阳，坤为阴；男为阳，女为阴。《易经》告诉人们，男女分阴阳。

阴阳易位：《素问·阴阳应象大论》"左右者，阴阳之道路也"。《内经》告诉人们，左右分阴阳。人面南而立，太阳升于左而落于右，所以，以左为阳，以右为阴。男子为阳，左亦为阳，所以，病色见于左为逆。月亮升于右而落于左，女子为阴，右亦为阴，所以，病色见于右为逆。无论男女，一旦面部呈现阴重阴、阳叠阳的病色，人必死无疑。

绝招之四：分阴阳。所谓分阴阳，就是发现与分清阴阳的错位现象。阴居阴位，阳居阳位，谓之阴阳定位。阴居阳位，阳居阴位，谓之"阴阳反他"之错位。本篇所讲的"阴阳反他"，实际上就是阴阳相互错位。阴阳错位，病为可治之病，治疗的方法是平衡阴阳。

由观色论病开始，到平衡阴阳告终，此之为奇恒之妙也，此之为揆度之妙也。

（五）三种脉象，几种疾病

"搏脉痹躄，寒热之交。脉孤为消气，虚泄为夺血，孤为逆，虚为从。"

疾病会在脉象上反映，不同的脉象会反映出不同的疾病。本篇此处指出，三种脉象会反映出多种疾病。

脉搏击于指下，这是一种脉象。这种脉象反映的是痹病、躄病、寒热病。

脉孤、孤脉、逆脉，三种说法表达的是一种脉象，即逆象偏绝之脉。这种脉象反映的是不治之症。张介宾的解释是："孤者，偏绝之谓，绝者不可复生，故为逆。"

从脉，指的是不足之虚脉。这种脉象反映的是可治的水泄与失血病。张介宾的解释是："虚者，不足之谓，不足者犹可补，故曰从。"

从脉象上判断疾病，在世界民族之林中，只有中华先贤创造了这一方法。人体之内的疾病必然会反映在脉象上，这是整体之内的相互联系。中华先贤的这一发现，经得起时间空间的检验。中华先贤所创造的方法，是无法推翻的正确方法。非常遗憾的是，这一方法并没有得到继承，更谈不上发展。脉象判断疾病，能不能从手工化走向仪器化呢？或者手工与仪器相结合呢？

（六）奇恒之法与实际运用

《奇恒》是早于《内经》的中医经典。《奇恒》言奇病，奇病如何治？用奇恒之法。何谓奇恒之法？本篇并没有详细介绍概念，但介绍了奇恒之法运用的实例。请看以下论述：

"行奇恒之法，以太阴始。行所不胜曰逆，逆则死；行所胜曰从，从则活。八风四时之胜，终而复始，逆行一过，不复可数，论要毕矣。"

何谓奇恒之法？本篇并没有明确解答，但间接回答了。

以四时之序为依据，来判断脉象与四时之序的逆顺关系，即为诊脉之奇恒之法。四时有四时之脉象，如《难经·十五难》所言："春脉弦，夏脉钩，秋脉毛，冬脉石。"四时脉象如果依次出现，谓之从。四时脉象出现次序上的错乱，如春现夏脉，或夏现秋脉，谓之逆。从者，顺从四时之序也。逆者，逆四时之序也。从，则有人体安康；逆，则疾病丛生。以四时之序论脉象，这是诊脉中的奇恒方法。

以手太阴肺经为起点，判断疾病的流传顺序——传行到它所不能胜过的脏为逆，传行到它所胜的脏为顺，逆则死，顺则生。以五行生克的关系论疾病流传的正常与反常之序，这是诊病中的奇恒方法。

奇恒之法，应该是将四时、五行、五脏与脉象联系起来诊脉、诊病的方法。

如果熟练地掌握了四时、五行、五脏与脉象四者之间的相互联系，并以此为依据来判断人体的健康与否，这比任何仪器都快捷。如此方法，属于奇恒之法。奇恒之法，实乃奇妙之法也。

（七）基础与高楼大厦

《内经》以天文历法为基础，这样的理论基础，在世界范围内，再找不出第二例。在坚固的基础上，可以盖出高楼大厦。这是建筑学中的基本常识。中医有如此坚实的理论基础，后世子孙能否在此基础上发新芽，开新花，结新果呢？例如，本篇对疾病的定量属于经验性定量，后世子孙能否在经验性定量的基础上进步为准确性的定量呢？

　　《易经·系辞下》："易穷则变，变则通，通则久。"这一哲理告诉后人，先贤所创造的任何成果，均是后人前进的基石。先贤解答的任何问题，后人均可以在此基础上再出发。《内经》是先贤所创造的理，后人能否创造出证明理的器呢？中医与西医相较，最大的短处是不是在定量之器上？如果观色有定量之器，诊脉有定量之器，察气血是否逆行有定量之器，那么，中医的局面会是什么样呢？先贤已经创造出了一部部光照千秋的经典，如果后世子孙能够创造出一件件适用于中医的先进器具，那么，中医的局面会是什么样呢？

诊要经终论篇第十六

原 文

　　黄帝问曰：诊要何如？岐伯对曰：正月二月，天气始方，地气始发，人气在肝；三月四月，天气正方[1]，地气定发[1]，人气在脾[2]；五月六月，天气盛，地气高，人气在头；七月八月，阴气始杀，人气在肺；九月十月，阴气始冰，地气始闭，人气在心；十一月十二月，冰复，地气合，人气在肾。故春刺散俞，及与分理，血出而止，甚者传气，间者环[3]也；夏刺络俞，见血而止，尽气闭环，痛病必下；秋刺皮肤，循理，上下同法，神变而止；冬刺俞窍于分理，甚者直下，间者散下。

　　春夏秋冬，各有所刺，法其所在。春刺夏分，脉乱气微，入淫骨髓，病不能愈，令人不嗜食，又且少气；春刺秋分，筋挛，逆气环为咳嗽，病不愈，令人时惊，又且哭；春刺冬分，邪气著藏，令人胀，病不愈，又且欲言语；夏刺春分，病不愈，令人解堕；夏刺秋分，病不愈，令人心中欲无言，惕惕如人将捕之；夏刺冬分，病不愈，令人少气，时欲怒；秋刺春分，病不已，令人惕然欲有所为，起而忘之；秋刺夏分，病不已，令人益嗜卧，又且善梦；秋刺冬分，病不已，令人洒洒时寒；冬刺春分，病不已，令人欲卧不能眠，眠而有见；冬刺夏分，病不愈，气上，发为诸痹；冬刺秋分，病不已，令人善渴。

　　凡刺胸腹者，必避五藏。中心者，环死；中脾者，五日死；中肾者，七日死；中肺者，五日死；中鬲者，皆为伤中，其病虽愈，不过一岁必死。刺避五藏者，知逆从也。所谓从者，鬲与脾肾之处，不知者反之。刺胸腹者，必以布憿著之，乃从单布上刺，刺之不愈复刺。刺针必肃，刺肿摇针，经刺勿摇，此刺之道也。

帝曰：愿闻十二经脉之终奈何。岐伯曰：太阳之脉，其终也，戴眼，反折，瘛疭[4]，其色白，绝汗[5]乃出，出则死矣；少阳终者，耳聋，百节皆纵，目𥆧绝系[6]，绝系一日半死，其死也，色先青，白乃死矣；阳明终者，口目动作，善惊妄言，色黄，其上下经盛，不仁，则终矣；少阴终者，面黑，齿长而垢，腹胀闭，上下不通而终矣；太阴终者，腹胀闭，不得息，善噫，善呕，呕则逆，逆则面赤，不逆则上下不通，不通则面黑，皮毛焦而终矣；厥阴终者，中热嗌干，善溺，心烦，甚则舌卷，卵上缩而终矣。此十二经之所败也。

注　释

1. 正方、定发　正方言天气，定发言地气；天气为阳，阳气明盛曰正方；地气为阴，阴气萌动曰定发。王冰："天气正方，以阳气明盛也。地气定发，为万物华而欲实也。"吴崑："正方者，以时正暄也，生物正升也，岁时正兴也。"

2. 人气在脾　本篇的人气在脾在肺以及在 A 在 B 之论，与《素问·金匮真言论》《素问·四时刺逆从论》所论有着明显的不同，同一经典两种结论，肯定有对有错，至于谁对谁错，需要中医界的共同鉴别。

3. 环　圆环也。中华先贤认为，大到无外的宇宙与小到无内的宇宙，都是动态的。大小两个宇宙之动，不是直线运动，而是圆周循环运动。天上的日月星辰以及人体中的气血，其运动都是周而复始的圆周循环运动。北斗星的运动是周而复始的圆周运动，日月的运动是周而复始的圆周运动，金木水火土五星的运动是周而复始的圆周运动，营卫之气的运动是周而复始的圆周运动，血液流动同样是周而复始的圆周运动，《易经》用"无往不复"一词来描述运动的循环性，《内经》用"如环无端"一词来描述运动的圆周性，本篇言环，指的是经气周身运动的圆周性。《难经·一难》："人一呼，脉行三寸，一吸脉行三寸；呼吸定息，脉行六寸。人一日一夜，凡一万三千五百息，脉行五十度，周于身，漏水下百刻，荣卫行阳二十五度，行阴亦二十五度，为一周也。故五十度复会于手太阴寸口者，五藏六府之所终始。"

4. 反折，瘈（chì）疭（zòng）　反折，身背反张也。瘈疭，手足抽掣也。这是太阳脉病的两种症状。张志聪："反折，背反张也。"成无己："瘈，筋脉急也。疭，筋脉缓也。急者则引而缩，缓者则纵而伸，或缩或伸，动而不止，名曰瘈疭。"

5. 绝汗　患者临死之前所出的汗。患者临死，其气将绝，则汗出如珠，所以称之为"绝汗"。张介宾："绝汗者，暴出如油，不能收也。"

6. 目睘（qióng）绝系　目，指双眼。睘，双眼直视。目睘，指两眼惊恐直视。王冰："谓直视如惊貌。"系，指眼球内连于脑的脉络。目睘绝系，指两眼惊恐直视、目不转睛而目系脑之气已绝。

诊要，诊断疾病之要领也。本篇论诊要，所论的是针刺必须遵循四时之序。任何事情都有其要领，针刺也有其要领，针刺之要领在于遵循四时之序。理解了四时之序对于针刺的重要性，就理解了诊要之要。

经终，十二经脉之气临终之时的症状也。《礼记·大学》："事有终始，物有本末，知所先后，则近道矣。"任何事情都有始有终，开始之时的状态如何？终结之时的状态又如何？本篇讲述的是十二经脉之气的临终状态。理解了任何事情都有始有终，就理解了经脉之气同样会有自己的临终状态。

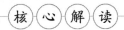

人有人气，人气是动态的。人气随一年十二月的变化而做规律性变化。二月的人气在何处？三月的人气又在何处？十一月、十二月的人气在何处？这些都是用针刺治病的医生所必须知道的。生活生产必须遵循四时之序，养生治病必须遵循四时之序，针刺同样需要遵循四时之序。

一、 人气·四时之序·针刺

所谓人气，就是人身体内的营气，卫气，脏腑之气。

所谓四时之序，就是春夏秋冬的次序。小鱼、小虾、小猫、小狗的生长都会自觉遵循四时之序，人气同样也会自觉遵循四时之序。

　　四时之序，确定于太阳回归。四时之定量，确定于不同的日影长度。立春立夏立秋立冬，"四立"的四个数据，最早是由《周髀算经·天体测量》记载的：

　　立春，日影丈五寸二分，小分三（1.0523 丈）。

　　立冬，日影丈五寸二分，小分三（1.0523 丈）。

　　立夏，日影四尺五寸七分，小分三（0.4573 丈）。

　　立秋，日影四尺五寸七分，小分三（0.4573 丈）。

　　春夏秋冬四时变化，决定着万物生长收藏的变化。万物随四时而变，人是万物中的一员，所以人体与人气同样随四时而变。

　　本篇指出，人气可以随着四时的转换而在五脏间进行周而复始的变化，具体的变化顺序为：正月、二月，人气在肝。三月、四月，人气在脾。五月、六月，人气在头。七月、八月，人气在肺。九月、十月，人气在心。十一月、十二月，人气在肾。

　　人气在人体之内，四时在人体之外，两者之间是不相及的关系吗？否！人体之内的人气与人体之外的四时之序两者之间是息息相关的关系。

　　《内经》在开篇处多次告诉人们，五脏通于四时，人气通于天气。本篇又一次告诉人们，人气随四时变化而在五脏进行周而复始的循环。人气随时而动，这是针刺医生所必须知道的。

　　所谓针刺，指的是针刺的法则。本篇指出："春夏秋冬，各有所刺，法其所在。"同样是针刺，在春夏秋冬不同季节里，刺法是有所区别的。第一个区别是所刺的部位不同；第二个区别是所刺的深浅程度不同；第三个区别是所刺的针数不同。

　　如果针刺医生违背了"春夏秋冬，各有所刺，法其所在"的准则，就会发生违背时序的错误：一是春刺夏分，春刺秋分，春刺冬分；二是夏刺春分，夏刺秋分，夏刺冬分；三是秋刺春分，秋刺夏分，秋刺冬分；四是冬刺春分，冬刺夏分，冬刺秋分。

　　错误针刺的后果，就是旧病未愈又添新病，严重者可能会造成死亡。这里的夏分、秋分、冬分、春分之说，所说的是夏、秋、冬、春四季中经脉的深浅病位。

　　稍微进行抽象一下就会知道，针刺之错，错在时空错位上。甲时人气在甲位，乙时人气在乙位，丙时人气在丙位，丁时人气在丁位；时是时间，位是人体是某部位空间。

时间与空间的统一，甲时刺甲位，为正确之刺。时间与空间的相悖，甲时刺在乙位、丙位、丁位上，为错误之刺。

针刺讲究四时之序，这关乎文化渊源。八卦中有四时之序；《史记》所记载的黄帝，重视四时之序；《尚书》中的尧，研究四时之序；《诗经》中的农夫，会运用四时之序；《管子·四时》甚至说出了"不知四时，乃失国之基"这样的名言；《易经·乾·文言》则明确告诫主政天下的大人，必须"与四时合其序"；知道四时之序在文化中的地位，也就知道针刺为什么会讲究四时之序。中医是文化在医学领域的延续，文化与医术的统一，这是中医的基本特色。

针刺必须遵循四时之序的哲理，似乎已经失传了。在现代中医院里，以四时之序论病的医生几希，以四时之序论针刺的医生更稀。

人生长天地之中、四时之内，人气与天气、地气、四时之气之间有着必然的联系，具体怎样联系呢？例如某时之气与人体某一部位如何联系？本篇回答了这些问题。随着历史脚步的移动，时间越久，就越会感到《内经》的正确性。人不能与天地相割裂，人不能与四时相割裂，这应该是医学的基点。离开这一基点，孤立地研究人体，最终必然会有一大堆难以回答的问题。

二、 十二经脉与十二种病态

发现人体十二经脉，这是中华先贤伟大的独特贡献。发现十二经脉临终之时会有十二种病态，这是中华先贤的又一贡献。

本篇讲述了十二经脉临终之时的十二种病态。这里仅引太阴、太阳、少阴三经脉为例，说明内部的经脉枯竭会引起人体外部的病态。

（一）太阳脉之病态

太阳脉枯竭之时，两眼上翻，背反张，抽搐，面色发白，汗出如珠。太阳脉有手、足之分，手太阳为小肠经，足太阳为膀胱经。

（二）太阴脉之病态

太阴脉枯竭之时，腹胀大便不通，呼吸困难，叹气，呕吐。呕又会引起两种情况：一是呕气逆于上而面部发红；二是呕气逆于下而面部发黑。太阴脉有手、足之分，手太阴为大肠经，足太阴为肺经。

（三）少阴脉之病态

少阴脉枯竭之时，面色黑，牙齿长而有污垢，腹胀大便不通。少阴脉有手、足之分，手太阴为心经，足太阴为肾经。

十二经脉随人而生，也随人而终。树根、树干、树叶是一个整体，所以，树根枯竭，树干、树叶必然枯竭。经脉，五官，面部颜色，牙齿，皮毛，是一个整体，所以，某一经脉的枯竭，必然会引起身体的某一部位或某几个部位的反常状态。

用解剖、分析的方法，无论如何也发现不了小肠、膀胱与双目之间的组织联系，无论如何也发现不了心、肾与牙齿之间的组织联系，但是，在中华民族所独有的经脉学说中，这些问题一能认识，二能解答，而且认识、解答在几千年前。

脉要精微论篇第十七

原 文

黄帝问曰：诊法何如？岐伯对曰：诊法常以平旦，阴气未动，阳气未散，饮食未进，经脉未盛，络脉调匀，气血未乱，故乃可诊有过之脉。切脉动静而视精明，察五色，观五藏有余不足，六府强弱，形之盛衰，以此参伍[1]，决死生之分。

夫脉者，血之府也。长则气治，短则气病，数则烦心，大则病进，上盛则气高，下盛则气胀，代则气衰，细则气少，涩则心痛，浑浑革至如涌泉，病进而色弊，绵绵其去如弦绝，死。

夫精明五色者，气之华也。赤欲如白裹朱，不欲如赭；白欲如鹅羽，不欲如盐；青欲如苍璧之泽，不欲如蓝；黄欲如罗裹雄黄，不欲如黄土；黑欲如重漆色，不欲如地苍。五色精微象见矣，其寿不久也。夫精明者，所以视万物，别白黑，审短长。以长为短，以白为黑，如是则精衰矣。

五藏者，中之守也[2]。中盛藏满，气胜伤恐者，声如从室中言，是中气之湿也。言而微，终日乃复言者，此夺气也。衣被不敛，言语善恶不避亲疏者，此神明之乱也。仓廪不藏者，是门户不要也。水泉不止者，是膀胱不藏也。得守者生，失守者死。

夫五藏者，身之强也。头者，精明之府，头倾视深，精神将夺矣。背者，胸中之府，背曲肩随，府将坏矣。腰者，肾之府，转摇不能，肾将惫矣。膝者，筋之府，屈伸不能，行则偻附，筋将惫矣。骨者，髓之府，不能久立，行则振掉，骨将惫矣。得强则生，失强则死。

岐伯曰：反四时者，有余为精，不足为消。应太过，不足为精；应不足，有余为消。阴阳不相应，病名曰关格[3]。

帝曰：脉其四时动奈何？知病之所在奈何？知病之所变奈何？知病乍在内奈何？知病乍在外奈何？请问此五者，可得闻乎？岐伯曰：请言其与天运转大也。万物之外，六合之内，天地之变，阴阳之应，彼春之暖，为夏之暑，彼秋之忿，为冬之怒。四变之动，脉与之上下，以春应中规，夏应中矩，秋应中衡，冬应中权。是故冬至四十五日，阳气微上，阴气微下；夏至四十五日，阴气微上，阳气微下。阴阳有时，与脉为期，期而相失，知脉所分，分之有期，故知死时。微妙在脉，不可不察，察之有纪，从阴阳始，始之有经，从五行生，生之有度，四时为宜，补泻勿失，与天地如一，得一之情，以知死生。是故声合五音[4]，色合五行[5]，脉合阴阳。

是知阴盛则梦涉大水恐惧，阳盛则梦大火燔灼，阴阳俱盛则梦相杀毁伤；上盛则梦飞，下盛则梦堕；甚饱则梦予，甚饥则梦取；肝气盛则梦怒，肺气盛则梦哭；短虫多则梦聚众，长虫多则梦相击毁伤。

是故持脉有道，虚静为保。春日浮，如鱼之游在波；夏日在肤，泛泛乎万物有余；秋日下肤，蛰虫将去；冬日在骨，蛰虫周密，君子居室。故曰：知内者按而纪之，知外者终而始之，此六者，持脉之大法。

心脉搏坚而长，当病舌卷不能言；其耎而散者，当消环自已。肺脉搏坚而长，当病唾血；其耎而散者，当病灌汗，至令不复散发也。肝脉搏坚而长，色不青，当病坠若搏，因血在胁下，令人喘逆；其耎而散色泽者，当病溢饮，溢饮[6]者渴暴多饮，而易[7]入肌皮肠胃之外也。胃脉搏坚而长，其色赤，当病折髀[8]；其耎而散者，当病食痹[9]。脾脉搏坚而长，其色黄，当病少气；其耎而散色不泽者，当病足胻肿[10]，若水状也。肾脉搏坚而长，其色黄而赤者，当病折腰；其耎而散者，当病少血，至令不复也。

帝曰：诊得心脉而急，此为何病？病形何如？岐伯曰：病名心疝[11]，少腹当有形也。帝曰：何以言之？岐伯曰：心为牡藏，小肠为之使，故曰少腹当有形也。帝曰：诊得胃脉，病形何如？岐伯曰：胃脉实则胀，虚则泄[12]。

帝曰：病成而变何谓？岐伯曰：风成为寒热[13]，瘅成为消中[14]，厥成为巅疾[15]，久风为飧泄[16]，脉风成为疠[17]。病之变化，不可胜数。

帝曰：诸痈肿筋挛骨痛[18]，此皆安生？岐伯曰：此寒气之肿，八风之变也。帝曰：治之奈何？岐伯曰：此四时之病，以其胜治之，愈也。

帝曰：有故病五藏发动，因伤脉色，各何以知其久暴至之病乎？岐伯曰：悉乎哉问也！征其脉小色不夺者，新病也；征其脉不夺其色夺者，此久病也；征其脉与五色俱夺者，此久病也；征其脉与五色俱不夺者，新病也。肝与肾脉并至，其色苍赤，当病毁伤不见血，已见血，湿若中水也。

尺内两旁，则季胁也，尺外以候肾，尺里以候腹。中附上，左外以候肝，内以候鬲；右外以候胃，内以候脾。上附上，右外以候肺，内以候胸中；左外以候心，内以候膻中。前以候前，后以候后。上竟上者，胸喉中事也；下竟下者，少腹腰股膝胫足中事也。

粗大[19]者，阴不足阳有余，为热中也。来疾去徐，上实下虚，为厥巅疾；来徐去疾，上虚下实，为恶风[20]也。故中恶风者，阳气受也。有脉俱沉细数者，少阴厥也；沉细数散者，寒热也；浮而散者为眴仆。诸浮不躁者，皆在阳，则为热；其有躁者在手。诸细而沉者，皆在阴，则为骨痛；其有静者在足。数动一代者，病在阳之脉也，泄及便脓血。诸过者切之，涩者阳气有余也，滑者阴气有余也。阳气有余为身热无汗，阴气有余为多汗身寒，阴阳有余则无汗而寒。推而外之，内而不外，有心腹积也；推而内之，外而不内，身有热也；推而上之，上而不下，腰足清也；推而下之，下而不上，头项痛也；按之至骨，脉气少者，腰脊痛而身有痹也。

注 释

1. 参伍　参，三也。伍，五也。《易经·系辞上》："参伍以变，错综其数，通其变，遂成天下之文。"参通三，伍通五。这句话告诉人们，三与五这两个数字是可以变化的数字；变化的方式是错综复杂的，正是由于三与五错综复杂的变化，才有了天下之文。

对于"参伍以变"与"天下之文"的关系，似乎至今还没有人能够完全解释清楚。笔者这里提供几块引玉之砖，供读者参考：

其一，三天一候，三五一气，这是不是气候的"参伍以变"？

其二，河图洛书中有数，有天地之数，有四方四时之数，同时也有中央之数——中央之数为五。河图中四方之成数为东三、南二、西四、北一，三二相加为五，四一相加为五，加上中央之数之五，一共三个五，这是不是奇偶之数的"参伍以变"？

其三，河图洛书中的三个五，一可以表达时间上的春夏秋冬，二可以表达空间中的东南西北，三可以表达人体中的五脏，"参伍以变"所表达的是不是时空物三位一体的循环变化？所表达的是不是五脏之间的相互联系、相互制约的变化？

总之，"参伍以变"在天文、时空与人体中的意义，需要文化界、中医界继续探索。

2. 五藏者，中之守也　中，体内。守，职守。五脏一分为五，在体内各有各的职守。五脏合五为一，五种职守化为整体功能与整体一致之用。五脏各守职守，则有人体安和。五脏各失职守，则有疾病百出。

3. 关格　关与格，可以以两个单音词而论。《灵枢·脉度》："阴气太盛，则阳气不能荣也，故曰关。阳气太盛，则阴气弗能荣也，故曰格。"关格，可以以一个双音合成词而论。《灵枢·终始》："人迎与太阴脉口俱盛四倍以上，命曰关格。"《灵枢·脉度》："阴阳俱盛，不得相荣，故曰关格。"关格之为病，其病症是上为呕吐，下则二便不通；其病因是阴阳气血的关系和谐变为互不相应。王冰："阴阳之气不相应合，不得相营，故曰关格也。"

4. 声合五音　声，即呼、笑、歌、哭、呻五声。五音，即角、徵、宫、商、羽。声与音两相配合的意思。

5. 色合五行　即五色合五行。具体为青合木、黄合土、赤合火、白合金、黑合水。

6. 溢饮　病名。病症为皮肤四肢肿胀。病因为水气外溢，散于皮肤四肢。

7. 易　《甲乙经》作"溢"。

8. 折髀（bì）　折者，折断也。髀，股骨也。折髀，股骨疼痛如折也。折髀为病名，股骨疼痛如折为病症，心脉受邪为病因。

9. 食痹　病名。病症有三：胸膈闷痛；饮食不下；食后必吐。病因为邪气入脾，胃气上逆所致。张介宾："食痹者，食入不化，入则闷痛呕汁，必吐出乃止"。

10. 足胻（héng）肿　病名。病症有二：下腿浮肿；足部肿。病因为脾经受邪。

11. 心疝　病名。病症有三：腹部疼痛；腹中有形；气由肚脐之下上冲于心。病因为心经受寒所致，如本篇岐伯所言："病名心疝，少腹当有形也。"张志聪："疝乃少腹阴囊之疾，心疝者，病在下而及于上，故曰病心疝者，少腹当有形也。"

12. 胃脉实则胀，虚则泄　平为正，实、虚皆为病。脾实则胃脉有余，胃脉实则有腹胀之疾；脾虚则胃脉不足，胃脉不足则有溏泄之病。

胃与脾，腑与脏也。脏腑为相合关系，彼此之间相互影响，彼有病必然影响于此，此有病必然影响于彼。本篇论脾胃之病，可以作为一种论脏腑之病的模式——彼此之间可以相互类推。

13. 风成为寒热　风，自然之风也；寒热，体内之病也；体外之风可以引起体内之病，即本篇所讲的"风成为寒热"。《素问·生气通天论》："因于露风，乃生寒热。"

14. 瘅成为消中　瘅，热邪也。消中，一种食而即饥的疾病。病因是热邪所致。吴崑："瘅，热邪也。积热之久善食而饥，名曰消中。"

15. 厥成为巅疾　厥，逆也，气逆也。巅，顶端也，头顶也。巅疾，指的不是一种病，而是一类病。厥成为巅疾，指的是因气逆所引起的头痛、头风、头昏，病因是三阳之气上而不下。《素问·著至教论》："三阳独至者，是三阳并至，并至如风雨，上为巅疾，下为漏病。"

16. 飧（sūn）泄　见本卷第二篇注释6。

17. 疠　病名。疠风，又称大风、癞风、大麻风。即今之麻风病。病症有三：鼻柱蚀坏；皮色衰败；肌肉溃烂。病因是风寒侵于脉所致，如《素问·风论》所言："风寒客于脉而不去，名曰疠风。"

18. 痈肿筋挛骨痛　三种病之病名。痈肿为外科疮疡；筋挛病症为筋脉拘挛；骨痛病症为骨节疼痛。三种病症一种病因，寒风是也，如本篇所言："帝曰：诸痈肿筋挛骨痛，此皆安生？岐伯曰：此寒气之肿，八风之变也。"

19. 粗大　洪大。脉象的一种状态。

20. 恶风　恶厉之风。高世栻："恶风，疠风也。"

脉要者，切脉之纲要之要领也。切脉之要就是分清快与慢、沉与浮、涩与滑、长与短、大与小、粗与细……

精，精密也，精细也。微，微小也，微细也，细微也。精微者，精密细微之法也。切脉不仅仅切在脉搏本身，而且还要切在时间上，一天之内应切平旦脉，即切脉切在朝阳初生之时，一年之内应切四时脉，即切脉切在四时时令的区别上。切脉还要与观察五色（望）相结合，与声音变化（闻）相结合，还要与大小便、梦境（问）相结合。至精至微，至在与脉搏相联系的系列因素上。

望闻问切之方法之实践，是在本篇中出现的。望闻问切之归纳，是在《难经》中出现的。

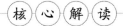

核 心 解 读

仅从标题上看，本篇的核心内容必然是诊脉专论，实际上，本篇涉及望、闻、问、切四大方面。

仪器检查疾病，其速度与效果简洁、明快、准确。问题是，仪器的作用只能发挥在某一个或几个方面，任何先进的仪器也无法与患者进行全面交流，诸如情感交流、精神交流。望闻问切涉及到人体内外的方方面面，其中包括天文、时空、四时、气候、经脉、气血、面部五色、背胸、五脏六腑……当然也有医患双方的情感与精神交流，所以，望闻问切是仪器永远也取代不了的优秀方法。诊脉之时，必须联系到脉之外与之相关的因素，这是本篇的核心所在。

一、 平旦脉与四时脉

平旦者，夜之终点，昼之始点也，昼夜之交接点也。简而言之，平旦者，早晨也。平旦脉，早晨之脉象也。黄帝请教岐伯，诊脉诊在何时为好？岐伯的答案是：诊在平旦之时。为何诊在平旦之时？岐伯的答案如下：早晨起来，人未劳作，未进饮食，所以，五脏的阴气未曾扰乱，六腑的阳气也未曾消耗，经脉中的气血尚未充盛，络脉中的气血处于均匀状态，此时诊脉，容易诊察出病脉。诊脉有时间要求，一天之中以朝阳初生的早晨为最佳时间。

重视平旦脉，中医可以在藏医理论中找到遥相呼应者，藏医重视早晨尿。藏族在汲取中原文化、印度文化与波斯文化的基础上创造出了自己的医学藏医。与中医一样，藏医是医学中的瑰宝。藏医中有一项特色的诊病方法——尿诊。尿诊的内容有这样几项：尿量，尿色，气味，泡沫，沉淀物，漂浮物，蒸汽。尿诊所需要的尿，必须是早晨起床后的第一次尿。

一天之中重视平旦脉，一年之中重视四时脉。四时脉如何重视？换句话说，重视四时脉具体重视在什么地方？针对这一问题，本篇的黄帝一口气向岐伯提了五个问题：如何才能知道四时不同的脉象？靠脉象如何知道病在何处？靠脉象如何知道病之变化？靠脉象如何知道病因在外？靠脉象如何知道病因在内？岐伯以"规""矩""权""衡"四个字为纲，回答了这五个问题。

"规""矩""衡"这三个字最初与天文学有关。融天文、数学、三角于一体的《周髀算经》，解释了"规""矩""衡"的来源与最初的意义。《周髀算经》曰："古者包牺立周天历度……环矩以为圆，合矩以为方。方属地，圆属天，天圆地方。"规矩方圆，出于天地之理。中华先贤以自然之天地论出了规矩方圆。"万物周事而圆方用焉，大匠造制而规矩设焉，或毁方而为圆，或破圆而为方，方中为圆者谓之圆方，圆中为方者谓之方圆。"中华先贤又以人的智慧给出了或以方变圆，或以圆变方的任意转换。

《周髀算经》："故月与日合，为一月。日复日，为一日。日复星，为一岁。外衡冬至，内衡夏至。六气复返，皆谓中气，阴阳之数，日月之法。"衡分内外，实际上，内衡、外衡皆是日行黄道之轨迹。

衡量轻重的一个"权"字，最早出现在《逸周书》开篇之作《度训》中："天生民而制其度。度小大以正，权轻重以极，明本末以立中。"制度为民而立，制度随民而生。权，称量也。极者，轻重适中也。《逸周书》告诉人们，中华先贤早早地就创立了度量衡。称轻重的一个"权"字，也出现在了《周礼·考工记》中，并被引入《九章算术》。

与天文学、度量衡有关的"规""矩""权""衡"四个字，在《淮南子》中与春夏秋冬四时联系在了一起，与治理天下的明堂制联系在了一起。《淮南子·时则训》："制度：阴阳大制有六度：天为绳，地为准，春为规，夏为衡，秋为矩，冬为权。绳者所以绳万物也，准者所以准万物也，规者所以员万物也，衡者所以平万物也，矩者所以方万物也，权者所以权万物也。"又："明堂之制，静而法准，动而法绳。春治以规，秋治以矩，冬治以权，夏治以衡。"

与自强不息的哲理出于天理一样，属于自然科学的方圆、规矩、权衡同样出于天地之理、四时之理。了解上述内容，才有可能理解岐伯所说的"四变之动，脉与之上下。以春应中规，夏应中矩，秋应中衡，冬应中权"。

岐伯为什么论脉之时必论天地、万物、六合、四时、阴阳？这是因为四时皆有风，但四时风不同；四时皆有声，但四时声不同；四时皆有物，但四时物不同；四时皆有脉，但四时脉不同；四时分阴阳，但阴阳总体平衡而具体不平衡；四时皆有脉，但四时脉不同，知道这些，就知道岐伯为什么会说出"微妙在脉……与天地如一，得一之情，以知死生"的至理名言。诊脉不但要诊在人体之中，而且还要诊在人体之外的天地之中、四时之中、道理之中。

《易经》以自然哲理立出了人理，《周髀算经》以自然哲理立出了勾股定理，《内经》以自然哲理立出了医理。自然哲理属于常青的哲理，这就是中华文化与中医文化永远也不会过时的根本原因。

二、　经脉·气血·疾病

"夫脉者，血之府也"。血者，血液也。府者，府第也，会聚之场所也。本篇的这个论断告诉人们，脉是血之会聚之处。

脉为血之府，血与气相连，这一相关关系告诉人们，气血之病必然会反映到脉象上。同理，脉象也必然会反映出气血之病。在"夫脉者，血之府也"这一论断之后，本篇一口气列出了脉象所反映出的十二种疾病。

利用脉象诊病论病，首先要细辨寸口之脉，这是必需的。但是，只注意脉象，那就有局限性了。诊脉首先要细辨寸口之脉，二要重视眼神，三要观察面部青、赤、黄、白、黑五色，还要观察胸、背、腰、膝、骨的形状以及活动情况。全面而周到的系统论，体现在了诊脉的全部过程之中。

三、　需要说明的一个问题

"阴盛则梦涉大水恐惧，阳盛则梦大火燔灼，阴阳俱盛则梦相杀毁伤；上盛则梦飞，下盛则梦堕"。这是本篇所出现的以阴阳二气论梦的一段论述。这一论述与《灵枢·淫邪发梦》中的内容几乎完全相同。

论梦之论，在《内经》里有专论。本篇的主题是论脉，论脉与论梦似乎关系相对较远。论梦之论之所以出现在本篇，很可能是《内经》在历史流传过程中所出现的失误。在之前的篇幅中，也有与主题较远的内容，这恐怕也是历史中的转抄之误。

后人学习经典，学习先贤，首先应该持有崇敬之心，但是在明显的重复或明显的错误面前，也应该根据经典和先贤的基本立场提出质疑："本来是这样吗？应该这样吗？"对经典文字的照单全收，并不等于对先贤负责。经典之经，经在恒久不变的原则上，而不是经在句句是真理上。这是笔者的管窥之见，供读者参考。

平
人
气
象
论
篇
第
十
八

原　文

黄帝问曰：平人何如？岐伯对曰：人一呼脉再动，一吸脉亦再动，呼吸定息脉五动，闰以太息，命曰平人。平人者，不病也。常以不病调病人，医不病，故为病人平息以调之为法。人一呼脉一动，一吸脉一动，曰少气。人一呼脉三动，一吸脉三动而躁，尺热曰病温，尺不热脉滑曰病风，脉涩曰痹。人一呼脉四动以上曰死，脉绝不至曰死，乍疏乍数曰死。

平人之常气禀于胃，胃者，平人之常气也，人无胃气曰逆，逆者死。春胃微弦曰平，弦多胃少曰肝病，但弦无胃曰死，胃而有毛曰秋病，毛甚曰今病。藏真散于肝，肝藏筋膜之气也。夏胃微钩曰平，钩多胃少曰心病，但钩无胃曰死，胃而有石曰冬病，石甚曰今病。藏真通于心，心藏血脉之气也。长夏胃微耎弱曰平，弱多胃少曰脾病，但代无胃曰死，耎弱有石曰冬病，弱甚曰今病。藏真濡于脾，脾藏肌肉之气也。秋胃微毛曰平，毛多胃少曰肺病，但毛无胃曰死，毛而有弦曰春病，弦甚曰今病。藏真高于肺，以行荣卫阴阳也。冬胃微石曰平，石多胃少曰肾病，但石无胃曰死，石而有钩曰夏病，钩甚曰今病。藏真下于肾，肾藏骨髓之气也。

胃之大络，名曰虚里，贯鬲络肺，出于左乳下，其动应衣，脉宗气也。盛喘数绝者，则在病中；结而横，有积矣；绝不至曰死。乳之下其动应衣，宗气泄也。

欲知寸口[1]太过与不及，寸口之脉中手短者，曰头痛。寸口脉中手长者，曰足胫痛。寸口脉中手促上击者，曰肩脊痛。寸口脉沉而坚者，曰病在中。

寸口脉浮而盛者，曰病在外。寸口脉沉而弱，曰寒热及疝瘕少腹痛。寸口脉沉而横，曰胁下有积，腹中有横积痛。寸口脉沉而喘，曰寒热。脉盛滑坚者，曰病在外。脉小实而坚者，病在内。脉小弱以涩，谓之久病。脉滑浮而疾者，谓之新病。脉急者，曰疝瘕少腹痛。脉滑曰风。脉涩曰痹。缓而滑曰热中，盛而紧曰胀。脉从阴阳，病易已；脉逆阴阳，病难已。脉得四时之顺，曰病无他；脉反四时及不间藏，曰难已。臂多青脉，曰脱血。尺脉缓涩，谓之解㑊安卧。脉盛，谓之脱血。尺涩脉滑，谓之多汗。尺寒脉细，谓之后泄。脉尺粗常热者，谓之热中。

肝见庚辛死，心见壬癸死，脾见甲乙死，肺见丙丁死，肾见戊己死，是谓真藏见皆死。

颈脉动喘疾咳，曰水。目裹[2] 微肿，如卧蚕起之状[3]，曰水。溺黄赤安卧者，黄疸。已食如饥者，胃疸[4]。面肿曰风。足胫肿曰水。目黄者曰黄疸。妇人手少阴脉动甚者，妊子也。

脉有逆从四时，未有藏形，春夏而脉瘦，秋冬而脉浮大，命曰逆四时也。风热而脉静，泄而脱血脉实，病在中脉虚，病在外脉坚涩者，皆难治，命曰反四时也。

人以水谷为本，故人绝水谷则死，脉无胃气亦死。所谓无胃气者，但得真藏脉不得胃气也。所谓脉不得胃气者，肝不弦、肾不石也。

太阳脉至，洪大以长；少阳脉至，乍数乍疏，乍短乍长；阳明脉至，浮大而短。

夫平心脉来，累累如连珠，如循琅玕，曰心平，夏以胃气为本。病心脉来，喘喘连属，其中微曲，曰心病。死心脉来，前曲后居，如操带钩，曰心死。

平肺脉来，厌厌聂聂，如落榆荚，曰肺平，秋以胃气为本。病肺脉来，不上不下，如循鸡羽，曰肺病。死肺脉来，如物之浮，如风吹毛，曰肺死。

平肝脉来，耎弱招招，如揭长竿末梢，曰肝平，春以胃气为本。病肝脉来，盈实而滑，如循长竿，曰肝病。死肝脉来，急益劲，如新张弓弦，曰肝死。

平脾脉来，和柔相离，如鸡践地，曰脾平，长夏以胃气为本。病脾病来，实而盈数，如鸡举足，曰脾病。死脾脉来，锐坚如乌之喙，如乌之距，如屋之漏，如水之流，曰脾死。

平肾脉来，喘喘累累如钩，按之而坚，曰肾平，冬以胃气为本。病肾脉来，如引葛，按之益坚，曰肾病。死肾脉来，发如夺索，辟辟如弹石，曰肾死。

注 释

1. 寸口　脉口或气口。《难经·一难》："寸口者，脉之大会，手太阴之脉动也。"

2. 目裹　即上下眼泡。

3. 卧蚕起之状　卧蚕，即蜕皮桑蚕。蜕皮之后的桑蚕，又圆又胖又亮。上下眼泡如卧蚕，比喻的就是上下眼泡的肿胀光亮。病因为肾经受邪所致，如本篇所言："目裹微肿，如卧蚕起之状，曰水。"水者，肾也，五脏之中肾为水。眼泡状态的改变病因在肾，对于这种上下内外联系，解剖术至今一不能发现，二不能解释。

4. 胃疸　病名。黄疸病的一种。病症有二：食后仍然饥饿；皮肤发黄。病因为脾胃瘀热所致。

题 解

平者，阴阳平衡也，气血平衡也。平人者，阴阳平衡者也，气血平衡、身体健康者也。气者，脉气也。象者，脉象也。本篇议论的基本对象是平人，本篇的议论重点是脉气、脉象。平人之外还有患者，患者的脉气、脉象如何呢？有比较，然后知长短。比较而后知差别，知人之脉然后知患者之脉。以平人之脉为坐标，便可以区分出患者之脉。谈平人，目的之一也。由平人论患者，目的之二也。之一与之二的合二为一，本篇文章之目的也。

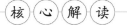

比较，是《内经》常用的方法。比较，比在平衡与不平衡两端。以平人之脉比较患者之脉，这是本篇的比较。真正认识了平人之脉，才能分辨出患者之脉。本篇的核心在于如何认识平人之脉。

一、平人气象平在何处

平人者，健康之正常人也。气象者，脉气、脉象也。与患者有患者之气象一样，平人有平人之气象。平人气象平在何处？平在脉搏跳动的均匀正常上，平在一息脉动五次之处。

本篇的黄帝请教岐伯："平人何如？"岐伯的答案是："人一呼脉再动，一吸脉亦再动，呼吸定息脉五动，闰以太息，命曰平人。"在这个答案中，岐伯先是建立起了两个坐标：一是诊脉以呼吸为坐标；二是判断是否有病以呼吸之间脉动五次为坐标。然后围绕着这两个坐标说明了平人气象。

众所周知，在现代物理学与天文学中，观测物体与星球的移动，物理学家、天文学家必须选择一个既明确又明显的参照物为坐标。早在几千年前的中华大地上，中华先贤已经把参照坐标引用在了医学之中。呼吸发生在医生的人体之内，脉搏跳动在患者的人体之内，如此参照坐标极易找到，也极易利用。所以，这个坐标选择得极为巧妙。

诊脉，在一般人看来，是极其复杂、极其困难的一件事。本篇的岐伯告诉人们，诊脉入门并不困难。只要以一呼一吸为坐标，在呼吸之间会数出一二三四五，就掌握了诊脉的基本要领。出气为呼，入气为吸。一呼脉动两次，一吸脉动两次，呼与吸之间脉动一次，一呼一吸这一区间脉动五次，此之为平人之脉。一呼一吸为一息。一息脉动五次，本来应该是四次，为什么多出一次？闰！

一息脉动五次，此之为平人之脉。

以平人之脉为坐标，岐伯又分出了疾病之脉与死亡之脉。一息脉动五次，大于或小于此数者为疾病之脉或病危死亡之脉。一息脉动六次，这是发热瘟病之脉。一息脉动八次，这是病危死亡之兆。脉动毫无规律，忽快忽慢，这也是死亡之兆。

一息脉动五次之坐标，一般人马上就可以掌握。掌握了此坐标，马上就可以利用此坐标去判断疾病，判断生死。《易经·系辞上》："易简而天下之理得矣。"诊脉之理涵盖在天下之理的范围之内，所以诊脉之理也是简易的。当然，入门容易，得道难。真正掌握诊脉技巧，还需要下一番功夫。

需要说明的是，先贤所划定的平人之脉与实际有差距，即一息脉动的次数并非五次。以呼吸为坐标的诊脉坐标，有改进之必要。现在已经有了极为精确的钟表，后世子孙诊脉，应创立出新的坐标，创立出以精确的时间为坐标的坐标。如果仍然以呼吸为坐标，那就必须重新确定平人的脉动次数。

二、论脉为何以闰而论

论脉之论中为何出现闰月、闰年的一个"闰"字"闰以太息"？目前所出版的《内经》白话文翻译中，大都回避了这个"闰"字。实际上，这个"闰"字与中华民族的天文历法有关。

《尚书·尧典》："以闰月定四时成岁。"这是"闰"字的原始出处。为什么要"以闰月定四时"，因为中华先贤在尧时代或尧之前已经求证出了两种历，即阴历和阳历，阳历太阳回归年一年平均数为 365.25 天（从冬至点出发又回归冬至点所需的时间），阴历十二月 354 天（大月 30 天，小月 29 天，十二个月中六小六大，共 354 天），两者之间相差 11.25 天，三年阴阳二历之间相差 33.75 天，五年之间相差 56.25 天，为了使阴阳二历相互协调，中华先贤确定了三年一闰、五年再闰、十九年七闰的方法。闰月之闰，就是把三年多出的一个月，五年多出的两个月，分别加在某一年。一个"闰"字的贡献，一是调配太阳回归年与月亮运行十二月之间的时间差，二是协调春夏秋冬四季与历法之间的对应关系。

一个"闰"字之所以出现在脉论中，这与《内经》的基本立场有关。大家知道，人体对应于天体，十二经脉对应于一年十二个月，这是《内经》的基本立场。

《素问·移精变气论》有"脉以应月"之论，此论断明确地在脉与月之间建立起了相互对应的关系。脉与月是相互对应的，月可以闰，所以，脉也可以闰。脉之闰也如同闰年一样是逢三一闰、逢五再闰、逢十九七闰吗？《内经》中并没有是与否的答案。这一问题需要后人的进一步研究。

不知天文，不足以为将帅，这是《孙子兵法》对将帅的基本要求。不知天文，不足以为中医，这应该是《内经》对医生的基本要求。

三、脉之动动力源于何处

脉是动态的，动是需要力量推动的。那么，脉之动的动力源于何处呢？答案是源于胃。胃气之动推动着脉之动。胃气正常，脉动正常；胃反常，脉动反常。

春夏秋冬，胃气会表现出四种状态。所以，脉之动也随之表现出四种状态：春脉如弦，夏脉如钩，秋脉如羽，冬脉如石，以此四种状态为标准，又可以分出八种病态。每一种正常状态都有两种过与不及的非常状态。过者，过分也，超越常规也，时令上的至而太过状态也。例如，季节上刚到雨水，而气温却像已到春分。不及，弱于正常状态之状态也，时令上的该至未至也。例如，季节上到了立夏，而气温却还停留在清明。所以，春夏秋冬四季会有八种病脉。无论是脉的四种常态还是脉的八种病态，在根本上与胃气的正常与非常有关。

"天下之本在国，国之本在家，家之本在身。"《孟子·离娄上》论天下之本，经过三步推论，推出了"天下之本在身"的结论。人之本在何处呢？《孟子》并没有给出答案，《内经》在本篇给出了答案："人以水谷为本，故人绝水谷则死，脉无胃气亦死。"天下之本在人，人之本在水谷。水谷藏于胃，人之本在于胃气。胃气是脉动之动力，也是人之动的根本动力。

四、 脉与疾病

前一篇《素问·脉要精微论》中有"四变之动，脉与之上下"之论，这个论断告诉人们，脉随四时而动，即春有春脉，夏有夏脉，秋有秋脉，冬有冬脉。

本篇有"脉得四时之顺，曰病无他；脉反四时及不间藏，曰难已"之论，这个论断告诉人们，脉有随四时而动或反四时而动的两种状态。脉随四时而动，则有人体安康。脉反四时而动，则有人体疾病。脉内通五脏，外应四时，所以，脉之动一旦反于四时之序，颠倒了春脉弦、夏脉钩、秋脉毛、冬脉石的次序，就预示着五脏的某一脏发生了问题。

"妇人手少阴脉动甚者，妊子也。"育龄女性的手少阴心脉一旦搏动有力，就可以判定怀孕了。请看，中华先贤在两千多年前，在没有 B 超、CT 的情况下，利用心脉的正常与异常就可以判断是否怀孕了。在几千年前的世界民族之林中，能够达到中华民族这一水平的，究竟有多少呢？希望那些对中华文化没有信心的文化批判者，在百忙之中留心看一看，在两千年前，世界上有几个民族有诸如《内经》这样的经典？有这样的医学水平？

五、 人以胃气为本

春以胃气为本！

夏以胃气为本！

秋以胃气为本！

冬以胃气为本！

长夏以胃气为本！

惜字如金，这是文言文的基本特征。

"以胃气为本"这句话，在本篇重复了五次。

为什么重复？因为胃气太重要了！

有病不要紧，只要有胃气，病就能治愈。

有病而无胃气，病就难以治愈。

有胃气则生，无胃气则死。（表1－18－1）

表1－18－1　　　　　　　　四季脉、四季病对应表

春　脉	夏　脉	长夏脉	秋　脉	冬　脉
微弦曰平	微钩曰平	微软弱曰平	微毛曰平	微石曰平
脉有病，病在肝	脉有病，病在心	脉有病，病在脾	脉有病，病在肺	脉有病，病在肾
但弦无脉曰死	但钩无脉曰死	但代无脉曰死	但毛无脉曰死	但石无脉曰死
脉而有毛曰秋病	脉而有石曰冬病	软弱有石曰冬病	毛而有弦曰春病	石而有钩曰夏病
毛甚曰今病	石甚曰今病	弱甚曰今病	弦甚曰今病	钩甚曰今病
真气散于肝	真气通于心	真气濡于脾	真气上藏于肺	真气下藏于肾
肝藏筋膜之气	心藏血脉之气	脾藏肌肉之气	肺行荣卫之气	肾藏骨髓之气

玉机真藏论篇第十九

原 文

黄帝问曰：春脉如弦，何如而弦？岐伯对曰：春脉者肝也，东方木也，万物之所以始生也，故其气来，绵弱轻虚而滑，端直以长，故曰弦，反此者病。帝曰：何如而反？岐伯曰：其气来实而强，此谓太过，病在外；其气来不实而微，此谓不及，病在中。帝曰：春脉太过与不及，其病皆何如？岐伯曰：太过则令人善忘，忽忽眩冒而巅疾[1]；其不及则令人胸痛引背，下则两胁胠[2]满。

帝曰：善。夏脉如钩，何如而钩？岐伯曰：夏脉者心也，南方火也，万物之所以盛长也，故其气来盛去衰，故曰钩，反此者病。帝曰：何如而反？岐伯曰：其气来盛去亦盛，此谓太过，病在外；其气来不盛去反盛，此谓不及，病在中。帝曰：夏脉太过与不及，其病皆何如？岐伯曰：太过则令人身热而肤痛，为浸淫；其不及则令人烦心，上见咳唾，下为气泄。

帝曰：善。秋脉如浮，何如而浮？岐伯曰：秋脉者肺也，西方金也，万物之所以收成也，故其气来，轻虚以浮，来急去散，故曰浮，反此者病。帝曰：何如而反？岐伯曰：其气来，毛而中央坚，两傍虚，此谓太过，病在外；其气来，毛而微，此谓不及，病在中。帝曰：秋脉太过与不及，其病皆何如？岐伯曰：太过则令人逆气而背痛，愠愠然[3]；其不及则令人喘，呼吸少气而咳，上气见血，下闻病音。

帝曰：善。冬脉如营，何如而营？岐伯曰：冬脉者肾也，北方水也，万物之所以合藏也。故其气来沉以搏，故曰营，反此者病。帝曰：何如而反？

岐伯曰：其气来如弹石者，此谓太过，病在外；其去如数者，此谓不及，病在中。帝曰：冬脉太过与不及，其病皆何如？岐伯曰：太过则令人解㑊，脊脉痛而少气不欲言；其不及则令人心悬如病饥，眇中清，脊中痛，少腹满，小便变。帝曰：善。

帝曰：四时之序，逆从之变异也，然脾脉独何主？岐伯曰：脾脉者土也，孤藏以灌四傍者也[4]。帝曰：然则脾善恶，可得见之乎？岐伯曰：善者不可得见，恶者可见。帝曰：恶者何如可见？岐伯曰：其来如水之流者，此谓太过，病在外；如鸟之喙者，此谓不及，病在中。帝曰：夫子言脾为孤藏，中央土以灌四傍，其太过与不及，其病皆何如？岐伯曰：太过则令人四肢不举；其不及，则令人九窍不通，名曰重强。帝瞿然而起，再拜而稽首曰：善。吾得脉之大要，天下至数，《五色》《脉变》《揆度》《奇恒》，道在于一，神转不回，回则不转，乃失其机。至数之要，迫近以微，著之玉版，藏之藏府，每旦读之，名曰《玉机》。

五藏受气于其所生，传之于其所胜[5]，气舍于其所生，死于其所不胜。病之且死，必先传行至其所不胜，病乃死。此言气之逆行也，故死。肝受气于心，传之于脾，气舍于肾，至肺而死。心受气于脾，传之于肺，气舍于肝，至肾而死。脾受气于肺，传之于肾，气舍于心，至肝而死。肺受气于肾，传之于肝，气舍于脾，至心而死。肾受气于肝，传之于心，气舍于肺，至脾而死。此皆逆死也，一日一夜五分之[6]，此所以占死生之早暮也。

黄帝曰：五藏相通，移皆有次，五藏有病，则各传其所胜。不治，法三月若六月，若三日若六日[7]，传五藏而当死，是顺传所胜之次。故曰：别于阳者，知病从来；别于阴者，知死生之期。言知至其所困而死。

是故风者百病之长也。今风寒客于人，使人毫毛毕直，皮肤闭而为热，当是之时，可汗而发也；或痹不仁肿痛，当是之时，可汤熨及火灸刺而去之。弗治，病入舍于肺，名曰肺痹[8]，发咳上气。弗治，肺即传而行之肝，病名曰肝痹[9]，一名曰厥，胁痛出食，当是之时，可按若刺耳。弗治，肝传之脾，病名曰脾风发瘅[10]，腹中热，烦心出黄，当此之时，可按、可药、可浴。弗治，脾传之肾，病名曰疝瘕[11]，少腹冤热而痛，出白，一名曰蛊，当此之时，可按、可药。弗治，肾传之心，病筋脉相引而急，病名曰瘛[12]，当此之时，可灸、可药。弗治，满十日，法当死。肾因传之心，心即复反传而行之肺，发寒热，法当三岁死，此病之次也。然其卒发者，不必治于传，或其传化有不以次，不以次入者，忧恐悲喜怒，令不得以其次，故令人有大病矣。因而喜大虚则肾气乘矣，怒则肝气乘矣，悲则肺气乘矣，恐则脾气乘矣，忧则心气乘矣，此其道也。故病有五，五五二十五变，及其传化。传，乘之名也。

大骨枯槁，大肉陷下，胸中气满，喘息不便，其气动形，期六月死，真藏脉见，乃予之期日。大骨枯槁，大肉陷下，胸中气满，喘息不便，内痛引肩颈，期一月死，真藏见，乃予之期日。大骨枯槁，大肉陷下，胸中气满，喘息不便，内痛引肩项，身热脱肉破䐃[13]，真藏见，十月之内死。大骨枯槁，大肉陷下，肩髓内消，动作益衰，真藏来见，期一岁死，见其真藏，乃予之期日。大骨枯槁，大肉陷下，胸中气满，腹内痛，心中不便，肩项身热，破䐃脱肉，目眶陷，真藏见，目不见人，立死，其见人者，至其所不胜之时则死。急虚身中卒至，五藏绝闭，脉道不通，气不往来，譬如堕溺，不可为期。其脉绝不来，若人一息五六至，其形肉不脱，真藏虽不见，犹死也。

真肝脉至，中外急，如循刀刃责责然，如按琴瑟弦，色青白不泽，毛折，乃死。真心脉至，坚而搏，如循薏苡子累累然，色赤黑不泽，毛折，乃死。真肺脉至，大而虚，如以毛羽中人肤，色白赤不泽，毛折，乃死。真肾脉至，搏而绝，如指弹石辟辟然，色黑黄不泽，毛折，乃死，真脾脉至，弱而乍数乍疏，色黄青不泽，毛折，乃死。诸真藏脉见者，皆死不治也。

黄帝曰：见真藏曰死，何也？岐伯曰：五藏者，皆禀气于胃，胃者五藏之本也，藏气者，不能自致于手太阴，必因于胃气，乃至于手太阴也，故五藏各以其时，自为而至于手太阴也。故邪气胜者，精气衰也。故病甚者，胃气不能与之俱至于手太阴，故真藏之气独见，独见者，病胜藏也，故曰死。帝曰：善。

黄帝曰：凡治病，察其形气色泽，脉之盛衰，病之新故，乃治之，无后其时。形气相得，谓之可治；色泽以浮，谓之易已；脉从四时，谓之可治；脉弱以滑，是有胃气，命曰易治，取之以时。形气相失，谓之难治；色夭不泽，谓之难已；脉实以坚，谓之益甚；脉逆四时，为不可治。必察四难，而明告之。

所谓逆四时者，春得肺脉，夏得肾脉，秋得心脉，冬得脾脉，其至皆悬绝沉涩者，命曰逆四时。未有藏形，于春夏而脉沉涩，秋冬而脉浮大，名曰逆四时也。

病热脉静，泄而脉大，脱血而脉实，病在中脉实坚，病在外脉不实坚者，皆难治。

黄帝曰：余闻虚实以决死生，愿闻其情。岐伯曰：五实死，五虚死。帝曰：愿闻五实五虚。岐伯曰：脉盛，皮热，腹胀，前后不通，闷瞀[14]，此谓五实。脉细，皮寒，气少，泄利前后，饮食不入，此谓五虚。帝曰：其时有生者何也？岐伯曰：浆粥入胃，泄注止，则虚者活；身汗得后利，则实者活。此其候也。

注　释

1. 眩冒而巅疾　眩，目眩也，视物如转也。冒，闷也。巅，头顶也。这种发病于头的疾病，病因有内外两种：外因在风，内因在肝。

2. 胠（qū）　腋下胁上的部位，指胁下空软处。张介宾："胠，音区，腋下胁也。"

3. 愠愠然　愠，本义为心燥。愠愠然，心情郁闷状。马莳："不舒畅也。"

4. 孤藏以灌四傍者也　孤脏指的是脾脏。五行位置，木火金水四行分布四方，土居中央。五脏之中，肝心肺肾四脏分布四方，脾居中央。肝心肺肾四脏分主春夏秋冬四时，脾主每个季节的最后十八天，所以以孤脏言之。张介宾："脾属土，土为万物之本，故运行水谷，化津液以灌溉于肝心肺肾四脏者也。土无定位，分王四季，故称为孤脏。"

5. 传之于其所胜　传者，传递也，流动也。在中华先贤眼中，一切都是动态的，包括疾病。疾病流动有一定的方向，这个方向就是五行相克顺序——如木克土，水克火——所指引的方向。疾病流动有一定的对象，这个对象就是五行相克中的具体对象。马莳："乃我之所克者也。"

6. 一日一夜五分之　一年可以划分为春、夏、长夏、秋、冬五个阶段以配合五脏，一日一夜同样划分为五个阶段配合五脏，具体的配合关系是：平旦属肝，日中属心，薄暮属肺，夜半属肾，午后属脾。

7. 法三月若六月，若三日若六日　病可以流动，可以相传。相传的速度，有快有慢，或三个月传遍五脏，或六个月传遍五脏，或三天传遍五脏，或六天传遍五脏。这段话讲的是疾病相传的时间尺度。张介宾："病不早治，必互相传，远则三月、六月，近则三日、六日。"

8. 肺痹　一种由皮肤受风相传而来的肺病，皮肤受风而病，不及时治疗则相传于肺。其主要症状是：咳嗽与上气。

9. 肝厥　一种由肺痹相传而来的肝病，肺痹不及时治疗则相传于肝，肝之病曰肝厥。其主要症状是：胁痛；吐食。

10. 脾风发瘅　一种由肝脏相传而来的脾病。脾即脾脏，脾风即脾脏受风。脾风发瘅，所讲的是肝脏受风受热，得病之后又传之以脾脏的一种黄疸病。其主要症状有三：腹中热，小便发黄，烦心。

11. 疝瘕　一种由脾脏相传而来的肾病。脾瘅不及时治疗则相传于肾，肾之病曰疝瘕。疝瘕又称蛊。其主要症状有二：少腹发热疼痛，小便白而混浊。

12. 瘛　一种由肾脏相传而来的心病。疝瘕不及时治疗则相传于心，心之病曰瘛。其主要症状：筋脉牵引拘挛。

13. 脱肉破䐃（jiǒng）　脱肉，肌肉消瘦也。䐃，肘、膝、髀等肌肉为䐃。破，破败也。破䐃，形容䐃部肌肉消瘦。

14. 闷瞀　昏闷而目不明也。

玉者，玉石也。机者，观测日月星辰的仪器也。真脏者，人体之内的五脏也，五脏之生化功能也。

关于真脏，《素问》有两种解释：第一种解释是，脉无胃气为真脏。如本篇所言："黄帝曰：见真藏曰死，何也？岐伯曰：五藏者，皆禀气于胃。胃者五藏之本也。"第二种解释是，肺为真脏。如《素问·示从容论》所言："夫伤肺者……真藏坏决。"

本篇以观测天象的仪器玉机开篇，并非要用观测天象的仪器来观测五脏，而是要延续一种思路，一种方法。这种思路、这种方法就是以自然之理论为人之理，以自然哲理论为政之理，以自然之理论为医之理。

《尚书·舜典》："在璇玑玉衡，以齐七政。"璇，美玉也。玑，美玉制成的用于观测天象的仪器也。玉衡者，玉质管也，观测天象的仪器也。七政者，春、夏、秋、冬、天文、地理、人道七件大事也。以天地之序、四时之序论天下之政，是尧舜的基本立场，也是中华元文化的基本立场。《内经》全盘继承了这一立场，并站在这一立场上开辟了以自然之理论医理的新领域。

在早期的中华大地上，为人之理源于自然之理，为政之理也源于自然之理，为医之理同样源于自然之理，具体到本篇，就是用研究春夏秋冬四时的方法来研究脉象，用研究自然之序的方法来研究五脏。

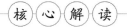

核心解读

脉象合四时，具体如何合？脉象反四时，具体如何反？五脏疾病相传，具体如何传？真脏的研究，有何实用价值？本篇所关注的问题不是一个而是几个。但是，几个问题的一个共同核心还是人与自然、人与四时的关系。

一、 脉象与四时之间的正常与反常关系

脉象与四时的关系，理论上应该是一种正常的、和谐的、顺从相应的关系，但实际上脉象与四时的关系除了正常的关系之外，还有一种反常关系。脉象与四时的反常关系，具体还可以分为过、不及、逆三种情况。

（一）脉从四时

有其然，必有其所以然。任何事情仅知其然是远远不够的，必须有打破沙锅问到底的精神，继续追问其所以然。

本篇的黄帝，在知脉之其然之后，又继续追问其所以然。春脉如弦，夏脉如钩，秋脉如浮，冬脉如营，这是黄帝已知的其然。春脉为何如弦，夏脉为何如钩，秋脉为何如浮，冬脉为何如营？这是黄帝继续追问的所以然。

回答问题的岐伯，以自然之理、五行之理回答了黄帝所探索的问题。

脉从四时，先从于春。春脉属肝，五行属木，是万物萌生的季节。春脉，其形细而直且柔软，如弓弦之状，此之为春脉如弦的所以然。春脉如弦，正常脉象也。

春之病脉有两种过与不及。充实有力，脉气太过也。如此病脉，病在外。软弱无力，脉气不及也。如此病脉，病在里。春，脉象太过，病在头部。病为健忘，视物模糊，眩晕、闷冒等。春，脉象不及，病在胸背。病为胸部疼痛，牵于背部，两胁肋胀满。

脉从四时，次从于夏。夏脉属心，五行属火，是万物盛长的季节。心脉来时充盛，而去时反衰，所以称为钩脉。夏脉如钩，正常脉象也。夏之病脉有过与不及两种：来时充盛，去时也充盛，脉气太过也。如此病脉，病在外。来时不充盛，而去时反充盛，这叫作不及。如此病脉，病在里。夏，脉象太过，病在发热，肌肤疼痛，浸淫疮；脉象不及，心烦，上面咳嗽吐痰，下面放屁。

脉从四时，三从于秋。秋脉属肺，五行属金，是万物成熟的季节。秋脉，轻虚而浮，脉来时急而去时散漫，所以称为浮脉。秋脉如浮，如浮动飘动之羽毛。秋脉如浮，正常脉象也。秋之病脉有过与不及两种：脉来轻虚而浮，中部坚实而两旁空虚，脉气太过也。脉气太过，为病在外。脉来轻虚而浮且微弱，脉气不及也。脉气不及，病在里。秋脉太过，气上逆、背痛、郁闷不畅；脉象不及，气喘，呼吸少气，咳嗽，咯血，喘息肺中有声。

脉从四时，四从于冬。冬脉属肾，五行属水，是万物收藏的季节。冬脉，来时沉以搏手，故曰营。冬之病脉有过与不及两种：来如弹石，脉气太过也。脉气太过，病在外。去如虚数，脉气不及也。脉气不及，病在里。冬脉太过，精神不振，身体懈怠，脊骨疼痛，气短懒言。冬脉不及，心悬如饥饿，脊骨痛，少腹胀满，小便频。

脾主四时之末。脾脉五行属土，位于中央，运枢四方。脾脉病脉有过与不及两种：来如流散之水，脉气太过也；来如尖锐如鸟喙，脉气不及也。脉气太过，病在外。来如尖锐如鸟喙，脉气不及也。脉气不及，病在里。太过，令人四肢不举；不及，令人九窍不通，名曰重强。

（二）两部经典的异同

《难经·十五难》谈四时之脉，春脉弦，夏脉钩，秋脉毛，冬脉石。

为何本篇又言秋脉如浮、冬脉如营？表述如此重大的问题，两部经典为何不一样呢？实际上，羽与浮，意同字不同也。毛者，羽毛也。浮者，轻轻漂浮也。只有羽毛能轻轻漂浮，所以，羽与浮只是字面上的不同，而无意义上的差别。石者，石头、石块也。营者，营垒、兵营也。两者有沉重、防守、隐藏之意。所以，石与营也只是字面上的不同，而无意义上的差别。

岐伯如此解释脉象，牵强吗？

否！

查阅早期的中华大地上的一切创造，其中包括脉象脉理，均是以自然为坐标创造出来的：

《易经·系辞下》告诉人们，八卦是仿照天地万物创作出来的。

《尚书》开篇的前两篇文献《尧典》与《舜典》告诉人们，治理天下的政理是参照天地之理、四时之理制定出来的。

《诗经·烝民》告诉人们，人则、万物之则均源于天则。

《周髀算经》告诉人们，勾股定理源于日和影的关系，阴阳合历源于对日月运行的观测。

《礼记·礼运》："礼本于天地。"《礼记》告诉人们，礼仪之礼是参照天地之理创作出来的。《晏子春秋》告诉人们，礼仪之礼"与天地并立"。

《礼记·乐记》："乐者，天地之和也。"《乐记》告诉人们，和谐的音乐源于和谐的天地。

《礼记·中庸》："诚者，天之道也。诚之者，人之道也。"《中庸》告诉人们，由天道之诚演化出了人道之诚。

《文心雕龙·宗经》："参物序，制人纪。"《文心雕龙》告诉人们，中华大地上的人序源于物序。物序即天地万物之序，即自然之序。

请看，早期中华大地上的一切人文创造是不是均与天地万物、四时之序有着渊源关系?! 这里所举的例子，前面在不同的地方已经谈到过，此处系统回顾一下，用以说明岐伯认识的合理性。岐伯以四时之理解释四时之脉，其立场、其方法、其精神与中华元文化是一致的。

（三）脉逆四时

"脉逆四时，为不可治"，这是本篇的一个重要结论。所谓逆四时，就是春天没有出现与肝脏相应的脉象，出现的却是与肺脏相应的脉象；夏天没有出现与心脏相应的脉象，出现的却是与肾脏相应的脉象；秋天没有出现与肺脏相应的脉象，出现的却是与心脏相应的脉象；冬天没有出现与肾脏相应的脉象，出现的却是与脾脏相应的脉象。春脉如弦、夏脉如钩、秋脉如羽、冬脉如石的形状与次序被打乱了。

"离离原上草，一岁一枯荣。"（白居易《赋得古原草送别》）春天而生，秋天而黄，草原上的小草会随着寒暑的往来做周而复始的变化。春有春脉，夏有夏脉，秋有秋脉，冬有冬脉，人的脉象与自然之物一样会随着四季的往来做周而复始的变化。四时之序不可逆，否则，小草不能正常生长，疾病则难于治愈。

（四）过与不及

过者，过分也，超越常规也，过于正常状态之状态也。过分两种：一是外因之过，一是内因之过。外因之过，为时令超前而至。内因之过，为人为之过，例如春天理应多酸，但食酸过度，就会伤及于脾。本篇论过，议论重点应在内因之过上。因人为之过，会引起脉象的反常。

不及，弱于正常状态之状态也，时令上的该至未至也。不及也有两种情况：一是外因之不及，一是内因之不及。挂历中的季节到了，但是实际上的季节并没有到。例如，该热的时候并没有热，该冷的时候并没有冷，此之为外因之不及也。春夏秋冬，肝心肺肾，四者之间的对应关系体现在诸多方面，在本篇首先体现在脉象上，春季到了而脉象未到，此之为内因之不及也。

脉象的过与不及，均是体内疾病的反映。例如春脉过与不及，其病在肝。太过之病症症状为丢东忘西，精神恍惚，头晕目眩；不及之病症症状为胸部疼痛并牵连背部，两胁肋部胀满。

夏脉过与不及，其病在心。太过之病症症状为全身皮肤发热，皮肤疼痛，甚至于热极成疮；不及之病症症状为心烦，上部咳嗽，下部放屁。

秋脉过与不及，其病在肺。太过之病症症状为气之上逆，背痛，心情烦闷；不及之病症症状为气喘，气短，咳嗽，气管有喘息之声，甚至于咯血。

冬脉过与不及，其病在肾。太过之病症症状为肢体疲倦，少气懒言，脊背疼痛；不及之病症症状为心如空悬，腹中饥饿，肋下空虚，少腹胀满，小便变色。

过与不及，均为非常。春夏秋冬四季的非常会引起疾病，人本身的行为非常同样会引起疾病。

季节有正常有非常，人的行为有正常有非常，中华先贤探索自然的目光没有局限在一点上。中华先贤探索人与疾病关系的目光没有局限在一点上。脉可以从四时，可以逆四时，中华先贤探索脉象的目光没有局限在一点上。今天的医生审视疾病，有先贤这样的目光吗？

（五）言四时为何不言脾脏？

春夏秋冬，肝心肺肾，四时之中脾脉的位置在何处？这是黄帝的疑问。岐伯的回答是：脾脏五行属土，五行其他四行分列四方并对应四季，脾脏位于中央之地，连接灌溉着四方但不对应四方中的某一方，连接灌溉着四季但不对应四季中的某一季。

脾脉的正常状态不可见，脾脉过与不及的这两种非常病态则是可见的。脾脉过与不及，其病在脾。太过之病症症状为四肢不举；不及之病症则症状为九窍不通。

二、　五脏之间的相传关系

天体一直在进行着周而复始的旋转运动，北斗星一直在进行着周而复始的旋转运动，五脏疾病也存在着类似旋转运动的相传关系。所不同的是，天体、北斗星旋转运动只有顺转而没有逆转，五脏疾病的相传关系则有顺传与逆传两种。顺传关系为：心—脾—肺—肾—肝—心。逆传关系为：心—肝—肾—肺—脾—心。按照五行相克的原理，木克土，木有病，相传于土时，可能会死亡。本篇在"传"这个动词之外，又出现另一个动词"乘"。"传"与"乘"有相似之意；在《内经》之中，"传""乘""克"三个字意思相近。

五行相克，五脏相传，死亡之期可以预测。研究五脏相传，落脚点落在死亡之期的预测上。如本篇所言："五藏相通，移皆有次，五藏有病，则各传其所胜。不治，法三月若六月，若三日若六日，传五藏而当死，是顺传所胜之次。故曰：别于阳者，知病从来；别于阴者，知死生之期。言知至其所困而死。"这段话告诉人们：①清楚了五行生克的顺序；②清楚了五行与五脏对应关系；③清楚了五脏与脉象的关系；④清楚了阴脉与阳脉的区别，就可以精确地预测死亡之期，而且可以知道死因属于五行之中的相胜的那一行。

别于阴阳可知死亡之期，这是中医之绝技。希望今天的中医医生，能够真正地弄懂脉象上的阴阳。别于阴阳可知死亡之期，这句话在本篇中出现一次，在本篇前后还出现过两次，集中于此，供读者阅读与鉴赏：

"别于阳者，知病处也；别于阴者，知死生之期……谨熟阴阳，无与众谋。所谓阴阳者，去者为阴，至者为阳；静者为阴，动者为阳；迟者为阴，数者为阳。"（《素问·阴阳别论》）

"察其府藏，以知死生之期，必先知经脉，然后知病脉，真藏脉见者胜死。"（《素问·三部九候论》）

在电影中，在实际生活中，可以看到这样的现象：老中医诊脉，一把脉便知死亡之期。老中医诊脉第一凭借的是优秀的哲理，第二凭借的是多年来所积累的经验，后来者能不能在哲理与经验的基础上创造出定性定量的仪器呢？来者为阳，去者为阴；静者为阴，动者为阳；迟者为阴，数者为阳，这三种脉象完全可以定量。但愿在不久的将来，先贤的优秀子孙创造出由脉象变化可以预测死亡之期的仪器。

三、 风为百病之长

本篇又一次出现"风为百病之长"的论断。此论断在一部《内经》中前后出现过多次。

《素问·生气通天论》："故风者，百病之始也。"

《素问·风论》："故风者，百病之长也。"

《素问·骨空论》："风者，百病之始也。"

一个论断，在惜字如金的《素问》之中多次出现，证明了此论断的重要性。

风是人体之外的自然之风。外来者为客，风为外来者，所以本篇有"风寒客于人"的说法。"风寒客于人"分三步由人体之外进入人体之内。第一步中于皮肤，其症状是毛发直立，皮肤闭塞而发热。病在这一步容易治疗，用发汗的方法就可以治愈。如果第一步没有控制病情，就会形成较为严重的麻木不仁、肿痛之病症。此时之病仍然可以治愈，但治疗方法已经复杂，需要热敷、火罐、艾灸、针刺多种方法的综合治疗。如果第二步仍然没有控制病情，后果就严重了。病情由外入内进入肺脏，并且沿着五行相克的路径开始在五脏间依次相传。五脏间相传的路径，本篇的举例是：肺传肝，肝传脾，脾传肾，肾传心，心传肺。这一顺序完全是五行相克的顺序。五脏分别形成的疾病，本篇列举的疾病是：肺痹，肝痹，脾风，疝瘕，癥。风寒一旦在五脏间相传，后果落在两种可能上：一是治愈，一是死亡。

春夏秋冬四季皆有风，四面八方皆有风，风会客于皮肤，风会进入内脏，风会在五脏间相传，这是《内经》所记载的病因病理。疾病在人体之内，病因在人体之外，而风则是致病、致百病的重要因素，这是《内经》所反复讲述的哲理。《素问》在开篇之作《上古天真论》中就强调"虚邪贼风，避之有时"，本篇则又一次强调"风为百病之长"，对于可以致百病的外部之邪风，后世子孙应该给予高度的重视。

四、 真脏五病与胃气

本篇论真脏，所论的是无胃气之脉。脉有肝、心、脾、肺、肾之分，这是一。脉以无胃气为真脏，这是二。所以脉有真肝脉，真心脉，真脾脉，真肺脉，真肾脉，这是三。

本篇论真，所论的是死亡之真。一旦发现了无胃气之脉，皆为必死之症。真肝脉，死。真心脉，死。真脾脉，死。真肺脉，死。真肾脉，死。内有病必形于外，五脏有重病外形必枯槁。"大骨枯槁，大肉陷下，胸中气满，喘息不便"，这是本篇描述五脏出现真脏脉时的外部特征。有上述四大特征者必死无疑，用本篇的话说是："诸真脏脉见者，皆死不治也。"

为什么脉无胃气必死？黄帝不知其所以然。岐伯告诉黄帝，五脏是重要的，但五脏必须从胃那里得到水谷精气的滋养。所以，胃气正常，五脏正常；胃气衰亡，五脏衰亡。正常情况下，五脏之脉象借助胃气的力量与胃气一齐到达手太阴之寸口。非常情况下，胃气不能到达寸口，只有五脏之脉象出现在寸口，即真脏脉象独现。真脏脉象独现，就预示着死亡已为期不远。

预养五脏，必先养胃。这是本篇给养生者的忠告。

五、 虚实决死生

在本篇的结尾处，黄帝向岐伯提出了一个全新的问题：虚实如何决死生？岐伯以"五实死，五虚死"做出了回答。黄帝继续请教：何为五实？何为五虚？岐伯又一一进行了详细的解答。

虚实可以决死生，足见《内经》对虚实的高度重视。本篇之后的第二十八篇为虚实之专论，即《通评虚实论》。关于虚实的讨论，将在后面展开讨论，此处不赘。（表1-19-1）

表1-19-1　　　　脉象、五行、时空、疾病表

五　方	五　行	五　脏	脉　象
东	目	肝	弦
南	火	心	钩
中	土	脾	平
西	金	肺	浮
北	水	肾	沉

三部九候论篇第二十

（原）（文）

黄帝问曰：余闻九针于夫子，众多博大，不可胜数。余愿闻要道，以属子孙，传之后世，著之骨髓，藏之肝肺，歃血[1]而受，不敢妄泄，令合天道，必有终始，上应天光[2]星辰历纪[3]，下副四时五行，贵贱更立[4]，冬阴夏阳，以人应之奈何？愿闻其方。岐伯对曰：妙乎哉问也！此天地之至数。

帝曰：愿闻天地之至数，合于人形血气，通决死生，为之奈何？岐伯曰：天地之至数，始于一，终于九[5]焉。一者天，二者地，三者人，因而三之，三三者九，以应九野[6]。故人有三部，部有三候，以决死生，以处百病，以调虚实，而除邪疾。

帝曰：何谓三部？岐伯曰：有下部，有中部，有上部，部各有三候，三候者，有天有地有人也。必指而导之，乃以为真。上部天，两额之动脉；上部地，两颊之动脉；上部人，耳前之动脉。中部天，手太阴也；中部地，手阳明也；中部人，手少阴也。下部天，足厥阴也；下部地，足少阴也；下部人，足太阴也。故下部之天以候肝，地以候肾，人以候脾胃之气。帝曰：中部之候奈何？岐伯曰：亦有天，亦有地，亦有人。天以候肺，地以候胸中之气，人以候心。帝曰：上部以何候之？岐伯曰：亦有天，亦有地，亦有人。天以候头角之气，地以候口齿之气，人以候耳目之气。三部者，各有天，各有地，各有人。三而成天，三而成地，三而成人。三而三之，合则为九。九分为九野，九野为九藏。故神藏五，形藏四，合为九藏。五藏已败，其色必夭，夭必死矣。

帝曰：以候奈何？岐伯曰：必先度其形之肥瘦，以调其气之虚实，实则泻之，虚则补之。必先去其血脉而后调之，无问其病，以平为期[7]。

帝曰：决死生奈何？岐伯曰：形盛脉细，少气不足以息者危；形瘦脉大，胸中多气者死。形气相得者生，参伍不调[8]者病，三部九候皆相失者死。上下左右之脉相应如参舂者病甚，上下左右相失不可数者死。中部之候虽独调，与众藏相失者死；中部之候相减者死，目内陷者死。

帝曰：何以知病之所在？岐伯曰：察九候独小者病，独大者病，独疾者病，独迟者病，独热者病，独寒者病，独陷下者病。以左手足上，上去踝五寸按之，庶右手足当踝而弹之，其应过五寸以上，蠕蠕然者不病；其应疾，中手浑浑然者病；中手徐徐然者病；其应上不能至五寸，弹之不应者死。是以脱肉身不去者死。中部乍疏乍数者死。其脉代而钩者，病在络脉。九候之相应也，上下若一，不得相失。一候后则病，二候后则病甚，三候后则病危。所谓后者，应不俱也。察其府藏，以知死生之期，必先知经脉，然后知病脉，真藏脉见者胜死。足太阳气绝者，其足不可屈伸，死必戴眼。

帝曰：冬阴夏阳奈何？岐伯曰：九候之脉，皆沉细旋绝者为阴，主冬，故以夜半死。盛躁喘数者为阳，主夏，故以日中死。是故寒热病者，以平旦死。热中及热病者，以日中死。病风者，以日夕死。病水者，以夜半死。其脉乍疏乍数乍迟乍疾者，日乘四季死。形肉已脱，九候虽调，犹死。七诊虽见，九候皆从者，不死。所言不死者，风气之病及经月之病[9]，似七诊之病而非也，故言不死。若有七诊之病，其脉候亦败者死矣。必发哕噫。

必审问其所始病，与今之所方病，而后各切循其脉，视其经络浮沉，以上下逆从循之。其脉疾者不病，其脉迟者病，脉不往来者死，皮肤著者死[10]。

帝曰：其可治者奈何？岐伯曰：经病者治其经，孙络病者治其孙络血，血病身有痛者治其经络。其病者在奇邪，奇邪之脉则缪刺之。留瘦不移，节而刺之。上实下虚，切而从之，索其结络脉，刺出其血，以见通之。瞳子高者太阳不足，戴眼者太阳已绝，此决死生之要，不可不察也。手指及手外踝上五指留针。

<hr/>

注　释

1. 歃（shà）血　指的是古代举行盟会时，微饮牲血，或含于口中，或涂于口旁，以示信守誓言的诚意的行为。

2. 天光　指日月星之光。《三字经》："三光者，日月星。"

3. 星辰历纪　星辰，日月星之通称也。《素问·八正神明论》："星辰者，所以制日月之行也。"历纪，天体运行的节律度数也。天体运动，有始有终，有纪有度。星辰历纪，言的是日月一年之中在天体中的运行的节律度数。太阳日行一度，月亮日行十三度有奇。太阳一回归年行 365.25 度，朔望月为 29.53 天，这些数据都在星辰历纪的范畴之内。王冰："谓日月行历于二十八宿，三百六十五度之分纪也。"

4. 贵贱更立（互）　贵贱的意义本来是体现在空间位置的高低。《易经·系辞上》："天尊地卑，乾坤定矣。卑高以陈，贵贱位矣。"尊卑，指空间位置的高低。贵贱，是尊卑的代名词。本文的贵贱，意义在合不合时上。四时五行之气有当时、失时之别；气当时为贵，失时为贱。当时者，该至而至，该去而去也；失时者，该至不至，该去不去也。

5. 天地之至数，始于一，终于九　天地之至数出于《易经》。《易经·系辞上》："天一，地二；天三，地四；天五，地六；天七，地八；天九，地十。天数五，地数五，五位相得而各有合。"天数始于一而终于九，地数始于二而终于十。天数一、三、五、七、九，全为奇数；地数二、四、六、八、十，全为偶数。奇偶之数，是每一个文明民族必须解答的问题，古希伯来、古希腊先贤均是用上帝解答了奇偶之数的来源，唯有我中华先贤用自然天地解答了奇偶之数的来源。天为阳，地为阴；奇为阳，偶为阴。所以奇偶之数既可以对应于天地，也可以对应于一阴一阳。王冰："至数，谓至极之数也；九，奇数也。故天地之数，斯为极矣。"按所谓至数，言天地虽大，万物虽多，都离不开数，所以称为至数。数是开始于一，而终止于九，九加一则为十，十又是一的开端，所以说始于一终于九。

6. 九野　疆域分野，区域的意思。九野，即九州。中华大地上的区域分野。九野的划分依据有二：一是二十八宿天象；二是地表的河流。

《吕氏春秋·有始》：

"天有九野，地有九州。

何谓九野？中央曰钧天，其星角、亢、氐。

东方曰苍天，其星房、心、尾。

东北曰变天，其星箕、斗、牵牛。

北方曰玄天，其星婺女、虚、危、营室。

西北曰幽天，其星东壁、奎、娄。

西方曰颢天，其星东胃、昴、毕。

西南曰朱天，其星觜嶲、参、东井。

南方曰炎天，其星舆鬼、柳、七星。

东南曰阳天，其星张、翼、轸。

何谓九州？河汉之间为豫州，周也。

两河之间为冀州，晋也。

河、济之间为兖州，卫也。

东方为青州，齐也。

泗上为徐州，鲁也。

东南为扬州，越也。

南方为荆州，楚也。

西方为雍州，秦也。

北方为幽州，燕也。"

《尔雅·释地》："两河间曰冀州，河南曰豫州，河西曰雍州，汉南曰荆州，江南曰扬州，济河间曰兖州，济东曰徐州，燕曰幽州，齐曰营州。"

张志聪："九野者，九州分野上应二十八宿也。"

7. 以平为期　此为中医治病的终极目标。平者，平衡也。"无问其病，以平为期。"无论什么病，均以追求平衡为目标。在寒暑之间平衡，在虚实之间平衡，在气血之间平衡，最终消除"过与不及"两种偏颇，达到正常状态即平衡状态。《汉书·艺文志》："经方者，本草石之寒温，量疾病之浅深，假药味之滋，因气感之宜，辨五苦六辛，至水火之齐，反之于平……故谚曰：'有病不治，常得中医。'""以通解结"是方法，"反之于平"是目的。西医的哲学是对抗，中医的哲学是平衡。

8. 参伍不调　指脉搏跳动参差不齐。张介宾："三以相参，伍以相类，谓之不调。凡或大或小，或迟或疾，往来出入而无常度者，皆病脉也。"笔者对"参伍不调"有这样一个解释：三，在河图洛书中为东方之数，肝在五脏中为东方之脏；五，在河图洛书中为中央之数，脾在五脏中为中央之脏。"参伍不调"可能是指肝脾两脏的脉象病变。

9. 经月之病　此说有两重含义。一是专指女子之病，即月经、妊娠之病；二是指经年累月之病，不分男女。王冰："月经之病，脉小以微。"张介宾："经月者，常期也。"

10. 皮肤著者死 皮肤，人之皮肤也。著同着，皮肤著即皮肤着于骨头也。皮肤著者死，久病肉脱，皮肤干枯着骨，必死无疑。张介宾："血液已尽，谓皮肤枯槁着骨也。"

所谓三部，就是按照三分法将人体之整体细分为上、中、下三部，上部头，下部足，中部手。

所谓九候，指的是上、中、下三部，每一部又可以分为天、地、人三候，三三见九，上、中、下三部共有九候。此之为九候之九。九候之中有九处跳动的动脉，动脉可以用于疾病与否的诊断。

诊脉，是本篇讨论的主题。

本篇告诉人们，人体之中实际上有九处可诊之脉。九源于三，三源于一。如何为三？如何为九？这是阅读本篇的关键所在。

认识宇宙与人的三分法，始于作八卦的中华先贤。八卦的三爻，上爻象征天，中爻象征人，下爻象征地。八卦用阴阳三爻表达了天地人三者之间分而为三、合而为一的关系。三爻第一次按照三分法划分出了天地人三者的空间不同位置与三位一体的相互关系。《内经》将人体从上而下划分为上部天，下部地，中间人，这显然是对三爻的思路与方法的延续。

用数字表达天地人，是本篇的特色。《易经》开辟了用数字表达天地的方法。《易经·系辞上》："天一，地二；天三，地四；天五，地六；天七，地八；天九，地十。"本篇开始了用数字表达天地与人体，显然是对《易》理的延续与发展。

数字化推动了当今世界，这是人所共知的事。中华先贤早在几千年前就已经开始用数字来表达天体与人体，这一点有多少人知道呢？天人合一，合在方方面面，其中之一就是数字之合。以数字之合，论天人之合，是本篇的特殊性所在。

今天的诊脉之法延续的是《难经》所主张的"独取寸口"之法。《难经·一难》："十二经皆有动脉，独取寸口，以决五藏六府死生吉凶之法，何谓也？然：寸口者，脉之大会，手太阴之脉动也。"相当一部分中医，不知道诊脉还可以诊在三部九候处，这是不应该的。

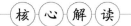

核心解读

　　第一步将人体分为三个局部，第二步在每一局部中找出三处动脉，这是本篇所出现的定量方法。一分为三，三分为九，一是将整体局部化，二是将人体数字化，为本篇的特殊之处。认识了这一特殊之处，就抓住了本篇的核心。

一、 数字中的天人合一

　　天人合一，从《易经》到《内经》采取了四种表达方法，这四种方法是：爻象表达法，卦象表达法，文字表达法，数字表达法。为了说明数字表达法的合理性，这里有必要回顾一下其他几种表达方法。

　　（一）爻象中的天人合一

　　上天、下地、中间人，这是爻象中的天人合一。八卦的每一卦由三爻组成，三爻表达的是天地人。六十四卦每一卦由六爻组成，六爻上中下分为三组，表达的还是天地人。《易经·系辞下》："易之为书也，广大悉备。有天道焉，有人道焉，有地道焉。兼三才而两之，故六。六者非它也，三才之道也。"何谓三才？《三字经》中的答案是："三才者，天地人。"何谓"兼三才而两之"？兼者，重叠也，三爻卦重叠为六爻卦也。三爻卦的三爻表达的是天地人，六爻卦分三组表达的还是天地人。《易经·系辞下》告诉人们，八卦与六十四卦，虽然有三爻与六爻的差别，但最终表达的还是"三才者，天地人"。这是爻象中的天人合一。

　　（二）卦象中的天人合一

　　《易经·说卦》诠释八卦，首先解释出了一个天体模型，这个模型由天地、山泽、雷风、水火八大元素组成。八大元素之间呈两两相对的关系，关于这一点，《易经·说卦》是这样描述的："天地定位，山泽通气，雷风相薄，水火不相射。八卦相错，数往者顺，知来者逆，是故易逆数也。"

　　《易经·说卦》诠释八卦，又解释了一个人体模型，这个模型由首腹、足股、耳目、手口八大元素组成。关于八卦与人体各个部位的对应关系，

《易经·说卦》是这样描述的："乾为首。坤为腹。震为足。巽为股。坎为耳。离为目。艮为手。兑为口。"

同一个八卦，既可以表达天体，又可以表达人体。这是卦象中的天人合一。

（三）文字中的天人合一

"昔者圣人之作《易》也，将以顺性命之理，是以立天之道曰阴与阳，立地之道曰柔与刚，立人之道曰仁与义。"立天之道、立地之道、立人之道三者在《易经·说卦》里是合一而论的。这是文字中的天人合一。实际上，将天人合一而论，是《易经》的基本论证方式。前面已经谈到过的"天如何，君子如何；天如何，大人如何；天如何，圣人如何"，也在天人合一的范围之内。

（四）数字中的天人合一

本篇中出现与前三种不同的表达方法，用数字表达天人合一的方法。

本篇中的黄帝，向岐伯提出了一个天数与人数如何相匹配的问题。岐伯的回答是："天地之至数，始于一，终于九焉。一者天，二者地，三者人，因而三之，三三者九，以应九野。故人有三部，部有三候，以决死生，以处百病，以调虚实，而除邪疾。"从岐伯的回答中可以看出这样几个问题：

其一，天地人三者均可以用数字来表达。

其二，数字有一个排列次序问题，天地人的排列次序是天一，地二，人三。

其三，数字是可以变化的数字，天地之数的变化终于九。一个"九"字在《内经》之中有特殊意义，天有九星，地有九野（州），人有九脏，本篇言九野、九脏，《素问·天元纪大论》言九星，一个"九"字把天地人贯穿在了一起。

其四，将天地人数字化，其目的是"决死生，处百病，调虚实，除邪疾"。

其五，数的出现，是为了定量。数字化，就是为了定量化。用数字来表达天人合一，就是为了把天人关系进行量化与数字化。

在《内经》之中，一可以看到与道家相似的哲理与论断，二可以看到与儒家相似的哲理与论断，文化与医术不分家，这是中医的特色，也是中医能跨越时间、跨越空间的秘密。

二、 格式化的一个范例

上过初中的人都知道，上地理课时，老师会布置让学生画地图的作业。可是不会画怎么办呢？老师告诉的方法是：先在地图上打上厘米格，然后再在作业本上打上同一比例的厘米格，有了厘米格，一个本来不会画图的人很快就会把一张地图或放大或缩小出来。

厘米格的作用为何这么大呢？原因是厘米格会把一幅完整的地图分成几个非常清晰的局部，还会把地图中的河流、道路以及不同区域的分界线定量在某个部位。所以，掌握了这一方法，本来对地图陌生的中学生轻而易举地可以认识与绘制各种地图。

打厘米格，就是格式化。利用格式化，会把一张本来不会画的地图、图画画出来，也会把一个本来不可把握的整体把握住，这就是格式化的好处。

本篇将一个完整的人，上下细分为三部，又将三部细分为九候，然后利用三部九候认识九处动脉，再之后利用九处动脉诊断疾病，笔者认为，这应该是人类历史上最早格式化的范例。（图1-20-1）

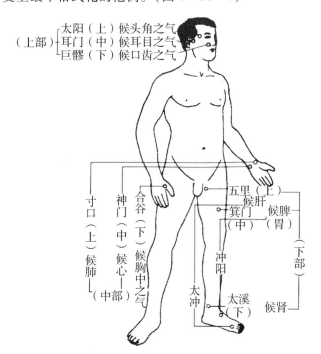

图1-20-1　三部九候诊法示意

　　三部的划分，起于下而终于上，上下之间为中，这样人不论高矮大小，均可以划分为上中下三部。上中下三部比类于空间中的天地人，所以，又可称之为天部、地部、人部。一分为三，三部完成。

　　九候的划分，是再将每一部一分为三。一部三分，称之为三候；一部中的三候也可以命名为天地人。三三为九，九候完成。

　　九候之中每一候中都有动脉，九候之中的动脉相通于内部五脏与外部耳目口齿。

　　通过一候之脉的跳动速度、跳动次数、跳动规律可以判断出人是否有病以及病在内部的某一脏、某一经络或病在外部某一官。

　　通过几候或九候之脉的跳动速度、跳动次数、跳动规律可以判断出内部某几脏、某几条经络的疾病。

　　通过一候之脉、几候之脉或九候之脉还可以判断出死亡与死亡之期。

　　诊脉诊在九候处，这一方法在今天的中医院里已基本失传，今天诊脉之法采取的是"独取寸口"之法。但诊脉诊在九候处，在危急患者身上仍然有采用的价值。当寸口之脉虚弱难辨之时，可以利用下部三候之脉的有无、强弱来判断患者是否有抢救的价值。山西灵石县中医院老院长李可先生，在寸口之脉难以判断之时，正是利用下部三候之脉的有无，抢救过多例已被西医判定无法医治的危重患者。李可先生的经验可以参看山西科学技术出版社出版的《李可老中医急危重症疑难病经验专辑》。

　　还需要说明的一点是，本篇第一次告诉世人与后人，六经通于手足。

三、 以平衡阴阳（虚实） 为目的的中医

　　"必先度其形之肥瘦，以调其气之虚实，实则泻之，虚则补之。必先去其血脉而后调之，无问其病，以平为期。"

　　这是岐伯对黄帝所讲述的一段话，在这段话中出现中医的一个终极原则，这就是"以平为期"。

　　如何诊病医病？岐伯讲了三部曲：审视肥瘦、判断虚实、调节虚实。治病的手段为何？答案是：实则泻之，虚则补之。治病的目的为何？答案是：以平为期。一个"平"字表达了中医治病的最终目的。

　　"以平为期"这句话，在《素问》中出现过四次。本篇是第一次出现，《素问·至真要大论》又一次出现"以平为期"的论断："谨察阴阳所在而

调之，以平为期。"本篇平衡的是虚实，《素问·至真要大论》平衡的是阴阳。气血、寒热、虚实、脏腑、表里都可以纳入阴阳范畴，所以，也均可以纳入平衡的范围之内。

治病的目的不仅仅是消灭某种病毒、某种细菌，而是以平衡阴阳、虚实、寒热、气血、表里为目的，这是中医的独特之处，也是中医与西医的区别之处。

西医治病以杀灭病菌、病毒为目的。病菌、病毒是可以更新的，而且更新的速度非常快，真可谓是"日日新，又日新"；如果跟在病菌、病毒屁股后研究，永远也跟不上病菌、病毒产生的速度，因为今天研究认识了这种病菌、病毒，明天又产生了那种病菌、病毒。如此方法，永远只能跟在疾病后面，而无法从高屋建瓴的高度去认识与把握疾病。

以平衡阴阳为目的的中医，治病的方法是"实则泻之，虚则补之；寒则热之，热则寒之"。这种方法永远站在了疾病的前面，永远站在了疾病的上面，以高屋建瓴的眼光去审视疾病。无论是哪种病菌、何种病毒，所造成的病症无非是寒热、虚实诸症状，所以中医可以不问病菌、病毒照样可以治病。严重急性呼吸综合征（传染性非典型肺炎，俗称"非典"）第一次肆虐中华大地时，首先是从广东开始的。因为不知道是何种病毒，所以，西医不能有效地控制传染与死亡。后来中医介入，不论病菌只论虚实寒热，对症下药，热者寒之，虚者补之，有效地控制了"非典"的传染与死亡。广东名老中医邓铁涛在电视节目公开讲到了这一点。

四、　平衡的哲理之源

《内经》所主张的一个"平"字，实际是中华元文化中一个重要观念。《易经》《尚书》《诗经》以及《道德经》《论语》《晏子春秋》《孟子》《庄子》告诉人们，一个"平"字，在中华元文化以及诸子百家中占有极其重要的地位。要真正认识《内经》中的一个"平"字，需要了解一下"平"字在元文化以及儒道两家文化中的重要地位及其重要意义。

（一）《易经》论"平"

《易经·咸·象传》："圣人感人心而天下和平；观其所感，而天地万物之情可见矣！"天下和平，是中华先贤所向往、所确定、所努力实现的一个目标。天下和平，也是今天全人类所向往、所确定、所努力实现的一个目标。在这里，"和""平"二字并列，可以作为天下向往的一个大目标。《易经·乾·文言》："云行雨施，天下平也。"云彩飘行，霖雨降落，万物滋生，天下太平。在这里，一个"平"字，可以单独作为天下向往的一个大目标。在《易经》中，一个"平"字有着极其重要的意义。

（二）《尚书》论"平"

《尚书·洪范》："无偏无党，王道荡荡；无党无偏，王道平平；无反无侧，王道正直。"中华元文化与儒家文化均反对结党营私。两个"平"字相重叠，且与王道相联系。众所周知，王道是中华元文化与儒道两家文化所主张的政治大目标。王道之平，意义在公平、和平、公正等多重意义上。在《尚书》之中，一个"平"字有着极其重要的意义。

（三）《诗经》论"平"

《诗经·小雅·常棣》："丧乱既平，既安且宁。虽有兄弟，不如友生。"居家过日子，平平安安、安安静静为上。这里的一个"平"字是论家庭关系的。此处之"平"，有平安、平和之意义。平安、平和是《诗经》所向往、所主张的一个目标。在《诗经》之中，一个"平"字有着极其重要的意义。

（四）《礼记》论"平"

《礼记·大学》有"修身、齐家、治国、平天下"的主张。儒家的这一主张，适用于所有的人，包括天子，包括庶人。天下以公平、太平为上。这里的一个"平"字，所指的是公平之平，太平之平。一个"平"字，与天下治理的终极目标联系在一起。在《礼记》之中，一个"平"字有着极其重要的意义。

（五）《道德经》"论平"

《道德经·第三十五章》："执大象，天下往。往而不害，安平泰。"老子这段话是说给执政者的。这里的一个"平"字，所指的是公平之平，太平之平，平安之平。"安平泰"是老子理性天下的状态。在《道德经》中，一个"平"字有着极其重要的意义。

（六）《晏子春秋》"论平"

《晏子春秋·内篇》："平则上下和，和则年谷熟。"晏子论平，首先论在了君臣上下关系中。晏子论和，论在了自然关系、自然次序上。君臣上下之间的关系，是相互平等的关系，是相互尊重的关系。在晏子这里没有什么"君叫臣死，臣不死为不忠"。在《晏子春秋》之中，一个"平"字有着极其重要的意义。

通过回顾可以知道，没有一个"平"字，就没有理想的天下。没有一个"平"字，就没有理想的王道。没有一个"平"字，就没有理想的家庭。没有一个"平"字，就没有理想的君臣上下关系。天下需要公平、平衡；家庭需要公平、平衡；君臣上下需要公平、平衡；人体之内同样需要公平、平衡。

一个"平"字，可以论天下之理，可以论王道之理，可以论家庭之理，可以论天子与庶人之理，可以论君臣上下关系。欲知一个"平"字在中华文化、中医文化中的地位如何？请看，一个"平"字在天下之中的地位，在王道之中的地位，在家庭之中的地位，在天子与庶人中的地位，在君臣上下关系中的地位，在人体中的地位。知道这些，再理解中医的"以平为期"就会轻松愉快了。平，是中华文化所向往的一个终极目标，也是中医文化所向往的一个终极目标。

平衡之平，在医学领域内，可以说是一把具有永恒意义的万能钥匙，适用于任何时间，适用于任何空间，适用于任何对象。

五、 冬阴夏阳与阴阳脉象

自然有冬有夏，脉象有阴有阳，怎样去区分？怎样去对应？黄帝就这个问题请教岐伯。岐伯讲出了一个非常容易掌握的原则。这个原则是：九候之脉，沉细悬绝状态为阴，对应于冬；九候之脉，盛躁喘数状态为阳，对应于夏。

研究脉象之阴阳的目的何在？目的就是判断疾病严重程度以及生死之期。岐伯告诉黄帝，脉象对应于冬者，夜半死；脉象对应于夏者，日中死。脉象忽疏忽密，忽快忽慢，多死在一日之中的四季平旦、日中、日夕、夜半之时。

岐伯在以脉象论生死的同时，也讲了可以辅助脉象判断生死的其他条件。例如，形败肉脱，眼珠上翻，下肢不能屈伸，等等。

以脉象论生死，为中医之绝技。这一绝技在今天仍未失传，但前景并不乐观。是中华民族的子孙，就有继承、发展中医文化的责任。相信不久的将来，以脉象论生死这一中医之绝技能够在中华大地上发扬光大。

经
脉
别
论
篇
第
二
十
一

原 文

黄帝问曰：人之居处、动静、勇怯，脉亦为之变乎？岐伯对曰：凡人之惊恐恚劳动静，皆为变也。是以夜行则喘出于肾，淫气[1]病肺。有所堕恐，喘出于肝，淫气害脾。有所惊恐，喘出于肺，淫气伤心。度水跌仆，喘出于肾与骨，当是之时，勇者气行则已，怯者则着而为病也。故曰：诊病之道，观人勇怯、骨肉、皮肤，能知其情，以为诊法也。

故饮食饱甚，汗[2]出于胃；惊而夺精，汗出于心；持重远行，汗出于肾；疾走恐惧，汗出于肝；摇体劳苦，汗出于脾。故春秋冬夏，四时阴阳，生病起于过用，此为常也。

食气入胃，散精于肝，淫气于筋。食气入胃，浊气归心，淫精于脉。脉气流经，经气归于肺，肺朝百脉[3]，输精于皮毛。毛脉合精，行气于府，府精神明，留于四藏，气归于权衡。权衡以平，气口成寸，以决死生。饮入于胃，游溢精气，上输于脾。脾气散精，上归于肺，通调水道，下输膀胱。水精四布，五经并行，合于四时五藏阴阳，揆度以为常也。

太阳藏独至，厥喘虚气逆，是阴不足阳有余也，表里当俱泻，取之下俞。阳明藏独至，是阳气重并也，当泻阳补阴，取之下俞。少阳藏独至，是厥气也，跷前卒大，取之下俞。少阳独至者，一阳之过也。太阴藏搏者，用心省真，五脉气少，胃气不平，三阴也，宜治其下俞，补阳泻阴。一阳独啸，少阳厥也，阳并于上，四脉争张，气归于肾，宜治其经络，泻阳补阴。一阴至，厥阴之治也，真虚㾓[4]心，厥气留薄，发为白汗，调食和药，治在下俞。

帝曰：太阳藏何象？岐伯曰：象三阳而浮也。帝曰：少阳藏何象？岐伯曰：象一阳也，一阳藏者，滑而不实也。帝曰：阳明藏何象？岐伯曰：象大浮也。太阴藏搏，言伏鼓也。二阴搏至，肾沉不浮也。

1. 淫气　过度曰淫，气之过度曰淫气。淫气致病之说，最早见于《左传》。《左传·昭公元年》："天有六气……淫生六疾。六气阴、阳、风、雨、晦、明也。"

2. 汗　五液之一。脏腑负担过重，或受到损害都可以引起病态之汗。本篇指出："饮食饱甚，汗出于胃；惊而夺精，汗出于心；持重远行，汗出于肾；疾走恐惧，汗出于肝；摇体劳苦，汗出于脾。故春秋冬夏，四时阴阳，生病起于过用，此为常也。"

3. 肺朝百脉　肺，肺脏也。朝，会合也。肺朝百脉，指的是全身血液经百脉而流注于肺，再由肺输送于全身。

4. 痐（yùn）　真气大虚，心中酸楚。

经者，在纺织品中为纵线，在地球上为连接南北两极的子午线，在人体中为气血流行的经脉。

本篇题目中的经脉，为六经之脉。别论之别，即有别于常谈之论的特别之论。外部条件，人本身的情绪，对脉象有影响吗？答案是肯定的。外部环境中的恶劣与安逸，人本身情绪上的惊恐、恼怒均会影响到脉象，勇敢者、怯懦者的脉象也不一样。这是本篇的新论点，别论之别，别在此处。

本篇先后讨论的内容有：喘形成的原因，汗形成的原因，精与气的产生与分布过程，以及经脉发生气逆的症状及其治法等。所以这些讨论，都是在阐明致病的两种因素：外部因素与人本身的因素。人在劳力、精神、饮食几方面一旦有过度行为，疾病就会随之而来。"生病起于过用"，这既是本篇所出现的至理名言，也是本篇所出现的一条重要哲理。题目中的一个"别"字与文章中的一个"过"字，是相呼相应的。

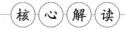

春夏秋冬四季与脉象有密切的相应关系，这是本篇之前的内容。人的居住环境、人的情绪以及过度行为与脉象同样有密切的相应关系，这是本篇的内容。本篇之前谈脉象，谈的是内外联系。本篇谈脉象，谈的是内外联系与内内联系。情绪与脉象的内内联系，过度行为与脉象的内内联系，是本篇核心之所在。

一、 问题·结论·论据

（一）问题

本篇的黄帝向岐伯提出了一个新问题：与人本身相关的因素对脉象有没有影响？这些因素包括居住的环境，劳逸情况以及勇敢与怯弱的性情。黄帝问题的原文是："人之居处、动静、勇怯，脉亦为之变乎？"

黄帝与岐伯讨论脉象，之前的讨论，内容多集中在春夏秋冬四时与脉象之间的相应关系上。春夏秋冬四时位于人体之外，人体之外的自然因素与人体之内的脉象尚且有密切的相应关系，那么人体本身的因素与脉象之间有没有相应关系呢？这是一个新问题，同时也是一个重要问题。

（二）结论

面对黄帝提出的重要问题，岐伯给出了一个重要结论："凡人之惊恐恚劳动静，皆为变也。"这个结论告诉黄帝，也告诉世人，人的惊恐情绪、愤怒情绪、过度的劳累、过度的享受均会引起脉象的变化。

（三）论据

为了说明这一结论的正确性与合理性，岐伯列举出了一系列重要的论据。①夜间远行会引起脉象变化：夜行之时，脉象变化出于肾经。肾经变化会引起喘气，气淫为病会伤害肺脏。②高空坠落会引起脉象变化：高空坠落之时，脉象变化出于肝经。肝经变化会引起喘气，气淫为病会伤害脾脏。③受到惊吓会引起脉象变化：惊恐之时，脉象变化出于肺经。肺经变化会引起喘气，气淫为病会伤害心脏。④水跌打会引起脉象变化：涉水跌打时，脉象变化出于肾经。肾经变化会引起喘气，气淫为病会伤害骨髓。

用今天的眼光看，岐伯的论据还有没有合理性与正确性呢？这里仅以一例来说明问题。如果在漆黑的夜晚，胆小者行在僻静之处，突然受到惊吓，会造成大小便失禁。受到惊吓为何会引起大小便失禁呢？按照中医之哲理，惊恐伤肾，肾司二阴；肾受惊而功用丧失，二阴一旦失去约束，就会造成大小便失禁。胆小者白天受到惊吓，会造成小便失禁，这种实例在生活中比比皆是。这一事例说明，岐伯的论据在今天仍然有着合理性与正确性。

重要的问题之后有重要的结论，重要的结论之外有一系列重要的论据，这是黄帝、岐伯论证问题的方式方法。

先提出新问题，后做出结论，再用一系列论据来支持结论，这种论证问题的方式方法在今天能不能继续发挥作用呢？如果后人会在先贤的基础上不断地提出新问题，不断地解答新问题，我们的中医会落后吗？

本篇的岐伯还告诉人们，同一现象，勇敢者与胆小者、肥胖者与瘦弱者、皮肤厚薄者的反应会不一样。岐伯的原话是："诊病之道，观人勇怯、骨肉、皮肤，能知其情，以为诊法也。"

现实生活中，胆大勇敢者，无论在黑夜还是在白天，遇到同样的惊吓，都不会像胆小者那样，发生大小便失禁的现象。同样的现象，勇敢者与胆小者的反应截然相反。知道这些差别，就知道诊脉之大法。

二、 一滴汗的五个出处

知道吗？同样的汗，却有不同的出处。本篇告诉人们，胃可以出汗，心可以出汗，肾可以出汗，肝可以出汗，脾可以出汗。六腑之中有一腑可以出汗，五脏之中有四脏可以出汗。

饮食过饱出汗，汗出于胃；受到惊吓出汗，汗出于心；负重远行出汗，汗出于肾；恐惧奔跑出汗，汗出于肝；劳力过度出汗，汗出于脾。

有不同的来源，这是汗的不同之处。因一个"过"字而出，这是汗的相同之处。在日常生活中，常常会看到有人在吃饭的时候大汗淋漓，这是饮食过饱伤胃所致。在路途中可以看到，满头大汗的挑担拉车者，这是负重远行伤肾所致。出汗过度，就会引起疾病，用本篇的话说是："春秋冬夏四时阴阳，生病起于过用。"过者，过度也。一过度，四脏一腑就会出汗。一过度，就会引起疾病，无论春夏秋冬。这是中华先贤几千年前的认识与结论。

三、 一幅精气流行图

食物与水入胃之后是怎么变化的，变化物又是怎样运动的，运动的路线又如何，本篇对这几个问题——作出了解答，并且用文字绘出了一幅气、水流行的简图。

（一）食物精气流行路线图

食物入胃，化为血气。气为精气，精气一分为二，化为浊精二气。精气易散，故称为散精。浊气不易散，故可以称为淫精。易散与不易散，是相对而言的。气是动态的，是绝对之言。动态之气，并不是乱动，而是沿着一定路线运动的。精气有精气的运动路线，浊气有浊气的运动路线，二气的流行路线如下：

精气—先入肝—浸润于筋，这是精气的运动路线。

浊气—人心—经脉—肺—毛皮—六腑—平衡于四方各脏—落脚于寸口，这是浊气的运动路线。

四、 水精气流行路线图

饮水入胃之后，同样会产生精气。水精气与食物精气一样会在体内流行，本篇在划出浊精二气的运动路线图之后，又划出了水精气流行路线图。水精气流行路线如下：水精气—入脾—肺—三焦—平衡于五脏六腑—膀胱。

划出路线图是为判断疾病服务的。食物精气的流行，最后落脚于寸口形成跳动之脉搏，诊断跳动之脉搏可以判断健康与否、疾病轻重以及死生之期。用本篇的话说是："权衡以平，气口成寸，以决死生。"

水精气的流行，最后形成小便。一年四季，春夏秋冬，可以根据小便是否通畅以及量之多少、色泽之深浅、味道之厚薄可以判断健康与否。用本篇的话说是："水精四布，五经并行，合于四时五藏阴阳，揆度以为常也。"

一对食物与水入胃之后的变化做出解释，二能够画出水谷精气的运动路线，在全世界几千年前的经典中，除了《内经》，还能找出另外几部吗？

面对祖先所创造的伟大成果，子孙应该为之骄傲，应该为之自豪。但是骄傲与自豪之后应该怎么办呢？是否应该创造出属于自己的成果呢？

五、 一脉·一病·一症

本篇第一次把脉与脏合一命名，第一次出现"太阳脏""太阴脏""阳明脏""少阳脏"这样的名称。

太阳脏是手太阳小肠经、足太阳膀胱经的合称。

太阴脏是手太阴肺经、足太阴脾经的合称。

阳明脏是手阳明大肠经、足阳明胃经的合称。

少阳脏是手少阳三焦经、足少阳胆经的合称。

经脉连着五脏六腑，一脉连着一脏，一脉连着一腑。脏腑有病，病必然会反映在脉象上，这就是一脉一病。一病有一病的症状，此病之症状与他病之症状是有区别的，这就是一病一症。

本篇讲述了六脉偏盛之病，又讲述了六脉偏盛之症，同时也讲述了六脉之病的治法。

六经之病病在内，六经病症症在外，内病外症合一而论，条分缕析，清清楚楚，反映了中华先贤论证问题的能力。今天的医生，如果都能像岐伯那样，在每一种疾病面前能讲出个内外联系，能分析出个一二三四，何愁中医不发展呢？

六、《汉书》对"衡""权"的解释

本篇又一次出现"权衡"一词。"权衡"实际上是两个单音词。何谓权？何谓衡？《汉书·律历志》有专门的解释，了解一下，对于阅读《内经》是有益而无害的。

（一）《汉书》论衡权

"衡权者：衡，平也；权，重也，衡所以任权而均物平轻重也。其道如底，以见准之正，绳之直，左旋见规，右折见矩。其在天也，佐助旋机，斟酌建指，以齐七政，故曰玉衡。《论语》：'立则见其参于前也，在车则见其倚于衡也。'又曰：'齐之以礼。'此衡在前居南方之义也。"

（二）《汉书》论权

"权者，铢、两、斤、钧、石也，所以称物平施，知轻重也。本起于黄钟之重。一龠容千二百黍，重十二铢，两之为两。二十四铢为一两，十六两为斤，三十斤为钧，四钧为石……五权之制，以义立之，以物钧之，其余小大之差，以轻重为宜。"

（三）《汉书》论权、衡、规、矩的相生关系

"权与物钧而生衡，衡运生规，规圜生矩，矩方生绳，绳直生准，准正

则平衡而钧权矣。"

《汉书》告诉后人，权是重量的单位，例如斤、两；衡是确定重量的器具。权衡的意义，在度量衡的范围之内。

确定单位，重视定量，这是中华先贤的特色。《尚书·舜典》所记载的舜功绩中，其中一项就是"同律度量衡"。同者，统一也。律者，音律也。《尚书》告诉后人，是舜第一次统一了音律与度量衡。舜统一音律与度量衡，这说明音律与度量衡产生在舜之前。《尚书》告诉后人，舜之前的中华先贤就创立了音律与度量衡，舜在此基础上进一步统一了单位。秦始皇统一度量衡，是第二次统一。

将权衡引入《内经》，引入脉象的诊断，这说明什么呢？这是不是说明中医文化也讲究重视定量。如果沿着本篇所指引的方向，将动态的脉象在时间、速度、长度诸方面定量化，这是不是一项重大贡献呢？

此处重温《汉书》目的有四：①了解"权""衡"之本意；②认识"权""衡"在《内经》中的作用与地位；③进一步了解文化与中医之间的渊源关系；④有志之士能够发明出能够将脉象定量化的仪器。

藏气法时论篇第二十二

原文

　　黄帝问曰：合人形以法四时五行而治[1]，何如而从？何如而逆？得失之意，愿闻其事。岐伯对曰：五行者，金木水火土也，更贵更贱[2]，以知死生，以决成败，而定五藏之气，间甚[3]之时，死生之期也。

　　帝曰：愿卒闻之。岐伯曰：肝主春，足厥阴、少阳主治，其日甲乙[4]；肝苦急，急食甘以缓之。心主夏，手少阴、太阳主治，其日丙丁；心苦缓，急食酸以收之。脾主长夏，足太阴、阳明主治，其日戊己；脾苦湿，急食苦以燥之。肺主秋，手太阴、阳明主治，其日庚辛；肺苦气上逆，急食苦以泄之。肾主冬，足少阴、太阳主治，其日壬癸；肾苦燥，急食辛以润之，开腠理，致津液，通气也。

　　病在肝，愈于夏；夏不愈，甚于秋；秋不死，持于冬，起于春，禁当风。肝病者，愈在丙丁；丙丁不愈，加于庚辛；庚辛不死，持于壬癸，起于甲乙。肝病者，平旦慧，下晡甚，夜半静。肝欲散，急食辛以散之，用辛补之，酸泻之。

　　病在心，愈在长夏；长夏不愈，甚于冬；冬不死，持于春，起于夏，禁温食、热衣。心病者，愈在戊己；戊己不愈，加于壬癸；壬癸不死，持于甲乙，起于丙丁。心病者，日中慧，夜半甚，平旦静。心欲耎，急食咸以耎之，用咸补之，甘泻之。

　　病在脾，愈在秋；秋不愈，甚于春；春不死，持于夏，起于长夏，禁温食、饱食、湿地、濡衣。脾病者，愈在庚辛；庚辛不愈，加于甲乙；甲乙不死，持于丙丁，起于戊己。脾病者，日昳[5]慧，日出甚，下晡静。脾欲缓，急食甘以缓之，用苦泻之，甘补之。

病在肺，愈于冬；冬不愈，甚于夏；夏不死，持于长夏，起于秋，禁寒饮食、寒衣。肺病者，愈在壬癸；壬癸不愈，加于丙丁；丙丁不死，持于戊己，起于庚辛。肺病者，下晡慧，日中甚，夜半静。肺欲收，急食酸以收之，用酸补之，辛泻之。

病在肾，愈在春；春不愈，甚于长夏；长夏不死，持于秋，起于冬，禁犯焠㶟热食、温炙衣。肾病者，愈在甲乙；甲乙不愈，甚于戊己；戊己不死，持于庚辛，起于壬癸。肾病者，夜半慧，四季甚[6]，下晡静。肾欲坚，急食苦以坚之，用苦补之，咸泻之。

夫邪气之客于身也，以胜相加[7]，至其所生而愈[8]，至其所不胜而甚[9]，至于所生而持[10]，自得其位而起[11]。必先定五藏之脉，乃可言间甚之时，死生之期也。

肝病者，两胁下痛引少腹，令人善怒；虚则目䀮䀮无所见[12]，耳无所闻，善恐，如人将捕之。取其经，厥阴与少阳。气逆则头痛，耳聋不聪，颊肿，取血者。

心病者，胸中痛，胁支满，胁下痛，膺背肩甲间痛，两臂内痛；虚则胸腹大，胁下与腰相引而痛。取其经，少阴、太阳、舌下血者。其变病，刺郄中血者。

脾病者，身重，善肌，肉痿，足不收行，善瘛，脚下痛；虚则腹满肠鸣，飧泄食不化。取其经，太阴、阳明、少阴血者。

肺病者，喘咳逆气，肩背痛，汗出，尻[13]、阴股、膝、髀、腨、胻、足皆痛；虚则少气不能报息，耳聋，嗌干。取其经，太阴、足太阳之外厥阴内血者。

肾病者，腹大，胫肿，喘咳，身重，寝汗出，憎风；虚则胸中痛，大腹、小腹痛，清厥，意不乐。取其经，少阴、太阳血者。

肝色青，宜食甘，粳米、牛肉、枣、葵皆甘。心色赤，宜食酸，小豆、犬肉、李、韭皆酸。肺色白，宜食苦，麦、羊肉、杏、薤皆苦。脾色黄，宜食咸，大豆、豕肉、栗、藿皆咸。肾色黑，宜食辛，黄黍、鸡肉、桃、葱皆辛。辛散、酸收、甘缓、苦坚、咸緛。毒药攻邪，五谷为养，五果为助，五畜为益，五菜为充，气味合而服之，以补精益气。此五者，有辛、酸、甘、苦、咸，各有所利，或散或收，或缓或急，或坚或缓，四时五藏，病随五味所宜也。

注　释

1. 法四时五行而治　法，效法也，仿照也。法四时五行而治，讲的是按照四时五行生克之法则，去制定救治疾病之原则。张志聪："法于四时五行，而为救治之法。"

2. 更贵更贱　本篇谈贵贱，指的是生克之时。相生之时为贵，被克之时为贱。以木为例，春季为贵，秋季为贱。高世栻："贵者，木旺于春，火旺于夏。贱者，木败于秋，火灭于冬。更贵更贱者，生化迭乘，寒暑往来也。"

3. 间甚　病之轻重也。病减轻为间，病加重为甚。

4. 其日甲乙　古人用十天干（甲乙丙丁戊己庚辛壬癸）计时。十天干分阴阳，分五行。甲属阳木，乙属阴木。阴阳木。阳木对应足少阴胆经，阴木对应足厥阴肝经，故胆旺甲日，肝旺乙日。其他四脏以此类推。

5. 日昳（dié）　日，太阳；昳，午后未时，为脾旺之时。

6. 四季甚　指一天之中旺脾的四个时辰——丑、辰、未、戌，示一天之中的四时之末。王冰："土旺则甚。"土克水，肾病会加重。

7. 以胜相加　胜者，强者也。以胜相加，即以强为胜，以强凌弱。按照五行相克之基本顺序，木胜则土病，土胜则水病。其余依此类推。

8. 至其所生而愈　此句言相生之理。五行、五脏皆有相生之物与相生之时，例如，木生火，春生夏，肝生心。至其所生的时日而愈，如肝病愈于夏、愈于丙丁，合于五行相生之序。其他各脏以此类推。

9. 至其所不胜而甚　按照五行相克之理，肝病在秋季会加重，这是因为五行之中木被金克，所以肝病甚于秋，心病甚于冬。其余三脏，以此类推。

10. 至于所生而持　按照五行相生之理，肝病在冬季会稳定，这是因为木由水生，所以肝病稳定于冬季。其余四脏，以此类推。

11. 自得其位而起　按照五行相生之理，木得其位于春、得其位于甲乙日，就是到本脏当旺的时日，如肝病起于春、起于甲乙，甲乙与春均为木旺之时。其余四脏，以此类推。

12. 目䀮（huāng）䀮无所见　䀮，目不明。目䀮䀮无所见，指眼睛模糊不清，看不见东西。

13. 尻　脊骨末端，尾椎骨。

题 解

脏气者，五脏之气也，五脏化生之功能也。法时者，五脏应于四时也。

《尚书·大禹谟》："时乃天道。"以时间之时论证问题，等同于以道论之。时间之时，论证问题之坐标也。如此坐标，一是有永恒意义，二是有常青意义。

本篇讲人天相应，讲五脏与四时相应，并不是《素问》中的第一篇，也不是最后一篇。本篇之前的《四气调神大论》《生气通天论》《金匮真言论》《阴阳应象大论》四篇大论，篇篇都在讲人与自然的相通相应，本篇《脏气法时论》又一次讲五脏与四时之间的相应相通，这说明什么？说明了《内经》的基本立场就是重视人与自然的相应相通。

一致的立场，并不一致的内容。同样是讲人天相应、五脏四时相应，但本篇有新的内容。本篇中的新内容，就是按照五行相克的规律，认识五脏之病与四时、时日之间的关系。

五脏有病，病有始终。病之始终在理论上与五行生克相符，与四时变化相符，所以治病之方法、饮食之调养也应该与五行之理相符。也应该与四时变化相符，明白了这几个基本点，就明白了本篇文章题目的含义。

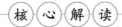

核 心 解 读

人法四时，是《内经》的核心。脏气法时，是本篇的核心。法时原则之下的新内容、新方法，是本篇核心中的核心。

一年之中有四时之分，一天之中也有四时之分。一年中的四时分春夏秋冬，一天中的四时分平旦、日中、下晡、夜半。将一天分四时，这是本篇的贡献。需要说明的一点是，一年的四时之中多出了一个长夏——长夏即夏季的最后十八天，一天的四时之中多出了一个日昳——日昳日中之后的未时

（1—3时）。脏气法时，具体对应关系是一年之中肝应春，心应日中，肺应秋，肾应冬，脾应长夏；一天之中肝应平旦，心应日中，肺应下晡，肾应夜半，脾应日昳。

一天之中分四时，在《左传》中可以找到相同的依据。《左传·昭公元年》："君子有四时，朝以听政，昼以访问，夕以修令，夜以安身。"中医与文化同根同源，此处又是一个例证。

一、 新问题与新解答

"合人形以法四时五行而治，何如而从？何如而逆？"

勤学好问的黄帝，在本篇又提出了一个新问题：以四时、五行的哲理论人之养生与疾病，何谓逆，何谓从？

身为帝师的岐伯，针对黄帝的问题做了一个原则性回答：五行金木水火土之间，存在着自我更新的功能，这个功能就是相生相克：生为贵，克为贱；兴为贵，衰为贱。五行可以论万物，所以万物之中有一个贵贱即兴衰、生克问题。五行可以论五脏，所以人体五脏之间也有一个贵贱即兴衰、生克问题。生在四时中，克在四时中；兴在四时中，衰在四时中。贵贱生克是随四时变化而变化的，是遵循时间法则的。认识了这一法则，万物的兴衰与生死，人之兴衰与生死，都是可以预知的。

岐伯的这段话，字面上并没有明确指出何谓逆，何谓从，但实际上已经说明了逆从是以四时、五行为基准的。四时五行，违者为逆，顺者为从。

四时与五行又一次并列而论，为什么？因为五行融入了四时之中。长夏之长，夏季之末最后十八天"长夏"一词，五行之标志也。

四时十二月太阳历与五行十月太阳历融为一体，简称为"四时五行"。四时五行并列，以此为坐标论证问题，是《内经》论证问题的基本方式。

这种论证问题的方式，也是诸子论证问题的基本方式。请看下面几个论断。

其一，《礼记·礼运》："五行，四时，十二月，还相为本也。"

其二，《文子·道原》："和阴阳，节四时，调五行，润乎草木，浸乎金石……"

其三，《鹖冠子·王斧》："天用四时，地用五行。"

一直到汉代，《淮南子》还有四时五行并列而论的论断。《淮南子·原道训》："节四时而调五行。"

不明白两种太阳历的融合，有三个无法理解：①无法理解中医文化；②无法理解诸子百家；③无法理解汉代典籍。

二、 继续追问与详细解答

仅仅有原则性的回答，显然不能满足黄帝的求知目标。所以，黄帝请岐伯详细解释五脏与四时、五行的逆从问题。岐伯以人体、节令时日、五行三方面对应关系为例，详细解答了黄帝提问的几大问题。

其一，人体中互为表里的肝胆以及肝胆二经，四时中的春季以及春季中的甲乙日，在五行中属木，所以治疗肝病，在时间上取甲乙日为好，在经络上取肝胆二经为好，在用药上取甘甜味药物为好。

此处有两个问题必须说明：其一，治疗肝病为什么要选择在春季？其二，治疗肝病为什么要选在春季的甲乙日？

先回答第一个问题。前面已经谈过，时空与五脏六腑对应于五行。春、东方、肝与胆对应于木，五行之木在肝胆与四时之中的春季架起了桥梁，所以春天是治疗肝病的最佳季节。

再回答第二个问题。天干可以计时，即天干可以纪年，可以纪月，可以纪日。天干中的甲乙对应于春季，春季之中有甲乙日，所以春天甲乙日是治疗肝病的最佳日子。以下其他四脏在时间上的选择，与此理相同。

其二，人体中互为表里的心与小肠以及心与小肠二经，四时中的夏季以及夏季中的丙丁日，在五行中属火，所以治疗心病，在时间上取丙丁日为好，在经络上取心与小肠二经为好，在用药上取酸味药物为好。

其三，人体中互为表里的脾与胃以及脾胃二经，四时中的长夏以及长夏季节中的戊己日，在五行中属土，所以治疗脾病，在时间上取戊己日为好，在经络上取脾胃二经为好，在用药上取苦味药物为好。

其四，人体中互为表里的肺与大肠以及肺与大肠二经，四时中的秋季以及秋季中的庚辛日，在五行中属金，所以治疗肺病，在时间上取庚辛日为好，在经络上取肺与大肠二经为好，在用药上取苦味药物为好。

其五，人体中互为表里的肾与膀胱以及肾与膀胱二经，四时中的冬季以及冬季中的壬癸日，在五行中属水，所以治疗肾病，在时间上取壬癸日为好，在经络上取肾与膀胱二经为好，在用药上取辛味药物为好。

上述四时五行之哲理，顺之为从，违之为逆。

前面已经说过，五行是一幅包容现实世界的简图。有了五行这幅简图，繁杂的东西一下子就清晰了，就简易了，就有规则可寻了。岐伯的答案告诉黄帝与后人，万物、时间、五脏与经络都可以归纳为五行。用四时五行之哲理论病，就找到了病之规律，就找到了病之关键，就认识到了病的前后左右的相关因素。

岐伯的答案有道理吗？当然！用今天的眼光看，任何事物都可以归类，任何事物都要遵循一定的法则，任何事物都有前后左右的相关因素，任何事物都有一个关键之处，这是事物的普遍规律。人们认识某一事物，完全可以找到与之相关的种属类别，完全可以找到此事物必须遵循的法则，完全可以找到与此事物相关的各种因素，完全可以找到此事物的关键之处，以此而论，岐伯的答案完全是有道理的。

三、 病起病愈在时间上的规律性

病有规律可循吗？有！人是四时中的人，病也是四时中的病。病在四时中，愈在四时中；病重在四时中，转换在四时中；如果进行认真研究，人体疾病如同万事万物一样是有规律可循的。中华先贤按照五行生克的规律，在时间上找出了病起病愈的规律性。本篇通过岐伯之口讲述了病起病愈的三重规律性：四时中的规律性，时日中的规律性，一天中的规律性。

（一）肝病起愈的规律性

肝之病，愈于夏；夏不愈，甚于秋；秋不死，持于冬；起于春，禁忌风。这段话讲的是肝病在四时中的规律性。肝五行属木，旺于春。一旦春发肝病，一般会愈于春之后的夏。夏不愈，就会重在秋季，因为秋季五行属金，金克木，所以肝之病会重在秋季。肝病今年的夏季不愈，会愈于第二年属于自己的春季。肝之病，一愈于夏，二愈于春。

肝之病，愈在丙丁，丙丁不愈，重于庚辛，庚辛不死，持于壬癸，起于甲乙。这段话讲的是肝病在时日中的规律性。肝五行属木，木生火，丙丁五行属火，所以肝之病第一愈于由木所生的丙丁日。甲乙五行属木，所以肝之病第二愈在属于自己的甲乙日。

肝之病，平旦慧，傍晚甚，夜半静。这段话讲的是肝病在一日中的规律性。一日分四时，平旦属春，春应肝，所以平旦之时为肝病病愈之时。

肝欲散，急食辛以散之，用辛补之，酸泻之。这段话讲的是治疗肝病的方法，治疗肝病用辛味药物和辛味食物。金味辛，五行之中金克木，所以治肝病用辛味。

（二）心病起愈的规律性

心之病，愈在长夏，长夏不愈，甚于冬，冬不死，持于春，起于夏，禁忌温食热衣。这段话讲的是心病在四时中的规律性。心五行属火，旺于夏。一旦夏发心病，会愈于夏之后的长夏。长夏不愈，就会重在冬季，因为冬季五行属水，水克火，所以心之病会重在冬季。心病今年的长夏不愈，会愈于第二年属于自己的夏季。心之病，一愈于长夏，二愈于夏。

心之病，愈在戊己，戊己不愈，加于壬癸，壬癸不死，持于甲乙，起于丙丁。这段话讲的是心病在时日中的规律性。心五行属火，火生土，戊己五行属土，所以心病会愈于由火所生的戊己日。再者，丙丁五行属火，所以，心病第二会愈在属于自己的丙丁日。

心之病，日中慧，夜半甚，平旦静。这段话讲的是心病在一日中的规律性。一日分四时，日中属夏，夏应心，所以日中之时为心病病愈之时。

心欲软，急食咸以软之，用咸补之，甘泻之。这段话讲的是治疗心病的方法，治疗心病用咸味药物和咸味食物。水味咸，五行之中水克火，所以治心病用咸味。

（三）脾病起愈的规律性

脾之病，愈在秋，秋不愈，甚于春，春不死，持于夏，起于长夏，禁忌温食饱食、湿地湿衣。这段话讲的是脾病在四时中的规律性。脾五行属土，旺于长夏。一旦长夏发病，会愈于夏之后的秋。秋不愈，就会重在第二年的春季，因为春季五行属木，木克土，所以脾之病会重在春季。脾病今年的秋不愈，会愈于第二年属于自己的长夏。脾之病，一愈于秋，二愈于长夏。

脾之病，愈在庚辛，庚辛不愈，加于甲乙，甲乙不死，持于丙丁，起于戊己。这段话讲的是脾病在时日中的规律性。脾五行属土，土生金，庚辛五行属金，所以脾病第一会愈于由土所生的庚辛日。再者，戊己五行属土，所以脾病第二会愈在属于自己的戊己日。

脾之病，午后慧，日出甚，日夕静。这段话讲的是脾病在一日中的规律性。一日分四时，午后属长夏，长夏应脾，所以午后之时为脾病病愈之时。

脾欲缓，急食甘以缓之，用苦泻之，甘补之。缓脾补脾用甘味，泻脾用苦味。

（四）肺病起愈的规律性

肺之病，愈在冬，冬不愈，甚于夏，夏不死，持于长夏，起于秋，禁忌寒饮、寒食、寒衣。这段话讲的是肺病在四时中的规律性。肺五行属金，旺于秋。一旦秋发肺病，会愈于秋之后的冬季。冬季不愈，就会重在来年的夏季，因为夏季五行属火，火克金，所以肺之病会重在夏季。肺病今年的冬天不愈，会愈于第二年属于自己的秋季。肺之病，一愈于冬，二愈于秋。

肺之病，愈在壬癸，壬癸不愈，加于丙丁，丙丁不死，持于戊己，起于庚辛。这段话讲的是肺病在时日中的规律性。肺属金，金生水，壬癸五行属水，所以肺病会愈于由金所生的壬癸日。再者，庚辛五行属金，所以，肺病第二会愈在属于自己的庚辛日。

肺之病，下午慧，日中甚，夜半静。这段话讲的是肺病在一日中的规律性。一日分四时，下午属秋，秋应肺，所以下午为肺病病愈之时。

肺欲收，急食酸以收之，用酸补之，辛泻之。收敛肺病用酸味，泻用辛味。

（五）肾病起愈规律

肾之病，愈在春，春不愈，甚于长夏，长夏不死，持于秋，起于冬，禁忌热食温衣。

这段话讲的是肾病在四时中的规律性。肾五行属水，旺于冬。一旦秋发肾病，会愈于冬之后的春季。春季不愈，就会重在来年的长夏，因为长夏五行属土，土克水，所以肾之病会重在长夏。肾病第二年的春天不愈，会愈于第二年属于自己的冬季。肾之病，一愈于春，二愈于冬。

肾之病，愈在甲乙，甲乙不愈，甚于戊己，戊己不死，持于庚辛，起于壬癸。这段话讲的是肾病在时日中的规律性。肾属水，水生木，甲乙五行属木，所以肾病会愈于由水所生的甲乙日。再者，壬癸五行属水，所以，肾病第二会愈在属于自己的壬癸日。

肾之病，夜半慧，四季甚，傍晚静。一日分四时，夜半属冬，冬应肾，所以夜半为肾病病愈之时。

肾欲坚，急食苦以坚之，用苦补之，咸泻之。坚实肾用苦味，补用苦味，泻用咸味。

按照五行生克之哲理，五脏之病往往在本行受辱之时产生，在本行被克之时加重，在本行被生之处稳定，在本行兴旺之时痊愈。知道这一点，不但可以预知疾病的轻重变化之时，还可以预测生死之期。用本篇的话说是："夫邪气之客于身也，以胜相加，至其所生而愈，至其所不胜而甚，至于所生而持，自得其位而起。必先走五脏之脉，乃可言间甚之时，死生之期也。"

任何事物都有一个诞生、成长、衰退、消亡的过程。换句话说，一切能够产生的东西就一定能消亡。疾病同样在这一哲理范畴之内。本篇利用五行哲理，指出了五脏之病在四时之中诞生、加重、稳定、痊愈的规律性。在几千年前，能够达到这一步的，在世界上还有几个民族呢？身为中华先贤的子孙，能否在先贤的基础上继续进步呢？把先贤的成果进一步完善，属于进步；利用先贤的思路，在先贤成果之外创造出新的成果，同样属于进步。利用源头的活水，浇灌今日之花，中医的园地里难道不能结出累累新果吗？

四、 内之病与外之症

有其病必有其形，内有病必形于外，这是《内经》所记载的哲理。

五脏有五脏之病，五脏之病各有独特之形，独特之形会反映在人的脸上，眼睛上，耳朵上，情绪上，以及其他部位。内之病与外之症的统一，是本篇所记载的哲理。

肝之病病在内，人体外部会有反映吗？有！一是两胁痛并牵引少腹，二是情绪上容易发怒，三是目昏，四是耳聋……内病与外症的统一，这里仅举肝脏为例。

在内病与外形之间建立起联系，以系统论的方法来研究疾病，这是中华先贤在几千年前所开创的方法。这一方法原则上有错误吗？如果原则是正确的，那么，这一原则下后人能否拿出一些具体的、定量性的成果呢？例如，两胁轻度之痛所反映的肝病如何？两胁重度的痛所反映的肝病又如何？目昏深浅的程度与肝病的轻重程度之间的关系如何？等等。后人是不是有责任做出新的解答？

五、 五脏、 五味与问题

"吃什么才能补五脏？"这是《内经》所研究的一大问题。

"吃什么才能补五脏？"本篇第一次解答了这一问题。

本篇第一次出现"毒药治病，五谷养生"的大原则："毒药攻邪，五谷为养，五果为助，五畜为益，五菜为充，气味合而服之，以补精益气。"这一原则无疑是可以超越时空的。

本篇第一次出现"五味各有所用"的原则："有辛、酸、甘、苦、咸，各有所利，或散或收，或缓或急，或坚或缬，四时五藏，病随五味所宜也。"这一原则无疑是可以超越时空的。

"吃什么才能补五脏？五味入脏在四时中的次序如何？一味何时入脏是补，何时入脏是泻？"《内经》的《素问》与《灵枢》中还有第二、第三次解答。非常遗憾的是，关于这一问题，《内经》前后有着不同的答案。例如，本篇说"肝色青，宜食甘，粳米、牛肉、枣、葵皆甘"，但《灵枢·五味》说"肝病者，宜食麻犬肉李韭"，而麻、犬肉、李子、韭菜均属于酸味。同样是补肝，两篇文章中出现两种答案。同一个问题，在一本书中不应该有不同的答案，这是起码的常识，经典也不应该有悖于这一常识。不应该这样，为什么这样？原因可能有这样几种：一是《内经》在中华大地上流传了几千年，在流传转抄的过程中造成了残缺。二是从《内经》诞生到现在，中华民族经历了许多次的战乱，《内经》难免遭受兵燹之难，造成了《内经》的残缺。三是以胜利者身份登上皇帝之位的无赖们有烧书的恶习，烧书致使《内经》残缺。四是历代的志士仁人面对《内经》这部中医元典时，敬畏之心有加，而不敢纠正其中的明显错误。上述几种原因，可能是造成了《内经》多处不一致的原因。要把《内经》不一致的地方统一起来，并不存在不可逾越的困难，因为中华元文化的基本立场还在，因为中医文化的基本立场还在。按照中华元文化与中医文化的基本立场对《内经》不一致的地方加以修正，这应该是后人的基本责任。

六、"毒药"的古今差别

本篇指出："毒药攻邪，五谷为养，五果为助。"毒药是现代意义的有毒药物吗？不是！所以，这里有必要对"毒药"的古今差别进行一下解释。

"毒药"一词，第一次出现在《素问·异法方宜论》中："其病生于内，其治宜毒药。故毒药者，亦从西方来。"这里的毒药，指的是治病的各种药物。

"毒药"一词，第二次出现在《素问·移精变气论》中："上古毒药未兴，针石未起，唯其称精变气，可祝由而已其病。今世治病，毒药治其内，针石治其外。"这里的毒药，指的是治病的各种药物。

"毒药"一词，第三次出现在《素问·汤液醪醴论》中："当今之世，必齐毒药攻其中，镵石针艾治其外也。"凡能除病的药物，即是毒药。

"毒药"一词，第三次出现在本篇。本篇所论的"毒药"，指的仍然是治病的药物，并非现代人所理解的有毒药物。

《内经》将治病之药定位为毒药，现代人将含有剧毒的、可以置人于死地的药物定位为毒药，这两者之间是有差别的。

七、 人文中的时空

《易经·贲·彖传》："观乎天文，以察时变。"

中华文化的起源，起于天文观测。天文观测的落脚点，落脚于时间的变化，变化的时间。

总而言之，天文论时间，地理论空间。太阳回归论五行，五行对应五方。凡是出于日影观测的文化要素，皆有时空意义：

——阴阳有时空意义！

——四时有时空意义！

——五行有时空意义！

——十天干有时空意义！

——十二地支有时空意义！

——五脏有时空意义！

——经络有时空意义！

阴阳在时间上首先对应的是冬至夏至，空间中对应的是南北。

四时本身是时间，但是对应空间东西南北四方。

五行本身是时间，但是对应空间东西南北中五方

十天干一可以表达时间中的五行，二可以表达空间五方：甲乙东方木，丙丁南方火，戊己中央土，庚辛西方金，壬癸北方水。

十二地支一可以表达十月太阳历的一旬12日，二可以表达十二月太阳历的十二个月，三可以表达空间十二个方位。

肝脏对应四时之春，四方中的东方；心脏对应四时之夏，四方中的南方；肺脏对应四时之秋，空间中的西方；肾脏对应四时之冬，空间中的北

方；脾脏对应四时之末，空间中的中央。

十二经络本身就是以十二个月为坐标论证出来的，所以十二经络有与生俱来的时间性。

人体之内与人体之外，最为根本的统一，就统一在时空之中。时空统一，这是一个基本点。要想弄懂弄通中医文化，必须先弄懂弄通这一基本点。要想弄懂弄通中华文化与中医文化，也必须先弄懂弄通这一基本点。（表1－22－1）

表 1－22－1　　　　　　　五季、五脏、五味、疾病对应表

五　行	木	火	土	金	水
天干（计日）	甲乙	丙丁	戊己	庚辛	壬癸
计时	平旦	日中	日昳	下晡	夜半
地支	寅卯	巳午	辰丑戌未	申酉	子亥
五方	东	南	中	西	北
五季	春	夏	长夏	秋	冬
五脏	肝	心	脾	肺	肾
五腑	胆	小肠	胃	大肠	膀胱
五味	酸收	苦坚	甘缓	辛散	咸软

宣明五气篇第二十三

原 文

五味所入：酸入肝，辛入肺，苦入心，咸入肾，甘入脾，是谓五入。

五气所病：心为噫，肺为咳，肝为语，脾为吞，肾为欠、为嚏，胃为气逆、为哕、为恐，大肠、小肠为泄，下焦溢为水，膀胱不利为癃，不约为遗溺，胆为怒，是谓五病。

五精所并：精气并于心则喜，并于肺则悲，并于肝则忧，并于脾则畏，并于肾则恐，是谓五并，虚而相并者也。

五藏所恶：心恶热，肺恶寒，肝恶风，脾恶湿，肾恶燥，是谓五恶。

五藏化液：心为汗，肺为涕，肝为泪，脾为涎，肾为唾，是谓五液。

五味所禁：辛走气，气病无多食辛；咸走血，血病无多食咸；苦走骨，骨病无多食苦；甘走肉，肉病无多食甘；酸走筋，筋病无多食酸。是谓五禁，无令多食。

五病所发：阴病发于骨，阳病发于血，阴病发于肉，阳病发于冬，阴病发于夏，是谓五发。

五邪所乱：邪入于阳则狂，邪入于阴则痹，搏阳则为巅疾，搏阴则为喑，阳入之阴则静，阴出之阳则怒，是谓五乱。

五邪所见：春得秋脉，夏得冬脉，长夏得春脉，秋得夏脉，冬得长夏脉，名曰阴出之阳，病善怒不治，是谓五邪，皆同命，死不治。

五藏所藏：心藏神，肺藏魄，肝藏魂，脾藏意，肾藏志，是谓五藏所藏。

五藏所主：心主脉，肺主皮，肝主筋，脾主肉，肾主骨，是谓五主。

五劳所伤：久视伤血，久卧伤气，久坐伤肉，久立伤骨，久行伤筋，是谓五劳所伤。

五脉应象：肝脉弦，心脉钩，脾脉代，肺脉毛，肾脉石，是谓五藏之脉。

宣者，宣扬也，阐明也。明者，明白清晰也。五气者，五脏之气也。本篇以"宣明五气"命名，但宣扬阐明的并非只是五脏之气，而是与五脏相联系的方方面面，首先是五脏与五味的联系。实际上，本篇是以一个"五"字为核心绘制出了一幅与五脏有关联的内外关系图。本篇第一次告诉人们，五脏不但有所好，而且也有所恶。以五脏为中心，以五行哲理为背景，联系到了方方面面。五气是核心，五气之外还有与之相关的方方面面。

本篇不是以黄帝问、岐伯答的形式出现的，所以没有称之为"论"。

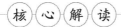

任何事物都不可能孤立地存在，五脏也不可能孤立地存在。天地之间所存在的任何事物必然会与其他事物发生或近距离或远距离，或好或恶的关系；五脏同样如此，会与其他事物发生或近距离或远距离，或好或恶的关系，认识了这一点，就接近了本篇的核心。

一、独立之物并不能独立存在

有独立之物，但独立之物不能独立存在。一株小草生长与衰亡，一只小蚂蚁、一条小蚯蚓的冬眠与出土，都与天地、日月、四时的运动有着须臾不可分离的联系，这是《易经》所讲述的大物理亦即自然哲理。

"日往则月来，月往则日来，日月相推而明生焉。寒往则暑来，暑往则寒来，寒暑相推而岁成焉。往者屈也，来者信也，屈信相感而利生焉。尺蠖之屈，以求信也。龙蛇之蛰，以存身也。"

尺蠖，相当于蚯蚓之类的能够屈体前进的小虫。龙蛇，就是能够冬眠与苏醒的蛇类。日月在天上，蚯蚓与蛇在地上，两者的空间距离相差十万八千里；日月是广大的，蚯蚓与蛇是渺小的，两者在规模上无法相比，但《易经·系辞下》明确地告诉人们，地上的蚯蚓、小蛇的活动与日月寒暑变化有着密切的、一致的联系。

《易经·说卦》诠释《乾》卦，首先说《乾》卦可以象征自然之天，其次说《乾》卦可以象征一匹马，再次说《乾》卦可以象征家庭中的父亲，再次说《乾》卦可以象征人体中的头脑，再次说《乾》卦可以象征一个小木果。《易经·说卦》利用一个卦象，把自然界的天、人、物联系在了一起。

有独立之物，但独立之物决不可能独立存在，此物与他物之间有着紧密的相互联系，这是《易经》的基本立场。

"天地定位，山泽通气，雷风相薄，水火不相射。八卦相错，数往者顺，知来者逆，是故易逆数也。"天地、山泽、雷风、水火是组成现实世界的八大元素。《易经·说卦》告诉人们，每一种元素都是独立的，但每一元素都与相对元素存在着直接的联系，每一元素都与相邻的元素存在着相互的联系。

有独立之物，但独立之物决不可能独立存在，它必然与相邻、相对的元素存在着某种联系。《内经》延续了这一基本立场。这里讲述物物之间相互联系的哲理，其目的是讲述人体五脏与方方面面的联系。（图 1 - 23 - 1）

表 1 - 23 - 1　　　　　　　　一幅以五脏为中心的简明关系表

内　容	具体症状	刺　法
心痛的症状及刺法	心痛引腰脊欲呕	刺足少阴肾经
	心痛腹胀，大便不利	刺足太阴脾经
	心痛引背不得息	刺足少阴肾经
	心痛，引小腹满	刺足厥阴肝经
	心痛短气，不足以息	刺手太阴肺经
	心痛	当九节刺之

本篇议论五脏之气时，并没有把眼光局限在五脏本身，而是涉及了与五脏有关的方方面面，一篇不到六百字的精辟文章，实际上绘出了一幅以五脏为中心的简明关系图。

五脏与方方面面联系可以分为两个方面：与外部的联系；内部的相互联系。

（一）五脏与外部的联系

中华先贤认为，五谷、五菜、五果、五畜可以归纳出酸、苦、甘、辛、咸五种味道。五味位于人体之外，位于人体之外的五味可以进入五脏。本篇告诉人们，五味进入五脏是有所选择的。具体选择是：酸入肝，辛入肺，苦入心，咸入肾，甘入脾。五味入五脏，这是五脏与外部的重要联系。

中华先贤认为，人体之外有寒、热、风、湿、燥五种气候，五种气候可以影响五脏。本篇告诉人们，心恶热，肺恶寒，肝恶风，脾恶湿，肾恶燥。五种气候可以影响五脏，这是五脏与外部的重要联系。

本篇再一次告诉人们，位于人体之外的春夏秋冬四季可以影响五脏。本篇明确指出，春夏秋冬四季通于五脏，五脏通于脉象，四季不同脉象也不同：春肝脉如弦，夏心脉如钩，长夏脾脉如代，秋肺脉如毛，冬肾脉如石。四季通于五脏，五脏通于脉象，这是五脏与外部的重要联系。

关于五脏与外部的联系，关于五脏与五谷、五味的联系，并不是《内经》的一家之言。在《周礼》《礼记》《管子》里可以看到原则相同、具体大同小异的内容，所以议论本篇的观点时使用的词语并不是"本篇认为"而是"中华先贤认为"。

（二）五脏与人体内部的诸种联系

五脏可以独立成脏，但是五脏决不是五个独立的个体，而是联系着人体内部的方方面面的中枢。

五脏与五液。汗、涕、泪、涎、唾，是人产生的五种液体。这五种液体，眼睛可以看得见，手可以摸得着，可是，眼睛看得见、手摸得着的五种液体却与眼睛看不见、手摸不着的五脏有着母源的联系。本篇第一次告诉世人，汗属心，涕属肺，泪属肝，涎属脾，唾属肾。在人类先贤创造的经典中，除了《内经》，只有印度经典《奥义书》讨论到了人体中的津液。《奥义书》认为，溺、津、血、精、汗均是四大元素之一水的演化物。至于五种液体与五脏的对应，《奥义书》却没有达到这一步。

五脏与皮肉。本篇第一次指出，心主脉，肺主皮，肝主筋，脾主肉，肾主骨。人有皮肉，皮肉在外，但在外的皮肉与五脏中的肺、脾之间存在着司令与士兵的关系。肾小骨架大，但鸡蛋大的肾却主管着、支撑着七尺之躯的大骨架。筋伸展有问题，补筋怎么补？补肝就可以了，因为肝筋两者之间存在着关联关系。

五脏与精神。精神无形无体，位于形而上；五脏有形有体，位于形而下。位于形而上的精神因素恰恰与形而下的五脏之间存在着客与舍的关系。本篇第一次在五脏与精神因素之间建立了客、舍联系：心藏神，肺藏魄，肝藏魂，脾藏意，肾藏志。伤心即伤神，伤神即伤心。前面已经谈到过，为了追索精神赋存在何处，西方对大脑的分析已经达到了量子级，遗憾的是，至今也没有找到精神赋存在何处。而《内经》在几千年前就告诉人们，神藏于心。关于心神关系，《孟子·告子上》有"心之官则思"之论，《荀子·解蔽》有"心者，形之君也，神明之主也"之论，这些论断与《内经》相似相通。今天西方人思考的问题，中华民族思考在两千多年前；西方人今天没有得出答案的问题，中华民族在两千多年前就交出了答案。

二、 解答问题的能力与表达问题的方法

本篇所解答的问题，大都是新问题。所谓"新"，就是说在世界上其他民族的经典里没有出现过。

"久视伤血，久卧伤气，久坐伤肉，久立伤骨，久行伤筋，是谓五劳所伤。"

视者，看也。卧者，躺也。立者，站也。行者，行走也。这五种活动是人每天都必须经历的活动，但是，本篇指出过者为害，过者成灾。任何必需的活动都必须适度，超过了这个度，疾病就会产生。如此的问题，如此的结论，除了中华民族的《内经》之外，世界上还有哪部经典中出现过如此的问题与如此的结论？

提出别人没有提出的问题，解答别人没有解答的问题，这是早期中华民族的特色，也是《内经》的特色。

能提出问题，能解答问题，还能够精练地表达问题，这是本篇的特色。不到六百字的一篇短文，表达了一系列问题，让后人一目了然。后人沿着文章的纹理，可以绘制出一幅五脏内外的联系图。

中华民族祖先身上，有很多值得后人效法的地方。例如，他们是那样地善于提出问题，又是那样地善于解答问题。

如果后人延续了祖先提出问题、思考问题、解答问题的思路，我们会落后于西方，落后于他人吗？

如果后人延续了祖先创作文章的方法，今天还会有那么多人抄文章、买文章吗？

如果延续了祖先精练表达问题的方法，今天还会有那么多洋洋万言却不知所云的文章吗？

能够提出别人没有提出的问题，能够解答别人没有解答的问题，同时又能精练地表达问题，这是不是中华民族之所以先进的重要原因之一?！复兴中华民族，是不是先从提出别人没有提出、没有解答的问题这里开始？振兴中医，是不是也应该从这里开始?！

血气形志篇第二十四

原 文

夫人之常数，太阳常多血少气，少阳常少血多气，阳明常多气多血，少阴常少血多气，厥阴常多血少气，太阴常多气少血，此天之常数。

足太阳与少阴为表里，少阳与厥阴为表里，阳明与太阴为表里，是为足阴阳也。手太阳与少阴为表里，少阳与心主为表里，阳明与太阴为表里，是为手之阴阳也。今知手足阴阳所苦，凡治病必先去其血，乃去其所苦，伺之所欲，然后泻有余，补不足。

欲知背俞，先度其两乳间，中折之，更以他草度去半已，即以两隅相柱也，乃举以度其背，令其一隅居上，齐脊大椎，两隅在下，当其下隅者，肺之俞也。复下一度，心之俞也。复下一度，左角肝之俞也，右角脾之俞也。复下一度，肾之俞也。是谓五藏之俞，灸刺之度也。

形乐志苦，病生于脉，治之以灸刺。形乐志乐，病生于肉，治之以针石。形苦志乐，病生于筋，治之以熨引。形苦志苦，病生于咽嗌，治之以百药。形数惊恐，经络不通，病生于不仁，治之以按摩醪药。是谓五形志也。

刺阳明出血气，刺太阳出血恶气，刺少阳出气恶血，刺太阴出气恶血，刺少阴出气恶血，刺厥阴出血恶气也。

题 解

血气者，六经之血气也。形，人体形态也。志者，情志也，神志也。本篇解答的问题是，血气与形志之间的关系问题。人之血气如何，人之形态如何。人之血气如何，人之情志如何。《血气形志》所讲的就是这几个如何的紧密联系。人不过气血二字，希望为工者能够牢牢记住这一点。

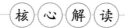

同样的形体，为何有人显得轻松，有人却显得沉重？同样是神情，为何有人神采飞扬，有人却暮气沉沉亦或失魂落魄？血气常数失常也。人体形态、面部神志为血气所制约。血气的重要性，为本篇之核心也。形志不统一，会产生多种疾病，这是本篇的要点所在。

一、何谓天之常数

理工科出身的学者都知道，在数学和其他学科中，有一种固定的或某些条件下保持不变的量，称为"常数"或"常量"。例如，圆周率 π 和真空中的光速 c 都是常数。可是，无论是理工科出身的学者还是文科出身的学者，有谁会想到"常数"一词会出现在几千年前的《内经》之中呢？

本篇开篇言常数，是用来表达血气的。血气在何处？在六经之中。人体之中的血与气，总体是平衡的，但是具体到六经的每一经中，血与气并不是一比一的等量关系，而是一个"你多我少"或"我多你少"的关系，这就是本篇所言的"天之常数"。用本篇的话说是："夫人之常数，太阳常多血少气，少阳常少血多气，阳明常多气多血，少阴常少血多气，厥阴常多血少气，太阴常多气少血，此天之常数。"（表 1 - 24 - 1）

表 1 - 24 - 1　　　　　六经、脏腑、血气常数表

类　别	经　向											
	⇒		⇒		⇒		⇒		⇒		⇒	
经	手厥阴	手少阳	足少阳	足厥阴	手太阴	手阳明	足阳明	足太阴	手少阴	手太阳	足太阳	足少阴
脏	心包	三焦	胆	肝	肺	大肠	胃	脾	心	小肠	膀胱	肾
血（荣血）	多	少	少	多	少	多	多	少	少	多	多	少
气（卫气）	少	多	多	少	多（少）	多	多	多（少）	多	少	少	多

续表

类　别	经　向											
	⇒		⇒			⇒			⇒		⇒	⇒ ─
表里	1	**2**	**3**	4	5	**6**	**7**	8	9	**10**	**11**	12

　　* 表里均为一脏一腑，荣血与卫气均互补，符阴阳守恒论。为2→3，由6→7，由10→11，为由腑到腑，荣血与卫气无跃变。由4→5，由12→1，为由脏到脏，荣血与卫气均有跃变。而8→9也为脏至脏，但无跃变，从而可知太阴当为少荣血少卫气。

二、 何谓六经之表里

　　前面《素问·阴阳离合论》第一次告诉世人与后人，六经分阴阳，《素问·三部九候论》第一次告诉世人与后人，六经通手足。本篇第一次告诉世人与后人，六经本身分表里。

　　六经分表里，具体怎么分呢？本篇明确指出："足太阳与少阴为表里，少阳与厥阴为表里，阳明与太阴为表里，是为足阴阳也。手太阳与少阴为表里，少阳与心主为表里，阳明与太阴为表里，是为手之阴阳也。"

　　本篇所言的表里，有两重含义：第一重含义言的是表为阳，里为阴；第二重含义言的是表里相通相连。这里表里还可能有第三重含义，所言的是相连的脏腑。

　　研究六经之表里，目的何在？目的在于治疗疾病，里有病可以从表治之。通于手足的六经，分阴分阳之后变成了十二经络，十二经络一旦出现疾病，可以采取放血疗法进行治疗。用本篇的话说是："今知手足阴阳所苦，凡治病必先去其血，乃去其所苦，伺之所欲，然后泻有余，补不足。"

三、 放血疗法及其他

　　本篇第一次出现"泻有余，补不足"的医病原则，本篇第一次出现放血疗法。

　　用药可以补，可以泻！

　　饮食可以补，可以泻！

　　放血同样可以补，可以泻！

　　泻，使有余减下来；补，使不足加上去。

　　一泻一补，其目的就是使气血达到平衡状态。气血达到平衡状态，人的形志才能统一，即形体安逸，精神也舒畅。

放血疗法，可以医治重大疑难病。

高热，放血可以治愈！

疼痛，放血可以治愈！

奇痒，放血可以治愈！

……

《李可老中医急危重症经验专辑》第71页记载了一个放血医治高热昏迷、西医放弃治疗的病例：

四个月大的婴儿，高热昏迷，体温39.7℃，西医下出了病危通知。婴儿父母跪地求李可先生救治。李可先生用三棱针点刺手足十指（趾）尖、双耳尖、百会、大椎出血；放血疗法，立竿见影，昏迷的患儿大哭出声，全身汗出，四肢回温。一个小时之后，婴儿开始吃奶。

放血医治疼痛，是笔者亲身经历。地质队深山找矿，关节炎是职业病；笔者的右腿膝盖上侧疼痛不能弯曲，针刺放血（真空罐汲取），效果立竿见影，马上可以自由弯曲。

放血医治奇痒，也是笔者亲身经历。笔者的双臂寸口上方，各出现铜钱大小的一片红疹，奇痒无比，用手抓痒，恨不得把肉抓烂。用药，内服之外洗之，可以止痒，但必须忌口——不能吃牛肉，不能吃鱼虾，否则，马上复发。针刺放血（真空罐汲取），不但即刻止痒，而且无须忌口。吃鱼吃虾吃牛肉，再也没有复发。

针刺放血之外，本篇还出现砭石、温熨、按摩、药酒等多种医治疾病的方法。这种方法之外还有另一种方法；可以这样，也可以那样；方法之外还有方法，道路之外还有道路；道理只有一条，方法千千万万；如此者，中华先贤也。

四、　等腰三角形的妙用

本篇第一次出现等腰三角形。等腰三角形的妙用在于确定穴位。准确地确定穴位，是针灸的第一步。准确地确定穴位，并不是每一个医生都能办到的，尤其是背部的穴位。

本篇出现一种能够准确确定腧穴的方法，这个方法就是等腰三角形穴位定位法。

"欲知背俞，先度其两乳间，中折之，更以他草度去半已，即以两隅相柱也，乃举以度其背，令其一隅居上，齐脊大椎，两隅在下，当其下隅者，肺之俞也。复下一度，心之俞也。复下一度，左角肝之俞也，右角脾之俞也。复下一度，肾之俞也。是谓五藏之俞，灸刺之度也。"王冰："背脊曰俞。"

等腰三角形穴位定位法，就出现在本篇这段论述之中。五脏在背部皆有腧穴，但是如何确定呢？中华先贤创造的方法是：

第一步，先取一根草。这在几千年前的中华大地上，是很容易办到的事。

第二步，用草比量两乳的距离，然后取与两乳间距相等的一段草。

第三步，将这段草对折，然后一分为二。

第四步，用同样的方法，再将一根草一分为二，但只取其中的一半。

第五步，用三个草段，组成一个等腰三角形△。

第六步，将等腰三角形上面的一个角比齐脖子后面的大椎穴，△下面的两个角所对应的两个点就是肺俞穴，可以作记号以记之。

第七步，将肺俞穴之间连成一条线，并在这条线上取出中心点。再将△下移，用三角形的顶角对准肺俞穴连线的中心点。这时，△下面的两个角所对应的两个点就是心俞穴，可以作记号以记之。

第八步，用同样方法下移△，△下面的两个角对应的不再是一个脏的俞穴，而是两个脏的俞穴，左边那个角对应的是脾俞穴，右边那个角对应的是肝俞穴。

第九步，用同样的方法继续下移△，△下面的两个角对应的两个点就是肾俞穴，可以作记号以记之。

等腰三角形的妙用，在于准确地确定五脏之俞穴。文字描述这一过程，需要分出九大步，但实际操作却是非常容易的。

本篇所出现的等腰三角形，有两大优点：其一，组成三角形的材料易得。草也好，嫩柳枝、嫩桑枝也好，随处都有，唾手可得，这些材料均可以组成三角形。其二，三角形的边长可以自由伸缩。因为组成的三角形的边长是草而不是金属，所以边长可以自由伸缩，可以自由取值。三角形边长自由取值，有什么好处呢？因为人有高低胖瘦，两乳之间的距离也有大有小，三角形边长取值的自由，就避免了用一个三角形在不同人体中确定穴位的错

误。（图 1 - 24 - 1）

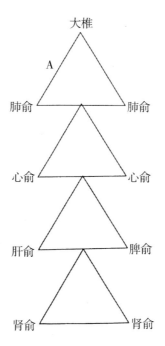

图 1 - 24 - 1　背部腧穴确定方法图示

A：两乳间的 1/2，以 A 为正三角形的边长，依次向下度量，下角顶即腧穴位置。

五、 面对本篇的三个遗憾

研究《内经》，不能照本宣科。正确的态度应该是敬其道理，纠其疏漏。基于这一点，面对本篇，笔者提出三点遗憾。

遗憾之一：有定量之原则，而无定量之具体。常数即定量。有定量，是人类文明的一大进步。中医讲定量，这是中华文明在中医中的具体体现。

本篇的"天地之常数"，只有定量之原则，而无定量之具体。太阳、少阳、阳明、少阴、厥阴、太阴六条经中的气血都没有具体的定量数字，只有"你多我少"或"我多你少"的概率。《正韵》对"常"字的解释是：常，久也。《说文解字》对"数"字的解释是：计也。《群经音辨》：计之有多少曰数。可是本篇的"天地之常数"偏偏只有多少，而没有计数。

两千多年前祖先开定量之头，两千多年后子孙没有续上定量之尾。这是遗憾之一。

遗憾之二：一个问题，前后两种结论。本篇由"天之常数"讲到了

"太阴常多气少血"，可是《灵枢·五音五味》同样以"天之常数"又出现另外一种说法"太阴常多血少气"。一个问题两种结论的错误又一次出现。《内经》历经两千多年，整个中华民族为什么纠正不了一个非常明显的"不一致"呢？

遗憾之三：中医制器的思路没有延续。面对本篇的等腰三角形，对中华先贤的敬意油然而生。等腰三角形在工具与仪器的范围之内，这说明中医也讲究器具呀！这里的器具虽然简易，但可以准确地确定穴位。用仪器工具确定穴位，这是一条多么好的思路呀！为确定穴位可以制器，那么，为检查疾病可不可以制器呢？为治疗疾病可不可以制器呢？用草可以制出一个可以灵活可变边长的等腰三角形，用金属、用木板制可不可以制出一个可以灵活可变边长的等腰三角形呢？后世子孙怎么没有沿着这一条思路继续前进呢？

现实生活中的西医，查病有先进的器具，治病也有先进的器具，这些器具都是超越祖先的。中华大地上的中医，在器具创造方面，为什么一超越不了祖先，二赶不上西医呢？这是不是值得中华民族子孙们深思的问题?！

宝命全形论篇第二十五

○原　文

　　黄帝问曰：天覆地载，万物悉备，莫贵于人。人以天地之气生，四时之法成。君王众庶，尽欲全形，形之疾病，莫知其情，留淫日深，著于骨髓，心私虑之。余欲针除其疾病，为之奈何？岐伯对曰：夫盐之味咸者，其气令器津泄；弦绝者，其音嘶败；木敷者，其叶发；病深者，其声哕。人有此三者，是谓坏府[1]，毒药无治，短针无取，此皆绝皮伤肉，血气争黑。

　　帝曰：余念其痛，心为之乱惑，反甚其病，不可更代，百姓闻之，以为残贼，为之奈何？岐伯曰：夫人生于地，悬命于天，天地合气，命之曰人。人能应四时者，天地为之父母；知万物者，谓之天子。天有阴阳，人有十二节；天有寒暑，人有虚实。能经天地阴阳之化者，不失四时；知十二节之理者，圣智不能欺也；能存八动之变，五胜更立[2]；能达虚实之数者，独出独入，呿吟[3]至微，秋毫在目。

　　帝曰：人生有形，不离阴阳。天地合气，别为九野，分为四时，月有大小，日有短长，万物并至，不可胜量，虚实呿吟，敢问其方？岐伯曰：木得金而伐，火得水而灭，土得木而达，金得火而缺，水得土而绝，万物尽然，不可胜竭。故针有悬布天下者五，黔首共余食，莫知之也。一曰治神，二曰知养身，三曰知毒药为真，四曰制砭石小大，五曰知府藏血气之诊。五法俱立，各有所先。今末世之刺也，虚者实之，满者泄之，此皆众工所共知也。若夫法天则地，随应而动，和之者若响，随之者若影，道无鬼神，独来独往。

帝曰：愿闻其道。岐伯曰：凡刺之真，必先治神，五藏已定，九候已备，后乃存针；众脉不见，众凶弗闻，外内相得，无以形先，可玩往来，乃施于人。人有虚实，五虚勿近，五实勿远，至其当发，间不容瞚。手动若务，针耀而匀，静意视义，观适之变，是谓冥冥，莫知其形，见其乌乌，见其稷稷，从见其飞，不知其谁，伏如横弩，起如发机。

帝曰：何如而虚？何如而实？岐伯曰：刺实者须其虚，刺虚者须其实，经气已至，慎守勿失，深浅在志，远近若一，如临深渊，手如握虎，神无营于众物。

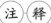

注 释

1. 坏府　坏，毁坏，损坏也。府，脏腑也。脏腑损坏，人发呃逆之声。坏府，讲的是内有病必形于外。

2. 五胜更立　五，五行也。胜，按时序而出的五行之气。更，更换。立，出于当出之时。五胜更立，讲的是五行之气在一年之中的轮换更替。

3. 呿（qū）吟　呿，呵欠，为开口发出的声音。吟，呻吟，为闭口发出的声音。呿吟，患者痛苦呻吟的声音。本篇强调的是医生应该明察患者微小的变化，如开口、闭口之呿吟病症。

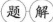

题 解

宝，通保，有保护、珍惜、珍贵之意。命者，生命也，人之生命也。全者，保全也。形者，人之形体也。宝命全形，总体意思是珍惜生命，保全形体。本篇出现"天覆地载，万物悉备，莫贵于人"的论断。这一论断说明，敬人、贵人、爱人，把人放在第一位，这是中华文化的基本点，也是中医文化的基本点。中医与患者的关系不是商业关系，不是贸易关系。患者在中医这里，是爱护的对象，是关心的对象，是呵护的对象。中医，史称仁义之术。孔夫子说，仁者爱人。中华文化是爱人的文化，中医之术是爱人救人的仁义之术，知道这一基本点，就理解了"宝命全形论"的基本含义。

核(心)(解)(读)

天地之间，万物之中，人是最宝贵的。重视人，敬重人，爱护人，是中华文化的核心，是《内经》的核心，也是本篇的核心。

一、 以人为贵的文化　以人为贵的中医

（一）以人为贵的文化

自从作卦的伏羲氏，把人位放在了天地之间，三才合一而论的哲理就产生了。三才者，天地人。三才之理告诉人们，天地之间没有神的位置，没有鬼的位置，天地之间只有人的位置。《易经·系辞下》："易之为书也，广大悉备。有天道焉，有人道焉，有地道焉，兼三才而两之，故六。六者非它也，三才之道也。"《易经·说卦》："是以立天之道，曰阴与阳；立地之道，曰柔与刚，立人之道，曰仁与义。"在这两个论断里，人与天地均是并列而论的，知道天地的地位有多高，就知道人的地位有多高。《易经·革·象传》："汤武革命，顺乎天而应乎人。"在这个论断里，人天是并列而论的，人与天处于同等重要的地位。这个论断告诉人们，人的地位是高于君王的，君王得罪了人就如同得罪了天，得罪了天就会发生推翻君王的革命。爱人，八卦建立了三才之论。中华文化从八卦开始，就是人天一体而论的文化。中华文化从《易经》开始，就是重视人、尊重人的文化。

孔夫子曾把"仁"解释为"爱人"。马厩失火，孔夫子先问的是伤没有伤及人。孟子则直接说出了"仁者爱人"。《礼记》对人的定位是"天地之心，五行之秀"。儒家文化是爱人的文化。

老子把人与天地并列而论，把人与道并列而论。人、天、地、道在《道德经》里并称为"四大"，《道德经·第二十五章》："有物混成，先天地生。寂兮寥兮！独立而不改，周行而不殆，可以为天地母。吾不知其名，强为之名曰道，强为之名曰大……故道大，天大，地大，人亦大。域中有四大，而人居其一焉。人法地，地法天，天法道，道法自然。"道大，天大，地大，人亦大。天地之间既不是唯君为大，也不是以神为大，而是唯人为大。人与天地、人与道，可以并称为"四大"，这是人在道家文化中的地位。爱人，道家建立了四大之论。道家文化是重视人的文化。

（二） 以人为贵的中医

有了以人为贵的文化，才有了以人为贵的中医。在早期的中华大地上，文化是以人为贵的文化，中医是以人为贵的中医。文化中的以人为贵，前面已经述及，此处不再赘述，此处专门讨论中医对人的态度。

"天覆地载，万物悉备，莫贵于人。"这句千古名言，在本篇是通过黄帝之口说出来的。天覆盖万物，地运载万物，天地万物之中以人最贵。黄帝认为，人是最宝贵的，需要爱护，需要呵护。如何爱护，如何呵护呢？黄帝的结论是精心研究医术。黄帝精心研究医术的目的，是为了解除天下人的病痛之苦，而不是趁机盘剥患者的钱财。

佛教经典《法华经》中的佛，是大药王，能医众生之病，能救众生之苦。天主教经典《圣经·新约》的耶稣，无论走到哪里，都为穷苦人治病。爱人，愿为天下人解除病痛之苦，这是释迦牟尼、耶稣、黄帝的共同点。所不同的一点是，本篇中的黄帝，在时间要早于释迦牟尼，更是远远早于耶稣。

"君王众庶，尽欲全形，形之疾病，莫知其情，留淫日深，著于骨髓，心私虑之。余欲针除其疾病，为之奈何？"君王平民之病痛，是黄帝的心头病。一句"余欲针除其疾病，为之奈何"，生动地刻画出了一个具有怜悯之心与虚心好学的黄帝，一个为天下病人担忧而虚心拜师的黄帝。黄帝是爱人的黄帝，以黄帝之名所创立的中医是爱人的中医。面对本篇的开篇之论，说这样的话不算过分吧。鲁迅先生在著名的《狂人日记》中把中华文化定位为吃人的文化。这一定位无法解释"三才"与"四大"之说，也无法解释"天覆地载，万物悉备，莫贵于人"之论断，更无法解释《内经》的基本精神。中华大地上的确存在、流行过吃人的文化，但不是中华文化的本质，而是中华文化的变质。敢于批判吃人的文化，是鲁迅先生之长。没有分清中华文化的本质与变质，是鲁迅先生之短。中华大地前后存在两种文化，一种是爱人的元文化，一种是吃人的变质文化。激烈的年代已经过去，极端的年代也已经过去，冷静理性地重新认识一下文化的本质与变质，是后代人的责任。面对"天覆地载，万物悉备，莫贵于人"这样的论断，硬说这是吃人的文化，是否过于偏颇？

二、 从"人"与"天子"的界定中看中医

何谓人？本篇的答案是："夫人生于地，悬命于天，天地合气，命之

曰人。"

《圣经》在第一章中说，最初的人是上帝创造的。《可兰经》在第一章中说，最初的人是真主创造的。《内经》在本篇说，最初的人是天地创造的。

本篇论人，没有局限于人本身，而是先说地，再说天，三说人，天地人三才在这里又一次联系在了一起。最初的人由天地合气而生，之后的人由父母而生。在人如何产生的问题上，没有造神，没有用神话说话，这是《内经》与《圣经》的区别，也是《内经》与《可兰经》的区别。

何谓天子？本篇的答案是："人能应四时者，天地为之父母，知万物者，谓之天子。"天地生人，人人都是天之子。众多的天之子必须有一个领头者，这个人可以直接称之为"天子"。如《尚书·说命》所言："天子唯君万邦。"天子是万邦的领导者，天子从人中来，这是中华元文化中的道理，也是《内经》中的道理。

本篇告诉人们，天子是人中聪明的人，智慧的人，他知道四时运行、万物演化之法则。本篇对于"天子"的认识，与《庄子》《尸子》具有一致性。

《庄子·人世间》："与天为徒者，知天子之与己皆天之所子。"

《庄子·庚桑楚》："天之所助，谓之天子。"

《尸子》："天无私于物，地无私于物，袭此行者，谓之天子。"

《吕氏春秋·本生》："始生之者，天也；养成之者，人也。能养天之所生而勿撄之谓天子。"

四个概念告诉人们，聪慧有学识者，知道事物规律者，遵循而不扰乱自然秩序者，大公无私者，谓之天子。天子是人中的贤者、能者、智者、大公无私者的综合体，并不是天上下凡的神仙。

《内经》在人如何产生的问题上没有造神，在天子从何处而来的问题上同样没有造神，用自然哲理说话，这是本篇的一大特点。

三、　神治病·佛治病·人治病

《圣经》中的耶稣治病，依靠的是神力。神的力量是无穷的，所以，耶稣无论什么病都可以治，麻风病、瘫痪病、瞎子、血崩都可以治，而且不用药物，用手一摸就好，用祝福的话一说就好。

《药师经》中的佛治病，靠的是佛力。只要静心念佛，药师佛之名一经入耳，百病即刻消除。用药师佛的第六大愿的原话说是："愿我来世得菩提时，若诸有情，其身下劣，诸根不具，丑陋顽愚，盲聋暗哑，挛躄背偻，白癞癫狂，种种病苦；闻我名已，一切皆得，端正黠慧，诸根完具，无诸疾苦。"佛治病不论病因，不论是外因之病还是内因之病，不论是盲聋哑还是罗锅腰、皮肤病，只要一念佛名，百般疾病，万般疾苦，全部消除，即刻恢复健康。

岐伯、黄帝治病，靠的是人的聪明才智。岐伯、黄帝用自然因素与人的因素两种因素来解释疾病，用望闻问切来诊断疾病，用汤液醪醴、针灸、砭石来治疗疾病。

中华文化在源头处没有造神，中医文化在源头处同样没有造神；源头的文化是崇尚自然的文化，源头的中医是崇尚自然的中医，这是为医者应该记住的基本点。

江河源头处的涓涓清水，对于滔滔江河的重要性，早已为大众所熟知。文化源头处的涓涓清水，对于一个民族的重要性，大众所熟知吗？

在中华文化的源头，在中医文化的源头，所崇尚的一是自然哲理，二是人的聪明才智，对于这两大基本点，是不是需要更多的人去了解呢？

四、 论病论天人合一， 治病论五行生克

在本篇，黄帝与岐伯论虚实之病，论得非常有特色。黄帝论虚实之病因，没有局限于人本身，论的是人之外的有关因素，如阴阳、天地、九野、四时、月日、万物。岐伯论治病，先论的也不是治病的具体程序，而是五行生克之哲理。

在岐伯的答案中，第一次出现五行之间"谁克谁"的明确答案：金克木，水克火，木克土，火克金，土克水。

本篇之前，五行相克的答案在间接之中。本篇之中，五行相克的答案在直接之中。五行如何克？岐伯的原话是："木得金而伐，火得水而灭，土得木而达，金得火而缺，水得土而绝，万物尽然，不可胜竭。"木遇到金就会折断，火遇到水就会熄灭，土遇到木就会松动，金遇到火就会熔化，水遇到土就会阻塞，这就是万物尽然之理。万物尽然之理，即五行相克之顺序。五行相克之顺序，金克木，水克火，木克土，火克金，土克水也。

五行具体体现在何处？前面已经谈到，五行体现在东西南北中空间之

中，体现在春夏秋冬长夏季节之中，体现在肝心脾肺肾五脏之中，体现在酸苦甘辛咸五味之中。按照五行相克的哲理，如何判虚实之病呢？观察人身之因素，这是必需的。但是，作为中医医生，在接触患者的同时，脑子里应该出现的是与人关系密切的外部因素，例如今年天气如何，地气如何？东西南北中，所处的空间属于哪一方？春夏秋冬，所处的四时属于哪一季？月之朔望、日之晨夕以及物候如何？将虚实（疾病）放在天地之间来认识，将疾病放在时间空间中来认识，放在万物之中来认识，放在一月之中的月头、月中来认识，放在一天小四季中来认识，完全能够准确地判断出人之虚实。

在没有仪器的几千年前，如此判断疾病，其认识路径与具体方法都是完全正确的。即使是在有了各种先进仪器的今天，任何一种仪器也无法取代五行生克的认识论。之所以这样说，是因为任何仪器都发现不了人与天地之间的必然联系，是因为任何仪器都发现不了人与时空之间的必然联系。看到这两句话，千万不要误解为笔者主张中医不需要器具。有五行生克的系统认识论，如果再加上能够定量的器具，不是更好吗？几千年前中华先贤创立了优秀的哲理，如果几千年后优秀子孙又创造出了各式各样的定量的器具，有优秀的哲理又有定量的器具，真是这样，还有谁敢藐视中医呢？

五、 治病的五法交叉与治病的两条路

虚实之病如何医治？本篇岐伯给出了"五法交叉"的治疗方法。"五法交叉"治疗方法的具体内容是：一曰治神，二曰知养身，三曰知毒药为真，四曰制砭石小大，五曰知腑脏血气之诊。

治神即养神，这是一。本篇的治神，相通于《素问·上古天真论》中的"御神""精神内守""独立守神""积精全神"。本篇的治神，相通于佛教中的收心静心。治神，实际上就是求助于己的精神疗法。

养身即饮食调养，这是二。《素问》第三篇《生气通天论》中已经出现五味克五脏的哲理：酸味克脾，苦味克肺，甘味克肾，辛味克肝，咸味克心。《素问·阴阳应象大论》中已经出现五味生五脏的哲理：酸生肝，苦生心，甘生脾，辛生肺，咸生肾。按照五味生五脏、五味克五脏的哲理可以进行虚实调养。养身，实际上就是求助于己的饮食疗法。

知毒药，制砭石，知腑脏血气，这是第三、第四、第五种医疗方法。这后三种方法，才是求助于医生的治疗方法。

五种方法各有各的长处，五种方法可以分别使用，也可以交叉使用，还可以先后倒置灵活使用。

西医治病，只有求助于医生一条路。中医治病，有先求助于自己、后求助于医生的两条路。

"虚者实之，满者泻之。"这八个字既是医治虚实的方法，也是医治虚实的原则。虚者补之，实者泻之，目的就是取得一个平衡状态。

六、 法天则地与道无鬼神

"若夫法天则地，随应而动，和之者若响，随之者若影，道无鬼神，独来独往。"

这段话出现了值得关注的"法天则地"与"道无鬼神"之说。法天则地，在《易经》中是人生观，在本篇是养生观。

《易经》告诉人们，中华大地上的第一篇文章八卦，是参照天地画出来的。

《尚书》告诉人们，治理天下的大政方针，是参照天地之理、日月星辰运行之理制定出来的。

《周礼》告诉人们，建设都市的原则，是参照天地之理、立竿测影制定出来的。

《礼记》告诉人们，礼仪之邦的礼，是参照天地制定出来的；尽善尽美的乐，是参照天地创造出来的。

《周髀算经》告诉人们，勾股定理与音律，是立竿测影发现的。

《内经》告诉人们，中医之道之理，是参照天地之理创造出来的。

看得见的天地之理，看不见的阴阳五行之理，这两种理是中华文化的基础，是中医文化的基础。犹太民族讲神理，中华民族讲天理、讲道理，知道这些，才会从根本上理解本篇所出现的"法天则地"与"道无鬼神"。

本篇的这一说法，再一次证明了《内经》与《易经》的一致性，再一次证明了中华文化与中医文化均是崇尚自然、法天则地的文化。

一百年来的文化批判运动把中华文化界定为迷信的文化，这一结论在"法天则地"这里过不去，这一结论在"道无鬼神"这里同样过不去。今后的文化批判者，能不能在文化批判之前，先静下心来认真阅读一下包括《内经》在内的中华元典呢？等到对源头的文化（包括中医文化）有一个基本了解之后再进行批判，这样的批判才算是真正的文化批判。真正的文化批判才有说服力，同时，也经得起历史的检验。

在这里，有必要重温以下三句话：

"崇效天，卑法地。"（《易经·系辞上》）

"唯天为大，唯尧则之。"（《论语·泰伯》）

"维昔黄帝，法天则地。"（《史记·太史公自序》）

三句话告诉后人，从《易经》到《论语》，从《论语》到《史记》，其基本立场是一致的。这个基本立场就是效法自然，效法天地。

七、针刺之妙法　行文之妙喻

本篇黄帝请教针刺，岐伯讲解针刺，关于针刺之原则与妙法，文中有详细的介绍，这里不再赘述。此时此地关注的是比喻在本篇中的妙用。

前后稍微留心一下就可以知道，岐伯为了说明问题，从头到尾打了多个比喻。开篇处的岐伯的三个比喻：

其一，罐子里装盐或咸菜、咸物，时间久了，汁液就会从罐内渗漏出来。

其二，琴瑟的弦，即将断裂之时，就会发出嘶哑的声音。

其三，树根腐烂了，树叶就会枯萎。

三个比喻，说明的是一个问题，即病在人体之内，病形必然会反映在人体之外，尤其会反映在五官之上。三个比喻，三种既是自然而然又是必然的自然现象。三个比喻说明的是一个问题：内部有病就一定会反映到外形上。

在本篇结尾处，岐伯一连用了两个比喻："如临深渊"与"手如握虎"。站在万丈深渊的边缘处，能不小心谨慎吗？手中抓住的是一只活生生的猛虎，能不小心谨慎吗？针刺治病救人时，就应该如此小心谨慎，就应该这般小心谨慎。

在《易经》里可以看到与"手如握虎"之说相似的论断。《易经》六十四卦的第十卦为《履》卦，《履》卦的卦辞中出现"履虎尾"之说。"履虎尾"之说是教育执政者要像走在老虎的尾巴后面那样小心执政，本篇的"手如握虎"之说是教育医生要像"手如握虎"一样小心针刺。"履虎尾"与"手如握虎"在字面上稍有不同，但实际意思是一样的，都是教育人小心谨慎的。

在《诗经》《论语》中可以看到与"如临深渊"相同的论断。"战战兢兢，如临深渊，如履薄冰"在《诗经》《论语》中既是执政者的执政态度，也是儒家所主张的人生态度。面临深渊、走在深水薄冰上能不小心吗？

患者以性命相托，为医者能不以诚惶诚恐、如临深渊、如履薄冰的心境对待吗？

面对入情入理、痛快淋漓的比喻，对先贤行文技巧的敬意油然而生。能在中医元典理论中见到如此形象、如此巧妙的比喻，真是令人陶醉。妙用比喻来说明问题，这一优秀传统，希望在今天的莘莘学子身上发扬光大。

八、 模型论

试验分析，是近代西方文明常用的方法；模型论，是中华先贤所采用的方法。

"天有阴阳，人有十二节；天有寒暑，人有虚实。"

阴阳第一发源地在日影长短两极。阴阳在人体之外，十二经络在人体之内，这两者怎么会联系到一起呢？

模型论！

立竿测影，认识了太阳回归。太阳回归的认识，首先是分出了寒暑。寒暑分阴阳，寒阴而暑阳。从寒暑中抽象出阴阳，以阴阳建立起了论证一切问题的模型。敬请记住，阴阳是论证一切问题的模型。

阴阳可以论万物。"万物负阴而抱阳"，老子的这一论断是认识万物成分、万物结构的纲领。大到地球小到化学元素，其成分无一不是阴阳两种成分，其结构无一不是阴阳两分结构。

阴阳可以论人体。表里分阴阳，里为阴表为阳。气血分阴阳，血为阴气为阳。脏腑分阴阳，脏为阴腑为阳。十二经络分阴阳，一半阴一半阳。

阴阳可以论音律：十二律一半阴一半阳。

阴阳可以论奇偶：奇数为阳，偶数为阴。

阴阳可以论天干：十天干一半阴一半阳。

阴阳可以论地支：十二地支一半阴一半阳。

……

阴阳，是不是论证一切问题的模型？！

实验室里的实验分析是西方现代科学采用的方法，模型论是中华先贤创造中华文明的方法。

知道以上模型论，才能理解本篇的模型论。

为什么"天有阴阳，人有十二节"？

因为太阳回归周期一分为二分阴分阳，太阳回归周期一分为十二分阴阳十二个月；万物生长靠太阳，人体生长同样靠太阳。万物负阴而抱阳，人体同样负阴而抱阳。阴阳十二月反映在人体之中，对应的是阴阳十二经络。以天体论人体，这是总体思路。以十二月论十二经络，以三百六十五天论三百六十五个骨节，这是具体方法。——模型论进入了人体结构。

为什么"天有寒暑，人有虚实"？太阳回归形成一寒一暑，寒暑可以论阴阳，阴阳可以论盛衰，盛衰可以论虚实。——模型论进入了病态的两种根本状态。

阴阳还可以论寒热，寒热可以论百病之因，可以论百药之性。有百病无百因，归根结底就是寒热两种因。有百药无百性，归根结底就是寒热两种性。——模型论进入了病因，模型论进入了药性。

万物生长靠太阳。太阳是万物之母。母体的成分与结构自然而然地延续到了万物之中。

模型论，本篇只是一个开始。以天体论人体，详细的论述在《灵枢》。

《灵枢·邪客》："天圆地方，人头圆足方以应之。天有日月，人有两目；地有九州，人有九窍；天有风雨，人有喜怒；天有雷电，人有音声；天有四时，人有四肢；天有五音，人有五藏；天有六律，人有六府；天有冬夏，人有寒热；天有十日，人有手十指；辰有十二，人有足十指、茎、垂以应之；女子不足二节，以抱人形；天有阴阳，人有夫妻；岁有三百六十五日，人有三百六十五节。地有高山，人有肩膝；地有深谷，人有腋腘；地有十二经水，人有十二经脉；地有泉脉，人有卫气；地有草蓂，人有毫毛；天有昼夜，人有卧起；天有列星，人有牙齿；地有小山，人有小节；地有山石，人有高骨；地有林木，人有募筋；地有聚邑，人有䐃肉。岁有十二月，人有十二节。"

以宇宙本体论人体，是人类先贤的一致思路。

《圣经》以神为宇宙本体。《圣经》开篇说，神按照自己的模样创造了人，这就是说以人的模样像神的模样。

《五十奥义书》以大梵为宇宙本体。《五十奥义书》中有"大梵似我，我似大梵"的论断。

彝族典籍《宇宙生化》与《宇宙人文论》有"天体通于人体"的专题篇章。

以天体论人体，一致中也有特殊，在人类先贤之中，唯有我中华先贤以时间（十二月）为坐标发现了十二经络。

模型论在中华文化与中医文化中所起的作用是重要的，这一点必须记住。

振兴中医文化，模型论加实验分析，应该是今后努力的方向。

八
正
神
明
论
篇
第
二
十
六

原 文

黄帝问曰：用针之服，必有法则焉，今何法何则？岐伯对曰：法天则地，合以天光。帝曰：愿卒闻之。岐伯曰：凡刺之法，必候日月星辰，四时八正¹之气，气定乃刺之。是故天温日明，则人血淖液而卫气浮，故血易泻，气易行；天寒日阴，则人血凝泣而卫气沉。月始生，则血气始精，卫气始行；月郭满，则血气实，肌肉坚；月郭空，则肌肉减，经络虚，卫气去，形独居。是以因天时而调血气也。是以天寒无刺，天温无疑。月生无泻，月满无补，月郭空无治。是谓得时而调之。因天之序，盛虚之时，移光定位，正立而待之²。故曰月生而泻，是谓藏虚；月满而补，血气扬溢，络有留血，命曰重实；月郭空而治，是谓乱经。阴阳相错，真邪不别，沉以留止，外虚内乱，淫邪乃起。

帝曰：星辰八正何候？岐伯曰：星辰者，所以制日月之行也。八正者，所以候八风之虚邪以时至者也。四时者，所以分春秋冬夏之气所在，以时调之也。八正之虚邪，而避之勿犯也。以身之虚，而逢天之虚，两虚相感，其气至骨，入则伤五藏，工候救之，弗能伤也，故曰：天忌不可不知也。

帝曰：善。其法星辰者，余闻之矣，愿闻法往古者。岐伯曰：法往古者，先知针经也。验于来今者，先知日之寒温，月之虚盛，以候气之浮沉，而调之于身，观其立有验也。观于冥冥者，言形气荣卫之不形于外，而工独知之，以日之寒温，月之虚盛，四时气之浮沉，参伍相合而调之，工常先见之，然而不形于外，故曰观于冥冥焉。通于无穷者，可以传于后世也，是故工之所以异也，然而不形见于外，故俱不能见也。视之无形，尝之无味，故谓冥冥，若神髣髴。

虚邪者，八正之虚邪气也。正邪者，身形若用力汗出，腠理开，逢虚风，其中人也微，故莫知其情，莫见其形。上工救其萌牙，必先见三部九候之气，尽调不败而救之，故曰上工。下工救其已成，救其已败。救其已成者，言不知三部九候之相失，因病而败之也。知其所在者，知诊三部九候之病脉处而治之，故曰守其门户焉，莫知其情而见邪形也。

帝曰：余闻补泻，未得其意。岐伯曰：泻必用方，方者，以气方盛也，以月方满也，以日方温也，以身方定也，以息方吸而内针，乃复候其方吸而转针，乃复候其方呼而徐引针，故曰泻必用方，其气乃行焉。补必用员，员者行也，行者移也，刺必中其荣，复以吸排针也。故员与方，非针也。故养神者，必知形之肥瘦，荣卫血气之盛衰。血气者，人之神，不可不谨养。

帝曰：妙乎哉论也！合人形于阴阳四时，虚实之应，冥冥之期，其非夫子孰能通之。然夫子数言形与神，何谓形？何谓神？愿卒闻之。岐伯曰：请言形，形乎形，目冥冥，问其所病，索之于经，慧然在前，按之不得，不知其情，故曰形。帝曰：何谓神？岐伯曰：请言神，神乎神，耳不闻，目明心开而志先，慧然独悟，口弗能言，俱视独见，适若昏，昭然独明，若风吹云，故曰神。三部九候为之原，九针之论不必存也。

1. 八正 一年之中的八个节气，具体可以分为两分、两至与四立：两分即春分、秋分；二至即夏至、冬至；四立即立春、立夏、立秋、立冬。

2. 移光定位，正立而待之 移即移动；光即太阳光；定位，定的是日影之长短。移光定位，讲的是立竿测影，确定时序的方法。

八者，八方也。正者，正气也。八正者，八方之正气也。神明者，道之代名词也。八正神明论，所论的就是八方之气对人之影响，具体是对人体气血之影响。八正之八，仅有空间意义。实际上，本篇既言空间，又言时间；

既言空间中的八方，又言时间中的四时；既言天之寒热，又言月之盈亏，全篇所言的是上下左右四时自然因素对人体的影响。用立体全方位的眼光看待人与人体疾病，是《八正神明论》的精妙之处。

空间八方，是《内经》论证问题的重要坐标，敬请记住这一点。

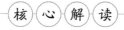

核　心　解　读

风有正邪，天有寒热，月有圆缺。风之正邪，天之寒热，月之圆缺均会影响人体之气血。天人合一，在本篇合在了风之正邪，天之寒热，月之圆缺上。邪风会引起疾病，医治疾病的补泻之法必须参照风之正邪，天之寒热，月之圆缺。以寒暑论人之虚实，以月亮圆缺论针刺之补泻，是本篇的两大特色。

一、正风邪风的判断标准

"凡刺之法，必候日月星辰，四时八正之气，气定乃刺之。"

"八正者，所以候八风之虚邪以时至者也。"

"虚邪者，八正之虚邪气也。"

题目中与上述三个论断中，"八正"一词先后出现了四次。

"八正"之八，时令八节也，空间八方也。

八正位于四时之后。四时者，春夏秋冬也。八正者，冬至夏至春分秋分，立春立夏立秋立冬是也。四时对应空间东西南北四方，八节对应东西南北、东北东南西南西北八方。

偶数之八，在中华文化、中医文化中有着非常重要的地位。

河图洛书之后，中华大地上出现了八卦。八卦是什么？太阳历八节也。《尸子》："伏羲氏画八卦，别八节而化天下。"八卦，彝族文化称之为"宇宙八角"。八节论时间，八方论空间。时间空间，在八卦之中融合为一体。

时间空间，是用针用药的准则。

讲针刺，本篇的准则是八正。

讲针刺，针经《灵枢》的准则同样是八正。《灵枢·官能》："用针之服，必有法则，上视天光，下司八正。"

八节论八风。风向随四时八节变化而变化，变化中有正有邪。八节，分八种正风，八种邪风。

在人类先贤中，唯我中华先贤创造出了正风邪风的判断标准。这一判断标准，就保存在中医文化中，具体保存在针经《灵枢·九宫八风》中。

八节八种正风的判断标准如下：

立春东北风，春分正东风；

立夏东南风，夏至正南风；

立秋西南风，秋分正西风；

立冬西北风，冬至正北风。

八节八种邪风的判断标准如下：

立春西南风，春分正西风；

立夏西北风，夏至正北风；

立秋东北风，秋分正东风；

立冬西南风，冬至正南风。

实际上，与正风方向相差九十度的风就是邪风。与正风方向相差一百八十度的风为大邪风。

正风养人养万物，邪风伤人伤万物。

邪风伤人之论，《灵枢·九针论》有原则之论："八者风也，风者人之股肱八节也，八正之虚风，八风伤人，内舍于骨解腰脊节腠理之间，为深痹也。"详细之论在《灵枢·九宫八风》中。

细菌论，是一种论病的方法。

邪风论，是一种论病的方法。

细菌论，是专家掌握的方法。

邪风论，是普通人都能够掌握的方法。

二、 月生无泻， 月满无补

人有虚实之病，医有补泻之法。补泻之用有药物，有食物，有针刺，本篇讲的是针刺。以针刺补泻虚实，必须符合法则，针刺法则在何处？在天文地理中，在日往月来的运行中。请看，黄帝与岐伯在本篇开篇处的一问一答："黄帝问曰：用针之服，必有法则焉，今何法何则？岐伯对曰：法天则地，合以天光。""法天则地，合以天光。"这就是本篇所谈的针刺法则。

天如何法，地如何则，天光又如何合？就是在针刺时一要看天上日月星辰的对应，二要看地上春夏秋冬的某一季，三要看四面八方中人所处的是哪一方。简而言之，就是在针刺时一看天之寒热，二看月之圆缺（盈亏）。天寒之时勿泻，天热之时勿补；月缺之时勿泻，月圆之时勿补。针刺法天则地就是要观察天之寒热，针刺合以天光就是要观察月之圆缺。用本篇的原话是："是以天寒无刺，天温无疑。月生无泻，月满无补，月郭空无治，是谓得时而调之。"

此处着重议论"月生无泻，月满无补"。前面已经谈到，从八卦的三爻把天地人排列成"一而三，三而一"的关系那一刻起，天人合一的哲理就诞生了。天人合一的哲理，影响着八卦之后的所有创造，例如礼仪、音律、医学、建筑、技术、器具……一部《内经》，处处体现着天人合一的哲理。天人合一的哲理在本篇的具体体现就是"月生无泻，月满无补"的针刺原则。

"月生无泻，月满无补"也可以说成是"月圆不补，月缺不泻"，再换一个角度就是"月圆可泻，月缺可补"。

补泻为什么要以月亮的圆缺为依据呢？因为在《内经》看来，月亮的圆缺与人体气血的虚实有着同步关系。

本篇指出，一月之内，因为月亮的圆缺变化，气血也会随之发生变化。月亮初生之时，血开始充盈，卫气也随之畅行。月亮圆时，血旺盛，气也旺盛。"月满而补，血气扬溢，络有留血，命曰重实"。本篇明确指出，月满之时，体内本来就血气盛满，如果再进行药补或食补，这样就会造成血气扬溢、络有留血的重实局面。《尔雅·释言》："重，再也。"本篇所言的"重实"，就是人工进补与自然之补，重复了，重叠了。

月亮无光之时，肌肉随之削减，经络随之空虚，卫气也随之空虚。人体气血的盈虚与月亮的圆缺具有同步关系。

月亮在天上，人在地上，月亮和人两者之间有联系吗？月亮在天上，针刺在芸芸众生中的某一患者身上，月亮和这一患者有联系吗？两个问题，可以用肯定二字做出回答。天上的月亮，地上的人，两者之间有着紧密的联系。有怀疑者，请看下列一系列自然现象：

其一，大潮与月亮运行有因果关系。钱塘江大潮举世闻名，潮起潮落是大潮本身决定的吗？不是！天文学家告诉人们，潮起潮落与月亮的盈亏有着因果关系。阴历的每月十五日的月圆之时，大潮准时而至。钱塘江大潮是这样，珠江的海潮同样是这样。月亮在天上，大潮在地上，但是两种之间有因果性的对应关系。

其二，女子月信与月亮运行有因果关系。女子月经，古有月信之称。李时珍《本草纲目·人部·妇人月水》："月有盈亏，潮有朝夕，月事一月一行，与之相符，顾谓之月水、月信、月经。"月亮在天上，女子在地上，但是两种之间有因果性的对应关系。李时珍在《本草纲目》中指出了这一点。

其三，小蚯蚓的冬眠与苏醒与月亮运行有因果关系。《易经·系辞下》告诉人们，日月往来影响着小蚯蚓的冬眠与苏醒。今天的动物学家告诉人们，大狗熊的冬眠与苏醒，老虎、梅花鹿的交配，鱼虾的产卵，均遵守时令变化的法则。而时令变化取决于日月往来的变化。

天上的月亮，可以影响大潮的起落，可以影响女子的月信，可以影响蚯蚓、狗熊、老虎，怎么不能影响人的气血呢？

针刺随时都可以进行，但针刺并不可以随意补泻，补泻有原则，这个原则就是泻在月圆之时，补在月缺之时。

三、 一个"辰" 字的双重含义

"凡刺之法，必候日月星辰。"针刺必须对应天文的理论，是本篇第一次出现的理论。

本篇的一个辰字，在天文学具有双重含义：一指星名之辰；一指日月相会之辰。

先谈星名之辰。天上众多的星星中有三颗星称为"辰"或"大辰"，这就是二十八宿中的心星、参星与北极星。

《春秋公羊传·昭公十七年》："大辰者何？大火也。大火为大辰，伐为大辰，北辰亦为大辰。"何休《公羊解诂》："大火谓心星，伐为参星。大火与伐，所以示民时之早晚。"——《春秋公羊传》以心星为辰。

《尔雅·释天》："大火谓之大辰。"——《尔雅》同样以心星为辰。

《论语·为政》："子曰：'为政以德，譬如北辰居其所而众星共之。'"《论语》告诉人们，北极星可以称为北辰。

心星可以称为辰，北斗星可以称为辰。以上讲的是星象之辰，下面讲日月相会之辰。

《尚书·尧典》： "历象日月星辰，敬授民时。"注： "辰，日月所会。"——《尚书》谈辰，谈的是日月相会。

《春秋左传·昭公七年》："日月之会是谓辰。"——《左传》谈辰，谈的是日月相会。

《国语·周语下》："辰在斗柄，星在天鼋。"注："辰，日月之会。"——《国语》谈辰，谈的是日月相会。

日月相会，可以称为辰。所谓日月相会，在今天看来，就是日月同时出在了同一条直线上。

实际上，日月之会并不是日月两者的相会，而是太阳、月亮、地球三者的相会。站在地球看日月相会，看到的是日月出现在了同一直线上。因为观察者的位置是在地球上，所以，当看到日月出现在同一直线上时，实际上是太阳、月亮与地球三者形成了一条直线。如此日月相会，这就是日月星辰之辰。日月相会在平面上形成的直线有两种形式：一种形式是太阳、月亮、地球三点一线——这时的月亮在地球与太阳之间；另一种形式是太阳、地球、月亮三点一线——这时的地球在月亮与太阳之间。第一种形式的日月相会，在天文学中称为合。第二种形式的日月相会，在天文学中称为冲。辰即冲、合之瞬间。中华先贤认为，日月相会的那一刻，是阴阳相交相合之良辰。此时此刻，对于各种生命的形成与发展，有着特别重要的意义。

闰月之中只有节气而没有中气，这是什么原因呢？《逸周书·周月》揭示了这一秘密："闰无中气，斗指两辰之间。"《逸周书》又讲出了一个新观点，节与气诞生，不仅是由日月两种因素决定，还有第三种因素北斗斗柄的介入。中华先贤所创造的阴阳合历，实行的是三年一闰，五年再闰，十九年七闰。十九年中有七个闰月，七个闰月中只有节气而无中气。

中华先贤为什么如此重视日月相会的瞬间，并将此瞬间定位为历法中的节和气呢？请看下列一系列自然现象：

——梨花、桃花、杏花的开放，遵循一定的节气。

——大雁的来去，遵循一定的节气。

——狗熊的冬眠与苏醒，遵循一定的节气。

——老虎、梅花鹿的交配与生产，遵循一定的节气。

——鱼虾的产卵，遵循一定的节气。

——小麦、水稻、高粱的发芽与成熟，遵循一定的节气。

这些自然现象告诉人们，植物的发芽与成长，遵循一定的节气；陆地与海洋动物产卵与成长遵循一定的节气。那么，人呢？人的生长会独立于节气之外吗？肯定不会。知道这些，就知道本篇为什么会由日月之行讲到八方正邪之气，由八方正邪之气讲到人体之虚实，由人体之虚实讲到针刺看天文的原则。这里出现大回环，天文决定着人体之虚实，治疗虚实必须先看天文。

辰决定着二十四节气，二十四节气决定着花开花落，二十四节气决定着人体气血充盈与空虚、流畅与滞涩。万物的生命状态是随节气变化而变化的，实际上也是随日月星辰变化而变化的。所以中华先贤从不同角度谈到了辰。

此时此地，还需要说明两点：①辰有美好宜人时光之义。《牡丹亭·警梦》："良辰美景奈何天，赏心乐事谁家院！"这里的良辰之辰，指的是美好宜人的时光，而非日月相会之瞬间。②十二生肖中辰居其一，为龙。这些与本篇所讲的辰没有关联，放在最后做简要之说明，其目的是希望读者了解一下汉字的丰富含义。

四、 上工与下工的区别标准

《素问》中的医生，有圣、工之分。良医为圣，平常的医生为工。

"不知年之所加，气之盛衰，虚实之所起，不可以为工矣。"这是《素问·六节藏象论》对为工者的定位。在这个定位中，为工者必须明白与人紧密相连的三大要素：年之所加，气之盛衰，虚实之所起。

《素问·移精变气论》中出现"粗工"一说："粗工凶凶，以为可攻，故病未已，新病复起。"粗工者，医术浅薄却又鲁莽大胆的医生也。粗工粗在何处？粗在这样几个地方：诊病一不看四时更替，二不看日月运行，三不看脉象之逆从，四不看疾病本身的流动，一味地用攻下之法。旧病未除，又添新病，这就是粗工治病的结果。

《素问·汤液醪醴论》中出现"良工"之说。良工者，良医也。《论衡》中出现"巧""良"之说。《论衡·别通》："医能治一病谓之巧，能治百病谓之良。是故良医服百病之方，治百病之疾，大才怀百家之言，故能治百族之乱。"《论衡》论良医，论在能治百病上。本篇论良医，论在"六能"上：能知病之始，能知病之终，能知病之变；能用针灸治病，能用砭石治病，能用汤液醪醴治病。

本篇出现"上工"与"下工"之别："上工救其萌芽，必先见三部九候之气，尽调不败而救之，故曰上工。下工救其已成，救其已败。救其已成者，言不知三部九候之相失，因病而败之也。知其所在者，知诊三部九候之病脉处而治之，故曰守其门户焉，莫知其情而见邪形也。"

上工上在何处？下工下在何处？这段文字告诉人们，上工之上，上在这样几个地方：一是有先见之明，治病能治在疾病之萌芽之时；二是用系统认识论来认识疾病与外因的联系，眼中既有人体之内的疾病，同时又有人体之外的天地、四时、寒热等诸因素；三是能够抢在气血未败之前而调和之。

下工之下在与上工的相反之处：一无先见之明，治病只能治在病成之时；二是不能用系统认识论来认识疾病与外因的联系，眼中只有疾病而没有与疾病相联系的外部因素；三是不能认识疾病的流动性，不能控制病的流动。

下工，是《内经》所反对、所否定的为医者。为鲁迅先生父亲看病的绍兴医生，应在下工之列。所以，应该骂"这个下工是骗子"，而不应该骂中医是骗子。

同样是医生，在《素问》中已有良莠之分，上下之分，这说明中医从源头开始就不护短。愿天下习医者均成为良医、上工，愿天下患者就医之时，均能碰上良医、上工。愿天下人遇到下工庸医之时，千万不要有以偏概全的认识：这就是中医。

五、　血气为人之神

"血气者，人之神，不可不谨养。"血气为人之神，这是本篇所出现的重要观点。

看不见的神，看得见的血；有血就有神，神也者神奇之神也。看不见的气，看得见的飒爽英姿与萎靡不振；有气才有飒爽英姿，无气则萎靡不振。谈养生必谈养神，养神养在何处？一不用烧香拜佛，二不用求土地城隍，养神必须求己，自己按四时法则去调养血气。

《内经》多处谈到神，每一处的神都有自己特殊的含义。本篇的神，指的是人体内的血与气。人不过"血气"二字，敬请谨记。

离合真邪论篇第二十七

　　黄帝问曰：余闻九针九篇，夫子乃因而九之，九九八十一篇，余尽通其意矣。经言气之盛衰，左右倾移，以上调下，以左调右，有余不足，补泻于荣输，余知之矣。此皆荣卫之倾移，虚实之所生，非邪气从外入于经也。余愿闻邪气之在经也，其病人何如？取之奈何？岐伯对曰：夫圣人之起度数，必应于天地，故天有宿度[1]，地有经水，人有经脉。天地温和，则经水安静；天寒地冻，则经水凝泣；天暑地热，则经水沸溢；卒风暴起，则经水波涌而陇起。夫邪之入于脉也，寒则血凝泣，暑则气淖泽，虚邪因而入客，亦如经水之得风也，经之动脉，其至也亦时陇起，其行于脉中循循然，其至寸口中手也，时大时小，大则邪至，小则平，其行无常处，在阴与阳，不可为度，从而察之，三部九候，卒然逢之，早遏其路。吸则内针，无令气忤，静以久留，无令邪布，吸则转针，以得气为故，候呼引针，呼尽乃去，大气皆出，故命曰泻。

　　帝曰：不足者补之奈何？岐伯曰：必先扪而循之，切而散之，推而按之，弹而怒之，抓而下之，通而取之，外引其门，以闭其神，呼尽内针，静以久留，以气至为故，如待所贵，不知日暮，其气以至，适而自护，候吸引针，气不得出，各在其处，推阖其门，令神气存，大气留止，故命曰补。

　　帝曰：候气奈何？岐伯曰：夫邪去络入于经也，舍于血脉之中，其寒温未相得，如涌波之起也，时来时去，故不常在。故曰方其来也，必按而止之，止而取之，无逢其冲而泻之。真气者，经气也，经气太虚，故曰其来不可逢，此之谓也。故曰候邪不审，大气已过，泻之则真气脱，脱则不复，邪气复至，而病益蓄。故曰其往不可追，此之谓也。不可挂以发者，待邪之至时而发针泻矣，若先若后者，血气已尽，其病不可下。故曰：知其可取如发机，不知其取如扣椎。故曰：知机道者不可挂以发，不知机者扣之不发，此之谓也。

帝曰：补泻奈何？岐伯曰：此攻邪也，疾出以去盛血，而复其真气，此邪新客，溶溶未有定处也，推之则前，引之则止，逆而刺之，温血也。刺出其血，其病立已。帝曰：善。然真邪以合，波陇不起，候之奈何？岐伯曰：审扪循三部九候之盛虚而调之，察其左右上下相失及相减者，审其病藏以期之。不知三部者，阴阳不别，天地不分。地以候地，天以候天，人以候人，调之中府，以定三部，故曰：刺不知三部九候病脉之处，虽有大过且至，工不能禁也。诛罚无过，命曰大惑，反乱大经，真不可复。用实为虚，以邪为真，用针无义，反为气贼，夺人正气，以从为逆，荣卫散乱，真气已失，邪独内著，绝人长命，予人天殃。不知三部九候，故不能久长；因不知合之四时五行，因加相胜，释邪攻正，绝人长命。邪之新客来也，未有定处，推之则前，引之则止，逢而泻之，其病立已。

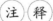

1. 宿度　宿，二十八宿。宿度，二十八宿周天之度数。为了观测日月运行的路线，为了将日月运行的距离进行定量，中华先贤在天空中确定了二十八颗恒星，当日月逗留即经过某颗恒星时，先贤们幽默地称此星为之宿舍。恒星之间是有间距的，中华先贤选择某一星为标准之星，然后测定此星与相邻之星间的赤经距离差，这就是此星的距度，又称宿度或入宿度。二十八宿每宿之间的距度是不等的，全部相加一共 365.25 度。《汉书·律历志》中有详细的数据，有志于此的读者可以去查阅。

离者，离开也，祛除也。合，合二而一也。将外邪祛除出人体，此之谓离。邪气入侵正气，正邪合二而一，此之谓合。真气与邪气，一正一反，一内一外，两者互不相扰则有安康之美，两者相互纠缠则有虚实之忧。离合真邪，所讨论的是真邪二气的离合。

离合，在本篇另一重意思是补泻：离为泻，合为补。用补泻的方法来祛除邪气，扶持真气，药物可以补泻，针刺同样可以补泻，本篇论的是针刺之补泻。

离合即分合。有分必有合，有合必有分，这是中华先贤对事物的一个基本看法。分与合有一个"该不该"的价值判断问题。真邪二气的合，在"不应该"的范围之内，所以必须分离之。知道用针刺的方法可以泻邪气，扶真气，就知道离合真邪的另一重含义。

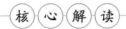

真气即正气，正气在人体之内。邪气即寒热之气，寒热之气在人体之外。人体之外邪气会在不同的气候条件下侵入人体，如何用针刺的方法祛邪气、补正气（真气），是本篇核心之所在。

一、 总体之合与具体之合

在本篇，黄帝提出的新问题是：外部邪气如何侵入人体，患者有哪些症状？应该怎样治疗？岐伯没有直接回答黄帝提出的问题，而是沿用了一贯的基本立场，先论天文，再论疾病。天人合一，在本篇岐伯口里，首先出现的是天度与经络之合，然后是具体的天人"四合"。

（一）总体之合

天有宿度，人有经脉。"夫圣人之起度数，必应于天地，故天有宿度，地有经水，人有经脉。"岐伯告诉黄帝，圣人以天理创建了医理，以天度论出了经脉。人理、医理合于天理，这是天人合一的原则。人之经脉合于天之宿度，这是天人合一的具体。

天有宿度，宿度为何？宿者，二十八宿也。度者，黄道（日道）三百六十五又四分之一度也。宿与度，均在天文学的范畴之内。古人有"不知天文，不足以为将为相"之说。《内经》虽然没有明确说"不知天文，不足以为医"，但不懂天文，的确是难以为医。所以，有必要在这里介绍一下宿与度。

　　天文学出现在人类文明史的第一页，如巴比伦的泥碑上，如埃及的金字塔上，如中国的甲骨文上，均有天文记录。大量事实证明，天文学应该是人类先贤创造出的第一学。中外皆有天文学，但中华先贤所创造出的天文学应该是领先于世界的。本篇所讲的宿、度，就是二十八宿与日道亦或黄道的周天 365.25 度。宿与度都在天文学的范围之内。分别介绍如下：

　　1. 先说宿　宿者，天文学中的二十八宿也。二十八宿者，黄道与赤道附近的二十八颗恒星也。最早记载二十八宿的经典，是《周髀算经》。《周髀算经》："立二十八宿，以周天历度之法。"《周髀算经》告诉后人，确立二十八宿，实际上是中华先贤确定出了一个观察日月运行的坐标。在中华先贤的视野里，太阳是动态的，二十八宿是静态的。太阳之动，动在二十八宿组成的大圆上。二十八宿组成的大圆，是一个椭圆，周天 365.25 度。

　　太阳沿着二十八宿组成的大椭圆做周而复始的往来运动。昨天观察，太阳对应这颗恒星；明天观察，太阳对应那颗恒星；春季观察，太阳对应这颗恒星；冬季观察，太阳对应那颗恒星；太阳对应哪颗恒星，中华先贤形象地说，太阳在这里休息了。二十八颗恒星犹如二十八所宿舍。太阳可以在二十八个宿舍住宿。二十八个宿舍住完，即是一个太阳回归年。

　　二十八宿中决定春分秋分、冬至夏至的四仲星，最早出现在《尚书·尧典》中。二十八宿的图形，最早出土在春秋时期的墓葬中。1972 年，湖北随县出土了一个漆箱，箱盖上有一个北斗星的"斗"字，环绕"斗"字的是二十八宿的星名。文献最早、最清楚记载二十八宿的，则是《淮南子·天文训》。

　　二十八宿可以一分为四，分居于东西南北四方。东西南北四方每一方分列七宿，七宿相互连接，会联成 5 个或凶猛，或美丽，或憨态可鞠的动物。东苍龙，西白虎，南朱雀，北玄武（龟蛇结合体），4 个形象而生动的名字，就是对东七宿、西七宿、南七宿、北七宿的命名。

　　苍龙、白虎的实物，出土在六千多年前的古墓中。1987 年夏，河南濮阳出土了六千多年前蚌塑的苍龙、白虎。中国考古界称蚌龙为中华第一龙。东苍龙、西白虎、南朱雀、北玄武的文字记载，最早出现在《史记·天官书》中。

　　在现实生活中，二十八宿是一分为二的，一半在地之上，一半在地之下。以上谈的是宿。（图 1 - 27 - 1）

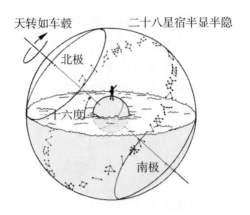

图 1－27－1　二十八宿半现半隐图

2. 再说度　度，就是周天 365.25 度的日道亦或黄道。

日道，最早出现在《周髀算经》中。《周髀算经》把日道分为"夏至日道"与"冬至日道"，并给出了"日道亦与宿正"的结论。

黄道，最早出现在《汉书》中。《汉书·天文志》："日有中道，月有九行。中道者，黄道，一曰光道。"

日道与黄道，名异而质同，实质上是地球绕太阳公转的轨道面与天球相交的大圆。但是，在中华先贤眼里，太阳是动态的，这如同坐在列车上向外看，窗外的大山是飞速移动的。中华先贤认为，太阳在天上运动的轨道可以形成一个大圆，这就是日道亦或黄道。日道亦或黄道这个大圆为椭圆，圆周正好是 365.25 度。太阳日行一度，历中一天；日行 365.25 度，岁有 365.25 天。以上谈的是度。

必须说明的是，365.25 这一数据，是四个太阳回归年的平均值，而非一个绝对值。所以，天体大圆的 365.25 度需要重新认识，重新测量，重新定量。

宿度合于人，具体如何合呢？本篇有人之经脉合于天之宿度的答案。《淮南子》中有更为详细的答案，摘录如下以飨读者。《淮南子·天文训》在详细谈完二十八宿之后，出现一大段以天体论人体的论述：

"孔窍肢体，皆通于天。天有九重，人亦有九窍；天有四时以制十二月，人亦有四肢以使十二节；天有十二月以制三百六十五日，人亦有十二肢使三百六十节。故举事不顺天者，逆其生者也。"

《内经》与《淮南子》，产生于不同的时代、不同的领域，但在天度与人体的相对相应问题上，认识却是完全一致的。天度与人体之合，这是原则之合，总体之合。

（二）具体四合

岐伯在谈了天人之间原则之合之后，又谈了天人之间的具体之合：

"天地温和，则经水安静；天寒地冻，则经水凝泣；天暑地热，则经水沸溢；卒风暴起，则经水波涌而陇起。"

天人之间的具体之合，岐伯一共讲了天人四合：第一合，天地温和，十二经水安安静静；第二合，天寒地冻，十二经水凝涩不通；第三合，天暑地热，十二经水扬溢沸腾；第四合，风暴卒起，十二经水波涛汹涌。

（三）邪气两入

在详细谈论了天人合一的原则与具体之合，岐伯从正面回答了黄帝提出的问题：邪气如何入经，患者有何症状，应该怎样治疗？

邪气会在两种情况下侵入人体：寒与暑。天寒地冻时，寒邪会侵入经脉。天暑地热时，热邪会侵入经脉。

邪风入经，其症状如同江河之水遇见风暴一样，会引起大大小小的波浪。普遍的情况是：寒邪入经，血凝不通。热邪入经，热血沸腾。岐伯的原话是："夫邪之入于脉也，寒则血凝泣，暑则气淖泽，虚邪因而入客，亦如经水之得风也。"

如何祛除邪气？用针刺进行补泻，补真气，泻邪气。

针刺如何补泻？

针刺是补泻的。如何补泻？岐伯介绍了这样几种方法。

针法补泻法：上下行针为补，左右旋转为泻。

呼吸补泻法：拔针时患者吸气为补，呼气为泻。

出血之泻法：针刺出血为泻。

（四）"六之"之补

所谓"六之"之补，就是手指与针刺并用的一种方法。岐伯谈针刺进补时，说出了一种手指与针刺并用的方法。手指有六个动作，具体是："扪而循之，切而散之，推而按之，弹而怒之，抓而下之，通而取之。"所谓的"六之"就是：先循经抚摸穴位，然后指压穴位，再揉按穴位周围，进而弹击穴位以便使穴位突出，此时掐准穴位进针，等待气脉流通时取针，"六之"之法为补法。

二、 谨防"大惑" 之错

岐伯在论述针刺时，一而再、再而三地强调为医者应明白"三部九候之盛虚"。

《素问》第二十篇为三部九候之专论。所谓三部，就是按照上天、下地、中间人的模式将人体一分为三，再将三部的每一部一分为三，人体在如此之划分后，形成一个固定的、清晰可辨的格式。在三部九候的格式中可以直接察经脉，间接察五脏。

岐伯再次强调三部九候，其目的是通过三部九候之盛虚一察真邪之合之程度，二察真邪之合时间之早晚，三察真邪之合之定处。针刺之妙，在于一刺刺在真邪初合时，二刺刺在真邪之合之定处。要想刺出奇妙之针，必须深知三部九候之盛虚。

岐伯认为，如果"不知三部九候"，为医者就会犯"大惑"之错。所谓"大惑"之错，就是"诛罚无过"。在法庭上，如果诛杀、惩罚无罪之人，那么这个法官一定是个糊涂官。岐伯用"诛罚无过"这个严肃而形象的比喻告诫为医者，千万不要错刺无病之人，千万不要错刺无病之位，千万不要颠倒补泻。

通评虚实论篇第二十八

原 文

黄帝问曰：何谓虚实？岐伯对曰：邪气盛则实，精气夺则虚。帝曰：虚实何如？岐伯曰：气虚者，肺虚也；气逆者，足寒也。非其时则生，当其时则死[1]。余藏皆如此。

帝曰：何谓重实[2]？岐伯曰：所谓重实者，言大热病，气热脉满，是谓重实。

帝曰：经络俱实何如？何以治之？岐伯曰：经络皆实，是寸脉急而尺缓也，皆当治之。故曰：滑则从，涩则逆也。夫虚实者，皆从其物类始，故五藏骨肉滑利，可以长久也。

帝曰：络气不足，经气有余，何如？岐伯曰：络气不足，经气有余者，脉口热而尺寒也，秋冬为逆，春夏为从，治主病者。帝曰：经虚络满何如？岐伯曰：经虚络满者，尺热满，脉口寒涩也。此春夏死，秋冬生也。帝曰：治此者奈何？岐伯曰：络满经虚，灸阴刺阳；经满络虚，刺阴灸阳。

帝曰：何谓重虚[3]？岐伯曰：脉气上虚尺虚，是谓重虚。帝曰：何以治之？岐伯曰：所谓气虚者，言无常也。尺虚者，行步恇然。脉虚者，不象阴也。如此者，滑则生，涩则死也。

帝曰：寒气暴上，脉满而实，何如？岐伯曰：实而滑则生，实而逆则死。帝曰：脉实满，手足寒，头热，何如？岐伯曰：春秋则生，冬夏则死。脉浮而涩，涩而身有热者死。帝曰：其形尽满，何如？岐伯曰：其形尽满者，脉急大坚，尺涩而不应也。如是者，故从则生，逆则死。帝曰：何谓从则生，逆则死？岐伯曰：所谓从者，手足温也。所谓逆者，手足寒也。

帝曰：乳子而病热，脉悬小者，何如？岐伯曰：手足温则生，寒则死。帝曰：乳子中风热，喘鸣肩息者，脉何如？岐伯曰：喘鸣肩息者，脉实大也，缓则生，急则死。

帝曰：肠澼[4]便血，何如？岐伯曰：身热则死，寒则生。帝曰：肠澼下白沫，何如？岐伯曰：脉沉则生，脉浮则死。帝曰：肠澼下脓血，何如？岐伯曰：脉悬绝则死，滑大则生。帝曰：肠澼之属，身不热，脉不悬绝，何如？岐伯曰：滑大者曰生，悬涩者曰死，以藏期之[5]。

帝曰：癫疾[6]何如？岐伯曰：脉搏大滑，久自已；脉小坚急，死不治。帝曰：癫疾之脉，虚实何如？岐伯曰：虚则可治，实则死。

帝曰：消瘅[7]虚实何如？岐伯曰：脉实大，病久可治；脉悬小坚，病久不可治。

帝曰：形度、骨度、脉度、筋度，何以知其度也？

帝曰：春亟治经络，夏亟治经俞，秋亟治六府，冬则闭塞。闭塞者，用药而少针石也。所谓少针石者，非痈疽之谓也，痈疽不得顷时回。

痈不知所，按之不应手，乍来乍已，刺手太阴傍三痏与缨脉各二。掖痈大热，刺足少阳五，刺而热不止，刺手心主三，刺手太阴经络者，大骨之会各三。暴痈筋緛，随分而痛，魄汗不尽，胞气不足，治在经俞。

腹暴满，按之不下，取手太阳经络者，胃之募也，少阴俞去脊椎三寸傍五，用员利针。霍乱，刺俞傍五，足阳明及上傍三。刺痫惊脉五，针手太阴各五，刺经太阳五，刺手少阴经络傍者一，足阳明一，上踝五寸刺三针。

凡治消瘅、仆击[8]、偏枯[9]、痿厥、气满发逆，甘肥贵人，则高梁之疾也。隔塞闭绝，上下不通，则暴忧之病也。暴厥而聋，偏塞闭不通，内气暴薄也。不从内，外中风之病，故瘦留著也。跛，寒风湿之病也。

黄帝曰：黄疸、暴痛、癫狂、厥狂、久逆之所生也。五藏不平，六府闭塞之所生也。头痛耳鸣，九窍不利，肠胃之所生也。

注　释

1. 非其时则生，当其时则死　非其时，讲的是非五行相克之时；当其时，讲的是五行相克之时。把人放在天地四时中来认识，这是《内经》的基本点。人是天地中的人，人是四时中的人，人与天地四时是融为一体的。五脏与四时之间是有对应关系的——肝旺春，心旺夏，肺旺秋，肾旺冬，脾旺长夏。按照五行相克的哲理，旺于春者衰于秋，旺于夏者衰于冬。本篇此处所讲的非其时，即五行某一行的被克之时。张志聪："如值其生旺之时则生，当其胜克之时则死。"

2. 重实　一种内外俱实的病名。重者，重叠也。实者，实证也。实病症有二：发热与内脉象盛满。内外俱实，是谓重实。病因为热邪盛极所致。

3. 重虚　一种内外俱虚的病名。重者，重叠也。虚者，虚证也。病症有二：脉虚与气虚。内外俱虚，是谓重虚。病因为精气不足所致。

4. 肠澼　病名。故之肠澼，今之痢疾也。主要病症有二：便中有脓血；便中有白沫。赤血白沫，是痢疾的两大基本标志。病因为寒邪所致。吴崑："肠澼，滞下也，利而不利之谓。便血，赤痢也。"马莳："此言肠澼之属，有便血者，有下白沫者，有下脓血者，随证、随脉而可以决其死生也。"

5. 以藏期之　以，依照、依据也。藏，五脏也。期，时日也。以脏期之，即以五脏相克之时而定死期。《素问·阴阳别论》："凡持真脉之藏脉者，肝至悬绝，十八日死；心至悬绝，九日死；肺至悬绝，十二日死；肾至悬绝，七日死；脾至悬绝，四日死。"真脉，无胃气之脉。肝至悬绝，即肝脏志脉象胃气已绝。其他四脏类推。

6. 癫疾　此处作"癫痫"解。

7. 消瘅　病名。消，消耗。瘅，内热。消瘅即消渴病。吴崑："消瘅，消中而热，善饮善食。"

8. 仆击　一种突然发作疾病的病名，又称卒中风。病症为猝然发作，突然仆倒。病因为气满发逆所致。仆击之病与大厥之病相似，关于大厥之病因，《素问·调经论》是这样界定的："血之与气并走于上，则为大厥，厥则暴死，气复反则生，不反则死。"

9. 偏枯　病名。见本卷第三篇注释13。

题解

通者，总体也，普遍也，全面也。评者，议也，论也，述也。通评者，总体评论、全面评论也。

虚者，空虚也。本篇论虚，论的是与实症相对的亏虚之症。虚在本篇有内外之别，内指亏虚，外指邪气。实者，充实也。本篇论实，论的是与虚相对的邪盛之症。

本篇所论虚实，外论四时、寒热之虚实；内论五脏、经络、气血、脉象之虚实；别论成人、乳子之虚实。虚实之论之后，本篇接着论的是针刺之补泻。通评虚实之后是通治虚实，一个"通"字是本篇奥妙之所在。

《素问》第八十一篇论百病，虚实位于百病之中。虚可以决死生，实也可以决死生，《素问·玉机真藏论》中已有这样的观点，但是关于虚实之专论，本篇却是《内经》第一篇。

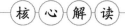

核 心 解 读

虚者，病也。实者，病也。虚实皆为病也。人生百病，有百病无百症，归根结底就是虚与实两种症。虚与实两种症，关乎寒热两种因。虚，关乎寒；实，关乎热。

虚实皆可以决死生。虚实之病如何判断，又如何治疗，这是本篇所关注的核心问题。

一、 虚实之定义

本篇出现虚实之定义。关于虚实的定义，出现在了黄帝与岐伯的问答之中。

黄帝问曰："何谓虚实？"岐伯对曰："邪气盛则实，精气夺则虚。"

邪气盛于正气为实，精气（正气）弱于邪气为虚。

二、 面对虚实定义的思考

在虚实两个定义面前，有必要批评一下西方中心论。

有些西方学者站在西方文化的立场上，用西方文化的标准来否定汉字。这些学者认为，汉字只有象形性，而没有理化性、逻辑性，所以汉字只能描述，只能写意，而不会下定义，做判断。

请看，在黄帝请教岐伯的问答中，是不是出现虚与实的定义？！前面何谓人、何谓天子的回答，是不是定义？实际上，《内经》中每一种疾病的定名，都是定义，都是判断。

　　汉字、汉语与西文、西语相较，形成于东西两半球，形成于两种思维方式之下，两者之间存在着明显的差异，但差异并不等于准确与错误。所以，绝对不应该以一方的标准去批判另一方。

　　文字不同，语言不同，事物处理的方法也不同。例如，同样是面粉，讲汉语、写汉字的人做成了馒头，讲西语、写西文的人做成了面包，馒头与面包虽然都是餐桌上的主食，但在制作工艺上、外部形状上以及味道上都存在着明显的差异。如果有人以面包的标准来批评馒头不是食品，这除了让人感到荒唐之外，还有什么呢？同理，如果西方文字专家以西文的标准来否定汉字，如果西方语言专家以西语的标准来否定汉语，如果西方哲学家以西方哲学的标准来说中国无哲学，如果以西方医生以西医的标准来批判中医不科学，批判来，否定去，中华民族还有什么呢？中华民族如果什么都不行，最早领先于世界的文明怎么会出现在中华大地上呢？最早领先于世界的中华文明，难道是西方恩赐给中华民族的吗？

　　东半球、西半球是天然形成的，东西方文化是天然形成的，两者之间的差异是天然形成的，差异并不等于差异的双方某一方正确，某一方错误。面包与馒头形成于两种标准之下，面包有面包的标准，馒头有馒头的标准，所以不能以面包的标准否定馒头。中医与西医形成于两种标准之下，西医有西医的标准，中医有中医的标准，所以不能以西医的标准否定中医。以西方标准来否定中华文化、中医文化的任何行为，均属于浅薄无知的行为。仅拿虚实定义而论，当《内经》中出现虚实定义之时，西方有几部经典有同等的论述呢？中西文字、中西语言、中西文化、中西医学各有所长，相互学习才是正道。

　　在现实生活中，真正可怕的并不是西方中心论，可怕的是中华民族本身丧失了文化自信心。大家知道，一百多年来的中华大地上，先是出现一种奇怪的主张：要振兴中华民族，必须废除汉字，必须抛弃中华文化，包括中医文化。后来又出现一种奇怪的判断标准：谈到中华民族的一切，会自动拿西方的标准来判断。例如，一谈到中医，会自动地拿西医的标准来判断，并且会随便下出"中医不科学"的结论。科学，曾被中国的学者称为"赛先生"。笔者这里的问题是：科学是人类唯一之学吗？赛先生是人类唯一的先生吗？赛先生创造了近代西方文明，可是，中华文明是赛先生之前、赛先生之外的文明呀！赛先生之前也有文明，这一事实是不是说明这样一条道理，即赛先生之前、赛先生之外的先生通过另一条路也可以创造文明。中华先贤在几千年前发现的经络，西方科学至今都不能做出合理的解释。这一事实是不是说明这样一条道理，即赛先生之上还有更高明的先生。

中华文明与西方文明不是在一种思维方式下产生的，这一点被爱因斯坦发现了。他在《西方科学的基础与中国古代的发明》（1953 年）写下了这样一段话：

"在我看来，中国贤哲没有走上这两步（编按：指希腊发明的形式逻辑和系统实验可能找出的因果关系），那是用不着惊奇的。令人惊奇的倒是这些发现'在中国'全都做出来了。"爱因斯坦指出，中国贤哲所走的路与西方的路并不是一条路，但是东方的路同样可以"做出"与西方相媲美的东西。必须说明的是，爱因斯坦赞扬的是中华先贤，而不是中华先贤的后世子孙。

中华先贤创造文明的"路"，后世子孙应不应该研究？中华先贤创造文明的思维方式，后世子孙应不应继承？特别善于提出新问题，特别善于解答新问题，特别善于发明创造，这是中华先贤的特色，也是中华元文化的特色。这三个"特别"被主张废除汉字的子孙们完全遗忘了。中华文化也有热爱者，可是热爱之后又怎么样了呢？口头热爱中华文化的子孙，往往只会在需要的时候宣扬一下祖先发明创造的实际成果：我们祖先"有这个，有那个"，至于"为什么有"背后的发明创造思维方式，有多少人认真研究过，追索过呢？再者，仅仅历数祖先有这个，有那个，够吗？能不能在歌颂祖先的同时反问一下自己："我有什么呢？"

不研究先贤善于提出新问题、善于解答问题的思维方式，不追索先贤善于创造的思维方式，后世子孙能在祖先的基础上继续前进吗？能够达到祖先那样的境界吗？能够超越祖先吗？引进别人的成果是必要的。但是，引进别人的成果，犹如从别人的瓜园里买瓜，犹如从别人的果园里买果，千万不要忘记，买来的只是瓜果，而不是会结瓜的瓜秧子与会结果的果树。等你吃完了这个瓜、那个果，别人的新瓜、新果又上市了。如此引进，引进到什么时候是个头？没有掌握别人的思维方式，只是一个劲儿地买、买、买，是不是永远只能跟在别人屁股后面而不会超越别人？如果找回祖先发明创造的思维方式，局面又会怎么样呢？子孙有没有可能在祖先所开辟的百花园、百果园中种出新的花，结出新的果?! 子孙有没有机会走在赛先生的前头?!

在《内经》面前，在虚实定义面前，思考如下几个问题也许是必要的：

其一，当时的世界上，有几部诸如此类的经典？

其二，当时的世界上，有哪个民族解答了何谓虚？何谓实？

其三，先贤达到了如此高度，子孙继承得如何？超越得又如何？

三、虚实四论

虚是病，实是病，虚与实都是病。虚与实之所以皆为病，就是因为两者均破坏了平衡之平。虚与实，是打破平衡状态的两个极端。虚。破坏了平衡；实，也破坏了平衡。

虚实关乎生死，所以本篇进行了虚实专论。本篇论虚实，共有以下四论：

（一）五脏之虚实

论五脏之虚实，岐伯仅以肺脏一脏为例说明了问题。《素问·六节藏象论》："肺者，气之本。"气虚者，肺脏之虚也。气逆（实）者，肺脏之逆也。气逆者，两足必寒。按照五行生克的哲理，病在四时之中，遇到相生的季节生，遇到相克的季节死。

肺脏为气之本，所以可以以气之虚实论之。其他四脏之本为何呢？这里有必要回顾一下《素问·六节藏象论》的五脏五本之论：心者，生之本；肺者，气之本；肾者，封藏之本；肝者，罢极之本；脾胃大肠小肠三焦膀胱者，仓廪之本。

心、肝、肾、脾其他四脏的虚实，可以参照肺脏的虚实情况类推。

（二）重虚与重实

何谓重实？何谓重虚？这是黄帝在明白何谓虚实之后，继续向岐伯请教的两个问题。岐伯告诉黄帝，身体大热，脉象大浮，谓之重实。气虚，寸、尺脉虚，谓之重虚。

本篇重虚重实之重，非重量之重，乃重叠之重、重复之重也。在数字中，奇数九为阳数，所以，九月初九为重阳节。怀孕的妇女，里面还有一个身子，所以称之为重身。理解本篇的重实重虚，千万不要理解到病之轻重程度上。

（三）经络之虚实

经络之虚实，谈的是经脉、络脉两脉之虚实。这一问题，仍然是黄帝继续探索的问题。经络之虚实，黄帝分三种情况向岐伯请教：一是经络全实，症状如何？二是络气不足，经气有余，症状如何？三是经虚络满，症状如何？岐伯详细地进行了解释：经络全实，症状为寸口脉急而尺肤脉缓。络气不足，经气有余，症状为寸口脉有热象而尺肤脉寒。经虚络满，症状为尺肤脉热满而寸口脉寒涩。

还有三种疾病，黄帝将病与后果结合在一起请教岐伯：寒气暴上，脉满而实，后果如何？脉实满，手足寒，头热，后果如何？身形浮肿，后果又何如？

岐伯一一进行了解释：寒气暴上、脉满而实者，后果有两种：脉气盛满充实而滑利者为顺，脉气盛满充实而涩滞者为逆；顺者生，逆者死。

脉实满，手足寒，头热，后果有两种：病发春秋时则生，病发冬夏时则死。脉浮而涩滞，脉涩而身又发热者，亦死。

身形浮肿，后果有两种：身形浮肿，脉急大且坚，而尺脉却涩滞，如此两种脉象者，从则生，逆则死。手足温暖为从，手足冷寒为逆。

（四）乳子之虚实

本篇的乳子，后世有两种注释：一解释为吃奶的幼儿，一解释为喂奶的产妇。两种不同的解释，关键在于对一个"乳"字的不同理解。《说文解字》："乳，人及鸟生子曰乳，兽曰产。"幼小的，初生的，习惯上一般称为"乳"，如乳虎、乳燕、乳猪……按照《说文解字》的解释与习惯上的说法，笔者赞同把本篇中的"乳子"解释为吃奶的幼儿。

黄帝研究虚实，研究到了幼儿这里。在幼儿这里，黄帝连续提出了两个问题：一是乳子发热，脉象悬小，后果如何？一是乳子因中风而发热，张口抬肩，喘息有声，脉象如何？这两个问题，一个有病症，同时也有病脉；一个是有病症，而无脉象。岐伯针对这两个问题做出了详细的解答：乳子发热，脉象悬小者，手足温则生，手足寒则死。乳子因中风而发热，张口抬肩，喘息有声者，脉象实大，脉动缓慢则生，脉动急数则死。

虚实之病，一种病因，种种疾病。黄帝与岐伯从虚实出发，认识与讨论了一种病因所造成的种种疾病，讨论中涉及疾病的分类，程度深浅的辨别，病症的区分，与四时关系的联系，所有这些对后人有什么启示呢？虚实专论，在文字之内。研究问题的思路，在文字之外。后人在研读《内经》之时，能否既留心书内的理论，同时也留心书外研究问题、追索问题、分析问题的思路呢？

研究虚实之病，为的是治愈虚实之病。虚则补之，实则泻之，这是治疗虚实的大原则。月圆泻之，月缺补之，这是治疗虚实的小原则。针刺，砭石，汤液醪醴，这是治疗虚实的具体方法。

四、　本篇出现的三个问题

（一）明显的问题：有问无答

"形度，骨度，脉度，筋度，何以知其度也？"这里的"四度"之问，是黄帝之问。有黄帝之问，必有岐伯之答，这是《素问》的基本形式。但在本篇，只有黄帝之问，却无岐伯之答，这显然不符合《素问》的基本形式。何以至此，原因可能有二：一是"这一问"属于衍文；二是"这一问"的答案在流传过程中遗失了。明显的问题，体现在此处。

（二）不明显的问题之一：零乱

本篇在乳子中风之后，出现十几种疾病的病名，如痈疽、霍乱、惊风、肠澼、癫痫、消瘅、仆击、偏枯、痿厥、黄疸、暴厥、癫狂、蹠跛、头痛，这些病名的出现，实在是伟大的贡献。之所以说伟大，是因为这些定名一具有空前性，二具有无限延续性。《内经》的基础性哲理，例如阴阳五行，在《易经》《尚书》《周礼》《礼记》《管子》《吕氏春秋》中都可以看到，但是这些病名，只能在《内经》中才能看到，空前性体现于此。从《内经》到现在，两千多年过去了，霍乱、惊风、癫痫、黄疸这些病名今天仍然在沿用，无限延续性则体现于此。但是，必须指出的是，这些病名与本篇所论的虚实之间没有建立起明确的对应关系，这是一。第二，本篇开篇处的病与脉象之间均建立起了联系，而这后面所论的十几种病，有的与脉象建立起了联系，有的则没有建立起联系，这就给人以零乱之感。第三，论针刺治疗，只有原则之论，没有具体之论，如刺何经与刺何穴。

（三）不明显的问题之二：有呼无应

"物有本末，事有终始，知所先后，则近道矣。"（《礼记·大学》）孔夫子告诉人们，一重视本末对应，二重视终始对应，这是中华先贤的特色，也是中华元文化的特色。相互对应的特色，是从一阴一阳的阴阳两爻开始的。阴阳对应的原则演化成了文字中的平仄对偶。讲究平仄，讲究对偶，讲究对应，这是中华先贤的文风，这一文风在早期的文章诗词中处处都可以看到。《内经》是中医的元典，应该充分体现这一文风。实际上，《内经》在开篇处，确实体现出了研究问题有始有终、文法上前后呼应的文风，即使在《内经》本篇开篇处也体现出了这一文风，可是在本篇后面一系列的病名后面一缺乏病因，二缺乏相应的脉象，三缺乏明确的治疗方法，与其他章节相较显出了零乱，与本篇开篇处相较也显出了零乱。零乱，应该不是黄帝、岐伯造成的，很可能是流传过程中造成的。

太
阴
阳
明
论
篇
第
二
十
九

原　文

　　黄帝问曰：太阴阳明为表里，脾胃脉也，生病而异者何也？岐伯对曰：阴阳异位，更虚更实，更逆更从，或从内，或从外，所从不同，故病异名也。帝曰：愿闻其异状也。岐伯曰：阳者，天气也，主外；阴者，地气也，主内。故阳道实，阴道虚。故犯贼风虚邪者，阳受之；食饮不节，起居不时者，阴受之。阳受之则入六府，阴受之则入五藏。入六府则身热不时卧，上为喘呼；入五藏则䐜满闭塞，下为飧泄，久为肠澼。故喉主天气，咽主地气。故阳受风气，阴受湿气。故阴气从足上行至头，而下行循臂至指端；阳气从手上行至头，而下行至足。故曰阳病者上行极而下，阴病者下行极而上。故伤于风者，上先受之；伤于湿者，下先受之。

　　帝曰：脾病而四肢不用何也？岐伯曰：四肢皆禀气于胃，而不得至经，必因于脾，乃得禀也。今脾病不能为胃行其津液，四肢不得禀水谷气，气日以衰，脉道不利，筋骨肌肉，皆无气以生，故不用焉。

　　帝曰：脾不主时何也？岐伯曰：脾者土也，治中央，常以四时长四藏，各十八日寄治，不得独主于时也。脾藏者，常著胃土之精也，土者，生万物而法天地，故上下至头足，不得主时也。

　　帝曰：脾与肾以膜相连耳，而能为之行其津液何也？岐伯曰：足太阴者，三阴也，其脉贯胃，属脾，络嗌，故太阴为之行气于三阴。阳明者表也，五藏六府之海也，亦为之行气于三阳。藏府各因其经而受气于阳明，故为胃行其津液。四肢不得禀水谷气，日以益衰，阴道不利，筋骨肌肉，无气以生，故不用焉。

太阴者，手足太阴之统称也。阳明者，手足阳明之统称也。本篇所论的太阴，足太阴脾经也。本篇所论的阳明，足阳明胃经也。太阴阳明两经是什么关系？答曰：表里关系。

《素问·金匮真言论》告诉人们，脾主中央，统帅四方。《素问·平人气象论》告诉人们，人以水谷为本，四季皆以胃气为本。"中央"这个双音词与"本"这个单音词，说明了脾胃在人体中的重要性。论脾胃之重要性，之前与之后的篇章里，都是单而论之，独而论之；论脾胃之重要性，本篇是总而论之，统而论之，合而论之。

《素问》的脾胃合二而一的专论，本篇是第一篇。脾健胃和则人体康健，伤及脾胃则百病丛生，脾败胃坏则临近死期，所以脏腑的专论以脾胃为先。

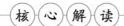

脾胃两经的专论，其核心问题是自然脾胃两经。在大自然中，凡是有生命力的核都会发出一个个新芽；在经典之中，核心问题会演化出一个个具体问题。脾胃的表里意义为何？脾胃虚实与疾病之间的对应关系为何？脾胃与天地的对应关系为何？脾与四肢的对应关系为何？脾对胃的作用为何？这些问题，均是围绕本篇的核心所展开的问题，换言之，也正是这些问题阐明了本篇的核心。

一、 脾胃两经与天地的相互联系

脾胃两经在人体之内，用肉眼谁也看不见，天地、天地之气在人体之外，用肉眼谁都能看得见？谁也看不见与谁都能看得见的两者之间有联系吗？有！有什么样的联系呢？请看黄帝与岐伯下面的对话。

（一） 一个基础性的问答

本篇的基本形式，仍然是黄帝与岐伯一问一答。黄帝的第一个问题是一个基础性问题：既然脾胃所属的太阴、阳明两经是表里关系，但是两者所生疾病的病名又不同，是什么道理呢？岐伯的回答是：太阴、阳明两经的阴阳属性不同，足太阴脾经属于阴经，足阳明胃经属于阳经，两经有这样几个不同之处：一是位置不同，二是循行路线不同，三是四时的顺逆虚实不同，四是或内或外的病因不同，所以两者所生疾病的病名不同。

（二）脾胃两经与天地的相互联系

上面这个基础性的问答之后，在黄帝的继续追问与岐伯的继续回答中，清晰地回答了脾胃两经与天地、天地之气之间的联系问题。岐伯告诉黄帝，通过阴阳这座桥梁，一可以在天地与人体之间建立起联系，二可以在脾胃两经与天地、天地之气之间建立起联系。

天地分阴分阳，人体亦分阴分阳。人体中的阳对应的是天，人体的阳气对应的是天气；人体中的阴对应的是地，人体的阴气对应的是地气。阳主外，阴主内。足阳明胃经属于阳，对应的是天与天气；足太阴脾经属阴，对应的是地与地气。天体与人体之间如此建立起了联系。

天地之间的贼风邪气入侵人体，首先受侵害的是人体之阳，如人体的外表，经络中的阳经。具体到脾胃两经，受侵害的首先是足阳明胃经。阳经通于六腑，阴经通于五脏。阳经受邪，传入阴经；六腑受邪，传入五脏；阴气进入人体的流动路线是由下而上，具体由足至头，再下行经手臂至手指。阳气进入人体的流动路线是由下而上再转下，具体是由手至头，再下行至足。邪气在人体之中就是如此流通的。就上下而论，外部邪风侵入人体先侵入上部，外部湿气侵入人体先侵入下部。另外，喉通于天气，咽通于地气。天气与阴阳两经、天气与脏腑之间如此建立起了联系。

阳经（胃经）受邪，身体会发热，不能安卧，气逆发喘；阴经（脾经）受邪，脘腹会胀满闭塞，会大便泄泻，乃至于痢疾。天气与疾病之间如此建立起了联系。

（三）脾与四时的联系

《素问·藏气法时论》告诉人们，五脏之中的四脏肝、心、肺、肾分别主春夏秋冬四时，肝主春，心主夏，肺主秋，肾主冬。唯独脾脏主的是长夏，即夏季中的最后十八天。为什么脾不主一时而主长夏？《素问·藏气法时论》并没有给出答案，答案在本篇出现。

本篇的黄帝问，为什么脾脏没有主四时中的一时？岐伯的回答是，脾五行属土，土的位置位于五行的中央，中央与四方四时均有联系，主每个季节中的最后十八天，但是并不单独主一时。岐伯此处还用了一个比喻来说明问题。岐伯说，自然界的土是生养万物的，人体中的脾是运输营养到全身的。自然界的土不专于一时，不专于一物；五脏中的脾同样不专于一时，不专于身体的局部。

身体内部的、肉眼看不见的脾胃两经与天地四时的联系，在岐伯的解释中，一步步清晰地、合理地展现了出来。

（四）脾胃与身体内部的相互联系

1. 脾与胃　脾胃是通过什么联系的？本篇告诉人们，是通过一膜相互联系的。

2. 脾主运化　脾对于胃的贡献是什么？本篇告诉人们，经胃消化之后产生的水谷精气，是由脾运化到全身各个部位的。

脾主运化，那么，是如何运化的呢？阴阳相互贯通，这是由《易经》所开创、由《内经》所延续的哲理，运化就是通过相通相贯的阴阳两经进行的。本篇告诉人们，足太阴脾经，属三阴之一。阴经与阳经贯通，足太阴脾经通于足阳明胃经，且上络于咽喉，所以能把水谷精气运化到属阴的各脏。足阳明胃经既是脾经之表，又是五脏六腑之海，所以能把水谷精气运化到属阳的各腑。太阴在里行气于三阴。阳明在表行气于三阳，太阴阳明通过三阴三阳把水谷之精气输送到了包括头发、脚趾在内的各个部位。

3. 脾主四肢　五脏各有所主。《素问·宣明五气》告诉人们，脾主肉。本篇又告诉人们，脾主四肢。如果脾脏生病，四肢就会随之生病，不能像平常那样正常活动。脾主四肢，四肢活动的正常反映出脾脏健康。脾主四肢，四肢活动的非常反映出脾脏出现问题。这样清楚明白的哲理，平常人都能记住。《素问·至真要大论》："土湿受邪，脾病生焉。"这条哲理告诉人们，湿气伤脾，一旦四肢乏困无力，祛脾湿就可以恢复四肢的活力。这样清楚明白的哲理，平常人都能运用。在西医的理论中，没有解答四肢与脾脏的联系问题。

人体是一个活体。脏可分，腑可分，脾胃两脉可分，但是分工不分家，人体内部的脏是相互联系的，腑、经脉是相互联系的。在岐伯的解释中，脾胃的如何联系，一步步清晰地展现在了人们的面前。在岐伯的解释中，水谷精气的如何输送，一步步合理地展现在了人们的面前。西医研究脾胃，脾胃是两个个体；中医研究脾胃，脾胃既是两个个体又是一个整体。希望读者记住这一差别。

二、 洛书之理： 土居

本篇的哲理基础在洛书。

土居中央，运枢四方，如此哲理出于洛书。

洛书表达的是十月太阳历。十月太阳历分五季，五季称五行。五行之名为金木水火土。

五行对应空间五方：木对应东方，火对应南方，金对应西方，水对应北方，土对应中央。

五行每一行时间长度为七十二天。土之外四行的时间，分布于东西南北四方且有连续性。唯独土一行的七十二天，分布在四隅，一隅十八天。时间的连续性是不会隔断的。将四个十八天分别安排在四隅，是人文的安排。

十月太阳历改革为十二月太阳历，四时取代五行。但是，时空对应五方结构仍然保留在四时之中。于是出现长夏（夏季最后的十八天），实际上还有长春、长秋、长冬个表达春、秋、冬三个季节的最后十八天。

土居中央，运枢四方，如此哲理形成于洛书，延续于河图，运用于《内经》。

五脏中的脾脏，五行属土，所以脾居中央，运枢四时四方。

阳明脉解篇第三十

黄帝问曰：足阳明之脉病，恶人与火，闻木音则惕然而惊，钟鼓不为动，闻木音而惊何也？愿闻其故。岐伯对曰：阳明者胃脉也，胃者土也，故闻木音而惊者，土恶木也。帝曰：善。其恶火何也？岐伯曰：阳明主肉，其脉血气盛，邪客之则热，热甚则恶火。帝曰：其恶人何也？岐伯曰：阳明厥则喘而惋，惋则恶人。

帝曰：或喘而死者，或喘而生者，何也？岐伯曰：厥逆连藏则死，连经则生。帝曰：善。病甚则弃衣而走，登高而歌，或至不食数日，逾垣[1]上屋，所上之处，皆非其素所能也，病反能者何也？岐伯曰：四肢者诸阳之本也，阳盛则四肢实，实则能登高也。帝曰：其弃衣而走者何也？岐伯曰：热盛于身，故弃衣欲走也。帝曰：其妄言骂詈[2]不避亲疏而歌者何也？岐伯曰：阳盛则使人妄言骂詈不避亲疏而不欲食，不欲食故妄走也。

1. 逾垣（yuán）　超越。垣，墙也。逾垣，即越墙而过。
2. 骂詈　两个单音词，皆指骂人。韵会云：正斥曰骂，傍及曰詈。

题　解

阳明脉，手足阳明脉之统称也。本篇指出：阳明者，胃脉也。阳明脉，

《灵枢·经脉》分出了明细，手阳明为大肠脉，足阳明为胃脉。本篇所论的阳明脉，是足阳明胃脉。

解者，解释也。"阳明脉解"解释什么？解释足阳明胃脉与几种奇怪之病的源流关系。

前一篇《太阴阳明论》是《素问》中第一篇脾胃两脉一体而论的专论，本篇是《素问》中第一篇胃脉的专论。

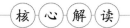

核 心 解 读

既然是足阳明胃脉的专论，其核心问题当然是与胃脉相关的种种内容。一个核心问题，几种奇怪之病，构成了本篇的全部内容。

一、　足阳明胃脉与三种怪病

本篇的黄帝、岐伯论病，所论的全部是前所未有的奇怪之病。奇怪之病的根源在何处？在足阳明胃脉之处。

第一种怪病。足阳明胃脉会引起一种"三怕一不怕"的疾病。怕见人，怕见火，怕听见木头声，唯独不怕钟鼓之声，原因何在呢？这是本篇黄帝所问的第一个问题，也是第一种怪病。

岐伯先用五行生克的哲理，回答了为什么患者害怕听见木头声的问题。胃五行属土。五行相克的哲理之中，有木克土一克。土畏于木，所以胃病患者害怕听到木头声。

为什么患者怕见火？岐伯的回答是：阳明脉属阳，阳脉受邪本身就发热，热病再见火，自然会产生厌恶之情。

为什么患者怕见人？岐伯的回答是：足阳明发病会引起经气上逆，经气上逆会引起心中烦闷，心中烦闷自然会不喜欢见人。

第二种怪病。阳明脉病重者，会脱掉衣服乱跑，会登高歌唱，或数日不吃东西，却还能窜房越脊，登上平时根本登不上的高度，原因何在？这是本篇黄帝所问的第二个问题，也是第二种怪病。

岐伯按照阴阳之哲理一一进行了回答。岐伯说，四肢是阳气之根本，阳气盛则四肢充实，四肢充实则善于攀登高处。同理，阳气盛则身体难以着衣。之所以四处乱跑，原因还是由于阳气亢盛。

第三种怪病。胡言乱语骂人，不避远近亲疏，而且还会纵情高歌，原因何在？这是本篇黄帝所问的第三个问题，也是第三种怪病。

岐伯仍然按照阳气亢盛的原因回答了黄帝的提问。阳气亢盛，则神志失常。一旦神志失常，自然会产生胡言乱语、骂人不避亲疏这些反常行为。

二、 面对先贤成果的思考

读书之后的思考是必要的。只读书而不思考，其结果是人为书用。只读书而不思考，人脑子不过是盛书的大口袋。读书之后勤以思考，在思考的基础上提出"是这样，可为什么这样，今后又应该怎样"的问题，那么，这样读书的结果是书为人用。读书之后勤以思考，古今中外的书在今天就会发挥出新的作用。

此时此地，面对本篇应思考些什么呢？笔者提出下面几个问题，希望能起到抛砖引玉的作用。

第一，几千年前，书中的黄帝与岐伯，已经发现并认识了几种奇怪之病与足阳明胃经之间的源流关系。他们研究问题、发现问题的方法是什么呢？

第二，先贤研究问题、发现问题的方法在今天还有没有用呢？如果有用，应该怎样用呢？

第三，《素问·阳明脉解》只是解释了阳明脉这一条脉与几种怪病的源流关系。可是，人体之中的经脉不止是阳明脉这一条，阳明脉之外的经脉还有十一条，这十一条脉与哪些疾病有联系呢？后人能否在先贤的基础上做出新解呢？

热论篇第三十一

（原）（文）

黄帝问曰：今夫热病者，皆伤寒之类也，或愈或死，其死皆以六七日之间，其愈皆以十日以上者，何也？不知其解，愿闻其故。岐伯对曰：巨阳者，诸阳之属也，其脉连于风府，故为诸阳主气也。人之伤于寒也，则为病热，热虽甚不死；其两感于寒而病者，必不免于死。

帝曰：愿闻其状。岐伯曰：伤寒一日[1]，巨阳受之，故头项痛，腰脊强。二日阳明受之，阳明主肉，其脉侠鼻，络于目，故身热[2]目疼而鼻干，不得卧[3]也。三日少阳受之，少阳主胆，其脉循胁络于耳，故胸胁痛而耳聋。三阳经络，皆受其病，而未入于藏者，故可汗而已。四日太阴受之，太阴脉布胃中，络于嗌，故腹满而嗌干。五日少阴受之，少阴脉贯肾，络于肺，系舌本，故口燥舌干而渴。六日厥阴受之，厥阴脉循阴器而络于肝，故烦满而囊缩。三阴三阳，五藏六府皆受病，荣卫不行，五藏不通，则死矣。

其不两感于寒者，七日巨阳病衰，头痛少愈；八日阳明病衰，身热少愈；九日少阳病衰，耳聋微闻；十日太阴病衰，腹减如故，则思饮食；十一日少阴病衰，渴止不满，舌干已而嚏；十二日厥阴病衰，囊纵，少腹微下，大气皆去，病日已矣。帝曰：治之奈何？岐伯曰：治之各通其藏脉，病日衰已矣。其未满三日者，可汗而已；其满三日者，可泄而已。

帝曰：热病已愈，时有所遗者，何也？岐伯曰：诸遗者，热甚而强食之，故有所遗也。若此者，皆病已衰而热有所藏，因其谷气相薄，两热相合，故有所遗也。帝曰：善。治遗奈何？岐伯曰：视其虚实，调其逆从，可使必已矣。帝曰：病热当何禁之？岐伯曰：病热少愈，食肉则复，多食则遗，此其禁也。

帝曰：其病两感于寒者，其脉应与其病形何如？岐伯曰：两感于寒者，病一日则巨阳与少阴俱病，则头痛口干而烦满；二日则阳明与太阴俱病，则腹满身热，不欲食谵言，三日则少阳与厥阴俱病，则耳聋囊缩而厥，水浆不入，不知人，六日死。帝曰：五藏已伤，六府不通，荣卫不行，如是之后，三日乃死，何也？岐伯曰：阳明者，十二经脉之长也，其血气盛，故不知人，三日其气乃尽，故死矣。

凡病伤寒而成温[4]者，先夏至日者为病温，后夏至日者为病暑。暑当与汗皆出，勿止。

注　释

1. 一日　本篇所讲的一日，并非时日的定量——某年某月中的某一天，而是疾病的传递变化的次第。伤寒之病，可以在阴阳之经络中相互传递，一日传递到某处，二日传递到某处，三日传递到某处……高世栻："一日受，二日受，乃循次言之，非一定不移之日期也。"

2. 身热　伤寒传递于阳明经的一种特征。张介宾："伤寒多发热，而独此云身热者，盖阳明主肌肉，身热尤甚也。"

3. 不得卧　伤寒传递于阳明经的另一种特征。邪在阳明，胃气阻滞不和，故不得安卧。《素问·逆调论》："阳阴逆，不得从其道，故不得卧也。《下经》：胃不和则卧不安。"

4. 温　由伤寒引起的温热病。温病发病于夏至之前为瘟病，发病于夏至之后为暑病。

题　解

能够使温度升高的"能"，现代物理学称之为热。《内经》论热，论的不是现代物理学中的"热能"，而是人体之外的病因与人体之内的疾病。

《素问》中的热有双重含义：一是指外热，如炎热的气候，《素问·阴阳应象大论》"南方生热"；一是指内热，《素问·阴阳应象大论》"阳胜则身热"。身体发热，就是内热。

本篇所专论的"热"，涉及发热之病的概念、成因、症状、治疗、饮食等方方面面。热之专论，本篇是《素问》第一篇。

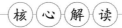

热，就是本篇的核心。体外之热有几种？体内之热又如何热，如何传？热病如何定名？热病有几种治法？热病患者饮食应该如何？一种热病，几种不同的病因，两种不同的治疗方法，构成本篇的基本内容。

一、热病即伤寒

"今夫热病者，皆伤寒之类也。"伤寒，一个崭新的病名出现在本篇，出现在本篇的第一句话中。

《内经》在本篇第一次公布伤寒之病名。"之类"一词告诉人们，伤寒并不是一种病而是一类病。是多种外感疾病的总称。

《内经》只有"伤寒之类"之说，却没有"伤寒之类"的具体。《难经》公布"伤寒之类"的具体内容。《难经·五十八难》："伤寒有五，有中风，有伤寒，有湿温，有热病，有瘟病，其所苦各不同。"《难经》告诉人们，中风、伤寒、湿温、热病、瘟病这五种疾病可以统称为伤寒。

汉张仲景作《伤寒论》，把感受寒邪的太阳表证称为伤寒。《伤寒论·辨太阳病脉症并治》："太阳病，或已发热，或未发热，必恶寒，体痛，偶逆，脉阴阳俱紧者，名曰伤寒。"

伤寒之病名，从《内经》开始一直延续到今天，毫无疑问，这一病名还要延续到明天。一个能够延续几千年生命力的病名，能够给后人一个什么样的启示呢？这是否说明《内经》具有常青的意义?!

二、中医对伤寒病的研究

（一）病名·病因·病位

1. 病名　外感发热之病总名伤寒。伤寒，这就是本篇所出现的病名。

2. 病因　有其病，必有其因。伤寒之因为何？发热的伤寒病其因恰恰是由寒引起的疾病，如本篇所界定的那样："人之伤于寒也，则为病热。"外寒生内热，热病之因恰恰是因于寒，这是需要牢牢记住的一条重要哲理。

3. 病位　人体哪个部位遭受寒邪才会引起发热呢？本篇的答案是，巨阳脉遭受寒邪会引起发热。巨阳脉即太阳脉。《素问·五藏生成》第一次称太阳为巨阳，本篇第二次以巨阳言太阳。太阳脉有手足之分：手太阳小肠脉，足太阳膀胱脉。本篇指出："巨阳者，诸阳之属也，其脉连于风府，故为诸阳主气也。"巨阳即太阳。所谓"诸阳之属"，即六条阳经皆属于太阳。换言之，太阳脉为诸阳脉之统领。太阳脉在人体中络于巅背之风府，统领一身之阳气，所以太阳脉一旦遭受寒邪，就会发生热病。

（二）病症与生死

1. 病症　伤寒病的症状异常丰富，丰富而复杂的症状表现在发病之后的不同时间段：

第一天的症状为头痛，后项痛，腰部和脊背强硬不舒。

第二天的症状为身体发热，眼睛疼痛，鼻孔干燥，不能安睡。

第三天的症状为胸痛、胁痛、耳聋。

第四天的症状为腹部胀满，咽嗌干燥。

第五天的症状为口舌干燥，口渴。

第六天的症状为烦闷，阴囊上缩。

第七天病邪开始衰退，头痛稍微减轻。

第八天身体发热稍微减轻。

第九天耳朵稍微能听到声音。

第十天腹胀逐渐减轻，甚至恢复到原状。

第十一天口不渴了，舌也不干了，会出现打喷嚏。

第十二天阴囊会弛纵，少腹也微微松弛；邪气完全除去，疾病便一天天好转。

2. 生死　伤寒关乎生死，可同样是伤寒患者，为什么有人生，有人死？为什么死在六七天之间，愈在十天以上？

原则性的答案是：寒邪入表，发热虽重但不会死亡。寒邪入表入里，就有死亡的可能。

具体的答案是：伤寒病第一天，病在太阳脉，从第一天到第二天，从第二天到第三天，病是在三阳经之间相传的，具体相传的路线是：太阳脉—阳明脉—少阳脉，病在三阳脉时，并未传入五脏，所以此时用发汗的方法就可以将病治愈。

伤寒病第四天，病开始在阴阳经脉中转换，具体是：少阳脉—太阴脉—少阴脉—厥阴脉，病由三阳传入三阴脉时，病亦传入五脏六腑，营卫气血不能流行，五脏的精气不能通畅，所以病不易治愈，死亡的危险就出现。

伤寒病到第七天，病势已由盛变衰，具体的衰退路线是：太阳脉—阳明脉—少阳脉—太阴脉—少阴脉—厥阴脉。病衰于厥阴脉时，外邪在三阴三阳脉中已成强弩之末，病就开始痊愈。

伤寒病之生死，总结起来看可以得出的基本结论是：如果仅仅三阳受邪，病可愈，人可生。如果三阳三阴均受邪，病难愈，人近死。

（三）治疗伤寒的汗、下两法

伤寒病是可以治愈的。

治疗伤寒病的关键，在于把握时间。岐伯告诉黄帝，病在三天之内的，治疗的方法是汗法；病超过三天的，治疗的方法是泻法。

寒邪侵入，前三天发汗，后三天泻下，这是治疗伤寒病的两种妙法。汗泻两法，是为医者应该牢记的两种方法。

（四）伤寒与饮食禁忌

伤寒病在病愈后，为什么有的患者还会有余热？这是黄帝继续探询的问题。

岐伯告诉黄帝，之所以有的患者病愈之后还有余热，这与饮食有关。岐伯指出，病愈之时，体内本身还有余热，如果患者此时勉强进食，食物因不能消化而继续生热，体内余热加上食物生热，两热相加，这就会形成余热缠绵的症状。

岐伯指出，伤寒病患者在发热稍退之时，一不能饮食过量，二不能吃难以消化的肉类食物。饮食禁忌，是伤寒病患者一定要谨记的。

外部寒邪可以引起发热，饮食过度与饮食不周也可以引起发热；外邪之热热在病之初，饮食之热热在病之尾。为医者应该清楚这一点。

三、 西医对伤寒的研究

（一）病因

伤寒的病因，西医认为是由于病菌引起的。《简明不列颠百科全书》"伤寒"条："伤寒沙门菌引起的人类急性传染病，通过食物及水传播。"

（二）症状

关于伤寒的症状，西医与中医一样，异常丰富的症状也是按照时间段划分的。《简明不列颠百科全书》"伤寒"条："病原体……进入血流，致败血症及全身感染。经过 10~14 天潜伏期后出现头痛、疲乏、全身痛、发热、烦躁不安、失眠、食欲不振、鼻衄、咳嗽、腹泻或便秘。体温渐升，7~10 天后达 39.4 ℃~40 ℃，持续 10~14 天，仅每日清晨稍降，第四周起体温渐降，每日波动幅度增大，最后降至正常。"

（三）传播

伤寒病是可以传染的。

伤寒病传染的途径有许多种：公用水，食物，牛奶，蔬菜，人。人本身也是伤寒沙门菌的传播者，《简明不列颠百科全书》专门介绍一个伤寒沙门菌的传播者"伤寒玛丽"。美国纽约居住了一位名叫玛丽的妇女，她自己对伤寒沙门菌是免疫的，但是她直接传播了 51 例伤寒。

（四）治疗

《简明不列颠百科全书》介绍，为治疗伤寒病，在 20 世纪初期，西方制造出伤寒沙门菌苗。

20 世纪之前的伤寒病如何治疗，公元前的伤寒病如何治疗，《简明不列颠百科全书》没有介绍。

四、 伤寒病病因问题上的中西差异

同样是伤寒病，中西医在认识上是有差别的。主要的差别有二：

一是病因认识上的差异。同样的伤寒病，中西医对病因的认识是有差异的。伤寒病的病因，中医认为是外部寒气所致，西医则认为是病菌所致。

二是研究伤寒病时间上的差异。伤寒，是《内经》研究的主要疾病之一，这说明中华先贤在公元前就开始这类疾病的研究。

西方对伤寒的研究最早起于何时，《简明不列颠百科全书》也没有明确交代。

总之，关于伤寒病的研究，中华先贤肯定是走在世界前列。

这里必须申明的一点是：先贤的成果应该是先贤的骄傲，子孙的骄傲应该在子孙的成果上；如果子孙没有像先贤那样的成果，或者没有超越先贤的成果，就不应该老是拿着祖先的成果炫耀。

刺
热
篇
第
三
十
二

原　文

　　肝热病者，小便先黄，腹痛多卧，身热，热争则狂言及惊，胁满痛，手足躁，不得安卧，庚辛甚，甲乙大汗[1]，气逆则庚辛死[2]，刺足厥阴少阳，其逆则头痛员员，脉引冲头也。

　　心热病者，先不乐，数日乃热，热争则卒心痛[3]，烦闷善呕，头痛面赤，无汗。壬癸甚，丙丁大汗。气逆则壬癸死，刺手少阴太阳。

　　脾热病者，先头重、颊痛、烦心、颜青、欲呕、身热，热争则腰痛，不可用俯仰，腹满泄，两颔痛，甲乙甚，戊己大汗，气逆则甲乙死，刺足太阴阳明。

　　肺热病者，先淅然厥，起毫毛，恶风寒，舌上黄身热。热争则喘咳，痛走胸膺背，不得大息，头痛不堪，汗出而寒，丙丁甚，庚辛大汗，气逆则丙丁死，刺手太阴阳明，出血如大豆，立已。

　　肾热病者，先腰痛胻酸，苦渴数饮身热，热争则项痛而强，胻寒且酸，足下热，不欲言，其逆则项痛，员员澹澹然，戊己甚，壬癸大汗，气逆则戊己死，刺足少阴太阳，诸汗者，至其所胜日汗出也。

　　肝热病者左颊先赤，心热病者颜先赤，脾热病者鼻先赤，肺热病者右颊先赤，肾热病颐先赤，病虽未发，见赤色者刺之，名曰治未病。热病从部所起者，至期而已；其刺之反者，三周而已；重逆则死。诸当汗者，至其所胜日，汗大出也。

　　诸治热病，以饮之寒水乃刺之，必寒应之，居止寒处，身寒而止也。

热病先胸胁痛，手足躁，刺足少阳，补足太阴，病甚者为五十九刺。热病始手臂病者，刺手阳明太阴而汗出止。热病始于头首者，刺项太阳而汗出止。热病先身重骨痛、耳聋、好瞑、刺足少阴，病甚为五十九刺。热病先眩冒而热，胸胁满，刺足少阴少阳。

太阳之脉，色荣颧骨，热病也，荣未交，曰今且得汗，待时而已。与厥阴脉争见者，死期不过三日，其热病内连肾，少阳之脉色也。少阳之脉，色荣颊前，热病也，荣未交，曰今且得汗，待时而已，与少阴脉争见者，死期不过三日。

热病气穴：三椎下间主胸中热，四椎下间主膈中热，五椎下间主肝热，六椎下间主脾热，七椎下间主肾热，荣在骶也。项上三椎，陷者中也。颊下逆颧为大瘕[4]，下牙车为腹满，颧后为胁痛，颊上者膈上也。

1. 庚辛甚，甲乙大汗　此句所讲的是五行相克之哲理。肝属木，庚辛属金，金能克木，故肝病逢庚辛日则加重。甲乙属木，为肝旺之日，肝病逢甲乙日则气旺，正能胜邪，故可大汗出而热退。按照五行生克之理，可以推测疾病在时间上的轻重转换。其余四脏，依此类推。

2. 气逆则庚辛死　气逆，此处指肝气之逆乱。肝气逆乱，再遇上庚辛日，就有死亡之危险。庚辛五行属金，金克木，肝五行属木，所以肝病忌讳庚辛日。

3. 卒心痛　卒，同"猝"。卒心痛，即突然发作的心痛病。伴随的病症还有胸胁支满。其病因为外邪中于足少阴经。关于卒心痛的病因、病症以及治疗方法，《素问·缪刺论》的详细论述如下："邪客于足少阴之络，令人卒心痛暴胀，胸胁支满，无积者，刺然骨之前出血，如食顷而已。"

4. 大瘕（jiǎ）　属于痢疾的一种。病症有二：腹泻里急后重；茎中痛。病因为热邪入内所致。

刺者，针刺也。《说文解字》："刺，直伤也。"《素问·八正神明论》：

"凡刺之法，必候日月星辰，四时八正之气，气定乃刺之。"《内经》一讲中药汤液醪醴，二讲针刺，在中医文化中，针刺与用药是并列并重的两种方法。

热者，热病也。本篇所论的热病，是五脏之热病。

本篇所论刺热，所论的就是用刺法治疗五脏热病的方法。

本篇没有出现黄帝与岐伯的问与答，所以不称论。

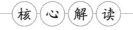

核 心 解 读

本篇所论的热病，是五脏之热。总而言之，是五脏之热；分而言之，是肝热、心热、脾热、肺热、肾热。刺热是总而言之，肝热、心热、脾热、肺热、肾热如何刺，是分而言之。热病的总而言之与分而言之，刺法的总而言之与分而言之，构成本篇的主线与支线。

一、　识病与治病

肝心脾肺肾，五脏皆能发生热病。治病必须识病，五脏热病如何识呢？中华先贤在本篇指出多种识别病的途径与标志。这里着重介绍第一标志和第二标志，其他标志需要读者阅读原文。

先介绍第一标志：肝热从小便颜色上识别。"肝热病者，小便先黄。"

心热从情绪上识别。"心热病者，先不乐。"

脾热从面部颜色上识别。"脾热病者……烦心颜青。"

肺热从对外因风寒的反映上识别。"肺热病者……恶风寒。"

肾热从口渴多饮的异常上识别。"肾热病者……苦渴数饮。"

再介绍第二标志：肝热病，左侧面颊先出现红色；心热病，额部先出现红色；脾热病，鼻部先出现红色；肺热病，右侧面颊先出现红色；肾热病，颐部先出现红色。

有汗无汗，是识病之标志。

舌苔颜色，是识病之标志。

情绪急躁，是识病之标志。

……

先识病，后治病，这是圣人、上工为医的正常顺序。不识病，就治病，这是下工、庸医的非常顺序。

内有病映于外，这是原则。

一脏之病有其特殊标志，这是具体。

（一）肝热八症与刺法

五脏之病有不同的医治方法。分述如下：按照顺序，论五脏之热是先从肝热开始的。本篇告诉人们，肝热患者可以出现多种外部症状：①小便颜色发黄；②腹痛，喜欢躺卧；③言语失序；④肋胁疼痛；⑤手足躁动不安；⑥左颊先出现红色；⑦头痛头晕；⑧肝热患者会在甲乙日出大汗，这点具有特别意义。只要有这些症状出现，就可以做出判断：肝脏发生了热病。

治疗方法：刺足厥阴、足少阳肝胆两经。

（二）心热七症与刺法

本篇告诉人们，心热患者可以出现多种外部症状：①患者闷闷不乐；②身体发热；③心突然疼痛；④呕吐；⑤头痛；⑥面部红赤，额头会出现红色；⑦心热患者会在丙丁日出大汗。只要有这些症状出现，就可以做出判断：心脏发生了热病。

治疗方法：刺手少阴、手太阳心小肠两经。

（三）脾热九症与刺法

本篇告诉人们，脾热患者可以出现多种外部症状：①头重；②颊痛；③心烦；④面部发青，鼻子发红；⑤总想呕吐；⑥身体发热；⑦腰痛；⑧身体不能前仰后合，腹部胀满，两颊疼痛；⑨脾热患者会在戊己日出大汗。只要有这些症状出现，就可以做出判断：脾脏发生了热病。

治疗方法：刺足太阴、足阳明脾胃两经。

（四）肺热八症与刺法

本篇告诉人们，肺热患者可以出现多种外部症状：①患者感到寒冷，毫毛竖立，全身发热但恶风怕冷；②舌苔黄；③气喘咳嗽；④疼痛会走窜于胸背部，不敢深呼吸；⑤严重头痛；⑥出冷汗；⑦面右颊会出现红色；⑧肺热患者会在庚辛日出大汗。只要有这些症状出现，就可以做出判断：肺脏发生了热病。

治疗方法：刺手太阴肺经与手阳明大肠经。

（五）肾热八症与刺法

本篇告诉人们，肾热可以出现多种外部症状：①腰痛；②小腿酸软、寒凉，脚底下热；③口渴，需要经常喝水；④身体发热；⑤头项强痛；⑥颐部红赤；⑦不愿说话；⑧肾热患者会在壬癸日出大汗。只要有这些症状出现，就可以做出判断：肾脏发生了热病。

治疗方法：刺足少阴、足太阳肾与膀胱两经。

（六）两个相同的特征

五脏热病有不同的特征，其中有两个特征是相同的，这就是全身出大汗与面部呈红色。五脏之热均会引起全身出大汗，五脏之热均会在面部引起赤红色。

此处需要注意的是，同样是出汗，每一脏有每一脏的特定时间：肝应甲乙日，心应丙丁日，脾应戊己日，肺应庚辛日，肾应壬癸日。

五脏出汗为何有一定之日？《素问·藏气法时论》早已指出：肝主春，其日甲乙；心主夏，其日丙丁；脾主长夏，其日戊己；肺主秋，其日庚辛；肾主冬，其日壬癸。五脏分属五行，五行与干支之间存在着对应关系，干支可以纪年，可以纪月，可以纪日。不同的脏，对应不同的干支；不同的干支，代表不同的时日。之所以每一脏有每一脏出汗的时日，其根源就在这里。

为了方便读者记忆，将五脏、五行与天干的对应关系再次表述如下：

肝五行属木，甲乙五行属木，所以肝应甲乙日。

心五行属火，丙丁五行属火，所以心应丙丁日。

脾五行属土，戊己五行属土，所以脾应戊己日。

肺五行属金，庚辛五行属金，所以肺应庚辛日。

肾五行属水，壬癸五行属水，所以肾应壬癸日。

五脏之热均会在面部引起赤红色，但赤红色出现的部位是不同的：肝热之病左颊红，肺热之病右颊红，心热之病额部红，脾热之病鼻头红，肾热之病颐部红。

五脏之赤为何有一定的部位？《内经》认为，人体内外是一个相互对应的关系，五脏与面部的不同部位存在着相互对应的关系。内有病者，必形于外。关于内外对应，《素问·金匮真言论》中有原则之论："此皆阴阳、表里、内外、雌雄相输应也，故以应天之阴阳也。"关于五脏与面部的具体对应，《灵枢·五色》中有具体之论："明堂者，鼻也。阙者，眉间也。庭者，颜也。蕃者，颊侧也。蔽者，耳门也……庭者，首面也。阙上者，咽喉也。

阙中者，肺也。下极者，心也。直下者，肝也。肝左者，胆也。下者，脾也。方上者，胃也。中央者，大肠也。挟大肠者，肾也。"五脏在内，面部在外，内外之间有一个相互对应关系；五脏不同，内外对应的部位也不同，之所以一脏之热有面部一区之赤红，其根源就在这里。

识病与治病，这是一个过程中无法分割的两部分。几千年前，在没有化验仪器的条件下，中华先贤利用聪明才智，一解答了如何识病的大问题，二解答了治病的大问题。阅读本篇文章之时，除了接受书内的先识病、后治病的哲理之外，还应该思考些什么呢？那么多识病的方法，先贤是怎么发现的呢？这一问题，该不该思考？思考之后又该如何呢？先贤是聪明智慧的先贤，子孙应该是什么样的子孙呢？

二、"治未病" 哲理的双重实践

本篇出现"治未病"的医理实践。

治未病，作为衡量为医者是圣还是工的大原则，出现在《素问·四气调神大论》中。在这里可以重温一下关于"治未病"的论断。《素问·四气调神大论》："是故圣人不治已病治未病，不治已乱治未乱，此之谓也。夫病已成而后药之，乱已成而后治之，譬犹渴而穿井，斗而铸锥，不亦晚乎！"

《素问》的治未病，强调的是按照四时之序养生，强调的是预防为主。《难经》按照五行相克的哲理，把"治未病"的医理演化为实用的医术，即此脏有病，治在此脏所克的一脏。《难经·七十七难》："所谓治未病者，见肝之病，则知肝当传之与脾，故先实其脾气，无令得受肝之邪，故曰治未病焉。"肝有病补之以脾，这就是"治未病"。

治未病的实践，在本篇有双重意义：治未病的第一重意义是，治病治在病未发之时。"病虽未发，见赤色者刺之，名曰治未病。"五脏热病，在赤色刚刚显露之际，就进行针刺，这是治未病的第一重意义。治未病的第二重意义是，肝治热病，针泻足少阳胆经，针补足太阴脾经。肝属木，脾属土，木克土，所以肝有病一泻肝胆，二补脾。治病一泻有病之本脏，二补本脏相克的那一脏，这是治未病的第二重意义。

肝脏有病泻胆补脾，那么心脏有病应该如何补泻呢？肺、脾、肾有病又应该如何补泻呢？文中没有详细交代，这需要后人的继续解答。

三、 十天干的时间属性

肝热病者，庚辛甚，甲乙大汗，气逆则庚辛死。

心热病者，壬癸甚，丙丁大汗，气逆则壬癸死。

脾热病者，甲乙甚，戊己大汗，气逆则甲乙死。

肺热病者，丙丁甚，庚辛大汗，气逆则丙丁死。

肾热病者，戊己甚，壬癸大汗，气逆则戊己死。

甲乙丙丁戊己庚辛壬癸十天干，悉数出现在五脏热病之中。

本篇的十天干，讲的是时间属性。

干支的时间属性，起始于十月太阳历。

十月太阳历分十个月，区分与记载这十个月，一是用奇偶之数一二三四五六七八九十；二是用十天干甲乙丙丁戊己庚辛壬癸。十个月每月三十六天，一旬十二天。区分与记载十二天一是用奇偶之数一二三四五六七八九十十一十二，二是用十二地支子丑寅卯辰巳午未申酉戌亥。——在十月太阳历中，十天干表达的是月序，十二地支表达的是日序。

十月太阳历改革为十二月太阳历之后，干支功能互换：十天干的功能由纪月变为纪日：一月分三旬，一旬十天，由十天干循环三次表达。十二月依次用十二地支来表达。

表达时间，是干支的第一功能。干支的时间属性，发源于此。

表达空间，是干支的第二功能。十天干分五组可以表达东西南北中五方：甲乙表东方，丙丁表南方，庚辛表西方，壬癸表北方，戊己表中央。十二地支子午表南北——午南子北，卯酉表东西——卯东酉西。子午卯酉，表达空间四维。"不知道子午卯酉。"黄河两岸的民间，常用这句话批评一个人缺乏基本常识。东北西北东南西南四隅，用十二地支中的八支来表达：丑寅两支表达东北，辰巳两支表达东南，未申两支表达西南，戌亥两支表达西北。干支的空间属性，发源于此。(图1-32-1)

四、 一个有悖于常理的问题

一讲疾病，二讲治法；讲治法一讲如何治，二讲治疗顺序即先治哪儿后治哪儿，这是《素问》的基本风格。本篇出现与基本风格相违背的一个问题。治疗血热患者，本篇出现针刺的"五十九刺"之法。这里只有"五十

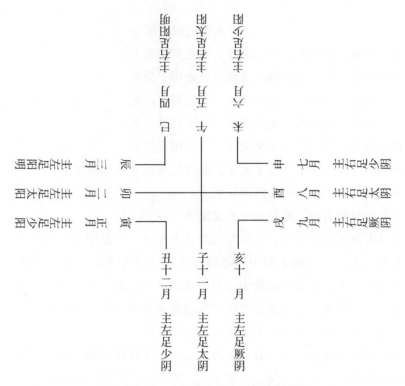

图 1－32－1　十二地支与十二经络对应图

九刺"之名，却无"五十九刺"之实。

"血热病先胸胁痛，手足躁，刺足少阳，补足太阴，病甚者为五十九刺。"论述中出现"五十九刺"之法。"五十九刺"之法详细内容为何？先刺哪儿，后刺哪儿？本篇并没有答案。答案却出在与本篇遥远的《素问》第六十一篇《水热穴论》中。第三十二篇中出方法，第六十一篇中出答案，这显然是有悖于常理的。这说明什么呢？这说明《内经》在漫长的流传过程中，的确发生过错乱，其中就有"问题在此，答案在彼"的错乱。

评热病论篇第三十三

○原○文○

黄帝问曰：有病温者，汗出辄复热，而脉躁疾，不为汗衰，狂言不能食，病名为何？岐伯对曰：病名阴阳交，交者死也。帝曰：愿闻其说。岐伯曰：人所以汗出者，皆生于谷，谷生于精，今邪气交争于骨肉而得汗者，是邪却而精胜也，精胜则当能食而不复热。复热者邪气也，汗者精气也，今汗出而辄复热者，是邪胜也，不能食者，精无俾也，病而留者，其寿可立而倾也。且夫《热论》曰：汗出而脉尚躁盛者死。今脉不与汗相应，此不胜其病也，其死明矣。狂言者是失志，失志者死。今见三死，不见一生，虽愈必死也。

帝曰：有病身热汗出烦满，烦满不为汗解，此为何病？岐伯曰：汗出而身热者风也，汗出而烦满不解者厥也，病名曰风厥。帝曰：愿卒闻之，岐伯曰：巨阳主气，故先受邪，少阴与其为表里也，得热则上从之，从之则厥也。帝曰：治之奈何？岐伯曰：表里刺之，饮之服汤。

帝曰：劳风为病何如？岐伯曰：劳风法在肺下，其为病也，使人强上，瞑视，唾出若涕，恶风而振寒，此为劳风之病。帝曰：治之奈何？岐伯曰：以救俯仰，巨阳引，精者三日，中年者五日，不精者七日，咳出青黄涕，其状如脓，大如弹丸，从口中若鼻中出，不出则伤肺，伤肺则死也。

帝曰：有病肾风者，面胕庞然壅，害于言，可刺不？岐伯曰：虚不当刺，不当刺而刺，后五日其气必至。帝曰：其至何如？岐伯曰：至必少气时热，时热从胸背上至头，汗出，手热，口干苦渴，小便黄，目下肿，腹中鸣，身重难以行，月事不来，烦而不能食，不能正偃，正偃则咳甚，病名曰风水，论在《刺法》中。

帝曰：愿闻其说。岐伯曰：邪之所凑，其气必虚，阴虚者，阳必凑之，故少气时热而汗出也。小便黄者，少腹中有热也。不能正偃者，胃中不和也。正偃则咳甚，上迫肺也。诸有水气者，微肿先见于目下也。帝曰：何以言？岐伯曰：水者阴也，目下亦阴也，腹者至阴之所居，故水在腹者，必使目下肿也。真气上逆，故口苦舌干，卧不得正偃，正偃则咳出清水也。诸水病者，故不得卧，卧则惊，惊则咳甚也。腹中鸣者，病本于胃也。薄脾则烦，不能食，食不下者，胃脘隔也。身重难以行者，胃脉在足也。月事不来者，胞脉闭也，胞脉者属心，而络于胞中，今气上迫肺，心气不得下通，故月事不来也。帝曰：善。

题 解

评者，议也，论也；议论也，评论也。

评热病者，对热病的议论、评论也。

本篇是《素问》论"热"的第三篇文章。第三十一篇、第三十二篇、第三十三篇，连续三篇文章论"热"，可见《素问》对热病的重视。

寒，会引起热病；热，也会引起热病；风，同样会引起热病。《热论》中的伤寒之热，是由寒引起的；本篇的热，是由风、由热引起的。先论几种热病，如阴阳交、风厥、劳风、肾风，后论热病的治疗，一个"评"字的意义就体现在这两大方面。

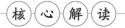

核 心 解 读

评病症，评病名，评病因，评治病之法，在本篇一个"评"字既具有多种功能，又具有多重意义。逐步认识一个"评"字，就逐步接近了本篇的核心内容。

一、 岐伯论热病

《内经》中的黄帝，是一个特别善于提出问题的人。本篇中的黄帝，是一个特别善于继续追问问题的人。《内经》中的岐伯，是一个特别善于解答问题的人。本篇中的岐伯，是一个特别善于解答深层次问题的人。

热病评论，评论热病，出现在黄帝提出问题与岐伯解答问题的过程中。

（一）一论"汗出热不退"

为何汗出热不退？这是黄帝在本篇所追问的第一个问题。

本篇评论热病的形式，可以分为两种：一是先谈病症，然后定出病名；二是直接定出病名，然后再谈病症。论"汗出热不退"，属于第一种形式。

温热病，在通常情况下，一出汗病就痊愈了，可为什么有些温热病患者在汗出之后还会发热，并且仍会胡言乱语、不进饮食呢？

岐伯告诉黄帝，这些病症是一种名为"阴阳交"的病引起的。

岐伯用正常与非常两种情况的对比解释阴阳交。人之所以能够出汗，是水谷之精气所致。在正常情况下，食物入胃，化为水谷精气，精气旺盛，人才能出汗。出汗是正气的作用，发热是邪气的作用，既出汗又发热，是邪气与正气相搏于骨肉所出现的非常现象。汗后继续发热，胡言乱语，不思饮食，这些病症均是由邪气亢盛、正气弱于邪气所引起的。人不能正常饮食，精气得不到正常的补充，热邪长期留在体内，患者的寿命是不能长久的。

汗出热不退为病症，阴阳交为病名，正邪二气相搏为病因；岐伯先论论病症，后论论病名，再论论病因；病症、病因在岐伯的论述中合情合理地得到了统一。

（二）二论死亡征兆

从岐伯的口中，说出一本专门论热病的医书《热论》。《热论》论热病，论出三种死亡之征兆。一旦发生这三种征兆，死亡就不可避免。这三种征兆是：汗出之后脉躁盛者死；汗出脉不应（邪不去）者死；神志失常者死。

岐伯所说的《热论》，在中华大地上早已失传。《春秋左传》中就有"热疾"的记载，可以从另一角度佐证岐伯关于《热论》之论言不虚。《春秋左传·昭公元年》："淫生六疾。六气曰阴、阳、风、雨、晦、明也。分为四时，序为五节，过则为灾：阴淫寒疾，阳淫热疾，风淫末疾，雨淫腹疾，晦淫惑疾，明淫心疾。女，阳物而晦时，淫则生内热惑蛊之疾。"阴、阳、风、雨、晦、明六种气候，六种气候淫（过度）或失序会引起六种疾病：阴度过会引起寒病，阳度过会引起热病，风过度会引起四肢病，雨过度会引起腹部病，黑夜过度会引起蛊惑病，白天过度会引起心病。

六疾之中，热占其中之一。六疾中的其他五疾，病因这里只讲了一个，唯有热疾的病因这里却讲了两个：①外界阳气过度会引起热疾；②房事过度会引起热疾。《春秋左传》告诉后人，女人从属阳而房事在夜间属阴，所以贪色过度就会产生内热蛊惑病。《春秋左传》记载热病，这说明中华民族在很早很早以前，就开始了对热病的研究。

淫生内热，这是中华先贤认识到的一条病理。人体之外的阳气过度会引起内热，自身房事过度同样会引起内热，这是中华先贤所认识到的两条病因。《春秋左传》不是中医，而是儒家经典；后人编撰儒家十三经，《春秋左传》位列第七；儒家经典中出现疾病的研究，这就证明"儒医不分家"之说是有历史依据的。

（三）三论"汗出仍烦闷"

有一种病，症状汗出之后，身体仍发热，心情仍烦闷，原因何在？这是黄帝在本篇所追问的第二个问题。

岐伯告诉黄帝，这些症状是由风邪、厥风引起的。汗出之后，身体仍然发热，病为风邪。汗出之后，心情仍然烦闷，病为风厥。

汗出之后仍然发热为病症，风邪为病名。汗出之后心情仍然烦闷为病症，风厥为病名。岐伯一论论病症，二论论病名，再论论病因、论病位；病症、病名、病因、病位在岐伯论述中得到了统一。

外界风邪侵入足太阳膀胱经为风邪，风邪传入足少阴肾经为风厥，岐伯先论论病的入侵，再论论病的流传，病形成的先后顺序在岐伯的论证中得到了统一。

论热病的目的是为了治热病。热病如何治？本篇指出两种方法：针刺与汤药。用本篇的原话说是："表里刺之，饮之服汤。"表里刺之，刺之以表里，何谓表里呢？足太阳膀胱经为表，足少阴肾经为里也。阳为表，阴为里。一阴一阳的膀胱与肾两经在此构成了表里关系。治疗风邪、风厥，一可以针刺足太阳与足少阴膀胱、肾两经，二可以服之汤药，以汤药治之。病与治在岐伯的论证中得到了统一。

二、 岐伯论劳风

岐伯论劳风，一论出劳风的病位。岐伯告诉黄帝，劳风之病病在肺下。岐伯论劳风，二论出劳风病症。劳风病症有三：头项强直；视物不清；痰黏如鼻涕。岐伯论劳风，三论出医治方法。治疗劳风关键在于疏通肺气。

三、岐伯论肾风

（一）岐伯论肾风之症

岐伯论肾风，一论论出肾风病症，肾风病症主要有三：面部浮肿；目下水肿如卧蚕；语言不利。岐伯论肾风，二论论出医治方法，治疗肾风关键是药物治疗，不宜用针刺。

邪气再至，肾风病情加重，其病又称"风水"。岐伯论风水病时，论得极为细致，论风水病症时，列出风水病的十多项症状：①气少，呼吸不畅；②从胸背部到头部时常发热；③一个奇特的现象是出汗热；④口渴异常；⑤小便黄；⑥眼下浮肿；⑦腹中常鸣；⑧身体沉重，行走困难；⑨女子闭经；⑩心烦不能吃东西；⑪不能仰卧，一仰卧就咳嗽。

黄帝继续追问，风水病为什么会这样？道理何在？岐伯向黄帝讲述风水病"之所以这样"时更为细致入微，既讲根本性道理，又讲了具体性道理。

根本性道理是：正气先虚，邪气才能侵入人体。

具体性道理是：阴虚者，阳邪才能侵入。肾属阴，风属阳。肾虚者，风邪才能乘虚而入。风邪入肾经，病症为少气，呼吸不畅，发热，出汗。

内虚，家贼也；外邪，外鬼也。无家贼不引外鬼，有家贼必引外鬼。"正气存内，邪不可干。"这是《内经》的话。接着先贤的话继续说，可以说出下面这句话："正气内虚，邪必相干。"

（二）岐伯论肾风之因

有其病必有其因。肾风之因为何？为什么会出现一系列外部症状？这是黄帝进一步追问的问题。岐伯一一做了回答。

患风水病，为什么会出现气少、发热、出汗的症状？岐伯的答案是：这些症状因为阳邪侵袭人体，肾阴亏虚所致。

患风水病，为什么小便会黄赤？岐伯的答案是：此症状小腹部有热邪所致。

患风水病，为什么不能仰面而卧？岐伯的答案是：此症状胃中不和。

患风水病，为什么仰面而卧就咳嗽？岐伯的答案是：此症状邪气上迫于肺所致。

患风水病，为什么眼睛下面会浮肿？岐伯的答案是：水属阴，眼睛下部属阴，腹部为至阴之脾脏所居之处，所以腹中有水，目下必然浮肿。眼睛与五脏存在着对应关系，眼睑区是脾脏的对应区。关于这些，《灵枢·大惑论》中有详细的论述，有心的读者可以去查阅。

患风水病，为什么会口苦舌干，不能仰卧，一仰卧嘴里就会咳出清水？岐伯的答案是：水侵于心，心火上逆所致。

患风水病，为什么会一躺下就惊恐不宁，还会出现咳嗽、惊恐之症？岐伯的答案是：这是由于水气上迫于心、上迫于肺所致。

患风水病，为什么会腹中常鸣？岐伯的答案是：这是由于胃肠之中有水气。

患风水病，为什么会烦闷？岐伯的答案是：这是由于水气迫脾所致。水气迫脾，还会引起患者不思饮食。水谷不入胃，就会引起行走困难、身体沉重等症。

患风水病，为什么会引起女人闭经？岐伯的答案是：这是因为水气阻隔、胞脉不通的缘故。胞脉隶属于心脏，下络于胞中，一旦水气上迫于肺，心气就不得下通，血气不通，月经自然不行。

风水的治疗方法，详细记载在《素问·刺法论》中。

四、《素问》对针刺的重视

一部《素问》，带"刺"字与"针"字的文章一共有十二篇：《刺热》《刺疟》《刺腰痛》《刺要论》《刺齐论》《刺禁论》《刺志论》《针解》《长刺节论》《缪刺论》《四时刺逆从》《刺法论》。谈刺的文章十二篇，这说明《素问》对针刺的高度重视。

汤液醪醴可以医病，针刺同样可以医病；针刺与汤液醪醴具有同等的重要性，所以，论中医万万不可忘记针刺。

五、读书与思考

阴阳交、厥风、劳风、肾风、风水的病因、病症与治疗方法，在黄帝与岐伯的一问一答中得到了完整而清晰地展现。

五个病名，第一次出现在本篇，这是史无前例的。善于提出问题，善于提出空前的新问题，这是黄帝的特色；善于解答问题，善于解答空前的新问题，这是岐伯的特色。善于提出问题，善于解答问题，善于提出空前的新问题，善于解答空前的新问题，实际上是中华先贤的特色，也是《内经》的特色。《素问》每一篇中所涉及的疾病病名，实际上都是新问题。

面对这样善于提出新问题、解答新问题的中华先贤，面对《内经》这样史无前例的经典，黄帝的子孙们应该做何思考呢？黄帝善于提出新问题，子孙善于提出新问题吗？岐伯善于解答新问题，而且善于解答史无前例的大问题，子孙们有这种能力吗？如果为医者一直延续着黄帝与岐伯的这种善于提出问题、善于解答问题的思路，哪里还用得着"振兴中医"这样悲壮的口号呢？

六、 追溯"服" 字的真正含义

在这里，有必要探讨一下"服"字的真正含义。"饮之服汤"里面出现一个"服"字。

服，在《内经》中主要是以动词的面目出现的，作饮用、服用讲。《素问·汤液醪醴论》："夫上古作汤液，故为而弗服也。中古之世，道德稍衰，邪气时至，服之万全。"在这段论述中两次出现"服"字："为而弗服""服之万全"。这里两次所出现的"服"字，其意义在饮用、服用上。

但是，"饮之服汤"里面的"服"字，再作服用、饮用讲，在语法上似乎讲不通。因为四个字的一句话里面不可能连续出现两个动词"饮"与"服"。

那么，这里的一个"服"字是什么意思呢？是不是解释为汤之定语更为合适?! 茯苓汤中的茯苓，桂枝汤中的桂枝，都是名词作定语用。那么，"服汤"中的"服"字有名词的意义吗？有！请看以下证据。

（一）《汉书》称一种鸟为"服"

《汉书·贾谊传》："谊为长沙傅三年，有服飞入谊舍，止于坐隅。服似鹏，不祥鸟也。"《汉书》说贾谊因服鸟入舍而作赋。一篇千古流传的《鹏鸟赋》因此而诞生。

（二）《史记》称一种鸟为"服"

《史记·屈原贾生传》："楚人命鹏曰服。"

（三）《诗经》称一种鸟为"服"

《诗经·豳风》有一首诗名曰《鸱鸮》。《鸱鸮》的第一句为："鸱鸮鸱鸮，既取我子，无毁我室。"白话诗译为："猫头鹰啊猫头鹰，你已经抓走了我娃娃，就不要再毁我的家。"鸱鸮，被翻译为猫头鹰。猫头鹰即鸮，鸮即服。

（四）《本草纲目》称一种鸟为"服"

《本草纲目·禽部》告诉人们，鸮即枭鸱，可以入药。鸮（xiāo）音消。鸱（chī）音吃。

鸱，在《新华字典》中被解释为猫头鹰。

把以上几部文献中的证据联系起来看，眼前可以出现一条清晰的链条：服—鸮—枭鸱—猫头鹰或鸱鹰—可以入药之禽鸟。

由此，是不是可以得出一个结论，即本篇中的"服汤"之"服"是作为定语使用的，如同桂枝汤中的桂枝、茯苓汤中的茯苓一样，"服"是作定语使用的名词，服汤即猫头鹰汤。

现在所出版的《内经》释译，大都把"服"字解释为服用之"服"。这样的解释，显然需要重新认识。

逆
调
论
篇
第
三
十
四

原 文

　　黄帝问曰：人身非常温也，非常热也，为之热而烦满者何也？岐伯对曰：阴气少而阳气胜也，故热而烦满也。帝曰：人身非衣寒也，中非有寒气也，寒从中生者何？岐伯曰：是人多痹气[1]也，阳气少，阴气多，故身寒如从水中出。

　　帝曰：人有四肢热，逢风寒如炙如火者何也？岐伯曰：是人者阴气虚，阳气盛，四肢者阳也，两阳相得而阴气虚少，少水不能灭盛火，而阳独治，独治者不能生长也，独胜而止耳，逢风而如炙如火者，是人当肉烁[2]也。

　　帝曰：人有身寒，汤火不能热，厚衣不能温，然不冻栗，是为何病？岐伯曰：是人者，素肾气胜，以水为事，太阳气衰，肾脂枯木不长，一水不能胜两火，肾者水也，而生于骨，肾不生，则髓不能满，故寒甚至骨也。所以不能冻栗者，肝一阳也，心二阳也，肾孤藏也，一水不能胜二火，故不能冻栗，病名曰骨痹，是人当挛节也。

　　帝曰：人之肉苛[3]者，虽近亦絮，犹尚苛也，是谓何疾？岐伯曰：荣气虚，卫气实也，荣气虚则不仁，卫气虚则不用，荣卫俱虚，则不仁且不用，肉如故也。人身与志不相有，曰死。

　　帝曰：人有逆气不得卧而息有音者，有不得卧而息无音者，有起居如故息有音者，有得卧行而喘者，有不得卧不能行而喘者，有不得卧，卧而喘者，皆何藏使然？愿闻其故。岐伯曰：不得卧而息有音者，是阳明之逆也，足三阳者下行，今逆而上行，故息有音也。阳明者，胃脉也，胃者，六府之海，其气亦下行，阳明逆，不得从其道，故不得卧也。《下经》曰：胃不和，则卧不安。此之谓也。夫起居如故而息有音者，此肺之络脉逆也，络脉不得随经上下，故留经而不行，络脉之病人也微，故起居如故而息有音也。夫不得卧，卧则喘者，是水气之客也，夫水者，循津液而流也，肾者水藏，主津液，主卧与喘 也。帝曰：善。

1. 痹气　病名。病症为自我感觉寒冷。病因为阴阳之气平衡比例失调，阳气少而阴气多。本篇指出："是人多痹气也，阳气少，阴气多，故身寒如从水中出。"

2. 肉烁（shuò）　病名。主要病症有二：四肢发热；肌肉干枯消瘦。病因为阴虚阳盛所致，如本篇所言："是人者阴气虚，阳气盛……而阳独治，独治者不能生长也，独胜而止耳，逢风而如炙如火者，是人当肉烁也。"王冰："烁，言消也，言久久此人当肉消削也。"

3. 肉苛　病名。病症为麻木不仁，四肢不用。病因为营卫皆虚，肌肉失养所致。

逆，相对相反也，相迎也。《尔雅·释言》："逆，迎也。"《说文解字》："逆，迎也……关东曰逆，关西曰迎。"

调，协调也，调和也，平和也，均匀也。《说文解字》："调，和也。"

逆调论，与协调相反状态的不协调之论也。本篇逆调之论，有这样几项基本内容：①从阴阳之逆到寒热之逆；②从体内水火之逆到体表寒热之逆；③从营卫之虚到肌肉麻木不仁；④从胃气之逆到气喘之逆、躺卧之逆。不协调，是论证问题的开始点。协调，调和，是论证问题的落脚点。论不协调产生的基本原因，是《逆调论》的基本内容。

核 心 解 读

合和，是中华元文化的基本精神。《易经·系辞下》："阴阳合德。"《易经·乾·象传》："保合大和。"《易经》论合和，从阴阳合和论及天地合和，从天地合和论及男女合和；阴阳合和诞生天地，天地合和诞生万物，男女合和诞生子孙。失去合和这一基本精神，眼前这个生气勃勃的世界就失去了诞生与存在的前提。以合和这一文化精神为根，中华大地演化出了众多的至理名言，如"协和万邦""和为贵""家和万事兴""和气生财""兄弟同心，其利断金"等。

讲合和，《易经》讲的是天地合和，人天合和，男女合和。讲合和，《素问》一讲人天合和，二讲人体气血合和，脏腑合和，表里合和，寒热均衡。失去合和这一基本精神，就会发生气血之逆、寒热之逆、内外之逆，逆是诸多疾病的根本原因。

合和为顺，不合、不和、不均、不匀为逆。认识顺的重要性，才能认识逆的危害性。解决逆的关键在于调逆为顺。认识了与"顺"字相反的一个"逆"字，就把握住了本篇的核心。

一、 逆调四论

本篇中的黄帝与岐伯，讨论了六种疾病：非常温，非常热，骨痹，肉苛，不得卧，喘。这几种病病名不同，病症不同，但有一个相同点，这就是均因"逆"而生。

一逆一病，一病一论，是本篇的基本特色。

（一）逆调第一论：阴阳之逆与寒热之逆

体温有常，可为什么有非常温、非常热呢？这是本篇黄帝的第一问。

岐伯以阴阳之逆回答黄帝的问题。阴阳合和，阴阳平衡，人体体温才能正常。一旦阴阳失衡，就会产生体温失常的疾病。阴阳失衡有两种状态：一种是阴盛阳衰；一种是阳盛阴衰。阳盛阴衰，体温会出现无衣而温、衣薄而热，甚至于热得像火烤一样的非常状态。阳衰阴盛，体温会出现厚衣而冷、厚衣而寒，甚至于冷得如沐冰水一样的非常状态。

阴阳失衡，会造成体温非常之病，这是本篇的基础之论。

（二）逆调第二论：肾之逆与骨痹之病

体温有常，可为什么有人冷起来"汤火不能热，厚衣不能温"，奇怪的是却又不打寒战？这是本篇黄帝的又一问。

岐伯用肾胆之逆回答黄帝的又一问。《素问·宣明五气》："肾主骨。"《素问·至真要大论》："诸寒收引，皆属于肾。"肾气正常，体温正常。肾气非常，体温非常。寒冷入骨的骨痹，病因在于肾虚。

本篇此处的问题是，论骨痹之寒，本篇把病因归结为"一水不能胜二火"的原因上。这个结论一有悖于自然之理，二有悖于五行相克的哲理。在自然哲理中，水不胜火，现象应该是热而不是寒。在五行哲理中，肾为水，心为君火，胆为相火；一旦水不胜火，尤其是一水不胜二火之时，出现的病症应该是发热，怎么会发生寒冷之症呢？《素问·痿论》中有这样的论断："今水不胜火，则骨枯而髓虚，故足不任身，发为骨痿。故《下经》曰：骨痿者，生于大热也。"《素问·痿论》告诉人们，水不胜火，病为骨痿。骨痿之病，病因为大热。

综合书外的自然之理与书内的五行相克之理，还有骨痿的病因直接之论，水不胜火之因，所产生的应该是热病，绝不可能是寒病。所以，本篇的"一水不能胜二火"之说与骨痹之间没有成因上的联系，似属于衍文或错乱之文。

阅读《内经》这部经典应该怀有"两颗心"：一是原则上应该怀有崇敬之心；二是具体问题上应该怀有质疑之心。

为什么要有崇敬之心呢？因为《内经》是人类历史上最早、最权威、最理性的医学经典。面对这样的经典，怀有崇敬之心是正常人的正常心态。

为什么要有质疑之心？因为摆在后人面前的《内经》并不是原汁原味的原著，而是经唐宋几代人整理过的。前面已经说过，从《内经》成书到唐宋，漫长的历史中，发生了数不清的兵燹之灾，《内经》流传在多灾多难的过程中，皇宫中保存的《内经》有被起义军火焚的危险，民间保存的《内经》有被转抄者抄错的机会，所以具体篇章中出现原文缺失、原文错乱与衍文的错误并不是没有可能，后人阅读具体篇章时，怀有谨慎之心，质疑之心是必要的。如果只有崇敬之心而无质疑之心，像水不胜火却会产生寒病这样非常明显的悖论就会一代一代错传下去。

五行相生相克，是《内经》的基础。按照五行之哲理，火胜之果应该是热，而决不可能是寒。所以，本篇的火胜而寒，显然违背了五行相克的基本原理。

（三）逆调第三论：营卫之虚与麻木之病

有一种名为"肉苛"之病，病症是皮肉麻木沉重，即使穿上棉衣，盖上棉被，麻木的程度仍然不减，为什么？这是本篇黄帝所提出的又一问题。

苛，孔夫子使用过这个字。"苛政猛于虎也"，这是《礼记》所记载的、孔夫子批论苛政的名言。苛政之苛，有异常沉重之义。本篇肉苛之苛，也有沉重之义。

岐伯告诉黄帝，皮肉麻木且又沉重，病因在于营卫之虚。《灵枢》和《难经》告诉人们，水谷入胃之后，一分为二化为气血。气又一分为二分为营、卫两气。卫气属阳，性强悍，行于人体外表；营气属阴，性温柔，行于体内血脉。营气虚，皮肉就会麻木不仁，不仁即不知痛痒。卫气虚，肢体不用，不用即不能正常活动。如果营卫皆虚，那么皮肉麻木不仁与肢体不用的两种症状就会一起出现。

营卫两气是看不见的气，皮肉与四肢是看得见的形体；无形之气一旦发生问题，有形之肢体就会产生疾病。在无形之气与有形肢体之间建立起必然联系，是非常优秀的认识论与方法论。如此认识论与方法论，是现代西医理论中所没有的。

营通荣，本篇所谈的荣气实际上就是营气。

（四）逆调第四论：胃气之逆与难卧喘息之病

本篇黄帝所问的最后一个问题是一个较为复杂的问题。黄帝的问题是：同属逆气之病，为什么病症各不相同？有不能平卧而喘息有声者；有能够平卧而不喘息者；有起居如常但喘息有声者；有平卧之时不喘但一动就喘者；有不能卧不能动而喘者；有一卧就喘息者。

同病不同症道理何在？岐伯告诉黄帝，同病不同症，是病位不同所决定的。

不能平卧而喘息有声者，病因在足阳明脉，病位在胃，是足阳明脉之气上逆所致，是胃气上逆所致。足部有三条阳脉，阳明脉是其中之一，三条阳脉之气均为下行之气，下行为顺，上行为逆。阳明脉之气逆行，这就是喘息有声的原因。胃为六腑之海，其气亦为下行之气。胃气下行为顺，上行为逆。胃气逆行，这就是不能平卧的原因。岐伯此处引用《下经》中的一句至理名言："胃不和则卧不安。"这句至理名言告诉后人，胃气不和是睡不安稳的根本原因。

有起居如常但喘息有声者，病位在肺，是肺之络脉之气上逆所致。肺之气有经络之分，经络两气协调而上下有人体之正常，经络两气不能协调而上下就会出现起居如常但喘息有声的疾病。

一卧即喘，病因在肾，是肾水之气上逆所致。水向低处流，这是自然之理。肾水之气下行，是《内经》之理。现在肾水之气上逆侵肺，所以气喘不能平卧。

胃、肺、肾三脏，均会引起逆气之病。同样是逆气之病，因为病位不同，所以才会出现不同病症。

二、 收获、 思考与建议

（一） 两点收获

收获之一：知道了中华大地上曾有过一部中医经典《下经》。《下经》应该是《内经》之前的经典。中华先贤是优秀的，优秀的标志之一就是创造出那么多的经典。

收获之二：知道了治疗失眠的根本在于理顺胃气。"胃不和则卧不安"，这句至理名言就出于《下经》这部经典。这句至理名言为医治失眠指出了一条路，这条路就是：理顺胃气。胃和而后卧安，这实在是众多失眠者的福音。

（二） 关于《下经》失传的思考

《下经》这部经典现在已经失传，可能永远也看不到了。最早记载《内经》的文献是《汉书》。《汉书·艺文志》："《黄帝内经》十八卷，《外经》三十七卷。《扁鹊内经》九卷，《外经》十二卷。《白氏内经》三十八卷，《外经》三十六卷。《旁经》二十五卷。"这里没有记载《下经》，是不是说明《下经》在汉代之前就已经失传？《汉书》中记载的《外经》现在也不在了，肯定是失传在汉代之后了。《白氏内经》《外经》《旁经》现在都不见了，这几部经典到底到哪儿去了呢？祖先有创造经典的能力，子孙为什么连保存经典的能力都没有？在祖先手中，创造了那么多的经典。在子孙手中，为什么一部部都失传了呢？

按照"一阴一阳之谓道"的道理推测，与《内经》相对的必然是《外经》，与《下经》相对的必然是《上经》，有《内经》必有《外经》，有《下经》也应该有《上经》。《汉书·艺文志》证明有《外经》。本篇之后的《素问·病能论》证明了有《下经》，也有《上经》。读书之后的思考是必要的，思考之后的创造也是必要的。先贤创造的经典已经遗失了，覆水难收，遗失的典籍难回，可是，子孙们能不能在把失传的经典再创造出来呢？

（三）关于《下经》失传的建议

《素问·病能论》："《上经》者，言气之通天也；《下经》者，言病之变化也。"这句话说的是两部经典的核心。"胃不和则卧不安。"这句话说的是一个病的病因，失眠的病因。如果《上经》《下经》这两部经典还在，后人会弄懂多少问题呀！失传这样的经典，对于整个民族来说，损失实在是太大啦。无缘无故，书是不会自动消失的。焚书，应该是经典失传的主要原因之一。

疟论篇第三十五

（原）（文）

黄帝问曰：夫痎疟皆生于风，其蓄作有时者何也？岐伯对曰：疟之始发也，先起于毫毛，伸欠乃作，寒栗鼓颔，腰脊俱痛，寒去则内外皆热，头疼如破，渴欲冷饮。

帝曰：何气使然？愿闻其道。岐伯曰：阴阳上下交争[1]，虚实更作[2]，阴阳相移也。阳并于阴，则阴实而阳虚，阳明虚则寒栗鼓颔也；巨阳虚则腰背头项痛；三阳俱虚则阴气胜，阴气胜则骨寒而痛；寒生于内，故中外皆寒；阳盛则外热，阴虚则内热，外内皆热则喘而渴，故欲冷饮也。此皆得之夏伤于暑，热气盛，藏于皮肤之内，肠胃之外，皆荣气之所舍也。此令人汗空疏，腠理开，因得秋气，汗出遇风，及得之以浴，水气舍于皮肤之内，与卫气并居。卫气者，昼日行于阳，夜行于阴，此气得阳而外出，得阴而内薄，内外相薄，是以日作。

帝曰：其间日而作者何也？岐伯曰：其气之舍深，内薄于阴，阳气独发，阴邪内着，阴与阳争不得出，是以间日而作也。帝曰：善。其作日晏与其日早者，何气使然？岐伯曰：邪气客于风府，循膂而下，卫气一日一夜大会于风府，其明日日下一节，故其作也晏，此先客于脊背也，每至于风府，则腠理开，腠理开，则邪气入，邪气入，则病作，以此日作稍益晏也。其出于风府，日下一节，二十五日下至骶骨，二十六日入于脊内，注于伏膂之脉，其气上行，九日出于缺盆之中，其气日高，故作日益早也。其间日发者，由邪气内薄于五藏，横连募原也，其道远，其气深，其行迟，不能与卫气俱行，不得皆出，故间日乃作也。

帝曰：夫子言卫气每至于风府，腠理乃发，发则邪气入，入则病作。今卫气日下一节，其气之发也，不当风府，其日作者奈何？岐伯曰：此邪气客于头项，循膂而下者也，故虚实不同，邪中异所，则不得当其风府也。故邪中于头项者，气至头项而病；中于背者，气至背而病；中于腰脊者，气至腰脊而病；中于手足者，气至手足而病。卫气之所在，与邪气相合，则病作。故风无常府，卫气之所发，必开其腠理，邪气之所合，则其府也。

帝曰：善。夫风之与疟也，相似同类，而风独常在，疟得有时而休者何也？岐伯曰：风气留其处，故常在；疟气随经络，沉以内薄，故卫气应乃作。

帝曰：疟先寒而后热者何也？岐伯曰：夏伤于大暑，其汗大出，腠理开发，因遇夏气凄沧之水寒，藏于腠理皮肤之中，秋伤于风，则病成矣。夫寒者，阴气也，风者，阳气也，先伤于寒而后伤于风，故先寒而后热也，病以时作，名曰寒疟。

帝曰：先热而后寒者何也？岐伯曰：此先伤于风，而后伤于寒，故先热而后寒也，亦以时作，名曰温疟。其但热而不寒者，阴气先绝，阳气独发，则少气烦冤，手足热而欲呕，名曰瘅疟。

帝曰：夫经言有余者泻之，不足者补之，今热为有余，寒为不足。夫疟者之寒，汤火不能温也，及其热，冰水不能寒也，此皆有余不足之类。当此之时，良工不能止，必须其自衰，乃刺之，其故何也？愿闻其说。岐伯曰：经言无刺熇熇之热，无刺浑浑之脉，无刺漉漉之汗，故为其病逆未可治也。夫疟之始发也，阳气并于阴，当是之时，阳虚而阴盛，外无气，故先寒栗也。阴气逆极，则复出之阳，阳与阴复并于外，则阴虚而阳实，故先热而渴。夫疟气者，并于阳则阳胜，并于阴则阴胜，阴胜则寒，阳胜则热。疟者，风寒之气不常也，病极则复。至病之发也，如火之热，如风雨不可当也。故经言曰：方其盛时必毁，因其衰也，事必大昌，此之谓也。夫疟之未发也，阴未并阳，阳未并阴，因而调之，真气得安，邪气乃亡，故工不能治其已发，为其气逆也。

帝曰：善。攻之奈何？早晏何如？岐伯曰：疟之且发也，阴阳之且移也，必从四末始也[3]，阳已伤，阴从之，故先其时坚束其处[4]，令邪气不得入，阴气不得出，审候见之在孙络盛坚而血者，皆取之，此真往而未得并者也。

帝曰：疟不发，其应何如？岐伯曰：疟气者，必更盛更虚，当气之所在也。病在阳，则热而脉躁；在阴，则寒而脉静；极则阴阳俱衰，卫气相离，故病得休；卫气集，则复病也。

帝曰：时有间二日或至数日发，或渴或不渴，其故何也？岐伯曰：其间日者邪气与卫气客于六府，而有时相失，不能相得，故休数日乃作也。疟者，阴阳更胜也，或甚或不甚，故或渴或不渴。

帝曰：论言夏伤于暑，秋必病疟，今疟不必应者何也？岐伯曰：此应四时者也。其病异形者，反四时也。其以秋病者寒甚，以冬病者寒不甚，以春病者恶风，以夏病者多汗。

帝曰：夫病温疟与寒疟，而皆安舍？舍于何藏？岐伯曰：温疟者，得之冬中于风，寒气藏于骨髓之中，至春则阳气大发，邪气不能自出，因遇大暑，脑髓烁，肌肉消，腠理发泄，或有所用力，邪气与汗皆出，此病藏于肾，其气先从内出之于外也。如是者，阴虚而阳盛，阳盛则热矣，衰则气复反入，入则阳虚，阳虚则寒矣。故先热而后寒，名曰温疟。帝曰：瘅疟何如？岐伯曰：瘅疟者肺素有热，气盛于身，厥逆上冲，中气实而不外泄，因有所用力，腠理开，风寒舍于皮肤之内，分肉之间而发，发则阳气盛，阳气盛而不衰则病矣。其气不及于阴，故但热而不寒，气内藏于心，而外舍于分肉之间，令人消烁脱肉，故命曰瘅疟。帝曰：善。

注　释

1. 阴阳上下交争　指一种病态的阴阳关系。阴阳正常关系体现在以下几方面：一是阴阳互根，即阴根于阳，阳根于阴；二是阴阳平衡，阴阳两者之间始终处于一比一的和谐平衡关系；三是相互转化，即阳极生阴，阴极生阳；四是阴阳两气各自有各自的运动路线——阳左而阴右，阳升而阴降，运动中的阴阳关系体现在一个"交"字上，如《易经·泰·彖传》中所描述的天地之气关系那样"天地交而万物通"。本篇所描述的阴阳关系，是因为外邪介入的病态的阴阳关系。病态的阴阳关系不是合和平衡，而是上下交争。

2. 虚实更作　虚者，虚证也。实者，实证也。更作，轮流交替也。虚实更作，虚实之病轮流发作也。虚实更作，所讲的是疟疾病发作时的一种特征。虚实交替的具体表现是寒热交替，发寒冷起来犹如冰凌上卧，发热热起来犹如蒸笼上坐，这就是疟疾病的典型特征。寒热背后的根本原因是阴阳交争，阴胜则阳虚，阳胜则阴虚，所以有虚实、寒热交替之变。

3. 阴阳之且移也，必从四末始也　这句话讲的是疟疾病移动的路径。疟疾病是沿着阴阳经络移动的，而阴六经、阳六经或始于手足或终于手足。阴阳之且移，讲的是疟疾病沿阴阳经络的移动；必从四末始，讲的是必从手足四肢开始。张介宾："阴阳且移，必从四末始者，以十二经井原之气，皆本于四支也。故凡疟之将发，则四支先有寒意，此即其候。"

4. 坚束其处　坚者，坚实也。束，束缚也，捆绑也。其处者，手足十指也。因为疟疾病发，是从手足四肢开始的。所以，中华先贤发明了一种简单而实用的治疗疟疾的方法，这个方法就是在疟疾发作之前，用细绳紧捆手足十指，使邪气不能够出入，以此来抵御疟疾病的发作。《千金方》："先其时一食顷，用细左索紧束其手足十指，令邪气不得入，阴气不得出，过时乃解。"

题 解

在《内经》中，本篇是第一篇研究疟疾的论文。

在中华大地上，本篇是第一篇研究疟疾的论文。

在人类历史上，本篇是研究疟疾最早、最权威的论文。

中华民族是最早研究疟疾病的民族。

疟疾病之病名，最早出现在《周礼》之中。《周礼·天官》："四时皆有疠疾：春时有痟首疾，夏时有痒疥疾，秋时有疟寒疾，冬时有嗽上气疾。"《周礼》论病，论的是四时之病。四时之病，病因与四时气候因素有关。病在人体之中，病因却在四时之中，却在外部气候之中，这就是中华民族的系统认识论。《周礼》指出，疟疾是发生在秋季的疾病。

疟疾的病例，最早出现在《春秋左传》里。《春秋左传·昭公十九年》："夏，许悼公疟。"

疟疾病之病名、病因，在《素问》之中最早出现在第二篇中。《素问·四时调神大论》："夏三月，此谓蕃秀。天地气交，万物华实，夜卧早起，无厌于日，使志无怒，使华英成秀，使气得泄，若所爱在外，此夏气之应，养长之道也；逆之则伤心，秋为痎疟。”这一论断告诉后人，逆夏气而伤心，夏伤心而秋病疟疾。疟疾之病，果在秋而因在夏。论疟疾之病，先论人体之外的四时，再论人体之内的疾病，《内经》完全继承《周礼》的系统认识论。

"夏伤于暑，秋为痎疟。"《素问·生气通天论》中又一次出现关于疟疾的论断。

"秋善病风疟……夏暑汗不出者，秋成风疟。"《素问·金匮真言论》中第三次出现关于疟疾的论断。

"夏伤于暑，秋必痎疟。"《素问·阴阳应象大论》中第四次出现关于疟疾的论断。

在本篇疟论专论之前，反复出现关于疟疾的论断，这足以证明《素问》对疟疾的重视。

"疟，寒热休作。"这是《说文解字》对疟疾的解释。休者，停止也。作者，兴起也。寒热休作即寒停热起，寒往热来。寒热休作实际是寒热交替往来的意思。

上述之论，皆为关于疟疾的原则之论。本篇疟论，既有疟疾的原则之论，也有关于疟疾的具体之论、精辟之论、详细之论。

疟之为病，起于外因。

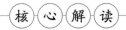

核 心 解 读

疟论论疟，论及疟疾的方方面面，病名、病因、病症、治疗等。"什么是疟疾？""疟疾为什么会产生？"两大问题，本篇之核心也。

一、 病名·病因·病症

（一）疟之病名

疟之为病，群经之中见于《周礼》，见于《春秋左传》，见于《内经》。《内经》之中首见于《素问·四时调神大论》，所以本篇并没有在疟之病名上做过多的停留，而是在开篇处直接就点出病因。

（二）疟之病因

"夫痎疟皆生于风"，黄帝开篇第一句就直截了当地点出了疟之病因。

"皆生于风"是疟之病的根本病因。痎，音节。痎与疟意义相通，《说文解字》解释为"二日一发"之"疟"。疟，《内经》之后的常用名为疟疾。

风，身外之邪风也。身外之邪风，外因也。

疟之为病，起于外因。

"风为百病之首。"这是一部《内经》反复强调的百病之因。

"虚邪之风，避之有时。"这是《内经》第一篇强调的养生哲理。躲避邪风，一部《内经》从头讲到尾。

（三）病症与病理

皆生于风的疟疾为什么病的潜伏与发作会遵循一定的时间呢？

岐伯分两部分讲述"为什么会这样"。岐伯先讲形而下一般的症状，后讲形而上的阴阳之理。

疟疾形而下的一般症状：疟疾开始发作之时，先是毫毛直立，继而是伸展四肢、呵欠连连；继而是寒凉发抖，下颌抖动，牙齿打颤；继而是腰脊疼痛，等到寒凉过后，便是全身内外发热，头痛如裂，口渴喜欢冷饮。

疟疾为什么会寒热更替？岐伯用形而上的阴阳之理做出如下解释：疟疾之所以会这样，其根本原因是阴阳的上下相争、相互移动以及虚实的相互交替。

疟疾之所以会这样，其具体原因是阴阳的错行其道。健康的身体，就是阴阳平衡、阴阳各行其道的结果。疟疾的发生，形而上的原因是由阴阳平衡变成阴阳偏颇，由阴阳各行其道变成阴阳错行其道。

如果阳并于阴，阴气实而阳气虚。阳明经一旦气虚，便会出现寒凉发抖，两颌鼓动。这里出现的阳并于阴之"并"，应理解合并之"并"。本来是阴阳各行其道，现在是阴阳并行其道，病之诞生，原因就在于阴阳并行其道。

太阳经一旦气虚，便会出现腰背头项头痛。

三阳经气皆虚，阴气偏盛。阴气盛寒从内生，内外都会感到寒凉，骨头的百骨百节就会疼痛。

如果阴并于阳，阳气实而阴气虚。阳主外，阳盛就会发生外热。阴主内，阴虚就会发生内热，因此内外都发热。内外俱热，就会口渴气喘，喜欢冷饮。

二、疟的分类

疟，按照发作的周期可以分为四类：日疟、间日疟、二日疟、三日疟；按照病症的不同可以分为三类：寒疟、温疟、瘅疟。分述如下：

（一）日疟

日疟的病因，是暑热之邪气与卫气的并行。夏天伤于暑气，暑热之邪气会残留于皮肤之内、肠胃之外，而这个位置恰恰是卫气流行的地方。《难经·一难》："漏水下百刻，营卫行阳二十五度，行阴亦二十五度，为一周也。"《难经》告诉人们，营卫之气日夜环绕周身行一周。本篇告诉人们，卫气昼行于阳，夜行于阴。一旦暑热之邪气并于卫气，随卫气昼行于阳、夜行于阴，就会产生每日白天发作的疟疾。

（二）间（隔）日疟

疟，有间日即隔日发作之疟。为什么会这样？答案是邪气侵入的部位较深，在人体之内迫近于阴，致使阳气独行于外，阴阳相争，邪气不能随卫气一日一出，所以隔日发作一次。

（三）日晏疟与日早疟

同样是疟疾，有的发作逐日推迟，有的逐日提前，由此分出"日晏疟"与"日早疟"。之所以疟有日晏与日早的差别，其根本原因在于邪气沿脊骨的下行与上行。

邪气从风府穴侵入之后，循逐日下行一节，所以其发作时间会一日推迟一日。

邪气从风府穴下行，约二十五天下行至骶骨，由骶骨注入膂脉，然后由冲脉上行，上行九天至于缺盆之中，因为邪气上行，所以其发作时间会一日提早一日。

（四）寒疟与温疟

同是疟疾病，有的先寒而后热，有的先热而后寒，这是为什么呢？正确的答案是：夏伤于暑，出大汗，腠理张开之时遭遇寒凉之水，秋天又伤于风，疟疾病业已形成。这种先伤于寒水后伤于风邪的疟疾，名为寒疟，其症状先寒而后热。寒疟之因为何？邪气在肾也。

温疟的受病过程与寒疟相反，其受病过程是先伤于风邪后伤于寒水。先伤于风邪后伤于寒水的温疟，其症状先热而后寒。温疟之因为何？邪气在骨髓。

（五）瘅疟

有一种与众不同的、较为奇怪的疟疾，其症状只热不寒。为什么这样？原因是阴气先虚而阳气偏盛，阳气独旺于外，所以其症状只热不寒。此疟疾名为瘅疟，除了只热不寒的症状之外，其他症状还有少气烦闷，手足发热与总想呕吐。瘅疟之因为何？邪气在肺也。

三、　论疟风之别

风病与疟疾属于同一类病，均由受风而病，但病症却不相同：风病的症状有持续性，而疟疾的症状却有寒热变化（休作）性。为什么呢？

正确的答案是：风病之风，侵入人体，一侵入人体表面，二稽留有固定部位；疟疾之风，射中人体之后，一是侵入人体内部，二是循经络上下运行，所以风病与疟疾同一病因却不同病症。

四、　一般与特殊之一：论"三不刺"

《素问》中的医疗原则是"泻有余，补不足"。《灵枢》中的医疗原则是"损有余，益不足"。有余者泻之，不足者补之，换言之，有余者损之，不足者益之。两条原则之间文字稍有差别，但实质是一样的。

《素问》与《灵枢》中的医疗原则是一般的原则，疟疾之病是特殊之病。"泻有余，补不足"的医疗原则在疟疾面前显示出局限性。

疟疾之寒发作时，用热水沐浴，用烈火烘烤，不能使体温升至正常。疟疾之热发作时，用冰水沐浴，用冰块降温，不能使体温降至正常。升温升不上去，降温降不下来；泻不下去，补不起来。此时此刻，良医也无法治疗，只能等到疾病自行衰减之后再进行针刺治疗，这是为什么呢？

岐伯此处给出的答案是：经书上早已说过，邪气气盛逆行之时，不宜进行治疗。岐伯此处讲了"三不刺"的治疗原则：高热之时不能刺；脉搏纷乱之时不能刺；大汗淋漓之时不能刺。

五、　一般与特殊之二：论"一不攻"

疟疾寒热之病因，外论酷暑之邪气，内论阴阳之错位。此处的议论偏重于阴阳错位。

阳并于阴则阴盛阳虚，阴并于阳则阳盛阴虚。阳虚则寒，阳大虚则大寒，大寒之时如坠冰窟；阴虚则热，阴大虚则大热，大热之时如烈火燃烧；大热大寒之时，不能使用"泻有余，补不足"的医疗原则。此时此刻向邪气发起攻击，就会伤及正气。攻者，治也，治疗也。疟疾病情高峰时不进行治疗，这就是"一不攻"。疟疾不同于其他病，所以治法也不同于其他病的治法。

面对疟疾，难道就无能为力吗？非也！岐伯告诉黄帝，治疗疟疾，治在疾病的两头，即治在疾病刚刚发作之时与疾病衰减之时。邪气是从四肢之端开始入内，所以疾病刚刚发作之时紧紧束缚住四肢的末端，可以阻挡邪气入内。疾病衰减之时，可以进行针刺治疗。

治病治在疾病的两头，避开邪气的高峰，攻击在邪气初起之时与衰微之时，如此选择攻击邪气的时机，不要说在当时，就是在今天，也是明智之举。

六、 一般与特殊之三： 论经言之外的病例

"夏伤于暑，秋必病疟。"岐伯告诉黄帝，这一结论是经典上的结论。这一结论绝对吗？非也！本篇指出，春夏秋冬四季均会发生疟疾病。《春秋左传》所记载许悼公的疟疾病，就发生在夏季。为什么会这样呢？岐伯告诉黄帝，一般之外还存在着特殊，应四时之外还有反四时者。夏天伤于酷暑，秋天发生疟疾这是一般的应四时之病。春、夏、冬三季发生的疟疾，是反四时的特殊情况。

既讲一般又讲特殊，既知常理也知变理，这与中华元文化的思路有关。《易经》之中，太极在变，卦在变，万物在变，人在变，理在变，一切都在变。《内经》认识疾病的思路与《易经》推崇"变"的思路是完全一致的。一般的疾病之外还有特殊，在中华先贤所创建的经典里看不到绝对之理，绝对之人，绝对之事，绝对之病。变是绝对的。

春夏秋冬四季都会发生疟疾，但是四季的疟疾在症状上又有差别。差别在何处呢？本篇指出，秋病者寒甚，冬病者寒不甚，春病者恶风，夏病者多汗。

刺疟篇第三十六

原 文

足太阳之疟，令人腰痛头重，寒从背起，先寒后热，熇熇暍暍[1]然，热止汗出，难已，刺郄中出血。足少阳之疟，令人身体解㑊，寒不甚，热不甚，恶见人，见人心惕惕然，热多汗出甚，刺足少阳。足阳明之疟，令人先寒，洒淅[2]洒淅，寒甚久乃热，热去汗出，喜见日月光火气乃快然。刺足阳明跗上。足太阴之疟，令人不乐，好太息，不嗜食，多寒热汗出，病至则善呕，呕已乃衰，即取之。足太阴之疟，令人呕吐甚，多寒热，热多寒少，欲闭户牖而处，其病难已。足厥阴之疟，令人腰痛，少腹满，小便不利如癃状，非癃也，数便，意恐惧，气不足，腹中悒悒[3]，刺足厥阴。

肺疟者，令人心寒，寒甚热，热间善惊，如有所见者，刺手太阴阳明。心疟者，令人烦心甚，欲得清水，反寒多，不甚热，刺手少阴。肝疟者，令人色苍苍然，太息，其状若死者，刺足厥阴见血。脾疟者，令人寒，腹中痛，热则肠中鸣，鸣已汗出，刺足太阴。肾疟者，令人洒洒然，腰脊痛婉转，大便难，目眴眴然[4]，手足寒，刺足太阳少阴。胃疟者，令人且病也，善饥而不能食，食而支满腹大，刺足阳明太阴横脉出血。

疟发身方热，刺跗上动脉，开其空，出其血，立寒。疟方欲寒，刺手阳明太阴、足阳明太阴。疟脉满大急，刺背俞，用中针，傍五胠俞各一，适肥瘦出其血也。疟脉小实急，灸胫少阴，刺指井。疟脉满大急，刺背俞，用五胠俞、背俞各一，适行至于血也。疟脉缓大虚，便宜用药，不宜用针。凡治疟，先发如食顷，乃可以治，过之则失时也。诸疟而脉不见，刺十指间出血，血去必已，先视身之赤如小豆者，尽取之。

十二疟[5]者，其发各不同时，察其病形，以知其何脉之病也。先其发时如食顷而刺之，一刺则衰，二刺则知，三刺则已；不已，刺舌下两脉出血；不已，刺郄中盛经出血，又刺项已下侠脊者必已。舌下两脉者，廉泉也。

刺疟者，必先问其病之所先发者，先刺之。先头痛及重者，先刺头上及两额、两眉间出血。先项背痛者，先刺之。先腰脊痛者，先刺郄中出血。先手臂痛者，先刺手少阴阳明十指间。先足胫痠痛者，先刺足阳明十指间出血。风疟，疟发则汗出恶风，刺三阳经背俞之血者。胻痠痛甚，按之不可，名曰胕髓病[6]，以镵针针绝骨出血，立已。身体小痛，刺至阴。诸阴之井无出血，间日一刺。疟不渴，间日而作，刺足太阳。渴而间日作，刺足少阳。温疟汗不出，为五十九刺。

注　释

1. 熇（hè）熇喝（yē）喝　疟疾病寒后发热时的症状。王冰注："熇熇，甚热状；喝喝，亦热甚也。"

2. 洒（xǐ）淅（xī）　疟疾病发寒时病者怕冷的症状。

3. 腹中悒（yì）悒　腹中不舒畅。

4. 眴（xuàn）眴然　肾疟的症状之一。眴眴然，即目视不明状。张介宾："眴眴然，眩动貌。目视不明，水之亏也。"

5. 十二疟　十二种疟疾病，即本篇所讲的六经疟、五脏疟与胃疟相加之和。

6. 胕髓病　病名。病症为小腿剧烈疼痛，手不能按；病因为邪气侵入骨髓。胕，通"附"。因邪气附于骨髓，所以定名胕髓病。

题　解

《刺疟》实际上是前一篇《疟论》的续篇，前一篇论病，本篇论治，具体是论针刺。疟分多种疟，治有多种法。一种疟疾病，一种治疗方法，从原则到具体，均在本篇所论述的范围之内。

核 心 解 读

如何认识疟疾，是前一篇《疟论》的核心。如何治疗疟疾，是本篇《刺疟》的核心。认清并记住治疟的种种方法，就掌握了本篇的核心。

一、 西方对疟疾的认识与治疗

如何治疗疟疾？中华民族的研究开始于孔夫子之前。《周礼·天官·疾医》："四时皆有疠疾：春时有痟首疾，夏时有痒疥疾，秋时有疟寒疾，冬时有嗽上气疾。"四时有四时之病，《周礼》告诉后人，疟寒之疾属于秋季病。疟寒之疾，首先出现在《周礼》之中。《周礼》所记载的成果，是始于周前、成熟于周的成果；孔夫子是周朝人，早于周的成果，自然也早于孔夫子。

那么，西方对疟疾的治疗，是什么时候开始的呢？

西方治疗疟疾最早的记录见于公元前 5 世纪，最早的研究者是古希腊的希波克拉底，最早使用的药物是金鸡纳树皮。用金鸡纳树皮治疗疟疾，最早始于秘鲁的土著印地安人。公元 1700 年，从金鸡纳树皮中提取出奎宁，从此奎宁广泛用于疟疾的治疗。

同样是治疗疟疾，西方先使用的是本草，后使用的是从金鸡纳树皮中提取的奎宁，而在中华大地上一直采用针刺的方法。针刺的方法远不如服用奎宁那样方便，所以此处先介绍西方的经验。介绍西方的经验，最好的方法是介绍西方最权威的资料，而西方最权威的资料往往出在《简明不列颠百科全书》中，下面把《简明不列颠百科全书》"疟疾"条的主要内容摘录如下，供读者阅读与鉴赏：

疟疾 malaria　一种人类的严重的急性原虫感染，常慢性复发。特征为周期性的寒战及高热、贫血、脾肿大，常伴致死的合并症。本病也见于类人猿、猴、鼠、鸟及爬行动物。病原为孢子虫纲疟原虫属的 4 种原虫。疟疾是人类最早知道的传染病之一，最早的记录见于公元前 5 世纪，当时希波克拉底已注意到疟疾有不同的热型。疟疾何时传入美洲则未详，但很可能于哥伦布发现美洲后传入。1493 年首次记录几次相当严重的流行。疟疾的病因查明之前早有一种特效药，即金鸡纳树皮。从 1700 年起，其最有效的成分奎宁，广泛用于治疗疟疾。1898 年意大利人阿米科·比尼亚米、乔瓦尼·巴蒂斯塔·格拉西及朱塞佩·巴斯蒂亚内首次用蚊将疟疾感染人，描述疟原虫在人体内的全部发育过程，并指出人类疟疾在自然情况下仅由按蚊传播。在非自然情况下本病可因共用皮下针头而感染（如在药瘾者），偶因供血者感染疟疾而通过输血传播。疟疾遍布全世界，是最流行的传染病之一。

《简明不列颠百科全书》告诉人们这样几点重要内容：疟疾的病因是疟原虫；疟疾属于传染病；蚊子是传染的媒介；疟疾的传染对象是人、猿、猴、鼠、鸟以及爬行动物；疟疾治疗的药物是奎宁。

二、 刺疟六刺

治疗疟疾，本篇介绍的方法主要是针刺。同样是疟疾，却有经络疟、五脏疟、六腑疟（胃疟）之分，所以针刺也有穴位之分、部位之分以及时间之别。

（一）刺经络疟

经络有手三阳、足三阳之分，有手三阴、足三阴之分。本篇论经络疟之刺，没有论及手，论的只是足三阳、足三阴。不同的经络疟，一是症状不同，二是治疗方法也不同，即针刺的是不同的穴位。

1. 刺足太阳经疟　足太阳经疟其症有五：①腰痛；②头重；③寒从背部始；④先寒而后热；⑤热止而后汗出。足太阳经疟所刺的穴位是委中穴；刺出血。足太阳经为膀胱经。

2. 刺足少阳经疟　足少阳经疟其症有五：①患者身体倦怠懈惰；②寒热皆不重；③怕见人；④发热的时间较长；⑤出大汗。足少阳经疟所刺的是少阳经。足少阳经为胆经。

3. 刺足阳明经疟　足阳明经疟其症有五：①人先寒冷；②冷的时间过长；③冷后发热；④发热后出汗；⑤喜欢看见日月火光。足阳明经疟所刺的穴位是脚背上本经的冲阳穴。足阳明经为胃经。

4. 刺足太阴经疟　足太阴经疟其症有五：①患者闷闷不乐；②喜叹息；③无食欲；④寒多热少；⑤病发时多呕吐。足太阴经疟所刺的穴位是足本经上的公孙穴。足太阴经为脾经。

5. 刺足少阴经疟　足少阴经疟其症有四：①患者强烈呕吐；②寒热频繁；③热多寒少；④喜欢关闭门窗一个人独坐。足少阴经疟不容易治愈。足少阴经为肾经。

6. 刺足厥阴经疟　足厥阴经疟其症有四：①患者腰部疼痛；②腹部胀满；③像尿闭的样子但又不是尿闭证；④有恐惧感；⑤气不足；⑥腹中不舒畅。足厥阴经疟所刺的穴位是足本经上的太冲穴。足厥阴经为肝经。

（二）刺五脏疟

疟有五脏之分，五脏之疟有五种刺法。

1. 刺肺脏疟　肺脏疟其症有三：①患者心中感觉寒冷；②寒达到了极点就转为发热；③发热时惊恐，好像看见可怕的东西一样。肺脏疟所刺的部位是手太阴肺、手阳明大肠两经。

2. 刺心脏疟　心脏疟其症有三：①患者心中烦热；②总想喝冷水；③发寒的时间长，发热的时间短。心脏疟所刺的部位是手少阴心经。

3. 刺肝脏疟　肝脏疟其症有三：①患者面色发青；②时常叹息；③状如死者。肝脏疟所刺的部位是足厥阴肝经，刺出血。

4. 刺脾脏疟　脾脏疟其症有四：①患者怕冷；②腹中疼痛；③发热时肠鸣；④肠鸣止又出现出汗。脾脏疟所刺的部位是足太阴脾经。

5. 刺肾脏疟　肾脏疟其症有五：①患者寒凉哆嗦；②腰脊疼痛不能转动；③大便不通；④眼目昏花；⑤手脚寒冷。肾脏疟所刺的部位是足太阳膀胱经与足少阴肾经。

（三）刺六腑疟

论六腑疟并没有论及六腑全部，论的仅仅是六腑之一的胃。

胃疟的主要症状：患者有饥饿感，但又不能吃东西；吃了东西后，患者就感到腹中胀满，腹部膨大。胃疟所刺的部位是足阳明、足太阴两经，刺出血。

（四）论时机刺

军事家作战讲究时机，战机一失，克敌制胜的机会就丧失了。

中医治疟疾，同样讲究时机，时机一失，就丧失了治愈的机会。

时机刺，其意义就是把疟疾制伏在发作之前。时机刺，讲究的是以下三种情况：

1. 发热刚刚开始时，应急刺脚背上动脉，开大针孔，刺出少量血，体温会立即转热为凉。

2. 发冷刚刚开始时，应急刺手阳明经、手太阴经、足阳明经、足太阴经的腧穴。

3. 治疗所有的疟，其最好的时机就在发作前的二十分钟（约一顿饭的时候），应抓住这一时机进行针刺，错过了此时，就丧失了一次机会。

（五）论脉象刺

脉象的大小虚实，也是决定如何针刺的标准之一。治疗疟疾，以下三种脉象是值得重视的。

1. 脉搏满大而急速者，急针刺背部腧穴，用中等针，靠近五腧旁边的穴位左右各一穴，根据患者体质的胖瘦，决定针刺出血的多少。

2. 脉搏小实而急者，治疗时，可以用艾灸腿胫上足少阴肾经上的穴位，并针刺足太阳膀胱经的井穴即至阴穴。

3. 脉搏缓大而虚者，应当用药物治疗，不适宜用针刺治疗。

4. 凡脉搏隐而不见者，均可针刺十指间出血，血出而病愈。患者身上如见像赤小豆大的红点，一并进行针刺。

（六）论五十九刺

出汗恶风之疟如何刺？胫骨剧烈疼痛时如何刺？身体小痛时如何刺？在论述这几个问题时，又一次出现"五十九刺"。

《素问·刺热》中第一次出现"五十九刺"，本篇又一次出现"五十九刺"，这说明了"五十九刺"的重要性。

但是本篇如同《素问·刺热》一样，并没有"什么是五十九刺"的答案。"五十九刺"的答案在哪里？在《素问·水热穴论》中。

三、 治疗十二疟的经验总结

六经疟、五脏疟加上胃疟，一共十二疟。治疗十二疟，本篇总结了这样几条经验与方法：

从相同中区别出不同，这是一。十二疟同是疟，但还是有一些不同，一是症状不同，二是发作的时间不同，所以治疗疟疾病应该充分注意到这些不同点。注意到了这些不同点，才会正确地选择针刺的不同经络与不同穴位。

从不同中找出相同，这是二。治疗十二疟，必须针刺不同的经络，不同的穴位。不同之中有没有相同的东西呢？有！治疗十二疟，本篇指出一个共同点，这就是选择在发作之前的二十分钟进行针刺。

从繁杂中找出简易，这是三。治疗疟疾的针刺是繁杂的，能否从繁杂中找出简易呢？可以的！本篇论治疗十二疟时，论出了简易之三刺。本篇要求，治疗十二疟的每一次针刺都应该有一个明显的疗效：一刺减少发作的次数，二刺去掉一些明显的症状，三刺应该使疟疾发作停止。

在一般之中认识特殊，这是四。十二疟一般刺三次即愈，遇到特殊情况怎么办？三刺之后疟疾仍然没有治愈时，就要刺舌下两脉，并且刺出血。再不愈，可以刺委中穴，刺出血，并刺项以下夹脊的穴位，如此针刺，一定会治愈。

阴病阳治，左病右治，这是五。《素问·阴阳应象大论》："故善用针者，从阴引阳，从阳引阴；以右治左，以左治右；以我知彼，以表知里。以观过与不及之理，见微得过，用之不殆。""善用针者"善在诸多方面，其中之一就是善于"从阴引阳，从阳引阴；以右治左，以左治右"。此处有病，针刺在彼处；上有病，针刺于下；左有病，针刺于右；阴有病，针刺于阳；如此这般者，即为善用针者。

"刺疟者，必先问其病之所先发者，先刺之。先头痛及重者，先刺头上及两额、两眉间出血。先项背痛者，先刺之。先腰脊痛者，先刺郄中出血。先手臂痛者，先刺手少阴阳明十指间。先足胫酸痛者，先刺足阳明十指间出血。"本篇的这段论述之中，出现与《素问·阴阳应象大论》中不同的一个原则，即此处疼痛就刺在此处。头痛刺头，手臂痛刺手臂，足胫痛刺足十指。

上有病刺于下，左有病刺于右，这是一种针刺原则。哪儿疼痛先刺哪儿，这又是一种针刺原则。中华先贤是那样的灵活，在先贤处无论如何看不到死板的教条。

张仲景的《金匮要略·疟病脉证》中已经有了专门治疗疟疾的中成药鳖甲煎丸。20 世纪 70 年代，中国制成了比奎宁疗效更好、更安全的青蒿素。

这里需要继续追问的两个问题是：在传染病治疗上，除了治疗疟疾的青蒿素之外，中药还会做出哪些贡献呢？在西药束手无策的疑难病面前，中药还会做出哪些贡献呢？

四、疟疾病上的中西异同

以前一篇《疟论》与本篇《刺疟》比较《简明不列颠百科全书》"疟疾"条，可以发现在疟疾病一个问题上的中西异同。

（一）四大相同点

1. 中西方均在公元前认识到了疟疾病。《周礼》是周代的重要文献，《春秋左传》是春秋时期的重要文献，疟疾之名最早出现在这两部文献中，说明了中华民族在周代或周代之前就认识了疟疾病。西方在公元前5世纪就记录的疟疾病，这一时期相当于中国的春秋与战国交替时期，时间上要晚几百年。

2. 中西方均认识了疟疾病的寒热交错的基本特征。热起来如同蒸笼上坐，冷起来如同冰凌上卧，中国人如此形容疟疾病的寒热休作，这与《简明不列颠百科全书》中的"周期性的寒战及高热"的描述是相似相通的。

3. 中西方均认识到了疟疾病的严重性。中华民族认识到疟疾是一种严重的疾病，所以疟疾之名、疟疾之治出现在了《周礼》《春秋左传》《内经》之中，与岐伯、黄帝的名字联系在了一起。西方也认识到疟疾是一种严重的疾病，所以疟疾之名、疟疾之治出现在了《简明不列颠百科全书》之中，与西方的医学之父古希腊的希波克拉底的名字联系在了一起。

4. 治疗方法上的相同。治疗疟疾，早期的东西方都采用了草药，印地安人采用了金鸡纳树皮，中华民族采用了青蒿。用青蒿绞汁治疗疟疾，最早记载在东晋时期著名医学家、哲学家葛洪所著的《肘后备急方》中。《肘后备急方·卷三·治寒热诸疟方》："青蒿一握，以水二升渍，绞取汁，仅服之。"一味中药，可以医治疟疾。中药之奥妙，体现于此。单方治大病，名不虚传。东晋，公元317—420年，距今约1700年。千年前治疟的植物药青蒿，演化为今天的青蒿素。青蒿素获诺贝尔奖，这证明青蒿治疟的思路与方法得到了世界的认可。青蒿素获诺贝尔奖令人兴奋，兴奋之余需要思考以下三个问题：

其一，青蒿之外还有没有蒿？

其二，青蒿素之外还有没有其他素？

其三，《肘后备急方》只有一个方吗？另外的方还有没有现实意义？

史传清朝的康熙皇帝，1693年患上了疟疾，当御医无能为力之时，西方的传教士献上了金鸡纳霜。康熙服用后，疟疾迅速被治愈，从此金鸡纳霜被皇室尊奉为"圣药"。这一故事说明，治疗疟疾清代的中医界贡献不大。

（二）一大不同点

中西方对疟疾病因结论是不同的。疟疾之病因，中医认为是气候病，西医则认为是孢子虫。

气
厥
论
篇
第
三
十
七

（原）（文）

　　黄帝问曰：五藏六府，寒热相移者何？岐伯曰：肾移寒于肝，痈肿，少气[1]。脾移寒于肝，痈肿，筋挛。肝移寒于心，狂，隔中[2]。心移寒于肺，肺消[3]，肺消者饮一溲二，死不治。肺移寒于肾，为涌水，涌水者，按腹不坚，水气客于大肠，疾行则鸣濯濯[4]，如囊裹浆，水之病也。脾移热于肝，则为惊衄。肝移热于心，则死。心移热于肺，传为鬲消[5]。肺移热于肾，传为柔痓[6]。肾移热于脾，传为虚，肠澼，死不可治。胞移热于膀胱，则癃，溺血。膀胱移热于小肠，鬲肠不便，上为口糜。小肠移热于大肠，为虙瘕[7]，为沉。大肠移热于胃，善食而瘦入，谓之食亦[8]。胃移热于胆，亦曰食亦。胆移热于脑，则辛頞[9]鼻渊。鼻渊者，浊涕下不止也，传为衄衊瞑目，故得之气厥也。

（注）（释）

　　1. 痈肿，少气　肾移寒于脾之病态。症状即浮肿，少气。痈，通"壅"。此处痈肿，实际上是浮肿。张介宾："痈者，壅也。肾以寒水之气，反传所胜，侵侮脾土，故壅为浮肿。少气者，寒盛则阳虚于下，阳虚则无以化气也。"

　　2. 隔中　病名。主要症状是饮食入后即吐。病因为中焦隔塞不通所致。《灵枢·邪气藏府病形》："隔中，食饮入而还出，后沃沫。"张琦："膻中为气化之府，阴气凝塞，阳不能化，故中焦之气隔而不通。"

3. 肺消　病名。消渴病中的一种。病症为饮一溲二或饮一溲三。病因为心移寒于肺所致，如本篇所言："心移寒于肺，肺消，肺消者饮一溲二，死不治。"张介宾："心火不足，则不能温养肺金，肺气不温，则不能行化津液，故饮虽一而溲则倍之。夫肺者，水之母也，水去多，则肺气从而索矣，故曰肺消。门户失守，本元日竭，故死不能治。"

4. 濯（zhuó）濯　流水激荡声。此指肠鸣。王冰："肠鸣而濯濯有声。"

5. 鬲消　病名。病症为气短、消渴。病因为心移热于肺所致，如本篇所言："心移热于肺，传为鬲消。"张介宾："鬲消者，鬲上焦烦，饮水多而善消也。按上文言肺消者因于寒，此言鬲消者因于热，可见消有阴阳二证，不可不辨。"

6. 柔痓（chì）　病名。症状有三：筋脉拘急；项背强直；发热汗出。病因为肺移热于肾所致。

7. 虑（fú）瘕　病名。主要病症是腹中有积块。病因为小肠移热于大肠所致。

8. 食亦　病名。主要病症是体瘦无力。病因为胃移热于胆所致。

9. 辛頞（è）　指鼻梁。辛，辛辣之味也，即鼻梁内有辛辣之感。

题 解

气，在中华元文化与中医文化中有二十多重含义。同一个气字，可以言物质本元之元气，可以言阴阳之气，天地之气，五运之运气，五味气味之气，还可以言人体之中的脏腑之气，营卫之气，水谷之精气……本篇谈气，谈的主要是脏腑之气，脏腑间的相互转移寒热之气。

厥，在本篇的意义为气逆。气逆行为厥，气短亦为厥。

气厥者，气逆行也，气倒行也，气不顺也。

气逆会引起脏腑间的寒热转移，脏腑间的寒热转移会引起肺消、涌水、鼻渊、口糜等多种疾病，所有这些都是气逆论所论及的内容。

气厥论，气之专论也。《内经》之中，气之专论本篇是第一篇。

⊙核⊙心⊙解⊙读⊙

西医重视形而下的器官、细菌、病毒，气位于形而上，所以气在西医关注的视野之外，但是，气在中医文化中占有基础性的地位，为医者不言气，其荒唐程度犹如和尚不言佛，牧师不言神一样。

气在《内经》之中有二十多重含义，本篇所谈的气，只是其中之一气，即脏腑之气。五脏六腑，在显微镜下只是看得见的有形之物。五脏六腑，在《内经》之中既是有形之物，同时每一脏、每一腑还含有无形之气。无形之气有寒热之分。寒热之气在脏腑间移动，就会产生或这样或那样的种种疾病。认识到了这些，就认识到了本篇之核心。

一、　相互联系的五脏六腑，　相互移动的脏腑之气

五脏六腑的每一脏、每一腑都是一个活生生的个体，五脏六腑又是一个相互联系的整体，这是中医独特的系统论。

前面已经谈到，五行学说解释五脏六腑之间的相互联系与相互制约。温故而知新。为了认清本篇所讲的五脏六腑之气相互移动的具体路径，有必要回顾一下五行、五脏六腑之间的对应关系。为了知新，先行温故。

（一）五脏分属五行

五行有金木水火土之分，五脏也有金木水火土之分，肝属木，心属火，脾属土，肺属金，肾属水。

六腑中三焦除外，其他五腑与五脏属于表里关系：肝与胆互为表里，心与小肠互为表里，肺与大肠互为表里，脾与胃互为表里，肾与膀胱互为表里，这样一来，五腑与五行之间就建立起了对应关系：胆属木，小肠属火，大肠属金，胃属土，膀胱属水。

（二）五行、五脏间的相互联系

五行之间是相互联系的，相互联系的路径是：木生火，火生土，土生金，金生水，水生木。

五脏之间是相互联系的，相互联系的路径是：肝—心—脾—肺—肾—肝。

（三）五行五脏的相互制约

五行之间是相互制约的。五行之间相互制约的路径是：木克土，土克

水，水克火，火克金，金克木。

五脏之间是相互制约的。相互制约的路径是：肝—脾—肾—心—肺—肝。

知道了五行之间相互联系与相互制约的两种关系，知道了五脏与五行之间的对应关系，再看寒热之气在脏腑之间相互传递路径，就有登泰山之巅而一览群山那样的清晰感。

二、 顺则安康逆则病

《内经》讲究一个"顺"字，是从《素问》第一篇开始的。《素问》前三篇，篇篇都在强调着一个"顺"字。

《素问·上古天真论》："气从以顺。"

《素问·四气调神大论》："反顺为逆，是谓内格。"

《素问·生气通天论》："苍天之气，清净则志意治，顺之则阳气固，虽有贼邪，弗能害也，此因时之序。"

顺，在《素问》之中有多重含义：顺行之顺，顺序之顺，顺从之顺，顺四时气之顺。天地间有了这个"顺"字，才会有万物的繁茂；身体内有了这个"顺"字，才会有人体的安康。

《素问》开篇之作《上古天真论》在一个"顺"字上留下了一个重要论断："气从以顺。"这里讲的是顺气之顺。气从以顺，是人生百岁的主要前提之一。此处之顺，顺在人体之内。

《素问》第二篇《四气调神大论》在一个"顺"字上留下了一个重要论断："反顺为逆，是谓内格。"反于顺者为逆，逆者生病。逆于人体之外的四时，就会形成人体之内的内格之病。格，格格不入之格。格于体外的四时，就会形成体内的疾病。此处之顺，顺在人体与自然之间。

《素问》第三篇《生气通天论》在一个"顺"字上留下了一个重要论断："苍天之气，清净则志意治，顺之则阳气固，虽有贼邪，弗能害也，此因时之序。"人气通于天气，人气也应该顺于天气，只有顺于天气，人体之内的阳气才能密固，阳气密固才有健康长寿之人。此处之顺，顺在人气与天气之间。

《素问》讲顺，其意义体现在人气与天气之间，体现在人体脏腑气血之间。一个"顺"字，是长寿的基础，是养生的基础。

本篇论气厥。气厥之厥，实际上是与"顺"相反的一个"逆"字。逆在本篇有双重意义，一是逆于顺序，一是逆在寒热邪气本身。

人体体内之气逆于顺序而倒行逆施，会形成这样那样的疾病。人体体内正常运行的正常之气被非常之邪气所取代，同样会形成这样那样的疾病。

五脏六腑之内邪气逆行，会形成疾病。五脏六腑之内邪气顺行，同样会形成疾病。

顺则安康逆则病，这是《内经》反复讲述的两条养生哲理。

顺则安康逆则病，是为医者与养生者都应该牢记的两条哲理。

三、　寒气在五脏间的移动与疾病

（一）肾脾之移

寒气由肾移于脾，就会形成痈肿和少气病。

土克水，这是五行相克哲理中的正常顺序。脾属土，肾属水，按照正常顺序是土克水。寒气水土间的移动，属于倒行逆施，所以称之为"厥"。

（二）脾肝之移

寒气由脾移于肝，就会形成痈肿和筋脉挛急病。

木克土，这是五行哲理中的正常顺序。肝属木，脾属土，按照正常顺序是木克土。寒气在土木间的移动，属于倒行逆施，所以称之为"厥"。

（三）肝心之移

寒气由肝移于心，就会形成神志狂乱和隔塞不通病。

肝属木，心属火，木生火，这是五行相克哲理中的正常顺序。肝心之气的移动，符合五行相互联系的正常顺序。问题是本篇移动在肝心之间的寒气，本身就是逆气。逆气之逆，不在正常顺序的颠倒中，而在寒气本身。寒气本身就是逆气，所以称之为"厥"。

（四）心肺之移

寒气由心移于肺，就会形成肺消病。肺消病的主要表现是，饮一份水，出两份尿，这种病是治不好的。

心属火，肺属金，火克金，这是五行相克哲理中的正常顺序。心肺之气的移动，符合五行相互联系的正常顺序。问题是本篇移动在心肺之间的寒气，本身就是逆气。逆气之逆，不在正常顺序的颠倒中，而在寒气本身。寒气本身就是逆气，所以称之为"厥"。

（五）肺肾之移

寒气由肺移于肾，就会形成涌水病，即肾所主的水没有输入膀胱而是停留于大肠。涌水的主要症状是，患者小腹部像一个盛水的皮袋，疾走时就可以听到肠鸣声。

肺属金，肾属水，金生水，这是五行相克哲理中的正常顺序。肺肾之气的移动，符合五行相互联系的正常顺序。问题是本篇移动在肺肾之间的寒气，本身就是逆气。逆气之逆，一在正常顺序的颠倒——水侮金，二在寒气本身。寒气本身就是逆气，所以称之为"厥"。

四、 热气在五脏间的移动与疾病

（一）脾肝之移

热气由脾移于肝，就会形成惊恐和鼻孔出血的病变。

肝属木，脾属土，木克土，这是五行相克哲理中的正常顺序。正常顺序是木克土，热气由脾移于肝违反了正常顺序，属于倒行逆施，所以称之为"厥"。

（二）肝心之移

热气由肝移于心，患者就会死亡。

肝属木，心属火，木生火，木为火之母。如果肝心之间移动传送的是正常之气，是符合五行相生顺序的。问题在于此处移动传送的是热气，心属火，火属热，一旦热上加热，犹如烈火烹油，所以患者会死亡。这里的逆，不是气行顺序上的倒置，而是热气本身。

（三）心肺之移

热气由心移于肺，就会形成鬲消病。

心属火，肺属金，火克金，这是五行相克哲理中的正常顺序。问题是正常状态的火，已经能够有效地制约于金，现在是火上又加热，所以会形成饮一溲二的鬲消病。此处之逆，不是气行顺序上的倒置，而是热气本身。

这里应该注意的是，寒与热均会引起肺消。前面谈肺消，病因在于寒。此处谈肺消，病因在于热。同样是肺消，病因却有两种。为医者，能不慎乎？

（四）肺肾之移

热气由肺移于肾，就会形成柔痓病。

肺肾之移，如果移的是正常之气，是符合五行相生顺序的。问题是现在肺肾之间移动是非正常的热气，所以会形成症状为筋脉拘急、项背强直、发热出汗的柔痓病。此处之逆，不是气行顺序上的倒置，而是热气本身。

（五）肾脾之移

热气由肾移于脾，就会形成痢疾病，这种病不容易治疗。脾属土，肾属水，土克水，这是五行相克哲理中的正常顺序。肾脾之移属于逆于正常顺序的倒行逆施。此处的肾脾之移，属于顺序倒置之逆。

《素问·至真要大论》："诸寒收引，皆属于肾。"按照这一论断与"方以类聚，物以群分"的哲理推论，水性理应属寒，肾气理应属寒。可是本篇从肾传送出去的恰恰是热气，这也是有悖于五行哲理的。

五、 热气在腑间的移动与疾病

（一）胞移膀胱

热气由胞移于膀胱，就会形成小便点滴涩痛、尿血病。

胞，有男女之别。在男为精室，在女为子宫。

（二）膀胱移小肠

热气由膀胱移于小肠，就会形成大便秘结和口舌糜烂病。

（三）小肠移大肠

热气由小肠移于大肠，就成为伏瘕和痔疮病。

（四）大肠移胃

热气由大肠移于胃，就会出现吃得多反而消瘦的病变，此谓"食亦病"。

（五）胃移胆

热气由胃移于胆，也会形成食亦病。

食亦病，有两大特征：①善食；②体瘦。

（六）胆移脑

热气由胆移于脑，会形成鼻中常感辛辣的鼻渊病。

六、 六腑与奇恒之腑之间的小小差别

《素问·金匮真言论》指出，胆、胃、大肠、小肠、膀胱、三焦为六腑。这里的六腑之中，不包括脑与胞。

《素问·五藏别论》指出，脑、胆、女子胞为"藏而不泻"的"奇恒之腑"。奇恒之腑之中，包括了脑、胆、女子胞。

奇恒之腑中的胆，本来就在六腑之列。奇恒之腑中的脑与胞，只属于奇恒之腑，而不属于六腑。六腑加上奇恒之腑中的脑与胞，实际上有了八腑，本篇论腑间移热，没有论及三焦，所以热邪只是七腑间传送的。

按照脏腑互为表里的关系，腑也分属五行。属五行就有生之顺序、克之顺序。热气大肠移胃、胃移胆属于顺序上的倒置，这里的逆是顺序之逆。五行一有五味之分，二有温凉寒热之分，一味地发热，显然在逆邪之列。腑间顺序之外的逆，在于热邪本身。

厥为逆，逆则病，这是本篇所论出的哲理。逆为顺序倒行之逆，有邪气本身之逆，这也是本篇所论出的哲理。

论病论出气厥所造成的种种疾病，这是本篇的贡献，非常遗憾的是，本篇只论病而没有论治。

咳论篇第三十八

原　文

　　黄帝问曰：肺之令人咳何也？岐伯对曰：五藏六府皆令人咳，非独肺也。帝曰：愿闻其状。岐伯曰：皮毛者肺之合也，皮毛先受邪气，邪气以从其合也。其寒饮食入胃，从肺脉上至于肺则肺寒，肺寒则外内合邪，因而客之，则为肺咳。五藏各以其时受病[1]，非其时各传以与之。人与天地相参，故五藏各以治时[2]感于寒则受病，微则为咳，甚者为泄为痛。乘秋则肺先受邪，乘春则肝先受之，乘夏则心先受之，乘至阴则脾先受之，乘冬则肾先受之。

　　帝曰：何以异之？岐伯曰：肺咳之状，咳而喘息有音，甚则唾血。心咳之状，咳则心痛，喉中介介如梗状，甚则咽肿喉痹。肝咳之状，咳则两胁下痛，甚则不可以转，转则两胠下满。脾咳之状，咳则右胁下痛，阴阴引肩背，甚则不可以动，动则咳剧。肾咳之状，咳则腰背相引而痛，甚则咳涎。

　　帝曰：六府之咳奈何？安所受病？岐伯曰：五藏之久咳，乃移于六府。脾咳不已，则胃受之，胃咳之状，咳而呕，呕甚则长虫[3]出。肝咳不已，则胆受之，胆咳之状，咳呕胆汁[4]。肺咳不已，则大肠受之，大肠咳状，咳而遗失[5]。心咳不已，则小肠受之，小肠咳状，咳而失气[6]，气与咳俱失。肾咳不已，则膀胱受之，膀胱咳状，咳而遗溺。久咳不已，则三焦受之，三焦咳状，咳而腹满，不欲食饮。此皆聚于胃，关于肺，使人多涕唾，而面浮肿气逆也。

　　帝曰：治之奈何？岐伯曰：治藏者治其俞，治府者治其合，浮肿者治其经。帝曰：善。

注　释

1. 各以其时受病　指的是五脏受病在时间的规律性。五脏各有所主之时令，如春肝、夏心、长夏脾、秋肺、冬肾。各以其时，讲的是五脏往往会在所主的时令中受病，如本篇所言："人与天地相参，故五藏各以治时感于寒则受病……乘秋则肺先受邪，乘春则肝先受之，乘夏则心先受之，乘至阴则脾先受之，乘冬则肾先受之。"

2. 治时　指五脏所主的时令，又称旺时。

3. 长虫　即蛔虫。胃咳会咳出蛔虫。胃咳之病由脾咳转移而来。

4. 胆汁　胆咳会咳出胆汁。胆咳之病由肝咳转移而来。

5. 遗失　应为遗矢；遗矢即拉屎。大肠咳会不由自主拉屎。大肠咳由肺咳转移而来。

6. 失气　又称矢气。古之矢气，今之放屁。小肠咳会引起放屁。小肠咳由心咳转移而来。

题　解

咳，咳嗽也。

咳论，论的就是种种咳嗽，种种咳嗽之症，种种咳嗽之因与种种咳嗽的治疗。

本篇第一次告诉人们"五藏六府皆令人咳"。

在本篇之前，咳、咳嗽作为一种疾病，已经多次出现过。

《素问》第三篇《生气通天论》中第一次出现症状为"咳"的疾病："秋伤于湿，上逆而咳，发为痿厥。"

《素问》第五篇《阴阳应象大论》中第一次出现关于"咳嗽"的疾病："秋伤于湿，冬生咳嗽。"

本篇之前的文章论"咳"，只是原则之论。本篇作为咳之专论，既有咳之原则之论，又有咳之详细之论。

之前的文章论"咳"，病因为湿，得病的时间为秋，本篇之专论会在哪些方面超越之前的文章呢？欲知详情，就需要进入文章本身。

咳之专论，本篇是《素问》第一篇。

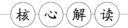

同样是咳嗽，却有种种不同：一有不同之症状，二有不同之病因，三有不同之病位，所有这些内容均是专论的范围之内。抓住了"咳"的相同之处与种种不同之处，就抓住了本篇的核心。

一、 一种咳三种因

同样是咳嗽，病因却有三种：一是因于湿气，二是因于外部邪气，三是因于寒食。

《素问·阴阳应象大论》："秋伤于湿，冬生咳嗽。"这一论断指明，冬天所生的咳嗽，病因是中了秋天的湿气。

"皮毛者肺之合也，皮毛先受邪气，邪气以从其合也。其寒饮食入胃，从肺脉上至于肺则肺寒，肺寒则外内合邪，因而客之，则为肺咳。"本篇指出，致咳有两种因素：一是外部邪气从皮毛入肺，一是寒食入胃，最终寒于肺；外邪与内寒合二而一可以致咳。

一种病三种因，因不同治也不同，为医者面对咳嗽患者时，审视此咳是由何因而得应是关键的第一步。

二、 不同的症状不同的咳

"五藏六府皆令人咳"，这是本篇对之前咳论的超越。本篇之前的咳论之论，仅限于肺之咳，所以本篇黄帝提问题时，问的仅仅只是肺之咳。

岐伯告诉黄帝，五脏六腑皆可令人咳，五脏的每一脏会在所主其时中受寒而病，但是其他脏会把病传给肺，所以使人误认为咳仅与肺有关，实际上咳之为病不止于肺。

咳有先后之分，本篇先谈的是五脏之咳，后谈的是六腑之咳。

（一）五脏之咳

五脏各有所主之时，四时各有邪气（过与不及）。所以，五脏在各主其时之中皆有中邪气之可能，肝易受寒邪于春，心易受寒邪于夏，脾易受寒邪于长夏，肺易受寒邪于秋，肾易受寒邪于冬，五脏中寒邪皆可令人咳嗽。致人咳嗽的是轻微之寒邪，严重的寒邪可以致人腹泻和疼痛。

五脏之咳，特征有同有异，一有共同特征，二有特殊特征。肺之咳，其第一特征为咳嗽，其他特征为气喘，呼吸有声音，甚至咯吐出血。

1. 心之咳　心之咳的第一特征为咳嗽，其他特征为心痛，咽喉中像有东西梗塞一样，严重时咽喉肿而闭塞。

2. 肝之咳　肝之咳的第一特征为咳嗽，其他特征为两胁下疼痛，严重时甚至不能左右转侧，转侧时两胁肋部会感到胀满。

3. 脾之咳　脾之咳第一特征为咳嗽，其他特征为右胁下疼痛，并牵引肩背隐隐疼痛，严重时不能活动，一活动咳嗽就会加重。

4. 肾之咳　肾之咳的第一特征为咳嗽，其他特征为腰背牵引疼痛，严重时咳吐涎沫。

咳嗽是五脏之咳的共同特征，共同特征之外还有特征，共同特征之外的特征是不同的。

（二）六腑之咳

咳能移，咳能变。五脏之咳久而不愈，就会传给六腑，形成六腑之咳。脏腑之变的路径是脏腑的表里关系：肝胆互为表里，心与小肠互为表里，脾胃互为表里，肺与大肠互为表里，肾与膀胱互为表里。

1. 脾咳传胃　脾之咳久而不愈，就会传给胃，形成胃咳。胃咳的第一特征为咳嗽，伴随特征是咳嗽时会呕吐，呕吐严重时，甚至会呕吐蛔虫。

2. 肝咳传胆　肝之咳久而不愈，就会传给胆，形成胆咳。胆咳的第一特征为咳嗽，伴随特征是咳嗽时会呕出胆汁。

3. 肺咳传大肠　肺之咳久而不愈，就会传给大肠，形成大肠咳。大肠咳第一特征为咳嗽，伴随特征是咳嗽时会大便失禁。

4. 心咳传小肠　心之咳久而不愈，就会传给小肠，形成小肠咳。小肠咳的第一特征为咳嗽，伴随特征是一咳嗽就放屁，常常是咳嗽与放屁并作。

5. 肾咳传膀胱　肾之咳久而不愈，就会传给膀胱，形成膀胱咳。膀胱咳的第一特征为咳嗽，伴随特征是一咳嗽时小便就遗出。

6. 三焦之咳　以上各种咳嗽长期不愈，就会传给三焦形成三焦咳，三焦咳第一特征为咳嗽，伴随特征是腹部胀满，无饮食之欲。

三、　咳的两个聚集点

六腑之咳最终聚集于胃，五脏之咳最终聚集于肺。咳之为病不离于肺，关于这一点，是为医者应该牢记的。

咳之所以使人多涕唾，面部浮肿，这是气机上逆的结果。

四、　咳之治疗原则

《咳论》先论咳之病，后论咳之治。咳之治，本篇指出三条原则：

第一，五脏之咳，取各经的腧穴。

第二，六腑之咳，取各经的合穴。

第三，咳之浮肿者，取各经的经穴。

三条原则讲的是针刺的原则。

用药也可以治愈咳嗽，张仲景在《内经》的基础上又发展了一步。张仲景著《金匮要略》，《金匮要略·肺痿肺痈咳嗽上气病脉症并治》中有治疗咳嗽的药方。

五、　执果穷因即科学

"执果穷因，是唯科学。"这是严复先生在《译〈群学肄言〉自序》中留下的一个重要论点。

执者，手拿也，掌握也。果者，事实也，现象也。穷者，研究也，探询也，追索也，穷尽也，穷其根源也。因者，原因也，根源也。执果穷因，就是从事实出发找出形成这一事实的原因。

何谓科学？在严复先生看来，由结果求出原因，这就是科学。

大自然告诉人们，有一因必有一果。有一果必有一因。同理，有诸果必有诸因，有诸因必有诸果，果位于形而下是看得见的果，因位于形而上是看不见的因，如果能循着形而下的果求出形而上的因，这就是科学。由一果求一因是科学，由诸果求诸因同样是科学。那么，由一病求出一因，是不是科学呢？由一病求出三种因，是不是科学呢？答案是肯定的。

执果求因，可以有不同的求法：一是按照自然哲理去求，即按照天地之理、四时之理、阴阳之理、五行之理去求，总而言之，就是按照大道理去求一果之因或诸果之因；一是可以在显微镜、分析仪器下去求。正如"条条道路通罗马，条条道路通北京"的哲理一样，求因的方法绝非一种。如果以一种为标准去否定另一种方法，其荒唐浅薄的程度犹如走陆地而嘲笑空中飞行一样。

实证，是求因诸多方法中的一种。应该清楚的是，实证并不是求因的唯一方法。

以道论之，以自然哲理论之，是求因方法中的一种非常重要的方法。这种方法是实证无论如何也替代不了的方法。以实证方法为唯一正确标准来否定其他一切方法，包括以自然哲理论之的方法，这是全盘西化者的基本态度。这种态度阻碍了中西医的相互交流，相互借鉴。

今后医学领域内的执果穷因即执病穷因，笔者建议把《内经》中的方法与现代西方医学中的方法相结合，形成一种新方法，这种新方法可以用一个简单公式来表达：以道论之+实证＝新方法。

举痛论篇第三十九

原文

黄帝问曰：余闻善言天者，必有验于人；善言古者，必有合于今；善言人者，必有厌于己。如此，则道不惑而要数^{1}极，所谓明也。今余问于夫子，令言而可知，视而可见，扪而可得，令验于己而发蒙解惑，可得而闻乎？岐伯再拜稽首曰：何道之问也？帝曰：愿闻人之五藏卒痛，何气使然？岐伯对曰：经脉流行不止，环周不休，寒气入经而稽迟^2，泣而不行，客于脉外，则血少，客于脉中则气不通，故卒然而痛。

帝曰：其痛或卒然而止者，或痛甚不休者，或痛甚不可按者，或按之而痛止者，或按之无益者，或喘动应手者，或心与背相引而痛者，或胁肋与少腹相引而痛者，或腹痛引阴股者，或痛宿昔而成积者，或卒然痛死不知人，有少间复生者，或痛而呕者，或腹痛而后泄者，或痛而闭不通者，凡此诸痛，各不同形，别之奈何？

岐伯曰：寒气客于脉外，则脉寒，脉寒则缩蜷，缩蜷则脉绌急，绌急则外引小络，故卒然而痛，得炅^{3}则痛立止，因重中于寒，则痛久矣。寒气客于经脉之中，与炅气相薄，则脉满，满则痛而不可按也，寒气稽留，炅气从上^4，则脉充大而血气乱，故痛甚不可按也。寒气客于肠胃之间，膜原^{5}之下，血不得散，小络急引故痛，按之则血气散，故按之痛止。寒气客于侠脊之脉，则深按之不能及，故按之无益也。寒气客于冲脉，冲脉起于关元，随腹直上，寒气客则脉不通，脉不通则气因之，故喘动应手矣。寒气客于背俞之脉，则脉泣，脉泣则血虚，血虚则痛，其俞注于心，故相引而痛，按之则热气至，热气至则痛止矣。寒气客于厥阴之脉，厥阴之脉者，络阴器，系于肝，寒气客于脉中，则血泣脉急，故胁肋与少腹相引痛矣。厥气客于阴股，寒气上及少腹，血泣在下相引，故腹痛引阴股。寒气客于小肠膜原之间，络血之中，血泣不得注入大经，血气稽留不得行，故宿昔而成积矣。寒气客于五藏，厥逆上泄，阴气竭，阳气未入，故卒然痛死不知人，气复反则生矣。寒气客于肠胃，厥逆上出，故痛而呕也。寒气客于小肠，小肠不得成聚，故后泄腹痛矣。热气留于小肠，肠中痛，瘅热焦渴⁶，则坚干不得出，故痛而闭不通矣。

帝曰：所谓言而可知者也，视而可见奈何？岐伯曰：五藏六府固尽有部，视其五色，黄赤为热，白为寒，青黑为痛，此所谓视而可见者也。帝曰：扪而可得。奈何？岐伯曰：视其主病之脉，坚而血及陷下者，皆可扪而得也。

帝曰：善。余知百病生于气也，怒则气上，喜则气缓，悲则气消，恐则气下，寒则气收，炅则气泄，惊则气乱，劳则气耗，思则气结，九气不同，何病之生？岐伯曰：怒则气逆，甚则呕血及飧泄，故气上矣。喜则气和志达，荣卫通利，故气缓矣。悲则心系急，肺布叶举，而上焦不通，荣卫不散，热气在中，故气消矣。恐则精却，却则上焦闭，闭则气还，还则下焦胀，故气不行矣。寒则腠理闭，气不行，故气收矣。炅则腠理开，荣卫通，汗大泄，故气泄。惊则心无所依，神无所归，虑无所定，故气乱矣。劳则喘息汗出，外内皆越，故气耗矣。思则心有所存，神有所归，正气留而不行，故气结矣。

注 释

1. 要数　要，重要，关键。数，技术。要数，重要技术，关键技术。

2. 寒气入经而稽迟　《黄帝内经太素》卷二十七邪客作"寒气入焉，经血稽迟。"《说文》："稽，留止也。""迟，徐行也。"稽迟，即滞留而运行不畅的意思。

3. 炅（jiǒng）　热。王冰："炅，热也。"

4. 上　疑为"之"字之误。篆文"之"与"上"形似易误。

5. 膜原　指胸膜与膈肌之间的部位，又指肠胃间脂膜。

6. 瘅（dàn）热焦渴（jié）　瘅者，湿热之谓也。焦者，干燥之极之谓也。渴，通"竭"，水干涸为竭。瘅热焦渴，指津液因盛热而涸竭。

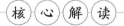

这里先提出一个疑问。题目中出现的是"举痛"，但本篇开篇谈的却是"卒痛"，五脏卒痛，题目与内容两者之间出现明显的偏差，文不对题。

卒、举两字的意思是不同的。卒、举之别，一别别在字面上。从字面上看，卒痛讲的是猝然而痛、突然而痛；举痛则是列举疼痛的病例。举痛既可以列举一般疼痛，也可以列举特殊疼痛；既可以列举某种疼痛，也可以列举所有疼痛，这是字面之别。卒、举之别，二别别在篇中内容上。从篇中内容上看，黄帝问的是五脏为何会猝然而痛即突然疼痛，所以题目中的"举痛"之"举"可能有误。笔者根据篇中的内容推断，本篇篇名应该是《卒痛论》。

痛者，疼痛也。《素问》论痛，始于第五篇《阴阳应象大论》："寒伤形，热伤气；气伤痛，形伤肿。故先痛而后肿者，气伤形也；先肿而后痛者，形伤气也。"热邪会伤人正气，正气受伤会引起疼痛。这里的痛，病因在于热邪伤气。热邪可以致痛，寒邪也可以致痛。《素问·痹论》："痛者，寒气多也，有寒故痛也。"

本篇所论，是卒痛之专论。卒痛之痛，病因何在？欲知卒痛之因，需要深入本篇内容之中。

核 心 解 读

水遇寒则冰，血遇寒则凝。凝则不通，不通则痛。一种寒邪之因，会造成五脏卒痛以及其他种种疼痛。一个"寒"字，卒痛之病因也。认识了卒痛之因，是不是就接近了本篇的核心？

一、 独特的论证方法： 由自然之理论卒痛之理

岐伯与黄帝论卒然而痛，此时没有显微镜，没有伦琴 X 射线，更没有量子级的分析仪，那么，论卒然而痛之病是如何找出病因的呢？

　　没有仪器并不等于没有道路，认识问题、认识病因并非只有仪器这一条路，中华先贤所走的就是仪器之前、仪器之外的另一条路。

　　中华先贤掌握了一种独特的论证问题的方法，这种论证问题的方式非常有效地解答了中华先贤所追寻的所有问题：天地起源问题，万物与人的诞生问题，还有疾病产生问题。

　　这种论证问题的方法集中于本篇开篇之处的这样一句话中：

　　"闻善言天者，必有验于人；善言古者，必有合于今；善言人者，必有厌于己。如此，则道不惑而要数极，所谓明也。"

　　以天理论人理，以天体论人体，以天气论疾病，这是一种论证问题的方法。这种论证方法始于《易经》，延续于《内经》。

　　以先贤之理、先贤之路论子孙之理、子孙之路，这又是一种论证问题的方式。这种论证方式在《礼记》《内经》中处处都可以看得到。《礼记》中出现的"先王之道""大同世界""公天下"，都是拿先贤之贤来对比后世之愚的。《素问》开篇第一篇中的"上古之人如何如何，今时之人如何如何"，同样是拿先贤之贤来对比后世之愚的。

　　以人比己，这种论证方法也是始于《易经》。《易经·明夷·象传》以文王、箕子两位先贤蒙难而不坠凌云之志的事例来激励后人。在《论语》《孟子》里可以看到，孔孟言尧舜时必然对照当世的君王，同时也会对照自己。

　　以天论人，以古论今，以人论己，这是中华先贤所开创的一种具有广泛意义的论证方法。这种论证方法可以论如何为人之理，可以论治理天下之政，同样可以论疾病产生的原因。

　　本篇之后的第六十九篇《气交变大论》中又一次出现与本篇相似的一段话："善言天者，必应于人；善言古者，必验于今；善言气者，必彰于物；善言应者，同天地之化；善言化言变者，通神明之理，非夫子孰能言至道欤！"

　　真正认识了这两段重要论述的真谛，就了解了中华先贤创造的秘密所在。

　　这两段论述告诉人们，中华先贤论证问题的论证方式是：天人合一而论，古今合一而论，人己合一而论，气物合一而论，变化与道理合一而论，论证所有问题的最终落脚点在于道。以道论之，或以天论之，是中华先贤打开所有问题的万能钥匙。

前面已经谈到过，从八卦、六十四卦开始，中华先贤就开创了一种有别于其他民族的、独特的论证方式。当其他民族以神理论天地之理、以神理论人理的时候，中华先贤开创的是另外一种论证方式，即以道论天地起源，以天地之交论万物之变化，以天文地理论人文，以天地之德论人德，以天地之行论君子之行。《圣经》强调神（上帝）唯一，即神之外没有神，所以神理是终极之理。八卦、六十四卦指出的是天地之前还有道，所以道理是终极之理。

《内经》继承了八卦、六十四卦的思路，继续以道理、以天地之理论人理，以天气论人气，以天体论人体，以四时变化论万物变化与人体五脏变化，以天地四时之理论疾病之理，这一思路、这一论证方式，在《素问》之中凝聚成了"言天必论人，言古必论今，言人必论己，言气必论物，最终落脚于道"的这一名言。

论五脏卒痛，在本篇，岐伯并没有直接从五脏本身入手，首先论的是人体之外的天之寒气，第二论的才是人体之内的环流不息的经脉气血；寒气在人体之外，经脉气血在人体之中；任何仪器也发现不了寒气与经脉气血的有机联系，但在以天理论人理、以天气论人气、以四时之气论疾病的论证方法中，可以轻易地认识到这两者之间的必然联系。

天体之理为大物理，人体之理为小物理，大小两种物理之间是息息相关，息息相通的。热胀冷缩物理也，既是大物理，也是小物理。经脉气血环流不息，不息之环流一旦出现问题，如停止与滞留，大病小病就产生了，这就是"不通则痛"的根源。寒气侵入经脉，经脉会萎缩，经脉萎缩会形成卒然之痛。寒气侵入经脉之内的气血，环流不息之气血会冷凝停滞，气血冷凝不通会形成卒然之痛。天人合一而论的论证方式，在卒痛处得到了具体的验证。

二、　同样的疼痛为何症状不同

一种疼痛为什么有多种不同的症状？这是本篇黄帝所追索的重要问题。

（一）症状不同之原因

痛，有休止之痛，有无休无止之痛；有可按摩之痛，有不可按摩之痛；有按摩既止之痛，有按摩不止之痛；有心与背之间相应之痛，有胁肋与腹部相应之痛，有腹痛牵引阴股（大腿内侧）之痛；有日久之痛，有卒然昏死之痛；有伴随呕吐之痛，有伴随腹泻之痛，还有大便不通之痛。同样的疼痛，但是症状各式各样，这是为什么呢？这是黄帝的疑问。

岐伯一句话解答了一系列问题："之所以这样，其根本原因就在于寒邪侵于人体之内的位置不同。"

（二）疼痛之根本原因

经脉受寒而收缩，大经脉牵拉小经脉，这是突然疼痛的根本原因。

（三）寒入此痛在此

寒入此痛在此，换句话说，寒到哪儿痛到哪儿。寒侵入的位置有深浅之别，所以痛有可按不可按之别，有可止不可止之别，有速止有慢止之别……

1. 寒遇热之痛　轻微之寒会造成轻微之痛，此痛寒遇热而止。

2. 寒上加寒之痛　寒痛再加寒，为寒上加寒之痛。寒上加寒之痛，疼痛经久不愈。

3. 寒热纠缠之痛　寒入经脉，与体内热气相互纠缠，致使经脉盈缩无序，血气逆乱，造成寒热纠缠之痛，此痛手不可按。

4. 寒入肠胃之痛　寒入肠胃之间，膜原之下，血气凝聚而不散，小络脉收缩，由此之痛，按压血气可以散开，所以此痛为可按之痛。

5. 寒入督脉之痛　寒入督脉，督脉行于脊背深层，按压无法至于病位，所以此痛为按而不止之痛。

6. 寒入冲脉之痛　寒入冲脉，冲脉起于关元穴，沿着腹部上行，寒邪入留于此，所以经脉不通。经脉不通，血气随之受阻，所以按压痛之处时手下有虫蛹蠕动之感。

7. 寒入背腧经脉之痛　寒入背腧经脉，血气凝寒而不畅流，因此会造成血虚。血虚会产生疼痛，因背腧与心相连，所以心与背会相互牵引而痛。用手按压时，热气可至病位，热至而寒散，所以疼痛会即刻停止。

8. 寒入厥阴经脉之痛　寒入厥阴经脉，厥阴经脉下络前阴上连于肝，寒入留厥阴经脉之中，经脉血脉因此拘急凝塞，所以胁肋与小腹部牵引疼痛。

9. 寒入阴股之痛　寒入阴股，血气会因此上逆于少腹，血脉凝塞又上下牵引，所以腹痛又会引起阴股痛。

10. 寒入小肠膜原之痛　寒入小肠膜原之间，络脉之中的血液凝塞，不能注入大的经脉，血气停留而不能畅行，时间久了就形成积。有形之病为积。血遇寒积而有形，如《灵枢·百病始生》所言："积之始生，得寒乃生，厥乃成积也……血溢于肠外，肠外有寒汁沫与血相搏，则并合凝聚不得散而积成矣。"《灵枢·百病始生》告诉后人，有形之积的形成，原因在于寒邪的侵入。寒邪侵入于下，由下厥逆上行，形成有形之积。如若肠外经络受伤血溢肠外，恰巧又遇寒邪，这时肠外的汁沫与外溢之血凝聚在一起形成有形之积。痛之因在有形之积，积之因在无形之寒邪。

11. 寒入五脏之痛　寒入五脏，阴寒之气逆而上壅，阴气极盛，阳气未入，所以会卒然而痛，甚至会昏厥失去知觉，如同死去，如果阳气回返即可苏醒。

12. 寒入六腑之痛

（1）寒入肠胃：寒入肠胃，胃气厥逆上行，所以疼痛伴随呕吐。

（2）寒入小肠：寒入小肠，小肠功能失常，水谷不能久留，所以腹痛伴随泄泻。

（3）热入小肠：热入小肠，同样可导致疼痛。由于肠中有热，热伤津液，大便坚硬干燥不能排出，所以疼痛伴随大便秘结。

一种寒因，十几种疼痛。本篇告诉人们，寒到哪儿痛到哪儿。寒入经痛在经，寒入经内痛在气血，寒入脏痛在脏，寒入腑痛在腑……

寒为因，痛为果。寒与痛之所以构成因果关系，其根本原因有二：①寒可以引起经脉收缩；②寒可以引起气血凝而滞留。经脉收缩阻碍气血流通，这是一个"不通则痛"。气血凝而滞留，这又是一个"不通则痛"。

需要注意的是，寒会引起痛，热也会引起痛，本篇在重点谈寒痛之时没有忘记因热而形成的小肠痛。

三、 痛在内而色于外

内有病必形于外，这是常见于植物、动物之中的自然现象。

内有病必形于外，这是《内经》反复强调的一种哲理，也是《内经》反复强调的一种判断疾病的方法。

五脏六腑在内而面部在外，但五脏六腑有病必然会反映到面部上来，所以然则何？因为五脏六腑在面部有相互对应的位置，因此，观察面部颜色可以判断脏腑之疾病。用本篇岐伯的话说是："五藏六府固尽有部，视其五色，黄赤为热，白为寒，青黑为痛，此所谓视而可见者也。"

关于五脏六腑在面部的对应区，《素问·刺热》已经谈到过，此处不赘述。

这里需要温习的一句名言是："以表知里。"此名言出于《素问·阴阳应象大论》。

这里需要预知的一句名言是："司外揣内。"此名言出于《灵枢·外揣》。

望而可以知病，这就是中医，这就是几千年中华先贤在没有先进仪器时所创造的优秀方法。

现在已经有了先进仪器，而且有了各式各样的先进仪器，但医生对患者的直观观测还是仪器所无法取代的。仪器检测与医生直观观测，具有同等的重要性，万不可用其中的一项去否定另一项，最佳的方法是把两者的长处结合起来。

四、 百病生于气

本篇最后一节，论的是气与病的关系。这一节出现"百病生于气"这句至理名言。

本篇的主题论的是"寒与痛"，最后一节论的是"气与病"，这两者之间有明显的差异。本篇《举痛论》为《素问》之第三十九篇，之前的第三十七篇为《素问·气厥论》。《素问·气厥论》是关于"气与病"的专论，论气的最后一节是否放在《素问·气厥论》中更为合适？

前面已经谈到过，气在中华元文化与中医文化中有二十多种含义。本篇这里所谈的气有三重含义：①人本身情绪引起的六种气，即怒气、喜气、悲气、恐气、惊气、思气；②人体之外的两种自然之气寒气与炅（热）气；③人之疲劳所产生的疲惫之气。

这里一共谈到九种气，九种气均为非常之气。一种非常气会有一种非常状态，九种非常之气会有九种非常状态：气上，气缓，气消，气下，气收，气泄，气乱，气耗，气结。所谓非常状态，就是气的远行离开了"本来如此，应该如此"的轨道，发生了混乱状态。九种非常之气，在本篇中，喜气除外，其他八种气会引起八种疾病。

在《素问》第五篇《阴阳应象大论》中，就有情绪过于激动会引起疾病的论断。《素问·阴阳应象大论》指出，怒伤肝，喜伤心，思伤脾，忧伤肺，恐伤肾。《素问·阴阳应象大论》还指出，寒伤形，热伤气。相同的论断，在《素问》第六十七篇《五运行大论》中又一次出现。

论由气而病，本篇与《素问·阴阳应象大论》大不相同。本篇认为，喜气会使心情舒畅，营卫通利，并没有造成伤心的后果。其他八种气则会引起相应的疾病。

本篇指出，怒气上逆，会引起呕血及飧泄，此之谓"怒则气上"。

喜气和缓，会引起营卫通利，心情舒畅，此之谓"喜则气缓"。

悲气迫于心肺，会引起上焦不通，营卫之气不能分布，郁热滞留胸中，正气会因此耗散，此之谓"悲则气散"。

卒恐会引起精气衰退，精气衰退会引起上焦闭塞，上焦闭塞会引起气还于下焦，气复返于下焦会引起下焦胀满，此之谓"恐则气下"。

卒惊会引起心悸，心神无归宿则疑虑不定，此之谓"惊则气乱"。

久思会引起心气凝聚，心神归于一处，正气郁滞而运行不畅，此之谓"思则气结"。

劳累过度会引起气喘汗出，气喘耗内气，汗出耗外气，此之谓"劳则气耗"。

寒会引起肌肤腠理闭塞，营卫之气不能畅流，此之谓"寒则气收"。

热会引起肌肤腠理开放，营卫之气畅流，汗液大量外泄，此之谓"炅则气泄"。

致病有两种因素：一种是外因，一种是内因。《素问》第三篇《生气通天论》所讲的"风为百病之始"，强调的是外因。本篇所讲的"百病生于气"强调的是内因。外因之风在于防范，内因之气在于调理。防病与医病，中医都强调了自身的作用。

腹
中
论
篇
第
四
十

（原）（文）

黄帝问曰：有病心腹满，旦食则不能暮食，此为何病？岐伯对曰：名为鼓胀[1]。帝曰：治之奈何？岐伯曰：治之以鸡矢醴[2]，一剂知，二剂已。帝曰：其时有复发者，何也？岐伯曰：此饮食不节，故时有病也。虽然其病也已，时故当病，气聚于腹也。

帝曰：有病胸胁支满者，妨于食，病至则先闻腥臊臭[3]，出清液，先唾血，四肢清，目眩，时时前后血，病名为何？何以得之？岐伯曰：病名血枯[4]，此得之年少时，有所大脱血，若醉入房，气竭，肝伤，故月事衰少不来也。帝曰：治之奈何？复以何术？岐伯曰：以四乌鲗骨[5]一藘茹[6]，二物并合之，丸以雀卵，大小如豆，以五丸为后饭，饮以鲍鱼汁，利肠中及伤肝也。

帝曰：病有少腹盛，上下左右皆有根，此为何病？可治不？岐伯曰：病名曰伏梁[7]。帝曰：伏梁何因而得之？岐伯曰：裹大脓血，居肠胃之外，不可治，治之每切按之致死。帝曰：何以然？岐伯曰：此下则因阴，必下脓血，上则迫胃脘，生鬲，侠胃脘内痛，此久病也，难治。居齐上为逆，居齐下为从，勿动亟夺。论在《刺法》中。

帝曰：人有身体髀股胻皆肿，环脐而痛，是为何病？岐伯曰：病名伏梁，此风根[8]也。其气溢于大肠而著[9]于肓，肓之原在齐下，故环齐而痛也。不可动之，动之为水溺涩之病。

帝曰：夫子数言热中、消中[10]，不可服高粱、芳草、石药，石药发瘨[11]，芳草发狂。夫热中、消中者，皆富贵人也。今禁高梁，是不合其心，禁芳草石药，是病不愈，愿闻其说。岐伯曰：夫芳草之气美，石药之气悍，二者其气急疾坚劲，故非缓心和人，不可以服此二者。帝曰：不可以服此二者，何以然？岐伯曰：夫热气慓悍，药气亦然，二者相遇，恐内伤脾，脾者土也，而恶木，服此药者，至甲乙日更论。

　　帝曰：善。有病膺肿颈痛，胸满腹胀，此为何病？何以得之？岐伯曰：名厥逆[12]。帝曰：治之奈何？岐伯曰：灸之则喑[13]，石之则狂，须其气并，乃可治也。帝曰：何以然？岐伯曰：阴气重上，有余于上，灸之则阳气入阴，入则喑；石之则阳气虚，虚则狂；须其气并而治之，可使全也。

　　帝曰：善。何以知怀子之且生也？岐伯曰：身有病而无邪脉也。

　　帝曰：病热而有所痛者何也？岐伯曰：病热者阳脉也，以三阳之动也。人迎一盛少阳，二盛太阳，三盛阳明，入阴也。夫阳入于阴，故病在头与腹，乃䐜胀而头痛也。帝曰：善。

注 释

　　1. 鼓胀　病名，现称为臌胀。病症有四：腹部胀大如鼓；皮色发黄；青筋暴露；全身肿胀。病因为饮食没有节制所致。

　　2. 鸡矢醴　是中华先贤用来治疗臌胀病的良方妙药。鸡矢醴，有两种解释：一是指鸡内金；二是指用鸡屎制成的米酒。具体内容与制作过程是：鸡屎白晒干，焙黄，一两，米酒三碗，煎数沸，去滓，过滤，澄清，空腹热服，一日二次。

　　3. 臭（xiù）　气味。

　　4. 血枯　病名。其病症特殊，一闻到腥臊味就发病。伴随的病症有流清鼻涕，吐血，四肢清冷，头目晕弦，大小便出血等。病因有二：一是少年时曾经患过大出血之病；二是成年后经常酒后行房。

　　5. 乌鲗（zéi）骨　即乌贼骨，现称为海螵蛸。

　　6. 蘆（lú）茹　即茜草。张介宾："蘆茹亦名茹蘆，即茜草也。"

　　7. 伏梁　病名。其特殊病症有二：一是腹部有肿块；二是疼痛之处环绕肚脐。病因是风寒之邪侵入少阴心经所致。《灵枢·邪气藏府病形》："手少阴之筋，起于小指之内侧……其成伏梁唾血脓者，死不治。"《灵枢·经筋》："心脉急甚者为宿抓……微缓为伏梁，在心下，上下行，时唾血。"

8. 风根　风根，即寒气也。人中寒气，会形成有形之积。《灵枢·百病始生》："积之始生，得寒乃生，厥乃成积。"

9. 著　"着"的本字。

10. 热中、消中　三消病中的两消也。王冰："多饮数溲，谓之热中，多食数溲，谓之消中。"

11. 瘨　"癫"的本字。

12. 厥逆　病名。病症有四：膺肿，颈痛，胸满，腹胀。病因为阴气逆行所致。王冰："气逆所生，故名厥逆。"张介宾："此以阴并于阳，下逆于上，故病名厥逆。"

13. 喑（yīn）　病名。病症为失音。这是由针灸厥逆所引起的一种病。

题　解

腹，指的是腹部，肚子。腹，属阴。《素问·金匮真言论》："言人身之阴阳，则背为阳，腹为阴。"《素问·评热病论》："腹者至阴之所居。"腹部为肝、脾、肾等脏腑所居之处。

腹中，指的是腹内。

《素问·腹中论》论的是腹中疾病，腹中病具体有六：臌胀、血枯、伏梁、热中、消中、厥逆。病名、病因、病症、治疗，都是本篇论述的内容。

将腹中疾病集中而论，本篇为《内经》第一篇。

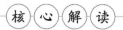

核　心　解　读

五脏有五脏之病，六腑有六腑之病，腹中病不在脏、不在腑，在五脏六腑之外。腹中病与脏腑病具有同等的研究价值，所以集而论之。腹中病与腹病之治，本篇之核心也。

一、《素问》中首次出现的两个方剂

言病不言药，是《内经》的基本特色。本篇例外，本篇第一次出现两个医病的药方。

（一）第一个药方为单方

第一个药方只有鸡矢醴一味药。这个药方只有药名，没有药量。

鸡矢醴治什么病呢？治臌胀。腹部胀满，能吃早饭，不能吃晚饭，这种病称为臌胀。这种臌胀，服用鸡矢醴一两剂就能治好。

臌胀为何会愈而复发？答案只有八个字：饮食不节，气结于腹。

（二）第二个药方为复方

第二个药方有两味药：乌贼骨与蘆茹。第二个药方有药名，也有药量。乌贼骨一分，蘆茹二分。

两味药用雀卵制成药丸，状如小豆，饭前服五丸，用鲍鱼汤送服。如今的鲍鱼是高级食品，只有在大酒店里花大价钱方能享受。而在早期的中华大地上，鲍鱼汤用来服药，可见当时物产之丰富。

第二个药方治什么病呢？治血枯。

血枯病的特征有九：胸胁部胀满，妨碍饮食，疾病发作的时候先闻到一种腥臊味，流清鼻涕，吐血，四肢清冷，头目晕眩，大小便经常出血，女子月经减少，甚至经闭。

血枯的病因有二：①患者幼小时患过大出血；②醉酒后行房。

治腹中病，本篇出现治疗臌胀、血枯两个药方。

二、腹中六病

本篇论腹中病，一共论出了六种：臌胀、血枯、伏梁、热中、消中、厥逆。一种病有一种特色，分别讨论如下（臌胀、血枯病已经议论在前，下面不再讨论）。

（一）一种有根的病

有一种病，少腹部盛满坚硬，仿佛上下左右都有根，这种病称为伏梁。伏梁之所以这样，是因为小腹部的肠胃之外有裹成团的脓血。

伏梁病容易判断，凡腹中有硬块而不能用手重按者，或重按二阴流出脓血者，即为伏梁。

伏梁有顺逆之别，生在肚脐以上为逆，生在肚脐以下为顺。

伏梁在当时是难治之病，本篇只介绍了《素问·刺法》中的一种针刺方法。

史传华佗已经发明了肠吻合手术，这显然是在《内经》基础上的进步。

非常可惜的是，华佗的著作失传了。隋代巢元方在《诸病源候论》中又一次记载了断肠吻合术。《诸病源候论·金疮肠断候》："肠两头见者，可速续之。先以针缕如法，连续断肠，便取鸡血涂其际，勿令气泄，即推内之。"这段记述告诉后人，隋之前、隋之时中华大地上的中医仍然能做大肠吻合这样的手术。非常可惜的是，这一方法既没有传下来，更没有新的进步。如果说华佗之术的失传，是由于政治原因，那么《诸病源候论》中的吻合大肠术的失传，则是中医界本身的原因。如果这些外科手术没有失传，拿掉一个腹中肠外的一团脓血块，应该不算难题。中医的落后，站在公平立场上看，有政治这样的外因，也有隋唐之后的中医的偏颇——只重方剂而忘记手术。

伏梁除了腹中有生根之硬块外，还有另外一种形式，即身体髀股胻（héng）皆肿，环脐而痛。患者身体的大腿、股部、小腿都肿，而且绕脐而痛。这种伏梁病不能随便用攻下的方法治疗，如果攻下，会产生小便滞涩的病症。

伏梁病因为风寒中于大肠所致。风寒中于大肠，应属外因之病。外因之病能否外治呢？中药宝库中驱风祛寒的中草药是丰富的，能否制出一种驱风祛寒的外用药液呢？这是笔者此处的一个建议。

伏梁之病因，《难经》归为"心之积"。《难经·五十六难》："心之积，名曰伏梁。起齐上，大如臂，上至心下，久不愈，令人病烦心，以秋庚辛日得之。"

积，病气之聚积也。五脏之积，各有病名：心之积，名曰伏梁；肝之积，名曰肥气；脾之积，名曰痞气；肺之积，名曰息贲；肾之积，名曰贲豚。"

（二）两种禁忌美味香味的病

热中与消中，是本篇所指出的两种奇怪病。之所以说奇怪，是因为这种病有两个特别的禁忌：一禁忌肥甘厚味的美味食品，二禁忌有芳香味的药物，即金石与草药。为什么？因为热中与消中均属于内热之病，美味食品是生热之食品，芳香味的药物是生热之药物。内热之病再遇到生热之食品、生热之药物，热上加热，就会加重病情，具体会损伤脾气。脾脏属土而恶木，服芳香药如果遇到旺木的甲日乙日，病情就会加重。

之前的《素问·气厥论》中谈到肺消，之后的《素问·奇病论》谈到消渴，一部《素问》，三篇文章中谈到同一类型的病，这证明中华先贤对三消病即今日之糖尿病的高度重视。热中、消中、消渴，被后世喻为三消病。饮一溲二、多饮多溲是三消病的共同症状。热中、消中、消渴，在当时是一种难治之病，本篇与《素问·气厥论》一样，只是论病而仍然没有论治。

中华先贤发现消渴病的多种形式，中华先贤的子孙在消渴病的治疗上发现多种方法了吗？

今天的中医能否在糖尿病上有所贡献？将在后面解读《素问·奇病论》时讨论。

（三）灸之失音、刺之发狂的病

腹中六病，其中一种称为厥逆。厥逆症状有四：患胸部肿，颈椎疼痛，胸部闷满，腹胀。

厥逆之病治疗起来相当麻烦，用艾灸会形成失音，用砭石针刺会形成狂病。

为什么会这样？上属阳，阳气逆于上，这就使上部阳气有余，灸法属火属热，灸治厥逆，犹如以火济火，阳极伤阴，造成失音。若用砭石针刺，会致使阳气外泄，阳气外泄会造成神志失常的狂病。

何时治疗为最佳时机呢？必须等待阴阳之气上下交合之时。重视最佳时机，这是中华先贤所开创的时间治疗学。时间治疗学，在今天的西方，则是前沿科学。

遗憾的是，何时是阴阳之气上下交合之时，本篇并没有详细介绍。按照以天论人的方法，一天之内的阴阳转换之时，即子午卯酉四时，可以视为人体之中阴阳之气上下交合之时；一年之内寒暑转换之时，即立春、立夏、立秋、立冬四立之时，可以视为人体之中阴阳之气上下交合之时。这是笔者的管窥之见，供方家评论参考。

（四）怀孕与腹中病的区别

怀孕时腹部会胀满，腹中有病时腹部也会胀满，同样是腹部胀满，怎么区别是怀孕还是有病呢？答案非常简洁：腹中有病脉搏非常，女子怀孕脉搏正常。脉搏正常与非常的判断标准为何？《难经·十四难》中的答案是："脉来一呼再至，一吸再至，不大不小曰平；一呼三至，一吸三至，为适得其病。"

三、发热而痛的病因

发热之病为什么又会疼痛呢？这是本篇最后讨论的一种病。此病在腹中六病之外。

热之病，病因在三阳。究竟在哪一阳呢？可以根据人迎与寸口两处的脉搏跳动情况做出判断：人迎脉比寸口脉大一倍，病在少阳。人迎脉比寸口脉大两倍，病在太阳。人迎脉比寸口脉大三倍，病在阳明。

热与痛为何会纠缠在一起？答案是：病在阴阳之间进行了相互转换。转换情况如下：病在阳明时，病可能由阳入阴，病由阳入阴。所以病位在两个部位——头部和腹部，于是出现腹胀、头痛等症。

刺
腰
痛
篇
第
四
十
一

足太阳脉令人腰痛，引项脊尻[1]背如重状，刺其郄中[2]，太阳正经出血，春无见血。

少阳令人腰痛，如以针刺其皮中，循循然不可以俯仰，不可以顾，刺少阳成骨之端出血，成骨在膝外廉之骨独起者，夏无出血。

阳明令人腰痛，不可以顾，顾如有见者，善悲，刺阳明于骺行[3]前三痏，上下和之出血，秋无见血。

足少阴令人腰痛，痛引脊内廉，刺少阴于内踝上二痏[4]，春无见血，出血太多，不可复也。

厥阴之脉令人腰痛，腰中如张弓弩弦，刺厥阴之脉，在腨踵鱼腹之外，循之累累然，乃刺之，其病令人善言默默然不慧，刺之三痏。

解脉令人腰痛，痛引肩，目䀮䀮然[5]，时遗溲，刺解脉，在膝筋肉分间郄外廉之横脉出血，血变而止。解脉令人腰痛如引带，常如折腰状，善恐，刺解脉，在郄中结络如黍米，刺之血射以黑，见赤血而已。

同阴之脉令人腰痛，痛如小锤居其中，怫然[6]肿，刺同阴之脉，在外踝上绝骨之端，为三痏。

阳维之脉令人腰痛，痛上怫然肿，刺阳维之脉，脉与太阳合端下间，去地一尺所。

衡络之脉令人腰痛，不可以俯仰，仰则恐仆，得之举重伤腰，衡络绝，恶血归之，刺之在郄阳筋之间，上郄数寸，衡居为二痏出血。

　　会阴之脉令人腰痛，痛上漯漯然[7]汗出，汗干令人欲饮，饮已欲走，刺直阳之脉上三痏，在跷上郄下五寸横居，视其盛者出血。

　　飞阳之脉令人腰痛，痛上怫怫然，甚则悲以恐，刺飞阳之脉，在内踝上五寸，少阳之前，与阴维之会。

　　昌阳之脉令人腰痛，痛引膺，目䀮䀮然，甚则反折，舌卷不能言，刺内筋为二痏，在内踝上大筋前太阴后，上踝二寸所。

　　散脉令人腰痛而热，热甚生烦，腰下如有横木居其中，甚则遗溲，刺散脉，在膝前骨肉分间，络外廉，束脉为三痏。

　　肉里之脉令人腰痛，不可以咳，咳则筋缩急。刺肉里之脉为二痏，在太阳之外，少阳绝骨之后。

　　腰痛侠脊而痛至头几几然[8]，目䀮䀮欲僵仆，刺足太阳郄中出血。腰痛上寒，刺足太阳阳明；上热，刺足厥阴；不可以俯仰，刺足少阳；中热而喘，刺足少阴，刺郄中出血。

　　腰痛，上寒不可顾，刺足阳明；上热，刺足太阴；中热而喘，刺足少阴。大便难，刺足少阴；少腹满，刺足厥阴。如折不可以俯仰，不可举，刺足太阳；引脊内廉，刺足少阴。腰痛引少腹控䏚[9]，不可以仰，刺腰尻交者，两髁胛上。以月生死为痏数[10]，发针立已，左取右，右取左。

注　释

　　1. 尻（kāo）　脊骨末端；臀部。

　　2. 郄（xì）中　即委中穴。

　　3. 骺（héng）　小腿。

　　4. 痏（wěi）　针灸穴位后留下的瘢痕，引申作针灸次数解。

　　5. 䀮（huāng）䀮然　视物不清貌。

　　6. 怫（fú）然　《说文解字·心部》："怫，郁也。"忿怒，怫然作色。

　　7. 漯（luò）漯然　本篇为不断出汗状。此外还有两重意思：水湿寒栗。《灵枢·癫狂》："风逆暴四肢肿，身漯漯，唏然时寒。"又："少气，身漯漯然也，言吸吸也，骨酸体重，懈惰不能动，补足少阴。"肿大流涎。《灵枢·杂病》："厥胸满面肿，唇漯漯然，暴言难，甚则不能言，取足阳明。"

　　8. 几（shū）几然　形容项背拘急不舒之状。几，象形字。几几然，像短羽之鸟，伸颈欲飞不能。《说文解字》："几，鸟之短羽飞几几也，象形。凡几之属皆从几。读若殊，市朱切。"

9. 控䏚（miǎo）　控，牵引，牵掣。䏚，季胁下空软处。

10. 以月生死为痏数　以，依照、按照也。月生死，月圆月缺也。以月生死为痏数，以月亮的圆缺为标准确定针刺的数量。王冰："月初向圆为月生，月半向空为月死，死月刺少，生月刺多。《素问·缪刺论》："月生一日一痏，二日二痏，渐多之，十五日十五痏，十六日十四痏，渐少之。"

刺者，针刺也。

腰者，腰也，肚脐周围曰腰，臀部以上曰腰。

腰痛者，病也。

刺腰痛者，广义上的腰痛病的病因与治疗研究也。

《素问·金匮真言论》："北风生于冬，病在肾，俞在腰股。"《素问》第四篇中第一次论到腰，第一次将肾与腰联系在一起。

《素问·脉要精微论》："腰者，肾之府；转摇不能，肾将惫矣。"《素问》第十七篇中再一次将肾与腰联系到一起。腰为肾之腑，腰不能灵活转动之时，这就是身体在提醒您：肾脏开始衰老疲惫了。

腰之痛为何单独而论？因为足三阴、足三阳之脉与奇经八脉皆从腰部通过，哪条经脉受邪都会影响到腰；男子、女子伤肾也会累及于腰；腰在人体之中处于如此重要的位置，能不单独而论乎？

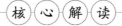

腰，位于人体的中部，连接着人体上下两部。本篇为腰痛之专论，腰痛如何痛？腰痛的原因有几种？不同原因的腰痛的症状有哪些？腰痛如何治疗？能够提出这样几个问题，能够认识这样几个问题，就能顺利接近本篇的核心。

一、 腰痛病因十五种

一样的痛，不一样的因。本篇告诉后人，一样的腰痛，有十五种病因。

第一种：足太阳膀胱经病变引起的腰痛。

第二种：足少阳胆经病变引起的腰痛。

第三种：足阳明胃经病变引起的腰痛。

第四种：足少阴肾经病变引起的腰痛。

第五种：足厥阴肝经病变引起的腰痛。

第六种：解脉病变引起的腰痛。

第七种：解脉病变引起的另一种腰痛。

第八种：同阴脉病变引起的腰痛。

第九种：阳维脉病变引起的腰痛。

第十种：衡络脉病变引起的腰痛。

第十一种：会阴脉病变引起的腰痛。

第十二种：飞阳脉病变引起的腰痛。

第十三种：昌阳脉病变引起的腰痛。

第十四种：散脉病变引起的腰痛。

第十五种：肉里脉病变引起的腰痛。

本篇所论的十五种腰痛，全部由经脉病变所引起。一条经脉病变会引起一种腰痛，唯独解脉一条脉病变引起了两种腰痛。

这里出现多条新经脉，有必要解释一下。

解脉：此脉是足太阳别行之脉。

同阴脉：此脉是足少阳别络。

阳维脉：奇经八脉之一。

衡络脉：衡者，横也。衡络脉，横行的络脉。呈带状横络于腰间，故曰横络脉。

会阴脉：会阴处，即肛门与外生殖器的部位。会阴脉，即任脉。任脉起于至阴，与督脉交会，分而上行，故名曰会阴。

飞阳脉：阴维脉的别称。起于小腿内侧足三阴经的交会处，沿下肢内侧上行至腹，抵咽，与任脉相会。

昌阳脉：阴跷脉也。阴跷者，足少阴之别也。因合于足太阳，故曰昌明。

散脉：阳明脉之别络。散行而上，故名散脉。

肉里脉：阳维脉。

以上资料摘于人民卫生出版社 1990 年版的《内经词典》与人民卫生出版社 1995 年版的《中医大辞典》。

二、　因不同·症不同·治不同

腰痛病因不同，表现出的症状也不同。同理，不同的病因引起的腰痛，针刺的部位也不同。十五种病因引起的腰痛应该刺在哪个部位？分述如下：

（一）足太阳膀胱经病变引起的腰痛

足太阳膀胱经病变引起的腰痛，其症状有二：①疼痛牵拉到后项、脊背、臀部；②背部如负重物。治疗方法：针刺足太阳经的委中穴出血。如果是在春季，就不要刺出血。

（二）足少阳胆经病变引起的腰痛

足少阳胆经病变引起的腰痛，其症状有二：①疼痛如针扎刺皮肤一样，按摩不止，逐渐加重；②身体不能前俯后仰，也不能后顾。治疗方法：针刺胫骨头少阳部位出血，胫骨间指的是膝关节外侧高骨突起的部位。如果是在夏季，就不要刺出血。

（三）足阳明胃经病变引起的腰痛

足阳明胃经病变引起的腰痛，其症状有二：①疼痛时不能后顾，一后顾就眼花缭乱，仿佛看见怪异之物一样；②时常容易产生悲伤情绪。治疗方法：刺足阳明经的足三里穴三次，并刺穴位的上下部位出血。如果是在秋季，就不要刺出血。足少阴肾经病变引起的腰痛，其症状为疼痛牵拉脊骨内侧。治疗方法：针刺足少阴经的复溜穴两次。如果是在春季，就不要针刺出血。

（四）足少阴肾经病变引起的腰痛

足少阴肾经病变引起的腰痛，其症状为疼痛牵拉脊骨内侧。治疗方法：刺足少阴经的复溜穴两次。如果是在春季，就不要针刺出血。

（五）足厥阴肝经病变引起的腰痛

足厥阴肝经病变引起的腰痛，其症状有二：①疼痛时腰如弓弩之弦一样绷得很紧；②患者常常是默默无言，精神不清爽。治疗方法：针刺厥阴之经脉，即小腿肚与足跟之间鱼腹外侧，手触摸有如串珠处，当针刺三次。

（六）解脉病变引起的腰痛

解脉病变引起的腰痛，其症状有三：①疼痛时牵拉肩部；②眼睛视物不清；③经常遗尿。治疗方法：刺解脉的膝关节筋肉分界处，委中穴外侧横见的血脉，刺出血，止于血变色时。

（七）解脉病变引起的另一种腰痛

解脉病变引起的腰痛，其症状有三：①腰痛如带状环腰一周；②疼痛时腰如折；③易惊恐。治疗方法：刺解脉，在委中穴部位寻找有黍米状的血络刺之。刺出血，止于血变色时。

（八）同阴脉病变引起的腰痛

同阴脉病变引起的腰痛，其症状有二：①疼痛时腰中像塞有一个小锤子一样胀闷疼痛；②病位肿胀怒张。治疗方法：针刺同阴之脉上的辅阳穴三次。

（九）阳维脉病变引起的腰痛

阳维脉发生病变引起的腰痛，其症状为疼痛的部位突然肿胀。治疗方法：针刺阳维脉上的承山穴。

（十）衡络脉病变引起的腰痛

衡络脉病变引起的腰痛，其症状为疼痛时腰不能前俯后仰，后仰时则剧痛恐怕跌倒。本病病因是用力举重物伤了腰部，使衡络阻滞不通，瘀血留内所致。治疗方法：针刺离臀下横纹数寸的委阳、殷门二穴，针刺两次出血。

（十一）会阴脉病变引起的腰痛

会阴脉病变引起的腰痛，其症状有三：①疼痛时汗出不止；②汗干以后就想饮水；③饮水之后又坐立不安。治疗方法：针刺直阳脉上的承筋穴三次。承筋穴位于阳跷脉上的郄中穴下五寸的位置上，血络盛满时针刺出血。

（十二）飞阳脉病变引起的腰痛

飞阳脉病变引起的腰痛，其症状有二：①疼痛的部位突然肿胀；②会出现悲伤和恐惧情绪。治疗方法：针刺飞阳脉。飞阳脉的位置在内踝上五寸，足少阴经之前，与阴维脉交会处。

（十三）昌阳脉病变引起的腰痛

昌阳脉病变引起的腰痛，其症状有四：①疼痛时牵拉胸部；②眼睛视物不清；③腰背向后反折，不能前屈；④舌头卷缩，不能言语。治疗方法：针刺筋内侧的复溜穴两次，其部位在内踝大筋的前面，足太阴经的后面，内踝上二寸的地方。

（十四）散脉病变引起的腰痛

散脉病变引起的腰痛，其症状有四：①疼痛时使人发热；②热甚时会烦躁不安；③腰下仿佛有一根木头横置其中；④遗尿。治疗方法：针刺散脉三次，其部位在膝关节前骨肉之间，络外侧的束状脉上。

（十五）肉里脉发生病变引起的腰痛

肉里脉病变引起的腰痛，其症状为疼痛时不能咳嗽，一咳嗽会引起筋脉拘急挛缩。治疗方法：针刺肉里脉两次，其部位在太阳经的外侧，少阳绝骨头的后方。

三、几种特殊腰痛的认识与治疗

本篇最后谈到四种腰痛，这四种腰痛有自己的特殊之处。所谓特殊之处，就是这四种腰痛只有症状和治疗方法，而没有与经脉病变的相互联系。

第一种腰痛：此种腰痛牵扯到脊背两侧作痛，向上延至头部。此种腰痛伴随的症状有三：①眼睛昏花；②肢体发僵；③站立欲倒。治疗方法：刺太阳经的委中穴出血。

第二种腰痛：此种腰痛伴随有寒冷的感觉。治疗方法：针刺足太阳经和足阳明经。如果腰痛伴随发热，应当针刺足厥阴经。如果腰痛伴随有身体僵硬，不能前俯后仰，应当针刺足少阳经。如果腰痛伴随内热气喘，应当针刺少阴经，并针刺腘窝中的络脉出血。

第三种腰痛：此种腰痛伴随的症状有二：①腰上部寒冷；②头不能四面回顾。治疗方法：当针刺足阳明经。

如果伴随其他症状，针刺的部位就会随之而变，具体情况分下列六种：如果腰痛并且伴随上部有热，当针刺足太阴经。

如果腰痛伴随发热，伴随喘息，当针刺足少阴经。

如果腰痛并且伴随大便困难，当针刺足少阴经。

如果腰痛并且伴随少腹胀满，当针刺足厥阴经。

如果腰痛如断折，并且伴随身体不能前俯后仰，当针刺足太阳经。

如果疼痛牵引脊柱内侧，当针刺足少阴经。

第四种腰痛：此种腰痛伴随的症状有三：①牵引少腹；②牵引胁下部位；③身体不能后仰。治疗方法：当针刺腰与臀部交会处的下髎穴。以月亮的盈亏作为计算针刺的次数，刺可即刻见效，并采用左痛刺右，右痛刺左的针刺方法。

四、 腰间的根本性

《难经·六十六难》："脐下肾间动气者，人之生命也，十二经之根本也。"

胎儿形成的第一步，先形成的是肾，形成人形的整个过程之中，由脐带汲取营养，认识了这两点，才能明白《难经》中的这一论断。

肾与腰内外对应，护腰即护肾。

脐下与肾间关乎生命，希望为工者与养生者牢牢记住这一点。

五、 痛之病因

痛，可以痛在腰部，可以痛在颈部，可以痛在关节处，可以痛在胃、痛在胸、痛在腹、痛在皮、痛在骨，总而言之，同样的痛可以痛在不同的部位。

痛的部位可以有不同，但是痛之病因也是多种多样的吗？

非也！

痛之病因主要在于一个字——寒。

请看以下几个论断。

其一，《素问·痹论》："痛者，寒气多也，有寒故痛也。"

其二，《素问·长刺节论》："寒气至，名曰骨痹。"

其三，《灵枢·杂病》："厥而腹响响然，多寒气，腹中榖榖。"

其四，《灵枢·口问》："寒气客于皮肤，阴气盛，阳气虚，故为振寒寒栗，补诸阳。"

其五，《灵枢·周痹》："风寒湿气，客于外分肉之间，迫切而为沫，沫得寒则聚，聚则排分肉而分裂也，分裂则痛。"

其六，《灵枢·水胀》："肤胀者，寒气客于皮肤之间。"

痛之病因，皆因于寒。

胀之病因，同样是因于寒。

六、 本篇的两个疑点

（一）疑点一

谈足少阴肾经发生病变引起的腰痛，本篇谈治疗时说，如果是在春季，就不要针刺出血。《素问·四气调神大论》与《素问·金匮真言论》告诉人们，五脏对应四时，肾脏对应冬季，可是篇中重点谈的是春季，是否有误？此为疑点之一。

（二）疑点二

本篇两次出现解脉，后一次出现解脉之腰痛时，描述症状时有"腰痛如引带"之论。《灵枢·经别》告诉人们，脉中有带脉一脉。本篇第二次出现的解脉，是否为带脉之误？此为疑点之二。

风
论
篇
第
四
十
二

（原）（文）

黄帝问曰：风之伤人也，或为寒热，或为热中，或为寒中，或为疠风，或为偏枯，或为风也[1]，其病各异，其名不同，或内至五藏六府，不知其解，愿闻其说。岐伯对曰：风气藏在皮肤之间，内不得通，外不得泄。风者善行而数变，腠理开则洒然寒，闭则热而闷，其寒也则衰食饮，其热也则消肌肉，故使人快栗而不能食，名曰寒热。风气与阳明入胃，循脉而上至目内眦，其人肥，则风气不得外泄，则为热中而目黄；人瘦，则外泄而寒，则为寒中而泣出。风气与太阳俱入，行诸脉俞，散于分肉之间，与卫气相干，其道不利，故使肌肉愤䐜[2]而有疡，卫气有所凝而不行，故其肉有不仁也。疠者，有荣气热胕，其气不清，故使其鼻柱坏而色败，皮肤疡溃。风寒客于脉而不去，名曰疠风，或名曰寒热。

以春甲乙伤于风者为肝风[3]，以夏丙丁伤于风者为心风，以季夏[4]戊己伤于邪者为脾风，以秋庚辛中于邪者为肺风，以冬壬癸中于邪者为肾风。

风中五藏六府之俞，亦为藏府之风，各入其门户，所中则为偏风[5]。

风气循风府而上，则为脑风[6]。风入系头，则为目风，眼寒。饮酒中风，则为漏风[7]。入房汗出中风，则为内风[8]。新沐中风，则为首风[9]。久风入中，则为肠风[10]飧泄。外在腠理，则为泄风。故风者，百病之长也，至其变化，乃为他病也，无常方，然致有风气也。

帝曰：五藏风之形状不同者何？愿闻其诊及其病能[11]。岐伯曰：肺风之状，多汗恶风，色皏[12]然白，时咳短气，昼日则差，暮则甚，诊在眉上，其色白。心风之状，多汗恶风，焦绝善怒吓[13]，赤色，病甚则言不可快，诊在口，其色赤。肝风之状，多汗恶风，善悲，色微苍，嗌干善怒，时憎女子，诊在目下，其色青。脾风之状，多汗恶风，身体怠惰，四肢不欲动，色薄微黄，不嗜食，诊在鼻上[14]，其色黄。肾风之状，多汗恶风，面庞然[15]浮肿，脊痛不能正立，其色炲[16]，隐曲不利，诊在颐上，其色黑。胃风之状，颈多汗恶风，食饮不下，膈塞不通，腹善胀，失衣则䐜胀，食寒则泄，诊形瘦而腹大。首风之状，头面多汗恶风，当先风一日则病甚，头痛不可以出内，至其风日，则病少愈。漏风之状，或多汗，常不可单衣，食则汗出，甚则身汗，喘息恶风，衣常濡，口干善渴，不能[17]劳事。泄风之状，多汗，汗出泄衣上，口中干，上渍其风，不能劳事，身体尽痛，则寒。帝曰：善。

注　释

1. 或为风也　风病的泛指。包括脑风、目风、内风、首风、肠风、泄风等各种风病。

2. 愤䐜（chēn）　肿胀。吴崑："愤䐜，肿起也。"

3. 以春甲乙伤于风者为肝风　这句话所表达的是一种论病方式——以五行生克哲理论病的具体方式。春，春季也。甲乙，十天干甲乙也。春属木，甲日、乙日均属木——甲为阳木，乙为阴木，肝属木，此季此日肝伤于风，则为肝风。心风、脾风、肺风、肾风，四风按此类推。高世栻："各以五行之时日受邪，而五脏之气应之，则为五脏之风。"

4. 季夏　季者，第三之谓也。在古汉语中，孟仲季，分别排行为一、二、三。孟夏为夏季的第一个月，仲夏为夏季的第二个月，季夏为夏季的第三个月，即农历六月。农历六月，为季夏。

5. 偏风　偏，或左或右一侧也。风，外因之风侵入五脏六腑，所形成的病为偏风。偏风，义相似于偏枯。病症为一侧疼痛，如偏头痛、半身麻木。

6. 脑风　病名。病症为头晕，偏头痛。病因为外因之邪风所致。吴崑："脑风，脑痛也。"张杲："脑风，头旋偏痛。"姚止庵："脑风者，风入于脑，触风则头晕微痛，时流清涕，与鼻渊相似也。"

7. 漏风　病名。病症为汗出如漏。病因为酒后中风。漏风又称酒风。

关于酒风的病症、病因以及治疗方法，《素问·病能论》有精细之论："帝曰：有病身热解堕，汗出如浴，恶风少气，此为何病？岐伯曰：病名曰酒风。帝曰：治之奈何？岐伯曰：以泽泻、术各十分，麋衔五分，合以三指撮为后饭。"

8. 内风　病名，又称劳风。病症不详。病因为房事之后受风所致。王冰："内耗其精，外开腠里，因内风袭，故曰内风。"张志聪："入房则阴精内竭，汗出则阳气外弛，是以中风则风气直入于内而为内风也。"

9. 首风　病名。病症为头面多汗，恶风。病因为沐浴后受风所致。张志聪："以水灌首曰沐。新沐则首之毛腠开，中风则风入于首之皮肤，而为首风也。"

10. 肠风　病名。病症为大便下血如溅，血色鲜红。病因为风热或湿热蕴结大肠，损伤阴络所致。

11. 病能（tài）　能，通"态"。病能，即病态。

12. 䏹（pěng）　浅白色。

13. 善怒吓（hè）　吓，怒叱声。善怒吓，即易发怒。

14. 鼻上　即鼻准，为脾在面部的望诊部位。

15. 瘊（máng）然　臃肿状。

16. 炲（tái）　煤烟灰。

17. 能（nài）　通"耐"。

题 解

风之专论，本篇是《素问》第一篇。

风，有内外之别。外风即自然风。自然风有正常与异常之风。正常之风有益于人，异常之风有害于人。非常者，过也。过者成灾，无论风雨。有害于人的自然风侵入人体就会形成内风，内风即某脏、某腑、某部位之风。

自然风有时空之别。春夏秋冬不同的季节有不同的季节风，四面八方不同的空间有不同的空间风。内脏风有脏腑之别，肝有肝风，心有心风，脾有脾风，肺有肺风，肾有肾风，胃有胃风……

风与人、风与病、风与万物的关系，是中华先贤所研究的重要内容之一。在中华元典之中，《尚书》研究风雨；《诗经》研究风雨；《周礼》研究风与疾病的关系；《逸周书》研究风雨。在先秦诸子中，儒、道、法、杂诸家都谈到风与疾病的关系，《礼记》谈到风与病的关系，《管子》谈到风与人体的关系，《庄子》谈到厉风与众窍的关系，《春秋左传·昭公元年》则明确把风定位为"六淫"之一。《吕氏春秋》不但谈到风与人的关系，而且还谈到风与万物的关系。在《内经》之中，正式形成"风为百病之始"与"风为百病之长"的论断。

"故风者，百病之始也。"《素问·生气通天论》中第一次出现风与百病关系的论断。"风者，百病之长也。"本篇第二次出现风与百病关系的论断。惜字如金，是中华先贤行文的特色。反复强调风与百病的关系，由此可见中华先贤对风与疾病的重视。

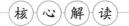

核　心　解　读

风与疾病，这两者之间的联系，任何仪器都无法发现。但是，中华先贤在没有先进仪器的几千年前，发现风与疾病之间的确存在着因果关系。中华先贤不但发现外风与疾病的关系，而且还发现内风与疾病的关系。这说明什么？这说明中华先贤的认识论与方法论是正确的。认识疾病，不能忘记人体之外的自然因素，尤其是风这一自然因素。知道人与外部世界的联系，就离本篇之核心不远了。

一、　风：　中华先贤所研究的重要对象

风，既是中华元典所研究的重要对象；风，又是诸子百家所研究的重要内容。要了解《素问·风论》中"风为百病之始"的这一名言的底蕴，需要进行文化回顾，需要了解中华先贤、中华元文化对风的认识与基本态度。

重视对风的研究，是中华先贤的特色，也是中华元文化的特色。在中华元典与诸子百家的典籍里，均可以看到关于风的论述。风的作用犹如双刃剑，益人也伤人，益物也伤物。和风细雨之风，风调雨顺之风，对人对万物有着正面作用；狂风暴雨之风，暴风骤雨之风，对人对万物有着负面作用。换句话说，和风之风有益于人，有益于万物；狂风暴雨之风有害于人，有害于万物。

（一）元典之中关于风的研究

1.《易经》对风的研究　八卦之中，就有象征风的一卦巽卦。

八卦首先象征天体，巽在八卦之中八居其一。八卦有无限的象征性，但首先象征的是一个由八大元素组成的天体。这说明什么？这说明了风是组成天体的八大元素之一。

八卦其次象征人体，巽在八卦之中八居其一。八卦象征的是一个由八大元素组成的人体。这说明什么？这就说明风是组成人体的八大元素之一。

风是组成天体与人体的重要元素之一，八卦的这一立场与印度《奥义书》的立场是一致的。《奥义书》认为，地火水风既是组成天体的四大元素，也是组成万物与人的四大元素。《奥义书》指出，人的呼吸相当于自然界的风。

八卦演化出了六十四卦。六十四卦之中，仍然还有象征风的巽卦。六十四卦分上、下两部分，历史的共识是上经言天道，下经言人文，巽卦出现在排列顺序第五十七的位置上。

中华先贤从自然之风中，认识到了异常丰富的人文之理。在《易经》之中，"风"字每出现一次就会引出一条人文哲理。六十四卦含有六十四条人文哲理，其中关于因风而产生的人文哲理有八条，摘录如下，供读者欣赏：

（1）风行天上，小畜；君子以懿文德。

（2）山下有风，蛊；君子以振民育德。

（3）风行地上，观；先王以省方，观民设教。

（4）雷风，恒；君子以立不易方。

（5）风自火出，家人；君子以言有物，而行有恒。

（6）天下有风，姤；后以施命诰四方。

（7）随风，巽；君子以申命行事。

（8）风行水上，涣；先王以享于帝立庙。

讨论这些人文哲理，在本文范围之外。有心的读者，可以去查阅《易经》。此处要说的是，以上这几条人文哲理与"天行健，君子以自强不息"这条哲理具有同等的重要意义。

风中不仅有人文哲理，风中还有发明创造的哲理。《易经·系辞下》："黄帝尧舜……剡木为舟，剡木为楫。舟楫之利以济不通，致远以利天下，盖取诸涣。"这一论断告诉后人，黄帝尧舜在《涣》卦卦象的启示下发明了舟楫。《涣》卦为何能启示舟船的发明创造？这与卦象的组成形式有关。《涣》卦卦象由八卦中的《巽》《坎》两卦所组成，《巽》卦一象征风，二象征木，《坎》卦象征水，《涣》卦卦象为风行水上或木行水上，舟船的道理就在这里。

风对于人，有丰富的人文意义。风对于万物，有关乎生与存的重要意义。需要强调的是，在《易经》的文字中，谈风之时往往会联系到雨，风和雨常常是一体而论的。

《易经·系辞上》："是故刚柔相摩，八卦相荡，鼓之以雷霆，润之以风雨，日月运行，一寒一暑。"这一论断告诉后人，无风雨不成八卦，无风雨不成寒暑，无风雨也成不了岁。没有这"三个不成"，万物还有生长的基础吗？万物还有存在的前提吗？

《易经·说卦》："桡万物者，莫疾乎风……润万物者，莫润乎水。"这一论断直接把风、把雨与万物联系在了一起。在八卦中，风是八大元素之一。在六十四卦中，风是六十四大元素之一。在《易经》文字里，风中有人文哲理，风中有发明创造的哲理，风中有万物生长的哲理。风，从八卦开始就是中华先贤研究与重视的重要对象。

2.《尚书》对风的研究　《尚书》的第二篇文献是《舜典》。《舜典》中就有关于风雨的记载："烈风雷雨弗迷。"

《尚书·洪范》是从周代开始，历代都重视的重要文献。《尚书·洪范》有九条治理天下的大法，其中第八条是有关风雨的："八、庶征：曰雨，曰旸，曰燠，曰寒，曰风。曰时五者来备，各以其叙，庶草蕃庑。"庶者，众也，多也。征者，征兆也。庶征者，诸多征兆也。《洪范》所言的庶征，指的就是雨、旸、燠、寒、风这五大内容。"曰时五者来备，各以其叙，庶草蕃庑。"这句话指的是，一年之中如果五种天气齐备，并且五种天气按顺序发生，百草与五谷就会茂盛。

为何会有风有雨？这与天文有关。《洪范》指出："星有好风，星有好雨。日月之行，则有冬有夏。月之从星，则以风雨。"好风之星、好雨之星，分别被汉代马融注释为二十八宿中的箕星、毕星。箕星、毕星为恒星，月为卫星。站在地球上观测天文，当毕星、月球与地球之间构成三点一线关系时，地球上的对应区内会出现大雨；当箕星、月球与地球之间构成三点一线关系时，地球上的对应区内会出现大风。所以，马融有"箕星好风，毕星好雨"的结论。

在《尚书》中，知风知雨是治理天下的大政方针。有关风和雨的常识，是治理天下者所必须知道的。

3.《诗经》对风的研究　《诗经》有诗三百零五首，言风的诗有很多首。《诗经》时代的先贤，在风中赋予了令后人感到惊奇的丰富内容。风，可以与放荡的丈夫相联系，可以与暴虐的君王相联系，可以与久别重逢的愉悦心情相联系……当然，与风最紧密联系的还是人的生活与万物的生存。

"风雨如晦，鸡鸣不已。既见君子，云胡不夷？"（《国风·风雨》）这首诗就是把凄凉的风雨与久别重逢的愉悦心情相互联系的。"风雨如晦"，凄风冷雨，天地昏暗，此景是悲景；"既见君子，云胡不夷"，终于见到了君子，叫我如何不喜欢？此情是欢悦之情。

《小雅》中就有连续三首言风的诗。《小雅·谷风》"习习谷风，维风及雨……习习谷风，维山崔嵬。无草不死，无木不萎。"这首诗把风与草木的枯死联系到了一起。和暖的东风会引起细雨，和风细雨滋润草木。狂风冽风会使山上的草木枯萎，树木凋落。

《小雅·蓼莪》："南山烈烈，飘风发发。……南山律律，飘风弗弗。"诗中的"发发"与"弗弗"，所谈的就是人对风的感受。"发发"言的是暴风迅猛透骨凉；"弗弗"言的是暴风迅猛尘土飞扬。

《小雅·四月》："冬日烈烈，飘风发发。"冬日天寒草木凋，狂风呼啸刺骨寒。诗句把风与草木的凋落联系到了一起，把风与人的感受联系到了一起。

《诗经》中的风有实际与艺术双重意义。风的实际意义体现在与草木生死状态与风对人的生活影响上，风的艺术意义体现在多种艺术形象上。

假如诗句中不准出现风，三百零五首诗组成的《诗经》起码要少二十首。

还需要说明的一点是，"风雨飘摇"这一常用词就是由《豳风·鸱鸮》中的"予室翘翘，风雨所飘摇"演化而来。"风雨凄凄""风雨潇潇""风雨如晦"这三个成语则是直接出自《郑风·风雨》。

4.《周礼》对风的研究　都市建设，是《周礼》的主要内容之一。选择都市新区，必须选择一个风调雨顺的地方，那么，这个地方是如何选择的呢？是求助于算命先生吗？当然不是！请看《周礼》中的记述：

《周礼·地官》："以土圭之法测土深。正日景，以求地中。日南则景短，多暑；日北则景长，多寒；日东则景夕，多风；日西则景朝，多阴。日至之景，尺有五寸，谓之地中，天地之所合也，四时之所交也，风雨之所会也，阴阳之所和也。然则百物阜安，乃建王国焉，制其畿方千里而封树之。"

因主题的限制，此处不能详细讨论这段重要论述。此处应该特别注意的是，文中所出现的"风雨之所会"这句话。风雨之所会，风雨调顺之谓也。众所周知，风雨调顺是中华民族古今所向往的目标之一。《周礼》这段论述，讲述的是创建都城的原则与具体方法。创建一个新都城，其原则就是要选择一个风雨调顺的地方。选择风雨调顺的地方，其方法是立竿测影，不是求助算命先生。

中华民族最早进入文明，这是世界上公认的事实。衡量一个民族是否进入文明的重要标志之一，就是要看这个民族有没有历?! 历是什么？贵州大学张闻玉教授在其著作《古代天文历法解》一书的界定是："历是什么？简单地说，就是计量年、月、日的方法，就是年、月、日的安排。"历，实际上是自然变化的人文化。自然变化是有规律的，如何把规律的自然变化数字化、文字化，如何把室外的天文变化转化为书中的数字变化、文字变化乃至于形象变化，这需要智慧，需要才能。中华先贤有这样的智慧，有这样的才能，所以中华大地上最早出现历。有了历，就有了对风雨预测的可能性。请看，《周礼》时代的中华先贤是怎么预测风雨的。

《周礼·春官》："十有二岁，十有二月，十有二辰，十日，二十有八星之位，辨其叙事，以会天位。冬夏致日，春秋致月，以辨四时之叙……以五云之物，辨吉凶、水旱、降丰荒之祲象。以十有二风，察天地之和命，乖别之妖祥。凡此五物者，以诏救政，访序事。"

这里出现岁、月、辰、日，出现春夏秋冬四时之序，出现水旱、丰荒的差别。还出现本文所关注的"十有二风"。一年十二个月，每个月都有风。"风"字一样，风不一样。因为有不一样的风，就有了水旱、丰荒的差别。

《史记》告诉人们，黄帝时代就有了历。濮阳出土的中华第一龙告诉人们，颛顼时代就有了历。《尚书·尧典》告诉人们，尧时代就有了历。《周礼》告诉人们，周代就有专门司历的官员。对风的研究，是司历官员的任务，因为风关乎着丰年与灾年。

（二）诸子百家对风的研究

天文气象，是诸子百家共同研究的对象。风，是诸子百家研究的重要对象之一。

1. 儒家的研究　《礼记》是儒家的重要典籍，《大学》《中庸》就出于其中。因为朱熹把《大学》《中庸》抽出来与《论语》《孟子》合编为四书，这就割裂了儒家文化的系统性与完整性，四书最大的危害就是使后人忘记了四书之外的儒家文化。

《礼记》中有一篇重要文献名曰《月令》。星象与春夏秋冬的关系，四季风与万物的关系，时令错位与人体疾病的关系，是《礼记·月令》研究的几大重要内容。

"孟春之月……东风解冻，蛰虫始振，鱼上冰，獭祭鱼，鸿雁来。"

"孟春行夏令则风雨水不时，草木蚤落，国时有恐；行秋令，则其民大疫，旋风暴雨总至，藜莠蓬蒿并行。"

……

"孟秋之月……凉风至，白露降，寒蝉鸣，鹰乃祭鸟，用始行戮。"

《礼记·月令》告诉人们，孟春有东风，孟秋有凉风。东风来，冰解冻，冬眠之虫出土，水獭开始捕鱼，鸿雁归来。凉风至则又是一番景象，秋风至白露到，寒蝉低鸣，鹰捕鸟，收获、秋后用兵的季节来临了。

《礼记·月令》还告诉人们，节令的错乱，会引起大面积流行的疫病。疫者，徭役之比喻也。徭役，是家家户户需要交纳的税赋。疫病，是家家户户有被传染可能的疾病。《礼记·月令》指出，春天如果行夏天的时令，其恶果一是风雨不调，二是草木早早凋零。春天如果行秋天的时令，其恶果一是会发生疫病，二是会发生风雨之灾，三是会疯长藜莠蓬蒿之类的杂草。

孟春之孟，排行第一的意思。在春秋时期，四季每季三个月的顺序，往往用孟、仲、季代替数字中的一、二、三。孟春即春天的第一个月，孟秋即秋天的第一个月。孟、仲、季，也可以论兄弟排行。孔子字仲尼。仲尼之仲即是排行第二的意思。

《礼记·月令》谈到东风和凉风两种风，两种风有两种不同的作用，对人也好，对万物也好。东风是万物生长之风，凉风是万物成熟、枯萎之风。

2. 法家的研究　管仲是春秋时期的名相之一，是他辅佐齐桓公称霸于诸侯，成为春秋五霸其中的一霸。管仲留有《管子》一书，书中有《四时》一篇。《管子·四时》把四时视为治国的基础，"唯圣人知四时。不知四时，乃失国之基。"《管子·四时》又把四时与阴阳联系到了一起——"四时者阴阳之大经也。"

《管子·四时》指出，春夏秋冬四时不同，四时之气也不同。春气曰风，夏气曰阳，秋气曰阴，冬气曰寒。春风生木与骨，阳风生火与气，阴风生金与甲，寒风生水与血。四时之气即四时之风决定着万物的生死，决定着天下人民的生息，决定着五谷的丰收与歉收……君王行政必须与四时相协调，用《管子·四时》的原话说是："国有四时，固执王事，四守有所，三政执辅。"

3. 道家的研究　风和雨，也是道家创始人老子的研究内容之一。《道德经·第二十三章》："飘风不终朝，骤雨不终日。"飘风即狂风，骤雨即暴雨。这句话的话内意思是，狂风不会刮一个早晨，暴雨不会下一整天。这句话的话外意思是，非常之事的非常状态不可能持久。老子谈飘风骤雨，是以非常的自然现象来说明道理的。这里的风雨，其意义在形而上的层面上，没有进入人的实际生活。

风和雨，同样是道家继承者庄子的研究内容之一。

在《庄子·齐物论》中，庄子为风下出了一个定义："夫大块噫气，其名为风。"大块者，大地也。大地之气，就是风。庄子认为，风与声相随相伴，风动万物动。清风徐徐有小小的和声，大风呼呼有大的和声，暴风突然停歇，大地也随之寂静。风动万物摇曳，风停万物安静。这里，庄子谈到风与万物的关系。

在《庄子·在宥》中，庄子不止一次谈到气会伤人的道理。气，一包括阴阳之气，二包括四时之气。最有代表性的一段话是："人大喜邪，毗于阳；大怒邪，毗于阴。阴阳并毗，四时不至，寒暑之和不成，其反伤人之形乎！"大喜伤阳气，大怒伤阴气。阴阳相互受损，四时就不会按顺序而至，寒暑也就不会往来有序，这就要伤害人的身体了。这里没有直接谈到风雨，但正常的阴阳之序、四时之序、寒暑之序里面隐藏有正常的风雨。一旦阴阳、四时、寒暑之序失常，风雨之序也必然失常，"伤人之形"的结果就随之产生了。

风调雨顺，四时有序，是庄子的理性。最理想的局面是什么样呢？庄子在《庄子·天运》中描绘出了一个理性的局面："四时迭起，万物循生。一盛一衰，文武伦经。一清一浊，阴阳调和，流光其声。"这段话的白话意思是：四时循序更替，万物有序生息。一盛一衰，一文一武；一清一浊，交替发生。律吕调和，乐声盈盈。

4. 阴阳家的研究　先秦阴阳家，《汉书·艺文志》记载有二十一家。先秦阴阳家的典籍，《汉书·艺文志》记载有三百六十九篇。先秦阴阳家的典籍，汉之后大都遗失了。先秦阴阳家完全不同于现实生活中的捉神擒鬼、看风水的阴阳先生，先秦阴阳家是中华大地上最早的科学家，准确地说，是中华大地上最早的天文学家，是历的创造者。

《汉书·艺文志》："阴阳家者流，盖出于羲和之言，敬顺昊天，历象日月星辰，敬授民时，此其所长也。及拘者为之，则牵于禁忌，泥于小数，舍人事而任鬼神。"

这段话有两重意思：第一重意思介绍的是本来的阴阳家，第二重意思介绍的是后来的阴阳家。下面按照先后顺序，对《汉书·艺文志》中的论断讨论如下：

羲和者，羲氏、和氏两大家族也。羲和之名，最早见于《尚书·尧典》。马融注释《尚书·尧典》："羲氏，掌天官。和氏，掌地官。四子掌四时。"

历象日月星辰，天文观测也。敬授民时，先制历后向天下普及春夏秋冬四时、十二月、二十四节气的基本常识也。

"钦若昊天，历象日月星辰，敬授民时"这句话最早也是见于《尚书·尧典》。钦者，敬也。若者，顺也。钦若者，敬顺也。昊天即春天。在早期的中华大地上，春夏秋冬四季，春曰昊天，夏曰苍天，秋曰旻天，冬曰上天，总曰皇天。尧为帝王时，任命羲氏、和氏两大家族进行天文观测制定历法。《尚书·尧典》："期三百有六旬有六日，以闰月定四时，成岁。"这里由尧所公布的一年之三百六十六天以及以"闰月定四时"的制度，就是"敬授民时"之"时"。

本来的阴阳家，是最早的天文学家，是日月星辰的观测者，是历的制定者。虽然在阴阳家这里没有直接谈到风，但历中有四时，四时中有二十四节气，四时的二十四节气中有风有雨，有冰有雪；风雨适度益于人、益于物，风雨过度伤于物、伤于人。

5. 兵家的研究　兵家非常讲究风！为什么？因为火攻是取胜的一种重要手段，而火攻恰恰离不开风。《三国演义》中的诸葛亮，最善于用火攻，初出茅庐时火烧新野，赤壁大战时火烧战船，七擒孟获时火烧藤甲兵……但是，诸葛亮这里并不是火攻的最早研究者。火攻的最早研究者是孙子。

《孙子·火攻》："发火有时，起火有日。时者，天之燥也。日者，月在箕、壁、翼、轸也。凡此四宿者，风起之日也。"

孙子作为军事家鼻祖之一，既深知军事，又深知天文。火攻，在军事韬略中占有重要的位置，但发火必须在天气干燥之日。何时天气干燥，何时天气有风？月近箕、壁、翼、轸四宿时。《孙子》告诉后人，天文决定着地球上干燥有风的天气。

风在军事家这里，是战胜敌人所凭借的一个重要条件。

6.杂家的研究　风的研究，最系统的成果出现在杂家的典籍里。在《吕氏春秋》里，四方有四方之风，八方有八方之风。《吕氏春秋·有始》："何谓八风？东北曰炎风，东方曰滔风，东南曰熏风，南方曰巨风，西南曰凄风，西方曰飂（liù）风，西北曰历风，北方曰寒风。"八风的定名，第一次完整地出现在《吕氏春秋》中。

（三）《内经》论风

《易经》研究风，《尚书》《诗经》《周礼》研究风，诸子百家研究风，知道了这些，再看《内经》研究风，是不是就有顺理成章的感觉了。

《易经》论风，论在天体人体中；《尚书》论风，论在治理天下的大政方针上；《诗经》论风，首先论在艺术上，其次论在人与万物的生存上；《周礼》论风，论在新都城的建设上；儒家论风，首先论在治理天下的大政方针上，其次论在人与万物的生存上；道家论风，论在道理中；兵家论风，论在战争中……知道了这些，再看《素问》论风论在疾病上，也就顺理成章了。

《素问》论风，是从第一篇《上古天真论》开始的。《素问·上古天真论》："夫上古圣人之教下也，皆谓之虚邪贼风，避之有时……有圣人者，处天地之和，从八风之理。"《素问》从第一篇起，就指出贼风的有害性，教育人们要建立避风的观念。而且把顺应八风变化，看作是圣人行为。众所周知，中华先贤讲究风水。风水最初的本义是什么呢？安家要安在有水避风的地方，筑城要筑在有水避风的地方，这就是风水最初的本义。

《素问》第二篇又论到了风，这里与风发生联系的是万物。"风雨不节，白露不下，则菀槁不荣。贼风数至，暴雨数起，天地四时不相保，与道相失，则未央绝灭。"风雨不节，结果是菀槁不荣。菀槁不荣者，草木枯槁也。贼风与暴雨频繁，就破坏了万物生长的规律。万物的生命不到一半就死了。未央者，一半也。绝灭者，死亡也。未央绝灭者，万物半道而亡也。万物半道而亡，这就是贼风与暴雨所造成的恶果。

《素问》第三篇《生气通天论》中，既出现"风疟"之病名，又出现"风为百病之始"的结论。

二、 外风与百病

（一）外风所引起的种种疾病

外风会伤人。伤人之外风，究竟会引起几种疾病呢？本篇在开篇之处谈到外风侵入人体外表所引起的五种疾病：寒热，热中，寒中，疠风，偏枯。

这几种病是什么病呢？

1. 寒热 何谓寒热？本篇的定义为："风气藏于皮肤之间，内不得通，外不得泄。风者善行而数变，腠理开则洒然寒，闭则热而闷，其寒也则衰食饮，其热也则消肌肉，故使人怢栗而不能食，名曰寒热。"

寒热病，就是由风气侵入人体表面（腠理）引起的一种既发冷又发热的疾病。本篇的寒热病，与前面第三十五篇《疟论》所议论的疟疾，应该是同类的疾病。

本篇是寒热病之专论，但寒热之病名并不是最早出现在这里。寒热之病名，最早出现在《素问》第三篇《生气通天论》中："因于露风，乃生寒热。"

寒热之病名，又一次出现在《素问》第十二篇《异法方宜论》中："中央者，其地平以湿，天地所以生万物也众。其民食杂而不劳，故其病多痿厥寒热，其治宜导引按蹻。"

寒热之病名，又一次出现在《素问》第十七篇《脉要精微论》中："风成为寒热，瘅成为消中，厥成为巅疾，久风为飧泄，脉风成为疠。"

通过回顾可以知道，寒热病是中华先贤最早重视的疾病之一。

2. 热中 何谓热中？《素问·异法方宜论》中第一次出现这一病名："故东方之域，天地之所始生也，鱼盐之地，海滨傍水，其民食鱼而嗜咸，皆安其处，美其食。鱼者使人热中。"

热中，指的是因过多食鱼而产生内热，致使热邪蓄积于中的病症。

《素问》第十七篇《脉要精微论》又一次出现这一病名："阴不足阳有余，为热中也。"这里以阴阳论热中，阴阳失调，阳有余者为热中。

《灵枢·五邪》对热中的界定与描述是："阳气有余，阴气不足，则热中善饥。"这里仍然是以阴阳论热中，阴阳失调，阳有余者为热中。

《素问·异法方宜论》所论的热中病，病因在饮食；本篇所论的热中病，病因在外风。热中，相当于《内经》中的消渴，相当于今天的糖尿病。如果说热中即今天之糖尿病的话，那么，就可以说糖尿病的病因有两种：①人为所致，②外因引起。

3. 寒中　何谓寒中？《素问·金匮真言论》中第一次出现这一病名："故春善病鼽衄，仲夏善病胸胁，长夏善病洞泄寒中，秋善病风疟，冬善病痹厥。"这里把寒中病与长夏联系在了一起。《素问》反复告诉人们，长夏是脾的对应季节。

《素问》第六十四篇《四时刺逆从论》中又一次出现这一病名："太阴有余病肉痹寒中。"这里以阴阳论寒中，并且把寒中之病与脾脏联系在了一起。

《灵枢·五邪》对寒中的界定与描述是："阴气有余，则寒中肠鸣腹痛。"这里仍然是以阴阳论寒中，阴阳失调，阴有余者为寒中。

阴阳失调，疾病即来。阴有余者为寒中，阳有余者为热中。热中，即消渴病，即糖尿病。寒中为寒邪犯脾所形成的寒病。

4. 疠风　何谓疠风？疠风之名，在本篇中第一次出现："疠者，有荣气热胕，其气不清，故使其鼻柱坏而色败，皮肤疡溃，风寒客于脉而不去，名曰疠风，或名曰寒热。"

疠风，为热风入侵营卫致使血气不清，最后造成鼻柱骨损伤，面无光泽，肌肤溃疡。这种由风寒邪气在经脉中留而不去的病，称为厉风，又称寒热。

疠风，又称大风、癞病、大麻风、麻风、风癞、血风……

晋代葛洪发现松脂可以治愈癞病。癞病，疠风也，麻风病也。松脂治癞病的方子，记载在《抱朴子》一书中。

5. 偏枯　偏枯之病名，最早出现在《素问》第三篇《生气通天论》中："有伤于筋纵，其若不容，汗出偏沮，使人偏枯。"

偏枯之病名，次见于《素问》第七篇《阴阳别论》中："三阳三阴发病，为偏枯痿易，四肢不举。"

《灵枢·热论》对偏枯的描述是："偏枯，身偏不用而痛，言不变，志不乱，病在分腠之间。"

偏枯，相当于今天的半身不遂、偏瘫。

（二）外风之病的种种症状

每一种病必然伴随一种症状，外风所引起的每一种疾病也有自己的症状。分述如下。

1. 寒热　寒热之病，症状有四：①患者既发冷又发热，②怕冷食量减少，③发热时令人消瘦，④发病之时无食欲。

2. 热中　热中病症状只有一个，即患者眼睛发黄。

3. 寒中　寒中最显著的症状是患者无伤心事而流泪。

4. 疠风　疠风最显著的症状是烂鼻子，伴随的其他症状是肌肤溃疡，面色败坏。

5. 偏枯　偏枯最显著的症状是半身不遂。有些偏枯患者还有半舌不遂、语言不清的病症。

（三）四时风与五脏病

风，过则成灾。四时淫风会引起五脏病，具体说来，四时淫风会引起五脏风，即肝风、心风、脾风、肺风、肾风。

淫风入内脏，有一定的时日。所谓"一定的时日"指的是五行属性上的对应，即：

春天的甲乙两日伤于风，易形成肝风。按照五行哲理，春属木，甲乙属木，肝属木。属性的对应是形成肝风的主要原因。

夏天的丙丁两日伤于风，易形成心风。按照五行哲理，夏属火，丙丁属火，心属火。属性的对应是形成心风的主要原因。

长夏的戊己两日伤于风，易形成脾风。按照五行哲理，长夏属土，戊己属土，脾属土。属性的对应是形成脾风的主要原因。

秋天的庚辛两日伤于风，易形成肺风。按照五行哲理，秋属金，庚辛属金，肺属金。属性的对应是形成肺风的主要原因。

秋天的壬癸两日伤于风，易形成肾风。按照五行哲理，冬属水，壬癸属水，肾属水。属性的对应是形成肾风的主要原因。

外风入脏会形成脏风，外风入腑或外风入人体的其他部位会不会形成其他疾病呢？答案是显而易见的。外风入脏会形成脏风，外风入腑、入某一部位同样会形成这样的风、那样的风。例如，风中于身体的一侧，会形成偏风；风入风腑穴，会形成内风；刚洗完头受风，会形成首风；伤风过久，会形成肠风；风伤肌肤腠理，会形成泄风。

"风为百病之长"的结论由此形成。

三、 风病·症状·判断标志

外风侵入五脏会形成五脏风，外风侵入六腑会形成六腑风，外风中于人体某一部位会形成 A 风、B 风、X 风、Y 风。如何判别是哪一种风呢？本篇指出，每一种风都有着特别的症状，通过这些症状可以达到"以表知里""司外揣内"的效果。

（一）肺风

肺风的症状有六：①汗多；②怕风；③面色苍白；④经常咳嗽，气短；⑤白天时好转，傍晚时加重；⑥最特殊的症状是眉的上部有白色。

（二）心风

心风的症状有七：①汗多；②怕风；③唇舌干燥；④容易发怒；⑤面色红赤；⑥说话不流利；⑦最特殊的症状是舌色红赤。

（三）肝风

肝风的症状有七：①汗多；②怕风；③易发怒；④面色青；⑤咽喉干燥；⑥厌恶女子；⑦最特殊的症状为眼睛下方的青色。

（四）脾风

脾风的症状有六：①汗多；②怕风；③身体倦怠无力，四肢不想活动；④面色微黄；⑤无食欲；⑥最特殊的症状为鼻上的黄色。

（五）肾风

肾风的症状有七：①汗多；②怕风；③面部浮肿；④脊背疼痛，不能直立；⑤面色如灰；⑥前阴疲软，不能交接；⑦最特殊的症状为面颊的黑灰色。

在肾风这里，需要解释一个名词"隐曲不利"。原文言肾风之症状，有"隐曲不利"一项。隐曲，指的是前阴。《素问》第七篇《阴阳别论》："二阳之病发心脾，有不得隐曲，女子不月。"《素问》第七十四篇《至真要大论》："阴中乃疡，隐曲不利……湿客下焦，发而濡泻，及为肿隐曲之疾。"隐曲，难言之隐也，实际上指的是男女之前阴。唐朝王冰对"隐曲不利"的解释是："隐曲者，谓隐蔽委曲之处也。肾藏精，外部应交接，今藏被风薄，精气内微，故隐蔽委曲之事，不通利于所为也。"隐曲不利，指的是交接不利，实际上就是不能过性生活了。中华先贤是文明的人，他们谈性问题时往往会用非常文明的文辞。

（六）胃风

胃风的症状有七：①汗多；②怕风；③吃不下东西，阻塞不通；④腹部饱满；⑤着衣不及时，即刻腹胀；⑥吃了寒冷的饮食，很快腹泻；⑦最特殊的症状为形消瘦而腹胀大。

（七）首风

首风的症状有三：①汗多；②怕风；③最特殊的症状为刮大风的前一天病情必然加重，而在刮风的当日病情反而减轻。

（八）漏风

漏风的症状有八：①汗多；②怕风；③连单衣都不愿穿，衣服总被汗湿；④吃饭时必出汗；⑤怕冷；⑥喘息；⑦口干而渴；⑧不耐劳累。

（九）泄风

泄风的症状有五：①汗多，汗出粘衣；②口干而渴；③不耐劳累；④全身疼痛；⑤怕冷。

一种因，一种病。一种病，一种症。这种病，这种症。症之间有相同之处，也有特殊之处。能在相同之中找出不同，并由此准确地判断出"是这种病"或"是那种病"，上工者也，医圣者也。

一种风，百种病。风在人体之外，病在人体之中，这是外风转化为内风的缘故。

把人放在天地之间来认识，把人放在四时之中来认识，把人放在八风之中来认识，这是中医的认识论。这一认识论无疑是正确的，无论是在几千年前还是几千年后。

痹论篇第四十三

原 文

黄帝问曰：痹之安生？岐伯对曰：风寒湿三气杂至，合而为痹也。其风气胜者为行痹[1]，寒气胜者为痛痹[2]，湿气胜者为著痹[3]也。

帝曰：其有五者何也？岐伯曰：以冬遇此者为骨痹，以春遇此者为筋痹，以夏遇此者为脉痹，以至阴遇此者为肌痹，以秋遇此者为皮痹。

帝曰：内舍五藏六府，何气使然？岐伯曰：五藏皆有合[4]，病久而不去者，内舍于其合也。故骨痹不已，复感于邪，内舍于肾；筋痹不已，复感于邪，内舍于肝；脉痹不已，复感于邪，内舍于心；肌痹不已，复感于邪，内舍于脾；皮痹不已，复感于邪，内舍于肺。所谓痹者，各以其时重感于风寒湿之气也。

凡痹之客五藏者，肺痹者，烦满喘而呕。心痹者，脉不通，烦则心下鼓，暴上气而喘，嗌干善噫，厥气上则恐。肝痹者，夜卧则惊，多饮数小便，上为引如怀。肾痹者，善胀，尻以代踵，脊以代头。脾痹者，四肢解堕，发咳呕汁，上为大塞。肠痹者，数饮而出不得，中气喘争，时发飧泄。胞痹[5]者，少腹膀胱按之内痛，若沃以汤，涩于小便，上为清涕。

阴气者，静则神藏，躁则消亡。饮食自倍，肠胃乃伤。淫气喘息，痹聚在肺；淫气忧思，痹聚在心；淫气遗溺，痹聚在肾；淫气乏竭，痹聚在肝；淫气肌绝，痹聚在脾。诸痹不已，亦益内也。其风气胜者，其人易已也。

帝曰：痹，其时有死者，或疼久者，或易已者，其何故也？岐伯曰：其入藏者死，其留连筋骨间者疼久，其留皮肤间者易已。

帝曰：其客于六府者何也？岐伯曰：此亦其食饮居处，为其病本也。六府亦各有俞，风寒湿气中其俞，而食饮应之，循俞而入，各舍其府也。

帝曰：以针治之奈何？岐伯曰：五藏有俞，六府有合，循脉之分，各有所发，各随其过，则病瘳也。

帝曰：荣卫之气亦令人痹乎？岐伯曰：荣者，水谷之精气也，和调于五藏，洒陈于六府，乃能入于脉也。故循脉上下，贯五藏，络六府也。卫者，水谷之悍气也，其气慓疾滑利，不能入于脉也，故循皮肤之中，分肉之间，熏于肓膜[6]，散于胸腹。逆其气则病，从其气则愈，不与风寒湿气合，故不为痹。

帝曰：善。痹，或痛，或不痛，或不仁，或寒，或热，或燥，或湿，其故何也？岐伯曰：痛者，寒气多也，有寒故痛也。其不痛、不仁者，病久入深，荣卫之行涩，经络时疏，故不通 ，皮肤不营，故为不仁。其寒者，阳气少，阴气多，与病相益，故寒也。其热者，阳气多，阴气少，病气胜，阳遭阴，故为痹热。其多汗而濡者，此其逢湿甚也，阳气少，阴气盛，两气相感，故汗出而濡也。

帝曰：夫痹之为病，不痛何也？岐伯曰：痹在于骨则重，在于脉则血凝而不流，在于筋则屈不伸，在于肉则不仁，在于皮则寒。故具此五者，则不痛也。凡痹之类，逢寒则虫，逢热则纵。帝曰：善。

注　释

1. 行痹　病名，又称风痹。病症为疼痛能在肢节中游走为主要特征。病因为风邪所致。

2. 痛痹　病症为疼痛有固定部位，疼痛较重。病因为寒邪所致。

3. 著痹　病名，又称湿痹。著，着之本字。着，有留而难去之义。病症有三：疼痛较轻；肢体沉重；顽麻不仁。病因为湿邪所致。

4. 五藏皆有合　五脏者，肝心脾肺肾也。有合者，五脏与人体之中其他部分的相互联系也。五脏所合，《素问·五藏生成》指出："心合脉，肺合皮，肝合筋，脾合肉，肾合骨。"明白五藏与四时之间的对应，再明白五脏皆有所合的具体对象，就会知道痹病的发病规律：春生肝痹、筋痹，夏生心痹、脉痹，长夏生脾痹、肌痹，秋生皮痹、肺痹，冬生骨痹、肾痹。

5. 胞痹　病名。胞即膀胱。胞痹，即膀胱痹。病症有二：手按小腹有疼痛感；小便不利。病因为风寒湿三气久客膀胱所致。

6. 肓膜　指体腔内脏之间及肌肉纹理之间的筋膜。张介宾："凡腔腹肉理之间，上下空隙之处，皆谓之肓……膜，筋膜也。"

题解

痹者，音闭。闭者不通，痹病乃气血不通之病。不通则痛，所以痹病中有疼痛一种。

痹病的成因与痹病的治疗，是痹论所论述的主要内容。

关于痹病的成因，本篇的解释是："风寒湿三气杂至，合而为痹也。"痹，《说文解字》的解释是："风湿病也。"两者相比，《说文解字》解释少了一个"寒"字。水寒则冰，血寒则凝。水结冰不流，这是自然之理。血遇寒而凝，凝则不通，不通则痛，这是疼痛之病理。所以，本篇有"寒气胜者痛痹"之结论。风寒湿与风湿，三字差一。一字之差，谬之千里。治风治湿不治寒，无法医治疼痛之源。

现实生活中，由寒而痛的颈椎、关节、脊椎疼痛者千千万万，有其病却无止痛之良药，为什么？病因不清也。病因不清，则药难以对症。药不对症，所以难以解除本来可以解除的疼痛。寻常病之所以变成疑难病，关键就在于没有查明病因。

痹病病在人体之内，风寒湿在人体之外；病在人体之内，病因在人体之外。仪器可以发现体内之病，但无论如何也发现不了体外之因。认真探讨《素问·痹论》之真谛，找出真正疼痛之病因，应该是千千万万疼痛者的福音。

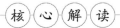

核心解读

是病皆有因，痹病也有因。但较为特殊的是，一种痹却有三种因。风、寒、湿为痹病之三因。

痹是分类的，分类的标准有两种：①按病因分类，②按病位分类。按病因分类，分为行痹、痛痹、着痹。按病位分类，分为脏痹与腑痹。认清了痹之病因与痹之分类，本篇之核心就清晰地展现在了眼前。

风、寒、湿三气，皆在人体之外。人体之外的病因，再精密的仪器也无法从人体之内发现，所以欧美有先进的仪器却无法医治疼痛，例如颈椎病、关节痛。

一、痹之因

有其果必有其因，有这种果必有这种因，这是自然之理。有其病必有其因，有这种病必有这种因，这是自然之病理。那么，痹之因为何呢？痹之因不是一种因，而是三种因。痹之三因，全部为外因，外因之病可以外治吗？答案是可以的。外因之病可以外治，例如涂搽以药油、药酒之类的中成药。

西医里没有痹症一说，有颈椎炎、关节炎、脊椎炎、腰椎炎这四种病。因为无良药可治，这四种病被戏称为"不死之癌症"。除了病严重到一定程度时动手术之外，常用的方法是使用激素止痛。激素止痛，只能止一时，不能止长久，用中医的话说是，只能治标，不能治本。常服激素，还会产生种种弊端，最荒唐的弊端是女人长胡子。西医为何无法治疗这四种病，运用本篇的立场去看，关键是病因定错了，外因之病被定位为内因之病。

二、痹之类

痹之分类的标准有二：①病因，②发病季节。

（一）按病因分类

痹之因是风寒湿三气，值得注意的是风寒湿三气袭中人体之时，并不是呈等量状态的，三气在特定的时间、特定的空间可能会偏于其中的某一气，风气偏盛时形成的是行痹，寒气偏盛时形成的是痛痹，湿气偏盛时形成的是著痹。此处应该记住的是，与疼痛有渊源关系的是寒气。止痛一定要祛寒，而不仅仅是治风治湿。

按气之偏盛为标准，痹分为三类：行痹、痛痹、著痹。

（二）按发病季节分类

在历法中，一年分春夏秋冬四季；在《内经》之中，一年分春夏秋冬长夏五季。发病的季节不同，会形成五种痹：筋痹、脉痹、肌痹、皮痹、骨痹。具体分类如下：

春季受风、寒、湿三气所袭，形成的是筋痹。

夏季受风、寒、湿三气所袭，形成的是脉痹。

长夏受风、寒、湿三气所袭，形成的是肌痹。

秋季受风、寒、湿三气所袭，形成的是皮痹。

冬季受风、寒、湿三气所袭，形成的是骨痹。

为何五个季节形成五种痹，只要回顾以下两个论断，马上就会由糊涂到明白。

其一，"东风生于春，病在肝，俞在颈项；南风生于夏，病在心，俞在胸胁；西风生于秋，病在肺，俞在肩背；北风生于冬，病在肾，俞在腰股；中央为土，病在脾，俞在脊。"（《素问·金匮真言论》）

其二，"五藏所主：心主脉，肺主皮，肝主筋，脾主肉，肾主骨，是谓五主。"（《素问·宣明五气》）

把这两个论断综合起来看，马上就会知道五个季节与五种痹之间的因果关系：春病在肝，肝主筋，所以筋痹往往发生在春天；夏病在心，心主脉，所以脉痹往往发生在夏天；秋病在肺，肺主皮，所以皮痹往往发生在秋天；冬病在肾，肾主骨，所以骨痹往往发生在冬天；长夏病在脾，脾主肌肉，所以肌痹往往发生在长夏。

三、痹之动

前面已经谈到过，在中华先贤的研究视野里，一切都是动态的。阴阳是动态的，天地是动态的，四时是动态的，气血是动态的……在本篇，痹病也是动态的。

痹之动，体现在转化上。如何转化？从原则上说，是由外向内转化；从具体上说，是由皮、肉、筋、骨、脉五痹向相互对应的五脏转化。皮痹久而不愈，最终会影响到肺脏。肌痹久而不愈，最终会影响到脾脏。筋痹久而不愈，最终会影响到肝脏。骨痹久而不愈，最终会影响到肾脏。脉痹久而不愈，最终会影响到心脏。

四、痹之症

一种病有一种症，这是《内经》的基本常识。具体到本篇，痹是分类的，所以每一种痹也都有一种症。

（一）五脏痹之症状

1. 肺痹　肺痹之症有三：①烦闷；②喘息；③呕吐。

2. 心痹　心痹之症有四：①心下跳动如击鼓；②突然喘息；③咽喉干燥；④有惊恐感。

3. 肝痹　肝痹之症有三：①睡觉时易惊；②饮水多，小便多；③小腹胀大，如怀孕状。

4. 肾痹　肾痹之症有三：①腹胀；②足不能行，以屁股着地代脚而行；③身体蜷屈，脊高耸过头。

5. 脾痹　脾痹之症有四：①四肢倦怠无力；②咳嗽；③呕吐清水；④胸部闭塞不通。

（二）六腑痹之症状

五脏有五脏痹，按此推理，六腑除了无形的三焦外，其他有形的五腑也应该会成痹。本篇谈腑痹，只是谈了两腑痹——肠痹与膀胱痹。

1. 肠痹　肠痹之症有三：①频频喝水，而小便不畅；②肠鸣；③泄泻的大便中有未完全消化的食物。

2. 膀胱痹　膀胱之症有四：①少腹膀胱部手按有疼痛感；②小腹发热，犹如热水浇灌一样；③小便涩滞不畅；④鼻流清涕。

痹入六腑的原因有二：①饮食失节；②居所失宜。

痹入六腑的初入点是六腑的腧穴。风、寒、湿三气顺着腧穴进入体内，从而进入六腑。

（三）病症与病因

痹有痛，有不痛，有麻木不仁，有寒，有热，有皮肤干燥，有皮肤潮湿等种种不同之症，原因何在？原因在于病因不同与病位不同。

先谈不同病因与不同之症的关系。病因寒痹者痛，营卫之气运行滞涩、经络血气空虚者不痛。病久不愈、肌肤失去血气营养者，麻木不仁。阳气虚阴气盛者寒，阳气有余阴气不足者热。外因受湿、内因汗多者，皮肤湿润。外因受风、内因汗少者，皮肤干燥。

再谈不同病位与不同之症的关系。痹在骨者，身重。痹在脉者，血脉凝塞不通。痹在筋者，关节屈伸不利。痹在肉者，为肌肉不仁。痹在皮者，寒冷。以上五种病位，都会出现疼痛。凡风寒湿三气引起的各种痹证，遇到寒就加重，遇到热就减轻。紧紧抓住一个"热"字，难治之病是不是又变成寻常易治之病？！

五、痹之治

痹之治疗，本篇介绍的方法是针刺。如何刺？五脏痹刺腧穴，六腑痹刺合穴。

痹之治疗，《灵枢·寿夭刚柔》介绍有火疗与药物疗两种方法。药物有四种：淳酒二十升，蜀椒一升，干姜一斤，桂心一斤。四种药物炮制成药酒后，用以寒痹的治疗。

这样看来，痹之治疗，中华先贤起码找到了三种方法：一是针刺；二是火疗；三是药物。

六、病同为何后果不同

同样是痹病，为什么会有死与不死之别，为什么有易愈与难愈之别？这是本篇黄帝继续追索的问题。

岐伯的回答是：同样是痹病，之所以有死与不死之别，其关键是看痹是否入脏，痹入脏者死。

同样是痹病，之所以有易愈与难愈之别，其根本原因是看痹入的部位，痹入皮肤者易愈，痹入筋骨者难愈。

七、痹与营卫之气

痹之形成与营卫之气有关系吗？

前面已经谈到过，水谷入胃之后，一分为二化为气血。气又一分为二化为营、卫两气。卫气属阳，性强悍，行于人体外表。营气属阴，性温柔，行于体内血脉。

本篇继续对营卫之气做出详细的解释：营气是水谷之精气，它平和协调于五脏，布散于六腑，然后才能进入血脉之中，沿着经脉运行到上下左右，灌注五脏，联络六脏。卫气是水谷精微之中的慓悍之气，它的特点迅猛滑疾，不能进入经脉之中，所以它运行于皮肤之中，肌肉之间，上熏蒸于肓膜，下布散于胸腹部。营卫之气失常就会产生疾病，营卫之气正常就不产生疾病。本篇指出，营卫之气不与风寒湿邪气相搏结，就不会形成痹证。

如果营卫之气与风寒湿相搏结呢？是不是就会形成痹证呢？本篇没有答案。后人按照《内经》的基本原理，可不可以提交出新答案呢？如果后人会接着先贤的话继续说，如果后人会提出先贤没有提出的问题，如果后人会给出先贤没有给出的答案，中医是不是会有新的发展、新的起色呢？中医振兴，外部条件是重要的，本身的进步则是基本的。不能提出新问题，不能在新问题上给出新答案，是不是中医面临尴尬局面的重要原因呢?!

痿论篇第四十四

原 文

黄帝问曰：五藏使人痿，何也？岐伯对曰：肺主身之皮毛，心主身之血脉，肝主身之筋膜，脾主身之肌肉，肾主身之骨髓。故肺热叶焦，则皮毛虚弱急薄，著则生痿躄[1]也。心气热，则下脉厥而上，上则下脉虚，虚则生脉痿[2]，枢折挈，胫纵而不任地也。肝气热，则胆泄口苦，筋膜干，筋膜干则筋急而挛，发为筋痿[3]。脾气热，则胃干而渴，肌肉不仁，发为肉痿[4]。肾气热，则腰脊不举，骨枯而髓减，发为骨痿[5]。

帝曰：何以得之？岐伯曰：肺者藏之长也，为心之盖也，有所失亡，所求不得，则发肺鸣，鸣则肺热叶焦，故曰：五藏因肺热叶焦，发为痿躄，此之谓也。悲哀太甚，则胞络绝，胞络绝则阳气内动，发则心下崩[6]，数溲血也。故《本病》曰：大经空虚，发为肌痹，传为脉痿。思想无穷，所愿不得，意淫于外，入房太甚，宗筋弛纵[7]，发为筋痿，及为白淫[8]。故《下经》曰：筋痿者，生于肝，使内也。有渐于湿，以水为事，若有所留，居处相湿，肌肉濡渍，痹而不仁，发为肉痿。故《下经》曰：肉痿者，得之湿地也。有所远行劳倦，逢大热而渴，渴则阳气内伐，内伐则热舍于肾，肾者水藏也，今水不胜火，则骨枯而髓虚，故足不任身，发为骨痿。故《下经》曰：骨痿者，生于大热也。

帝曰：何以别之？岐伯曰：肺热者，色白而毛败；心热者，色赤而络脉溢；肝热者，色苍而爪枯；脾热者，色黄而肉蠕动；肾热者，色黑而齿槁。

帝曰：如夫子言可矣，论言治痿者独取阳明，何也？岐伯曰：阳明者，五藏六府之海，主闰宗筋，宗筋主束骨而利机关[9]也。冲脉者，经脉之海也，主渗灌谿谷，与阳明合于宗筋，阴阳摠[10]宗筋之会，会于气街，而阳明为之长，皆属于带脉，而络于督脉。故阳明虚，则宗筋纵，带脉不引，故足痿不用也。

帝曰：治之奈何？岐伯曰：各补其荣而通其俞，调其虚实，和其逆顺，筋脉骨肉，各以其时受月[11]，则病已矣。帝曰：善。

注 释

1. 痿躄（bì） 病名。病症有二：皮肤干枯不润，四肢痿废不用。病因为肺热所致。

2. 脉痿 病名。病症有三：关节活动失灵；不能提举；足胫弛缓无力。病因为心热所致。

3. 筋痿 病名。病症有二：口苦；筋脉挛缩拘急。病因为肝热所致。

4. 肉痿 病名。主要病症为肌肉麻木不仁。病因为脾热所致。

5. 骨痿 病名。主要病症为腰脊不能举动。病因为肾热所致。

6. 心下崩 指心血下崩。

7. 宗筋弛纵 宗筋，指男性生殖器；又指许多筋在前阴汇聚而成的大筋。宗筋弛纵，主要指的是阳痿。

8. 白淫 指男子滑精、女子带下病。马莳："在男子为滑精，在女子为白带。"

9. 机关：指大关节。

10. 摠（zǒng） 同总。

11. 各以其时受月 病发有时间性，治病同样应该讲究时间性，在时间中研究病发与治病的规律，是这句话的中心意思。一年之中，五脏应其时，五脏疾病同样应其时。某季、某月、某脏、某病，明白了这"五某"的相关性，就明白"各以其时受月"的第一重含义。知道了某季、某月、某病的如何治，就真正理解了"各以其时受月"的真正含义。高世栻："肝主之筋，心主之脉，肾主之骨，脾主之肉，各以其四时受气之月而施治之则病已矣。受气者，筋受气于春，脉受气于夏，骨受气于冬，肉受气于长夏也。"

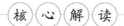

痿者，萎缩软弱无力也。痿，是一种特殊病，其症状为四肢松弛，软弱无力，久而不愈则肌肉萎缩。

痿论者，痿病之专论也。痿之成因如何？治疗如何？这些均在痿论的范围之内。

虽然本篇是痿之专论，但痿之病名却最早见于《素问》第三篇《生气通天论》。《素问·生气通天论》："因于湿，首如裹。湿热不攘，大筋缑短，小筋弛长。缑短为拘，弛长为痿。"

《素问·生气通天论》告诉人们的是，湿热伤筋形成痿病。本篇告诉人们的是，五脏受热均可以使人发生痿病。痿病，其根本原因在于五脏受热。热，超越五脏忍受的量，痿病就发生了。热—五脏—痿，这是痿病形成的基本路线。

认真探讨痿病之因，应该是怪病患者的福音。

现实生活中的四川某地区，人到中年会生一种个子变矮的怪病。西医解释不了这种病，对照本篇的理论，这种个子变矮的奇怪病，应该属于湿热所致的痿病，因为痿病可以使大筋软短。大筋软短，人体的高度自然会降低。

痹之为病，病因在人体之外；痿之为病，病在人体之内，病因既可以在人体之外也可以在人体之内，亦可以是内外两种因的结合。

核心解读

痿病奇怪，病怪因不怪，痿之病因仍然在风寒湿热燥暑的范围之内，具体集中在热的因素上。热中不同的脏，形成不同的痿。要想认识痿病，基本途径有二：①研究病因；②研究病位。

一、 五脏·五种痿·五种症

本篇在开篇之处直奔主题，第一句就明确指出，五脏病变均可以使人发生痿病，即五脏可以引起五种痿：骨痿、肉痿、筋痿、脉痿、痿躄。

病在骨，名骨痿。病在肉，名肉痿。病在筋，名筋痿。病在脉，名脉痿。病在四肢，名痿躄。

五痿连五脏。肾主骨，所以肾脏热发生骨痿。脾主肉，所以脾脏热发生肉痿。心主脉，所以心脏热发生脉痿。肝主筋，所以肝脏热发生筋痿。肺主皮，所以肺脏热发生痿躄。

痿不同症不同，五痿有五症。

骨痿之症有三：①面色黑；②牙齿枯槁；③腰脊不能举动。

肉痿之症有三：①面色黄；②口渴；③肌肉麻木。

筋痿之症有四：①面色青；②爪甲枯槁；③口苦；④筋脉挛缩拘急。

脉痿之症有三：①面色红；②关节如折而脚不能提举；③足胫弛缓而不能着地站立。

痿躄之症有二：①面色白；②皮、毛焦枯。

二、 痿因探源

本篇告诉后人，热可以致使五脏病变，五脏病变可以引起五痿。

但是，热从何而来？是外因气候之热还是内因自我生热？热是主要病因，还有没有次要病因？

致痿之热有三个来源之处：①自身产生的内热；②来自外因的湿热；③内外因相结合所产生的热。分述如下。

（一）肺热可以源于患者自身

人遇到失意之事，或心想事不成，欲望得不到满足，就会造成肺气郁而不畅，进而气郁化热，热伤肺叶，痿躄由此形成。内热，热伤肺叶，是痿躄形成的主要原因。

（二）心热可以源于患者自身

人悲哀过度会造成气机郁结，气机郁结会造成胞络脉阻塞不通，胞络脉阻塞不通会阻碍阳气即热气不能发泄，阳气不能发泄必然在内扰动，于是心气下崩、经常尿血，脉痿由此形成。所以《本病》中有"大的经脉空虚引起肌痹，之后会发展为脉痿"的论断。阳气内乱，是脉痿形成的主要原因。这里出现《本病》一书，这本书在汉代之前已经失传，所以《汉书·艺文志》记载了《内经》，而没有记载《本病》。

（三）肝热可以源于患者自身

人的思想欲望过多，可以引起肝热。如一夜之间希望成为亿万富翁，此欲望会引起肝热。

房劳过度，同样会引起肝热。岐伯说，古代的《下经》中就有"肝脏病变，房劳过度会引起筋痿"之说。

欲望过多、房劳太过均会引起肝热，肝热会引起筋痿。

这里出现了《下经》一书，这本书在汉代之前已经失传，所以《汉书·艺文志》记载了《内经》，而没有记载《下经》。

（四）脾热可以源于外因

人经常被水浸渍，或长期从事水上作业，或久居处潮湿之地，水与湿气就会侵入、停留于肌肉之中，致使肌肉麻木不仁，肉痿由此形成。远在岐伯之前的《下经》中，就有"久居潮湿之地会引起肉痿"的论断。湿热，是肉痿形成的主要原因。

（五）肾热可以源于外因与患者自身

人长途远行，又逢气候炎热，热则口渴。口渴而阳气盛，阳盛则热，热留于肾。肾为主水之脏，如水不能胜火，于是骨枯髓空，致使双脚不能支持身体，骨痿由此形成。气候炎热是外因之热，阳气之热是自身之热，骨痿形成于两种因的热。总之，热盛会引起骨痿。

痿生于热，热有外因之热与内因之热两种热，这一点是为医者必须清楚的。医生认清了病因，犹如战士找到了靶心。

三、 痿之治

研究病，其目的在于治。同理，研究痿，其目的同样在于治。痿之治，本篇指出两种方法：①独取阳明；②针刺病变的经脉。

治痿为何要独取阳明？其根本原因在于，阳明经虚，宗筋弛纵，带脉不能收持，因而两足痿弱不能正常行走。只有使阳明经恢复正常，两足行走才能恢复正常。具体原因有三：其一，阳明胃是五脏六腑营养的源泉，是润养宗筋的源泉，而宗筋主管约束着骨骼，主司关节的运动。其二，阳明经相合于冲脉，冲脉为十二经脉之海，能将营养物质输送到肌肉腠理之间，且与阳明经相合于宗筋。其三，阴阳经合于宗筋，又会于气街穴，阳明经又是所有经脉的统帅，它们都连属于带脉，络系于督脉。

治痿为何要针刺病变经脉？目的在于补气、疏通、调虚、和顺。补气即补病变经脉的荥穴之气，疏通即疏通病变经脉之腧穴，调虚即调整病之虚实，和顺即调逆为顺。这里需要强调的是，针刺有最佳时间，最佳时间即骨、肉、筋、脉、皮所对应的季节。

厥
论
篇
第
四
十
五

原　文

黄帝问曰：厥之寒热者，何也？岐伯对曰：阳气衰于下，则为寒厥；阴气衰于下，则为热厥[1]。帝曰：热厥之为热也，必起于足下者，何也？岐伯曰：阳气起于足五指之表[2]，阴脉者，集于足下而聚于足心，故阳气胜，则足下热也。帝曰：寒厥之为寒也，必从五指而上于膝者，何也？岐伯曰：阴气起于足五指之里[2]，集于膝下而聚于膝上，故阴气胜，则从五指至膝上寒[3]，其寒也，不从外，皆从内也。

帝曰：寒厥何失而然也？岐伯曰：前阴者，宗筋之所聚，太阴、阳明之所合也。春夏则阳气多而阴气少，秋冬则阴气盛而阳气衰。此人者质壮，以秋冬夺于所用，下气上争不能复，精气溢下，邪气因从之而上也，气因于中，阳气衰，不能渗营其经络，阳气日损，阴气独在，故手足为之寒也。

帝曰：热厥何如而然也？岐伯曰：酒入于胃，则络脉满而经脉虚，脾主为胃行其津液者也，阴气虚则阳气入，阳气入则胃不和，胃不和则精气竭，精气竭则不营其四肢也。此人必数醉若饱以入房，气聚于脾中不得散，酒气与谷气相薄，热盛于中，故热遍于身，内热而溺赤也。夫酒气盛而慓悍，肾气有衰，阳气独胜，故手足为之热[4]也。

帝曰：厥或令人腹满，或令人暴不知人[5]，或至半日，远至一日乃知人者，何也？岐伯曰：阴气盛于上则下虚，下虚则腹胀满；阳气盛于上，则下气重上而邪气逆，逆则阳气乱，阳气乱则不知人也。

帝曰：善。愿闻六经脉之厥状病能也。岐伯曰：巨阳之厥，则肿首头重，足不能行，发为眴仆。阳明之厥，则癫疾欲走呼，腹满不得卧，面赤而热，妄见而妄言。少阳之厥，则暴聋，颊肿而热，胁痛，胻不可以运。太阴之厥，则腹满膜胀，后不利，不欲食，食则呕，不得卧。少阴之厥，则口干溺赤，腹满心痛。厥阴之厥，则少腹肿痛，腹胀，泾溲⁶不利，好卧屈膝，阴缩肿，胻内热。盛则泻之，虚则补之，不盛不虚，以经取之。

太阴厥逆，胻急挛，心痛引腹，治主病者。少阴厥逆，虚满呕变，下泄清，治主病者。厥阴厥逆，挛腰痛，虚满前闭，谵言，治主病者。三阴俱逆，不得前后，使人手足寒，三日死。太阳厥逆，僵仆，呕血，善衄，治主病者。少阳厥逆，机关不利，机关不利者，腰不可以行，项不可以顾，发肠痈，不可治，惊者死。阳明厥逆，喘咳身热，善惊衄呕血。

手太阴厥逆，虚满而咳，善呕沫，治主病者。手心主⁷少阴厥逆，心痛引喉，身热，死不可治⁸。手太阳厥逆，耳聋泣出，项不可以顾，腰不可以俯仰，治主病者。手阳明、少阳厥逆，发喉痹，嗌肿，痉⁹，治主病者。

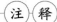

注 释

1. 阳气衰于下，则为寒厥；阴气衰于下，则为热厥　这句话告诉后人，寒、热两厥的发病与阴阳二气的盛衰有关。衰于下，指足下而言。足下有三阳脉——足太阳膀胱经，足少阳胆经，足阳明胃经；足下有三阴脉——足少阴肾经，足太阴脾经，足厥阴肝经，阴阳二气运行于经脉之中，阴阳二气的盛衰均是从足下经脉开始的。三阳脉之气衰于下，则产寒厥；三阴脉之气衰于下，则生热厥。

2. 五指之表，五指之里　指同趾。表，指足趾外侧。里，指足趾内侧。

3. 从五指至膝上寒　寒厥病中的一种。主要病症为从足五趾至膝部厥冷异常。病因为阴气偏盛所致。

4. 手足为之热　热厥病中的一种。主要病症是手足发热与小便发赤。病因为热气偏盛所致。

5. 暴不知人　厥病中的一种。主要病症是猝然不知人事，或半天或一天才能苏醒。病因为阳气逆乱所致。

6. 泾溲　指大小便。王冰："泾，大便。溲，小便。"

7. 手心主　指手厥阴心包经。

8. 身热，死不可治　《黄帝内经太素·经脉厥》作"身热死，不热可治"。

9. 痓　指外因引起的痉病。此处指颈项强直。

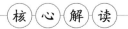

厥，在中华元文化与中医文化中有多重意义。

厥，首见于《尚书·尧典》。《尚书·尧典》："厥民析……厥民因……厥民夷……厥民隩……"此处之厥，其也，其他之其也；文言助词，相当于"之"字。《尚书·尧典》中四次出现的"厥民如何"，所言的就是"其民如何"，所讲的就是春夏秋冬四季人民的四种生活状态。

厥，在《素问》出现，是作为病名出现的。《素问·四气调神大论》："冬三月……逆之则伤肾，春为痿厥。"此处之厥，逆冷之病也。《素问·生气通天论》："阳气者……使人煎厥……阳气者……使人薄厥。"此处之厥，气逆之病也，具体指突然晕倒、气闭、不省人事等病症。

厥之病名，首见于《素问》第二篇《四气调神大论》中。厥之专论，本篇为《素问》第一篇。

厥病之因，厥病之症，厥病之治，是厥之专论的全部内容。

核心解读

阴阳失衡为因，厥为果。气倒行逆施为因，厥为果。寒热失衡为因，厥为果。本篇之核心就在厥之为病与致厥之因的相互联系之中。

一、厥之因·厥之病·厥之类

有病必有因，有此病必有此因，那么厥之因为何呢？哲理上的答案是阴阳失衡，气的倒行逆施；直接的、可以感觉到的答案是寒热失衡，或寒盛，或热盛。

寒热者，阴阳也，阴寒，阳热。形下的寒热失衡，实际上就是形上的阴阳失衡。阳盛形成热厥，阴盛形成寒厥。厥之因，阴阳失衡也。寒、热之厥，厥之分类也。

本来平衡的阴阳为何会失衡呢？根本原因就在于人的行为违背了自然规律。

寒厥的形成，是由于阳气耗损。众所周知，春暖夏热秋凉冬寒是春夏秋冬四季的气温变化的法则。人气通于天气，春夏两季人体中的阳气偏盛而阴气虚，秋冬两季人身中的阴气偏盛而阳气虚。如果有人自恃体质强壮，在秋冬季节里纵欲，致使肾中精气耗损。肾精耗损即阳气耗损。阳气衰虚，阴阳失衡状态由此产生。经络中的精气阴盛阳虚，最终形成手脚寒冷的寒厥。秋冬季纵欲，是形成"这一种"寒厥的原因。

热厥的形成，是由于阴气耗损。春夏两季的酗酒，会使阴气受损。《灵枢·经脉》："饮酒者，卫气先行皮肤，先充络脉，络脉先盛。"如果春夏两季酗酒，酒性悍热，入胃之后致使阴气受损。阴气受损，阴阳失衡状态由此产生。阴气虚而阳气入，阳气入则胃气不和，胃气不和而水谷精气衰竭，水谷精气衰竭则四肢便失去濡养。阳气独胜，由此会形成手脚发热的热厥。酗酒陋习，形成"这一种"热厥。

醉酒加上酒后行房，同样可以形成热厥。酒足饭饱，酒气与水谷之气聚集于胃，如果此时行房，气聚于脾中不能宣散而相互搏结，内热由此产生。热属阳，阳气独胜，由此会形成手脚发热的热厥。酒后行房，形成"这一种"热厥。

浊阴不降，是气血上逆的主要原因。西医界定的脑血管疾病，中医界定的中风，相当多的患者大便不通。

二、 厥之形成路线

厥分寒热。寒热两厥其形成路线均是由下部开始的。

寒热变化取决于阴阳两气变化，阴阳两气变化是从下部开始的，阳气从下部衰退形成寒厥，阴气从下部衰退形成热厥。

阳气起始于脚五趾的外侧，集中于脚下而聚焦于脚心，所以脚心会发热。阴气起始于五趾的里侧，集中于膝下而聚焦于膝上，所以从趾至膝上会寒冷。

寒厥的主要症状为腹部胀满，热厥的主要症状为突然不省人事。

厥之为病，其路径是先下后上。

三、 六经厥、 六种症及其治疗原则

厥，按照发生的部位不同，还可以分为六经厥。六经厥，六种症。分述如下：

（一） 太阳经厥

手太阳经厥症状有四：①面肿而头沉重；②脚不能行走；③耳聋；④流眼泪，眼花眩晕，甚至于跌到。

足太阳经厥症状有三：①身体僵硬仆倒；②呕血；③常流鼻血。

治疗方法：在本经上取穴针刺。虚则补之，实则泻之。

（二） 阳明经厥

手阳明经厥症状有五：①咽肿，喉痹；②癫狂，奔跑呼叫；③腹部胀满，睡卧不宁；④面部红赤发热；⑤神志模糊，胡言乱语。

足阳明经厥症状有四：①喘而咳；②身体发热；③易受惊；④流鼻血，呕血。

治疗方法：在本经上取穴针刺。虚则补之，实则泻之。

（三） 少阳经厥

手少阳经厥症状有四：①突然耳聋；②面颊肿而发热；③两胁疼痛；④小腿活动失灵。

足少阳经厥症状有四：①关节屈伸失灵；②关节屈伸失灵时腰部也不能活动；③颈项不能后顾；④受到惊吓会死。

治疗方法：在本经上取穴针刺。虚则补之，实则泻之。

（四） 太阴经厥

手太阴经厥症状有四：①腹部胀满；②大便不畅；③不思饮食，食则呕吐；④睡卧不宁。

足太阴经厥症状有二：①小腿拘急；②心痛牵引腹部。

治疗方法：在本经上取穴针刺。虚则补之，实则泻之。

（五） 少阴经厥

手少阴经厥症状有四：①口干；②小便色赤；③腹部胀满；④心痛。

足少阴经厥症状有三：①腹部虚胀；②呕吐；③大便清稀。

治疗方法：在本经上取穴针刺。虚则补之，实则泻之。

（六） 厥阴经厥

手厥阴经厥症状有六：①少腹肿痛；②腹胀；③小便不利；④喜屈膝而

卧；⑤前阴内缩；⑥小腿内侧发热。

　　足厥阴经厥症状有三：①腰部拘挛疼痛；②腹部虚胀；③胡言乱语。

　　治疗方法：在本经上取穴针刺。虚则补之，实则泻之。

病能论篇第四十六

原文

　　黄帝问曰：人病胃脘痛者，诊当何如？岐伯对曰：诊此者，当候胃脉，其脉当沉细，沉细者气逆，逆者人迎甚盛，甚盛则热。人迎者，胃脉也，逆而盛，则热聚于胃口而不行，故胃脘为痈也。

　　帝曰：善。人有卧而有所不安者，何也？岐伯曰：藏有所伤。及精有所之寄则安，故人不能悬其病也。

　　帝曰：人之不得偃卧¹者，何也？岐伯曰：肺者，藏之盖也，肺气盛则脉大，脉大则不得偃卧。论在《奇恒阴阳》中。

　　帝曰：有病厥者，诊右脉沉而紧，左脉浮而迟，不然病主安在？岐伯曰：冬诊之，右脉固当沉紧，此应四时，左脉浮而迟，此逆四时，在左当主病在肾，颇关在肺，当腰痛也。帝曰：何以言之？岐伯曰：少阴脉贯肾络肺，今得肺脉，肾为之病，故肾为腰痛之病也。

　　帝曰：善。有病颈痈者，或石治之，或针灸治之，而皆已，其真安在？岐伯曰：此同名异等²者也。夫痈气之息者，宜以针开除去之，夫气盛血聚者，宜石而泻之，此所谓同病异治也。

　　帝曰：有病怒狂者，此病安生？岐伯曰：生于阳也。帝曰：阳何以使人狂？岐伯曰：阳气者，因暴折而难决，故善怒也，病名曰阳厥。帝曰：何以知之？岐伯曰：阳明者常动，巨阳、少阳不动，不动而动大疾，此其候也。帝曰：治之奈何？岐伯曰：夺其食即已。夫食入于阴，长气于阳，故夺其食即已。使之服以生铁洛³为饮，夫生铁洛者，下气疾也。

帝曰：善。有病身热解堕，汗出如浴，恶风少气，此为何病？岐伯曰：病名曰酒风。帝曰：治之奈何？岐伯曰：以泽泻、术⁴各十分，麋衔⁵五分，合以三指撮为后饭。

所谓深之细者，其中手如针也，摩之切之，聚者坚也，博者大也。《上经》者，言气之通天也；《下经》者，言病之变化也；《金匮》者，决死生也；《揆度》者，切度之也；《奇恒》者，言奇病也。所谓奇者，使奇病不得以四时死也；恒者，得以四时死也。所谓揆者，方切求之也，言切求其脉理也；度者，得其病处，以四时度之也。

注 释

1. 偃卧　仰卧。
2. 异等　异，不同也。等，类也。异等，异类也。
3. 生铁洛　即生铁落。
4. 泽泻、术　两种药名。泽泻，渗利湿热之药。性甘、淡，寒。归肾、膀胱经。术，白术也，补气健脾之药。性苦、甘、淡，温。归脾、胃经。
5. 麋衔　现称为鹿衔草，祛风除湿之药。性甘、苦，温。归肝、肾经。

题 解

病者，病也。

能（tài）者，态也。病能者，病态也。病态者，疾病外在表象也。

病能论论的就是病态，病能论实际上就是病态论。

病能即病态的研究，最早出现在《素问·风论》。黄帝向岐伯提出问题："五脏风之形状不同者何？愿闻其诊及其病能。"问题之后，岐伯详细描述的是肺风之状，心风之状，肝风之状，脾风之状，肾风之状。问与答的内容告诉人们，所谓病能，就是病之状态。

病能即病态的研究，其次出现在本篇的前一篇《厥论》中。黄帝向岐伯提出问题："愿闻六经脉之厥状病能也。"问题之后，岐伯详细描述的是六经厥逆的状态。问与答的内容告诉人们，所谓病能，就是病之状态。

本篇是病能即病态之专论。本篇研究的是所有病的状态吗？非也！本篇讲的只是七种病的状态，这七种病分别是胃脘痈、卧不安、不能仰卧、厥腰痛、颈痛、阳厥、酒风。

中华先贤论的是七种病的病态，七种病之外还有病，这些病的病态由谁来论呢？这是不是后世子孙的责任?! 如果后世子孙能够接着祖先的话题继续说，如果后世子孙能够接着祖先研究的问题继续研究，如果后世子孙在本篇之后写出百病百态，那么，中医是不是会呈现出"日日新"的局面？

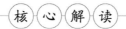

核 心 解 读

常有常态，病有病态。此病有此态，彼病有彼态。一病一态，百病百态。一般中辨别特殊，相同中辨别不同，是中华先贤的智慧，也是本篇之纲领。

一、 病与病态

病有病态，病在内而形于外。一病一态，百病百态，本篇介绍了七种病，七病应该有七态。

（一）胃脘痈

这是本篇介绍的第一种病。胃脘痈又称胃痈，因血气壅塞，聚集于胃而致使痈生于胃脘。

胃脘痈之病态，集中表现在胃脉上。寸口之胃脉沉而细，人迎脉却异常旺盛，这两者的特征是胃气上逆所致。人迎脉盛表明胃中有热。

（二）卧不安

这是本篇介绍的第二种病。卧不安即睡眠不安宁，此病由两种因素所致：一是胃有所损伤；二是情志偏颇。

卧不安，既是病名又是病态。卧不安，用通俗的话说，就是躺在床上翻来覆去地"翻烧饼"。

（三）不能仰卧

这是本篇介绍的第三种病。此病之病因是邪气壅盛致使肺之络脉胀大，肺之络脉胀大致使人不能仰卧。岐伯论此病时，谈到一本古医书《奇恒阴阳》，岐伯说在这本古医书中论及此病。不能仰卧，既是病名又是病态。

（四）腰痛

这是本篇介绍的第四种病。此病之病因是肾脏发生病变。

腰痛之病态,集中表现在脉象的异常上。冬天,右手的脉搏应当沉而紧,此脉象相合于四时阴阳变化。冬天,如果左手的脉搏浮而迟,此脉象相背于四时阴阳变化。浮而迟的脉象出现在左手,因此病变的部位应当在肾。如果出现肺脉取代肾脉的怪现象,腰部就会出现疼痛。

(五)颈痈

这是本篇介绍的第五种病。颈痈者,颈部的脓痈也。颈项处长出多余的脓包,此为明显之病态。

颈痈之病病因有二:一是气滞;二是气滞血瘀。

治疗颈痈,有两种方法:一是用砭石治疗;二是用针灸治疗。如果是以气滞为主的颈痈,宜用针灸治疗。如果是以气滞血瘀为主的颈痈,适宜于用砭石治疗。一样的病,两种治疗方法,此之谓同病异治。

(六)阳厥

这是本篇介绍的第六种病。阳厥之病因是阳气过盛,发生厥逆,由此产生的怒狂之病。

阳厥之病态,看得见的就是狂怒。诊脉诊得见的病态,就是太阳、少阳两经上平时不跳动的地方,突然跳动得盛大而急速。

治疗阳厥,有两种方法:一是减少患者的饮食;二是令患者服用生铁落饮。饮食进入胃,就会助长阳气,所以要减少患者的饮食。生铁落饮具有降气开结的作用,所以要服用生铁落饮。

(七)酒风

这是本篇介绍的第七种病。酒风之病因是饮酒中风所致。

酒风之病态,以四肢怠惰、身热、多汗、怕风、少气为特征。

治疗酒风,这是本篇又一次出现方剂:泽泻、白术各十分,麋衔五分。共研细末,每次服三指撮,饭前服下。

开头与续尾。这里所说的开头,指的是中华先贤所提出、所研究的问题。这里所说的续尾,指的是后世子孙对先贤的继承,即在先贤的基础上的继续前进。

善于提出问题,善于研究问题,善于解答问题,是中华先贤的基本特征。八卦的出现,太极的出现,衣裳的出现,《易经》的出现,《内经》的出现,历的出现,度量衡的出现,车船的出现,一部部经典的出现,一项项新器具、新技术的出现,从一个个侧面证明了中华先贤是那样地善于提出问题，善于研究问题，善于解答问题。本篇所研究的病与病态，也是实际例证之一。

秦汉以后，中华民族的提出问题的能力一步步在萎缩，研究问题的热情一步步在减少，解答问题的智慧一步步被磨灭。祖先开其头、子孙没有续其尾的悲剧发生了。正是因为有其头无其尾，中华民族前后才出现两种截然相反的状态——由文明先进转入了落后挨打。正是因为有其头无其尾，中医才一步步由辉煌转入了黯淡。

具体到本篇，本篇论病态，仅仅论了七种病。在这一课题上，中华先贤仅仅是开了个头。之所以这样说，因为人体之病决不是仅有此七种病。七种病之外还有病，这些病的病态如何？续尾之作的责任是否就落在了子孙身上。如果后人把每一种病的病态用揆度之法进行量化，如果后世子孙在本篇之后写出百病百态，祖先开其头、子孙续其尾的连续性是不是就出现了？如果后世子孙在祖先所研究的每一个问题上都能够续上其尾，那么，中医是不是会呈现出"日日新"的局面？！

所谓续其尾，指的是后世子孙能够接着祖先的话题继续说，能够接着祖先研究的问题继续研究，能够提出祖先没有提出过的新问题。

为什么会出现祖先开其头、子孙不能续其尾的悲剧？这是中医界应该反思的问题，也是中医之外的其他界应该反思的问题，更是整个中华民族应该反思的问题。

二、 五本古书：五部遗失的宝典

本篇一共出现了五本古书《奇恒阴阳》《上经》《下经》《揆度》《金匮》，五本古书实际上是五部宝典，五部宝典包含了五大内容。要完全了解五部古书中的五大内容已不可能，因为书失传了。但是可以通过《素问》的只言片语，了解到这几部古书的原则性内容。

（一）关于《奇恒阴阳》

《奇恒阴阳》是一本什么书呢？除了本篇之外，之前还有三篇提到了这部书。认真回顾一下，可以对此书有一个概略的了解。

1.《素问·五藏别论》论奇恒　《素问·五藏别论》："脑髓骨脉胆女子胞，此六者地气之所生也，皆藏于阴而象于地，故藏而不泻，名曰奇恒之府。"

《素问·五藏别论》告诉人们，脑、髓、骨、脉、胆、女子胞，称为奇恒六腑。此处之奇恒，指的是藏而不泻的脏腑之腑。

2.《素问·玉版论要》论奇恒　《素问·玉版论要》："奇恒者，言奇病也。"

此处之奇恒，指的是与一般相区别的奇病。

3.《素问·玉机真藏论》论奇恒　《素问·玉机真藏论》："《五色》《脉变》《揆度》《奇恒》，道在于一。"

此处之《奇恒》，指的是与其他三部古书共同出现的一部古书。书不同而理相同，都是以自然之道为依据论人体之病的医书。

以道论之，可以论证一切问题。

以道论之，是源头中华先贤论证问题的根本依据。

看问题，要用上帝的眼睛去看。这是英国哲学家罗素的观点。人的眼睛有局限性，上帝的眼睛没有局限性，所以看问题应该用上帝的眼睛去看。用上帝的眼睛去看，相当于中华先贤的"以道论之"。

4.《素问·病能论》论奇恒　本篇是《素问》的第四十六篇，文中出现关于《奇恒阴阳》的内容："肺者，藏之盖也，肺气盛则脉大，脉大则不得偃卧。论在《奇恒阴阳》中。"又："《奇恒》者，言奇病也。所谓奇者，使奇病不得以四时死也；恒者，得以四时死也。"

本篇论奇恒，首先论出的是一部古医书，其次论出的不能仰卧的肺病，再次论出的是奇怪之疾病。

不怕指出，不能仰卧这类疾病，是由于肺脏病变所引起的。《素问·玉版论要》中有与本篇相似相通的论断："行奇恒之法，以太阴始。"《素问·玉版论要》把奇恒与肺脏联系在了一起，本篇也把奇恒与肺脏联系在了一起。两篇文章，一样的观点，这就说明与肺脏有关的奇怪病的确在奇恒论述的内容之中。

5."奇恒"在《素问》中的多重含义

（1）一部古书。一部远在岐伯之前的古书，一部早于《内经》的古医书，这部古书的名字称为《奇恒》或《奇恒阴阳》。

（2）藏而不泻的六腑。即脑、髓、骨、脉、胆、女子胞。此六者的特征是藏而不泻，称为奇恒之府。

（3）奇怪之病。《素问·玉版论要》："奇恒者，言奇病也。"

（4）治病的方法。《素问·玉版论要》："行奇恒之法，以太阴始。行所不胜曰逆，逆则死；行所胜曰从，从则活。八风四时之胜，终而复始，逆行一过，不复可数，论要毕矣。"

（二）关于《上经》《下经》

1.《素问·病能论》论《上经》《下经》　《素问·病能论》出现关于《上经》《下经》的内容："《上经》者，言气之通天也；《下经》者，言病之变化也。"

《素问·病能论》告诉人们，《上经》是谈天人相通的，《下经》是谈疾病变化的。

天人相通吗？

北方寒流南下，寒因病患者的亲身感受，往往早于天气预报。寒流一来，最先知道的不是天气预报的仪器，而是寒因病患者的关节。

2.《素问·气交变大论》论《上经》　《素问》第六十九篇《气交变大论》中又一次出现《上经》："《上经》曰：夫道者，上知天文，下知地理，中知人事，可以长久。此之谓也。"

《素问·气交变大论》告诉人们，道涵盖了上、中、下三方面的哲理，即天文、地理、人事。为医者必须是知道者。古老的兵法要求，为将者必须上知天文，下知地理。《上经》要求，为医者不但要上知天文、下知地理，而且还要中知人事。

上中下"三知"，即知道者。道，并不神秘！道在天文中，道在地理中，道在万物中，道在屎尿中，道在时间空间中。知医，必须预先知道。

3.《素问·疏五过论》论《上经》《下经》　《上经》与《下经》第二次共同出现在《素问》第七十七篇《疏五过论》："《上经》《下经》，揆度阴阳；奇恒五中，决以明堂；审于终始，可以横行。"揆度即度量，五中即五脏，明堂即面鼻部位。这句话的意思是，《上经》《下经》二书中，记载了揆度、阴阳、奇恒等几大方面的理论，弄懂了这些理论，从面鼻部位就可以判断五脏之病变。能审察疾病的来龙去脉，就可以四方广为行医了。"

《上经》谈天人相通，谈天文、地理、人事，《下经》谈疾病变化；《上经》《下经》还谈五脏疾病在面鼻部的反映。综上所述可以知道，天人相通，内外相通，是这两部宝典的重要内容。

（三）关于《揆度》

1.《素问·玉版论要》论揆度　关于揆度的意义，《素问》第十五篇

《玉版论要》中第一次进行了解释："揆度者，度病之浅深也。"

病者，定性也。深浅者，定量也。揆度者，对病之浅深定量的一种方法也。

2.《素问·经脉别论》论揆度　关于揆度的实用性，《素问·经脉别论》第一次进行了诠释："水精四布，五经并行，合于四时五藏阴阳，揆度以为常也。"

在这里，揆度是论判健康的一种方法。

3.《素问·病能论》论揆度　本篇两次论到了揆度的实用性："《揆度》者，切度之也。"又："所谓揆者，方切求之也，言切求其脉理也。"

揆度，在本篇一言切脉诊断之理，二言切脉诊断之度。

综上所述可以知道，揆度是一种定量方法，是一种运用于疾病诊断的定量方法。

（四）关于《金匮》

在《素问》之中，金匮有多重意义。分述如下：

1. 器具之金匮　在《素问》之中，金匮首先是作为一种器具出现的。《素问》第四篇为《金匮真言论》。金匮者，一种珍藏贵重之物的器具也。真言者，正确之言也，合于道理、能够超越时空的真理之言也。

在《素问》第五十八篇《气穴论》、第六十六篇《天元纪大论》中，金匮均是以珍藏真言的器具出现的。

《素问·气穴论》："然余愿闻夫子溢志尽言其处，令解其意，请藏之金匮，不敢复出。"此处之金匮，是一种器具。

《素问·天元纪大论》："光乎哉道！明乎哉论！请著之玉版，藏之金匮，署曰《天元纪》。"此处之金匮，仍然是一种器具。

2. 书之金匮　本篇所出现的金匮，是作为一本古书出现的："《金匮》者，决死生也。"决死生，言的是书中的内容，是《金匮》所言的内容。显然，本篇的《金匮》不再是一种器具，而是一本古书。

五本古书，五部中医宝典，五部岐伯引用的中医宝典，岐伯是可以指导黄帝的贤哲，此等贤哲所引用的经典，其重要性是可想而知的。非常遗憾的是，这五部中医宝典全部遗失了，除了在《素问》一书的零星论断中了解其核心内容之外，详细的内容永远与子孙无缘了。先贤所创造出的、如此重要的经典，就这样一部一部永远消失了。痛哉！惜哉！

奇病论篇第四十七

原　文

黄帝问曰：人有重身，九月而喑，此为何也？岐伯对曰：胞之络脉绝也。帝曰：何以言之？岐伯曰：胞络者，系于肾，少阴之脉，贯肾系舌本，故不能言。帝曰：治之奈何？岐伯曰：无治也，当十月复。《刺法》曰：无损不足益有余，以成其疹[1]，然后调之。所谓无损不足者，身羸瘦，无用镵石也；无益其有余者，腹中有形而泄之，泄之则精出而病独擅中，故曰疹成也。

帝曰：病胁下满，气逆，二三岁不已，是为何病？岐伯曰：病名曰息积[2]，此不妨于食，不可灸刺，积为导引[3]服药，药不能独治也。

帝曰：人有身体髀股䯒皆肿，环脐而痛，是为何病？岐伯曰：病名曰伏梁，此风根也。其气溢于大肠，而著于肓，肓之原在脐下，故环脐而痛也。不可动之，动之为水溺涩之病也。

帝曰：人有尺脉数甚，筋急而见，此为何病？岐伯曰：此所谓疹筋[4]，是人腹必急，白色黑色见，则病甚。

帝曰：人有病头痛以数岁不已，此安得之，名为何病？岐伯曰：当有所犯大寒，内至骨髓，髓者以脑为主，脑逆，故令头痛，齿亦痛，病名曰厥逆。帝曰：善。

帝曰：有病口甘者，病名为何？何以得之？岐伯曰：此五气之溢也，名曰脾瘅[5]。夫五味入口，藏于胃，脾为之行其精气，津液在脾，故令人口甘也。此肥美之所发也，此人必数食甘美而多肥也。肥者令人内热，甘者令人中满，故其气上溢，转为消渴[6]。治之以兰，除陈气也。

帝曰：有病口苦，取阳陵泉，口苦者，病名为何？何以得之？岐伯曰：病名曰胆瘅[7]。夫肝者，中之将也，取决于胆，咽为之使。此人者，数谋虑不决，故胆虚，气上溢而口为之苦，治之以胆募，俞，治在《阴阳十二官相使》中。

帝曰：有癃者，一日数十溲，此不足也。身热如炭，颈膺如格，人迎躁盛，喘息，气逆，此有余也。太阴脉微细如发者，此不足也。其病安在？名为何病？岐伯曰：病在太阴，其盛在胃，颇在肺，病名曰厥，死不治，此所谓得五有余，二不足也。帝曰：何谓五有余，二不足？岐伯曰：所谓五有余者，五病之气有余也，二不足者，亦病气之不足也。今外得五有余，内得二不足，此其身不表不里，亦正死明矣[8]。

帝曰：人生而有病巅疾[9]者，病名曰何？安所得之？岐伯曰：病名为胎病[10]，此得之在母腹中时，其母有所大惊，气上而不下，精气并居，故令子发为巅疾也。

帝曰：有病厖然有水状，切其脉大紧，身无痛者，形不瘦，不能食，食少，名为何病？岐伯曰：病生在肾，名为肾风，肾风而不能食，善惊，惊已，心气痿者死。帝曰：善。

注　释

1. 疹（chèn）　通疢。泛指热因病。此处意思为不要损伤不足之正气，补有余之邪气，以免造成更复杂的病变。

2. 息积　古病名。因系邪气稽留不去，日积月累而成，故名息积。《灵枢·百病始生》："稽留而不去，息而成积。"

3. 导引　中华先贤所创造出的一种养生方法。其主要内容有三：肢体运动；呼吸运动；自我按摩。王冰："导引，谓摇筋骨，动支节。"

4. 疹（chèn）筋　即筋病。

5. 脾瘅（dān）　病名。主要病症为口中甜腻。病因为脾热所致。

6. 消渴　病名。病症有三：口渴；易饥；小便多。病因为内热日久，伤及阴分所致。

7. 胆瘅　病名。因口苦之病，为胆热而气上溢所致，故名胆瘅。

8. 亦正死明矣　《甲乙经》卷九第十一作"亦死证明矣"。

9. 巅疾　在此指癫痫。《甲乙经》卷十一第二、《黄帝内经太素》卷三十癫疾均作"癫疾"。

10. 胎病　先天性疾病，即人未出生而病先生。张介宾："盖儿之初生，即有病癫痫者，今人呼为胎里疾者即此。"

题解

非常曰奇。奇者，奇怪而少见也。奇病者，奇怪而少见之病也。奇病论，论的就是奇怪而少见的病。

奇病之提法，最早出现在《素问》第二篇《四气调神大论》："贼风数至，暴雨数起，天地四时不相保，与道相失，则未央绝灭。唯圣人从之，故身无奇病。"风不调雨不顺，四时之序错乱，违背了大道之理，致使万物的生命半途而废，唯有圣人能够顺应自然变化，所以在恶劣的自然环境中身不生奇病。

病有奇病，脉有奇脉。《素问·五藏生成》："凡相五色之奇脉，面黄目青，面黄目赤，面黄目白，面黄目黑者，皆不死也。"

奇病之专论，本篇为《素问》第一篇。《素问·奇病论》论述了十种奇病：暗，息积，伏梁，疹筋，厥逆，脾瘅，胆瘅，厥，胎病癫痫，肾风。

奇病如何而生，奇病如何而治？欲知详情，敬请研读本篇文章。

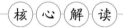

核心解读

奇病病在人体之内，奇病之因却在人体之外。奇病专论，专论奇病。奇病奇因，奇病奇症，认清了奇病、奇因、奇症这"三奇"，本篇之核心已在掌握之中。

一、奇病·奇因·奇症

奇病论，论奇病。本篇的黄帝与岐伯，讨论了十种奇病。每一种奇病都有一种不寻常的病因，都有不寻常的症状。分述如下：

（一）音哑无声

这种奇病发生在孕妇身上。有妇女怀孕到九个月时，突然发生暗之奇病音哑无声。

喑之病因非常奇怪，病因不在天气，不在地气，而是胎儿压迫了胞宫络脉。胎儿压迫了胞宫络脉，妈妈为何会音哑无声呢？因为胞宫络脉连系肾脏，足肾的经脉上连系舌根，所以络脉受阻就会音哑无声。

喑之病不需要治疗，胎儿生产之后，妈妈的声音自然就会恢复。

这里又出现一部古书，名曰《刺法》。《刺法》指出，遇到这种病不要用针刺、砭石盲目治疗。

"无损不足，益有余"，这是《刺法》中所出现的医病原则。损有余而益不足，这是开创于《易经》延续于《道德经》的治国原则。这一原则在《内经》中演化为医病的原则。损不足而益有余，恰恰与这一原则相反。所以《刺法》说"无损不足，益有余"。一旦遇到孕妇音哑无声，没有必要进行无谓的治疗。否则就会违背"损不足而益有余"的原则。

（二）息积

这种奇病会两三年不愈。其明显症状有二：①胁下胀满；②气喘。

这种病不妨碍患者的饮食，艾灸、针刺都难以奏效。治疗方法是长期练习导引并结合服药。

（三）伏梁

这种奇病有两个奇怪症状：①患者大腿、股部、小腿都肿；②绕脐而痛。伏梁的病因是风寒充斥于大肠所致。这个病不能随便用攻下的方法治疗，如果用攻下的方法，会引起小便滞涩的病症。

寒者热之，热者寒之，这是《素问》所倡导的医疗原则。寒侵大肠，奇病伏梁，面对寒之病因，不能用攻下的方法治疗，能不能用"寒者热之"的方法去医治呢？

伏梁之病，第一次出现在《素问·腹中论》中，第二次出现在本篇。两篇论文论伏梁，病名相同，病因相同，而病症稍有差别。伏梁为外因之风所致，两篇论文均是这个认识。关于病症，《素问·腹中论》论到了脓血，而本篇也论及了这一点。

（四）疹筋

这种奇病有四个奇怪症状：①迟脉搏动得特别快；②筋脉拘急而显露；③腹部紧急；④病情加重时，患者面部会出现白、黑两色。

本篇没有谈及疹筋之病因，也没有谈及治疗方法。

（五）厥逆

厥逆即头痛，这种奇病奇在两个方面：①多年不愈；②头痛时牙齿也痛。

厥逆之病病在人体之内，病因却在人体之外。厥逆的病因是遭受大寒侵袭所致。寒入骨髓，脑为髓海，寒上逆于脑，致使头痛。

为何牙齿也痛呢？《素问·至真要大论》："诸寒收引，皆属于肾。"诸寒入肾，肾主骨，牙为骨之余；骨髓在骨之内，脑为髓海；牙齿与大脑均与肾脏有关，所以头痛时会伴随牙齿痛。

本篇没有谈及厥逆的治疗方法。按照"寒者热之"与"圣人不治已病治未病"的两条原则，寒之病应治之以热，肾有病应治之以心。

（六）脾瘅

脾瘅之奇，其奇症是口中发甜。

脾瘅之因，分看得见与看不见两种：看不见的病因是脾气上溢；看得见的病因是患者经常吃甜美、肥腻的饮食。脾瘅病发展的下一步就是消渴病，古代的消渴病就是今天的糖尿病。

脾瘅的治疗方法是服用带有芳香味的兰草类的药物，兰草会除掉陈腐之气。

（七）胆瘅

胆瘅之奇，其奇症是口中发苦。

胆瘅之病因，是由于胆气虚弱，胆气上溢。《素问·灵兰秘典论》："肝者，将军之官，谋虑出焉。胆者，中正之官，决断出焉。"肝主谋略，胆主决断。胆有病，决断难矣。胆瘅患者，可能是一位善谋不善断者。

治疗方法是针刺胆经上的募穴、腧穴。

这里又出现了一部古书《阴阳十二官相使》，书中有治疗胆瘅的方法，这部书也失传了。

（八）厥

厥之奇，其奇症有五：①一天之内小便数十次；②身热如炭火；③颈项与胸部格拒不通；④呼吸喘促；⑤寸口脉细微如发，人迎脉躁动盛大。

厥之病因，在胃热过盛。厥之病位，在足太阴脾脏。此奇病是难治之病，多数患者会死亡。

本篇此处出现一个新提法："五有余、二不足。""五有余"指的是病气有余，"二不足"指的是病气不足。病气有余有五大症状：①身热如炭火；②颈胸如格——颈与胸部相通；③人迎脉躁盛；④喘息；⑤气逆。"二不足"有两大症状：①小便一天数十次；②太阴脉细如发。

"五有余、二不足"之症，属于死证。

（九）胎病（癫痫）

胎病之奇，奇在先天上，人在娘胎中就得了癫痫。

胎病是孕妇多次受到大的惊吓所引起的。

先天性疾病，这应该是人类历史上最早的记录。

关于癫痫的治疗方法，本篇没有谈及。

（十）肾风

肾风之奇，其奇症有五：①面部浮肿如水；②脉搏大而紧；③身不痛，体不瘦；④不能吃东西，或者吃得很少；⑤易受惊，一受惊就惊恐不止。

肾风之病因，本篇没有谈及。肾风之治疗，本篇也没有谈及。按照"圣人不治已病治未病"的原则，五行的此行已病，应该治在此行的相克之处，肾五行属水，水克火，水有病应治之以火，亦即肾有病应治之以心。所以治肾风应以治心为目标。

二、 新病因及其背后的方法论

《素问》从第一篇到本篇，已经到了第四十七篇。之前的文章论病，论出了各式各样的病因：论到了外因，也论到了内因；外因论到了八风，论到了寒热，内因论到了喜怒哀乐，论到了饮食起居；本篇又论出了一种崭新的病因：先天性病因。

娘受惊吓儿生病，胎儿尚未出世，病却早已形成，这就是先天性癫痫。这是中华先贤认识到的，本篇所记载的一种新病因。

病因之风，可以感觉得到；病因之寒与热，也可以感觉得到；激动的情绪、饮食无节与起居无序，既可以感觉得到，也可以看得到；娘受惊吓儿生病这种病因，是看不到、也感觉不到的呀！当时没有先进仪器，就是在具备有各种先进仪器的今天，能够在此病与此因之间建立起联系吗？这除了说明中华民族所独有的认识论与方法论之外，还能怎么解释呢？

研读《素问》的一篇篇文章，面前出现的是一种种疾病病名、一种种病因与一条条医病之理，面对这些丰硕的、史无前例的伟大成果，赞美先贤是应该的，但是赞美之后，是不是更应该努力找出先贤们认识问题的认识论与解答问题的方法论？如果找出了这"两论"，后人是不是就可以在先贤的基础上继续前进？后人是不是就可以在先贤的基础上创造出新的成果？

就胎病而言，其病因的发现，推理应是重要的方法，因为任何仪器也发现不了孕妇受惊吓与胎儿癫痫之间的实际联系。

一重视实际观察，二重视归纳，三重视推理，在笔者看来，这应该是中华先贤见病论因的基本方法。

书中有理，书外也有理。读书首先应该读懂书中的理，其次也应该读懂书外的理。读懂书中的理，会成为优秀的继承者。读懂书外的理，很可能会成为优秀的发展者，即很有可能你会在此书的基础上创造出一本新书。书外的理，就是创造此书的思路与方法。在笔者看来，中华先贤的思路与方法是世界一流的。之所以敢这样说，是因为在同一时期的世界范围内，没有像《内经》这样的成果，也没有哪个民族发现胎儿癫痫属于先天性病因。

中华先贤创造文明的认识论与方法论有研究之必要，中华先贤创造《内经》的认识论与方法论有研究之必要，中华先贤发现先天性病因的认识论与方法论有没有研究的必要呢？希望所有热爱中华文化者三思，希望所有热爱中医文化者三思。

大奇论篇第四十八

原 文

肝满、肾满、肺满皆实，即为肿。肺之雍[1]，喘而两胠满。肝雍，两胠满，卧则惊，不得小便。肾雍，脚下至少腹满，胫有大小，髀䯒大跛，易偏枯。

心脉满大，痫瘛筋挛。肝脉小急，痫瘛筋挛。肝脉骛暴，有所惊骇，脉不至若喑，不治自已。肾脉小急，肝脉小急，心脉小急，不鼓皆为瘕[2]。

肾、肝并沉为石水[3]，并浮为风水[4]，并虚为死，并小弦欲惊。肾脉大急沉，肝脉大急沉，皆为疝。心脉搏滑急为心疝[5]，肺脉沉搏为肺疝[6]。三阳急为瘕，三阴急为疝，二阴急为痫厥[7]，二阳急为惊。脾脉外鼓沉，为肠澼，久自已。肝脉小缓，为肠澼，易治。肾脉小搏沉，为肠澼，下血，血温身热者死。心肝澼亦下血，二藏同病者，可治，其脉小沉涩为肠澼，其身热者死，热见[8]七日死。

胃脉沉鼓涩，胃外鼓大，心脉小坚急，皆鬲偏枯，男子发左，女子发右，不喑舌转，可治，三十日起；其从者喑，三岁起；年不满二十者，三岁死。脉至而搏，血衄身热者死。脉来悬钩浮为常脉。脉至如喘[9]，名曰暴厥，暴厥者，不知与人言。脉至如数，使人暴惊，三四日自已。

脉至浮合，浮合如数，一息十至以上，是经气予不足也，微见九十日死。脉至如火薪然，是心精之予夺也，草干而死。脉至如散叶，是肝气予虚也，木叶落而死。脉至如省客[10]，省客者，脉塞而鼓，是肾气予不足也，悬去枣华[11]而死。脉至如丸泥，是胃精予不足也，榆荚落而死。脉至如横格，是胆气予不足也，禾熟而死。脉至如弦缕，是胞[12]精予不足也，病善言，下霜而死，不言可治。脉至如交漆，交漆者，左右傍至也，微见三十日死。脉至如涌泉，浮鼓肌中，太阳气予不足也，少气，味韭英而死。

脉至如颓土之状，按之不得，是肌气予不足也，五色先见黑，白垒发死。脉至如悬雍，悬雍者，浮揣切之益大，是十二俞之予不足也，水凝而死。脉至如偃刀，偃刀者，浮之小急，按之坚大急，五藏菀熟，寒热独并于肾也，如此其人不得坐，立春而死。脉至如丸滑不直手，不直手者，按之不可得也，是大肠气予不足也，枣叶生而死。脉至如华者，令人善恐，不欲坐卧，行立常听，是小肠气予不足也，季秋而死。

注　释

1. 雍　同壅。

2. 瘕（jiǎ）　病名。病症有四：腹内积块成形，聚散无常，推之游移不定，痛无定处。病因为气聚、血聚所致。马莳："瘕者，假也，块似有形，而隐见不常，故曰瘕。"王冰："太阳受寒，血凝为瘕；太阴受寒，气聚为疝。"

3. 石水　病名。水肿病之一。主要特征为腹部水肿。病因为阴盛阳虚，水气内聚所致。石水病首见于《素问·阴阳别论》。

4. 风水　病名。水肿病之一。主要特征为头面浮肿。病因为风邪所伤。风水病首见于《素问·评热病论》，在《素问·大奇论》《素问·水热穴论》中也有出现。

5. 心疝　病名。疝病的一种。病因为寒邪入心所致。首见于《素问·脉要精微论》。

6. 肺疝　病名。疝病的一种。病因为寒邪入肺所致。

7. 痫厥　病名。主要病症为突然发作，昏迷不知人事。病因是少阴经受邪所致。张介宾："痫厥者，昏迷倾仆，卒不知人，此水气乘。"

8. 见　《甲乙经》卷四第一下作"甚"。

9. 脉至如喘　形容脉来如水流般湍急。喘，通湍，水流湍急之湍。

10. 省（xǐng）客　省者，探望也。形容脉象时而不见，时而复来，有如探视之客或去或来。

11. 悬去枣华（huā）　悬者，华之开；去者，华之落。悬去枣华，指的是初夏之时枣花开落之时。华，同花，枣华即枣花。

12. 胞　各家有不同的注释，或心胞，或膀胱，或胞宫，或精室，或胞脉。如何统一，需要中医界的下一步努力。

前一篇论奇病，本篇论大奇病；奇病、大奇病相互联系而论，足以见中华先贤对奇病的重视。

大，小之反义词也。

在《易经》中，一个"大"字往往与生万物的造物主乾、天联系在一起。如《易经·乾·象传》所言："大哉乾元，万物资始，乃统天。"如《易经·系辞上》所言："广大配天地。"

在道家文化里，"大"字可以视为道的同义词。《道德经·第二十五章》："有物混成，先天地生。寂兮寥兮，独立而不改，周行而不殆，可以为天地母。吾不知其名，故强字之曰道，强为之名曰大。"《庄子·天地》："不同同之之谓大。"

大，在《素问》中多是以与小相对的反义词出现的。

前篇论奇病，本篇论大奇。奇病推而广之，即为大奇。大奇之论，论的仍然是奇病，是更大范围内的奇病。

大奇之奇，奇在何处？奇在两个方面：①大奇之脉；②大奇之病。以大奇之脉论大奇之病，是本篇之特色。欲知详情，敬请研读本篇文章。

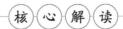

大奇之脉，大奇之病。大奇之病，死亡之症。奇脉、奇病、死亡之症与死亡之期之间的联系，本篇之核心也。

一、　实症·臃肿·三脏病

本篇在开篇之处，首先介绍了肝、肾、肺三脏奇病之实。实者，臃肿也。

肺臃肿，其症有二：①喘息；②两胁下胀满。

肝臃肿，其症有二：①两胁下胀满；②睡眠惊骇不宁。

肾臃肿，其症有三：①从小腿至小腹部胀满；②小腿肿胀程度不一；③行动偏跛。此病下一步容易发展为偏枯。

内脏有病必反映于外，内病与外病有着对应性，这是《内经》中的基本常识。本篇此处的三脏病，统统有外病相对应。

肺、肝、肾三脏之病，病在一个实字上。《素问》论病因，论虚也论实，虚实皆能致病。

《素问·玉机真藏论》记载了黄帝、岐伯论虚实的一段对话：

"黄帝曰：余闻虚实以决死生，愿闻其情。岐伯曰：五实死，五虚死。帝曰：愿闻五实五虚。岐伯曰：脉盛，皮热，腹胀，前后不通，闷瞀，此谓五实。脉细，皮寒，气少，泄利前后，饮食不入，此谓五虚。"

虚，能够使人致病。实，同样能够使人致病。本篇论的是实证。论实证，本篇五脏仅论了肺、肝、肾三脏。心脏、脾脏实证如何，本篇没有论及。

二、　奇脉·奇病·死症

本篇所论的奇脉，集中在脏腑之脉上，而且主要在五脏之脉上。

（一）心奇脉与病

心脉独奇可以致病，心与其他脏两脉共奇同样可以致病。

1. 心脉独奇与病　心脉之奇有多种形式，每一种奇脉都会引起一种疾病。

（1）心脉满大为奇，此奇脉会引起癫痫、抽搐、筋脉拘急。

（2）心脉滑急为奇，此奇脉会引起心疝。

2. 两脉共奇与病　心脉独奇是一奇，加上其他脏脉奇那就是两奇、三奇共存，一条脉奇可以致病，多条脉奇共存同样可以致病。

（1）心脉紧急为奇，肾脉紧急亦为奇，此两奇脉的共存会引起瘸厥。

（2）心脉小涩为奇，肝脉小涩亦为奇，此两奇脉的共存会引起痢疾便血。若身体发热者为死证，热甚者七天死。

（3）胃脉沉涩，或浮而大，此脉为奇；心脉小而急，此脉为奇；此两奇脉的共存会引起偏枯病。偏枯病，男子多发生于左侧，女子多发生于右侧。

偏枯患者如果声音不哑，舌转动灵活，可以治疗，三十天左右就有起色；偏枯患者如果说话发不出声，三年才能恢复；如果患者年龄不满二十岁，往往死在三年之内。

（二）肝奇脉与病

肝脉独奇可以致病，肝脉奇与其他脏脉奇相遇在一起，多条奇脉共存同样可以致病。分述如下：

1. 肝脉独奇与病

（1）肝奇脉小而急为奇，此奇脉会引起癫痫、抽搐、筋脉拘急。

（2）肝脉快而急为奇，此奇脉会引起惊骇。肝脉一时按不到，患者又突然失音，这样的病一般无须治疗，自己会好。

（3）肝脉小而缓为奇，此奇脉会引起肠澼。肠澼即痢疾，此病容易治疗。

2. 两脉共奇与病

（1）肝、肾两脉均虚为奇，此奇脉是死证。

（2）肝、肾两脉小若弓弦为奇，此奇脉会引起惊恐之病。

（三）肺奇脉与病

肺脉沉搏为奇，此奇脉会引起肺疝。

（四）脾奇脉与病

1. 脾脉独奇与病

脾脉外鼓且沉为奇，此奇脉会引起肠澼。

2. 两脉共奇与病

脾脉、肺脉紧急为奇，此两奇脉共存会引起疝气。

（五）肾奇脉与病

1. 肾脉独奇与病

肾脉小而沉为奇，此奇脉会引起痢疾便血。假若大量便血，而且身体发热，为死证。

2. 两脉、三脉共奇与病

（1）肝脉、肾脉均沉为奇，此两奇脉共存会引起石水病。石水病即腹部水肿。

（2）肝脉、肾脉均浮为奇，此两奇脉共存会引起风水病头面浮肿。

（3）肾脉大急而沉为奇脉，肝脉大急而沉为奇脉，此两奇脉共存会引起疝气。

（4）肾脉小而紧，肝脉小而紧，心脉不鼓指，三奇脉共存会引起瘕病。瘕病即腹中血瘀积块。

（5）膀胱、小肠太阳脉紧急为奇，此两奇脉共存会引起瘕病。

（6）脾、肺太阴脉紧急为奇，此两奇脉共存会引起疝气。

（7）心脉、肾少阴紧急为奇，此两奇脉共存会引起痫厥。

（8）胃脉、大肠脉紧急为奇，此两奇脉共存会引起惊病。

（六）六腑奇脉与病

1．膀胱脉、小肠脉紧急为奇，此两奇脉共存会引起瘕病。

2．胃脉、大肠脉紧急为奇，此两奇脉共存会引起惊病。

（七）没有 X 线机的透视

奇怪的脉象—病变的脏腑—人体的奇病，这是本篇论病、论大奇病的思路。

脏腑病变用肉眼是无法透视的，古代无法透视，今天也无法透视。但是，人体内外是一个统一体，虽然脏腑在内，脉象在外，但是，脏腑病变一定会通过脉搏的跳动反映出来。某种奇怪的脉象与某脏、某腑的病变有着必然的联系。在没有 X 线机的条件下，由奇怪的脉象论脏腑病变，再由脏腑病变论人体奇病，这是中华先贤找到的一个论病方法。

由奇怪的脉象论脏腑病变，再由脏腑病变论人体奇病，这条论病方法为中华民族所独有。这个论病方法古代适用，今天适用，明天仍然适用。

先进的仪器只能透视具体之病，但是，仪器再先进也透视不了奇脉与奇病之间的联系。能够发现、并且能够解答奇脉与奇病之间的联系，中医文化的优越性就体现在这里。

笔者这里赞美中医文化的优越性，想说明的问题是：仪器有仪器的作用，但是仪器的作用并不是万能的，仪器再先进也取代不了医生本身的作用。

必须强调的是，中华元文化与中医文化都是重视器具的文化。前面已经谈到起于八卦的中华文化是道器并重的文化，以三皇五帝为代表的中华先贤个个都是先进器具的创造者，回顾这些是想说明这样一个问题：中华先贤是善于发明器具、善于使用器具的先贤，中华元文化是主张发明器具、主张使用器具的文化。《素问》中已经记载的医疗器具有不同形式的针，还有砭石，因此，中医文化也是主张使用器具的文化。如果后人像中华民族的祖先那样，又会创造文化又会创造器具，中医还会落后吗？

"人唯求旧，器非求旧，唯新。"这是《尚书·盘庚》留下的格言。希望读者能够记住这句格言。

三、 奇脉怪象与死亡之期

本篇最后谈到十多种奇怪之脉象，十多种奇怪之脉象均可以预测死亡之期。

（一）搏击有力之脉

诊脉时脉来搏击有力，如果此怪脉还伴随流鼻血和身体发热，这样的患者多数会死亡。

（二）水流湍急之脉

脉来如水流湍急，病名称为暴厥证，暴厥即是指突然昏厥不省人事，不知与人言语。

（三）水流波动之脉

脉来如水流浮波，一呼一吸之间脉搏跳动十次以上，此怪脉象在告诉医生，患者的十二经气已经衰微，从此脉象开始之日算起，患者大约在九十天就要死亡。

（四）柴草燃烧之脉

脉来如柴草燃烧之火，虚浮不定，这是心脉精气脱失之象。此脉象预示水旺之时即冬天到来之时患者就会死亡。

（五）落叶之脉

脉来如散落的树叶一样，轻浮无根，这是肝脉气虚之象，此脉象预示着秋季树叶飘落之时患者就会死亡。

（六）省亲访客之脉

脉搏如省亲访客，时来时不来，这是肾气衰败之象，此脉象预示着患者会在枣树开花、落花之际死亡。

（七）状如泥丸之脉

脉来如泥丸一般，这是胃脉精气不足之象，此脉象预示着患者会在榆钱枯落的暮春之际死亡。

（八）状如枝条之脉

脉来如枝条横于指下，这是胆脉精气不足之象，此脉象预示着患者会在谷类成熟的秋季死亡。

（九）状如细弦之脉

脉来如细弦且患者言语错乱。这是胞脉精气不足之象，预示着患者会在下霜的时候死亡。若患者安静无言，病还可以治疗。

（十）状如交漆之脉

交者，绞也。漆者，生漆也。绞滤生漆，漆汁四溢。本篇以漆汁四溢比喻脉象左右旁流，按之无根。此脉象预示着患者三十天后会死亡。

（十一）泉水上涌之脉

脉来如泉水上涌，浮动于肌肉之中，这是太阳脉精气不足之象，此脉象预示着患者会在韭菜开花之际死亡。

（十二）状如颓土之脉

颓土者，老旧房屋倒塌之后的松土也。这是肌肉精气不足亦即脾气不足之象，如果此脉象再加上面部出现土败水侮的黑色，此脉象预示者患者会在春天白藤发芽之际死亡。

（十三）状如浮团之脉

这是十二腧穴经气精气不足之象，此脉象预示着患者会在水凝结冰之际死亡。

（十四）状如偃刀之脉

脉来如仰放的刀口，轻取脉小而急，重按脉紧大而急，这是五脏郁热、寒热交并于肾之象，此脉象预示着患者会在立春之际死亡。

（十五）状如弹丸之脉

脉来如弹丸，滑小无根，按之即无，这是大肠精气不足之象，此脉象预示着患者会在枣树生叶之时死亡。

（十六）状如花絮之脉

脉来轻浮软弱如花絮，其他症状有时易恐惧，坐卧不宁，行走与站立时耳中常鸣，这是小肠精气不足之象，此脉象预示着患者会在深秋季节死亡。

脉
解
篇
第
四
十
九

原 文

　　太阳所谓肿腰脽痛[1]者，正月太阳寅[2]，寅太阳也，正月阳气出，在上而阴气盛，阳未得自次也，故肿腰脽痛也。病偏虚为跛者，正月阳气冻解，地气而出也，所谓偏虚者，冬寒颇有不足者，故偏虚为跛也。所谓强上引背[3]者，阳气大上而争，故强上也。所谓耳鸣者，阳气万物盛上而跃，故耳鸣也。所谓甚则狂巅疾者，阳尽在上而阴气从下，下虚上实，故狂巅疾也。所谓浮为聋者，皆在气也。所谓入中为喑者，阳盛已衰，故为喑也。内夺[4]而厥，则为喑俳[5]，此肾虚也，少阴不至者，厥也。

　　少阳所谓心胁痛者，言少阳戌也，盛者心之所表也，九月阳气尽而阴气盛，故心胁痛也。所谓不可反侧者，阴气藏物也，物藏则不动，故不可反侧也。所谓甚则跃者，九月万物尽衰，草木华落而堕，则气去阳而之阴，气盛而阳之下长，故谓跃。

　　阳明所谓洒洒[6]振寒者，阳明者午也，五月盛阳之阴也，阳盛而阴气加之，故洒洒振寒也。所谓胫肿而股不收者，是五月盛阳之阴也，阳者衰于五月，而一阴气上，与阳始争，故胫肿而股不收也。所谓上喘而为水者，阴气下而复上，上则邪客于藏府间，故为水也。所谓胸痛少气者，水气在藏府也，水者阴气也，阴气在中，故胸痛少气也。所谓甚则厥，恶人与火[7]，闻木音则惕然而惊者，阳气与阴气相薄，水火相恶，故惕然而惊也。所谓欲独闭户牖而处者，阴阳相薄也，阳尽而阴盛，故欲独闭户牖而居。所谓病至则欲乘高而歌，弃衣而走者，阴阳复争，而外并于阳，故使之弃衣而走也。所谓客孙脉，则头痛鼻鼽[8]腹肿者，阳明并于上，上者则其孙络太阴也，故头痛鼻鼽腹肿也。

太阴所谓病胀者，太阴子也[9]，十一月万物气皆藏于中，故曰病胀。所谓上走心为噫[10]者，阴盛而上走于阳明，阳明络属心，故曰上走心为噫也。所谓食则呕者，物盛满而上溢，故呕也。所谓得后与气则快然如衰者，十一月阴气下衰，而阳气且出，故曰得后与气则快然如衰也。

少阴所谓腰痛者，少阴者，申也，七月万物阳气皆伤，故腰痛也。所谓呕咳上气喘者，阴气在下，阳气在上，诸阳气浮，无所依从，故呕咳上气喘也。所谓邑邑不能久立久坐，起则目𥊌𥊌无所见者，万物阴阳不定未有主也。秋气始至，微霜始下，而方杀万物，阴阳内夺，故目𥊌𥊌无所见也。所谓少气善怒者，阳气不治，阳气不治则阳气不得出，肝气当治而未得，故善怒，善怒者，名曰煎厥[11]。所谓恐如人将捕之者，秋气万物未有毕去，阴气少，阳气入，阴阳相薄，故恐也。所谓恶闻食臭者，胃无气，故恶闻食臭也。所谓面黑如地色者，秋气内夺，故变于色也。所谓咳则有血者，阳脉伤也，阳气未盛于上而脉满，满则咳，故血见于鼻也。

厥阴所谓癫疝，妇人少腹肿者，厥阴者辰也，三月阳中之阴，邪在中，故曰癫疝少腹肿也。所谓腰脊痛不可以俯仰者，三月一振，荣华万物，一俯而不仰也。所谓癫癃疝肤胀[12]者，曰阴亦盛而脉胀不通，故曰癫癃疝也。所谓甚则嗌[13]干热中者，阴阳相薄而热，故嗌干也。

注　释

1. 肿腰脽（shuí）痛　病名。病症有三：腰部肿胀；臀部疼痛；跛脚。病因为阳气该至不至，或偏虚所致。脽，臀部。

2. 正月太阳寅　正月即年首。《淮南子·天文训》："天一元始，正月建寅。"寅，十二地支中排位第三。十二地支有空间属性，子午南北，卯酉东西。寅，在空间中位于东北位置上。十二地支有时间属性，寅，在时间中位于正月位置上。《史记·历书》："夏正以正月，殷正以十二月，周正以十一月。"夏朝以寅月为正月，殷商以十二月为正月，周朝以十一月为正月。今天采用的是夏历。时间中的正月，空间中的东北，可以用一个寅字来表达。王冰："正月三阳生，主建寅。三阳谓之太阳，故曰：寅，太阳也。"

3. 强（jiàng）上引背　因阳气急剧上升所引起的一种病，病症为头项强硬并牵引及背。

4. 内夺　内，雅言房内之事。夺，耗费阴精之事。内夺，讲的是色欲过度致使阴精耗费。吴崑："内，谓房劳也。夺，耗其阴也。"

5. 喑俳（féi）　病名。病症有二：音哑不能说话四肢瘫痪不能运动。病因为肾精亏损，肾气厥逆所致。高世栻："喑俳者，口无言而四肢不收。"

6. 洒洒　形容寒栗状。

7. 恶人与火　恶，厌恶也。这是一种怪病的特征。得这种怪病的人，一是不愿见人，二是害怕见到火，三是害怕木头声。这种怪病，用仪器是根本查不出病因的。本篇指出，这种怪病的病因是"阳气与阴气相薄，水火相恶"，即阴气与阳气相近，水火不相容所致。

8. 鼽（qiú）　病名。特殊病症是鼻塞。本篇所讲的鼽之病，其病因为阳明经受邪。《素问·金匮真言论》所论鼽之病，病因论在春天，论在反常的气候上，但没有论出的是受邪之部位。本篇明确指出，鼽之为病受邪的部位是阳明经。

9. 太阴子也　太阴主十一月，十一月月建在子。吴崑："十一月阴气大盛，故云太阴。"王冰："阴气大盛，太阴始于子，故云子也。"

10. 心为噫（ài）　噫，嗳气。心病的一种症状。心、胃两经相通，故心病者可见嗳气。

11. 煎厥　见本卷第三篇注释11。

12. 癫（tuì）癃疝肤胀　癫癃疝，病名。疝气的一种。症状有二：睾丸肿大坚硬，重坠胀痛麻木不知痛痒。病因为肝脏受邪所致。肤胀，疝病之病症；指前阴肿痛，不得小便而致肌肤肿胀。张志聪："癫癃疝者，阴器肿而不得小便也。"

13. 嗌（yì）　咽喉。

题 解

脉者，经脉也，气血运行的通道也。

脉解者，解脉也，对脉的解释也。解脉解什么？解释脉与天时之间的相合相应关系也。

天人合一，是八卦三爻所建立起的根本原则。

人体合于天体，人气合于天气，五脏之气合于四时之气，这是《素问》所建立起的基本原则。

人脉合于天时，这是本篇所建立起的具体原则。

脉有三阴三阳，天时日分十二时辰，年分十二月，两者之间怎么合，如何应？这是本篇所研究、所回答的问题。

太阳经与正月相应相合；少阳经与九月相应相合；阳明经与五月相应相合；太阴经与十一月相应相合；少阴经与十月相应相合；厥阴经与三月相应相合。这是解脉所解释出的答案。欲知这个答案的详情，敬请研读本篇文章。

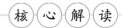

人文合于天文，人行合于天行，人德合于天德，这是《易经》所论述的天人关系。

人体合于天体，人气合于天气，五脏之气合于四时之气，这是《素问》所讲述的天人关系。

人脉合于天时，这是本篇所讲述的天人关系。

认清了人天关系的根本，认清了人天关系的具体，本篇之脉络则清晰可见。认清了人脉与天时的相应相合关系，认清了脉病与疾病的相应相合关系，本篇之核心则清晰可见。

一、 阴阳之变与寒暑之变

本篇谈脉变与疾病之变，与体外的阴阳两气进行了相互联系。在这里，认识一下天地之间阴阳两气在一年十二个月中的规律性变化，对于认清脉之变、病之变是十分必要的。

（一）阴阳之变与寒暑之变

一天之中有昼夜往来之变，一岁之中有寒暑往来之变。昼夜、寒暑即阴阳，昼夜、寒暑之变即阴阳之变，这是中华先贤的基本认识。

阴阳之变是渐进式的变化。所谓渐进式的变化，就是阴阳之间有序的、一步步的相互替代变化。

如果一岁之中的寒暑变化用阴阳变化来表达的话，那么一岁十二个月变化就在六阴六阳之间。阴阳的变化有一阳之变，有二阳之变，有三阳之变，变化到六阳正好是一岁中的六个月。随后的变化有一阴之变，有二阴之变，有三阴之变，变化到六阴又是一岁中的六个月，六阴六阳恰恰正是一岁中的十二个月。

那么，一阳之变是从哪天、哪月开始的呢？一阴之变又是从哪天、哪月开始的呢？中华先贤求证出，一阳的变化是从冬至这一天、这一月开始的。

《逸周书·周月》："唯一月既南至，昏，昴、毕见，日短极。微阳动于黄泉，阴降惨于万物。"中华先贤在天文与天气的关系研究中发现，从冬至的那天、那月开始，天上的二十八宿中昴、毕二星座开始出现在南方中天，这天是一年之中最短的一天。在这一天，地下隐藏的阳气微微开始启动，惨烈的阴气开始渐渐远离万物。——谈阴阳二气的转换，此处的决定因素是二十八宿。

《周髀算经·七衡六间》："故日夏至在东井，极内衡。日冬至在牵牛，极外衡也。衡复更终冬至。故曰：一岁三百六十五日四分日之一，岁一内极，一外极。"创造《周髀算经》的中华先贤认识到，太阳一年的运动在两条线——南北回归线——之间，夏至这一天太阳至于北回归线，又回转南行；冬至这一天太阳至于南回归线，又回转北行。冬至夏至之"至"，至于此也，至于此又开始回转也。太阳在南北回归线之间往返一次即是一年，一年的时间是365.25天。《周髀算经》告诉后人，二十四节气的变化是由太阳决定的。——谈阴阳二气的转换与节气的变化，此处的决定因素是太阳。

天上星象的变化，会引起阴阳亦即寒暑在地上的变化。而冬至这一天，正是一阳之变的起点。

司马迁完全同意以冬至为一阳变化之起点，他在《史记·律书》中写道："日冬至则一阴下藏，一阳上舒。"

冬至是二十四节气中的一个节气，往往出现在阴阳合历的十一月，可《逸周书》中为何说"唯一月"呢？这与中华元文化里的"建正"有关。何谓建正？将在下面"以历论病"小节中专门讨论。

寒暑在人体之外，寒暑有序循环，一旦寒暑失序，就会引发人体疾病。所谓寒暑失序，就是该冷不冷，该热不热。

（二）小议"三阳开泰"

春节时，神州大地上家家户户都贴春联。东西南北中，处处都可以看到

"三阳开泰"这一横批。若问"三阳开泰"是什么意思？则很少有人能够回答。

要想了解"三阳开泰"之本义，需要了解两方面的内容：一是阴阳变化，二是六十四卦的《泰》卦。

先说三阳。十一月出现二十四节气中的冬至。中华先贤在观察与实践的基础上知道，一年之中的阴阳转换，是以冬至为起点的。冬至之前为纯阴时期。阴极生阳，以冬至这一天的夜半子时为分界点，开始了阴阳转换，即阳气开始发动。冬至为一阳之变的起点。因为冬至出现在十一月，所以十一月就是一阳之变之月。十一月有一阳之变，冬至之后的第二个月即随后的十二月有二阳之变，新春正月正好是三阳之变。三阳，所表达的正月这个月正好是三阳之月。因为阳气的启动，万物开始复苏。

再说开泰。三阳之变在六十四卦中是用《泰》卦表示的。《泰》卦卦象的六爻为阴阳两分结构，下三阳爻，上三阴爻。阴阳两气恰恰各占一半。汉代学者用十二个卦象中的阴阳两爻的变化来表达十二个月中的寒暑变化。十一月是用一阳五阴的《复》卦来表达的，十一月为一阳来复之月。用二阳四阴的《临》卦来表达十二月，十二月为二阳来临之月。用三阳三阴的《泰》卦来表达新春正月，正月为三阳之月。"三阳开泰"的意义就在于此。

正月为三阳之变之月，正月之后的二月为四阳之变之月，三月为五阳之变之月，四月为六阳纯阳之月。六阳纯阳之后的五月，阴气就开始从天而降了。

二十四节气中的夏至出现在五月，如果说冬至是一阳之变的起点，那么夏至应该是一阴之变的起点。夏至之前为纯阳时期，阳极生阴，一阴之变就变在夏至的这一天，变在夏至所处五月这个月。

阴极生阳，阳极生阴；热极生寒，寒极生热；阴阳转换亦即寒暑转换，均转换在极盛之处。一个太阳回归年的阴阳转换在六阴六阳之间，周而复始，循环不休。

"三阳开泰"，阳气从下而上生发，大地开始回暖，万物与人都会随阳气的生发发生变化，小草开始发芽，鲜花开始开放，人体也随新春开始变化。《四气调神大论》告诉人们，春季肝脏的季节，顺春气养肝，逆春气伤肝。如何顺春气？一是要夜卧早起，二是要保持微笑之姿，三是不能动怒——大怒伤肝。《周礼》告诉人们，春季的饮食中应该多调酸味。

（三）十二辟卦与一年十二月

用来表达十二个月阴阳变化的十二个卦象，就是十二辟卦。

十二辟卦由六十四卦中的十二卦组成，一年十二月与十二辟卦对应关系是：正月对应于《泰》卦，二月对应于《大壮》卦，三月对应于《夬》卦，四月对应于《乾》卦，五月对应于《姤》卦，六月对应于《遁》卦，七月对应于《否》卦，八月对应于《观》卦，九月对应于《剥》卦，十月对应于《坤》卦，十一月对应于《复》卦，十二月对应于《临》卦。

十二辟卦起分界作用的是纯阴纯阳的《乾》《坤》两卦，纯阳的《乾》卦表达的是农历四月，纯阴的《坤》卦表达的是农历十月。

四月纯阳，阳极生阴。由纯阳之《乾》卦向右，阴气开始变化，从一阴之变、二阴之变、三阴之变一步步至六爻纯阴的《坤》卦。一阴之变始于五月。从五月开始，每一个月增加一分阴气，变化到十月变成《坤》卦。

十一月纯阴，阴极生阳。由纯阴之《坤》卦向右，阳气开始变化，从一阴之变、二阴之变、三阴之变一步步变至六爻纯阳的《乾》卦。一阳之变始于十一月。从十一月开始，每一个月增加一分阳气，变化到四月变成《乾》卦。

十二卦围绕一个圆心，形成一个三百六十度的圆圈，圆心可以解释为北斗星。《乾》《坤》两卦在圆中，其位置分列上下，《乾》卦在上，《坤》卦在下。《乾》卦向右阴气一步步增加，《坤》卦向右阳气一步步增加。十二个月一半阴一半阳，《坤》卦右侧的六个月为阳，《乾》卦右侧的六个月为阴。阳极生阴，阴极生阳；无限循环，周而复始。

前面已经谈过，每个月有两个节气，一个是节，一个是气。月初出现的是节，月中出现的是气。

养生学特别讲究的就是日月相会所产生的节气，所以此处特别介绍一下节气的由来。

十二辟卦是一个创造，它可以解释一年之中的阴阳变化，也可以解释一天之中的阴阳变化。阴进阳退，阳进阴退，在十二辟卦中一目了然。面对十二辟卦，四时的变化可以了如指掌。面对十二辟卦，二十四节气的变化可以了如指掌。结合《内经》介绍它，对于认识疾病发病之规律，应该是有帮助的。（图 1 - 49 - 1）

（四）"正月太阳寅"解

"正月太阳寅"涉及古天文与《易经》中的三方面的常识：正月太阳，

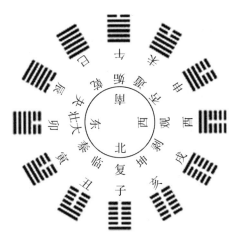

图 1-49-1　十二辟卦图

讲的是正月为三阳开泰之月。中华先贤立竿测影发现，冬至点是一年之中阴尽阳来之转换点。《史记·律书》："日冬至则一阴下藏，一阳上舒。"藏者，去也。舒者，来也。《史记》这句话，讲的就是阴尽阳来之转换。冬至点在十一月，十一月即一阳上舒之月，十二月即二阳上舒之月，正月即三阳上舒之月，正月太阳的意义就体现在这里。三阳之上还有三阴，正月的阴阳之象与六十四卦中的《泰》卦卦象相符，由此演化出了春联横批中的"三阳开泰"。冬至点，实际上是太阳与南回归线的相交点。太阳到达南回归线是极限，从这个相交点开始，太阳又开始向北回归线转移了。阴阳转换，实际上是太阳在南北回归线之间的移动——视觉上的移动。《易经·系辞上》："阴阳之义配日月。"《周髀算经》："阴阳之数，日月之法。"两部经典告诉后人，阴阳与日月，意义上相同相通。正月太阳，这四个字涉及天文与《易经》两方面的常识。

　　寅，十二支中位列第三——子丑寅卯。中华先贤将地平大圆、天球大圆都划分为十二等份，十二等份分别用子丑寅卯、辰巳午未、申酉戌亥来表达，东西南北四方用子午卯酉来表达——南北子午，东西卯酉，而寅位表达则是东北。中华先贤在天文观测中发现，北斗星斗柄在天球之中做圆周循环运动，其斗柄所指的空间方位与地球上的春夏秋冬四季、十二月有着一致关系：正月斗柄指向东北寅位、二月指向东方卯位、三月指向东南辰位、四月指向东南巳位……十一月指向北方子位、十二月指向东北丑位。空间中的寅位，又是时间中的正月，所以寅这一个字既可以表达空间中的东北方，也可以表达时间中的正月。时间中的正月，空间中的东北，正月与东北均可以用一个寅字来表达，时空在十二支这里得到了统一。正月对应于寅，由此演化出了"正月建寅"之说。一年十二月与十二支的对应关系是：正月建寅，二月建卯，三月建辰，四月建巳，五月建午，六月建未，七月建申，八月建酉，九月建戌，十月建亥，十一月建子，十二月建丑。中华先贤所创立的时空物一体的时空观是正确的，如果不了解中华先贤的时空观，就很难真正认识中华文化与中医文化。

　　王冰："正月三阳生，主建寅。三阳谓之太阳，故曰：寅，太阳也。"

二、 脉病·疾病·天时

（一）太阳脉病

解脉第一解，解释的是太阳脉病变。太阳脉有手太阳、足太阳之分——手太阳小肠脉，足太阳膀胱脉。

太阳脉病变首先引起的两种疾病是腰肿和臀部疼痛。这两种疾病发生的时间在正月。正月，自然界的阳气虽已出于地上，但阴气还盛，自然界阴阳两气的偏颇，是人体疾病产生的外部条件。腰肿和臀部疼痛这两种疾病的产生，与自然界阴阳两气的偏颇有关。

阳气偏虚或偏盛会引起多种疾病。

阳气偏虚会引起足跛、颈项强硬。

阳气上升会引起耳鸣。

阳气过甚会引起狂癫。

阳气上浮会引起耳聋。

阳气盛转衰会引起音哑不能言语。

（二）少阳脉病

解脉第二解，解释的是少阳脉病变。少阳脉手少阳三焦脉、足少阳胆脉之分。

少阳脉病变，首先引起的疾病是心胁疼痛。少阳脉时主九月。九月建戌，属少阳。戌少阳脉散于心络心表，故为心之表。九月为阳气将尽，阴气方盛之时，这种阳气尽、阴气盛的偏颇，是心胁疼痛这种疾病产生的外部条件。

阴气渐盛，阴主潜藏、主静，此种外部条件引起的疾病还有身体不能侧身转动、行走常常跌倒等。

（三）阳明脉病

解脉第三解，解释的是阳明脉病变。太阳脉有手阳明大肠经、足阳明胃经之分。

阳明脉病变，首先引起的疾病是怕冷、全身颤抖。五月建午，属阳明。五月阳气旺盛，一阴始生，在人身之中，一阴升于盛阳之下，这种一阴升于盛阳之下的条件，是心胁疼痛这种疾病产生的外部条件。

这种阴气开始上升、阳气开始衰退的外部条件可以引发多种疾病：①足胫浮肿病；②上气喘息的水肿病；③胸部疼痛病；④不愿意见到人与火、听到木质的声音便惊恐的厥逆病；⑤喜欢关闭门窗、一人独处的自闭症；⑥高处歌唱、脱衣奔跑的癫狂症；⑦头痛、鼻衄、腹肿等病。

（四）太阴脉病

解脉第四解，解释的是太阴脉病。太阴脉有手太阴肺脉、足太阴脾脉之分。

太阴脉病变，首先引起的疾病是腹胀。

十一月建子，属太阴。十一月万物潜藏，人身阳气内藏，阴独用事，这种阳气内藏、阴独用事的条件，是腹胀产生的外部条件。

阴独用事可以引发多种疾病：①嗳气；②呕吐；③大便与矢气同行。

（五）少阴脉病

解脉第五解，解释的是少阴脉病。少阴脉有手少阴心经、足少阴肾经之分。

少阴脉病变，首先引起的疾病是腰部疼痛。

七月建申，属少阴。七月阴气初生，万物伤损，人身阳气开始衰减，这是引发腰部疼痛的外部条件。

阴气初生、阳气开始衰减的外部条件还可以引发以下几种疾病：①呕吐，咳嗽，喘息；②不能长久站立，眼花缭乱，视物不清；③善怒之煎厥；④恐惧；⑤厌恶闻饮食气味；⑥面黑如炭色；⑦带血的咳嗽；⑧房劳过度引发的厥逆。

（六）厥阴脉病

解脉第六解，解释的是厥阴脉病。厥阴脉有手厥阴心包经、足厥阴肝经之分。

厥阴脉病变，首先引起的疾病是男人的癫疝与妇女少腹肿。

三月建辰，属厥阴。三月阳气方盛而未全盛，阴气将尽而未全尽，这种条件是引起癫疝、少腹肿的外部条件。

阳气方盛而未全盛、阴气将尽而未全尽的外部条件还可以引发以下几种疾病：①身体不能前俯后仰的腰痛；②前阴肿胀疼痛；③咽喉干燥。

三、 以历论病

本篇讲述了认识疾病的一个重要方法，这个方法可以精练在下面一个简单路线里：天文如何变化—时间（十二月）如何变化—地支如何变化—某脉象如何变化—疾病如何变化。

天文变人文，首先变在历法中。因为天文可以论病，历法自然可以论病。以历法论病，这是中医的特色，也是中西医的重大区别标志。这一重大标志，是在本篇第一次出现的。

本篇涉及历法中的两个小常识——"建正"与"斗建"，解释如下：

（一） 建正

以脉病解疾病，其中提到"正月太阳寅"，这句话实际意思是"正月建寅"。"正月建寅"是历法中的一个基本问题。

何谓建正？就是确定哪一月为一岁之首。正月建寅，就是把寅月定为一岁之首的正月。十二支对应于一年之中的十二个月，寅对应于一月，以一月为一岁之首的正月，这就是正月建寅。

一岁之首定在哪一月，夏商周三代并不一致。《史记·历书》："夏正以正月，殷正以十二月，周正以十一月。盖三王之正若循环，穷则反本。"《史记》告诉后人，夏商周三朝的岁首之月是不一样的。夏以一月为正月，商以十二月为正月，周以十一月为正月。

孔夫子是周朝人，但孔夫子尊崇的却是夏历夏代的历。《论语·卫灵公》中记载了颜渊请教孔夫子如何治国的一段对话，其中提到了夏历："颜渊问为邦。子曰：'行夏之时，乘殷之辂，服周之冕，乐则《韶》《舞》。'"

邦者，诸侯国也。颜渊请教如何治国，孔夫子给出的答案是："用夏代的历法，乘殷代的车子，戴周朝的礼帽，音乐则推广舜的《韶》乐和周武王的《武》乐。"周代的孔夫子为什么会尊崇夏历呢？因为夏历符合自然法则。夏历所确定的正月建寅的原则，一直用到了今天。此处需要说明的一点，舞与武相通，孔夫子所讲的《舞》乐，就是周武王时代的《武》乐。

夏历以正月为首，本篇提到的是正月建寅，这证明《内经》推崇与运用的也是夏之时。

十二地支以子为首，寅排行第三。正月建寅所形成的月支对应顺序如下：寅正月，卯二月，辰三月，巳四月，午五月，未六月，申七月，酉八月，戌九月，亥十月，子十一月，丑十二月。

《内经》谈历法，谈岁首的确定，其目的就是希望在时间中，具体是在一年十二月中找出疾病的规律性。

正月的确定，也就是一年之首的确定，实际上是人类共同重视的大问题。在《圣经》里可以看到，正月是由上帝来确定的。《圣经·旧约·逾越节》："耶和华在埃及地晓谕摩西、亚伦说：'你们要以本月为正月，为一年之首。'"

犹太民族的正月，是上帝确定的。中华民族的正月，是人确定的。同样是确定正月，有人神之别，希望读者记住这一点。

（二）斗建

所谓斗建，指的是北斗星所指引的方向。北斗星的斗柄在天空一直在做无限循环的圆周运动。天上的斗柄运动，地上发生着四时变化与一年十二月的变化。天文变化与四时变化，两个变化之间有着一致性，这是中华元文化与中医文化的基本认识。

斗柄在东、西、南、北四个方向的指向变化，地上恰恰发生了春、夏、秋、冬的四时变化，这就是《鹖冠子·环流》所指出的"斗柄东指，天下皆春。斗柄南指，天下皆夏。斗柄西指，天下皆秋。斗柄北指，天下皆冬"。斗柄在三百六十度的大圆里，分别会指向东南西北四个方向，中华先贤由此确定了春夏秋冬四季。《鹖冠子》直接记载了这一点。

斗建可以建四季，也可以建十二月。斗柄在三百六十度的大圆里，分别会指向子丑寅卯辰巳戊未申酉戌亥十二个方向，中华先贤由此确定了十二月。本篇间接记载了这一点。

本篇解脉，有两个明显的特点：一是把脉病与十二地支中的某一支相联系；二是把脉病与一年之中某个月相联系。

"正月太阳寅，寅太阳也……故肿腰脽痛也。"这句话中出现的脉是太阳脉，时间是正月，地支是寅，病是腰肿腰痛。这里的"正月太阳寅"，就是月建在寅。

"少阳戌也……九月阳气尽而阴气盛，故心胁痛也。"这句话中出现的脉是少阳脉，地支是戌，时间是九月，病是心胁痛。这里的"少阳戌也"，就是月建在戌。

"阳明者午也，五月盛阳之阴也，阳盛而阴气加之，故洒洒振寒也。"这句话中出现的脉是阳明脉，地支是午，时间是五月，病为振寒。这里的"阳明者午"，就是月建在午。

"太阴子也，十一月万物气皆藏于中，故曰病胀。"这句话中出现的脉是太阴脉，地支是子，时间是十一月，病为腹胀。这里的"太阴子也"，就是月建在子。

"少阴者申也，七月万物阳气皆伤，故腰痛也。"这句话中出现的脉是少阴脉，地支是申，时间是七月，病是腰痛。这里的"少阴者申也"，就是月建在申。

"厥阴者辰也，三月阳中之阴，邪在中，故曰癞疝少腹肿也。"这句话中出现的脉是厥阴脉，地支是辰，时间是三月，病是少腹肿。这里的"厥阴者辰也"，就是月建在辰。

脉病—疾病—阴阳两气—干支—历法，请看，为了解释脉变、脉病，中华先贤运用了天人合一的哲理，运用了天文学中的基本常识，同时也运用了中华民族所独有的干支学。人体之内的病，病因却是多方面的，有天文因素，有时间因素，有病者本身的因素。时间、空间、天文、气候、人体诸因素之间虽然各自独立，但却有着紧密的联系。

刺要论篇第五十

原　文

黄帝问曰：愿闻刺要。岐伯对曰：病有浮沉，刺有浅深，各至其理，无过其道。过之则内伤，不及则生外壅，壅则邪从之。浅深不得，反为大贼，内动五藏，后生大病。故曰：病有在毫毛腠理者，有在皮肤者，有在肌肉者，有在脉者，有在筋者，有在骨者，有在髓者。是故刺毫毛腠理无伤皮，皮伤则内动肺，肺动则秋病温疟，泝泝然[1]寒栗。刺皮无伤肉，肉伤则内动脾，脾动则七十二日四季之月[2]，病腹胀烦不嗜食。刺肉无伤脉，脉伤则内动心，心动则夏病心痛。刺脉无伤筋，筋伤则内动肝，肝动则春病热而筋弛。刺筋无伤骨，骨伤则内动肾，肾动则冬病胀，腰痛。刺骨无伤髓，髓伤则销铄胻酸，体解㑊然不去矣。

注　释
---

1. 泝（sù）泝然　泝，同溯。逆流而上。泝泝然，即怕冷的样子，气上逆寒栗之症。张志聪："泝泝然者，气上逆而寒栗也。"

2. 脾动则七十二日四季之月　这句话讲的是五脏应时中的脾脏之应。脏有五脏，时有四时，五脏与四时之间的相应关系如何分配呢？正确的答案是：肝应春，心应夏，肺应秋，肾应冬，脾脏应每个季节的最后十八天。《素问·太阴阳明论》："脾者土也，治中央，常以四时长四藏，各十八日寄治，不得独主于时也。"脾脏不独于时，所主所应的是每个季节的最后十八天，18×4＝72（天）。"脾动则七十二日"中的七十二天之数字，由此而来。在这七十二天中所发生的疾病，按照《内经》所讲的哲理，应与脾脏有关。

题 解

刺者，针刺也。

要者，要法也。

刺要者，针刺之要法也。针刺之要法，阐述的是针刺的原则、针刺的理论与针刺的方法。

刺之专论，本篇是《素问》中的第一篇。

经络，在全球范围内为中医文化所独有；穴位，是中华先贤的独特发现；针刺之方法，全世界独一无二；在早期，凡兄弟民族解答的问题，中华先贤解答了，兄弟民族没有解答的问题，中华先贤也解答了，例如经络、穴位、针刺。从善于提出问题、善于解答问题这一角度上看，中华先贤与中医文化的确是"优秀"的。关于经络与穴位，宋代针灸学家王惟一（约公元987—1067年）在先贤的基础上铸造出了针灸铜人（图1-50-1），铜人的躯体、脏腑可以分合，体表刻有穴位与穴名，穴孔与体内相通，可供教学与考试之用。考试时用腊涂于铜人体表，体内水银或水，由试者取穴进针，如果针刺穴位准确，则孔穴被穿透，水银或水随之流出。针灸铜人对针灸学的发展具有重大意义，后传入了日本、朝鲜。

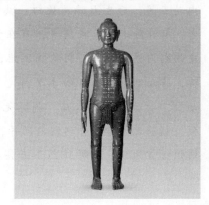

图1-50-1　针灸铜人

核 心 解 读

针刺之道讲究时间。针刺方法讲究"三要"，一要把握准确之病位，二要把握深浅之适度，三要严防刺此伤彼。抓住了这"三要"，就抓住了本篇之大纲。

一、　针刺为何讲道

天有天道，地有地道，人有人道，医有医道，盗也有道，况针刺乎？针刺为何要讲道？如要了解则需要进行一下文化回顾与文化对比。

世界上每一种文化，都在其源头处建立了一个至高无上的、极其神圣的概念。这个至高无上的、极其神圣的概念，在时间上具有永恒性，在空间上具有无限延展性。这个概念，可以解释一切。例如，希伯来先贤创造的上帝，希腊先贤创造的逻各斯，中华先贤创造的道。

《圣经》中的上帝可以解释一切，可以解释万物的起源，可以解释男女的起源，可以解释婚姻的起源，可以解释数与音乐的起源，可以解释人生坐标，可以解释胜利者为什么胜利……

古希腊的逻各斯包含有无数小逻各斯，大大小小的逻各斯可以解释一切，可以解释宇宙的起源，可以解释宇宙的形式，可以解释宇宙的意义，可以解释宇宙的支配者；人们可以通过逻各斯认识上帝，可以认识世界……

中华先贤创造的道与上帝、与逻各斯一样，是可以解释一切的道。道可以解释天地万物的起源，可以解释男女的起源，可以解释奇偶之数与音乐的起源，可以解释度量衡的起源。诸子百家大都用道来解释自己的学说。例如，儒家以道论礼，道家以道论德，兵家以道论兵，《内经》以道论医，建筑学家以道论建筑，解牛的庖丁以道论解牛之术……

以天地为界，道可以分先天之道和后天之道，天地万物之前的道为先天之道，天地万物之后的道为后天之道。先天之道只有一个，这就是产生天地万物的生生之源。后天之道有无数个，其中包括天之道、地之道、人之道。细分之下则是鸟有鸟道，虫有虫道，花有花道，小草也有道，屎溺也有道……在早期的中华大地上，做人必须讲究道，平常人如此，君王也必须如此。君王一旦失道，无道之君就可以称之为独夫民贼，君王的合法性就不存在了。

做事也必须讲究道，解牛讲究道，烹调讲究道，建筑讲究道，天文观察讲究道，发明创造讲究道，养生讲究道，治病讲究道……

了解了上述内容，再看本篇针刺讲究道，就不会感到奇怪了。

道者，法则也。自然之道是大法则、总法则，各个领域中的道是小法则、具体法则。

"依乎天理，因固自然。"这八个字是庖丁对自己解牛之术的总结。精湛的解牛之术，其奥秘就在于具体的解牛之技符合了天理，符合了自然之理。古汉语中的自然之道，现代汉语中的自然法则也。"依乎天理，因固自然"，不但是解牛之术的出发点与落脚点，实际上也是一切技术的出发点与落脚点。

在早期的中华大地上，连解牛都要讲究道，何况人命关天的针刺呢？

针刺讲道，讲的就是针刺法则必须遵循自然之道。春夏秋冬四时，是针刺必须遵循的大道。

二、 针刺之要道要在何处

"黄帝问曰：愿闻刺要。岐伯对曰：病有浮沉，刺有浅深，各至其理，无过其道。"

这是本篇在开篇处的前两句话。正是在这两句话中，干脆利索地突出了本文的两大关键问题：一是针刺有要道；二是针刺不能违反道无过其道。

针刺有要道，要道要在何处呢？

在本篇，岐伯告诉黄帝，针刺之要道，要在三大方面：认准病位；针刺深浅适度；不要刺此伤彼。分述如下：

1. 认准病位　疾病发生的部位有表有里，分清表里是针刺之道的第一关键。

2. 深浅适度　病位的深浅程度不同，决定着针刺深浅程度不同，病位深而刺之以浅，则病不能去。病位浅而刺之以深，则病上加病。所以，深浅适度是针刺之道的第二关键。

在本篇，岐伯向黄帝讲述了深浅失度的两大危害：病浅刺深，就会内伤五脏；病深刺浅，就会引起血气外壅。内伤五脏，会引起疾病。血气外壅，同样会引起疾病。

针刺之道的第二关键可以总结为六个字：勿过之，勿不及。

3. 不要刺此伤彼　针刺之妙，在于针到病除。针刺之败，在于旧病未去又添新病。刺于此而伤及彼，是旧病未去又添新病的根源所在。所以本篇针刺之道要禁忌"六无伤"。"六无伤"是针刺之道的第三关键。

"六无伤"的具体内容是：刺毫毛腠理无伤皮；刺皮无伤肉；刺肉无伤脉；刺脉无伤筋；刺筋无伤骨；刺骨无伤髓。

　　为何要强调"六无伤"，这是因为：①皮伤会殃及肺脏。肺脏病变，秋季会产生温疟及战栗怕冷等病。②肌肉伤会殃及脾脏。脾脏病变，春夏秋冬每季的后十八天内会产生腹胀、心烦、食欲减退等病。③脉伤会殃及心脏。心脏病变，夏季会产生心痛病。④刺脉无伤筋。筋伤会殃及肝脏，肝脏病变，春季会产生热性病和筋脉弛纵等病。⑤刺筋无伤骨。骨伤会殃及肾脏，肾脏病变，冬季会产生腹胀、腰痛等病。⑥刺骨无伤髓。髓受损伤则不能养骨，引起的疾病是腿胫酸软，身体倦怠，举动无力等。

　　刺于外，为何会伤于内部五脏？只要回顾一下《素问·宣明五气》中的一句话马上就清楚明白了。《素问·宣明五气》中的这句话是："五藏所主：心主脉，肺主皮，肝主筋，脾主肉，肾主骨，是谓五主。""五藏所主"建立起了人体内外的相互联系，所以伤于外必然会殃及于内。

　　《素问·诊要经终论》："春夏秋冬，各有所刺，法其所在。"《难经·七十四难》："经言春刺井，夏刺荣，季夏刺输，秋刺经，冬刺合者，何谓也？然。春刺井者，邪在肝；夏刺荣者，邪在心；季夏刺输者，邪在脾；秋刺经者，邪在肺；冬刺合者，邪在肾。"如何刺，是针刺之术。以四时为坐标，以时而刺是针刺之道。一部《内经》反复强调"因天之序"。因，循也，遵循也。因天之序，因的是寒暑之序，因的是春夏秋冬四时之序，总而言之，因的是太阳回归之序。

刺齐论篇第五十一

黄帝问曰：愿闻刺浅深之分。岐伯对曰：刺骨者无伤筋，刺筋者无伤肉，刺肉者无伤脉，刺脉者无伤皮，刺皮者无伤肉，刺肉者无伤筋，刺筋者无伤骨。

帝曰：余未知其所谓，愿闻其解。岐伯曰：刺骨无伤筋者，针至筋而去，不及骨也。刺筋无伤肉者，至肉而去，不及筋也。刺肉无伤脉者，至脉而去，不及肉也。刺脉无伤皮者，至皮而去，不及脉也。所谓刺皮无伤肉者，病在皮中，针入皮中，无伤肉也。刺肉无伤筋者，过肉中筋也。刺筋无伤骨者，过筋中骨也。此之谓反也。

刺，在本篇只有一种解释，这就是针刺之刺。

齐，在古汉语中有多种含义，在本篇也有多重解释。

《易经·系辞上》："齐小大者存乎卦。"齐，在这里的意思是辨别小大。

《周礼·天官·亨人》："亨人掌共鼎镬，以给水、火之齐。"齐，在这里的意思是调剂。调剂什么？调剂水火。

《周礼·天官·食医》："食医掌和王之六食、六饮、六膳、百羞、百酱、八珍之齐。凡食齐视春时，羹齐视夏时，酱齐视秋时，饮齐视冬时。凡和，春多酸，夏多苦，秋多辛，冬多咸，调以滑甘。"齐，在这里的意思为剂量和味道上的调剂，多种食品的调剂，多种味道的调剂，味道合于四季的调剂。

《礼仪·少仪》："凡齐，执之以右，居之以左。"郑玄注："齐，谓食羹酱饮有齐合者也。"齐，在这里的意思为调剂之剂。

《韩非子·定法》："医者，齐药也。"齐，在这里的意思是调和、调配。

《说文解字》："齐，禾麦吐穗上平也。"段注："禾麦随地之高下为高下，似不齐而实齐，参差其上者，盖明不齐而齐也。引申为凡齐之义。"齐，在这里意思为整齐。

《灵枢·终始》："春气在毛，夏气在皮肤，秋气在分肉，冬气在筋骨，刺此病者各以其时为齐。故刺肥人者，以秋冬之齐；刺瘦人者，以春夏之齐。"春夏秋冬四季，病位由皮毛深入骨髓；以其时为齐，讲究的是针刺深浅程度合于春夏秋冬四时。齐，在这里意思为合时。

本篇的刺齐之齐，中医界解释为剂。齐者，剂也。刺之以齐，犹如以药为剂。针刺深浅，犹如药量之轻重。

综上所述，一个齐字有着非常丰富的含义：有辨别之义，有调和、调剂之义，有整齐之义，有深浅程度合时之义，有药剂之义。笔者认为，本篇的刺齐之齐，既有辨别病位之义，又有针刺深浅限度之义。

《素问·刺齐论》论出的双重意义是：一是辨别认准针刺之病位；二是像把握药量之轻重那样把握针刺之深浅。

刺之专论，本篇是《素问》中的第二篇。

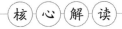

核　心　解　读

病有表里，刺有深浅；病在表刺浅，病在里刺深；勿过、勿不及、勿伤及无辜这"三勿"，既是针刺之大要，也是本篇之核心。

前一篇有"六无伤"的针刺原则，本篇又出现"七无伤"的针刺原则。具体内容上可能小有差别，但是原则是相同的，这个原则就是：针刺不能伤患者。

刺齐之论，在开篇之处论的就是浅深之分。浅深之分体现在"七无伤"上。

"无伤"即针刺时不能伤及无辜，"七无伤"的具体内容如下：刺骨者无伤筋；刺筋者无伤肉；刺肉者无伤脉；刺脉者无伤皮；刺皮者无伤肉；刺肉者无伤筋；刺筋者无伤骨。

"七无伤"作为针刺原则，所强调的就是"病在哪儿，刺在哪儿"。

前一篇论"六无伤"，后一篇论"七无伤"。相同相似的内容之所以在前后两篇重复出现，这说明了中华先贤对"无伤"原则的高度重视。

刺禁论篇第五十二

原　文

黄帝问曰：愿闻禁数。岐伯对曰：藏有要害，不可不察，肝生于左，肺藏于右，心部于表，肾治于里，脾为之使，胃为之市。鬲肓之上，中有父母[1]，七节之傍，中有小心[2]，从之有福，逆之有咎。

刺中心，一日死，其动为噫。刺中肝，五日死，其动为语。刺中肾，六日死，其动为嚏。刺中肺，三日死，其动为咳。刺中脾，十日死，其动为吞。刺中胆，一日半死，其动为呕。

刺跗上，中大脉，血出不止，死。刺面，中溜脉，不幸为盲。刺头，中脑户，入脑立死。刺舌下，中脉太过，血出不止为喑。刺足下布络，中脉，血不出为肿。刺郄中大脉，令人仆脱色。刺气街中脉，血不出，为肿鼠仆。刺脊间，中髓，为伛。刺乳上，中乳房，为肿根蚀。刺缺盆中内陷，气泄，令人喘咳逆。刺手鱼腹内陷，为肿。

无刺大醉，令人气乱。无刺大怒，令人气逆。无刺大劳人，无刺新饱人，无刺大饥人，无刺大渴人，无刺大惊人。

刺阴股，中大脉，血出不止，死。刺客主人内陷，中脉，为内漏为聋。刺膝髌出液，为跛。刺臂太阴脉，出血多，立死。刺足少阴脉，重虚出血，为舌难以言。刺膺中陷，中肺，为喘逆仰息。刺肘中内陷，气归之，为不屈伸。刺阴股下三寸内陷，令人遗溺。刺腋下胁间内陷，令人咳。刺少腹，中膀胱，溺出，令人少腹满。刺腨肠内陷，为肿。刺匡上陷骨中脉，为漏为盲。刺关节中液出，不得屈伸。

1. 父母　指心、肺二脏。
2. 小心　史有两种解释：一是指心包络，二是指肾脏。马莳："心为君主，为大心，而包络为臣，为小心。"吴崑："此言七节，脊椎中部第七节也，其旁乃两肾所系，左为肾，右为命门。命门者，相火也，相火代君行事，故曰小心。"

刺，针刺也。

禁，禁忌也。

刺禁论，论的就是针刺中的种种禁忌。

刺禁论，论的就是针刺中的"不应该"。病在此处，刺在了此处，应该也。病在此处，刺在了彼处，一不该也。不宜针刺而刺之，二不该也。病位深而浅刺之，三不该也。病位浅而深刺之，四不该也。总而言之，刺之禁禁的就是有害之刺。

刺之专论，本篇是《素问》中的第三篇。

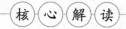

用药，应该有益于患者。针刺，同样应该有益于患者。用错药，会有害于患者。针刺出现错误，同样会有害于患者。针刺如同用药，有一个"该不该"的问题。针刺中的"该不该"，本篇之核心也。

一、脏腑之禁

针刺必须避开脏腑。本篇第一次公布五脏脏气的位置："肝生于左，肺藏于右，心布于表，肾治于里，脾为之使，胃为之市。鬲肓之上，中有父母，七节之旁，中有小心，从之有福，逆之有咎。"应该注意的是，本篇此处所说的"左右"是脏气的位置，而非脏的实际位置。

肝气生于左侧，肺气藏于右侧，心气布阳气于表，肾气主阴气于里，脾主转输津液如使者，胃主容纳五谷五味如集市，膈膜以上，居住着犹如父母的心、肺二脏，小心位于第七椎傍。需要说明的是，此处出现"小心"一词，历史上对此有三种解释：心包络；命门；俞穴。

脏腑有着整体功能，脏与腑各自也有着单独功能，所以，脏腑均不能刺伤。具体来说，就是脏之部位、腑之部位都是针刺时必须避开的部位。若误刺了这些部位，其严重后果就是旧病未治又添新病。

（一）误刺五脏之害

误刺伤心脏，一天内死亡，其病症为嗳气。

误刺伤肝脏，五天内死亡，其病症为打哈欠。

误刺伤肾脏，六天内死亡，其病症为打喷嚏。

误刺伤肺脏，三天内死亡，其病症为咳嗽。

误刺伤脾脏，十天内死亡，其病症为频频吞咽。

（二）误刺腑之害

误刺伤胆，一天半内死亡，其病症为呕。

二、　脉之禁

刺脚背，误伤血脉，若流血不止，会使人死亡。

刺面部，误伤与眼睛相通的溜（流）脉，会使人双目失明。

刺脚下布散的络脉，误伤血脉，若血流不出，就会形成肿胀。

三、　特殊穴位之禁

刺脑户穴，误伤脑髓，会立即死亡。

刺委中穴，误伤血脉，会使人昏倒、面色变白。

刺气街穴，误伤血脉，若瘀血未出，会形成小老鼠卧伏般的肿胀。

刺乳中穴，误伤乳房，会使乳房肿胀，严重时会腐蚀为疮。

刺大腿内侧穴位，误伤血脉，若流血不止，便会死亡。

刺客主人（又称上关穴），误伤血脉，会使耳底流脓，耳聋。

刺鱼腹穴，误刺深处，会使局部肿胀。

四、　特殊部位之禁

刺舌下，误伤血脉，若流血不止，就会使人喉哑失音。

刺脊柱间，误伤脊髓，会形成脊背弯曲。

针刺缺盆，误刺深处，气会外泄，使人喘息、咳嗽、气上逆。

刺膝关节，若流出液体，会形成跛脚。

刺手臂上太阴脉，若出血过多，会立即死亡。

刺足少阴经脉，会使人肾虚，若刺出血，会使舌头转动不利，说话困难。

刺胸部，过深会误伤肺，伤肺会形成喘、气逆、仰面呼吸等病。

刺肘中，误刺深处，气会聚集，致使手臂不能屈伸。

刺大腿内侧下三寸的部位，误刺深处，会使人遗尿。

刺腋下胁间，误刺深处，会使人咳嗽。

刺腹部，误伤膀胱，尿液外溢，会使人小腹胀满。

刺小腿肚，误刺深处，会形成局部肿胀。

刺眼眶，误伤到骨，误伤血脉，会流泪不止，甚至失眠；

刺关节，若有液体流出，关节便不能屈伸。

五、 特殊情况之禁

勿刺饮酒大醉者，否则会令人气乱。

勿针刺大怒者，否则会令人气逆。

劳累过度者、饮食过饱者、腹中过饥者、口中大渴者、惊惧不宁者，皆不可针刺。

刺禁论所论的就是针刺的禁忌。书中明确的禁忌体现在三方面，即禁刺五脏；禁刺动脉；禁刺不当之深。

书中暗示的禁忌体现在三方面，即不中之禁；深浅之禁；不刺之禁。所谓不中之禁，就是病不在此处，而偏偏刺到了此处。所谓深浅之禁，就是病在浅处，而偏偏刺到了深处。所谓不刺之禁，就是病不应该刺，而偏偏实施了针刺。

针刺正确，针到病除；针刺错误，针到添病；为医者能不慎乎？!

刺
志
论
篇
第
五
十
三

黄帝问曰：愿闻虚实之要。岐伯对曰：气实形实，气虚形虚，此其常也，反此者病。谷盛气盛，谷虚气虚，此其常也，反此者病。脉实血实，脉虚血虚，此其常也，反此者病。

帝曰：如何而反？岐伯曰：气盛身寒，气虚身热，此谓反也。谷入多而气少，此谓反也。谷不入而气多，此谓反也。脉盛血少，此谓反也。脉小血多，此谓反也。

气盛身寒，得之伤寒。气虚身热，得之伤暑。谷入多而气少者，得之有所脱血，湿居下也。谷入少而气多者，邪在胃及与肺也。脉小血多者，饮中热也。脉大血少者，脉有风气，水浆不入，此之谓也。夫实者，气入也。虚者，气出也。气实者，热也。气虚者，寒也。入实者，左手开针空也。入虚者，左手闭针空也。

刺，针刺也。

志，志者，记也，记载也，记事的文章也。《周礼·春官·小史》："掌邦国之志。"《周礼》中的邦国之志，犹如《三国志》之志，指的是各国的史记。

刺志，所记的就是针刺的要领。本篇所记的具体内容有两方面：一是气之虚实；二是针刺补泻之法。

刺之专论，本篇是《素问》中的第四篇。

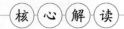

核 心 解 读

志者，记也。记有实物标志之记，有文字之记。陶渊明笔下的渔夫，为了记住通往桃花源的路，用实物做了标志。渔夫之记，是实物之记。本篇针刺之记，是文字之记。本篇的核心所在何处？在一个"志"字周围的内容之中，简而言之，在气之虚实的判断之中与针刺之补泻的操作之中。

一、气之虚实的判断标准

针刺之前，必须观察被刺者的气之虚实。气之虚实如何判断呢？从正常与非常两种现象入手。何谓正常？何谓非常？在本篇，岐伯先是以外形特征分出三种情况：

第一，气充实者形体壮实，气虚弱者形体虚弱，这属于正常。与此相反，属于非常。

第二，饮食丰盛者血气旺盛，饮食不足者血气衰弱，属于正常。与此相反，属于非常。

第三，脉充实者血充实，脉虚弱者血衰虚，属于正常。与此相反，属于非常。

为什么会反常？在本篇，岐伯以实际标准分出 3 种情况，并解释"为什么会这样"：

第一，正气盛而身体寒，正气虚而身体热，谓之反常。为什么会这样？气盛而怕冷，原因在于感受了风寒邪气。气虚而发热，原因在于感受了暑热邪气。

第二，饮食多而血不足，饮食少而血气多，谓之反常。为什么会这样？饮食多而血不足，原因有两种：一种原因是失血过多，一种原因是湿邪聚集停留于下部。饮食少而血气多，原因在于邪气停留在胃与肺。

第三，脉大而血少，脉小而血多，谓之反常。为什么会这样？脉小而血多，原因在于饮酒过多，中焦郁热。脉大而血少，原因有两种：一种是风邪入脉；一种是水汤不进。

本篇最后，岐伯又把判断虚实之证的标准集中在一句非常容易记住的话中："气入为实，气泄为虚。"入之气为外部之邪气，泄之气为体内之正气。邪气实，身体发热；正气虚，身体寒冷。

二、针刺补泻之技巧

补虚泻实，这是用药之原则，亦是针刺之原则。药之补泻，温寒之别也。药性温者补，药性寒者泻。针刺如何补如何泻呢？本篇揭示的奥秘是：针刺泻邪，出针时左手不要按针孔，此为泻。针刺补虚，出针时左手要按住针孔，此为补。

针解篇第五十四

原 文

黄帝问曰：愿闻九针之解，虚实之道。岐伯对曰：刺虚则实之者，针下热也，气实乃热也。满而泄之者，针下寒也，气虚乃寒也。菀陈[1]则除之者，出恶血也。邪胜则虚之者，出针勿按。徐而疾则实者，徐出针而疾按之。疾而徐则虚者，疾出针而徐按之。言实与虚者，寒温气多少也。若无若有者，疾不可知也。察后与先者，知病先后也。为虚与实者，工勿失其法。若得若失者，离其法也。虚实之要，九针最妙者，为其各有所宜也。补泻之时者，与气开阖相合也[2]。九针之名，各不同形者，针穷其所当补泻也。

刺实须其虚者，留针，阴气隆至，乃去针也。刺虚须其实者，阳气隆至，针下热，乃去针也。经气已至，慎守勿失者，勿变更也。深浅在志者，知病之内外也。近远如一者，深浅其候等也。如临深渊者，不敢堕也。手如握虎者，欲其壮也。神无营于众物者，静志观病人，无左右视也。义无邪下者，欲端以正也。必正其神者，欲瞻病人目制其神，令气易行也。所谓三里者，下膝三寸也。所谓跗之者，举膝分易见也。巨虚者，跷足[3]骱独陷者。下廉者，陷下者也。

帝曰：余闻九针，上应天地四时阴阳，愿闻其方，令可传于后世以为常也。岐伯曰：夫一天、二地、三人、四时、五音[4]、六律[5]、七星[6]、八风[7]、九野[8]，身形亦应之，针各有所宜，故曰九针。人皮应天，人肉应地，人脉应人，人筋应时，人声应音，人阴阳合气应律[9]，人齿面目应星，人出入气应风，人九窍三百六十五络应野。故一针皮，二针肉，三针脉，四针筋，五针骨，六针调阴阳，七针益精，八针除风，九针通九窍，除三百六十五节气，此之谓各有所主也。人心意应八风[10]，人气应天[11]，人发齿耳目五声应五音六律[12]，人阴阳脉血气应地[13]，人肝目应之九[14]。

注　释

1. 菀（yùn，又读 yù）陈　菀通蕴，有郁结，积滞之义。陈，陈旧。菀陈，在此指血液郁结日久。

2. 补泻之时者，与气开阖相合也　阖者，合也。有相合、投契之义。指针刺补泻的时间应该与气的开阖相一致。针刺补泻应该讲究时间性，这是《内经》的基本主张。因为人体之内的气血，一直呈运动状态。春夏秋冬四季之中，气血状态与位置是不同的；一天早晚昼夜四阶段，气血与位置是不同的；月亮的圆缺，会引起气血的变化；气血在不同的时间内有着不同的位置、不同的状态，所以，针刺必须讲究时间性。马莳："其针入之后，若当其气来谓之开，可以迎而泻之。气过谓之阖，可以随而补之，针与气开阖相合也。"

3. 跷（qiāo）足　跷，举也。跷足，举足也。本篇指出："巨虚者，跷足胻（héng）独陷者。"王冰："跷，谓举也。"杨上善："跷，高也，谓此外踝上高举处也。"

4. 五音　又称五声，宫、商、角、徵、羽五个音级。见本卷第四篇注释13。

5. 六律　指阴六律、阳六律、六律之说，首见于《尚书》。《尚书·益稷》："予欲闻六律五声八音。"阴六律、阳六律，阴阳十二律首见于《吕氏春秋》。中华先贤认为一年十二个月，有十二种声音。从冬至之月即十一月开始，十二月的十二种声音依次是：黄钟、大吕、太蔟、夹钟、姑洗、中吕、蕤宾、林钟、夷则、南吕、无射、应钟。

6. 七星　指北斗七星，即天枢、天璇、天玑、天权、玉衡、开阳、摇光七星。

7. 八风　八，八方也。具体为：东、南、西、北、东南、东北、西南、西北。八风，八方之风也。

8. 九野　九，《易经》之中最大的阳数。野，分野。九野，指古代大地上的九州。

9. 人阴阳合气应律　这句话讲的是人天对应关系。人是天地之间的人，人是时间（春夏秋冬）中的人，人是空间（东西南北）中的人，所以，人与天地时空之间有着对应关系。东方人与西方人都是人，这是天地因素所决定的。为什么东方人、西方人在肤色、头发、鼻子上有差别？这是空间因素所决定的。《内经》告诉人们，五脏与时空之间存在着对应关系，经络与时空之间同样存在着对应关系。

《周髀算经》《礼记》《管子》《吕氏春秋》告诉人们，中华大地上的音乐是天地时空的产物，天籁之音、地籁之音均源于天地。《礼记·乐记》："乐者，天地之和也。"乐源于天地，这是乐产生的原则，十二律源于十二月，这是乐产生的具体。十二律对应十二月，十二经络也对应十二月。因为 a=b，b=c，所以 a=c 的等量代换关系就成立了。音律出于自然，人出于自然，人体与音律之间存在着相对相应关系，这是自然之事。

音乐能不能治病，是现代人还在争论的问题。相应的音乐能治相应的病，这在《周礼》《礼记》《素问》中属于基本常识。为何音乐能治病？因为律分阴分阳，音分五行！阴阳平衡可以治病，五行生克同样可以治病，所以阴阳之律、五行之音只要运用得巧妙，是可以治病的。

10. 人心意应八风　风向会变化，人的心愿也会变化。八风变化多端，人的心愿变化多端，所以可以以风喻人之心意。

11. 人气应天　气属阳，天属阳，所以人气可以应天。

12. 人发齿耳目五声应五音六律　人体发长齿生、耳聪目明、声音清浊，犹如五音六律那样条理不紊，故相应。

13. 人阴阳脉血气应地　人体阴阳经脉是气血运行的道路，犹如大地江河溪流之川，故相应。

14. 人肝目应之九　肝开窍于目，答案在《素问·金匮真言论》中。应之九，意义为何呢？九，在《易经》中表达的是阳之极数。《灵枢·大惑论》告诉后人，五脏六腑之精气皆上注于目。精气为阳，五脏六腑之精气集中在一起这就达到了极处，所以可以用阳之极数九籁表达。

题 解

针，针刺之针也。

解，解释也。

针解，解释的是用针之理，用针之技，用针之巧，用针之时，针之补泻。一句话，针解解释的就是针刺之道与针刺之术。

本篇第一次以黄帝的口气说出了针刺之针有九。何谓九针呢？《灵枢》开篇之作《九针十二原》中有详细之答案："一曰镵针，长一寸六分；二曰员针，长一寸六分；三曰鍉针，长三寸半；四曰锋针，长一寸六分；五曰铍针，长四寸，广二分半；六曰员利针，长一寸六分；七曰毫针，长三寸六分；八曰长针，长七寸；九曰大针，长四寸。"

九针同样是针，却有四大不同之处：一是名字不同；二是形状不同；三是长度不同；四是用途不同。一种针有一种用途，九种针有九种用途。九针如何用？能治什么病？使用九针有没有规律可循？这些都是本篇议论的内容。

针的出现，说明中医在起源之处就重视器具的创造与运用。针的出现说明中医在起源之处就重视器具的创造与运用。欲知针解之详情，需要研读本篇之内容。

针之专论，本篇是《素问》中的第一篇。

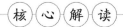

核 心 解 读

药物可以补虚泻实，针刺同样可以补虚泻实。针刺如何补，针刺如何泻？本篇之核心也。

一、 小银针解决大问题

针刺意义如同服药，能治疗各种疾病。小小银针能够解决大问题，能够医治各式各样的疾病。希望掌握针刺之技巧者，需要了解本篇岐伯所阐述的针刺之道。

此处需要解释的是，本文传至唐代，已是残缺之文，今天放在子孙面前的这篇《素问·针解》，并不是系统的、完整的文章，其缺陷有三：①内容前后的不连贯；②有原则之论无具体内容；③最后一节明显是残缺之文。所以，本篇的解读，只能是在现有基础上的解读；面对残缺的内容，将来有机会借助流传到朝鲜、日本的版本，也许还有修复的可能。

（一）针刺治虚实

小小银针，既可以治实症，又可以治虚症。

虚症，针刺用补法；针下有热感时，表明取得了疗效；只有正气充实了，针下才可能发热。

实症，针刺用泻法；针下有凉感时，表明取得了疗效；只有邪气除去了，才可能发凉。

（二）虚实之判断

虚实判断之依据，主要根据下针后患者的寒温感觉。下针后患者有强烈的热感，虚症也。下针后患者有强烈的凉感，实症也。

假若患者对寒温的感觉不十分明显，那么疾病的虚实情况便不容易辨别了。

（三）针刺之技巧

1. 实症　针刺实症之技巧有三：①下针之后有明确热感时再出针；②出针时速度要慢，以便邪气外泻；③不要按压针孔，以免影响邪气外泻。

2. 虚症　针刺虚症之技巧有三：①下针之后有明确凉感时再出针；②出针时速度要快，防止正气外泻；③要按压针孔，以免正气外泻。

3. 常用技巧　①针刺不要斜下针。换句话说，就是下针时必须正直而刺。②让患者精神集中。医生看着患者的眼睛，从而控制住患者的精神活动，使经气运行通畅。

4. 放血疗法　人体之中如果有郁积陈久的瘀血，应当针刺放出。针刺放血治疗，是中医之特色。《素问·阴阳应象大论》第一次出现"血实宜决"的针刺疗法，本篇再次出现"恶血宜除"的针刺疗法，一种方法反复出现，证明了《素问》对这种方法的高度重视。

（四）歌谣中的严谨态度

身为针刺医生，除了对患者的爱心之外，还必须具有严肃认真的态度。严肃认真的态度，出现在类似于歌谣的两句话中："如临深渊者，不敢堕也。手如握虎者，欲其壮也。"

面临万丈深渊，一不小心就有粉身碎骨的可能，能不小心吗？手握老虎，一不小心就会被老虎吃掉，能不用心用力吗？

针刺时，严谨的态度是面临深渊；持针时，严谨的态度是手如握虎，这是《素问》对医生的教育。

《素问》对医生的教育，与《易经》对君王的教育具有一致性。

《易经》六十四卦的第十卦是履卦。履卦有"履虎尾"的哲理。这一哲理教育为君者，要像在老虎尾巴后面行走那样小心谨慎为政。"履虎尾"的比喻，非常形象，非常妥帖。在老虎的尾巴后面行走，一不小心就可能葬身虎口，能不小心吗？《易经》告诫君王，君王之位绝不仅仅意味着威风和荣耀，身为君王面临的是两种截然相反的结果：千古流芳与臭名远扬。所以，《易经》教育为政者一定要小心谨慎。小心到什么程度呢？小心到像走在老虎后面那样。

"履虎尾"的为君哲理，在《诗经》《论语》里又演化为人生哲理。《诗经·小雅·小旻》："战战兢兢，如临深渊，如临薄冰。"中华元文化里没有原罪之说，做人不需要天天跪在主面前承认"主啊，我有罪"。但人生之态度，必须谨慎。人生的谨慎态度，在《诗经》中化为艺术上的诗句"战战兢兢，如临深渊，如履薄冰。"

孔子的大弟子之一曾子，在病危时把他的弟子招集在跟前，引用"战战兢兢，如临深渊，如履薄冰"诠释了自己的一生，说自己一生谨慎，晚年可以免于刑罚而善终了。这个故事记载在《论语·泰伯》中："曾子有疾，召门弟子曰：'启予足！启予手！'诗云：'战战兢兢，如临深渊，如履薄冰。'而今而后，吾知免夫！小子！"这段话翻译成白话文的意思是：曾子病了，把学生们召集到眼前，说："看看我的脚，看看我的手，《诗经·小雅·小旻》上说：'战战兢兢，小心谨慎，好像前面一点就是万丈深渊，好像脚下就是深水面上的薄冰。'从今以后，我知道自己能够免除刑罚之灾，可以善终了。"

"履虎尾"的为君哲理，"战战兢兢，如临深渊，如履薄冰"的人生哲理，在本篇又演化为医生行医的哲理。为政者、为医者以及普通人的人生准则，在中华元文化、儒家文化与中医文化中，是完全一致的。

（五）人体与天体的相似相通性

人体与天体之间的相似相通性，是为医者所必须明白的哲理。

前面已经谈到过人与造物主之间的相似性与一致性。《圣经》认为上帝造人是按照自己的模样创造的。《奥义书》认为人和造物主大梵的成分地、火、水、风具有一致性。《易经》用同一个八卦，既解释天体，又解释人体。这个解释明确指出人体与天体之间是相似相通的。

　　《素问》与《灵枢》之中，前后几次出现人体与天体的相似相通的哲理。

　　人体与天体的相似相通的哲理，第一次出现在《素问·六节藏象论》中。人体、天体是如何对应的呢？《素问·六节藏象论》的答案是：

　　夫自古通天者，生之本，本于阴阳。其气九州、九窍，皆通乎天气。故其生五，其气三。三而成天，三而成地，三而成人，三而三之，合则为九，九分为九野，九野为九藏，故形藏四，神藏五，合为九藏以应之也。

　　人体与天体的相似相通的哲理，第二次出现在本篇中。人体、天体是如何对应的呢？本篇的答案是："夫一天、二地、三人、四时、五音、六律、七星、八风、九野，身形亦应之，针各有所宜，故曰九针。人皮应天，人肉应地，人脉应人，人筋应时，人声应音，人阴阳合气应律，人齿面目应星，人出入气应风，人九窍三百六十五络应野。故一针皮，二针肉，三针脉，四针筋，五针骨，六针调阴阳，七针益精，八针除风，九针通九窍，除三百六十五节气，此之谓各有所主也。人心意应八风，人气应天，人发齿耳目五声应五音六律，人阴阳脉血气应地，人肝目应之九。"

　　人体与天体的相似相通的哲理，第三次出现在《灵枢·邪客》中。人体、天体是如何对应的呢？其中的答案是：

　　天圆地方，人头圆足方以应之。

　　天有日月，人有两目。

　　地有九州，人有九窍。

　　天有风雨，人有喜怒。

　　天有雷电，人有音声。

　　天有四时，人有四肢。

　　天有五音，人有五藏。

　　天有六律，人有六府。

　　天有冬夏，人有寒热。

　　天有十日，人有手十指。

　　辰有十二，人有足十指、茎。垂以应之；女子不足二节，以抱人形。

　　天有阴阳，人有夫妻。

　　岁有三百六十五日，人有三百六十节。

　　地有高山，人有肩膝。

地有深谷，人有胞胭。

地有十二经水，人有十二经脉。

地有泉脉，人有卫气。

地有草蓂，人有毫毛。

天有昼夜，人有卧起。

天有列星，人有牙齿。

地有小山，人有小节。

地有山石，人有高骨。

地有林木，人有募筋。

地有聚邑，人有腘肉。

岁有十二月，人有十二节。

地有四时不生草，人有无子。

此人与天地相应者也。

《素问》与《灵枢》中的三段论述，在天体与人体之间做了一一对应，详细对应在阴阳、天地、时空、月日、音律之中。

大梵生人，人像大梵；上帝造人，人像上帝；天地生人，人体合于天体；谁是人的造物主，人体就合于谁，这是人类祖先的共同认识。但是，在天人之间相似相通性上，唯有我中华先贤解释得最详细。

笔者在《彝医揽要》一书中知道，彝医同样重视针刺。彝医针刺，非常重视天人合一中的时间性。一月之中，初一不能刺哪儿，初二不能刺哪儿……从初一到月底，每日都有忌讳；一日之中分早、中、晚，三个时段的针刺也有忌讳。彝族先贤把针刺中的时间忌讳，编成了具有普及意义的教材，供习医者学习。彝医针刺，讲究时间中的忌讳，与《内经》中针刺的哲理应该是一致的。

（六）九针的应用

第一种镵针，用来刺皮。

第二种员针，用来刺肉。

第三种鍉针，用来刺脉。

第四种锋针，用来刺筋。

第五种铍针，用来刺骨。

第六种员利针，用来调节阴阳。

第七种毫针，用来补益精气。

第八种长针，用来除风邪。

第九种大针，用来通利九窍，清除三百六十五节的邪气。

二、 医疗器具上的中西差异

（一）早期的差异

本篇以黄帝之口说出了九针，说明了这样的事实与这样的道理：

其一，中华民族在远古时代就发明了医疗器具，并且运用在日常生活之中。

其二，中华民族在远古时代就发明了不同名称、不同形状、不同用途的针刺之针。

其三，中华民族在远古时代就重视对医疗器具的研究与运用。

其四，治病，《内经》一讲药物，二讲器具；《内经》所开辟的中医文化重视的是药器并重。

《三国演义》中的华佗，外科手术已经可以刮骨疗毒了。这说明华佗时代的医疗器具，已经比黄帝时代进步了。

《圣经·新约》中的耶稣，非常关心人的疾病。但是耶稣治病从来不用器具，用什么呢？用的是神力。

治麻风病，耶稣伸手一摸，说了一句"你洁净了吧"，患者的大麻风立刻就好了。

彼得的岳母害热病，耶稣仅仅伸手一摸，连话都没有说一句，热就退了。

路边的两个瞎子求耶稣医治他们的眼睛，耶稣伸手一摸他们的眼睛，眼睛立刻就看见了光明。

《马太福音》《马可福音》《约翰福音》中记载了好多这样的事例。当《圣经》中的耶稣用祝福的话语、用神力、用唾沫治病的时候，中华大地上黄帝已经使用上了医疗器具。可是，中华大地上的黄帝，在时间上要早于耶稣几千年。黄帝治病使用器具，耶稣治病从来不用器具，这是希伯来民族与中华民族的早期差别。

（二）现实的差异

《圣经》教化下的现代西方，观察疾病有观察的器具，医治疾病有医治的器具，而且越来越先进，越来越精密。而中华大地上的中医，今天仍然使用着黄帝时代所创造的银针，而且在数量上也凑不够九针了。观察疾病没有先进器具，医治疾病没有先进器具，这就是今天中医界的实际，也是中西医之间现实中的差异。

中西医古今的差别，这说明了什么？

从重视器具的中医到器具落后的中医，这说明了什么？

从药器并重的中医到只重视药物的中医，这又说明了什么？

如果这几个问题能有一个清晰的答案，对于复兴药器并重的中医是否具有重要意义呢?！

长
刺
节
论
篇
第
五
十
五

原 文

刺家不诊，听病者言，在头，头疾痛，为藏针之，刺至骨，病已，上无伤骨肉及皮，皮者道也。

阴刺，入一傍四处，治寒热。深专者，刺大藏，迫藏刺背，背俞也，刺之迫藏，藏会，腹中寒热去而止，与刺之要，发针而浅出血。

治腐肿者，刺腐上，视痈小大深浅刺，刺大者多血，小者深之，必端内针为故止。

病在少腹有积，刺皮髓[1]以下，至少腹而止，刺侠脊两旁四椎间，刺两髂髎季胁肋间，导腹中气热下已。

病在少腹，腹痛不得大小便，病名曰疝。得之寒，刺少腹两股间，刺腰髁骨间，刺而多之，尽炅病已。

病在筋，筋挛节痛，不可以行，名曰筋痹，刺筋上为故，刺分肉间，不可中骨也，病起筋炅，病已止。

病在肌肤，肌肤尽痛，名曰肌痹，伤于寒湿，刺大分、小分，多发针而深之，以热为故，无伤筋骨，伤筋骨，痈发若变，诸分尽热，病已止。

病在骨，骨重不可举，骨髓酸痛，寒气至，名曰骨痹。深者刺无伤脉肉为故，其道大分、小分，骨热病已止。

病在诸阳脉，且寒且热，诸分且寒且热，名曰狂。刺之虚脉，视分尽热，病已止。病初发，岁一发，不治月一发，不治月四五发，名曰癫病。刺诸分诸脉，其无寒者，以针调之，病已止。

病风且寒且热，炅汗出，一日数过，先刺诸分理络脉；汗出且寒且热，三日一刺，百日而已。

病大风[2]，骨节重，须眉堕，名曰大风。刺肌肉为故，汗出百日，刺骨髓，汗出百日，凡二百日，须眉生而止针。

注　释

1. 皮䐔（tú）　䐔，同"腯"，指皮肥肉厚之处。

2. 大风　又称疠风、癞风。相当于今天的麻风病。见本卷第十七篇注释17。

题　解

长，音掌（zhǎng），本义为生长、增长，引申为推广、扩充。

刺，针刺也。

节，在《内经》有多种解释：一是泛指关节，即骨骼连接处。如《素问·五藏生成》所言："诸筋者皆属于节。"如《灵枢·邪客》所言："岁有十二月，人有十二节。"

二是指神气所游之处，相当于穴位之穴。如《灵枢·九针十二原》所言："节之交，三百六十五会，知其要者，一言而终，不知其要，流散无穷，所言节者，神气之所游行出入也，非皮肉筋骨也。"如《灵枢·九针十二原》所言："节之交三百六十五会者，络脉之渗灌诸节者也。"

三是指膝关节。如《灵枢·厥病》所言："真头痛，头痛甚，脑尽痛，手足寒至节……真心痛，手足清至节。"

四是指刺法。如《灵枢·官针》所言："凡刺有十二节，以应十二经。"

本篇所论的长刺节，论的是多种穴位、多种关节、多种疾病的刺法。

论刺法，本篇是《素问》第一篇。

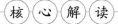

核　心　解　读

病有多种，一种病一种刺法；病有多处，一种病位一种刺法；刺有法如同药有方，一切都讲究法度。法度者，定性、定量也。定性、定量，这是中华元文化的特色，这是中医文化的特色，也是本篇的特色。

一、 皮者， 道也

视皮为道，这是本篇所出现的一个崭新的观点。中华元文化与中医文化里的道，如同《圣经》里的上帝一样，首先是造物主，然后是万物与人所必须遵循的法则。道如此至高无上，皮肤之皮怎么能与之相提并论呢？要想明白这一点，必须回顾一下本篇之前之后有关皮的论述。

《素问·阴阳应象大论》："善治者治皮毛，其次治肌肤，其次治筋脉，其次治六府，其次治五藏。"又："肺生皮毛。"

《素问·五藏生成》："肺者，气之本，魄之处也；其华在毛，其充在皮。"又："肺之合皮也，其荣毛也，其主心也。"

《素问·汤液醪醴论》："夫病之始生也，极微极精，必先入结于皮肤。"

《素问·咳论》： "皮毛者，肺之合也；皮毛先受邪气，邪气以从其合也。"

《素问·针刺》："人皮应天，人肉应地。"

《素问·宣明五气》："肺主皮。"

《素问·长刺节论》："刺家不诊，听病者言，在头，头疾痛，为藏针之，刺至骨，病已，上无伤骨肉及皮，皮者道也。"

《素问·皮部论》："是故百病之始生也，必先于皮毛。"

上述几个论断告诉后人这样几条道理：

其一，人的皮肤内应肺，外应天。

其二，百病始生是先从皮肤开始的。

其三，圣人治病的顺序，第一步是从皮肤开始的。整个治病的顺序是：皮肤肌肤筋脉六腑五脏。"善治者治皮毛"。这是《素问·阴阳应象大论》所留下的至理名言。

其四，针刺是从皮肤开始的，始于皮肤，终于骨。

百病之始始于皮肤，针刺之道始于皮肤，所以本篇把皮放在道的位置上来认识。"皮者，道也。"希望针刺医生能够记住这句话。

二、 阳刺之要

阳刺之要，就是在相应的穴位中间直刺一针，在相应的穴位四周上下、左右各刺一针。简而言之，就是中刺一，周刺四。

阳刺，可以治疗寒热病。

治疗寒热病，当刺五脏。如果邪近五脏，应针刺背部五脏的腧穴，因为背部是五脏经脉会聚之处。

治疗寒热病必须注意的两点是：待腹中寒热邪气清除后再停针；出针时，针孔少少地出点血为好。

三、 刺痈之要

治疗痈肿病之要，体现在三方面：直接在痈肿中心之处针刺；针刺大的痈肿，让它出血稍多一点；针刺小的痈肿，当针刺深一点，但都以正直而刺为准则。

四、 几种疾病的针刺治疗

（一）积之刺

积，病症名也，所指的是胸腹内痛有定处的有形积块。

《灵枢·五变》："百疾之始期也……或为积聚。"

《灵枢·百病始生》："夫百病之始生也，皆生于风雨寒暑，清湿喜怒……息而成积。"

《难经·五十五难》："积者，阴气也，其始发有常处，其痛不离其部，上下有所终始，左右有所穷处。"《难经》还将积分成了五类：肝积，心积，脾积，肺积，肾积。

本篇没有论及积之病因，也没有将积明确分类，只是指出腹部之积，并指出腹部之积的针刺方法。

腹部之积的针刺方法有四：①针刺腹部丰厚之处以下的穴位；②同时针刺第四椎脊两旁的穴位；③针刺季胁间的京门穴；④针刺以发热为准则。

（二）疝之刺

疝，病症名也，所指的是心腹气积作痛之病。一部《素问》，多次论及疝之病。

《素问·脉要精微论》第一次通过黄帝与岐伯的对话告诉后人，心疝病因在心，病位在小肠。《素问·脉要精微论》："帝曰：诊得心脉而急，此为何病？病形何如？岐伯曰：病名心疝，少腹当有形也。帝曰：何以言之？岐伯曰：心为牡脏，小肠为之使，故曰少腹当有形也。"

《素问·大奇论》第一次明确指出疝病病因在于"三阴急"。《素问·大奇论》："三阳急为瘕，三阴急为疝。"

本篇所论的疝气，其病位在小腹，其病症有四：①疼痛；②大小便不利；③遇寒而腹痛加重；④大腿内侧发凉。

疝气的针刺方法有三：①针刺腰及踝骨之间的俞穴；②针刺后再行艾灸；③针刺以发热为准则。

（三）痹之刺

1. 筋痹之刺　筋痹，病名也。痹者，闭也。风寒湿三种邪气所引起的血流不通之病。《素问·痹论》："风寒湿三气杂至，合而为痹也。"

按照病因的不同，《素问·痹论》将痹症分为三类：风邪偏盛形成的是行痹，寒邪偏盛形成的是痛痹，湿邪偏盛形成的是着痹。

按照得病的季节不同，《素问·痹论》将痹症分为五类："以冬遇此者为骨痹，以春遇此者为筋痹，以夏遇此者为脉痹，以长夏遇此者为肌痹，以秋遇此者为皮痹。"冬季形成的痹症为骨痹，春季形成的痹症为筋痹，夏季形成的痹症为脉痹，长夏形成的痹症为肌痹，秋季形成的痹症为皮痹。

筋痹其病位在筋，其病症有三：①筋脉挛急；②关节疼痛；③行走艰难。

筋痹的针刺方法有三：①以针刺在筋上为准则；②针刺肌肉相接处；③针刺以发热为准则。应该注意的是，针刺不能伤骨。

2. 肌痹之刺　肌痹其病位在肌肉、皮肤，其病症是：肌肉皮肤处疼痛。

肌痹的针刺方法有二：①针刺大、小肌肉的会合处；②针刺时取穴要多，进针要深；③针刺以发热为准则。

3. 骨痹之刺　骨痹其病位在骨，其病症有三：①肢体沉重不能举动；②骨髓深处酸痛；③寒冷深达于骨。

骨痹的针刺方法有三：①针刺时要深刺；②深刺以不伤经脉肌肉为度；③针刺以发热为准则。

（四）狂、癫之刺

手足三阳经脉时寒时热引起患者时寒时热，此病称之为狂。

狂病的针刺方法是用泻法，以泻其邪。患者肌肉有热感时，病将痊愈，即停止针刺。

狂病刚产生的时候，每年发作一次。若不及时治疗，将发展为每月发作一次；若还不及时治疗，将发展为生前每月发作四五次，就变成癫病。

癫病的治疗方法是用补法，以补其虚。具体针刺刺在大小分肉以及各部经脉。

（五）风疾之刺

风邪侵入人体致病，其病症有三：①时寒时热；②热则汗出；③一天发作数次。

（六）大风之刺

大风致病就是麻风病。

麻风病其症有三：①骨节沉重；②胡子脱落；③眉毛脱落。

麻风病治疗方法是针刺二百天。前一个一百天刺肌肉，使患者汗出；后一个一百天刺髓，仍使患者汗出；到胡子、眉毛重新生长时，停止针刺。

皮部论篇第五十六

原　文

黄帝问曰：余闻皮有分部，脉有经纪[1]，筋有结络[2]，骨有度量，其所生病各异，别其分部，左右上下，阴阳所在，病之始终，愿闻其道。岐伯对曰：欲知皮部以经脉为纪[3]者，诸经皆然。

阳明之阳，名曰害蜚，上下同法[4]，视其部中有浮络者，皆阳明之络也，其色多青则痛，多黑则痹，黄赤则热，多白则寒，五色皆见，则寒热也，络盛则入客于经，阳主外，阴主内。少阳之阳，名曰枢持[5]，上下同法，视其部中，有浮络者，皆少阳之络也，络盛则入客于经，故在阳者主内，在阴者主出，以渗于内，诸经皆然。太阳之阳，名曰关枢，上下同法，视其部中，有浮络者，皆太阳之络也，络盛则入客于经。少阴之阴，名曰枢儒，上下同法，视其部中，有浮络者，皆少阴之络也，络盛则入客于经，其入经也，从阳部注于经，其出者，从阴内注于骨。心主之阴[6]，名曰害肩，上下同法，视其部中，有浮络者，皆心主之络也，络盛则入客于经。太阴之阴，名曰关蛰，上下同法，视其部中，有浮络者，皆太阴之络也，络盛则入客于经。

凡十二经络脉者，皮之部也。是故百病之始生也，必先于皮毛。邪中之，则腠理开，开则入客于络脉，留而不去，传入于经，留而不去，传入于府，廪于肠胃。邪之始入于皮也，泝然起毫毛，开腠理；其入于络也，则络脉盛色变；其入客于经也，则感虚，乃陷下；其留于筋骨之间，寒多则筋挛骨痛，热多则筋弛骨消，肉烁䐃破，毛直而败。

帝曰：夫子言皮之十二部，其生病皆何如？岐伯曰：皮者，脉之部也，邪客于皮，则腠理开，开则邪入客于络脉，络脉满，则注于经脉，经脉满，则入舍于府藏也。故皮者有分部，不与[7]而生大病也。帝曰：善。

1. 脉有经纪　纵为经，横为纪。脉有经纪，指经络在人体中纵横交错的分布状态。

2. 筋有结络　筋系结连络肌肉骨节。张志聪："结络，言筋之系于分肉，连于骨节也。"

3. 纪　纲纪，法则，准则。《素问·阴阳应象大论》："故治不法天之纪，不用地之理，则灾害至矣。"《素问·脉要精微论》："微妙在脉，不可不察，察之有纪，从阴阳始。"王冰："以阴阳为察候之纲纪。"

4. 上下同法　上下，指手足六经。上指手经，下指足经。上，本篇指手阳明大肠经；下，本篇指足阳明胃经。同法，即相同的观察方法。

5. 枢持　枢，枢纽也。枢持，指少阳经为阴阳经络之枢纽。张介宾："枢，枢机也。持，主持也。少阳居三阳表里之间，如枢之运，而持其出入之机，故曰枢持。"

6. 心主之阴　即厥阴之阴。

7. 不与　《甲乙经》卷二第一下作"不愈"。愈，使病好，引申为治疗。

皮之专论，本篇是《素问》第一篇。

皮，《说文解字》的解释是："剥取兽革者谓之皮。"这个解释在自然科学范围内。

《诗经·相鼠》："相鼠有皮，人而无仪；人而无仪，不死何为？"《诗经》以鼠皮论人仪，人不讲礼仪不如鼠。以皮讲礼仪，皮的意义在价值范畴之内。

本篇论皮，为人之皮肤。皮肤之皮在《素问》，其意义体现在医学范围之内。

《素问·皮部论》论的是皮之分部，即皮分十二部。皮分十二部，是以十二经脉为依据的。人有十二经脉，皮有十二分部，之所以这样划分，其目的是想找出疾病形成的一条清晰的路径。这条路径可以表达为：病因—皮—经脉—脏腑—疾病。细而论之，这一路径可以表述为：外部某种病因—人体十二分部某部之皮—某一经脉—某脏某腑—某种疾病。

病由皮而入，形成脏腑疾病。内病会反映到外，所以，皮部的变化，会反映出某一经脉、某一脏腑的某种疾病。以外揣内，以内揣外，这就是本篇所希望找出判断疾病的方法。

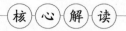

时间可以论病，空间可以论病，脉搏可以论病，面部颜色可以论病，这是本篇之前的论病方法。以皮之变化论病，这是本篇所出现的又一种论病方法。同样是论病，有多种方法，即此种方法之外还有另外一种或几种方法。灵活的使用多种方法，不把一种方法绝对化，这就是中华先贤留在《素问》中的方法论，也是留在本篇的方法论。

一、 脉有经纪与皮有分部

前面已经谈到过，人体中的经脉有手足阴阳之分，具体分为手三阴手三阳与足三阴足三阳，手足三阴三阳合起来一共有十二条。本篇正是以这十二经脉为依据，将皮分为十二部。所以，要想知道皮肤的分属部位，必须清楚十二经脉的准确部位以及左右相连的基本情况。

（一）阳明部

阳明部，是与阳明经脉相关的皮部。

手足阳明经，名曰害蜚；取义于门扇，比喻阳明经连接表里的功能。在古汉语中，害、盍、阖三字通用，有关闭之义。蜚，通扉。扉，相当于今天的门扇。害蜚，阖扉也。阖扉，关闭门扇也。阴阳两气通过经脉可出可入，此之谓离合也。阳明经功能主阳气之入。

阴阳两气通过经脉的出入亦即阴阳的离合，其论断最早出现在《素问·阴阳离合论》中。阳气通过三阳经的出入，《素问·阴阳离合论》是这样介绍的："太阳为开，阳明为阖，少阳为枢。"太阳为开，讲的是太阳为三阳之表，主阳气之出；阳明为阖，讲的是阳明主于里，为三阳之里，主阳气之入；少阳为枢，讲的是少阳位于表里之间，起着表里阳气出入的枢纽作用。

阳明经，在本篇讨论中排在首位，所以具有进入封闭意义的"害蜚"名词第一个出现。

阳明部皮下浮起的络脉，属于阳明经。一旦这里的皮下络脉的颜色发生变化，这就等于身体自动发布出了疾病产生的信息。

络脉呈青色，为痛症。络脉呈黑色，为痹症。络脉呈黄红色，为热症。络脉呈白色，为寒症。若五色并现，为寒热杂至的病症。

外邪侵入人体，其阴阳顺序是：先入阳，再入阴。其经脉顺序是：先入络脉，再入经脉。络脉、经脉的阴阳属性是：络脉在外属阳，经脉在里属阴。

外邪侵入人体，在各经中的由浅入深顺序是一样的。

（二）少阳部

少阳部，是与阳明经脉相关的皮部。

手足少阳经，名曰枢持，取义于门轴；比喻少阳经调解出入的功能。《素问·阴阳离合论》："少阳为枢。"表里阳气的出入，少阳经起着枢纽的作用。

少阳部皮下浮起的络脉，属于少阳经。一旦皮下络脉的颜色发生变化，这就意味着疾病产生了。

（三）太阳部

太阳部，是与太阳经脉相关的皮部。

手足太阳经，名曰关枢，取义于门枢。《素问·阴阳离合论》："太阳为开。"这一论断告诉人们，太阳经起着开门作用，主阳气之出。

太阳部皮下浮起的络脉，属于太阳经。一旦络脉的颜色发生变化，这就意味着疾病产生了。

（四）少阴部

关于三阴经的离合，《素问·阴阳离合论》是这样介绍的："是故三阴之离合也，太阴为开，厥阴为阖，少阴为枢。"太阴为开，讲的是太阴为三阴之表，主阴气之出；厥阴为阖，讲的是厥阴为三阴之里，主阴气之入；少阴为枢，讲的是少阴位于表里之间，起着表里阴气出入的枢纽作用。

介绍与阴经相关的皮部，本篇先介绍的是少阴部。少阴部，即与少阴经脉相关的皮部。

手足少阴经，名曰枢儒；取义于门窗上檽格，比喻少阴经起着表里阴气出入的枢纽作用。《素问·阴阳离合论》："少阴为枢。"表里阴气的出入，少阴经起着枢纽的作用。

少阴部皮下浮起的络脉，属于少阴经。一旦络脉的颜色发生变化，这就意味着疾病产生了。

（五）厥阴部

厥阴部，是与厥阴经脉相关的皮部。

手足厥阴经，名曰害肩。取义于门枢，比喻厥阴经脉的合闭枢纽的功能。害同盇、同阖；肩是一种木轴。害肩有开关之义。《素问·阴阳离合论》："厥阴为阖。"阴气有出入，厥阴经主入。

厥阴部皮下浮起的络脉，属于厥阴经。一旦络脉的颜色发生变化，这就意味着疾病产生了。

（六）太阴部

太阴部，是与太阴经脉相关的皮部。手足太阴经，名曰关蛰；取义于门中之撅，比喻太阴经的开启功能。《素问·阴阳离合论》："太阴为开。"这一论断告诉人们，太阴经起着开门作用，主阴气之出。

太阴部皮下浮起的络脉，属于太阴经。一旦络脉的颜色发生变化，这就意味着疾病产生了。

二、 百病始于皮毛

"故百病之始生也，必先于皮毛"。这是出现在本篇的至理名言。

这一至理名言告诉后人，外邪，例如风寒湿三气，进入人体是从皮肤开始的。外邪一旦进入皮肤，疾病就产生了。高明的医生治病往往着手于皮毛，所以在《素问》前五篇中就出现"善治者治皮毛"的论断。

外邪进入皮肤形成疾病，绝不意味着疾病至此结束，如果得不到及时的医治，疾病会一步步深入体内。邪入皮肤，这是疾病产生的第一步；病由皮肤进入络脉，这是疾病深入的第二步；病由络脉进入经脉，这是疾病深入的第三步；病由经脉进入筋骨、脏腑，这是疾病深入的第四步；病入脏腑，是疾病的终结之处。

《素问·阴阳应象大论》："故邪风之至，疾如风雨，故善治者治皮毛，其次治肌肤，其次治筋脉，其次治六府，其次治五藏。"这一论断明明白白地划出了一条外邪侵入人体的路线：外邪（风雨）—皮毛—肌肤筋脉—六腑—五脏；同时，这一论断也明明白白地指出医治外因疾病的先后次序：先治皮毛—次治肌肤—次治筋脉—次治六腑—最后治五脏。圣人与上工治外因疾病，治在病之初；下工庸医治病，治在病之尾。

"百病始于皮毛"与"善治者治皮毛"，两个论断互为因果，为医者必须记住这两个论断。

三、 两点建议

"善治者治皮毛。"这是中华先贤在《素问》中所留下的一个重要结论。这一结论有现实意义吗？请看以下古今一致的自然依据：

风入人体，先入皮毛，古今一致。

雨入人体，先入皮毛，古今一致。

寒入人体，先入皮毛，古今一致。

湿入人体，先入皮毛，古今一致。

热（暑）入人体，先入皮毛，古今一致。

以上依据足以证明，"善治者治皮毛"这一结论的意义，仍然适用于今天。

治皮毛需要找医生，医生治皮毛一是针刺，二是用药。这里需要思考的问题是：能不能在针刺与服药这两种方法之外，再找出一种方法呢？例如，制造出方便随时随地使用的液体外用药。

之所以提出这样一个问题，是由于一件始于好心、止于伤心的真实事例。江南某小城的一个冬日，一个骑摩托车的把一个骑自行车的小姑娘逼到了河里，一个农村进城的打工者立刻跳进河里，救出了这个小姑娘。救出人后，打工者并没有想得到任何的回报，很快离开现场回到了自己的驻地。由于自信身体好，这位打工者并没有采取任何祛寒措施，如喝点白酒或用白酒擦身。北京产的红星二锅头质量好，价格也便宜，这位打工者如果当时喝几口酒，然后用酒擦一下全身的皮肤与关节，入水所受到的寒气与湿气就会消失。非常遗憾，这位打工者没有也不知道这样做。几天之后，打工者的关节开始浮肿疼痛，医生说可能会落下终身疾病。住院治疗需要相当一笔医疗费，打工者根本付不起，找到小姑娘家，小姑娘家也付不出。令人伤心的局面发生了：打工者与小姑娘家打起了官司。这个真实的故事，是在电视上看到的。

实际上，很多人因为不懂疾病始于皮毛的哲理，在突然遇寒，尤其是突然入冷水之后，不知道及时地进行保护性的治疗，由此落下终身残疾。病在皮肤，容易治疗；病在肌肉，还可治疗；病在骨髓，就难以治疗了。

如果"百病始于皮毛"与"善治者治皮毛"的哲理在中华大地得以普及，如果这位打工者以及众多的本该健康却偏偏终身伴随病痛的无辜者懂得这两条哲理，如果中华大地上有一种价格便宜、使用方便的外用祛寒药液，那么，这位缺少金钱、却富有人格的打工者会遭遇到这样令人伤心的局面吗？所以，笔者在此提出两点建议：一是普及"百病始于皮毛"与"善治者治皮毛"的哲理；二是制造出一种方便于随时随地使用的祛寒驱风的外用药液。

经络论篇第五十七

黄帝问曰：夫络脉之见也，其五色各异，青黄赤白黑不同，其故何也？岐伯对曰：经有常色而络无常变也。

帝曰：经之常色何如？岐伯曰：心赤、肺白、肝青、脾黄、肾黑，皆亦应其经脉之色也。

帝曰：络之阴阳[1]，亦应其经乎？岐伯曰：阴络之色应其经，阳络之色变无常[2]，随四时而行也。寒多则凝泣[3]，凝泣则青黑；热多则淖泽[4]，淖泽则黄赤。此皆常色，谓之无病。五色具见者，谓之寒热。帝曰：善。

注　释

1. 络之阴阳　即阴络、阳络。以肌肤为界，深之络脉为阴络，浅之络脉为阳络。

2. 阴络之色应其经，阳络之色变无常　阴络的颜色与经脉相应，阳络的颜色则变化无常。张介宾："此言络有阴阳而色与经应亦有异同也。《灵枢·脉度》曰：经脉为里，支而横者为络，络之别者为孙。故合经络而言，则经在里为阴，络在外为阳。若单以络脉而言，则又有大络孙络在内在外之别，深而在内者是为阴络，阴络近经，色则应之，故分五行以配五藏而色有常也；浅而在外者是为阳络，阳络浮显，色不应经，故随四时之气以为进退，而变无常也。"

3. 泣（sè） 音义同涩。

4. 淖（nào）泽 湿润之义。

经络者，经脉、络脉之总称也。

《素问·经络论》论的是经脉、络脉之色与疾病之间的相应关系。

脉之色有变与不变之别。经脉之色与五脏之色相对应，为不变恒常之色。络脉之色与四时之气相对应，为变化无常之色。经脉、络脉之色正常，预示着人体健康。经脉、络脉之色非常，预示着人体发生了疾病。

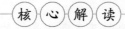

色诊，是《内经》所创建的、中医所独有的诊病方法。经脉色诊的方法，是本篇专论的方法。脉色之变化，预示着疾病之变化。本篇之核心，就在脉色与疾病的对应关系之中。

一、脉色·脏色·病色

（一）脉色：诊病中的一种新方法

脉有脉色，色分五色青、赤、黄、白、黑。何故也？脉色应于脏色也。

《素问·金匮真言论》与《素问·五藏生成》共同告诉人们，五脏分五色，具体为心色赤，肺色白，肝色青，脾色黄，肾色黑。

《素问·刺热》告诉人们，五脏病变必然反映到面部，具体是五脏之色出现在面部的对应区。

本篇告诉人们，五脏病变必然反映到经脉上，具体是五脏之色出现在相对应的经脉上。色诊，可以诊在脉的颜色上。《素问》至此，又多出了一种诊病方法。

（二）恒常脉色与无常脉色

1. 恒常之色　经脉之色为恒常之色，为什么？因为经脉之色对应着五脏之色。五脏之色为恒常之色，所以，经脉之色亦为恒常之色。

心色赤，肺色白，肝色青，脾色黄，肾色黑，脏五色分别对应经脉五色。那么，脏脉之间是如何对应的呢？《灵枢·经脉》告诉人们，肝脏对应足厥阴经，心脏对应手少阴经，脾脏对应足太阴经，肺脏对应手太阴经，肾脏对应足少阴经。按照这一对应关系，可以清晰地知道足厥阴经色青，手少阴经色赤，足太阴经色黄，手太阴经色白，足少阴经色黑。

2. 无常之色　如同小河连接大河的形状一样，大经脉也连接着小络脉。经脉分阴阳，络脉亦分阴阳。

阴络之色与经脉之色相应，为恒常不变之色。而阳络之色却是变化无常之色，所以然则何？随四时阴阳变化而变化也。寒气盛时血气凝寒，络脉呈青黑色；热气盛时血气运行滑利，络脉呈黄赤色。这些属于正常的色泽变化，为"无病"之变化。如果寒热杂错，络脉中就会五色俱现。

二、 仪器的规定性与人的灵活性

脉搏可以诊病，面部颜色可以诊病，皮肤可以诊病，人的声音可以诊病，饮食起居可以诊病，情志可以诊病，时间空间可以诊病，气候可以诊病，这是本篇之前出现的诊病方法。脉色可以用于诊病，这是本篇所出现的诊病方法。如何诊病？中华先贤创造出很多种方法。利用脉色诊病，是众多方法中的一种。

人一旦有病，病色可以出现在人体的各个地方，可以体现在脸色上，可以体现在眼神上，可以体现在声音上，可以体现在脉搏上，可以体现在皮肤上，可以体现在脉色上，可以体现在时间与空间上……这是中华先贤在几千年前就认识到的事实，《素问》将这些事实又转化成了哲理。在《难经·六十一难》中，正式形成中医所独有的"望闻问切"。望面部五色，闻人之五声，问饮食五味，切脉之虚实。

中华先贤所认识到的事实今天仍然存在，中华先贤所认识到的哲理在今天仍然符合实际，中华先贤所创造的诊病方法在今天仍然适用。今天的医院里，诊断疾病的仪器很多，但是再多的仪器也取代不了人的作用。所以然则何？因为仪器只有规定性，而人却有着无限的灵活性。一种仪器有一种功能，设计规定只能检查"这里"与"这种"，实际操作时就不能检查"那里"与"那种"，而医生既可以诊断"这里"又可以诊断"那里"，既可以诊断"这种"又可以诊断"那种"。无论仪器再先进，都不能取代人的作用；无论仪器再先进，都不能取代医生详细诊病的责任。关于这两点，是为医者应该清楚的。

气
穴
论
篇
第
五
十
八

原 文

黄帝问曰：余闻气穴三百六十五以应一岁，未知其所，愿卒闻之。岐伯
稽首再拜对曰：窘乎哉问也？其非圣帝，孰能穷其道焉，因请溢意尽言其
处。帝捧手逡巡而却[1]曰：夫子之开余道也，目未见其处，耳未闻其数，而
目已明，耳以聪矣。岐伯曰：此所谓圣人易语，良马易御也。帝曰：余非圣
人之易语也，世言真数开人意，今余所访问者真数，发蒙解惑，未足以论
也。然余愿闻夫子溢志尽言其处，令解其意，请藏之金匮，不敢复出。岐伯
再拜而起曰：臣请言之，背与心相控而痛，所治天突与十椎及上纪。上纪者
胃脘也，下纪者关元也。背胸邪系阴阳左右，如此其病前后痛涩，胸胁痛而
不得息，不得卧，上气短气偏痛，脉满起，斜出尻脉，络胸胁，支心贯膈，
上肩加天突，斜下肩交十椎下。

藏俞五十穴[2]，府俞七十二穴[3]，热俞五十九穴，水俞五十七穴，头上五
行，行五，五五二十五穴，中䯏两旁各五，凡十穴，大椎上两旁各一，凡二
穴，目瞳子浮白二穴，两髀厌分中二穴，犊鼻二穴，耳中多所闻二穴，眉本
二穴，完骨二穴，顶中央一穴，枕骨二穴，上关二穴，大迎二穴，下关二
穴，天柱二穴，巨虚上下廉四穴，曲牙二穴，天突一穴，天府二穴，天牖二
穴，扶突二穴，天窗二穴，肩解二穴，关元一穴，委阳二穴，肩贞二穴，喑
门一穴，齐一穴，胸俞十二穴，背俞二穴，膺俞十二穴，分肉二穴，踝上横
二穴，阴阳跷四穴，水俞在诸分，热俞在气穴，寒热俞在两骸厌中二穴，大
禁二十五，在天府下五寸。凡三百六十五穴，针之所由行也。

帝曰：余已知气穴之处，游针之居，愿闻孙络谿谷，亦有所应乎？岐伯曰：孙络三百六十五穴会，亦以应一岁，以溢奇邪，以通荣卫。荣卫稽留，卫散荣溢，气竭血著。外为发热，内为少气。疾泻无怠，以通荣卫，见而泻之，无问所会。

帝曰：善。愿闻谿谷之会也。岐伯曰：肉之大会为谷，肉之小会为溪，肉分之间，谿谷之会，以行荣卫，以会大气。邪溢气壅，脉热肉败，荣卫不行，必将为脓，内销骨髓，外破大腘。留于节凑[4]，必将为败。积寒留舍，荣卫不居，卷肉缩筋，肋肘不得伸。内为骨痹，外为不仁，命曰不足，大寒留于谿谷也。谿谷三百六十五穴会，亦应一岁。其小痹淫溢，循脉往来，微针所及，与法相同。

帝乃避左右而起，再拜曰：今日发蒙解惑，藏之金匮，不敢复出。乃藏之金兰之室，署曰气穴所在。岐伯曰：孙络之脉别经者，其血盛而当泻者，亦三百六十五脉，并注于络，传注十二络脉，非独十四络脉也，内解泻于中者十脉。

注 释

1. 捧手逡（qūn）巡而却　逡巡，亦作逡循，为却退、欲进不进、迟疑不决之状。捧手逡巡而却，形容恭敬谦逊的样子。

2. 藏俞五十穴　脏，即心、肝、脾、肺、肾五脏。俞，即井、荥、输、经、合五俞。每脏各有五穴，为二十五穴，左右相加，共五十穴。

3. 府俞七十二穴　府，即大肠、小肠、胃、膀胱、三焦、胆六腑。俞，即井、荥、输、原、经、合六俞。每腑各有六穴，六腑共三十六穴，左右相加，共七十二穴。

4. 节凑　筋骨相连处。张志聪："节凑，筋骨相连之处。"

题 解

气者，营卫之气也。

穴者，营卫之气周游出入之场所也。

穴的本义指的是山洞或土窟窿。《易经·系辞下》："上古穴居而野处，后世圣人易之以宫室。"《说文解字》对"穴"字的解释是："土室也。从宀（mián）。凡穴之属皆从穴。《段注》："引伸之凡空窍皆为穴。"

本篇所论的穴，不是山洞空窍之穴，而是人体中的空窍之穴。在世界民族之林中，唯有我中华先贤发现经络与穴位；穴位的发现，是中华民族的骄傲。穴位本身，是中华先贤留给子孙的宝贵遗产。

本篇气穴论，具体论在了五大方面：①论穴位的数量；②论穴位的分布位置；③论穴位与经脉、络脉、孙脉、溪谷的关系；④论穴位与疾病的关系；⑤论穴位的针刺，针刺穴位可补可泻。本篇告诉人们，补泻可以治疗热病，可以治疗水病，还可以治疗骨痹。

论穴位，本篇是《素问》第一篇。从不同角度论穴位的论文，本篇之后还有三篇，分别是《素问·气府论》《素问·骨空论》《素问·水热穴论》。

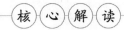

核 心 解 读

以天体论人体，是《内经》的基本思路。以天论头，以地论足，以四时对应四肢，这是《素问》中的具体之论。以一年之中三百六十五天的天数论人体中的穴位之数，这是本篇对以天体论人体这一基本思路的延续。

一、圣人与良马

本篇第一次出现"圣人易语，良马易御"这个成语。这个成语有双重意思：一是话内之义；二是话外之音。话内之义是"圣人容易教诲，良马容易驾驭"。话外之音是圣人也需要教诲，帝王也需要教诲，像黄帝这样的帝王也需要教诲。权力大并不等于学问大，地位与学问之间并没有必然的关系，越是圣人越应该虚心学习，这是黄帝之类的中华先贤所开辟的优秀传统。非常遗憾的是，在历史中"圣人易语，良马易御"之精神并没有得到延续，在现实中这一成语也没有收入《成语大辞典》。

《内经》为什么会把圣人与良马相提并论呢？以良马喻人才，是中华元文化的优良传统。《诗经》中就有以马喻人的诗句。《诗经·鲁颂·駉》："思无期，思马斯才。""思无期"为无尽之思量，"思马斯才"是以马才喻人才。《素问》以良马喻圣人，《诗经》以马才喻人才，中华先贤尊重人才、爱惜良马，所以《素问》有圣人与良马相提并论的成语，《诗经》中有以马才喻人才的诗句。

《素问》中的黄帝，一直以学生的身份向岐伯请教，请教的是养生之理与医病之理。本篇的黄帝，仍然是以虚心的态度向岐伯请教，请教的是穴位之理。正是在这种虚心的请教中，流传千古的三百多个穴位诞生了。

二、 三百六十五天与三百六十五个穴位

以三百六十五天论三百六十五个穴位，这是总体之论。具体之论是以脏腑论穴位，以身体的各个部位论穴位。人体中的穴位，以三种形式呈现：一是呈系列出现，二是呈双出现，三是单个独立出现。

（一）构成系列的穴位

五脏心、肝、脾、肺、肾，每一脏所属的经络上分布着十个穴位，一共五十个穴位。

六腑胆、胃、大肠、小肠、膀胱、三焦，每一腑所属的经络上分布着十二个穴位，一共七十二个穴位。

治疗热病的有五十九个腧穴。

治疗水病的有五十七个腧穴。

头上的穴位分五行，每一行分布着五个穴位，一共二十五个穴位。

脊椎两侧五脏的腧穴各有五个，一共十个穴位。

胸部两侧共十二个腧穴。

膺俞十二个。

以上构成系列的共二百九十七个穴位。

（二）单独出现与成双出现的穴位

穴位的出现有对称性。

前以眉心为界，后以脊椎为界，人体可以分为对称的两部分：两目是对称的，两耳是对称的，双乳是对称的，两手是对称的，两腿是对称的，两肋是对称的。以上这些都是看得见的对称。除了看得见的对称之外，还有看不见的对称——成双成对出现的穴位。例如，两手上的穴位是对称的，两腿上的穴位是对称的，两耳上的穴位是对称的，脊椎两侧的穴位是对称的……

对称的穴位，其出现形式往往是成双成对。在实际操作中，找到这一个，就会轻易地找到另一个。

发现穴位，是一大贡献。发现穴位的对称性，同样是一大贡献。

本篇理论上的穴位是三百六十五个，实际出现的穴位是三百五十八个。（图1-58-1）

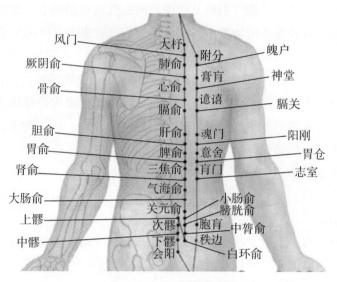

图1-58-1　脏腑腧穴图

大椎两侧有目瞳子、浮白两穴，两髀厌分中两穴，辊鼻两穴，耳中多所闻两穴，眉本两穴，完骨两穴，项中央一穴，枕骨两穴，上关两穴，大迎两穴，下关两穴，天柱两穴，巨虚上下廉四穴，曲牙两穴，天突一穴，天腑两穴，天牖两穴，扶突两穴，天窗两穴，肩解两穴，关元一穴，委阳两穴，肩贞两穴，喑门一穴，脐一穴，背腧两穴，分肉两穴，踝上横两穴，阴阳跷4穴，寒热腧在两骸厌中两穴，大禁一穴，以上或单独出现或成双出现的一共六十一穴。

（三）穴位产生于优秀的认识论与方法论

人的模样为什么是这样？构成人体的成分是什么？这是人类先贤所共同关心的问题。前面已经谈过，希伯来人、印度人、中华先贤都是用造物主的模样解释人的模样。《圣经》说人的模样源于上帝的模样，但这里只有原则之论，没有具体之论。《奥义书》有原则之论，也有具体之论，但是没有解释到经络与穴位。《奥义书》以大梵的成分解释人体成分地、火、水、风之后，又以自然界的太阳解释眼睛，以月亮解释心脏，以草木解释毛发，《奥义书》的解释细致于《圣经》。但经络与穴位在《奥义书》中没有出现。

《易经》以八卦解释天体结构，又以同一个八卦解释人体结构。《内经》

继承《易经》以天体论人体的基本立场，又向前继续解释《易经》所没有解释的细节。例如，两目，九窍，喜怒，音声，四肢，五音，五脏，六腑，十指，三百六十节，十二经脉，毫毛，牙齿，高骨，还有本篇所解释的穴位。天体通于人体，大通于基本体形，细通于经络与穴位。

与其他民族相较，中华民族又多了一部《内经》。《内经》解释《圣经》所没有解释的人体细节，解释《奥义书》所没有解释的经络与穴位。

西方人一谈到自己不能认识的经络与穴位，往往称之为东方神秘学说。其实，从八卦到经络，从经络到穴位，中华先贤的立论依据一直是以自然哲理、是以天地之理而论的。"古者包羲氏之王天下也，仰则观象于天……于是始作八卦。"《易经·系辞下》告诉人们，八卦源于天文地理。"气穴三百六十五以应一岁"；"孙络三百六十五穴会，亦以应一岁"；"溪谷三百六十五穴会，亦应一岁"。本篇告诉人们，穴位之数对应于一岁之天数，孙络与穴位相会之数对应于一岁之天数，溪谷与穴位相会之数同样对应于一岁之天数。请看，气穴之数，孙络、溪谷与穴位相会之数均合于一岁之天数，三个数均合于一岁之天数。一岁之天数，自然之数也。可以这么说，从《易经》到《内经》，其全部哲理均为自然哲理。自然哲理是人所认识的哲理，在认识过程中，没有万能之神的出现。经络与穴位，这些令西方人不可思议的理论与具体，都是人的发现，没有丝毫神秘之处。实际上，值得称道的不是什么神秘，而是中华先贤所掌握的、优秀的认识论与方法论。经络、穴位，还有那一部部西方所没有的经典，均产生于这种认识论与方法论。由于认识论与方法论的差异，中华先贤所认识、所解释的东西，西方人至今也无法认识，所以误认为是神秘的学说。

穴位与经络，为中华先贤所独创，为中华民族所独创。非常遗憾的是，中华先贤留给后人的这一宝贵遗产，子孙们并没有真正爱护珍惜。之所以这样说，是因为先贤们发现其他民族没有发现的宝藏，而子孙却没有很好地利用这一宝藏创造出新的辉煌。在笔者看来，一切中药、西药都难以奏效的疑难疾病，均可以请经络与穴位介入，让经络与穴位发挥出药物所没有的作用，利用经络与穴位作出新的文章，让经络与穴位发挥新的作用，这样的子孙，才真正是中华先贤的优秀子孙。

三、 需要解释的几个单音词

（一）俞

在《素问·金匮真言论》中已经单独议论过腧穴，本篇反复提到一个"俞"字。所以有必要对这个单音词做补充性讨论。

俞、腧、输，这三个单音词在《内经》《难经》和另外一部中医经典《黄帝内经太素》之中是通用的。这个单音词在《素问》中有着多重的含义：

第一重意义指的是外邪进入人体的入口。在《素问·金匮真言论》中，岐伯向黄帝讲春夏秋冬四时邪气与五脏疾病的关系时，谈到"俞在何处"的问题："东风生于春，病在肝，俞在颈项；南风生于夏，病在心，俞在胸胁；西风生于秋，病在肺，俞在肩背；北风生于冬，病在肾，俞在腰股；中央为土，病在脾，俞在脊。"四季不同，外邪进入人体的入口也不同。外邪进入人体的具体点即是腧穴。这里所讲的腧穴，其位置是变化不定的。

在《素问·痹论》中，岐伯向黄帝讲痹病之病因时，谈到外邪是通过俞穴进入人体的。岐伯曰："六府亦各有俞，风寒湿气中其俞，而食饮应之，循俞而入，各舍其腑也。"又曰："五藏有俞。"明代名医张景岳对"俞"的注释是："俞，调身之穴，凡邪可入，皆谓之俞。"岐伯明确告诉黄帝，五脏六腑各有腧穴，风寒湿三气是由腧穴进入人体脏腑。张景岳则直截了当地将外邪的进入点定名为腧穴。

俞的第二重意义，指的是背部与五脏相对应的穴位。在《素问·血气形志》出现用等腰三角形确定背部五脏俞穴的方法："欲知背俞，先度其两乳间，中折之，更以他草度去半已，即以两隅相柱也，乃举以度其背，令其一隅居上，齐脊大椎，两隅在下，当其下隅者，肺之俞也。复下一度，心之俞也。复下一度，左角肝之俞也，右角脾之俞也。复下一度，肾之俞也。是谓五藏之俞，灸刺之度也。"王冰："背脊曰俞。"背部脊椎两侧，分布着与五脏相对应的穴位，这些穴位具体有具体之名，但总体之名称为腧穴。

本篇讲腧穴，第一谈到与脏相对应的腧穴，第二谈到与腑相对应的腧穴，第三谈腧穴的数量。"藏俞五十穴，府俞七十二穴。"脏有腧穴，腑有腧穴；藏有腧穴五十，腑有俞穴七十二；脏腑之腧穴一共一百二十二个。脏腑有病，可以治之于腧穴。如《素问·咳论》所言："治藏者治其俞，治府者治其合。"脏腑之咳，可以治之以与脏腑相对应的俞穴。那么，脏腑其他疾病可不可以治之以俞穴呢？答案是肯定的。本篇谈腧穴，谈到骨痹的治疗，谈到痈脓的治疗……其实，凡中药能够医治的疾病，腧穴都可以介入；凡药物显示出局限性的疾病，腧穴更是可以介入。

（二）谷、溪、行、会

在本篇，岐伯讲出"谷""溪"两个概念。

何谓谷？岐伯曰："肉之大会为谷。"

何谓溪？岐伯曰："肉之小会为溪。"

谷、溪有何用途？岐伯曰："肉之大会为谷，肉之小会为溪，肉分之间，溪谷之会，以行荣卫，以会大气。"

这两个概念涉及人体结构，荣卫之气的流行路线与停留地点，所以，有必要弄清一下这两个概念在古汉语与中医里的意义。

谷，在古汉语中有三重意义：①五谷之谷；②山谷之谷，如《说文解字》所言"泉出通川为谷"；③如本篇所言"肉之大会为谷"。在中医之外，谷有山川河谷的意思；在《内经》中，谷是较大肌肉的会合处。

古汉语中的"溪"字有双重意义：①山涧与平原上的小河；②小肌肉的会合之处，如本篇所言"肉之小会为溪"。

行，指的是营卫之气的循环之行。

会，会合也，聚合也。营卫之气是动态的，动态的营卫之气是可以相会的。《素问·疟论》："卫气一日一夜大会于风府。"在《素问》中，阴阳是动态的，动态的阴阳是可以相会的；气血是动态的，动态的气血是可以相会的；营卫之气是动态的，动态的营卫之气也是可以相会的。

营卫之气之行如同水行一样，会在低洼空隙之处停留、聚合。谷、溪之处是人体中的低洼空隙之处，运行的营卫之气可以在此会合，可以在此停留，用岐伯的话说是："溪谷之会，以行荣卫，以会大气。"

谷、溪、行、会，四个概念中前两个讲的是人体结构中的低洼之处，后两个讲的是荣卫之气的运行聚合状态。找到了人体中的谷、溪之处，就找到了荣卫之气的停留聚合之处。本篇指出："溪谷三百六十五穴会，亦应一岁。"研究溪、谷的目的何在？是为了针刺的准确性。

（三）井、荥、腧、经、合

这五个单音词没有在本篇出现，但是有必要在本篇讨论，因为其与脏腑经络有关。

需要说明的是，五个单音词中的井、经、合是固定不变的，荥、腧则是经常变换的；在这部经典中为荥，在那部经典中则为荣；在这部经典中为腧，在那部经典中则为输、为俞。

前面已经谈过，经络上运行的是气血。既然是运行，就应该有起点之处，也应该有流行之处、聚集相会之处以及深入之处，为了表达气血源头、行止、深入、聚合，中华先贤创造出了五个具有特别意义的单音词井、荥、腧、经、合。

五俞之说出现在《内经》之外的两部中医经典之中。这两部经典是《黄帝内经太素》与《难经》。

《黄帝内经太素·输穴·本输》：“凡刺之道，必通十二经脉之所终始，络脉之所别起，五输之所流至……”这一论断指出，针刺者必须通晓十二经脉的走向起止，针刺者必须通晓十二经脉从头到尾分布着五个特殊穴位。在这一论断之后，又详细介绍了十二经脉上的五个特殊穴位井、荥、输（腧）、经、合。

《难经·六十八难》：“五藏六府，皆有井荥输经合，皆何所主？然。经言所出为井，所流为荥，所注为输，所行为经，所入为合。”这一论断解释何谓井、荥、输、经、合。气血的源头为井；气血刚刚出井缓缓流动经过的地方为荥；气血由浅入深的地方为输；气血畅通无阻的地方为经；气血会合的地方为合。

五个单音词形象地描述了气血的运动过程，起源于井，初始缓缓流动于荥，由浅入深于腧，畅通无阻于经，交会于合。

四、 关于针刺的几点设想

学科交叉，是现代西方科学中也算是一个新特点。例如，地质学与物理学交叉，形成一门新的学科地球物理；地质学与化学交叉，形成一门新的学科地球化学；生物学与化学交叉，形成一门新的学科生物化学；药物学与化学交叉，形成一门新的学科药物化学，等等。

那么，在针刺穴位的技术上，能否进行一些技术交叉呢？

西藏的藏医有一种火烙疗法，即用一根烧红了的金属细棒，烙身上的一些穴位以治疗疾病。烙，利用的是热能。能不能把热能与针刺结合起来呢？

即在刺入肌肉的银针上，再通上一定度数的热。

电与针的结合，已经有之。问题是治病的范围没有延伸开来。据电视新闻报道，一位青年人为了医治父亲的糖尿病，自学针灸，用电与针结合的方法，治好其父的糖尿病。这种方法有没有普遍意义？可不可以总结提高？电视上没有后续报道。笔者认为，电与针的结合既在理论上行得通，又在实践中有其先例，那么扩大一下应用范围是否可以呢？应该是可以的。

电与热均属物理学范畴，可是物理学范畴之内并不是就有电与热呀！磁、超声波、震动都在物理学的范畴之内，能不能把这些物理元素与针结合起来呢？

五、　本篇的问题

本篇中从"背与心相控而痛"起，到"斜下肩交十椎下"结束，明显在本文主题之外。张景岳认为，这段文字属于《素问·骨空论》。笔者认为，张景岳的这一结论有参考之必要。

气府论篇第五十九

<hr/>

原 文

<hr/>

足太阳脉气所发者七十八穴：两眉头各一，入发至项三寸半，傍五，相去三寸，其浮气在皮中者，凡五行，行五，五五二十五，项中大筋两傍，各一，风府两旁[1]，各一，侠背以下至尻尾二十一节，十五间各一，五脏之俞各五，六腑之俞各六，委中以下至足小趾旁，各六俞。

足少阳脉气所发者六十二穴：两角上各二，直目上发际内各五，耳前角上各一，耳前角下各一，锐发下各一，客主人各一，耳后陷中各一，下关各一，耳下牙车之后各一，缺盆各一，腋下三寸，胁下至胠，八间各一[2]，髀枢中傍各一，膝以下至足小趾次趾各六俞。

足阳明脉气血所发者六十八穴：额颅发际旁各三，面鼽骨空各一，大迎之骨空各一，人迎各一，缺盆外骨空各一，膺中骨间各一，侠鸠尾之外，当乳下三寸，侠胃脘各五，侠脐广三寸各三，下齐二寸侠之各三，气街动脉各一，伏兔上各一，三里以下至足中趾各八俞，分之所在穴空。

手太阳脉气所发者三十六穴：目内眦各一，目外各一，鼽骨下各一，耳郭上各一，耳中各一，巨骨穴各一，曲掖上骨穴各一，柱骨上陷者各一，上天窗四寸各一，肩解各一，肩解下三寸各一，肘以下至手小指本各六俞。

手阳明脉气所发者二十二穴：鼻空外廉项上各二，大迎骨空各一，柱骨之会各一，髃骨之会各一，肘以下至手大指次指本各六俞。

手少阳脉气所发者三十二穴：鼽骨下各一，眉后各一，角上各一，下完骨后各一，项中足太阳之前各一，侠扶突各一，肩贞各一，肩贞下三寸分间各一,肘以下至手小指次指本各六俞。

督脉气所发者二十八穴:项中央二,发际后中八,面中三,大椎以下至尻尾及傍十五穴。至骶下凡二十一节,脊椎法也。

任脉之气所发者二十八穴:喉中央二,膺中骨陷中各一,鸠尾下三寸,胃脘五寸,胃脘以下至横骨六寸半一,腹脉法也,下阴别一,目下各一,下唇一,龂交一[3]。

冲脉气所发者二十二穴:侠鸠尾外各半寸至齐寸一,侠齐下傍各五分至横骨寸一,腹脉法也。

足少阴舌下,厥阴毛中急脉各一,手少阴各一,阴阳跷各一,手足诸鱼际脉气所发者,凡三百六十五穴也。

1. 旁　通傍。

2. 掖下三寸,胁下至胠(qū),八间各一　掖通腋,古用掖。腋下,指渊腋、辄筋、天池三穴;胠,指腋下。胁下至胠,指日月、章门、带脉、五枢、维道、居髎六穴。八间,指八肋之间。

3. 龂(yín)交一　即龈交穴。龂,同"龈"。

气,经脉之气。

府,经脉之气汇合之处也。府,《说文解字》的解释是:"文书藏也。从广,付声。方矩切。"《段注笺》:"引申之百官所居亦曰府,人身也有出纳藏聚,故谓之五藏六府。俗别作藏府。"

前一篇论气穴,这一篇论气腑。气穴,是经脉之气汇合的地方;气腑,同样是经脉之气汇合的地方。从一般意义上看,一是腑比穴宏大,二是腑比穴整齐。气穴、气腑两论相连,显然是言前一篇未尽之言,道前一篇未尽之义。气穴、气府两论,应视为前后相连的姊妹篇。

《素问·气府论》,论的是六腑奇经上的腧穴。腧穴者,经脉之气汇合处也。

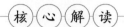

核 心 解 读

　　气腑分布在何处？分布在手足三阳经上，分布在督、任两奇经上。知道
足太阳膀胱经、足少阳胆经、足阳明胃经、手太阳小肠经、手少阳三焦经、
手阳明大肠经这六条经脉上分布有一系列穴位；知道督脉、任脉两条奇经上
分布有一系列穴位；如此，既可以认识本篇的核心，而且还可以明白本篇的
具体。

一、 气腑 （ 腧穴 ） 概况

（一） 六腑经脉上的气腑 （腧穴）

1. 足太阳膀胱经脉上，经脉之气所汇合的地方（气腑）共有七十八个。

2. 足少阳胆经脉上，经脉之气所汇合的地方（气腑）共有六十二个。

3. 足阳明胃经脉上，经脉之气所汇合的地方（气腑）共有六十八个。

4. 手太阳小肠经上，经脉之气所汇合的地方（气腑）共有三十六个。

5. 手阳明大肠经脉上，经脉之气所汇合的地方（气腑）共有二十二个。

6. 手少阳三焦经脉上，经脉之气所汇合的地方（气腑）共有三十二个。

六腑经脉上的气腑一共二百九十八个。

（二） 督、任两脉上的气腑 （腧穴）

1. 督脉上，经脉之气所汇合的地方（气腑）共有二十八个。

2. 任脉上，经脉之气所汇合的地方（气腑）共有二十八个。

督、任两脉上的气腑一共五十六个。

（三） 冲脉上的气腑 （腧穴）

冲脉上，经脉之气所汇合的地方（气腑）共有二十二个。

（四） 零星之气腑 （腧穴）

足少阴肾经上有气腑两个。厥阴肝经上有气腑两个。手少阴心经上有气
腑两个。阴跷、阳跷脉上各有气腑两个，共四个。手足太阴经脉各有气腑两
个，共四个。

零星之气腑一共一十四个。

（五） 一个明显的误差

本篇所介绍的气腑一共三百九十个。但是，本篇最后的结论是"凡三百

六十五穴"。三百九十与三百六十五两者之间相差二十五，显然，本篇的最后的结论是与篇中实际不符的。这样明显的误差，一直出现在经典之中，显然是不应该的。如何把这一误差解释清楚，这需要中医界的共同努力。

二、 需要认识的八条奇经

本篇一起出现了三条奇经：督脉，任脉，冲脉。实际上，这三条奇经在《素问》开篇处已经出现过，《素问》的奇经一共有八条，这就是所谓的奇经八脉。

《难经》指出，人体中除了十二经脉之外，还有奇经八脉。《难经·二十七难》："其奇经八脉者，皆不拘于十二经。"奇经八脉具体是：督脉，任脉，冲脉，带脉，阳跷脉，阴跷脉，阳维脉，阴维脉。

本文此处，将本篇之前与之后出现的奇经八脉集中在一起讨论。

（一）任脉

"任脉"一词，出现在《内经》第一篇。《素问·上古天真论》："女子二七而天癸至，任脉通，太冲脉盛，月事以时下，故有子……七七，任脉虚，太冲脉衰少，天癸竭，地道不通，故形坏而无子也。"这个论断，把女子能不能生孩子与任脉通不通联系在了一起。但如此重要的任脉，《素问·上古天真论》并没有做详细介绍。

本篇第一次指出，任脉上有二十八个腧穴。关于任脉的详细情况，起于何处，终于何处，《内经》中有三个答案。

《素问·骨空论》的答案是："任脉者，起于中极之下，以上毛际，循腹里上关元，至咽喉，上颐循面入目。"这个论断告诉人们，任脉起于中极穴下方，上行到阴毛的边缘，再沿着腹部上行，从关元穴上至咽喉，上面颊，沿面部最后进入目下的承泣穴。

《灵枢·五音五味》的答案是："冲脉、任脉，皆起于胞中，上循背里，为经络之海；其浮而外者，循腹右上行，会于咽喉，别而络唇口。"这个论断告诉人们的是，经脉的起止。

《难经·二十八难》中有一个简洁的答案："任脉者，起于中极之下，以上毛际，循腹里，上关元，至咽喉。"

关于任脉的长度，答案在《灵枢》中。《灵枢·脉度》："督脉任脉各四尺五寸，二四八尺，二五一尺，合九尺……此气之大经隧也。"这个论断告诉人们，督、任两脉各自的长度是四尺五寸，合起来一共九尺。督、任两脉是营卫之气运行的大隧道。

从上述论断可以知道，决定女子能不能生孩子的任脉起于胞中，终于目下，途经腹部正中线直上，在咽喉处由上而下，环绕口唇之后经面颊终于目下。

对于女子来说，任脉通故有子，任脉虚故无子。《素问·上古天真论》对任脉的重要性做了如此介绍。

对于男子来说，任脉的重要性体现在何处呢？武侠小说里说，练武之人一旦打通了任、督两脉，武功可以马上达到一个空前的境界。小说家言，不足为训。但任、督两脉的畅通对人体健康而言，的确大有好处。

任脉病变引会起何种疾病？《素问·骨空论》中的答案是："任脉为病，男子内结七疝，女子带下瘕聚。"

关于任脉病变引起的疾病，《中国大百科全书·中国传统医学·任脉》指出，男子易引起疝病，男子疝有多种，如心疝、肺疝、冲疝、厥疝、狐疝、卒疝、瘕疝、颓疝等；女子易引起月经不调，腹内积块等。

（二）督脉

"督脉"一词，出现在《素问》第四十四篇《痿论》中。《素问·痿论》："阳明为之长，皆属于带脉，而络于督脉。"

本篇第一次指出，督脉上共有二十八个腧穴。

本篇的下一篇《素问·骨空论》中，出现督脉与疾病的重要关系。《素问·骨空论》："督脉为病，脊强反折。"又："此生病，从少腹上冲心而痛，不得前后，为冲疝。"这两句话告诉人们，督脉发生病变，一是会发生脊背强硬反张的疾病，二是会发生以疼痛、大小便不利为特征的冲疝病。

督脉起于何处？连接何处？终于何处？答案也在《素问·骨空论》中。《素问·骨空论》："督脉者，起于少腹以下骨中央。女子入系廷，其孔，溺之端也。其络循阴器，合篡间，绕篡后，别绕臀，至少阴与巨阳中络者合，少阴上股内后廉，贯脊属肾。与太阳起于目内眦，上额交巅，上入络脑，还出别下项，循肩髆内。侠脊抵腰中，入循膂络肾。其男子循茎下至篡，与女子等，其少腹直上者，贯脐中央，上贯心入喉，上颐环唇，上系两目之下中央。"篡，指的是会阴。这段论述告诉人们，督脉起于少腹下部耻骨的中部，终于两眼下方的中央，中间经过会阴，连接于太阳经。

关于督脉的起止，《难经·二十八难》中有一个简洁的答案："督脉者，起于下极之俞，并于脊里，上至风腑，入属于脑。"

督脉病变会引起何种疾病？《素问·骨空论》中的答案是："此（督脉）生病，从少腹上冲心而痛，不得前后，为冲疝。其女子不孕，癃痔遗溺溢干。"

关于督脉病变引起的疾病，《中国大百科全书·中国传统医学·督脉》总结出这样几种：脊柱强直，角弓反张，疼痛，厥冷，冲疝，女子不孕，小便淋沥，痔疮，遗尿，喉咙干燥，癫痫症等。

（三）冲脉

冲脉与任脉同时出现在《素问·上古天真论》中。冲脉与任脉一样具有同等重要性，即冲脉的盛衰关乎着女人能否生产。冲脉与足少阴肾经相合，称之为太冲。

冲脉中寒，会引起疼痛。冲脉引起疼痛的特别之处就是疼痛处的蠕动应手。如《素问·举痛论》所言："寒气客于冲脉，冲脉起于关元，随腹直上，寒气客则脉不通，脉不通则气因之，故喘动应手矣。"

冲脉为十二经脉之海，合于阳明脉，归属于带脉，络于督脉。如《素问·痿论》所言："冲脉者，经脉之海也，主渗灌谿谷，与阳明合于宗筋，阴阳总宗筋之会，会于气街，而阳明为之长，皆属于带脉，而络于督脉。"关于冲脉的功能，这个论断中的答案是：冲脉能将营养物质渗透灌注到肌肉腠理之中。

关于冲脉的起止，《素问·骨空论》中的答案是："冲脉者，起于气街，并少阴之经，挟脐上行，至胸中而散。"《难经·二十八难》中的答案是："冲脉者，起于气冲，并足阳明之经，挟脐上行，至胸中而散也。"这两个答案有一个不一致的地方，前一个答案说冲脉"并少阴之经"，后一个答案说"并足阳明之经"。孰是孰非，有待于澄清。

本篇第一次指出，冲脉上共有二十二个腧穴。

冲脉病变，会引起何种疾病？《素问·骨空论》中的答案是："冲脉为病，逆气里急。"

关于冲脉病变引起的疾病，《中国大百科全书·中国传统医学·冲脉》总结出这样几种：腹内有气上逆于胸，腹内拘急疼痛，女子月经疾病等。

（四）带脉

"带脉"一词，最早出现在《素问·刺腰痛》中。《素问·刺腰痛》：

"衡络之脉，即带脉。"

关于带脉的起止，《难经·二十八难》中的答案是："带脉者，起于季胁，回身一周。"带，有束带之义。带脉环身一周，状若束带。

关于与带脉有关的疾病，《素问·痿论》中的答案是："故阳明虚则宗筋纵，带脉不引，故足痿不用也。"

关于带脉病变引起的疾病，《中国大百科全书·中国传统医学·带脉》指出这样几种：腹满，腰部纵缓而寒凉如坐水中一般，下肢痿软无力等。

（五）阳跷脉、阴跷脉

"阴阳跷"在《素问》中首先出现在《素问·气穴论》中。《素问·气穴论》："阴阳跷四穴。"

关于阴、阳跷脉的起止，《难经·二十八难》中的答案是："阳跷脉者，起于跟中，循外踝上行，入风池。阴跷脉者，亦起于跟中，循内踝上行，至咽喉，交贯冲脉。阳维、阴维者，维络于身，溢蓄，不能环流灌溉诸经者也，故阳维起于诸阳会也，阴维起于诸阴交也。比于圣人图设沟渠，沟渠满溢，流于深湖，故圣人不能拘通也。"《难经》用了一个非常生动的比喻来形容十二经脉与奇经八脉的关系，十二经脉如江河沟渠，奇经八脉如深水湖泊。江河水满流入湖泊，江河水不足湖泊水补之。两者之间的互补，是自然的而不是人为的。

关于阳跷脉与疾病的关系，《素问·缪刺论》的答案是这样的："邪客于足阳跷之脉，令人目痛，从内眦始。"

关于阴、阳跷脉的功能，《素问·调经论》指出，如果有病而不知道疼痛，以针刺阴、阳跷脉为上策。原文为："病不知所痛，两跷为上。"

（六）阳维脉、阴维脉

《素问·刺腰痛》中第一次出现阳维、阴维两脉，《素问·刺腰痛》："阳维之脉令人腰痛，痛上怫然肿。"又："刺飞阳之脉，在内踝上五寸，少阴之前，与阴维之会。"

关于阴、阳维两脉的起止，《难经·二十八难》中的答案是："阳维、阴维者，维络于身，溢蓄，不能环流灌溉诸经者也，故阳维起于诸阳会也，阴维起于诸阴交也。"

阴、阳维两脉与疾病的关系，《难经·二十九难》中的答案是："阳维为病，苦寒热，阴维为病，苦心痛。"

（七）奇经八脉与疾病关系的综述

关于奇经八脉与疾病关系，《难经·二十九难》有一个总的论述："阳维为病苦寒热，阴维为病若心痛。阴跷为病，阳缓而阴急；阳跷为病，阴缓而阳急。冲之为病，逆气而里急。督之为病，脊强而厥。任之为病，其内苦结，男子为七疝，女子为瘕聚。带之为病，腹满，腰溶溶若坐水中。此奇经八脉之为病也。"

骨
空
论
篇
第
六
十

原 文

　　黄帝问曰：余闻风者，百病之始也。以针治之奈何？岐伯对曰：风从外
入，令人振寒，汗出，头痛，身重，恶寒。治在风府，调其阴阳，不足则
补，有余则泻。大风颈项痛，刺风府，风府在上椎。大风汗出，灸譩譆，譩
譆在背下侠脊旁三寸所，厌[1]之令病者呼譩譆，譩譆应手。从风憎风，刺眉
头。失枕，在肩上横骨间，折使揄臂，齐肘正，灸脊中。䏚络季胁引少腹而
痛胀，刺譩譆。腰痛不可以转摇，急引阴卵，刺八髎与痛上，八髎在腰尻分
间。鼠瘘寒热，还刺寒府。寒府在附膝外解营。取膝上外者，使之拜，取足
心者，使之跪。

　　任脉者，起于中极之下，以上毛际，循腹里，上关元，至咽喉，上颐循
面入目。冲脉者，起于气街，并少阴之经，侠脐上行，至胸中而散。任脉为
病，男子内结七疝[2]，女子带下瘕聚[3]。冲脉为病，逆气里急。督脉为病，脊
强反折。

　　督脉者，起于少腹以下骨中央。女子入系廷，其孔，溺之端也。其络循
阴器，合篡间，绕篡后，别绕臀，至少阴与巨阳中络者合，少阴上股内后
廉，贯脊属肾。与太阳起于目内眦，上额交巅，上入络脑，还出别下项，循
肩髆内。侠脊抵腰中，入循膂络肾。其男子循茎下至篡，与女子等，其少腹
直上者，贯脐中央，上贯心入喉，上颐环唇，上系两目之下中央。此生病，
从少腹上冲心而痛，不得前后，为冲疝[4]，其女子不孕，癃痔、遗溺、嗌干；
督脉生病治督脉，治在骨上，甚者在脐下营。

其上气有音者，治其喉中央，在缺盆中者。其病上冲喉者，治其渐，渐者，上侠颐也。寒[5]膝伸不屈，治其楗；坐而膝痛，治其机；立而暑解，治其骸关；膝痛，痛及拇指，治其腘；坐而膝痛如物隐者，治其关；膝痛不可屈伸，治其背内；连胻若折，治阳明中俞髎。若别，治巨阳少阴荥，淫泺胫酸，不能久立，治少阳之维，在外上五寸。辅骨上横骨下为楗，侠髋为机，膝解为骸关，侠膝之骨为连骸，骸下为辅，辅上为腘，腘上为关，头横骨为枕。

水俞五十七穴，尻上五行，行五，伏兔上两行，行五，左右各一行，行五，踝上各一行，行六穴。髓空在脑后三分，在颅际锐骨之下，一在齗基下；一在项后中复骨下；一在脊骨上空，在风府上。脊骨下空，在尻骨下空；数髓空，在面侠鼻；或骨空在口下，当两肩。两髆肩空，在髆中之阳。臂骨空，在臂阳，去踝四寸两骨空之间。股骨上空在股阳，出上膝四寸。䯒骨空，在辅骨之上端。股际骨空，在毛中动下。尻骨空，在髀骨之后，相去四寸。扁骨有渗理凑，无髓孔，易髓无空。

灸寒热之法，先灸项大椎，以年为壮数；次灸橛骨[6]。以年为壮数。视背俞陷者灸之，举臂肩上陷者灸之，两季胁之间灸之，外踝上绝骨之端灸之，足小指次指间灸之，腨下陷脉灸之，外踝后灸之。缺盆骨上切之坚痛如筋者灸之，膺中陷骨间灸之，掌束骨下灸之，齐下关元三寸灸之，毛际动脉灸之，膝下三寸分间灸之，足阳明跗上动脉灸之，巅上一灸之。犬所啮之处灸之三壮，即以犬伤病法灸之。凡当灸二十九处。伤食灸之，不已者，必视其经之过于阳者，数刺其俞而药之。

注 释

1. 厌（yè） 动词，指用手指按捺。

2. 七疝 发生于男子身上的七种疝病。马莳："七疝，乃五脏疝及狐疝、癫疝也。"

3. 瘕聚 有形积块之类疾病的通称。

4. 冲疝 病名。病症有二：气从少腹上冲于心而痛；不能大小便。《素问·骨空论》："从少腹上冲心而痛，不得前后，为冲疝。"病因为督脉受邪所致。

5. 蹇（jiǎn）　跛足。

6. 橛（jué）骨　橛，小木桩。橛骨，形似小木桩的骨，此指尾骶骨，该处有尾闾穴。

骨者，全身骨骼也。

空者，空隙也，孔穴也，穴位也。《说文解字》对"空"的诠释是："'窍也。从穴，工声。苦红切。'《段注》：'今俗语所谓孔也。'"

"骨空"一词出于本篇的前一篇《素问·气府论》。《素问·气府论》："面鼽骨空各一，大迎之骨空各一。"这里的骨空，指的是骨头上的小孔。骨空之空有三重含义：一是全身骨骼之间的空隙；二是骨头本身的小孔也；三是穴位。

本篇指出："大风颈项痛，刺风府，风府在上椎。"这里的骨空，指的是穴位。

本篇还指出："数髓空在面夹鼻，或骨空在口下当两肩。"这里的骨空，指的是骨骼之间的空隙。

骨空论，论的就是骨空与疾病之间的关系。

经脉上有穴位，骨骼之间有空隙，骨头上有小孔，从经络的穴位论到骨骼之间的空隙、骨头上有小孔，这说明什么？这说明中华先贤一个独特的思路，这个思路就是不但重视实实在在的实体，同时也重视空空洞洞的空隙。发现穴位是中医的特色，重视穴位是中医的特色，利用穴位治病更是中医的特色。西医没有发现穴位，所以也谈不上重视，更谈不上利用。

谈中医必须谈中药，谈中医也必须谈穴位，穴位有着中药不可取代的重要性。忘记了穴位与空隙的重要性，治病的方法就残缺了一半。

气穴、气腑、骨空三论，前后三篇是相互联系的姊妹篇。

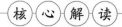

"风者，百病之始也。"这是本篇开篇的第一句话，也是《素问》四次出现的一句话。题目论骨空，开篇处谈外风，理解了外风与骨空两者在发病与治病之间的关系，就理解了本篇核心之所在。风中经络，病！风中皮肤，病！风中肌肉，病！风中五脏，病！有病则治，如何治？针刺与艾灸。刺灸在何处？刺灸在穴位、骨空中。

一、　外风五病

风为百病之始，这是结论。外风究竟会引起哪些疾病呢？在本篇，岐伯指出："风从外入，令人振寒，汗出头痛，身重恶寒。"

外风可以引起很多种疾病，例如风寒、风湿、风寒湿痹、风热、风疟、风痉、风消、风厥、风痹、风痿、风水等。

外风虽然可以引起多种疾病，但本篇只讨论了五种：振寒，汗出，头痛，身重，恶寒。五种病如何治？岐伯的回答是："治在风府，调其阴阳，不足则补，有余则泻。"补泻即损益。损益，在《易经》《道德经》里是治国之良策，在《内经》是治病之良策，在本篇中则是驱风之妙法。实际上，虚则补之，实则泻之，适用于养生治病的各个领域。

二、　针刺与艾灸

针刺与艾灸，与中药一样，是医治疾病（包括风病在内）的重要手段。本篇谈医治外风与疼痛的方法，主要谈的是针刺，其次谈的是艾灸。

（一）针刺

外风致病，引起颈项疼痛，当针刺风腑。风腑穴在大椎穴的上方入后发际一寸处。

迎风而怕风，当刺攒竹穴。攒竹穴在眉头。

失枕，当刺肩上横骨间的穴位。

腰痛不能左右转动，甚至于拘急牵拉睾丸，当刺八髎和疼痛部位。八髎在腰骶骨空中。

患鼠瘘病，症为寒热往来，当针刺寒腑穴。寒腑在膝外的骨缝中。还可以取脚心的穴位。

因风致病，引起气逆上冲、喘息有音者，当刺咽喉正中的天突穴。如果气逆上冲咽喉，刺夹颐的大迎穴。

行走艰难、膝关节能伸不能屈者，当刺大腿上足阳明经的穴位。

坐着膝关节疼痛者，当针刺臀部的环跳穴。

站立骨节如散架者，当刺膝关节附近的穴位。

膝关节疼痛且牵引至脚大拇趾者，当刺腘中委中穴。

坐着膝关节疼痛且如物藏其中者，当刺腘上的承扶穴。

膝关节疼痛不能屈伸者，当刺背部大杼穴。

膝关节疼痛且下连小腿如折者，当针刺足阳明经上的三里穴。疼痛如腿胫骨分离，当刺足太阳经、足少阴经上的通谷、然谷穴。

膝关节酸痛不能久立者，当刺少阳经别络上的光明穴。光明穴在足外踝上五寸处。

（二）艾灸

1. 外风病　外风致病，引起大汗，灸噫嘻穴。噫嘻穴在背后夹脊第六椎旁开三寸的地方。

2. 失枕病　失枕，艾灸上肢下垂时与肘尖平齐的脊中部位。

3. 寒热病　寒热病有不同的病因，不同病因的寒热病，治疗方法也不同。

寒热病病因有三：①外风引起的寒热病；②狗咬引起的寒热病；③伤食引起的寒热病。

（1）外风引起的寒热病：治疗外风引起的寒热病，先灸后项的大椎穴，以照患者年龄的大小确定该灸的壮（柱）数；再灸尾骶骨末端的长强穴，仍然是依照患者年龄的大小确定该灸的壮数。灸有先后之分。

灸在不同的部位上：①在背部凹陷之处施灸；②在举手肩上有凹陷之处施灸；③在两季胁间的京门穴施灸；④在外踝上绝骨头的阳辅穴施灸；⑤在足小趾与次趾间施灸；⑥在小腿肚下凹隐处的承筋穴施灸；⑦在缺盆骨上按压坚硬如筋疼痛处施灸；⑧在鹰中凹陷处的天突穴施灸；⑨在手掌后横骨上的阳池穴施灸；⑩在肚脐下三寸的关元穴施灸；⑪在阴毛边有动脉搏动的地方施灸；⑫在膝下三寸的足三里穴施灸；⑬在足阳明经所行之处的动脉上施灸；⑭在头顶百会穴施灸。灸有不同部位之分。

（2）狗咬引起的寒热病：狗咬之后出现的寒热病，在狗咬伤的部位上灸三壮。

（3）伤食引起的寒热病：伤食引起的寒热病，也可以用灸法。灸不愈，应针刺，针刺经脉盛满之处的穴位。刺不愈，药调理。

三、 两条奇经病变与医治

本篇谈了两条奇经的起止与病变。

任脉发生病变，如果是男子，形成腹部的七种疝病；如果是女子，便形成带下病，或积聚之类的病症。

督脉发生病变，表现为气从少腹中冲心、疼痛，大小便不利，称为冲疝病；在女子则表现为不孕，小便不利，痔疮，遗尿，咽喉干燥等。督脉的病变从督脉治，病轻的，可针刺横骨上的曲骨穴；病重的，可针刺肚脐下的阴交穴。

四、 八个概念

本篇出现八个"什么是 A，A 是什么"的概念。八个概念讲述的是人体骨骼中的八个部位。

辅骨以上，横骨以下的股骨称为"楗"。

髋骨两侧的关节称为"机"。

膝关节称为"骸关"。

膝关节两侧的高骨称为"连骸"。

连骸之下称为"辅骨"；

辅骨之上称为"腘"；

腘之上称为"关"；

头后项的横骨称为"枕骨"。

五、 水穴五十七穴与骨之数孔

（一）医治水病的五十七腧穴

人体中的水液本来是循环运行的，一旦水液由运行转为停留，浮肿、肿胀就发生了。所谓水肿病，是因为体内水液由运行转为停留所引起的浮肿、肿胀。

治疗水肿，一是用药物，二是用针灸。本篇单论针灸。针灸需要认识穴位，治疗水肿的穴位在何处？治在水腧穴之处。水腧穴有多少？《素问·气穴论》中的原则性答案是："水俞的五十七穴。"本篇的详细答案是："水俞的五十七穴者，尻上五行，行五；伏兔上两行，行五；左右各一行，行五；

踝上各一行，行六穴。"治疗水肿的腧穴有五十七个，它们的分布为：尾骶骨以上有五行，每行五个穴位，五五共二十五个；伏兔以上两行，每行五个穴行，二五共十个；左右又各一行，每行各五个穴位，二五共十个；足内踝上左右各一行，每行六个穴位，二六共十二个。

《神农本草经》与《本草纲目》中有多种利水的药物，如茯苓、猪苓、薏苡仁、冬瓜皮、冬瓜子、玉米须、蝼蛄、荠菜等，但本篇开辟药物治疗之外的第二条道路：针灸。全身的穴位三百六十五个，但只有五十七个穴位可以治水肿。

（二）《素问·骨空论》论骨孔

本篇论骨孔，论出如下数个骨孔：

脑后髓孔三个，分布在颅骨边缘锐骨的下方：一孔在龈基下；一孔在后项正中的复骨下；一孔在脊椎骨的上孔，正当风腑穴上的脑户穴。

脊椎骨下孔在尾骶骨下端的长强穴处。

面部夹鼻两侧有几个髓孔，在口腔下面正对着两肩的大迎穴处。

两肩膊的骨孔，在肩膊的外侧。

臂骨骨孔，在臂外侧，离手腕约四寸处，在尺、桡两骨的空隙之间。

股骨上孔，在股骨外侧膝上四寸处。

骺骨的骨孔，在辅骨的上端，即犊鼻穴。

股际的骨孔，在阴毛中动脉的下面。

尻骨的骨孔，在臀部后约四寸的地方。

扁骨有渗纹理，无髓孔，因而髓也无孔。

研究骨空，研究空隙，归根结底研究的是穴位；研究穴位，是为治病服务的。所以，治病无论如何不能忘记穴位。

水
热
穴
论
篇
第
六
十
一

（原）（文）

黄帝问曰：少阴何以主肾，肾何以主水？岐伯对曰：肾者至阴也。至阴者，盛水也，肺者太阴也，少阴者冬脉也。故其本在肾，其末在肺，皆积水也。帝曰：肾何以能聚水而生病？岐伯曰：肾者，胃之关也。关门不利，故聚水而从其类也。上下溢于皮肤，故为胕肿。胕肿者，聚水而生病也。

帝曰：诸水皆生于肾乎？岐伯曰：肾者牝[1]藏也，地气上者，属于肾，而生水液也。故曰至阴。勇而劳甚，则肾汗出，肾汗出逢于风，内不得入于藏府，外不得越于皮肤，客于玄府，行于皮里，传为胕肿，本之于肾，名曰风水。所谓玄府者，汗空也。

帝曰：水俞五十七处者，是何主也？岐伯曰：肾俞五十七穴，积阴之所聚也，水所从出入也。尻上五行行五者，此肾俞。故水病下为胕肿、大腹，上为喘呼，不得卧者，标本俱病，故肺为喘呼，肾为水肿，肺为逆不得卧，分为相输俱受者，水气之所留也。伏兔上各二行，行五者，此肾之街也。三阴之所交结于脚也。踝上各一行行六者，此肾脉之下行也，名曰太冲。凡五十七穴者，皆藏之阴络，水之所客也。

帝曰：春取络脉分肉，何也？岐伯曰：春者木始治，肝气始生，肝气急，其风疾。经脉常深，其气少，不能深入，故取络脉分肉间。

帝曰：夏取盛经分腠，何也？岐伯曰：夏者火始治，心气始长，脉瘦气弱，阳气留[2]溢，热熏分腠，内至于经。故取盛经分腠，绝肤而病去者，邪居浅也。所谓盛经者，阳脉也。

帝曰：秋取经俞何也？岐伯曰：秋者金始治，肺将收杀，金将胜火[3]，阳气在合，阴气初胜，湿气及体，阴气未盛，未能深入，故取俞以泻阴邪，取合以虚阳邪，阳气始衰，故取于合。

帝曰：冬取井荥何也？岐伯曰：冬者水始治，肾方闭，阳气衰少，阴气坚盛，巨阳伏沉，阳脉乃去，故取井以下阴逆，取荥以实阳气。故曰：冬取井荥，春不鼽衄。此之谓也。

帝曰：夫子言治热病五十九俞，余论其意，未能领别其处，愿闻其处，因闻其意。岐伯曰：头上五行行五者，以越诸阳之热逆也。大杼、膺俞、缺盆、背俞，此八者，以泻胸中之热也。气街、三里、巨虚上下廉，此八者，以泻胃中之热也。云门、髃骨、委中、髓空，此八者，以泻四肢之热也。五藏俞傍五，此十者，以泻五藏之热也。凡此五十九穴者，皆热之左右也。

帝曰：人伤于寒而传为热，何也？岐伯曰：夫寒盛则生热也。

1. 牝（pìn）　鸟兽的雌性。此处指阴性。《道德经》："谷神不死，是谓玄牝。玄牝之门，是谓天地根。"玄牝之门，为繁殖之门。张介宾："牝，阴也。"

2. 留　《甲乙经》卷五第一、《黄帝内经太素》卷十一变输均作"流"，是同音假借字。本篇作流解。

3. 金将胜火　按照五行哲理顺序，秋为金，夏为火。立秋以后，火渐衰而金渐旺，故曰"金将胜火"。

水，在《内经》中有非常丰富的含义：

一是自然之水，如《素问·异法方宜论》所言："鱼盐之地，海滨傍水。"

二是五行之水。金木水火土五行之中，水占其一。

三是五脏之水。五脏之中肝木、心火、脾土、肺金、肾水。如《素问·逆调论》所言："肾者，水也。"如本篇所言："肾者，至阴也；至阴者，盛水也。"

四是五运之水。如《素问·五常政大论》所言："木曰敷和，火曰升明，土曰备化，金曰审平，水曰静顺。"

五是人体之中的水。人体之中的津液、眼泪均可以理解为人体之中的水。

热，在《内经》中同样有着非常丰富的含义。前面已经议论过，所以此处不赘述。热，在本篇指的是热病。

题目中的"水""热"两字，实际上是两个单音词。水热穴，实际上指的是与水病、热病有关的穴位。

《水热穴论》，论的就是治疗水病与热病时应该重视的穴位。

气穴、气腑、骨空、水热穴四论，前后四篇是相互联系的姊妹篇。

气穴、气腑、骨空、水热穴，名异而质同，皆穴位之论也。气穴论、气腑论、骨空论、水热穴论四篇前后相连，论的全部是穴位。《素问》连续以四篇的篇幅讨论人体中的穴位，这说明什么？说明中医文化对穴位的高度重视。

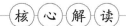

核 心 解 读

开题先言水，开篇先言肾，这就是指明肾水之间的一体关系，肾即水，水即肾也。水热穴论，一论肾水，二论热病，三论医治水热两病的穴位。本篇之核心就在这三论之中。

一、水·水肿·医治

（一）五行之水与五脏之水

水在五行中为五行之一，水在五脏中为五脏之一。本篇一开篇，先解释肾与水、肾与肺之间的关系，这就指明本篇所重视的问题。

五脏之中肾主水。所以然则何？答曰：肾属阴中之阴的至阴之脏，是五脏之中位置居于下部的脏器，故为盛水之脏器。所以，为主水的脏。

体内之水有标本之分。五脏之中，肾为水之本。肺为水之标。所以然则何？答曰：肺属太阴之脉，肾属少阴之脉，肺、肾两脏通过太阴、少阴两脉相连。肾主水，为水之本。肺受水，为水之标。肺、肾两脏均会因为水之聚集而形成水肿之病。

（二）水肿病的两种病因

为何会形成水肿病？病因有二：内因是肾脏功能的衰退；外因是劳力过度，肾脏受损。

先说内因形成的水肿病。前后二阴为肾之所主，肾实际上是水谷糟粕排泄的掌门官。如果掌门官失职，门户开关不利，则水气不能正常出入，一旦水气停蓄而渗溢于皮肤，则会形成水肿病。这是形成水肿病的内因。

再说外因形成的水肿病。如果人自恃强勇，劳力过度，就会产生从阴分深处发出的肾汗，出肾汗时恰恰又遇风寒，汗液内不能回于脏腑，外不能渗出皮肤，只能停留于肌肤腠理，最终形成水肿之病。这是形成水肿病的外因。外因形成的水肿之病，名曰风水。

水肿病的特征有四：①腿部出现肌肤浮肿；②腹部胀大；③上面表现为喘息，呼吸气粗；④不能平卧。

喘息之因在肺，水肿之因在肾。一旦发现水肿且喘之病，马上就可以做出肺肾失常之判断。

（三）水肿之治疗

药物可以治水肿，针灸同样可以治水肿。本篇谈水肿之治疗，没有谈药物，谈的是疏通经络、针灸穴位。

医治水肿，针灸哪些穴位呢？针灸与肾脏有关的五十七个腧穴。与肾脏有关的五十七个腧穴，是医治水肿的穴位。与肾脏有关的五十七个腧穴，都是阴气积聚的地方，是肾气运行、水液出入的场所。所以，针刺、艾灸这些穴位，可以医治水肿病。

二、热·泻热·五十九穴

（一）热病之因

热病之因，如同水病之因一样，分内外因两种：因天气之热致病，属于外因之病，如《素问·热论》所言："今夫热病者，皆伤寒之类也。"

因房事不节以至于阴虚阳盛，属于内因之病。如《素问·厥论》所言："帝曰：热厥何如而然也？岐伯曰：……此人必数醉若饱以入房，气聚于脾中不得散，酒气与谷气相薄，热盛于中，故热遍于身内热而溺赤也。夫酒气盛而慓悍，肾气有衰，阳气独胜，故手足为之热也。"

在本篇之前，有《素问·热论》《素问·刺热》《素问·评热病论》三篇关于热病的专论。在这三篇专论之中，有热病之因、热病之分类、热病之特征与热病之治的详细论述。

（二）热病之泻

非常之热，治之以泻。如何泻？药物可以泻热，针灸同样可以泻热。本篇告诉人们，针灸穴位可以泻热。本篇专论的是针灸之泻。

（三）泻热五十九穴

本篇指出，泻热有五十九个穴位。不同的穴位，泻不同的热。

1. 头上五行，每行五个穴位，五五二十五个穴位。这二十五个穴位，能泻越诸阳经上逆之热。

2. 大杼、膺腧、缺盆、背腧左右八个穴位，能泻胸中之热。

3. 气街、足三里、巨虚上廉、巨虚下廉左右八个穴位，能泻胃中之热。

4. 云门、髃骨、委中、髓空左右八个穴位，能泻四肢之热。

5. 五脏腧穴两旁各有五穴，左右共十穴，可以泻五脏之热。

为何以上五十九个穴位能够泻热？因为这是热邪的必经之地，所以针灸这五十九个穴位可以治疗热病。

（四）寒热之转换

人受了寒为何会发热？这是本篇黄帝的疑问。阴极生阳、阳极生阴，岐伯依据阴阳转换的哲理，回答了寒热转换的问题。

（五）针刺必须信守四时之序

养生与治病必须信守四时之序，这是出现在《素问·四时调神大论》中的原则。

针刺同样应该信守四时之序，这是本篇所强调的原则。肝应春，春有风邪。肝受风，病在表不在里，所以春天针刺时当取皮肤表层的络脉。

心应夏，夏有热邪。心受热，病由表入里，所以夏天针刺时当取皮肤浅处的阳脉。

肺应秋，秋有湿邪。肺受邪，病开始深入及里，所以秋天针刺时当取阴脉、阳脉上的合穴。合穴为五脏俞穴之一。经脉之气所出之处为井穴，经脉之气所入之处为合穴。《灵枢·九针十二原》："五藏六府之气，荥输所入为合。"《难经·六十五难》："经言所出为井，所入为合。"

肾应冬，冬有寒邪。肾受寒，病在里，所以冬天针刺时当取皮肤深处的井穴与荥穴。《难经·六十八难》："经言所出为井，所流为荥。"井穴为经脉之气发源之穴，荥穴为经脉之气流经之穴。

针刺信守四时之序，这是原则。原则之下有丰富的内容：一是从四时时序上区分五脏之别；二是从四时时序上区分病因之别；三是从四时时序上区分经脉的深浅之别。理解了信守四时之序的原则与具体，才能理解针刺的意义。

三、治病万万不可忘记的一个关键

发现穴位，是一大贡献。制造银针、拧卷艾炷，又是一大贡献。针灸针刺与艾灸穴位，更是一大贡献。

治病，中华先贤创造了几条路：一是汤液醪醴；二是针刺；三是艾灸；四是砭石。

砭石之用，基本失传了。艾灸之用，也基本失传了。针刺，实际上处于一个似有似无的状况。目前没有失传的仅仅是汤液。

本文此处要强调的是，针灸之用是万万不可忘记的一个关键。

针灸之术，为中华民族所独有。独有之术必有独特之用，关于针灸的独特之用，《素问》反复论及，《灵枢》详细论之。在本篇与本篇之前，《素问》所讲解的针灸之用体现在这样几个方面：

（1）与汤液醪醴相较，针灸之用与汤液醪醴之用具有同等的价值，同时，针灸是汤液醪醴所不能取代的医术。

（2）从实际角度上看，针灸既可以在寒热、虚实之间进行补泻，又可以在不通之处进行疏通。

（3）从时效上看，针灸有立竿见影的效果。《史记·扁鹊仓公列传》记载了扁鹊救虢国太子之事。虢国太子患病，众人都认为已经死了，扁鹊认为病为尸厥，"乃使弟子子阳厉针砥石，以取外三阳五会。有间，太子苏。"针灸效果立竿见影，这是一例。《后汉书·方术列传·华佗传》说华佗治病，"针灸不过数处"。针灸立竿见影的效果，这是汤液醪醴所不能企及的。

中华先贤所重视的穴位，中华先贤所重视的针灸，在中华民族的子孙这里，似乎成了只有展览意义而无实际意义的老古董。这种局面实在是令人痛心。

在笔者看来，今天的针灸，还可以在药物之外发挥出独特的作用。

众所周知，目前的药物，在糖尿病与艾滋病面前，显示出了局限性。药物不能奏效的疾病，能不能让针灸发挥作用呢？《素问》指出，消渴病有两种：一种是脾瘅，一种是肺消。脾有脾经，肺有肺经；足太阴脾经，手太阴肺经；能不能用疏通经络、刺激穴位的方法来医治消渴病即糖尿病呢？

艾滋病不是病，准确地说是失去了免疫力。《素问》告诉人们，食物入胃之后，一分为二变为血和气，气又一分为二分为营气与卫气。营气柔和运行于血脉，卫气强悍运行于皮肤之表抵御着外来邪气。在笔者看来，西医所讲的免疫力丧失，相当于中医中的卫气功能丧失。脾脏是营卫两气的发源地，肺脏是营卫两气运行的发动机；脾有脾经，肺有肺经；足太阴脾经，手太阴肺经；能不能用疏通经络、刺激穴位的方法来恢复卫气功能呢？卫气功能恢复，能够抵御外来邪气，是不是恢复了西医所说的免疫力？

气穴论、气腑论、骨空论、水热穴论，《素问》连续四篇论穴位，这足以证明《素问》对穴位的重视。这四篇文章告诉人们，针灸穴位可以治疗各种疾病，可以治疗疼痛，可以治疗水肿，可以治疗热症，可以治疗寒症，可以治疗睾丸挛缩，可以治疗脊柱强硬……总之，药物可以治疗的疾病，针灸均可以治疗，所以，中医的继承无论如何也不能忘记针灸这一关键。

四、　六点建议

关于针灸之术的继承与发扬，笔者在此有如下六点建议：

1. 从理论上将经络与穴位进行分类与排队，在某条经络、某几个穴位与某种疾病之间建立起对应关系。

2. 在四时之序与某条经络、某几个穴位与某种疾病之间建立起对应关系。

3. 在四时之序与针刺深浅之间建立起对应关系。

4. 在具体实践中以某种疾病针灸某条经络与某几个穴位，以验证《素问》针灸理论的正确性。

5. 在验证了《素问》针灸理论的正确性之后，就应该像爱护眼睛一样爱护先贤所创造的针灸技术，就应该千方百计普及针灸技术。

6. 将物理学中的光、电、热、超声波与针灸技术相结合，使针灸技术在几千年后的今天有新的进步。

调经论篇第六十二

原 文

黄帝问曰：余闻刺法言，有余泻之，不足补之，何谓有余？何谓不足？岐伯对曰：有余有五，不足亦有五，常欲何问？帝曰：愿尽闻之。岐伯曰：神有余，有不足；气有余，有不足；血有余，有不足；形有余，有不足；志有余，有不足。凡此十者，其气不等[1]也。

帝曰：人有精气、津液、四肢、九窍、五藏十六部[2]，三百六十五节[3]，乃生百病，百病之生，皆有虚实。今夫子乃言有余有五，不足亦有五，何以生之乎？岐伯曰：皆生于五藏也。夫心藏神，肺藏气，肝藏血，脾藏肉，肾藏志，而此成形。志意通，内连骨髓，而成身形五藏。五藏之道，皆出于经隧，以行血气。血气不和，百病乃变化而生，是故守经隧焉。

帝曰：神有余不足何如？岐伯曰：神有余则笑不休，神不足则悲[4]。血气未并，五藏安定，邪客于形，洒淅起于毫毛，未入于经络也。故命曰神之微[5]。帝曰：补泻奈何？岐伯曰：神有余则泻其小络之血[6]，出血，勿之深斥；无中其大经，神气乃平。神不足者，视其虚络，按[7]而致之，刺而利[8]之，无出其血，无泄其气，以通其经，神气乃平。帝曰：刺微奈何？岐伯曰：按摩勿释，着针勿斥，移气于不足，神气乃得复。

帝曰：善。有余不足奈何？岐伯曰：气有余则喘咳上气，不足则息利少气。血气未并，五藏安定，皮肤微病，命曰白气微泄。帝曰：补泻奈何？岐伯曰：气有余则泻其经隧，无伤其经，无出其血，无泄其气。不足则补其经隧，无出其气。帝曰：刺微奈何？岐伯曰：按摩勿释，出针视之，曰，我将深之，适人必革，精气自伏，邪气散乱，无所休息，气泄腠理，真气乃相得。

帝曰：善。血有余不足奈何？岐伯曰：血有余则怒，不足则恐[9]，血气未并，五藏安定，孙络水溢，则经有留血。帝曰：补泻奈何？岐伯曰：血有余则泻其盛经，出其血；不足则视[10]其虚经，内针其脉中，久留而视[11]，脉大疾出其针，无令血泄。帝曰：刺留血奈何？岐伯曰：视其血络，刺出其血，无令恶血得入于经，以成其疾。

帝曰：善。形有余不足奈何？岐伯曰：形有余则腹胀，泾溲不利。不足则四支不用，血气未并，五藏安定。肌肉蠕动，命曰微风。帝曰：补泻奈何？岐伯曰：形有余则泻其阳经，不足则补其阳络。帝曰：刺微奈何？岐伯曰：取分肉间，无中其经，无伤其络，卫气得复，邪气乃索。

帝曰：善。志有余不足奈何？岐伯曰：志有余则腹胀飧泄，不足则厥。血气未并，五藏安定，骨节有动。帝曰：补泻奈何？岐伯曰：志有余则泻然筋血者，不足则补其复溜。帝曰：刺未并奈何？岐伯曰：即取之，无中其经，邪所乃能立虚。

帝曰：善。余已闻虚实之形，不知其何以生？岐伯曰：气血以并，阴阳相倾，气乱于卫，血逆于经，血气离居，一实一虚。血并于阴，气并于阳，故为惊狂。血并于阳，气并于阴，乃为炅中。血并于上，气并于下，心烦惋善怒。血并于下，气并于上，乱而喜忘。

帝曰：血并于阴，气并于阳，如是血气离居，何者为实？何者为虚？岐伯曰：血气者，喜温而恶寒，寒则泣不能流，温则消而去之，是故气之所并为血虚，血之所并为气虚。

帝曰：人之所有者，血与气耳。今夫子乃言血并为虚，气并为虚，是无实乎？岐伯曰：有者为实，无者为虚，故气并则无血，血并则无气。今血与气相失，故为虚焉。络之与孙脉俱输于经，血与气并，则为实焉。血之与气并走于上，则为大厥，厥则暴死，气复反则生，不反则死。

帝曰：实者何道从来？虚者何道从去？虚实之要，愿闻其故。岐伯曰：夫阴与阳皆有俞会。阳注于阴，阴满之外，阴阳匀平，以充其形，九候若一，命曰平人。夫邪之生也，或生于阴，或生于阳。其生于阳者，得之风雨寒暑；其生于阴者，得之饮食居处，阴阳喜怒。

帝曰：风雨之伤人奈何？岐伯曰：风雨之伤人也，先客于皮肤，传入于孙脉，孙脉满则传入于络脉，络脉满则输于大经脉，血气与邪并客于分腠之间，其脉坚大，故曰实。实者，外坚充满不可按之，按之则痛。帝曰：寒湿之伤人，奈何？岐伯曰：寒湿之中人也，皮肤不收，肌肉坚紧，荣血泣，卫气去，故曰虚。虚者，聂辟[12]气不足，按之则气足以温之，故快然而不痛。

帝曰：善。阴之生实奈何？岐伯曰：喜怒不节，则阴气上逆，上逆则下虚，下虚则阳气走之。故曰实矣。帝曰：阴之生虚奈何？岐伯曰：喜则气下，悲则气消，消则脉虚空。因寒饮食，寒气熏满，则血泣气去，故曰虚矣。

帝曰：经言阳虚则外寒，阴虚则内热，阳盛则外热，阴盛则内寒，余已闻之矣，不知其所由然也。岐伯曰：阳受气于上焦，以温皮肤分肉之间，令寒气在外，则上焦不通，上焦不通，则寒气独留于外，故寒栗。帝曰：阴虚生内热奈何？岐伯曰：有所劳倦，形气衰少，谷气不盛，上焦不行，下脘不通，胃气热，热气熏胸中，故内热。帝曰：阳盛生外热奈何？岐伯曰：上焦不通利，则皮肤致密，腠理闭塞，玄府[13]不通，卫气不得泄越，故外热。帝曰：阴盛生内寒奈何？岐伯曰：厥气上逆，寒气积于胸中而不泻，不泻则温气去寒独留，则血凝泣，凝则脉不通，其脉盛大以涩，故中寒。

帝曰：阴与阳并，血气以并，病形以成，刺之奈何？岐伯曰：刺此者取之经隧。取血于营，取气于卫[14]。用形哉，因四时多少高下[15]。

帝曰：血气以并，病形以成，阴阳相倾，补泻奈何？岐伯曰：泻实者，气盛乃内针，针与气俱内，以开其门，如利其户，针与气俱出，精气不伤，邪气乃下，外门不闭，以出其疾，摇大其道，如利其路，是谓大泻，必切而出，大气乃屈。

帝曰：补虚奈何？岐伯曰：持针勿置，以定其意，候呼内针，气出针入，针空四塞，精无从去，方实而疾出针，气入针出，热不得还，闭塞其门，邪气布散，精气乃得存，动气候时，近气不失，远气乃来，是谓追之。

帝曰：夫子言虚实者有十，生于五藏，五藏五脉耳。夫十二经脉皆生其病，今夫子独言五藏。夫十二经脉者，皆络三百六十五节，节有病必被经脉，经脉之病，皆有虚实，何以合之？岐伯曰：五藏者，故得六府与为表里，经络支节，各生虚实，其病所居，随而调之。病在脉，调之血；病在血，调之络；病在气，调之卫；病在肉，调之分肉；病在筋，调之筋；病在骨，调之骨。燔针劫刺其下及与急者。病在骨，焠针药熨；病不知所痛，两跷为上。身形有痛，九候莫病，则缪刺之；痛在于左而右脉病者巨刺之。必谨察其九候，针道备矣。

注　释

1. 此十者，其气不等　十，指的是五脏与神、气、血、形、志的总和。神、气、血、形、志分属于五脏而各有虚实之异，故十者皆不等。王冰："神属心，气属肺，血属肝，形属脾，志属肾，以各有所宗，故不等也。"张介宾："神属心，气属肺，血属肝，形属脾，志属肾，各有虚实，故其气不等。"

2. 十六部　史有多种解释。十六部的第一种解释是十二正经及跷二、督一、任一的总称。张志聪作手足经脉十二、跷脉二、督脉一、任脉一，共十六部。王冰、张介宾、马莳、吴崑作手足二、九窍九、五脏五，共十六部。高世栻作两肘、两臂、两腘、两股、身之前后左右、头之前后左右，共十六部。如何做出统一的解释，需要中医界下一步的努力。

3. 三百六十五节：一年之中有三百六十五天，人体有三百六十五处骨节。此处之节，指的就是关节。每一骨节处有一孔穴，所以有三百六十五个孔穴之说；每一骨节处都有正经分出的络脉，所以又有三百六十五络之说；气血、络脉都在骨节处会聚，故又称"三百六十五会"。《灵枢·九针十二原》："节之交，三百六十五会。"《灵枢·邪气藏府病形》："十二经脉三百六十五络……"

4. 悲　《甲乙经》卷六第三、《黄帝内经太素》卷二十四"虚实补泻"均作"忧"。

5. 神之微　心经微邪，几种心病的病因。张介宾："此外邪之在心经也，浮浅微邪，在脉之表，神之微病也。"

6. 血　《素问注证发微》、守山阁本《黄帝内经素问》均改作"脉"。

7. 按　《甲乙经》卷六第三、《黄帝内经太素》卷二十四"虚实补泻"均作"切"。

8. 利　《甲乙经》卷六第三作"和"。

9. 恐　新校正："按全元起本，'恐'作'悲'，《甲乙》及《太素》并同。"

10. 视 《黄帝内经太素》卷二十四"虚实补泻"作"补"。

11. 久留而视 《甲乙经》卷六第三作"久留之血至"。《黄帝内经太素》卷二十四"虚实补泻"作"久留血至"。

12. 聂（zhé）辟（bì） 聂，通"摺"。辟，通"襞"。聂辟，即折皱的意思。本义是指衣服上的皱褶，此处指的是皮肤上的皱纹。

13. 玄府 《甲乙经》卷六第三、《黄帝内经太素》卷二十四"虚实所生"均无此二字。玄府，即汗孔。

14. 取血于营，取气于卫 从营分取血，从卫分取气。气血之间可以互补，患处补血或补气时，可从别处引导气血而入于虚所，或血气有所聚并时应从营分泻出血，从卫分泻出气。

15. 用形哉，因四时多少高下 形者，患者也。因，依据也。四时、多少、高下，针刺时要考虑的三种因素也。这句话的意思是，对患者实施针刺时，要考虑此时是四时中的某一时，患者的气血多少以及病位的高低。

题 解

调者，调和也，调理也，调匀也。

经者，经脉也。调经，调理、调和经脉也。

《素问·调经论》论的是经脉虚实病变与医治上的针灸补泻。

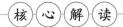

核 心 解 读

《素问》在开篇处论调神，在此处论调经；神可以调，经可以调；调就调出个阴阳、气血、经脉、脏腑的平和、平衡状态。调和、平和是中医的基本原则，平和、平衡是中医所追求的终极目标。气血平和、平衡是本篇所追求的终极目标。

一、 五有余与五不足

本篇第一次指出"五有余与五不足"。这里的"五"，指的是神、气、血、形、志。本篇指出，神、气、血、形、志均会失去平衡，会出现有余和不足的病态。

神有余，有不足；气有余，有不足；血有余，有不足；形有余，有不足；志有余，有不足；有余是一种病态，不足同样是一种病态。

神有余如何？神不足又如何？神有余会嘻笑不止，神不足会心悲忧伤。《灵枢》中有与本篇相同的论述。《灵枢·本神》："心藏脉，脉舍神，心气虚则悲；实则笑不休。"神有余、神不足等同于心脏的有余与不足。

气有余如何？气不足又如何？气有余会气逆喘息、咳嗽，气不足会气短息小。《灵枢·本神》："肺藏气，气舍魄，肺气虚则鼻塞不利少气；实则喘喝胸，胸盈仰息。"气有余、气不足等同于肺脏的有余与不足。

血有余如何？血不足又如何？血有余患者善怒，血不足善恐。《灵枢·本神》："肝藏血，血舍魂，肝气虚则恐，实则怒。"血有余、血不足等同于肝脏的有余与不足。

形有余如何？形不足又如何？形有余腹部会胀满，大小便不利；形不足四肢活动失常。《灵枢·本神》："脾藏营，营舍意，脾气虚则四肢不用，五脏不安；实则腹胀，经溲不利。"形有余、形不足等同于脾脏的有余与不足。

志有余如何？不足又如何？志有余腹部会胀满，腹泻，会泻下夹有未消化的食物；志不足会四肢厥冷。《灵枢·本神》："肾藏精，精舍志，肾气虚则厥；实则胀，五藏不安。"志有余、志不足等同于肾脏的有余与不足。

神、气、血、形、志，实际上是五脏心、肺、肝、脾、肾的代名词，五有余、五不足，实际上讲的是五脏的有余与不足。五脏的每一脏，都会发生有余与不足之病态。

二、 泻有余与补不足

有余者泻之，不足者补之。补之泻之，所追求的就是平和、平衡状态。

（一） 神有余泻之，神不足补之

具体如何补，如何泻呢？本篇指出，神有余针刺小络脉，刺出血，不要刺得太深，也不要损伤大的经脉。神不足，先按摩使血气充实，然后针刺使血气流畅，针刺时不要出血，也不要使气外泄。如此，就可以使神达到平和、平衡状态。

（二） 气有余泻之，气不足补之

具体如何补，如何泻呢？本篇指出，气有余泻经脉，但针刺时不要损伤其经，不要出血，也不要使气外泄。气不足补经脉，同样不要使气外泄。如此，就可以使气达到平和、平衡状态。

（三）血有余泻之，血不足补之

具体如何补，如何泻呢？血有余泻其经脉，使之出血。血不足补其经脉，进行针刺，留针时间长一点，在脉搏变洪大时快速出针，不要让血外泄。如此，就可以使血达到平和、平衡状态。

（四）形有余泻之，形不足补之

具体如何补，如何泻呢？形有余泻足阳明胃经，形不足时就补足阳明胃经的络脉。病轻微者，针刺分肉间，不要刺伤了经脉，也不要刺伤了络脉。如此，就可以使形达到平和、平衡状态。

（五）志有余泻之，志不足补之

具体如何补，如何泻呢？志有余刺然谷穴，刺出血；志不足刺复溜穴。如此，就可以使形达到平和、平衡状态。

三、 百病生于血气不和

百病之生，有内外两种因。百病之外因，之前的篇章反复指出"风为百病之始""风为百病之长"。百病之内因，本篇指出的病因是"血气不和""血气不和，百病乃变化而生"。

血有血位，气有气位，气血各守其位，人体康健。血失血位，气失气位，气血各离其位，产生了百病。从根本上说，百病之因就在于血与气各离了其位。

从具体上说，不同的气血状态会造成各种疾病。本篇分出如下几种病因与病症：

（1）或惊或狂的疾病：病因是血并于阴分，气并于阳分。

（2）热中病：病因是血并于阳分，气并于阴分。

（3）心烦、心闷、易怒：病因是血并于上部，气并于下部。

（4）神情散乱、健忘：病因是血并于下部，气并于上部。

这里所出现的一个"并"字，有合并、聚积之义。气为阳，血为阴。阴与阳本来是平衡和谐关系，可是这里却出现偏颇关系不是气聚积于上，就是血聚积于下；不是气聚积于阴分，就是血聚积于阳分。

四、 人不过"血气" 二字

"人之所有者，血与气耳。"强调血与气的重要性，本篇出现了这句至理名言。这句至理名言讲的是血气对于人的重要性。人不可一日无血，人不可一时无气，无血、无气之人生命即刻结束。

质量与能量，或者说是质与力，是西方现代科学所研究的主要内容。如果没有质与力这两种能量，就不可能有生气勃勃的宇宙。

血者，质也；气者，力也。人体之中血与气，是几千年前的中华先贤所认识、所重视、所研究的主要内容。如果没有血与气这两种能量，就不可能有生气勃勃的人类。

（一）气

1. 分类　人体中的气，是分类的。

（1）以来源为基准，人体中的气分为先天之气与后天之气。先天之气是源于父母的元气，又称原气、真气。先天之气解答了人体生命的原动力。后天之气，又称宗气，是水谷之气与呼吸之气的结合体。气生成于上焦，《灵枢·决气》中的答案是："何谓气？岐伯曰：上焦开发，宣五谷味，熏肤、充身、泽毛，若雾露之溉，是谓气。"后天之气解答了人体生命活动的基本动力。

（2）以作用为基准，人体中的气分为营气与卫气。营气、卫气来源于水谷。营气又称荣气，与血液一起运行在血脉之中，滋润着人体组织的各个部分。卫气运行在血脉之外的皮肤、肌肉之间，保卫着肌表，防御着外邪的侵入。

（3）以部位为基准，人体中的气分为脏腑之气、经络之气。脏腑之气是推动脏腑运动的基本动力，经络之气则是维护经络发挥正常作用的基本动力。

2. 作用　假若没有气：①血液不能正常运行，水液就不能正常代谢；②体温不能正常；③不能正常抵御外邪；④气血津液之间不能正常转化。如果说，人不能一天无食，那么，人则不能一刻无气。

3. 运动形式　中华先贤以升降出入这四种形式解答了天地之气的运动，中华先贤以升降出入这四种形式解答了万物的生长化收藏。同理，中华先贤以升降出入这四种形式解答了人体之气的运动。《素问·六微旨大论》："故非出入，则无以生长壮老已；非升降，则无以生长化收藏。是以升降出入，无器不有。"

牛顿发现万有引力一种力，《素问》的升降出入背后有四种力；包括牛顿在内的西方物理学家运用万有引力和力学三定律，计算出了行星围绕太阳运动，计算出了卫星围绕行星运动，说明了地面物体的降落运动和抛射运动，说明了海洋潮汐发生的原理，确定了彗星运动的轨道和运转周期。遗憾的是，《素问》所记载的这四种力在秦汉以后的中华大地上，在自然科学领域，几乎没有任何作用。

4. 引起的疾病　气之偏颇会引起多种疾病。这里仅举《素问·痿论》中五脏之气发生偏颇所引起的疾病。《素问·痿论》："肺热叶焦，则皮毛虚弱急薄，著则生痿躄也；心气热，则下脉厥而上，上则下脉虚，虚则生脉痿，枢折挈，胫纵而不任地也。肝气热，则胆泄口苦筋膜干，筋膜干则筋急而挛，发为筋痿。脾气热，则胃干而渴，肌肉不仁，发为肉痿。肾气热，则腰脊不举，骨枯而髓减，发为骨痿。"

前面谈到过，卫气强悍，能够抵御外来邪气。卫气一旦丧失，抵御外邪的能力就会丧失。艾滋病的病因可能就在此处。

气陷、气滞、气逆、气短，都是气之病。脱肛、子宫下垂、大小便滑泄、头晕、呃逆、呕吐，这些也是气之病。

（二）血

血生成于水谷之精微。血生于三焦，合气而成。《灵枢·决气》："何谓血？岐伯曰：中焦受气取汁，变化而赤，是谓血。"

人有血，才有神。《灵枢·营卫生会》："血者，神气液。"

《素问》告诉人们，五脏关于血的分工是：脾统血，肝藏血，心运血，肺布血。

血充盈于经脉之中，运行于经脉之中。用今天的话说，血是脏腑活动的物质基础，是气、精、津液产生的源泉，是精神活动的物质基础。

血瘤、血热、血虚、血瘀、血崩、血便、血闭、血泄、血海、血痹、血枯，这些都是血之病。

（三）血与气

1. 血气之间的相互关系　"气为血之帅，血为气之母。"这句话揭示血气之间的相互关系：气是血的推动者，血是气的产生者。血与气的关系是相互依存的关系，是须臾不可分离的关系。

《灵枢·邪气藏府病形》："阴之与阳也，异名同类。"这一论断告诉人们，阴与阳虽然名字不同，但却是同类之物。

《灵枢·营卫生会》："夫血之与气，异名同类，何谓也？"气血阴阳分类，气为阳，血为阴。这一论断告诉人们，血与气虽然名字不同，但却是同类之物。要形容血与气之间两分而一体的关系，最恰当的应该就是这句话。

2. 气血之好恶　本篇指出，气血如同人一样，也有好有恶。气血均喜暖恶寒。大自然告诉人们，水遇寒则冰，水遇热则流。本篇告诉人们，气血遇暖而消散流畅，气血遇寒而凝滞不动。寒冷与炎热都是诱发气血之病的重要外在因素。

3. 血气虚实之因　有者为实，无者为虚。虚为病，实亦为病。气血的虚与实，均会引起疾病。虚实之因何在？原因有内外两种。

（1）引起虚实的外因是炎热与寒冷。炎热过度会引起气的聚积，气聚积而血虚。也就是说，寒冷过度会引起血的聚积，血聚积而气虚。

（2）引起虚实的内因是人本身的因素。喜怒没有节制，会引起实证；惊恐过度，会引起虚证。

（四）血气之虚实

1. 虚实之分类　血气虚实之症，本篇分出这样几种：人有五脏，五脏有虚有实；人有六腑，六腑有虚有实；人有十二经脉，十二经脉有虚有实；人有三百六十五节，三百六十五节的病也会引起经脉的虚实；五脏六腑分表里、支节，这表里、支节同样会产生虚实。

2. 虚实之治　治疗虚实，一可以用中药，二可以用针灸。本篇谈虚实之治，主要谈的是针灸。

针灸治虚实，一有原则之治，二有具体之治。

原则之治是："病在脉，调之血；病在血，调之络；病在气，调之卫；病在肉，调之分肉；病在筋，调之筋；病在骨，调之骨。"

具体之治是：泻实待患者吸气时进针，待患者呼气时出针；出针时摇大针孔使邪气外出的道路通畅无阻。补虚待患者呼气时进针，待患者吸气时出针，出针后稍微按压一下针孔，这样可以使邪气散去，精气保存。

五、　大厥与中风

（一）必须正名的一种疾病

"名不正，则言不顺。"这是出于《论语·子路》中由孔夫子所说的一句名言。由这句名言演化出了"名正言顺"一词。名正言顺，名不正则言不顺。所谓名正言顺，讲究的就是理由的正当与充分。孔夫子讲名正言顺，是讲治国的道理。治国需要讲究名正言顺，治病呢？治病同样需要讲究名正言顺。所以然则何？因为病名关乎病因，病名不正必然会混淆病因。简而言之，病名不正则病因不清，病因不清则难以治病。

此处要正名的疾病，是本篇所出现的"大厥"。"血之与气并走于上，则为大厥，厥则暴死，气复反则生，不反则死"。这段极其重要的话，指出一种急性病大厥。大厥的特殊症状是暴死。所谓暴死，就是突然昏厥，短时间内死亡。大厥的病因，本篇的答案是："血之与气并走于上"。所谓"血之与气并走于上"，就是血气聚积在一起沿经脉上逆。血气运行，正常之时有升有降。血气运行，非常之时有升无降。血气运行有升无降，就会产生各种疾病，其中包括急性病大厥。大厥之病相当于西医定名的脑失血、脑出血、脑血管破裂。

大厥，汉代以后错定名为中风。大厥与中风相混同，始于张仲景之《金匮要略》。《金匮要略·中风历节病脉证并治》："夫风之为病，当半身不遂，或但臂不遂者，此为痹，脉微而数，中风使然。"从西汉至民国，历代名医均延续了《金匮要略》的中风之论，将突然昏厥、口目不正、舌强难语、神情闷乱之症一直称为"中风"。医治中风，历代名医多用温热之药，例如续命汤。续命汤含麻黄、桂枝，药性温热。以温热之药治中风，犹如抱薪救火，其后果不是药到病除，往往是药到命除。

大厥与中风相混同，后果是极其严重的。这里引用民国时期徐州名医高行素前辈在民国二十一年（1932年）《重订中风斠诠·序》中的一段话，用来说明定错一个病名所带来的严重后果。高老说：

"若《伤寒论》中之所谓中风，则为发热汗出恶风脉缓之症，实即后世之所谓伤风，外感风邪，其见证且较伤寒为轻，为《素问》之中风名义，通条共贯。是以本论六经，皆有中风之条，都属寻常外感，非后世所谓昏厥暴仆，气粗脉大之中风可以并论。不谓《金匮》以降，竟以辛温发散之法，疗治猝然昏仆治大厥，两千年来，以讹传讹，牢不可破。虽曰缘木求鱼，似无后灾，岂知救火抱薪，顷刻灰烬。漫漫长夜，听盲人瞎马以驰驱，芸芸群生，含续命、愈风而物化，乃相率而委之病不可治。"

高老指出，中风乃寻常伤风，与猝然昏仆大厥毫不相干。但是，两千年来一直把大厥错以为是中风。中风以辛温发散之药治之，是药对其症。大厥之病以辛温发散之药治之，会铸成抱薪救火之大错。错了一个病名，两千年来不知有多少患者白白送掉了性命。医生之错会伤及一人或几人，病名之错会伤及千人万人。所以说，中风与大厥之误必须纠正，大厥之病必须正名。

为大厥之病正名，始于清末山东蓬莱名医张伯龙。张伯龙著《雪雅堂医案》，有"类中密旨"一篇。其中，张伯龙第一次提出，大厥之病相似于西医所论的脑血管病。

为大厥之病正名，大贡献者是清末民初浙江名医张山雷。张山雷阅读了《雪雅堂医案》之后，完全接受了张伯龙的认识，于民国初期著《中风斠诠》一书。《中风斠诠》一书的重要贡献有六：①以《调经论》为理论依据，将大厥与中风进行了区别；②将一个"中"字，区分为中间之中与射中之中；③中风之风，区分为外部寒风与内部肝风两种风；④将"血之与气并走于上"的动力定位为肝风上扬；⑤拟出了抑治肝风纲领潜阳镇逆；⑥拟出了医治肝风的药方。药方问题将在下面论及。

张伯龙、张山雷两位前辈，纠正了一个医理上的谬误，准确地说，是为大厥之病正了名。这个贡献使众多的患者有了起死回生的可能。张伯龙、张山雷两位前辈的贡献，既具有历史意义，又具有现实意义。

（二）大厥与中风之区别

大厥与中风的区别，一体现在病因上，二体现在病症上。

大厥之病因，本篇指出的是"血之与气并走于上"。中风之病因，《素问》与《难经》均确定为伤于外因之寒风。《难经·五十八难》告诉人们，伤寒病有五：有中风，有伤寒，有湿温，有热病，有瘟病。五种病均属于外因之病，与"血之与气并走于上"毫无关系。

《素问·风论》开篇指出："风之伤人也，或为寒热，或为热中，或为寒中，或为疠风，或为偏枯，或为风也，其病各异，其名不同，或内至五藏六府……"外因之风可伤五脏六腑，可伤十二经络，这里所列举的几种疾病，如寒热、热中、寒中、疠风、偏枯等，均不至于暴死。中风之病与突然昏厥之大厥，是完全不同的。

（三）大厥是可救之病

大厥可以抢救吗？可以！

"气复反则生，不反则死。"本篇的这一论断告诉人们，大厥是可救之病，抢救大厥的关键是气的复返。如何使气返回本来的位置呢？

医治大厥之病的纲领是潜阳镇逆，医治大厥之病的具体药物有：

1. 以介类为第一主药：所谓介类药物，说通俗一点，就是生物的外壳。海洋生物有很多种是骨头长在外面的，如紫贝齿、玳瑁、石决明、牡蛎、海龟等，这些海洋生物的外壳是医治大厥的主要药物。海陆两栖生物可以入药的介类外壳的有乌龟壳、鳖甲。

2. 金石类药物：如龙齿、磁石、石英、玄精石、铁落。

3. 动物身上的药物：如羚羊角、猴枣。笔者认为，牛黄、狗宝也属于此类药物。

4. 草木类药物：如木瓜、白芍、丝瓜络、竹茹、桑叶、菊花等。

这些药物可以使大厥患者起死回生吗？请看高行素、张山雷两位前辈亲历的病例。

高行素前辈所治愈的病例，记载于《重订中风斠诠·序》中，原文摘录如下，供读者鉴赏：

"徐州南门外益泰栈肖子青君，年五十，素劳擘画，体丰痰多，忽然昏瞀暴仆，两目失明，气促涎流，危在旦夕。邀仆至时，晨曦初上。脉则滑数洪大，欲视其舌而不可见，面色绯红，喉声曳锯，举家哭泣，以为恐无生望，仆急授以潜镇大剂，方用三甲（鳖甲、龟甲、穿山甲）、龙齿、石决、白芍，佐以二至、桑菊等物，覆杯得安。午后加冬、地、玄、丹甘寒之品，连进两剂，次日目明舌和，语言清晰。调理两月，竟以渐愈。"

患者的症状，明显属于大厥，高行素前辈按照潜阳镇逆之原则，授平常之药，效果是"覆杯得安"。此病例证明，大厥是可救的。

张山雷前辈所治愈的病例，记载于《中风斠诠·自序》中，原文摘录如下，供读者鉴赏：

"胡氏七十老妪，体本丰硕，猝然昏瞀，不动不言，痰鸣鼾睡，脉洪浮大。重投介类潜阳，开痰泄热，两剂而神识清明，行动如故。又治南翔陈君如深，年甫三旬，躯干素伟，忽然四肢刺痛，不可屈伸，虽神志未蒙，而舌音已謇，其脉浑浊，其舌浊腻，大腑三日不行。且授以大剂潜降，清肝泄热，涤痰通腑之法，仅一剂而刺痛胥蠲，坐立自适，乃继以潜阳化痰，调治旬余，即以康复。"

"又尝治热痰昏冒，神志昏蒙，语言无序者数人，一授以介类潜镇泄痰降逆之品，无不应手得效，覆杯得安。"

张山雷前辈先谈了两个有名有姓的患者，后谈了无名无姓的众多患者，授潜阳镇逆之药，效果是"覆杯得安"。众多病例证明，大厥是可救的。

在《中风斠诠·自序》中，张山雷前辈将大厥与脑失血、脑出血、脑血管破裂相类比。两位前辈得经验证明，大厥之病可以用潜镇泄痰降逆之品治愈。"覆杯得安"一词既出现在了高行素前辈的序言中，又出现在了张山雷前辈的自序中，这不但证明了大厥之病可以抢救，而且还证明了"气复反则生，不反则死"这一结论的真实性。

两位前辈的文章，均出于人民卫生出版社 1995 年 7 月第一版的《张山雷医集》中。

（四）笔者的几点建议

1. 前辈的经验应该推广　大厥即脑血管疾病在今天，已经成了常见病，一旦被确诊为脑血管疾病，开刀动手术似乎成了唯一的选择。张伯龙、张山雷两位前辈照《素问》之理告诉后人，脑血管疾病除了开刀动手术这一选择之外，还可以有另外一个选择，这个选择就是中医与中药。张山雷、高行素两位前辈的实际经验告诉后人，中药可以在最短时间内将脑血管疾病患者从死神手中夺回来，中药可以在两个月与半年之内将脑血管疾病治愈，而且不留后遗症。

关于大厥之病，张伯龙、张山雷两位前辈做出了巨大的贡献。对于这一巨大贡献，后人不能漠视。我们的卫生部门，其责任不应该仅仅是推广西医西药，对于前辈在中医中药中做出的贡献也应该留心留意。如果是有价值的贡献，就应该验证后加以推广。如果以中药治大厥，那么今日之患者是否可以免除手术之苦呢？

2. 前辈的经验应该延伸　张山雷、高行素两位前辈的贡献在大厥之病正名上。这个贡献，纠正了一个两千多年的谬误。这种贡献能否延伸呢？答案是肯定的。

山西灵石县中医院院长李可先生，以大剂量附子治好了上百名心脏病患者。在《中华人民共和国药典·一部》（简称《药典》）中，附子的使用量是 3~15 克。在李可先生所独创的"破格救心汤"中，附子的使用量高达 200 克。利用附子为要药抢救急危心脏病患者，最快见效在一小时之内。（《李可老中医急危重症疑难病经验专辑》）

李可先生在附子使用量上的突破，并非毫无根据的肆意妄为，而是纠正了一个千年谬误。李可先生大量使用附子的依据有二：其一，《伤寒论》中的附子使用量本来就大于《药典》中的使用量，而且张仲景使用的还是生附子；其二，李可先生发现，附子之毒恰恰是抢救心脏病的灵丹。李可先生几十年行医使用附子超过 5000 千克，经治患者在万例以上，从无一例中毒。

正名了一个病名，使脑血管之病由不治变为可治；恢复了一种药（附子）的使用量，可以使西医放弃的心脏病病人起死回生；在医理方面，在中药使用量上，还有哪些可以延伸、可以突破的呢？如果天下的中医医生有一半能做出诸如此类的贡献，中医何至于会让局外人高喊振兴呢？

3. 后辈应该超越前辈　面对前辈的成果，后人应该自豪，应该骄傲，但是骄傲自豪之后是否想一想这样一些问题：与前辈相比，我做得怎样呢？今后应该如何呢？我能否在某一方面、某几个方面超越前辈呢？

后人超越前人，后贤超越前贤，在这方面，中华先贤为后人留下了光辉榜样。《易经·系辞下》记载了五代圣人——伏羲氏、神农氏、黄帝、尧、舜，代代圣人名下都有重大成果出现。例如，伏羲氏名下的成果是网罟，神农氏名下的成果是耕田的耒耜，黄帝、尧、舜名下的成果是系列的，如衣裳、舟车、弓箭、臼杵、宫室、书契……《尚书》中的尧创建历法，《尚书》中的舜统一了音律与度量衡，《尚书》中的禹治理了水患。《易经》《尚书》告诉后人，代代圣人都有自己的贡献，代代圣人都自己的成果。在中华先贤这里，后人可以超越前人，后贤应该超越前贤。

先贤的事例，后人的榜样。作为中华民族的优秀子孙能否以先贤为榜样，在实际与理论两方面超越前人呢？尤其是在中医中药领域内。

晋朝葛洪发现青蒿汁可以治疟疾。今天，青蒿汁变成青蒿素，这是一个超越。青蒿汁治疟疾，记载在《肘后备急方》之中。《肘后备急方》中方剂众多，难道可以超越的只有一个青蒿汁吗？

在李可先生这里，大剂量附子救治心脏病患者一是效果优于西药，二是速度优于西药。心为五脏之一，心可急救，其他四脏呢？附子的用量可以超越原有的定量，其他呢？

"易穷则变，变则通，通则久。"（《易经·系辞下》）这条哲理告诉人们，任何事、任何理都有极限，极限之处必须有新的变化。只有不断地变化，才会通达，才会长久，才会不被大自然所淘汰。在中华先贤面前，没有一成不变的事，也没有一成不变的理。实际成果可以超越前人，理论也可以超越前人。以神农氏的名义留下了《神农本草经》，以黄帝的名义留下了《黄帝内经》；神农氏是黄帝的前辈，前辈研究治病的药物，我研究治病的医理与方法，这是不是理论上的超越？黄帝可以超越神农氏，后人之"我"能不能超越黄帝呢?!

如果中医中药的应用实际能与时俱进，一年有一年之变，一代有一代之变，那中医中药在今天会是什么样的局面呢？

如果中医中药的理论研究能与时俱进，一年有一年之变，一代有一代之变，那么超越《内经》、超越《神农本草经》的典籍，会不会出现在中华大地上呢？

如果中医中药界记住并领悟了"易穷则变"之哲理，中医中药会不会在每一个时代都会创造出奇迹呢?!

望读者思之。

接着《中风斠诠》继续说，大厥之为病最基础的病因是浊阴不降，即大便不通。一周不解大便，更有甚者，十天不解大便，这是病例中常见的现象。大便不通，可能中风；大便畅通，远离中风。医治和预防中风（大厥），是不是应该从畅通大便入手?!

缪刺论篇第六十三

原 文

黄帝问曰：余闻缪刺[1]，未得其意，何谓缪刺？岐伯对曰：夫邪之客于形也，必先舍于皮毛，留而不去，入舍于孙脉，留而不去，入舍于络脉，留而不去，入舍于经脉，内连五藏，散于肠胃，阴阳俱感，五藏乃伤，此邪之从皮毛而入，极于五藏之次也。如此则治其经焉。今邪客于皮毛，入舍于孙络，留而不去，闭塞不通，不得入于经，流溢于大络，而生奇病也。夫邪客大络者，左注右，右注左，上下左右与经相干，而布于四末，其气无常处，不入于经俞，命曰缪刺。

帝曰：愿闻缪刺，以左取右，以右取左，奈何？其与巨刺何以别之？岐伯曰：邪客于经，左盛则右病，右盛则左病，亦有移易者，左痛未已，而右脉先病，如此者，必巨刺之，必中其经，非络脉也。故络病者，其痛与经脉缪处，故命曰缪刺。

帝曰：愿闻缪刺奈何？取之何如？岐伯曰：邪客于足少阴之络，令人卒心痛、暴胀、胸胁支满，无积者，刺然骨之前出血，如食顷而已，不已左取右，右取左。病新发者，取五日已。邪客于手少阳之络，令人喉痹，舌卷口干，心烦，臂外廉痛，手不及头，刺手中指次指爪甲上，去端如韭叶，各一痏，壮者立已，老者有顷已，左取右，右取左，此新病数日已。邪客于足厥阴之络，令人卒疝暴痛。刺足大指爪甲上与肉交者，各一痏，男子立已，女子有顷已，左取右，右取左。邪客于足太阳之络，令人头项肩痛。刺足小指爪甲上与肉交者，各一痏，立已。不已，刺外踝下三痏，左取右，右取左，如食顷已。邪客于手阳明之络，令人气满胸中，喘息而支胠，胸中热。刺手大指次指爪甲上，去端如韭叶，各一痏，左取右，右取左，如食顷已。邪客于臂掌之间，不可得屈。刺其踝后，先以指按之痛，乃刺之。以月死生为数[2]，月生一日一痏，二日二痏，十五日十五痏，十六日十四痏。邪客于足阳蹻之脉，令人目痛，从内眦始。刺外踝之下半寸所各二痏，左刺右，右刺左，如行十里顷而已。

人有所堕坠，恶血留内，腹中满胀，不得前后。先饮利药，此上伤厥阴之脉，下伤少阴之络。刺足内踝之下，然骨之前血脉出血，刺足跗上[3]动脉。不已，刺三毛上各一痏，见血立已，左刺右，右刺左，善悲惊不乐，刺如右方。

邪客于手阳明之络，令人耳聋，时不闻音。刺手大指次指爪甲上去端如韭叶各一痏，立闻，不已，刺中指爪甲上与肉交者，立闻。其不时闻者，不可刺也。耳中生风者，亦刺之如此数，左刺右，右刺左。

凡痹往来，行无常处者，在分肉间痛而刺之，以月死生为数，用针者，随气盛衰，以为痏数，针过其日数则脱气，不及日数则气不泻，左刺右，右刺左，病已止，不已，复刺之如法，月生一日一痏，二日二痏，渐多之，十五日十五痏，十六日十四痏，渐少之。

邪客于足阳明之经，令人鼽衄，上齿寒。刺足中指次指爪甲上与肉交者，各一痏，左刺右，右刺左。邪客于足少阳之络，令人胁痛，不得息，咳而汗出。刺足小指次指爪甲上与肉交者，各一痏，不得息立已，汗出立止，咳者温衣饮食，一日已。左刺右，右刺左，病立已，不已，复刺如法。邪客于足少阴之络，令人嗌痛，不可内食，无故善怒，气上走贲上。刺足下中央之脉，各三痏，凡六刺，立已。左刺右，右刺左，嗌中肿，不能内唾，时不能出唾者，刺然骨之前，出血立已，左刺右，右刺左。邪客于足太阴之络，令人腰痛，引少腹控䏚[4]，不可以仰息，刺腰尻之解，两胂[5]之上，是腰俞，以月死生为痏数，发针立已，左刺右，右刺左。邪客于足太阳之络，令人拘挛、背急、引胁而痛，刺之从项始，数脊椎侠脊，疾按之应手如痛，刺之傍三痏，立已。邪客于足少阳之络，令人留于枢中痛，髀不可举，刺枢中，以毫针，寒则久留。针以月死生为数，立已。

治诸经刺之，所过者不病，则缪刺之。耳聋、刺手阳明，不已，刺其通脉出耳前者。齿龋，刺手阳明。不已，刺其脉，入齿中，立已。

邪客于五藏之间，其病也，脉引而痛，时来时止，视其病缪刺之于手足爪甲上[6]，视其脉，出其血，间日一刺，一刺不已，五刺已。缪传引上齿，齿唇寒痛，视其手背脉血者，去之，足阳明中指爪甲上一痏，手大指次指爪甲上各一痏，立已，左取右，右取左。

邪客于手足少阴太阴足阳明之络，此五络皆会于耳中，上络左角，五络俱竭，令人身脉皆动，而形无知也，其状若尸，或曰尸厥。刺其足大指内侧爪甲上，去端如韭叶，后刺足心，后刺足中指爪甲上各一痏，后刺手大指内侧，去端如韭叶，后刺手心主，少阴锐骨之端，各一痏，立已。不已，以竹管吹其两耳，鬄其左角之发，方一寸，燔治，饮以美酒一杯，不能饮者，灌之，立已。

凡刺之数，先视其经脉，切而从之，审其虚实而调之。不调者经刺之；有痛而经不病者，缪刺之。因视其皮部有血络者尽取之，此缪刺之数也。

注 释

1. 缪刺　缪，通谬，乖错，此处为交错之义。缪刺，针刺部位与病变部位左右交错。

2. 以月死生为数　以，依据也，依照也。月死生，月由圆而缺为死，月由缺而圆为生。月死生，指的是月之圆缺之变化。为数者，针刺之数也。人身经络气血随月亮圆缺而盛衰——月圆气血盛，月缺气血衰，气血盛时针刺之数可多，气血衰针刺之数应少。农历初一至十五，随天数而增加针刺之数；自十五至三十，随天数而减少针刺之数。本篇可与《素问·八正神明论》结合在一起阅读。

3. 上　《黄帝内经太素》卷二十三"量缪刺"作"下"。

4. 控䏚（miǎo）　控，牵引。䏚，胁下虚软处。控䏚，牵引到胁下。

5. 胂（shèn）上　胂，腰骶骨两傍的肌肉。王冰："侠脊两傍，腰髁（kē）之下，各有胂肉陇起，而斜趣于髁骨之后，内承其髁，故曰两髁胂也。"

6. 爪甲上　《黄帝内经太素》卷二十三"量缪刺"作"甲下"。

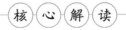

缪者，错位也，相反方向也。

刺者，针刺也。

《素问·缪刺论》，论的是一种奇特的针刺方法。奇特的针刺方法，奇特在三方面：

一言左有病刺于右，右有病刺于左；阳有病刺于阴，阴有病刺于阳。如《素问·阴阳应象大论》所言："故善用针者，从阴引阳，从阳引阴，以右治左，以左治右。"

二言脉络的交错缠绕，如本篇所言："故络病者，其痛与经脉缪处，故命曰缪刺。"

三言左右交叉取穴，如本篇所言："夫邪客大络者，左注右，右注左，上下左右与经相干，而布于四末，其气无常处，不入于经俞，命曰缪刺。"

本篇所论的缪刺，主要是指针刺经脉的一种奇特方法。这种方法的奇特之处有三：①左病刺右，右病刺左；②浅刺；③针刺出血。

核心解读

西医治病，讲究的是此处有病就治在此处，彼处有病就治在彼处。这就是俗话所说的"头痛医头，脚痛医脚"。

中医治病，讲究的是"不治已病治未病，不治已乱治未乱"。由"不治已病治未病"的原则演化出肝病治脾之法，演化出"病在左刺于右"的缪刺之法。不能忘记的是，中医治病同样也讲究此处有病就治在此处。

一、 外邪入侵的顺序与缪刺之法的合理性

本篇的题目是《缪刺论》，本篇的内容是缪刺法。缪刺之缪，虽然有多重意义，但是最重要的意义体现在"病在此处，刺在彼处"上。

为什么这样？要想认识缪刺的合理性，需要了解外邪入侵的顺序。了解了外邪入侵的顺序，缪刺之法的"所以然"就会一目了然。

（一）外邪入侵的顺序

外在的致病因素在《素问》中称为"外邪"。外邪入侵人体，有一个由

表及里的过程：

第一步是侵于皮毛，如果没有及时治疗，第二步会内传孙脉。

外邪在孙脉处如果仍然没有治疗，第三步会内传到络脉。

外邪在络脉处如果还得不到治疗，第四步会内传到经脉。

经脉连五脏，外邪会经过经脉传入五脏，布散到肠胃。

动态的外邪，动态的病。外邪由表及里，一步又一步，前后经过四五步，致病的外邪就传到了五脏。外邪进入人体的次序，基本如此。

（二）缪刺的合理性

病在左刺于右，病在上刺于下，病在阴刺于阳。这是缪刺之缪的第一缪。

缪刺合理吗？合理！

外邪是动态的外邪，病是动态的病。实际上，外邪一进入人体，就一直处于流动的状态，从左流到右，从右流到左，从上流到下，从下流到上。所以，针刺应该随病而动，而且可以刺在病即将到达的地方。有动态之邪与动态之病，针刺可以随病而动，缪刺的合理性就在这里。

《素问·四气调神大论》："圣人不治已病治未病，不治已乱治未乱。"这是《素问》开篇之处的治病原则。对于这一有别于"头痛医头，脚痛医脚"的原则，前面已经有过讨论。但在讨论缪刺方法之时，对这一原则加以回顾是完全必要的。

前面已经谈到过，"不治已病治未病，不治已乱治未乱"具有双重意义：一是未病、未乱之前的预防；二是此处有病、彼处下手的治疗。《难经·七十七难》对"不治已病治未病，不治已乱治未乱"的诠释是这样的："所谓治未病者，见肝之病，则知肝当传之于脾，故先实其脾气，无令得受肝之邪，故曰治未病焉。"肝有病，为何治之于脾？奥秘在五行哲理中。五行相生相克的哲理之中，有木克土之说。肝五行属木，脾五行属土，肝有病首先影响到的是脾脏，所以肝有病应该先补脾，用《难经》的话说是"故先实其脾气"。鲧是大禹的父亲。鲧治水，其方法是此处有水就治此处（堵在此处），结果失败了。实践证明，此处有水此处堵，是治不住水患的。大禹治水，吸取了父亲的教训，改用此处有水就在前头疏导，结果成功了。在中华元文化里，治国之理与治病之理相通。实际上，治水之理也相通于治病之理。治水可以治在水前头，救火可以救在火前头，同样的道理，治病也可以治在病前头。知道了自然之理，知道了治国之理，知道了治水之理，就知道了缪刺的合理性与巧妙性。

二、　缪刺与巨刺的相同点与不同点

本篇题目讲缪刺，篇内讲缪刺又讲巨刺。缪刺与巨刺都是刺，可是两种刺有什么相同与不同呢？

先讲相同点。缪刺与巨刺的相同点都是左病右刺，右病左刺。

再讲不同点。缪刺刺络脉，巨刺刺经脉。换句话说就是，缪刺刺浅，巨刺刺深。

三、　缪刺十八种

这里所说的十八种，并不是缪刺种类的准确数字，只是借用"十八般武艺"中的"十八"来形容缪刺的种类之多。

这里需要说明的是，治疗外邪首先取刺穴位，治疗不愈时才采用缪刺之法。

这里还需要解释一个"痏"（wěi）字。痏，本义是瘢痕，在《素问》中指的是次数，"各一痏"即"各一次"。《素问·刺腰痛》："刺阳明于䯒前三痏。"这里的"三痏"，指的就是三次。"痏"字的附加意义就是"这一次"是出血之刺。

（一）外邪入侵足少阴经络脉的针刺

1. 取刺然谷穴　外邪入侵到足少阴经的络脉，会使人突然出现心痛、腹胀、胸胁胀满但无聚积，取刺然谷穴出血，约一餐饭的功夫，病情就会缓解。

2. 采用缪刺法　取刺然谷穴如若不愈，可采取左病刺右，右病刺左的缪刺。如果是新发的病，针刺五天就能痊愈。

（二）外邪入侵手少阳经络脉的针刺

1. 取刺关冲穴　外邪入侵手少阳经的络脉，会使人产生喉痹、舌卷、口干、心烦、手臂外侧疼痛、抬手不能摸到头。取刺手小指爪甲上方，离爪甲角约韭菜叶宽的关冲穴，左右各刺一次，刺出血。身体强壮的人马上就好，老年人稍过一会也能好。

2. 采用缪刺法　取刺关冲穴如若不愈，可采取左病刺右，右病刺左的缪刺，刺出血。新发之病，几天可愈。

（三）外邪入侵手足厥阴经络脉的针刺

1. 取刺大敦穴 外邪入侵手足厥阴经的络脉，会使人突发疝气疼痛。取刺足大趾爪甲上与肉相交接的大敦穴，各刺一次，刺出血。如果是男子立刻就好，如果是女子稍过一会也能好。

2. 采用缪刺法 取刺大敦穴如若不愈，可采用左病刺右，右病刺左的缪刺。

（四）外邪入侵足太阳经络脉的针刺

1. 取刺至阴穴 外邪入侵足太阳经的络脉，会使人出现后项以及肩部疼痛。治疗时，取刺足小趾爪甲上与肉相交接的至阴穴，各刺一次，刺出血，立愈。

2. 采用缪刺法 取刺至阴穴如若不愈，再针刺外踝下三次，刺出血。采用左病刺右，右病刺左的缪刺。缪刺之后，一餐饭的功夫就痊愈了。

（五）外邪入侵手阳明经络脉的针刺

1. 取刺商阳穴 外邪入侵手阳明经的络脉，会使人出现胸中胀满，喘息而胸肋撑胀，胸中发热。取刺手大指爪甲上方离爪甲角约韭菜叶宽的商阳穴，各一次，刺出血。

2. 采用缪刺法 取刺商阳穴如若不愈，采取左病刺右，右病刺左的缪刺，约一餐饭的功夫便会好。

（六）外邪入侵臂掌之间络脉的针刺

取刺腕关节。外邪入侵臂掌之间的络脉，会使人手臂不能弯曲，取刺腕关节后方，先用手按压，在有疼痛感觉处针刺，以月亮的圆缺作为针刺次数的依据，每月从初一到十五，月亮逐渐变圆，所以每月初一，针刺一次刺出血，初二针刺两次，逐日增加一次，到十五时针刺十五次；从十六到三十，月亮逐渐变缺，因此针刺的次数当逐日减少，如十六针刺十四次，以此类推。

（七）外邪入侵阳跷脉的针刺

1. 取刺申脉穴 外邪入侵阳跷脉，使人眼睛疼痛，而且疼痛先从眼内角开始。取刺足外踝下的申脉穴半寸左右，各两次，刺出血。

2. 采用缪刺法 取刺申脉穴如若不愈，采用左病刺右，右病刺左的缪刺。缪刺之后，走十里路的功夫病就好了。

（八）外邪入侵手阳明经络脉的针刺

1. 取刺商阳穴、中冲穴　外邪入侵手阳明经的络脉，会使人耳聋，时常听不到声音。取刺手大指旁的食指上方离爪甲角约韭菜叶宽处的商阳穴各一次，刺出血，立即就能听到声音。不愈，再针刺中指爪甲与肉相交处的中冲穴，片刻便可听到声音。如果不能及时听到声音，就不要再针刺了。

耳聋病，取刺手阳明经的商阳穴。不愈，针刺手阳明经脉上的听宫穴。

龋齿病，针刺手阳明经的商阳、二间、三间、合谷、阳溪、偏历、温留等穴。不愈，可针刺手、足阳明经进入牙齿中的经脉，病立即可愈。

2. 采用缪刺法　如果耳内出现如风鸣声，可采用左病刺右，右病刺左的缪刺。

（九）外邪入侵足阳明经络脉的针刺

1. 取刺厉兑穴　外邪入侵足阳明经的络脉，会使人出现流鼻血、上牙齿寒冷。治疗时，可针刺足大趾旁第二趾爪甲上，爪甲与肉交会处的厉兑穴，各一次，刺出血。

2. 采用左病刺右，右病刺左的缪刺法。

（十）外邪入侵足少阳经络脉的针刺

1. 取刺窍阴穴　外邪入侵足少阳经的络脉，会使人出现胁痛，甚至疼痛得不能呼吸，咳而汗出。取刺足小趾侧次趾爪甲与肉相交处的窍阴穴，各一次，刺出血。呼吸不畅者即刻就能缓解，出汗立即停止。

如果衣服穿暖一点，饮食吃热一点，咳嗽在一天内也会好。

2. 采用缪刺法　如若取刺穴位不愈，采用左病刺右，右病刺左的缪刺，病马上会好。不愈，按照上述方法再刺。

（十一）外邪入侵足少阴经络脉的针刺

1. 取刺涌泉穴　外邪入侵足少阴经的络脉，会使人咽喉疼痛，不能吃东西，无故发怒，气逆胸膈。取刺脚底涌泉穴，各刺三次，刺出血，出血立刻便好。

咽喉肿痛，不能吞咽唾液，想吐痰又吐不出来，取刺然谷穴，刺出血，立即便好。

2. 采用缪刺法　取刺穴位不愈，可采用左病刺右，右病刺左的缪刺。

（十二）外邪入侵足太阴经络脉的针刺

1. 取刺腰俞穴　外邪入侵足太阴经的络脉，会使人腰痛并连及小腹，牵引至肋下，不能挺胸呼吸，取刺腰与臀部之间的腰俞穴。

以月亮的圆缺作为针刺次数的依据。针刺后立即会好。

2. 采用缪刺法　取刺穴位不愈，可采用左病刺右，右病刺左的缪刺。

（十三）外邪入侵足太阴经络脉的针刺

1. 取刺下髎穴　外邪入侵足太阴经的络脉，会使人出现腰痛，痛连少腹部并牵引到胁肋，不能仰面呼吸，治疗时，可以针刺腰骶之间挟脊两侧的下髎穴。

2. 采用缪刺法　以月亮圆缺作为针刺次数的依据，拔针后立即会好，采用左病刺右，右病刺左的缪刺法。

（十四）外邪入侵足太阳经络脉的针刺

外邪入侵足太阳经的络脉，会使人背部拘急，牵引胁肋疼痛。取刺脊骨两旁的疼痛处，刺三次，刺出血，立即便好。

（十五）外邪入侵五脏时的针刺

1. 取刺手、足井穴　外邪入侵五脏之间，其症状为经络牵引疼痛，且时痛时止，取刺手、足井穴。如发现有瘀血的络脉，可针刺出血，隔天刺一次，针刺一次不愈，连刺五次必好。

外邪交错传足阳明经引起上齿病变，出现上齿、口唇寒冷疼痛。取刺手背上有瘀血的络脉，以针刺除去瘀血，然后再针刺足阳明经脚中趾爪甲上的厉兑穴一次，刺手次指爪甲上的商阳穴各一次，立刻便好。

2. 采用缪刺法　取刺穴位不愈，可采用左病刺右，右病刺左的缪刺。

（十六）外邪入侵五经时的针刺

外邪入侵手足少阴、手足太阴、足阳明五经的络脉，这五条络脉均会聚到耳中，并向上连络左额角。如果这五条络脉的经气均败竭了，会使人身上经脉血气虽然流动如常，但人却失去知觉，就像死尸一样，称为"尸厥"。取刺足大趾内侧离爪甲角约一韭菜叶宽的隐白穴，然后针刺脚心的涌泉穴，再针刺足大趾、次趾端的厉兑穴各一次，再刺手离大指头约一韭菜叶宽处的少商穴，再刺掌后锐骨端手少阴经的神门穴各一次，即愈。若不愈，再用竹管吹患者的两耳。再将患者左额角上的头发剃下一寸见方，烧灰用好酒冲服。若昏厥不能饮酒，就将酒灌入患者口中，立即便好。

（十七）跌打损伤的针刺

1. 取刺血络与穴位　跌倒坠伤，瘀血滞留，使人腹中胀满，大、小便不利，这是由于上面伤了足厥阴经脉，下面伤了足少阴经的络脉。当先急服利下药通利大、小便，然后取刺足内踝下的然骨前的血脉出血，同时针刺足背上动脉搏上的冲阳穴。如若不愈，再针刺足大趾三毛处的大敦穴一次，刺出血。血出立愈。

如果患者表现为悲伤易惊，郁郁不乐，也可用上述方法针刺。

2. 采用缪刺法　取穴针刺如若不愈，采用左病刺右，右病刺左的缪刺。

（十八）疼痛游走不定时的针刺

1. 针刺痛处　疼痛游走不定，无固定之位，在疼痛处的肌肉上针刺；以月亮的圆缺作为针刺次数的依据，月亮初生的第一天（即每月初一），针刺一次，刺出血。第二天，针刺两次，刺出血。依此逐日增加一次，刺出血。第十五天，针刺十五次，刺出血。第十六天，针刺十四次，刺出血，依此逐天减少一次。

如果针刺的次数超过了天数，就会损伤正气；如果没有达到天数，外邪便不能清除掉。

2. 采用缪刺法　疼痛游走不定，还可以采用左病刺右，右病刺左的缪刺。

病好了，就停止针刺。病不好，按照上述方法再刺。

四、　缪刺四原则的总结

本篇最后总结出了缪刺的四原则：

1. 针刺前先观察经脉，顺经脉按摸，详察疾病之虚实，如果判断经脉偏实或偏虚，就用巨刺法。

2. 如果病有疼痛，但经脉没有病，就用缪刺法。

3. 如果皮下有瘀血之血络，针刺出血以清除瘀血。

4. 治疗各条经脉之疾病，如果经脉所经之处没有出现疼痛，这就表明经脉未病而病在络脉。此时就应该用缪刺之法。

五、　运动：认识宇宙与疾病的基本立场

（一）动态的宇宙

在中华先贤看来，宇宙是一个动态的宇宙：天地是动态的；日月是动态的；风雷是动态的；昼夜是动态的；寒暑是动态的；龙是动态的，人亦是动

态的……相对之静，绝对之动，是动态世界的基本特征。

（二）动态的文化

自然界有万物之动，有天地之动，有日月星辰之动，有一人之动，有一家之动，有天下之动；文化中有阴阳之动，有八卦之动，有六十四卦之动，有太极之动，有五行之动。自然与人文，都离不开一个"动"字。绝对之动，相对之静，是宇宙与人体的基本特征。八卦源于天文，源于地理。从八卦出现的那一天起，由动态的宇宙之理开始变成动态的文化之理。

关于"动"的至理名言，《易经》里有几十条，最著名的莫过于这三句话：

第一句出于《易经·象传》。《易经·豫·象传》："天地以顺动，故日月不过，而四时不忒；圣人以顺动，则刑罚清而民服。"这句话从天文之变讲到人文之变。在这里，天地是动态的，日月是动态的，四时是动态的，圣人是动态的。天地之动、日月之动、四时之动、圣人之动有一个共同的准则，这个准则就是"顺"。人之动不能逆于天地、日月、四时之动，哪怕你是圣人。

第二句出于《易经·系辞下》。《易经·系辞下》："《易》穷则变，变则通，通则久。"这句话专讲人文之动。人文之动一个过程连着一个过程，每一过程的极处就是发生变化之处。世上没有一成不变的事，也没有一成不变的理，这一点是应该明白的。《易经》告诫人们，人只有站在变化前头，预先知道变化，并且顺应新的变化，才能通达，才能长久。

第三句仍然是出于《易经·系辞下》。《易经·系辞下》："《易》之为书也不可远，为道也屡迁，变动不居，周流六虚，上下无常，刚柔相易，不可为典要，唯变所适。"这句话从道之动讲到人之动。在这里，道是屡迁之道，是变动不居之道，是上下相互移动之道，人们应该崇尚有序变化的道理，而不应该崇尚书本，哪怕是《易经》这部经典，只有日日变化，才能适应、生存于天地之间。

（三）动态的病

《素问》告诉人们，病是动态的病。所以然则何？阴阳在动，天地四时在动，日月在动，寒暑在动，时间空间也在动，人体在动，气血在动，所有这些动态的因素都可以引起疾病。

致病的因素是动态的，所以疾病也是动态的。疾病如何动？一是疾病有阴阳转换之动，即阴极生阳，阳极生阴。二是疾病有寒热转换之动，即寒极生热，热极生寒。三是疾病有表里、深浅、左右转换之动，即疾病可以由表入里，可以由浅入深，可以左右转换。四是疾病有脏腑转换之动，即脏之间的疾病会转换，腑之间的疾病会转换，脏腑之间疾病也会转换。

（四）巧妙而灵活的医术

既然疾病是动态的，那么，包括针刺之术在内的医术当然也可以是动态的。

动态的针刺之术，首先是在《素问·阴阳应象大论》中出现的。《素问·阴阳应象大论》："故善用针者，从阴引阳，从阳引阴，以右治左，以左治右，以我知彼，以表知里，以观过与不及之理，见微得过，用之不殆。"这里的"善用针者"，所指的是针刺医生。这里的"从阴引阳，从阳引阴，以右治左，以左治右，以我知彼，以表知里"，所讲的就是巧妙而灵活的缪刺之术。

《素问·三部九候论》已出现缪刺的原则。《素问·三部九候论》："经病者治其经，孙络病者治其孙络血，血病身有痛者治其经络。其病者在奇邪，奇邪之脉则缪刺之。"这一论断，出现针刺的两大原则。"经病者治其经"之论，所论的是病在此就治在此。"奇邪之脉则缪刺之"，所论的是病在左而治在右。

如何缪刺？详细之论集中在本篇《素问·缪刺论》。缪刺十八种，就是缪刺的详细之论。

以往的文化批判中，有批判者对左病右治的缪刺之术不理解，斥之为"玄"。实际上，这些批判者既没有理解中医文化的精髓，也没有理解中华元文化的精髓。历史已经证明，现代科学正在证明，世界的确是动态的世界，无论是宏观世界还是微观世界。人体与世界有相似相通性。世界是动态的，人体是动态的，所以疾病也是动态的。既然疾病是动态的，所以医病之术也可以是灵活的，既可以病在此就治在此，也可以病在左而治在右。救火救在火前头，治水可以治在水前头，同样的道理，治病也可以治在病前头。

没有真正认识中华文化与中医文化，就开始了勇敢的批判，这是百年来文化批判的悲哀之处。文化可以批判，但批判应该符合实际。真正的文化批判，其目的是为了促进文化的进步与发展。谬误的文化批判，其目的是灭绝文化与抹黑文化。愿今后的文化批判，是促进文化进步的批判，是促进文化发展的批判。可以想一想，一个以浮躁态度对待自己文化的民族，会自强自立于世界民族之林吗？一个善于侮辱、糟蹋自己文化的民族，会走在世界前列吗？

四时刺逆从论篇第六十四

原 文

厥阴有余，病阴痹[1]；不足，病生热痹[2]；滑则病狐疝风[3]；涩则病少腹积气。少阴有余，皮痹[4]隐轸[5]；不足病肺痹[4]；滑则病肺风疝；涩则病积溲血。太阴有余，病肉痹，寒中；不足，病脾痹；滑则病脾风疝；涩则病积，心腹时满。阳明有余，病脉痹身时热；不足，病心痹；滑则病心风疝；涩则病积，时善惊。太阳有余，病骨痹，身重；不足，病肾痹；滑则病肾风疝；涩则病积，善时巅疾。少阳有余，病筋痹、胁满；不足，病肝痹，滑则病肝风疝；涩则病积，时筋急目痛。是故春气在经脉，夏气在孙络；长夏气在肌肉，秋气在皮肤，冬气在骨髓中。

帝曰：余愿闻其故。岐伯曰：春者天气始开，地气始泄，冻解冰释，水行经通，故人气在脉。夏者经满气溢，入孙络受血，皮肤充实。长夏者，经络皆盛，内溢肌中。秋者天气始收，腠理闭塞，皮肤引急。冬者，盖藏血气在中。内著骨髓，通于五藏。是故邪气者，常随四时之气血而入客也。至其变化，不可为度，然必从其经气，辟除其邪，除其邪则乱气不生。

帝曰：逆四时而生乱气奈何？岐伯曰：春刺络脉，血气外溢，令人少气；春刺肌肉，血气环逆，令人上气；春刺筋骨，血气内著，令人腹胀。夏刺经脉，血气乃竭，令人解㑊；夏刺肌肉，血气内却，令人善恐；夏刺筋骨，血气上逆，令人善怒。秋刺经脉，血气上逆，令人善忘；秋刺络脉，气不外行，令人卧，不欲动；秋刺筋骨，血气内散，令人寒栗。冬刺经脉，血气皆脱，令人目不明；冬刺络脉，内气外泄，留为大痹[6]；冬刺肌肉，阳气竭绝，令人善忘。凡此四时刺者，大逆之病[7]，不可不从也，反之，则生乱气相淫病焉。故刺不知四时之经，病之所生，以从为逆，正气内乱，与精相薄，必审九候，正气不乱，精气不转。

帝曰：善。刺五藏，中心一日死，其动为噫。中肝五日死，其动为语。中肺三日死，其动为咳。中肾六日死，其动为嚏欠。中脾十日死，其动为吞。刺伤人五藏必死，其动则依其藏之所变候，知其死也。

1. 阴痹　病名，也可以称为寒痹，与热痹相对。病症为遇寒而痛。病因为阳气不足，阴气有余所致。

2. 热痹　病名。与阴痹（寒痹）相对。病症为痛而灼热。病因为阳气有余，阴气不足所致。《素问·痹论》："其热者，阳气多，阴气少，病气胜，阳遭阴，故为痹热。"

3. 狐疝风　疝病的一种。风可作气解。依下文例，应作狐风疝，或狐气疝。张介宾："疝者，前阴少腹之病，男女五脏皆有之。狐之昼伏夜出，阴兽也。疝在厥阴，其出入上下不常，与狐相类，故曰狐疝风。此非外入之风，乃以肝邪为言也。"

4. 皮痹、肺痹　两种病名一种病。肺皮内外相合，外邪先客于皮而为皮痹，皮痹久不愈则会传递于肺，形成肺痹。

5. 隐轸　隐与瘾相通，轸与疹相通，隐轸同于瘾疹。

6. 大痹　病名。因误刺而产生的一种痹病。如本篇所言："冬刺络脉，内气外泄，留为大痹。"

7. 大逆之病　新校正："按全元起本作'六经之病'。"

四时者，春夏秋冬也。

刺者，针刺也。

逆者，迎也。《尔雅·释言》："逆，迎也。"逆，在《素问》中含义丰富，但在本篇此处的意义为迎面之迎。从者，依从、依随也。

逆从者，迎合以随也。《素问·上古天真论》："逆从阴阳。"为何要逆从阴阳？因为阴阳关乎生杀之本始。《素问·阴阳应象大论》："阴阳者，天地之道也，万物之纲纪，变化之父母，生杀之本始。"由于阴阳的相互作用，万物才能有序地生长，有序地衰亡。看得见的春生夏长、秋收冬藏，背后起决定性作用的是一阴一阳的相互转换。"阳生阴长，阳杀阴藏"。这里的"杀"字，本义是阳气衰而万物衰，阳气尽而万物亡。所以，"阳杀阴藏"不能理解为刑场上的杀头之"杀"。万物随四时之序有序而动，经脉之气同样随四时之序有序而动。四时刺逆从论，论的就是针刺必须遵循四时之序。遵循四时之序为从，违反四时之序为逆。从四时之序的针刺，针到病除；逆四时之序的针刺，患者肯定要遭受祸殃。

四时之序，顺之者昌，逆之者亡。这是《易经》与《内经》中的基本哲理，这一基本哲理在本篇化为针刺的基本原则。

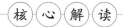

"与四时合其序"。这是《乾》卦所开创的基本原则。与四时合其序，施政者应该如此，养生者应该如此，针刺医生同样应该如此。

一、经气偏颇与痹病

偏颇者，有余与不足也。本篇告诉人们，经气的有余与不足，是产生五脏痹病的根源。

《素问》第四十三篇是《痹论》，《素问·痹论》指出，痹病之因在于风寒湿三气。《素问·痹论》："风寒湿三气杂至，合而为痹也。"

本篇指出痹病的另外一种病因，即经气的有余与不足也可以引起痹病。"厥阴有余病阴痹，不足病生热痹。"本篇告诉后人，厥阴经脉的经气过盛会产生寒痹，厥阴经脉的经气不足会产生热痹。

（一）六经经气的偏颇与十二痹

六经经气的偏颇都会产生痹病，痹有寒热之分，这就是十二种痹病的来源。分述如下：

1. 厥阴经经气的偏颇与痹病。厥阴经，手厥阴心包经与足厥阴肝经也。厥阴经经气有余会引起寒痹，不足会引起热痹。

2. 少阴经经气的偏颇与痹病。少阴经，手少阴心经与足少阴肾经也。少阴经经气有余会引起皮痹，不足会引起肺痹。

3. 太阴经经气的偏颇与痹病。太阴经，手太阴肺经与足太阴脾经也。太阴经经气有余会引起寒中，不足会引起脾痹。

4. 阳明经经气的偏颇与痹病。阳明经，手阳明大肠经与足阳明胃经也。阳明经经气有余会引起脉痹、发热，不足会引起心痹。

5. 太阳经经气的偏颇与痹病。太阳经，手太阳小肠经与足太阳膀胱经也。太阳经经气有余会引起骨痹，不足会引起肾痹。

6. 少阳经脉经气的偏颇与痹病。少阳经，手少阳三焦经与足少阳胆经也。少阳经经气有余会引起筋痹，不足会引起肝痹。

（二）有余与不足的根源

痹之因在于经气的有余与不足，那么，有余与不足之因在何处呢？《素问·脉要精微论》："反四时者，有余为精，不足为消。"这一论断告诉人们，有余与不足之因，在于是否遵循与违反四时之序。

二、 流动的四时之序与流动的经脉之气

四时之序是流动的，经脉之气同样是流动的。本篇指出，经脉之气的流动与四时之序的有序更替有着相互对应的关系。

春，人之血气在经脉。夏，人之血气在孙脉。长夏，人之血气在肌肉。秋，人之血气在皮肤。冬，人之血气在骨髓。

是这样，为什么这样？岐伯给出的答案是：

春天，阳气开始上升，阴气开始消退，冻结解散，冰也开始融化，河水流通，人体经脉血气畅行，所以人的血气多分布在经脉。

夏天，经脉中的血气充盛，经脉满而溢之孙络，孙络接受血气，因而人体皮肤丰满坚实。

长夏，经脉、络脉中的血气均充盛，于是内溢于肌肉之中。

秋天，阳气开始收敛，腠理开始闭合，皮肤收缩。

冬天，阳气隐藏，阴气充盛，万物深伏潜藏，人身血气伏藏于内，潜伏于骨髓，与五脏相贯通。

春生夏长、秋收冬藏，万物随四时变化而变化，人会例外吗？当然不会。人是万物中的一员，与万物一样，人也是随四时变化而变化。万物的变

化，体现在生长衰亡的不同状态上。人体之变化，体现在血气运行的不同位置上。

三、 针刺逆于四时的严重后果

四时不同，血气运行、赋存的位置也不同，如果外邪侵入人体，会随着血气流动而流动。知道了这一点，针刺时就会从于四时；不清楚这一点，针刺时就会逆于四时。

针刺逆于四时，会产生什么样的后果呢？岐伯给出的答案是：

（一）春刺三误

1. 误刺络脉，后果是血气外溢。血气外溢，会使人少气无力。

2. 误刺肌肉，后果是血气上逆。血气上逆，会使人气喘。

3. 误刺筋骨，后果是血气停着于内。血气停着于内，会使人产生腹胀。

（二）夏刺三误

1. 误刺经脉，后果是血气败竭。血气败竭，会使人产生倦怠懈怠。

2. 误刺肌肉，后果是血气阻闭于内。血气阻闭于内，会使人产生恐惧。

3. 误刺筋骨，后果是血气上逆。血气上逆，会使人容易发怒。

（三）秋刺三误

1. 误刺经脉，后果是血气上逆。血气上逆，会使人出现健忘。

2. 误刺络脉，后果是血气不行。血气不行，会使人出现嗜睡而懒于活动。

3. 误刺筋骨，后果是血气耗散于内。血气耗散于内，会使人出现恶寒、颤栗。

（四）冬刺三误

1. 误刺经脉，后果是血气虚脱。血气虚脱，会使人目视不清。

2. 误刺络脉，后果是血气外泄。血气外泄，会使人产生严重的痹症；

3. 误刺肌肉，后果是阳气衰竭。阳气衰竭，会使人健忘。

逆四时而进行针刺，会使血气逆乱。血气逆乱，会产生各种疾病。所以针刺必须遵守四时之气的变化规律。

四、 误刺五脏的严重后果

误刺五脏，严重后果是死亡，但死亡的时间是有差别的。

误刺心脏，患者一天之内就会死亡，其病症为嗳气。

误刺肝脏，患者五天之内就会死亡，其病症为多言多语。

误刺肺脏，患者三天之内就会死亡，其病症为咳嗽。

误刺肾脏，患者六天之内就会死亡，其病症为喷嚏、呵欠。

误刺脾脏，患者十天之内就会死亡，其病症呈吞咽之态。

针刺误刺五脏，必然会引起死亡。根据其症状，一可以判断误刺之脏，二可以预测死亡之期。

標本病傳論篇第六十五

（原）（文）

　　黄帝问曰：病有标本，刺有逆从奈何？岐伯对曰：凡刺之方，必别阴阳，前后相应，逆从得施，标本相移，故曰有其在标而求之于标，有其在本而求之于本，有其在本而求之于标，有其在标而求之于本。故治有取标而得者，有取本而得者，有逆取而得者，有从取而得者。故知逆与从，正行无问，知标本者，万举万当，不知标本，是谓妄行。

　　夫阴阳逆从，标本之为道也，小而大，言一而知百病之害，少而多，浅而博，可以言一而知百也。以浅而知深，察近而知远，言标与本，易而勿及。治反为逆，治得为从。先病而后逆者，治其本，先逆而后病者，治其本，先寒而后生病者，治其本，先病而后生寒者，治其本，先热而后生病者，治其本，先热而后生中满者，治其标，先病而后泄者，治其本，先泄而后生他病者，治其本，必且调之，乃治其他病，先病而后先中满者，治其标，先中满而后烦心者，治其本。人有客气有同气。小大不利，治其标，小大利，治其本。病发而有余，本而标之，先治其本，后治其标。病发而不足，标而本之，先治其标，后治其本。谨察间甚，以意调之，间者并行，甚者独行。先小大不利而后生病者治其本。

　　夫病传者，心病先心痛，一日而咳，三日胁支痛，五日闭塞不通，身痛体重，三日不已，死。冬夜半，夏日中[1]。肺病喘咳，三日而胁支满痛，一日身重体痛，五日而胀，十日不已死。冬日入，夏日出[2]。肝病头目眩，胁支满，三日体重身痛，五日而胀，三日腰脊少腹痛，胫痠，三日不已，死。

冬日入，夏早食[3]。脾病身痛体重，一日而胀，二日少腹腰脊痛，胫痠，三日背胠筋痛，小便闭，十日不已，死。冬人定，夏晏食。肾病少腹腰脊痛骭痠，三日背胠筋痛，小便闭，三日腹胀[4]，三日两胁支痛，三日不已，死。冬大晨，夏晏晡。胃病胀满，五日少腹腰脊痛，骭痠，三日背胠筋痛，小便闭，五日身体重，六日不已，死。冬夜半后，夏日昳[5]。膀胱病，小便闭，五日少腹胀，腰脊痛，胻痠，一日腹胀，一日身体痛，二日不已，死。冬鸡鸣，夏下晡。

诸病以次是相传，如是者，皆有死期，不可刺。间一藏止，及至三四藏者，乃可刺也。

注　释

1. 冬夜半，夏日中　按照阴阳、五行哲理所推测出的病危与死亡的时间，此处指的是心病在冬、夏两季病危与死亡的时日。邪气入心，冬天死于夜半，夏天死于日中。所以然则何？冬应肾，肾属水，水克火，心病夜半死是克于水；夏应心，心属火，火旺之极即阳尽阴来之时，心病日中死是死于阳尽阴来的物极必反。《灵枢·病传》："黄帝曰：大气入藏奈何？岐伯曰：病先发于心，一日而之肺，三日而之肝，五日而之脾，三日不已，死，冬夜半，夏日中。"张介宾："心火畏水，故冬则死于夜半；阳邪亢极，故夏则死于日中。盖衰极亦死，盛极亦死。"

2. 冬日入，夏日出　按照阴阳、五行哲理所推测出的病危与死亡的时间，此处指的是肺病在冬、夏两季病危与死亡的时日。邪气入肺，冬天死于日落之时，夏天死于日出之时。马莳："冬之日入在申，申虽属金，金衰不能扶也。夏之日出在寅，木旺火将生，肺气已绝，不待之生也"。

3. 冬日入，夏早食　按照阴阳、五行哲理所推测出的病危与死亡的时间，此处指的是肝病在冬、夏两季病危与死亡的时日。邪气入肝，冬天死于黄昏，夏天死于早晨。张介宾："木受伤害，金胜而危，故冬畏日入；肝发病者，木强则剧，故夏畏早食时也。"

4. 腹胀　《甲乙经》卷六第十作"而上之心，心胀"。

5. 日昳（dié）　午后。

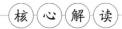

题解

本篇的内容分前后两部分：前一部分谈标本，后一部分谈病传。病传即病的流动。题解应合于题，先谈标本，后谈病传。

标，在古汉语中有丰富含义，例如末梢、开始、表。标本，在古汉语中本义为树梢树根，后延伸为先与后，因与果，上与下，表与里，病因与病，血气与人，患者与医生……

标本，在本篇也有多重含义：一指病因与病的关系；二指病的先后、内外、深浅关系。

病传者，病之流动也。今天病在此处，明天流动于彼处；今日病在表，明日传于里；今日病在心，明日传于肺；今日病在金，明日传于木；今日病在木，明日传于土；如此者，病传也。天是动态的，地是动态的，日月是动态的，病也是动态的；有序之动是形上之道与形下之器即无形世界与有形世界的基本点，把握这一基本点，才能正确地认识宇宙与疾病。把握这一基本点，才能真正地理解本篇的内容。

病分标本！标本之论，本篇为《内经》第一篇。

核心解读

真正认识标，真正认识本，就把握住了本篇核心内容的一半。

知道了病是动态的，知道了病如何动（病之动的规律性），就把握住了本篇核心内容的另一半。

知道了标，知道了本，知道了病之动的规律性，就把握住了本篇的全部核心内容。

标为病，本为因。论病必须论病因，辨证施治之上还有辨因施治。西医不论标本，只是治病，不论病因。标本之论，已胜西医一筹。

一、 标本与知道

（一）孔夫子论本末

"物有本末，事有终始，知所先后，则近道矣。"这是孔夫子留在《礼记·大学》中的一句至理名言。这里的"本末"，指的是先后顺序，即开始怎样，中间怎样，结尾怎样。一物有一物之本，一物有一物之末；一物之理如此，万物之理亦如此；明白了"物之本如何，物之末如何，本末之间的过程如何"，孔夫子认为，这就接近知道的境界。道之境界，在《圣经》中相当于上帝的境界，在佛经中相当于如来的境界，在西方哲学中相当于罗素所说的"像上帝那样去看"。一旦近道，就会超越种种偏见与局限，例如习惯上的偏见，信仰上的偏见，经验上的偏见，例如时间上的局限，空间上的局限。物有本末，病也有本末，只有超越偏见与局限，才能真正认识清楚。

（二）《素问》论标本

《素问》谈标本，首先是从《素问·移精变气论》开始的。

《素问·移精变气论》："逆从倒行，标本不得，亡神失国。"

这里的标本之论，意义在先后、逆顺的次序上。不知标本即不知先后之次序、逆顺之次序，其严重后果有二：治病亡命，治国亡国。《素问·移精变气论》告诉人们，不知标本者一不能治病，二不能治国。这里的标本之论，先论出标本本身的内容，后论出标本的重要性。

《素问·汤液醪醴论》中出现又一种标本论："病为本，工为标，标本不得，邪气不服，此之谓也。"此处的标本之论，变成患者与医生的关系：患者为本，医生为标。标本不相通即医生与患者没有真正的沟通，就不能制伏邪气。这里所论的邪气，指的是疾病病因。这里所论的标本，指的是患者与医生。

（三）本篇论标本

"知标本者，万举万当，不知标本，是谓妄行。"本篇论标本，没有先论"标本本身是什么"，先论的是"知不知标本"所引起的两种截然相反的后果。深知标本者，治疗疾病的效果是万治万当；不知标本者，治疗疾病会出现盲人骑瞎马那样的盲目乱行的荒唐。

先论标本的重要性，后论标本的具体内容，这是本篇标本之论的特色。那么，关于标本本身的内容以及由此而产生的医病原则，本篇是怎么论的呢？详见下述内容。

（四）标本之论的基础之论

标本之论的基础之论集中在下面三部曲中：辨阴阳，分先后，定逆从。三部曲之后，才能确定是治标还是治本。

病有阴阳之分。病在气属阳，病在血属阴；病在腑属阳，病在脏属阴；病在表属阳，病在里属阴；病在昼属阳，病在夜属阴……辨别病之阴阳是本篇标本论中的第一步。

病有先后之分。起初之因为何？第一天如何，第二天又如何？在表如何，传里又如何？在肝如何，传入脾又如何？春天如何，夏天又如何？在北方如何，在南方又如何？辨别病之先后是本篇标本论中的第二步。

病有逆从之分。何谓逆？相对为逆，反常为逆，病上移为逆，脉象不合时序为逆，呕吐为逆，气喘为逆，呼吸不畅为逆，气血滞留为逆，气血平衡状态失衡为逆，这是《素问》所讲的几种"逆"。何谓从？跟随为从，顺应为从，相同为从，调和为从，脉象合于时序为从，诊病结论正确为从，治病用药得当为从，这是《素问》所讲的几种"从"。辨别病之逆从是标本论中的第三步。

走完"这三步"，"标在何处，本在何处"的问题基本就清晰了。"治在哪里"亦即治标还是治本的问题即可迎刃而解。

（五）标本之论的具体之论

掌握标本之论的基础之论，再论标本之论的具体，顺理成章的局面就出现。

本篇的标本之论的具体之论，体现在如下几个方面：以少论多，以近论远，以简论繁，以浅论博，最终达到以一论百的水平。

（六）以一论百的奥秘

"言一而知百病之害。"这是本篇第一次出现的重要论点。知一何以能够论百病？其奥秘就在于一就是道。

"《记》曰：'通于一而万事毕。'"（《庄子·天地》）庄子这里所谈的一，就是道。

"问一类而以万事达者，谓之知道。"（《周髀算经》）《周髀算经》所谈的一，就是道。

道，是中华先贤所认识到的造物主。是谁创造了宇宙？犹太人的祖先说是上帝，穆罕默德说是真主，上帝与真主是人格神。是谁创造了宇宙？中华先贤的答案是道。道创造宇宙，最著名、最精练的论断莫过于老子的那句"道生一，一生二，二生三，三生万物"。

以造物主之理解答人生之理，这是人类祖先的共同认识。人生如何度过？《圣经》以上帝之理给出答案。人生如何度过？《古兰经》以真主之理给出答案。人生如何度过？中华先贤以道理、以天地之理给出答案。

与世界上其他民族相比，中华先贤独特之处在于，他们不但以造物主之理解答人生之理，而且还在造物主之处找到做事的智慧。细心统计一下，就会发现，道是先秦时期诸子百家的立论基础。请看，道家以道论德，儒家以道论礼，兵家以道论兵，医家以道论医，《周髀算经》以道论历、以道论勾股弦，《内经》以道论病、以道论医，连《庄子》中的解牛之术、承蜩之术都是以道为基础论出来的。

道何以能够成为诸子百家的立论基础？这是因为道无所不在，无处不在。道在天地中，道在时空中，道在万物中，道在日月星辰中，道在昼夜寒暑转换中，道在小草中，道在奇偶之数中，按照庄子的说法，道还在屎尿中……

道可以论天地万物，可以论一草一木，知道这些，再看本篇的以一论百、言一而知百病，就不会有什么奇怪了。

模型论，是中华先贤论证问题的基本方法。道，是根本模型。诸子百家论证的问题不同，但论证问题的依据却是完全相同的，这就是"以道论之"。

道，第一源头在太阳回归，第二源头在日往月来以及昼往夜来。太阳回归即地球公转，昼夜往来即地球自转。天道的实质，即地球的公转和自转。以道论之，这一论证问题的模式永远也不会过时。

实验分析，是西方现代科学论证问题的基本方法。"只有一个地球"的惊呼，证明实验分析这种方法在时间上的局限性。

（七）治本·治标·标本兼治

何病治本？何病治标？何种病标本兼治？本篇讲述治本、治标、标本兼治的各种情况：有九种疾病应该治本，有三种疾病应该治标，有两种疾病应该标本兼治。

本篇认为，有九种疾病应该治本，这就是治本九治。其具体内容是：

（1）先患某病变而后发生气血逆乱者，治其本。

（2）先气血逆乱而后引发疾病，治其本。

（3）先受寒而后生病者，治其本。

（4）先因病而后发寒证者，治其本。

（5）先发热而后生病者，治其本。

（6）先患某病而后发生泄泻者，治其本；先泄泻而后生病者，亦治其本。

（7）大小便通利者，治其本。

（8）先大小便不通而后生病者，治其本。

（9）先患腹胀而后心烦者，治其本。

本篇指出，有三种疾病应该治标，这就是治标三治。其具体内容是：

（1）先发热而后腹部胀满者，治其标。

（2）先患某种病而后腹胀者，治其标。

（3）大小便不通者，治其标。

本篇指出，有两种疾病应该标本兼治。其具体内容是：

（1）病发之后邪气有余者，标本兼治。这种病的标本兼治，其顺序是先治本、后治标，用本篇的话说是"本而标之"。

（2）病发后正气不足者，标本兼治。这种病的标本兼治，其顺序是先治标、后治本，用本篇的话说是"标而本之"。

治标与治本，本篇最后有三点总结：①病情轻者，标本同治；②病情重者，要么治标，要么治本，此时只能专心于一；③大小便不利而后生病者，此时治本。

二、　流动的病·流动的时间·死亡之期的预测

（一）流动的病

病是流动的，这是《素问》中的基本哲理。

流动的心病、流动的肺病、流动的肝病、流动的脾病、流动的肾病，流动的胃病、膀胱病，脏腑之病都是流动的，这是本篇所列举出的具体内容。

（二）流动的时间与死亡之期的预测

1. 流动的心病　症状为心痛的心病，一天之内就可以流传到肺，其病症为咳嗽；三天流传到肝，其病症为胁肋胀痛；五天流传到脾，其病症为大便不通且身体沉重疼痛。

再过三天仍然不愈，便会出现死亡。死亡时间的基本规律是冬天在半夜，夏天在中午。

2. 流动的肺病　症状为喘咳的肺病，三天就可以流传到肝，其病症为胁肋胀痛；再过一天会流传到脾，其病症为身体沉重疼痛；再过五天会流传

到胃，其病症为腹胀。

再过十天仍然不愈，便会出现死亡。死亡时间的基本规律是冬天在日落之时，夏天在日出之时。

3. 流动的肝病 症状为眩晕、胁肋胀满的肝病，三天就可以流传到脾，其病症为身体沉重疼痛；再过五天会流传到胃，其病症为腹胀；再过三天会流传到肾，其病症为腰脊、少腹疼痛，腿胫酸。

如果再过十天仍然不愈，便会出现死亡。死亡时间的基本规律是冬天在日落之时，夏天在早餐前。

4. 流动的脾病 症状为身体沉重疼痛的脾病，一天就可以流传到胃，其病症为腹胀；两天会流传到肾，其病症为腰脊、少腹疼痛，腿胫酸；再过三天会流传到膀胱，其病症为背脊筋痛，小便不通。

如果再过十天仍然不愈，便会出现死亡。死亡时间的基本规律是冬天在申时（15—17时）之后，夏天在寅时（3—5时）之后。

本篇这里出现地支记时法。十二地支一可以记一年十二个月，二可以记一天的十二时辰。地支记月前面已经介绍，此处介绍一下十二地支记时。一天十二时辰始于夜半，夜半为子，依次顺序是子丑寅卯辰巳午未申酉戌亥。夜半为子，日中为午。子夜之子，中午之午，均由十二地支演化而来。在日常生活中，由十二地支所演化出的术语，人们天天都在使用，但很少人在使用这些术语时能够联想到祖先所创造出的十二地支。

一个时辰相当于今天的两小时。十二时辰与今天的二十四小时的对应关系是：子时相当于今天的 23—1 时；丑时相当于今天的 1—3 时；寅时相当于今天的 3—5 时；卯时相当于今天的 5—7 时；辰时相当于今天的 7—9 时；巳时相当于今天的 9—11 时；午时相当于今天的 11—13 时；未时相当于今天的 13—15 时；申时相当于今天的 15—17 时；酉时相当于今天的 17—19 时；戌时相当于今天的 19—21 时；亥时相当于今天的 21—23 时。

5. 流动的肾病 症状为少腹、腰脊疼痛、小腿酸的肾病，三天会流传到膀胱，其症状为背脊筋痛，小便不通；再过三天会流传到胃，其症状为腹胀；再三天流传到肝，症状为两胁肋支痛。

如果再过三天仍然不愈，便会出现死亡。死亡时间的基本规律是冬天在天亮时，夏天在黄昏时。

6. 流动的胃病 症状为脘腹胀满的胃病，五天会流传到肾，其症状为背脊筋痛，小便不通；再过三天会流传到胃，其症状为少腹、腰脊疼痛与小腿酸；再过三天流传到膀胱，其症状为背脊筋骨疼痛，小便不通；再过五天流传到脾，症状为身体沉重疼痛。

如果再过六天仍然不愈，便会出现死亡。死亡时间的基本规律是冬天在夜半之后，夏天在中午之后。

7. 流动的膀胱病　症状为小便不通的膀胱病，五天会流传到肾，其症状为少腹胀，腰脊疼痛，小腿发酸；再过一天会流传到小肠，其症状为腹胀；再过一天传到小肠，其症状为腹胀；再过一天流传到脾，其症状为身体沉重疼痛。

如果再过两天后仍然不愈，便会出现死亡。死亡时间的基本规律是冬天在鸡鸣时，夏天在黄昏时。

各种疾病依照一定的次序相传，如果按照上述方式相传的疾病，死期已定，不可再用针刺的方法治疗，如果间脏相传——间隔一脏相传，或间隔三脏相传，还可以用针刺方法治疗。

8. 可刺之病与不可刺之病　在本篇的结尾之处，岐伯指出病有可刺与不可刺的两种区别。

何种病可刺？何种病不可刺？这与病传之序有关。病传之序有两种：一是按照五行相克次序相传，一是按照五行相生次序相传。如果病传之序与五行相克次序相合，此种病不可刺。如果病传之序合于五行相生的次序，此种病则是可刺之病。

天元纪大论篇第六十六

（原）（文）

黄帝问曰：天有五行，御五位，以生寒暑燥湿风；人有五藏，化五气，以生喜怒思忧恐。论言五运相袭，而皆治之，终朞[1]之日，周而复始，余已知之矣，愿闻其与三阴三阳之候奈何合之？

鬼臾区稽首再拜对曰：昭乎哉问也。夫五运阴阳者，天地之道也，万物之纲纪，变化之父母，生杀之本始，神明之府也，可不通乎！故物生谓之化，物极谓之变，阴阳不测谓之神，神用无方谓之圣[2]。

夫变化之为用也，在天为玄，在人为道，在地为化，化生五味，道生智，玄生神。神在天为风，在地为木，在天为热，在地为火，在天为湿，在地为土；在天为燥，在地为金；在天为寒，在地为水。故在天为气，在地成形，形气相感而化生万物矣。

然天地者，万物之上下也；左右者，阴阳之道路也；水火者，阴阳之征兆也；金木者，生成之终始也[3]。气有多少，形有盛衰，上下相召，而损益彰矣。

帝曰：愿闻五运之主时也何如？鬼臾区曰：五气运行，各终朞日[4]，非独主时也。

帝曰：请问其所谓也。鬼臾区曰：臣积考《太始天元册》文曰：太虚寥廓[5]，肇基化元，万物资始，五运终天，布气真灵，揔统坤元[6]，九星[7]悬朗，七曜[8]周旋，曰阴曰阳，曰柔曰刚，幽显既位，寒暑弛张，生生化化，品物咸章。臣斯十世，此之谓也。帝曰：善。

何谓气有多少，形有盛衰？鬼臾区曰：阴阳之气，各有多少，故曰三阴三阳也。形有盛衰，谓五行之治，各有太过不及也。故其始也，有余而往，不足随之，不足而往，有余从之，知迎知随，气可与期。应天为天符，承岁为岁直，三合为治。

帝曰：上下相召[9]奈何？鬼臾区曰：寒暑燥湿风火，天之阴阳[10]也，三阴三阳上奉之。木火土金水火，地之阴阳[10]也，生长化收藏下应之。天以阳生阴长，地以阳杀阴藏。天有阴阳，地亦有阴阳。木火土金水火，地之阴阳也，生长化收藏。故阳中有阴，阴中有阳。所以欲知天地之阴阳者，应天之气，动而不息[11]，故五岁而右迁[12]；应地之气，静而守位[13]，故六期而环会，动静相召，上下相临，阴阳相错，而变由生也。

帝曰：上下周纪[14]，其有数乎？鬼臾区曰：天以六为节，地以五为制。周天气者，六期为一备；终地纪者，五岁为一周。君火以明，相火以位[15]。五六相合，而七百二十气为一纪[16]，凡三十岁；千四百四十气，凡六十岁，而为一周[17]，不及太过，斯皆见矣。

帝曰：夫子之言，上终天气，下毕地纪，可谓悉矣。余愿闻而藏之，上以治民，下以治身，使百姓昭著，上下和亲，德泽下流，子孙无忧，传之后世，无有终时，可得闻乎？鬼臾区曰：至数之机[18]，迫迮（迮 zé）[19]以微，其来可见，其往可追，敬之者昌，慢之者亡，无道行私，必得天殃，谨奉天道，请言真要。

帝曰：善言始者，必会于终，善言近者，必知其远，是则至数极而道不惑，所谓明矣。愿夫子推而次之，令有条理，简而不匮，久而不绝，易用难忘，为之纲纪，至数之要，愿尽闻之。鬼臾区曰：昭乎哉问！明乎哉道！如鼓之应桴（fú），响之应声也。臣闻之，甲己之岁，土运统之；乙庚之岁，金运统之；丙辛之岁，水运统之；丁壬之岁，木运统之；戊癸之岁，火运统之。

帝曰：其于三阴三阳，合之奈何？鬼臾区曰：子午之岁，上见少阴[20]；丑未之岁，上见太阴；寅申之岁，上见少阳；卯酉之岁，上见阳明；辰戌之岁，上见太阳；巳亥之岁，上见厥阴。少阴所谓标也，厥阴所谓终也[21]。厥阴之上，风气主之；少阴之上，热气主之；太阴之上，湿气主之；少阳之上，相火主之；阳明之上，燥气主之；太阳之上，寒气主之。所谓本也，是谓六元。

帝曰：光乎哉道！明乎哉论！请著之玉版，藏之金匮，署曰《天元纪》。

注　释

1. 朞（jī）　"期"的异体字。朞，一周岁。

2. 神用无方谓之圣　《易经·系辞上》："神无方而易无体。"又："阴阳不测之谓神。"又："知变化之道者，知神之所为乎。"《易经》在神与奇妙变化之间画出了一个大等号，神之道即变化之道，神即变化的指挥者。能够认识变化，顺应变化，且预先知道变化的人，即是圣人。张介宾："神之为用，变化不测，故曰无方。"

3. 金木者，生成之终始也　阴阳交变产生万物，万物分属五行，五行之中木为生之始——万物生于春，金为成之终——万物成熟于秋，木与金指的是万物的一生一成。万物之终始的意义就体现在这里。

4. 各终朞日　朞日，即岁有三百六十五日。每运各主一年，所以说"各终朞日"。

5. 太虚廖廓　太虚，即太空，天空，宇宙。太虚廖廓，意思是太空广大，无边无际。马莳："太虚者，元极也。廖廓者，无有边际之义。"

6. 揔统坤元　揔，总的异体字。揔统，总统也，统帅也。《说文解字》："揔，聚束也。"坤，乾坤之坤也，大地也。元，《易经·乾·文言》："元者，善之长也。"坤元，指地之善，地之德。在中华先贤的视野里，在万物生长的过程中，天地是有分工的——天生万物，地养万物；这里的总统指的是起统帅作用的天之阳气，坤元指的是起滋养作用的大地之德。

7. 九星　指天蓬、天芮、天冲、天辅、天禽、天心、天任、天柱、天英。

8. 七曜　七者，七也。曜，日、月与金、木、水、火、土五星。

9. 上下相召　指的是天地之气相互感召。《易经·泰·象传》："天地交而万物通也。"《易经·否·象传》："天地不交而万物不通也。"

10. 天之阴阳地之阴阳　天分阴阳，地分阴阳。《易经·说卦》："是以立天之道曰阴与阳，立地之道曰柔与刚。"在《内经》之中，天之阴阳是用天干表达的，地之阴阳是用地支表达的。

在十天干甲乙丙丁戊己庚辛壬癸中，属奇数的甲丙戊庚壬为阳，属偶数的乙丁己辛癸为阴，十天干与五行相配，甲木为阳，乙木为阴；丙火为阳，丁火为阴；戊土为阳，己土为阴；庚金为阳，辛金为阴；壬水为阳，癸水为阴。

在十二地支子丑寅卯辰巳午未申酉戌亥中，属于奇数的子寅辰午申戌为阳，属于偶数的丑卯巳未酉亥为阴。十二地支分阴分阳，可以表述风寒暑湿燥火六气。

11. 应天之气，动而不息　天地之气相交相应，循环不息，是这句话的根本意思。应天之气，指的是地气。张介宾："应天之气，五行之应天干也。动而不息，以天加地而六甲周旋也。"

12. 五岁而右迁　五岁者，周期也，五岁一个周期。右迁者，右行也。"天道尚左，地道尚右"之说，最早出于《逸周书·武顺》。本篇所谈的右迁，指的是五运之气的循环，以五年为一周期。例如，甲子年为土运，至己巳年又为土运，甲子年至己巳年，前后五年，这就是五岁而右迁的意思。

13. 应地之气，静而守位　应地之气，指的是天气。天气有六，地运有五，六五相配，各就各位，六年一周。动的是运气，静的是相互配合之位置。张介宾："应地之气，天气之应地支也。静而守位，以地承天而地支不动也。"

14. 上下周纪　上者，天气也。下者，地气也。周，会合周期也。纪者，纲纪也。天干在上，五岁为一周；地支在下，七百二十气为一纪。720÷24＝30，每年有二十四气，三十年有七百二十气，上下之周纪应为三十年。高世栻："五岁右迁，六期环会，上下相召，为周为纪。"

15. 君火以明，相火以位　君火在上，指六气中的少阴之气。相火在下，指六气中的少阳之气。体内君火指的是心火，相火指的是肝胆肾三焦之火。

16. 七百二十气为一纪　气指节气，一年有二十四气，三十年有七百二十气，七百二十气为一纪，即三十年为一纪。

17. 一周　这里的一周指的是一甲子。干支相合，从这个甲子到下一个甲子，需要六十年，所以六十年为一周。

18. 至数之机　至数，指五运六气相合的定数。之机，指五运六气交错循环中的规律。至数之机，讲的是五运六气之定数与运转规律。

19. 迫迮（zé）　切近而深细也。张介宾："谓天地之气数，其精微切近，无物不然也。"

20. 子午之岁，上见少阴　逢子年午年，则少阴司天，上见见的就是少阴之气。

21. 少阴所谓标也，厥阴所谓终也　标，此处言起始之首也。终，此处言终结也。这句话讲的是六气与地支的对应，地支起于子午而终于巳亥，六气起于少阴而终于厥阴。张介宾："标，首也。终，尽也。六十年阴阳之序，始于子午，故少阴谓标；尽于巳亥，故厥阴为终。"

题解

天，在本篇指的是天气。

元，具有起头、开始、第一之义。《尔雅·释诂》："元，首也。"《说文解字》："元，始也。"

国家的第一位领导人称元首，军队的最高指挥员称元帅，国家的第一功臣称元勋，罪大恶极的罪犯称元凶。元年、元月、元旦，分别表示开始的第一年、第一月、第一天。元，在这些名称中所表达的意思均在第一、起始、首要的范畴之内。

元，在本篇的意义主要体现在两个方面：一是天之元气；二是人文历法的历元。何谓历元？历之起始点也。中华先贤制历，重视起始点。一年的开始点在冬至，一月的开始在平朔，一日的开始在夜半，以平朔冬至同在夜半的这一日作为历元。历元是推算之后各月朔望和每年节气的基点。《史记·历书》第一次出现历元的记载："十一月甲子朔旦冬至已詹，其更以七年为太初元年。"有了历元之元，之后的年、月、日、节气才好推算。如《后汉书·律历志》中所言："建历之本，必先立元，元正然后定历法。"

"天元"一词出于《史记》。《史记·历书》："王者易姓受命，必慎始初，改正朔，易服色，推本天元，顺承厥意。"这段话告诉人们，王朝更迭后的新王朝，所做的第一件大事是"改正朔"，即确定哪一月为正月。如《史记·历书》所言："夏正以正月，殷正以十二月，周正以十一月。"正，正的是岁首之月，即确定某一月为新年之首。《史记》告诉后人，夏朝以一月为正月，殷朝以十二月为正月，周朝以十一月为正月。今天仍然以一月为正月，实际延续的是夏历。新王朝要做的第二件事是"易服色"，即新王朝启用新格式、新颜色的朝服。新王朝要做的第三件事是"推本天元"，即推算历的起始点。新王朝为什么如此重视历呢？因为历是天文化为人文的成果，历可以反映日月运行的规律；历可以反映天文与气象之间的变化规律，历可以反映天文、气象与万物三者之间的变化规律；历可以指导生产，历可以指导生活；历可以指导医病，历可以指导战争。中华民族在世界民族之林中最早创造了历。早在神农氏时代就有了历，《史记》说因为年代太久了，无法说清楚。但黄帝时代的历还可以说，《史记·历书》：“黄帝考定星历，建立五行，起消息，正闰余。”《史记》讲天元，讲的是历；本篇讲天元，讲的是运气，是运行在地面上的风寒湿热燥火六气。

重视时间的开始，重视一年的开始，是人类先贤的共同点。《圣经》中的正月，是上帝确定的。“你们要以本月为正月，为一年之首。”这是耶和华告诉摩西的。《圣经·旧约·出埃及记》记载了这件事。中华大地的历，是人制定的。《圣经》中的历，是上帝制定的。

天元纪，运气周期性之纲纪也。

天元纪大论，论的是天地之间五运六气变化的起始往复的变化规律也。

以天文论天气之专论，本篇是《素问》第一篇。

太阳回归年可以一分为二分为寒暑，可以一分为四分为四时，可以一分为五分为五运，可以一分为六分为六气，可以一分为八分为八节，可以一分为十二分为十二月，可以一分为二十四分为二十四节气……

因为本篇是谈五运的第一篇，所以本篇的导读，需要解读与回顾一系列的概念。

本篇出现黄帝的第二位导师鬼臾区。

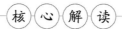

核 心 解 读

任何事物都有规律可循！气候有没有规律可循呢？毫无疑问！人类先贤发现，地面上的气候与天上的星象存在着相互对应的关系：古埃及人发现，当天狼星与太阳一起升起的时候，地面上的尼罗河一定会泛滥。中华先贤发现，天上的日月星辰与地面上的气候有着因果关系。

太阳回归年一分为五，即是五运。五运者，五种运行的气候也。太阳回归年一分为六，即是六气。实际上，五运与六气出于两种太阳历。五运出于十月太阳历，六气出于十二月太阳历。十月太阳历在前，十二月太阳历在后。两种太阳历之间有传承关系，五运六气的融合，简称运气。在两种太阳历的基础上，中华先贤创建了独特的运气学。运气学在本篇的主要内容有四：一是五运六气的正常情况；二是五运六气的非常情况，即过与不及的情况；三是五运六气与天干地支的配合；四是五运六气与万物、与人之间的相应关系。

一、 天人合一哲理的具体化

天人合一的哲理，在本篇具体在了五行、五位、五气、五脏、五情等五个方面：

五行者，金木水火土。

五位者，东西南北中。

五气者，寒暑燥湿风。

五脏者，肝心脾肺肾。

五情者，喜怒思忧恐。

五行金木水火土对应东西南北中五位：东方木，南方火，西方金，北方水，中央土。

五位东西南北中对应五气：东方生风，南方生暑，西方生燥，北方生寒，中央生湿。

五行金木水火土对应五脏：木应肝，火应心，土应脾，金应肺，水应肾。

五脏生五情：怒者，肝之情也；喜者，心之情也；思者，脾之情也；忧者，肺之情也；恐者，肾之情也。

中华先贤从天上到地面，从五星到五气，从五行到五脏，从五脏到五情，一步步地把天体与人体、气候与心情联系到了一起。

《吕氏春秋·有始》："天地万物，人之一身，是谓大同。"大同之同，其基本意思就是天体一人体，人体一天地。《吕氏春秋》告诉人们，天地万物与人体是可以相互对应的。《吕氏春秋》中的大同之论，为原则之论。本篇的几个"五"，为大同具体之论。本篇通过几个"五"，把天人合一的哲理清晰地表达了出来。

"天体大宇宙，人体小宇宙，一人一宇宙。"彝族典籍中，部部均有人体对应天体的格言。

天体一人体，人体一天地。李约瑟在《中国科学思想史》中将这种方法称之为"宇宙类比"。天体是大宇宙，人体是小宇宙。用大宇宙比论小宇宙，即宇宙类比。古希腊哲学中也有这种宇宙类比法。

二、 从与阴阳并列的位置上看五运

（一）五运为什么与阴阳并列而论

前面多次谈到过，阴阳是中华文化的根本。

《素问·阴阳应象大论》用一个重要论断告诉人们，阴阳是中医文化之根本。这个重要论断的详细内容是："阴阳者，天地之道也，万物之纲纪，变化之父母，生杀之本始，神明之府也，治病必求于本。"

本篇出现五运与阴阳并列而论的论断："夫五运阴阳者，天地之道也，万物之纲纪，变化之父母，生杀之本始，神明之府也，可不通乎！"

从"阴阳者"到"五运阴阳者"，这个小小的变化却有着三重极其重要的意义：其一，这个变化说明，五运、阴阳可以并列而论；其二，这个变化说明，在中医文化中五运与阴阳有着同等的重要性；其三，如果说阴阳是中医文化的基石，那么五运同样是中医文化的基石。

一个完整的太阳回归年一分为二是一寒一暑（一阴一阳），一分为五是五运五行；一阴一阳是第一步的细分，五运五行是第二步的细分。太阳回归年的基础是一寒一暑（一阴一阳），五运是进一步的细分，所以五运可以与阴阳并列而论。

（二）五运的内容

五运的内容为何？换句话说，何谓五运？五运者，木运、火运、土运、金运、水运之简称也。五运是中华先贤创建运气学的基础。辽阔的太空运行着金木水火土五星，地面上运行着金木水火土五种气候。金木水火土五星是自然现象，金木水火土五运是人文总结。五星是运行的五星，五运是运行的五运。五星运行是周天运行，五运运行是周年运行，五运体现在一年之中的不同季节之中。

五运即五行，五行即五运。五运五行就是首尾相接、运行不息的五种气候。

（三）五运三分

五运可以三分，三分为大运、主运、客运。

1. 大运　大运主管全年的气候，每一年由一运所主，按土、金、水、木、火五行相生的顺序排列，五年一个周期。周期之中，以土运为起始点，以火运为终点。大运又称中运、岁运。大运、中运、岁运，这如同一个人有名、有字、有昵称一样，名称虽然是三个，但人还是一个人，所表达的还是一个意思。

2. 主运　主运主管一年之中每一季的气候，《素问》将一年划分为春、夏、长夏、秋、冬五个季节，每一季的气候由一运所主：木运主春，火运主夏，土运主长夏，金运主秋，水运主冬。年年如此，永远不变。

中华先贤很早就发现，春夏秋冬每个季节有着不同的功能。《尔雅·释天》："春为发生，夏为长嬴，秋为收成，冬为安宁。"

春夏秋冬四季之所以有所不同，原因在于天文现象的布局不同。《尚书·尧典》告诉人们，以二十八宿中的四颗标志星出现在南中天时，地面上先后出现的是春夏秋冬四季：

日中星鸟，以殷仲春。

日永星火，以正仲夏。

宵中星虚，以殷仲秋。

日短星昴，以正仲冬。

这里所出现的"星鸟""星火""星虚""星昴"是划分春分、秋分、夏至、冬至的"四仲中星"。

四仲之仲，指的是排序第二。这里的仲春，指的是春季的第二个月。仲夏、仲秋、仲冬依此类推。

中星，指的是出现在子午线上的恒星。清晨观察到的中星，在天文学中称为旦中星。黄昏观察到的中星，在天文学中称为昏中星。

南中天，指的是头顶靠南一点的天空。

星鸟，即二十八宿中的南方朱雀。当星鸟出现在头顶靠南的天空时，此时正是仲春季节。日中，指的是昼夜长度等分。

星火，即火星，二十八宿中的东方青龙七宿之一。当火星出现在头顶靠南的天空时，此时正是仲夏季节。日永，指的是昼长而夜短。

星虚，二十八宿中的北方玄武七宿之一。当虚星出现在头顶靠南的天空时，此时正是仲秋季节。宵中，指的是昼夜长度等分。

星昴，二十八宿中的西方白虎七宿之一。当昴星出现在头顶靠南的天空时，此时正是仲冬季节。日短，指的是昼短夜长。

南中天上的星星不同，地面的节气不同，可见天文与节气变化两者之间有着同步关系。

《鹖冠子》以北斗星斗柄东西南北的指向为依据，划分出了春夏秋冬。《鹖冠子·环流》："斗柄东指，天下皆春。斗柄南指，天下皆夏。斗柄西指，天下皆秋。斗柄北指，天下皆冬。"这里所说的斗柄，就是北斗星的斗柄。一年之中，北斗星斗柄会旋转三百六十度，环行一周天。旋转中的斗柄，会分别指向东西南北四个方向，这时地面上转换的恰恰是春夏秋冬四季。

引用这两个例子，是想说明这样一个问题：本篇讲五运，决非空穴来风，而是与中华文化在基础上有着一致性。

当时的一年，有365.25天。金木水火土五运，运行在一年之中，所以，每一运主七十三天零五刻，年年不变。五运既可以用五行金木水火土命名，也可以用五音角徵宫商羽命名。

3. 客运　又称客气，指相对于主气（地气）而言的天气——在天之气。在天之气分为三阴三阳六气——厥阴、少阴、太阴与少阳、阳明、太阳。厥阴、少阴、太阴与少阳、阳明、太阳一年之内分主司天之气、在泉之气以及左右四间气，这就是六步之客气。

$$365.25 \div 6 = 60.875 （天）$$

六步之客气，每一步主时六十日零八十七又五刻，但对气候影响的主要是司天之气与在泉之气，司天之气通主上半年，在泉之气通主下半年。司天与在泉，指的是上半年与下半年。

客气随十二地支变化，如客之往来一样川流不息，六年一个循环小周期。

客气与主气相会，称为客主加临。客主加临，可以用以推测一年四季的气候变化的正常与否。

（四）五运的周期性

本篇出现黄帝的第二位指导者鬼臾区。

黄帝向鬼臾区请教，五运有没有周期性？鬼臾区的回答是："天以六为节，地以五为制。周天气者，六期为一备；终地纪者，五岁为一周……五六相合而七百二十气，为一纪，凡三十岁；千四百四十气，凡六十岁，而为一周，不及太过，斯皆见矣。"

这一论断中，出现"以六为节"的"六节"，出现"以五为制"的"五制"，出现"周"与"纪"的界定。

六节者，六个甲子也。甲子者，干支的结合也。十天干与十二地支，结合六次即六节。

五制者，金木水火土五行也。"五岁为一周"，即金木水火土五行循环一周也。

"五六相合"即五与六相乘。五与六相乘，乘积为三十，三十岁为一纪。一岁二十四节气，一纪三十岁含七百二十个节气。其运算公式为：

$$24 \times 30 = 720（气）$$

一岁二十四节气，六十岁为一周，一周之中含一千四百四十个节气。其运算公式为：

$$24 \times 60 = 1440（气）$$

三十岁为一纪。一纪，即半个甲子周期。

六十岁为一周。一周，即一个甲子周期。

鬼臾区告诉黄帝，五运有周期性。三十年为一纪，六十年为一周。

《素问·六节藏象论》中指出四时有周期性，节气有周期性，五运有周期性。关于这三个周期性，《素问·六节藏象论》是这样说的：

"五日谓之候，三候谓之气，六气谓之时，四时谓之岁，而各从其主治焉。五运相袭，而皆治之，终期之日，周而复始，时立气布，如环无端，候也同法。"

五天为一候，三候为一气，六气为一时，二十四气为一岁，七百二十气恰好三十岁，一千四百四十气恰好六十岁。五运六气以三十年为一纪，以六十年为一周期。这一段文字可以用两个简单的数学公式来表达：

$$24 \times 30 = 720（气）$$

$$24 \times 60 = 1440（气）$$

这里所出现的"如环无端"一词，所表达的是圆周运动的无限循环。终点之处即是新起点，甲子的终点又是下一个甲子的新起点，周期之终也即周期之始，周周相连，周而复始，如此者，周期也。为形容周期之周，本篇出现"如环无端"这个非常形象的形容词。

如环无端，无限循环，这种运动状态符合太极图、后八卦图所揭示的运动状态。太极之状为如环无端之状，八卦之状同样为如环无端之状；太极之动为无限循环之动，八卦之动为无限循环之动。太极可以表达至大无外的宏观宇宙，也可以表达小到无内的微观世界。由此而论，"如环无端""无限循环"这两个词既可以描述大到无外的宇宙运动状态，也可以描述小到无内的微观世界的运动状态。

《素问·六节藏象论》以六十天为一甲子，本篇以六十年为一甲子。一个甲子，可以称为一元或一周。

（五）天干记五运

天干有十：甲乙丙丁戊己庚辛壬癸。五运：金木水火土。两者之间可以融合在一起吗？可以！本篇第一次将五运与天干融合在了一起。具体的融合是："甲己之岁，土运统之；乙庚之岁，金运统之；丙辛之岁，水运统之；丁壬之岁，木运统之；戊癸之岁，火运统之。"甲己年属土运，乙庚年属金运，丙辛年属水运，丁壬年属木运，戊癸年属火运。

甲乙丙丁戊己庚辛壬癸，一二三四五六七八九十，这里天干的组合形式是一六，二七，三八，四九，五十。

笔者在《礼记·月令》《吕氏春秋·十二纪》《淮南子·时则训》看到了另一种天干五运相配的规则。在这个规则中，木运甲乙，火运丙丁，土运戊己，金运庚辛，水运壬癸。这里天干的组合形式是一二，三四，五六，七八，九十。

天干的组合形式，五运与天干的配合，为什么《素问》中会出现与儒家、杂家不同的规则，这不是笔者一人能够回答的问题。要回答这一问题，需要文化与中医两界的共同研究。

（六）地支记六气

地支者，子丑寅卯辰巳午未申酉戌亥也。

六气者，三阴三阳也。

三阴者，厥阴、少阴、太阴也；三阳者，少阳、太阳、阳明也。

地支与三阴三阳怎样配合呢？鬼臾区给出的答案是：子午年少阴司天，卯酉年阳明司天，寅申年少阳司天，丑未年太阴司天，辰戌年太阳司天，巳亥年厥阴司天。

三阴三阳的变化有周期性规律吗？有！其周期性规律是始于少阴而终于厥阴。

十二地支的变化有周期性规律吗？有！其周期性规律是始于子而终

于亥。

（七）六气的由来

六气是如何划分出来的呢？答案不在《内经》中，而在《周髀算经》中。《周髀算经·日月历法》中有详细的答案：

"故冬至之后，日右行；夏至之后，日左行。左者往，右者来。故月与日合，为一月；日复日，为一日；日复星，为一岁。外衡冬至，内衡夏至，六气复返，皆谓中气。"

如果弄懂了下列几项内容，六气的由来就会迎刃而解。第一是冬至、夏至两个节气；第二是太阳运行的左右两个方向；第三是日、月、岁的定量；第四是外衡、内衡。

中华先贤发现，一岁之内的太阳运动有这样一个规律性，即日影的长度变动在冬至与夏至这两天之间。冬至这一天日影最长，为一丈三尺五寸。冬至之后日影一天天逐渐变短，短到夏至这一天为止。夏至这一天日影最短，为一尺六寸。夏至之后日影一天天逐渐变长，长到冬至这一天为止。一年之中日影变化在一尺六寸与一丈三尺五寸之间。

日影长短的变化，与太阳视运动往返于南北回归线有关。这里的左右之行，指的就是太阳视运动在赤道两侧的来回运动。太阳往返于赤道两侧，是日影长短变化的根本原因。

日影变化，从最短到最长，从最长到最短，在时间上周期以六个月为周期，即由长变短需要六个月，由短变长也需要六个月，此变化周期可以在平面上画出七个圆圈——内圈最小而外圈最大，内圈是夏至之日道，外圈是冬至之日道，中间一圈是春分、秋分之日道，这就是《周髀算经》所界定的七衡。七衡之间分出了六间，这就是《周髀算经》所界定的六间。六间之间，所表达的就是由太阳变化所引起的六种气候——六气。太阳在赤道两侧变化的周期，是产生六气的根本原因。

六气变化始于冬至，终于冬至。夏至是六气变化的转折点。六气变化，周而复始，无限循环。

《周髀算经》分出了六气，《内经》将六气分出了三阴三阳，每一部经典都有新的贡献，每一部经典都给子孙留下了新的知识。（图 1 - 66 - 1 至图 1 - 66 - 3）

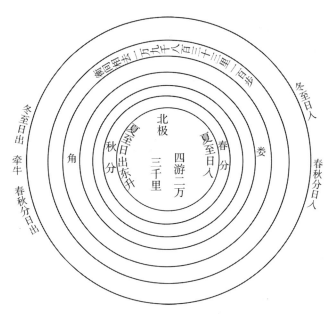

图 1 - 66 - 1　《周髀算经》中的七衡六间图

表达的是太阳回归一来一往的阳六气阴六气

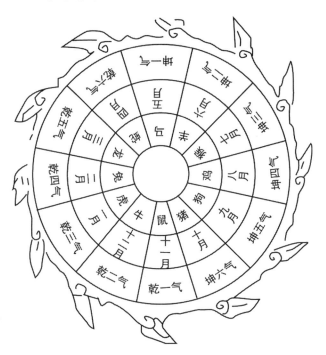

图 1 - 66 - 2　《彝族通史》中的天六气地六气循环图

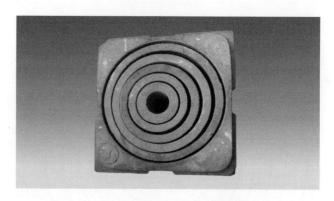

图 1-66-3　古蜀国玉器上的"七衡六间"图

（八）三阴三阳司天的特征

三阴三阳司天各有特色，具体特征是：厥阴司天，以风气为主；少阴司天，以热气为主；太阴司天，以湿气为主；少阳司天，以相火为主；阳明司天，以燥气为主；太阳司天，以寒气为主。

本篇此处告诉人们，三阴三阳之气，也可以称为"六元"。

"六元"之说从何而来？从天元一气而来。天元一气为一元，一气化六气，六气即六元。一分为六，六从一来。张介宾在《类经》中对"六元"的解释是："此六者，皆天元一气之所化，一分为六，古曰六元。"

天元一气者，太阳回归年也。

（九）五运与疾病的关系

研究五运的目的是为人服务的，是为治疗疾病服务的。研究五运的规律，就可以认识发病的规律。

1. 可以认识气候病发病的病机　中华先贤认识到了百病与各种气候之间有着因果关系，这一认识记载在《素问·至真要大论》中：

"夫百病之生也，皆生于风寒暑湿燥火，以之化之变也。"又："谨候气宜，无失病机。"

五运金木水火土，六气风寒暑湿燥火。五运决定着六气，六气决定着百病。"皆生于"三个字告诉人们，百病与外因的风寒暑湿燥火有关。"谨候气宜，无失病机"八个字告诉人们，掌握了五运之规律，就掌握了百病发病之病机。

2. 可以认识具体气候与具体疾病之间的关系　风可以致病，风疟、大风皆由风而起，所以《素问》多次出现"风为百病之始"的结论。

风可以致病，痠疟由风而起，所以《素问·疟论》有"夫痠疟皆生于风"的结论。

风可以致多种病，包括麻风病，所以《素问·风论》有"风之伤人也，或为寒热，或为热中，或为寒中，或为疠风，或为偏枯，或为风也"的结论。

寒可以致病，痛痹由寒而起，所以《素问·痹论》有"痛者，寒气多也，有寒故痛也"的结论。

六气皆可以致病，其规律为：木运之年风气流行，风气流行或太过，直接会引起肝病，间接会引起脾病。

火运之年暑气流行，直接会引起心病，间接会引起肺病。

土运之年湿气流行，直接会引起脾病，间接会引起肾病。

金运之年燥气流行，直接会引起肺病，间接会引起肝病。

水运之年寒气流行，直接会引起肾病，间接会引起心病。

掌握了五运之中的具体气候，就可以预测、认识具体疾病。

3. 可以为治疗百病提供依据　欲望过度病一人，六气过度病一方。有病并不可怕，只要清楚致病的因素，病是可以医治的。有是气可能有是病，运气学可以直接告诉人们"今年的运气如何，眼下的疾病如何"。运气学可以提前提示人们"明年的运气如何，明年的疾病如何"。知道致病的外在因素，就可以制定医疗原则，有寒祛寒，有风驱风，有湿燥湿……认识了五运之规律，就可以为治疗百病提供依据。

（十）运气学的最大优点

与仪器相比，运气学是优秀的。运气学的优秀之处，就是在人与五运六气之间建立起了必然联系。五运六气位于人体之外，但与人却有着必然的、千丝万缕的联系。气可以使人生，气可以使人病，气还可以使人死，这种必然的、千丝万缕的联系恰恰是显微镜发现不了的。能够发现仪器发现不了的致病因素，这是不是运气学的优点?!

三、　天文、　二十四节气、　十二支、　音律的关系

本篇告诉人们，三十岁有七百二十气。

$$720 \div 30 = 24（气）$$

这个答案告诉人们：一岁之中有二十四个节气。《素问》谈二十四节气，

重视二十四节气，但是二十四节气并不是始于《素问》。中华大地的节气产生于何时呢？

《尸子》："伏羲始画八卦，别八节而化天下。"战国时期的文献《尸子》指出，八卦之中已隐含有春分、秋分、夏至、冬至、立春、立夏、立秋、立冬八个节气。

比《尸子》更早的《逸周书》中，已经明确记载了二十四节气，并明确指出节气的变化与北斗星的斗柄变化有关。

详细记载天文现象与二十四节气的是《淮南子》。在《淮南子·天文训》中，明确记载了北斗星斗柄在十二支方位中的变化与二十四节气变化之间的因果关系。《天文训》还指出，音律就产生于二十四节气的变化之中。请看原文：

两维之间，九十一度十六分度之五。而（斗）日行一度，十五日为一节，以生二十四时之变。

斗指子则冬至，音比黄钟。

加十五日指癸则小寒，音比应钟。

加十五日指丑则大寒，音比无射。

加十五日指报德之维，则越阴在地，故曰距冬至后四十六日而立春，阳气解冻，音比南吕。

加十五日指寅则雨水，音比夷则。

加十五日指甲则雷惊蛰，音比林钟。

加十五日指卯，中绳，故曰春分，则雷行，音比蕤宾。

加十五日指乙则清明风至，音比钟吕。

加十五日指辰则谷雨，音比姑洗。

加十五日指常羊之维，则春分尽，故曰春分后四十五日而立夏，大风济，音比夹钟。

加十五日指巳则小满，音比太簇。

加十五日指丙则芒种，音比大吕。

加十五日指午则阳气极，故曰四十六日而夏至，音比黄钟。

加十五日指丁则小暑，音比大吕。

加十五日指未则大暑，音比太簇。

加十五日指背阳之维则夏分尽，故曰四十六日而立秋，凉风至，音比夹钟。

加十五日指申则处暑，音比太簇。

加十五日指庚则白露降，音比中吕。

加十五日指酉，中绳，故日秋分，雷蛰，虫北向，音比蕤宾。

加十五日指辛则寒露，音比林钟。

加十五日指戌则霜降，音比夷则。

加十五日指蹄通之维则秋分尽，故日四十六日而立冬，草木全死，音比南吕。

加十五日指亥则小雪，音比无射。

加十五日指壬位则大雪，音比应钟。

加十五日指子，阴生于午，阳生于子，故十一月中日冬至，鹊始加巢，人气钟首。

《淮南子》指出，二十四节气的循环与北斗星斗柄的循环有着对应关系。

天上北斗星的斗柄在天体大圆内旋转。大圆内分出了二十四个方位，二十四个方位由十二支、八天干、四维来规定，北斗星的斗柄在大圆内旋转，先后指向了二十四个方位。斗柄每指向一个方位，地面上会产生一个节气。斗柄运动周而复始，二十四节气往来也是周而复始。天文与节气，在《淮南子》里是一体的、相互对应的关系。

日月相会为节，日月斗相会为气。这是中华先贤利用日、月、北斗星三者关系确定节气的方法。闰月无中气，《逸周书·周月》对此的解释是"闰无中气，斗指两辰之间"。在这个解释中，闰月仍然与斗柄运动有关。

季节不同，天地之间的天籁之音也不同。乐起自然，乐起天地，孔夫子在《礼记·乐记》中留下了这样一句话："大乐与天地同和，大礼与天地同节。"具体如何同？《礼记·月令》中也有说明，这就是春夏秋冬长夏产生了角徵宫商羽五音。《淮南子》则把阴阳十二律与二十四节气之间进行了详细的一一对应。

以天文论人文，这是伏羲氏开创的论证方式。以天文论春夏秋冬四季，这是《素问》的论证方式。以天文论二十四节气，这是本篇的论证方式。

为什么有这样、那样的天文，这是由看不见的天道、天理所决定的。

五运也好，二十四节气也好，都是由天文所决定的，实际上也是由天道、天理所决定的。

是什么季节，就调什么样的味；是什么季节，就穿什么样的衣；是什么季节，就种（收）什么庄稼；如此者，谓之知道。

自然规律是不能违反的，否则就会受到惩罚。对待天道、天理有崇敬与轻慢两种态度，两种态度会引起两种后果。用本篇的话说就是："敬之者昌，慢之者亡；无道行私，必得夭殃。"

此处，还需要补充的一点是，用立竿测影的方法，同样可以划分出二十四节气。这种立竿测影的方法记载在《周髀算经》之中：

凡八节二十四气，气损益九寸九分又六分之一。冬至晷长一丈三尺五寸，夏至晷长一尺六寸。问次节损益寸数长短各几何？

冬至晷长一丈三尺五寸。

小寒一丈二尺五寸。

大寒一丈一尺五寸。

立春一丈零五寸二分。

雨水九尺五寸三分。

启蛰八尺五寸四分。

春分七尺五寸五分。

清明六尺五寸五分。

谷雨五尺五寸六分。

立夏四尺五寸七分。

小满三尺五寸八分。

芒种二尺五寸九分。

夏至一尺六寸。

小暑二尺五寸九分。

大暑三尺五寸八分。

立秋四尺五寸七分。

处暑五尺五寸六分。

白露六尺五寸五分。

秋分七尺五寸五分。

寒露八尺五寸四分。

霜降九尺五寸三分。

立冬一丈零五寸二分。

小雪一丈一尺五寸一分。

大雪一丈二尺五寸。

凡为八节二十四气。

气损益九寸九分又六分之一。

冬至夏至，为损益之始。

损，减也。益，增也。冬至之后，立竿测影之影日日渐短，夏至之后，立竿测影之影日日渐长。两个节气之间的影子增长或减少九寸九又六分之一。

同样的二十四节气，中华先贤可以用多种方法来确定，既可以用斗柄旋转的方法来确定，还可以用立竿测影的方法来确定。中华先贤是那样的聪明，是那样的聪慧！面对这样原创性的成果，面对这样灵活多样的方法，后人应该以什么心态看待祖先呢？

稍微细心观察一下就会知道，二十四节气只有春分、秋分这两天的日影长度是一样的，日影长度均为七尺五寸五分。"甘洒热血写春秋"，这是戏曲中的唱词。春秋者，历史也。以"春秋"二字喻历史，这是中华文化的特色。为什么"春秋"二字可以喻历史？《周髀算经》中的答案是：一年之内只有春分、秋分这两天的阴阳（昼夜）是等分的，其他300多天都是偏颇的，要么昼长夜短，要么昼短夜长。写历史必须公平公正，阴阳等分的春分、秋分是公平公正的象征，所以可以用"春秋"二字比喻历史。

四、"上下左右" 的再论述

论万物论出了"上下左右"，这样的论述始于《素问·阴阳应象大论》：

"天地者，万物之上下也；阴阳者，血气之男女也；左右者，阴阳之道路也；水火者，阴阳之征兆也；阴阳者，万物之能始也。故曰：阴在内，阳之守也；阳在外，阴之使也。"

分出上下左右，是人类先贤的贡献。在世界之林中，中华先贤最早分辨出了上下左右。最为优秀的是，中华先贤不但分出了有形之物的上下，而且还分出了无形阴阳的左右。

天上地下，天左旋地右旋，奇数左偶数右，男左女右，左升右降，上下相通。这是中华先贤对宇宙与人体的独特看法。

本篇又一次出现"上下左右"的再论述："天地者，万物之上下也；左右者，阴阳之道路也；水火者，阴阳之征兆也；金木者，生成之终始也。气有多少，形有盛衰，上下相召，而损益彰矣。"

与前一个论断相较，这里出现了五行中的四行水、火、金、木。水火象征阴阳，金木象征万物的成熟与再生。这里还谈到了无形之气与有形之物，有形之物为阴，无形之气为阳，知道阴阳归属的范围，上下左右的具体意义就体现出来了。本篇告诉人们，万物与人自身都是动态的，如果把上下左右的规定性运用到观察万物、观察人的方法中，有余与不足的病态马上就会彰显出来。

万物之中，物性不同，有上而不下者，有下而不上者。例如，水性流下，火性升腾。这种物不同、性不同的全面认识，无论如何都优于"苹果向下落"单一性的认识。如果后世子孙继承"上下左右"的认识论，并在此基础上有所创新，有所进步，会产生出多少具体的优秀成果啊?!

五、《易》医相通的又一例证

本篇的鬼臾区在向黄帝解释五气运行时讲了一段话，这段话与《易经·乾·象传》的内容基本一致，《易》医相通，在本篇又多出了一个实际例证。现将两者摘录如下，供读者鉴赏。

其一，本篇鬼臾区所言："臣积考《太始天元册》文曰：太虚寥廓，肇基化元，万物资始，五运终天，布气真灵，摁统坤元，九星悬朗，七曜周旋，曰阴曰阳，曰柔曰刚，幽显既位，寒暑弛张，生生化化，品物咸章。臣斯十世，此之谓也。"

其二，《易经·乾·象传》中所言："大哉乾元，万物资始，乃统天。云行雨施，品物流形。大明终始，六位时成，时乘六龙以御天。乾道变化，各正性命，保合大和，乃利贞。首出庶物，万国咸宁。"

这两段话的具体内容小有差别，但基本精神是一致的。实际上，这两段话在讲述着一条根本道理：地上万物，哪怕是一朵小花、一棵小草，乃至于小鱼、小虾，都与广袤的宇宙有着紧密的联系，都与日月星辰有着紧密的联系。广袤的宇宙在运动，小花、小草、小鱼、小虾会随广袤的宇宙运动而变化。万物之生，万物之长，万物之新陈代谢，实际上与宇宙变化存在着同步关系，具体与星星、运气、寒暑变化存在着同步关系。

总之，《易》医相通，通在天人合一的系统论中。天人合一的系统论，在本篇具体在了宇宙运动与万物的生息变化上。

六、 变化中的系统论

世界是变化的，无时无刻不在变化，是中华先贤对世界的基本认识。

无论是有形世界还是无形世界，每时每刻都处在变化之中。变化的世界，世界的变化，其根本的特点是一体变化。所谓一体变化，就是属于这个世界的每一个成员，无论其大小都在变化之中，绝对不会因为本身的特殊性而处于变化之外。

本篇在谈变化时，是天、地、人、物一体而论的。天、地、人、物，四者各有各的特殊性，但同步变化却是四者的共同性。

"夫变化之为用也，在天为玄，在人为道，在地为化，化生五味，道生智，玄生神。神在天为风，在地为木；在天为热，在地为火，在天为湿，在地为土；在天为燥，在地为金；在天为寒，在地为水。故在天为气，在地成形，形气相感而化生万物矣。"

这是本篇所出现的天、地、人、物一体变化的论断。变化之中出现天、地、人、物一体变化的"四如何"即"在天如何，在地如何，在人如何，在物如何"。

"天如何，地如何，人、物一定如何"，这种论证方式并不是起于本篇，而是起于《素问·阴阳应象大论》。

《素问·阴阳应象大论》论五脏与天人关系、时空人关系时第一次出现"在天如何，在人如何，在地如何"的论证方式：

"东方生风，风生木，木生酸，酸生肝，肝生筋，筋生心，肝主目。其在天为玄，在人为道，在地为化。化生五味，道生智，玄生神，神在天为风，在地为木，在体为筋，在藏为肝，在色为苍，在音为角，在声为呼，在变动为握，在窍为目，在味为酸，在志为怒。怒伤肝，悲胜怒；风伤筋，燥胜风；酸伤筋，辛胜酸。"

在这个论证方式中，空间中的东方，五行中的木，五味中的酸味，五脏中的肝脏，人体筋骨皮中的筋，五官中的眼睛，五色中的苍（青）色，五音中的角音，五声中的呼声，这在西医理论中各自独立、毫不相干的因素，在中医文化中顺理成章地走在了一起。

《素问·阴阳应象大论》用同样的方式，论证了心、脾、肺、神其他四脏与时空的联系以及五行归属问题。

变化的系统论，其哲理之源源于八卦。八卦的三爻一出现，天地人三者合一的系统论就诞生了。天地人三者，不是各自独立的三个个体，而是分而为三、合而为一的大系统。这个系统告诉后人，伤天、伤地最终必然会伤及人，伤万物最终必然伤及人。所以，爱人必须爱天地，爱人必须爱万物。

在现代西方哲学中，人天关系是两分的关系：人为主体，自然之天为客体。自然之天地对于人来说，是"客体化"或"对象化"的东西。客体是可以开发、可以研究、可以征服的。总而言之，主体可以对客体为所欲为。实际生活证明，吃错了一剂药会对一个人造成伤害，吃错了一锅饭会对一群人造成伤害。全球严重污染的实际证明，信错了一条哲理会对全人类造成伤害。全球严重污染这个错误，形而上层面上的原因就是西方哲学中的天人两分。

逐渐觉醒的西方学者，至今才认识到宇宙间的一事一物与整个宇宙是不可分割的关系。此时此刻，再看中华文化与中医文化的系统论，才会由衷地感叹中华文化的深邃，感叹中华先贤的伟大。

希望与读者一起，记住本篇中的一句至理名言："善言始者，必会于终；善言近者，必知其远。是则至数极而道不惑，所谓明矣。"

希望与读者一起，回顾《素问·举痛论》中的一句至理名言："善言天者，必有验于人；善言古者，必有合于今。"

七、 天地人三者之间的相感相应关系

如果说天地人三者之间是相感相应的关系，那么具体是如何相应的呢？

本篇鬼臾区给出的答案是：天上阴阳六气寒、暑、燥、湿、风、火，人体中的三阴三阳与之相应。地上阴阳五行木、火、土、金、水，万物之生、长、化、收、藏与之相应。天上阴主生阳主长，地上阳主杀阴主藏。天有阴有阳，地也有阴有阳，天为阳，阳中有阴；地为阴，阴中有阳。天地相感相应，就感应在这阴阳之中。

天也阴阳，地也阴阳，人也阴阳，如此认识正确吗？此处如果回顾老子的一句话——"万物负阴而抱阳，冲气以为和"，一切疑惑就会迎刃而解。这句话记载在《道德经·第四十二章》中。这句话告诉人们，从广大的天地到渺小的小花、小草，都是阴阳两分结构与阴阳两分成分。冲气，所冲的是

阴阳二气。阴阳二气一直处于相交、相推、相摩的运动状态。相交、相推、相摩，最终在一阴一阳的和谐统一中形成了万物。如果理解了这阴阳两分结构与阴阳两分成分以及阴阳二气的运动状态，再来看天地人三者之间相感相应的关系，就会轻松自然也。

八、 君为下民为上： 一个被遗忘的重要观点

本篇在鬼臾区与黄帝的对话中，出现了一个关于君民关系的重要观点。君民相较，谁为上谁为下？黄帝的答案是：民为上，君为下。

研究运气的目的是什么呢？目的有二：上以治民，下以治身。黄帝这里，把民的位置摆在了上位，把帝王的位置摆在了下位。民为上，黄帝为下，这是黄帝对君民关系的定位。

这一定位，在儒家文化中可以找到相似相通的论点。《孟子》："民为贵，社稷次之，君为轻。"民上君下，民贵君轻，这是儒家文化中的君民关系。

民上君下、民贵君轻的君民关系，秦汉以后被皇帝们颠倒了，变质了。秦汉以后的历代皇帝，变民上君下为君上民下，变民贵君轻为君贵民轻。民之轻到何种程度呢？轻如草。"草民"这一称呼，就产生于秦汉以后。

在下的君王，必须对上有所贡献。一部《内经》告诉人们，中医医理就是黄帝的贡献。本篇告诉人们，运气学说也是黄帝的贡献。

以时间上的先后为依据，来区分文化的新旧，这是新文化运动以来的判断标准。旧文化必然是落后的、腐朽的，这是影响面极大的一个结论。黄帝讲民上君下，孟子讲民贵君轻，这些都是古代的观点，这一观点是落后腐朽的吗？所以，以时间上的先后来判断文化的新旧，这一标准经不起时间的检验。经不起时间检验的标准，不能算是正确的标准。

远古的黄帝，为子孙留下了一部《内经》。《内经》蕴育出了无数中医医生，无数个中医医生呵护着整个民族。黄帝远，慈禧太后近，两者谁落后？谁腐朽呢？

九、 需要解释的名词

（一）变、化、神、圣

本篇出现了四个概念："变""化""神""圣"。

何谓变？答案是："物极谓之变。"

何谓化？答案是："物生谓之化。"

何谓神？答案是："阴阳不测谓之神。"

何谓圣？答案是："神用无方谓之圣。"

变是万物之变，化是万物之化；万物之生为变，万物之终为化。

神是什么？不是天上的玉皇，也不是地下的阎王，更不是什么城隍和灶王，而是无穷变化的一阴一阳。

圣人是什么人？圣人不是神，是聪明、智慧的人，是认识变化的人，是适应变化的人，是站在变化前头认识变化的人。

《易经·系辞下》："易穷则变，变则通，通则久。"又："唯变所适。"对照《易经》中的哲理，联系本篇"神圣"之说，可以得出这样一个结论：知变、识变、适变之人，即为圣人。

（二）司天与在泉

司天，又称司天之气。司有司令、统帅、统领之义，天是在上的天。司天有两重意思：字面意思是统帅在上的天气，实际意思是统帅上半年的气运。司天之气指的是上半年的气运。

与司天对应的词是在泉。司天在上，在泉在下。司天之气主上半年的气运，在泉之气主下半年的气运。

"司天"一词出现在本篇，"在泉"一词出现在《素问·五常政大论》中。因为与"司天"一词有对应关系，所以放在此处一起解释。

（三）天符·岁直·岁会

1. 天符　运气学术语。岁运之气与司天之气的五行属性相符合者，是为天符。本篇之后的《素问·六微旨大论》，对天符的解释是："帝曰：土运之岁，上见太阴；火运之岁，上见少阳、少阴；金运之岁，上见阳明；木运之岁，上见厥阴；水运之岁，上见太阳，奈何？岐伯曰：天之与会也。故《天元册》曰天符。"岁也土运，司天之气也土运，如此者，天符也。

2. 岁直　运气学术语。本篇的解释是："承岁为岁直。"承，顺应也，一致也。承岁，所指的是主运与年支、五行属性一致的年份。支也木主运也木，支也火主运也火，如此者，承岁也。"承岁"与"岁直"之间，名异而质同。

3. 岁会　运气学术语。本篇之后的《素问·六微旨大论》的解释是："所谓岁会，气之平也。"岁会，实际上是岁运与岁支五行属性同属相会之岁，如《素问·六微旨大论》的详细解释是："木运临卯，火运临午，土运临四季，金运临酉，水运临子。"

十二支中的卯，对应于春，对应于东方；五行之木，同样对应于春与东方；岁会之会，就会在卯木之会上。

十二支中的午，对应于夏，对应于南方；五行之火，恰恰对应于夏与南方；岁会之会，就会在午火之会上。

十二支中的酉，对应于秋，对应于西方；五行之金，恰恰对应于秋与西方；岁会之会，就会在酉金之会上。

十二支中的子，对应于冬，对应于北方；五行之水，恰恰对应于冬与北方；岁会之会，就会在子水之会上。

岁会之年，气为平气。"气之平也"所说的就是这个意思。

五
运
行
大
论
篇
第
六
十
七

原　文

　　黄帝坐明堂，始正天纲[1]，临观八极[2]，考建五常[3]，请天师[4]而问之曰：论言天地之动静，神明为之纪，阴阳之升降，寒暑彰其兆。余闻五运之数于夫子，夫子之所言，正五气之各主岁尔，首甲定运，余因论之。鬼臾区曰：土主甲己，金主乙庚，水主丙辛，木主丁壬，火主戊癸。子午之上，少阴主之；丑未之上，太阴主之；寅申之上，少阳主之；卯酉之上，阳明主之；辰戌之上，太阳主之；巳亥之上，厥阴主之。不合阴阳，其故何也？岐伯曰：是明道也，此天地之阴阳也。夫数之可数者，人中之阴阳也。然所合，数之可得者也。夫阴阳者，数之可十，推之可百，数之可千，推之可万。天地阴阳者，不以数推以象之谓也。

　　帝曰：愿闻其所始也。岐伯曰：昭乎哉问也！臣览《太始天元册》文，丹天[5]之气，经于牛、女戊分[6]，黅天[5]之气，经于心；尾己分；苍天[5]之气，经于危、室、柳、鬼；素天[5]之气，经于亢、氐、昴、毕；玄天[5]之气，经于张、翼、娄、胃。所谓戊己分者，奎、壁、角、轸，则天地之门户[7]也。夫候之所始，道之所生，不可不通也。

　　帝曰：善。论言天地者，万物之上下，左右[8]者，阴阳之道路，未知其所谓也。岐伯曰：所谓上下者，岁上下见阴阳之所在也。左右者，诸上见厥阴，左少阴，右太阳；见少阴，左太阴，右厥阴；见太阴，左少阳，右少阴；见少阳，左阳明，右太阴；见阳明，左太阳，右少阳；见太阳，左厥阴，右阳明。所谓面北而命其位[9]，言其见也。

帝曰：何谓下？岐伯曰：厥阴在上，则少阳在下，左阳明，右太阴；少阴在上，则阳明在下，左太阳，右少阳；太阴在上，则太阳在下，左厥阴，右阳明；少阳在上，则厥阴在下，左少阴，右太阳；阳明在上，则少阴在下，左太阴，右厥阴；太阳在上，则太阴在下，左少阳，右少阴。所谓面南而命其位，言其见也。上下相遘[10]，寒暑相临[11]，气相得[12]则和，不相得[13]则病。

帝曰：气相得而病者，何也？岐伯曰：以下临上[14]，不当位也。

帝曰：动静何如？岐伯曰：上者右行，下者左行[15]，左右周天，余而复会也。

帝曰：余闻鬼臾区曰：应地者静。今夫子乃言下者左行，不知其所谓也，愿闻何以生之乎？岐伯曰：天地动静，五行迁复，虽鬼臾区其上候而已，犹不能遍明。夫变化之用，天垂象，地成形，七曜纬虚[16]，五行丽[17]地。地者，所以载生成之形类也。虚者，所以列应天之精气也。形精之动，犹根本之与枝叶也，仰观其象，虽远可知也。

帝曰：地之为下否乎？岐伯曰：地为人之下，太虚之中者也。

帝曰：冯[18]乎？岐伯曰：大气举之也。燥以干之，暑以蒸之，风以动之，湿以润之，寒以坚之，火以温之。故风寒在下，燥热在上，湿气在中，火游行其间，寒暑六入，故令虚而生化也。故燥胜则地干，暑胜则地热，风胜则地动，湿胜则地泥，寒胜则地裂，火胜则地固矣。

帝曰：天地之气，何以候之？岐伯曰：天地之气，胜复之作，不形于诊也。《脉法》曰：天地之变，无以脉诊，此之谓也。

帝曰：间气何如？岐伯曰：随气所在，期于左右。

帝曰：期之奈何？岐伯曰：从其气则和，违其气则病，不当其位者病，迭移其位者病，失守其位者危，尺寸反者死，阴阳交者死。先立其年，以知其气，左右应见，然后乃可以言死生之逆顺。

帝曰：寒暑燥湿风火，在人合之奈何？其于万物何以生化？岐伯曰：东方生风，风生木，木生酸，酸生肝，肝生筋，筋生心。其在天为玄，在人为道，在地为化。化生五味，道生智，玄生神，化生气。神在天为风，在地为木，在体为筋，在气为柔，在藏为肝。其性为暄，其德为和，其用为动，其色为苍，其化为荣，其虫毛，其政为散，其令宣发，其变摧拉，其眚[19]为陨，其味为酸，其志为怒。怒伤肝，悲胜怒；风伤肝，燥胜风；酸伤筋，辛胜酸。

南方生热，热生火，火生苦，苦生心，心生血，血生脾。其在天为热，在地为火，在体为脉，在气为息，在藏为心。其性为暑，其德为显，其用为躁，其色为赤，其化为茂，其虫羽，其政为明，其令郁蒸，其变炎烁，其眚燔焫，其味为苦，其志为喜。喜伤心，恐胜喜；热伤气，寒胜热；苦伤气，咸胜苦。

中央生湿，湿生土，土生甘，甘生脾，脾生肉，肉生肺。其在天为湿，在地为土，在体为肉，在气为充，在藏为脾。其性静兼，其德为濡，其用为化，其色为黄，其化为盈，其虫倮[20]，其政为谧[21]，其令云雨，其变动注，其眚淫溃，其味为甘，其志为思。思伤脾，怒胜思；湿伤肉，风胜湿；甘伤脾，酸胜甘。

西方生燥，燥生金，金生辛，辛生肺，肺生皮毛，皮毛生肾。其在天为燥，在地为金，在体为皮毛，在气为成，在藏为肺。其性为凉，其德为清，其用为固，其色为白，其化为敛，其虫介，其政为劲，其令雾露，其变肃杀，其眚苍落，其味为辛，其志为忧。忧伤肺，喜胜忧；热伤皮毛，寒胜热；辛伤皮毛，苦胜辛。

北方生寒，寒生水，水生咸，咸生肾，肾生骨髓，髓生肝。其在天为寒，在地为水，在体为骨，在气为坚，在藏为肾。其性为凛，其德为寒，其用为藏，其色为黑，其化为肃，其虫鳞，其政为静，其令霰雪[22]，其变凝冽，其眚冰雹，其味为咸，其志为恐。恐伤肾，思胜恐；寒伤血，燥胜寒；咸伤血，甘胜咸。

五气更立，各有所先，非其位则邪，当其位则正。帝曰：病生之变何如？岐伯曰：气相得则微，不相得则甚。

帝曰：主岁何如？岐伯曰：气有余，则制己所胜而侮所不胜；其不及，则己所不胜，侮而乘之，己所胜轻而侮之。侮反受邪，侮而受邪，寡于畏也。帝曰：善。

注 释

---

1. 天纲　天文学中的几条大纲，如黄道、天干、二十八宿、地平方位等。

2. 八极　东西南北、东南西南东北西北之八方也。张志聪："地之八方也。"

3. 考建五常　观测太阳回归并制定五行历。张介宾："考，察也。建，立也。五常，五行（五运）之别称也。"

4. 天师　此处指黄帝的老师岐伯和鬼臾区。

5. 丹天、黅（jīn）天、苍天、素天、玄天　中华先贤将上空之天按东西南北中5个方位划分出了5种颜色的天，具体为：南方之天为丹天——赤色之天；中央之天为黅天——黄色之天；东方之天为苍天——青色之天；西方之天为素天——白色之天；北方之天为玄天——黑色之天。

6. 经于牛、女戊分　经，就是横亘，牛、女，以及下文的心、尾、危、室、柳、鬼、亢、氐、昴、毕、张、翼、娄、胃、奎、壁、角、轸等，是二十八星宿（xiù）的名称。二十八星宿是古代天文学上的星座位次。戊分，即奎、壁二宿之位，详见图1-67-1。

7. 天地之门户　天地之关键部位。太阳之视运动，位天奎、壁二宿时，正当由春入夏之时，位于角、轸二宿时，正当由秋入冬之时。夏为阳中之阳，冬为阴中之阴，所以古人称奎、壁、角、轸为天地之门户。

8. 上下，左右　上，指司天。下，指在泉。左右指司天之左右间气。司天之左侧为左间，司天之右侧为右间。

9. 面北而命其位　上为南，下为北。面向南方时的左右和面向北方时的左右恰恰相反，司天的左右是面向北方时所定的。

10. 上下相遘（gòu）　上指客气，下指主气，换言之，上指天气，下指地气，上下相遘，就是天地之气亦即司天在泉之气的相互交流沟通。

11. 寒暑相临　指寒暑循环。

12. 相得　寒暑次序正常。

13. 不相得　寒暑次序异常。

14. 以下临上　上下之分，分于太阳回归的前后两截。前一截由寒变暑，后一截由暑变寒。如果寒暑次序错乱，即为以下临上。《礼记·乐记》："寒暑不时则疾，风雨不节则饥。"如果寒暑前后次序颠倒，就会引发疾疫，就会引起饥荒。

15. 上者右行，下者左行　指的是天地之气的运动方向。《素问·阴阳应象大论》："左右者，阴阳之道路也。"阴阳二气，一升一降；阳升而阴

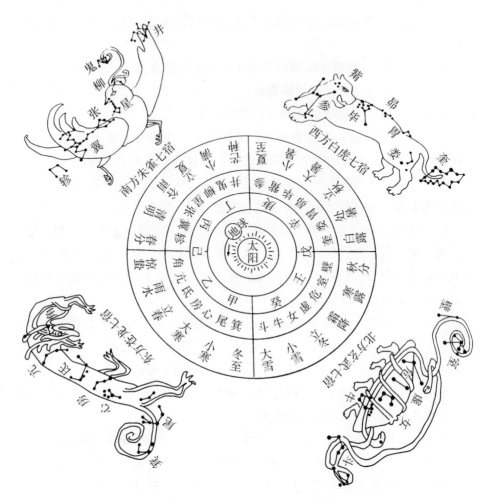

图 1-67-1 二十八星宿示意图

降，阳气上升而右行，阴气下降而左行。

16. 纬虚 虚，指太虚——宇宙。纬，就是日月五星循环于太空所形成的路线。

17. 丽 附着。

18. 冯（píng） 凭，凭借也。张介宾："言地在太虚之中而不坠者，果亦有所依凭否？"

19. 眚（shěng） 灾害。

20. 倮（luǒ） 同"裸"。倮虫，旧时总称无羽毛鳞甲蔽身的动物。

21. 谧（mì） 平静。王冰："谧，静也，土性安静。"

22. 霰（xiàn）雪　原脱，据《吴注素问》补。

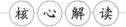

五运者，木运、火运、土运、金运、水运也。

五运行，五行之气之运行也。五行的源头在十月太阳历。五行五运，即十月太阳历所界定的五季。

五运表达的是五种变化的气候。五运本身是气象、气候的变化，五运的直接结果是万物生息的变化。所以，五运行所涉及的不只是五运本身，还涉及天文、气象、物象。中华先贤认为，气候变化与天文变化有关，具体与太阳回归相关。

五运行大论，论的是五行之气上下左右的运行规律。上者，司天之气也。下者，在泉之气也。左右者，左间、右间之气也。

运气之专论，本篇是《素问》第二篇。

核心解读

研究五行之气，目的有三：一是认识五行之气，二是顺应五行之气，三是教育天下人与后人顺应五行之气。"从其气则和，违其气则病"，这是本篇所讲述的根本道理。认识五行之气，顺从五行之气，本篇之核心也。

一、黄帝：融哲学家、科学家于一身的中华先贤

（一）本篇中的黄帝

本篇中的黄帝，就是一个重要、众多问题的研究者。

如果将《内经》中的黄帝与《史记》中的秦始皇、汉高祖之间做一个比较，很快就会发现两个差别：其一，黄帝特别能够提出问题，特别能够研究问题，秦始皇、汉高祖刘邦特别能打仗，特别能用计；其二，黄帝是一个文化创建者，秦始皇是一个文化破坏者，而汉高祖刘邦则是一个以无赖自居的胜利者。

"黄帝坐明堂，始正天纲，临观八极，考建五常。"

黄帝坐在施政的宫殿里，校正天文大纲，临观八方地理形势，研究并建

立五行运气的道理，这是本篇开篇之处所介绍的黄帝。

黄帝一研究天文，二研究地理，三研究五行运气。站在现代的立场上看，黄帝显然是一个科学家。

这里需要用中文对"哲学"与"科学"做出界定。

何谓哲学？哲学是人面对茫茫宇宙、茫茫人生不断提出问题与不断解答问题的智慧。

何谓科学？由其然求所以然的方法。由一物求一物之理，为小（狭义）科学。由万物求万物之理，为大（广义）科学。

面对茫茫宇宙能不断追问"为什么这样"？面对茫茫人生能不断追问"到底应该怎么样"？能提出这样的问题者，就是哲学家。以此而论，黄帝就是一位大哲学家，一位中华民族的大哲学家。

见其然求所以然者，是科学家。有此气，有彼气，有各式各样的气；有，为什么有？地面上的气与天文有没有联系？各式各样的气之间有没有内在的联系？其规律如何？由一病求一病之因，由百病求百病之因。如此追溯，显然是由其然求所以然。以此而论，黄帝就是一位大科学家，一位中华民族的大科学家。

"中医不科学"或"中医不符合科学标准"，这是批判中医的一句流行语。这是一句毫无道理的话。地球一形成，就有东西方之别。人一形成，就有东方人与西方人之别。东方人与西方人在肤色、个头、鼻子等外表特征上是不一样的，内在的思维方式是不一样的，解答问题的方式方法也是不一样的，差别是天生的。同样的面粉，你做面包我做馒头，面包有面包的标准，馒头有馒头的标准，面包的标准是不能评判馒头的。同样是吃饭，你用刀叉我用筷子，刀叉有刀叉的标准，筷子有筷子的标准，刀叉的标准是不能评判筷子的。同样是治病，同样是追溯问题，西方人有自己的方式方法，中华民族有自己的方式方法。轻率地用西方文化来否定中华文化，轻率地用西医的标准来否定中医，这是一种浅薄而无知的行为。真正有学术修养的西方人，对中医文化是尊重的。否定中医的西方人有两种：一是以自我为中心的傲慢者；一是浅薄的无知者。否定中医的中国人则有三种：一是全盘西化者；二是数典忘祖者；三是忘祖且不数典者。

中医的起源，不是起源于自然科学，而是起源于自然法则。自然科学是人的认识，自然法则是客观存在。人的认识有局限性，自然法则有永恒性、常青性。例如，中午的日影长短两极的严格定量与无限循环。自然法则是自然科学的发源地，所以自然法则远远高于自然科学。

（二）《易经》所记载的黄帝

"黄帝尧舜氏作，通其变，使民不倦，神而化之，使民宜之。易穷则变，变则通，通则久。是以自天佑之，吉无不利。黄帝尧舜垂衣裳而天下治，盖取诸乾坤。刳木为舟，剡木为楫。舟楫之利以济不通，致远以利天下，盖取诸涣。服牛乘马，引重致远，以利天下，盖取诸随。重门击柝，以待暴客，盖取诸豫。断木为杵，掘地为臼，臼杵之利，万民以济，盖取诸小过。弦木为弧，剡木为矢，弧矢之利，以威天下，盖取诸睽。"《易经·系辞下》所记载的黄帝，其名下首先出现的是"使民不倦""使民宜之"的人文哲理，然后出现的是"易穷则变"的自然哲理，第三出现的是一系列原创性发明创造衣裳、舟楫、车马、双重门、臼杵、弧矢。站在现代的立场上看，黄帝首先是一个哲学家，然后是一位优秀的发明家，或者说是一位高级工程师。

（三）《史记》所记载的黄帝

"盖黄帝考定星历，建立五行，起消息，正闰余。"（《史记·历书》）

考定星历，讲的是观察星象而制历；立五行，讲的是建立了五行学说；起消息，认识了万物生死消长的自然法则；正闰余，用余分法确定了闰月的原则。汉代有"古六历"之说，这"古六历"就是黄帝历、颛顼历、夏历、殷历、周历、鲁历。六历之中，无论哪一个都远远早于恺撒制定的旧太阳历。站在现代的立场上看，《史记》所记载的黄帝，首先是一个天文学家，然后是一位优秀的、触类旁通的大学者。

（四）《淮南子》所记载的黄帝

《淮南子·览冥训》："昔者黄帝治天下，而力牧、太山稽辅之，以治日月之行，律阴阳之气，节四时之度，正律历之数。"这里的"日月之行""阴阳之气""四时之度"是自然法则，这里的"律历之数"则是按照自然法则所创建出的人文法则。律者，音律也，按照日月之行制律。历者，历也。按照日月之行制历。制律与制历，这里的黄帝，是一个组织者。在黄帝的组织下，中华民族有了自己的律与历。

（五）《纲鉴易知录》所记载的黄帝

《纲鉴易知录·五帝纪》："帝命荣成作盖天，以象周天之形。综六术，以定气运。问鬼臾区上下周纪，以作调历，岁纪甲寅，日纪甲子，而时节定。"又："乃上穷下际，察五气，立五运，洞性命，纪阴阳，咨于岐伯，而作《内经》。"盖天者，象征盖天说的仪器也。六术者，历史上的解释是占日、占月、占星、律吕、算术、甲子。这里的黄帝，是一个大组织者、大领导者。在他的组织、领导下，制出了天文仪器、历法、六术，并创作了光照千秋的《内经》。

（六）《庄子》所记载的黄帝

《庄子·天下》："黄帝有《咸池》。"《咸池》是一首乐曲。黄帝创造一首乐曲，《庄子》所记载的黄帝又是一个作曲家。

引用以上这些资料，是想说明两个问题：①黄帝是融哲学家、科学家于一身的中华先贤；②五运的研究始于文字之前。

面对茫茫宇宙与茫茫人生，能够提出大问题者方为哲学家；面对茫茫宇宙与茫茫人生，面对生产与生活，能够解决大问题者方为科学家。黄帝是完全符合这两个条件的。面对茫茫的宇宙与人生，面对生产与生活，黄帝既能提出大问题，又能解决大问题，说黄帝融哲学家、科学家于一身，一点都不为过。细心统计一下就会知道，黄帝所关注、所解决的问题涉及多个重大领域，例如阴阳、五行、天文、历法、音乐、医学、文字。不能忘记的是，黄帝还是衣裳的发明者。善于提出前人没有提出的问题，善于解决前人没有解决的问题，这就是各种文献中的黄帝。善于提出各种新问题，善于解答各种新问题，中华先贤就是这样的先贤。如果后人能以黄帝为榜样，在各个领域内提出各种新问题，中华民族会落后吗？中医会落后吗？犹太人至今还敬重自己的祖先摩西，中华先贤对黄帝有这样的态度吗？

研究五运，一可以指导生产，二可以指导养生，三可以指导医病。文字中的五运已经是成熟的理论了。众多文献告诉人们，五运问题的研究，可能远远始于文字之前。五运学说把万物、把人放在自然之气中来看待，来研究。这一基本立场，是经得起时间空间检验的。

二、五运变化始于甲

任何变化都有一个起点，都有一个终点。那么，五运变化始于哪儿，终于哪儿呢？本篇的答案是：五气主岁，首先是从甲开始定运的。五气主岁始于甲，而终于癸。

土运统主甲年、己年，金运统主乙年、庚年，水运统主丙年、辛年，木运统主丁年、壬年，火运统主戊年、癸年，五年一周期，终而复始，无限循环。五运循环，天干也随之循环。天干记的是五运。

子年午年少阴司天，丑年未年太阴司天，寅年申年少阳司天，卯年酉年阴明司天，辰年戌年太阳司天，巳年亥年厥阴司天。三阴三阳循环，地支也随之循环。地支记的是六气。

甲与子并列而论，所以形成中华民族所独有的"甲子"。六十岁一甲子，六十岁一循环。规律性的变化，规定在了甲子之中。

笔者这里的问题是：甲，是十天干的第一干；子，是十二地支中的第一子。甲子一体表达时间与空间：甲与子的空间意义，应该对应五方中的北方，对应于三百六十度中的零度；时间意义应该对应太阳回归年的起始点冬至，五行意义应该对应五行之水。但是，《内经》的甲乙的时空意义却是东方甲乙木，为什么这样？是不是应该给出所以然的答案。

三、 两种推理方法

本篇出现了两种推理方法：一种是数之推理，一种是象之推理。

在前六十六篇中，黄帝的第一位老师岐伯，向黄帝讲述了阴阳之理：天分阴阳，地分阴阳，昼夜分阴阳，寒暑分阴阳，男女分阴阳，脏腑分阴阳，气血分阴阳，经络分阴阳，天地万物皆有阴阳之分，但岐伯没有讲述阴阳五运之理。

在上一篇中，出现黄帝的另一位老师鬼臾区，鬼臾区第一次向黄帝讲述了阴阳五运之理。黄帝认为两人所讲的阴阳五运不一致，问这是怎么回事？

在岐伯的回答中，出现了两种推理方法：数之推理与象之推理。

天地五运阴阳与人体阴阳，两者均符合阴阳之数。符合阴阳之数，就是符合道理。符合道理的事物都是相通相同的。

同时，岐伯告诉黄帝，符合道理的事物也有区别，有以数推理者，有以象推理者。只要进入阴阳之数的范畴，都是可以推理的，可以由十推到百，由千推到万；但天地阴阳的变化，不可能用数去推理，而只能根据象去推理。象者，自然现象也。

数之推理法，用本篇的话是："夫阴阳者，数之可十，推之可百；数之可千，推之可万。"

象之推理法，用本篇的话是："天地阴阳者，不以数推，以象之谓也。"

这里要谈一下"象"模型。象，作为一个万能模型，是在八卦时代确定的。

《易经·系辞下》："八卦成列，象在其中矣。"八卦中有象！象即八卦，八卦即象。

《易经·系辞下》："象也者，像此者也。……是故易者象也；象也者，像也。"易者象也！何谓易？《周易参同契》的答案是："日月为易。"易就是象，等量代换，日月就是象。卦中有象，即卦中有日月。卦就是用象形、形象的方法表达日月之理的。日月之理，最基础的就是太阳回归与月亮圆缺。太阳回归，决定万物的生死。月亮圆缺，决定大潮的起落。日月往来的昼夜，决定万物的动静。万物演化之理必须论日月，因为日月之理决定着物理。而八卦之象表达的就是日月之理。

《尸子》："伏羲氏画八卦，别八节而化天下。"尸子，先秦诸子中的一子。尸子告诉后人，八卦表达的是太阳历八节。万物生长靠太阳！太阳是万物的母源，所以太阳历可以论物理。

《易经·系辞上》："八卦而小成，引而伸之，触类而长之，天下之能事毕矣。"这一论断是人文之论。以八卦为基础，引申之，触类旁通之，可以办好天下之能事。

八卦，在《易经》之中可以论天体，可以论人体，可以论家庭，在《易经》之外可以论医学中的八方八风，可以论兵法中的八阵图，可以论建筑学中的八卦村、八卦城，可以论数学中的二进制……

为什么八卦可以论一切，因为八卦根植于太阳，因为八卦融合的是时间与空间。

象模型，是万能模型。万能模型，可以推理一切。数字推理，是其中之一。

需要说明的是，洛书河图也是象，太极也是象，阴阳五行都是象。观象比类，这一重要方法就是由文字之前的抽象之象出发的。

四、 五色·二十八宿·天地门户

（一）五色

本篇第二次出现《太始天元册》这部早期的经典。《太始天元册》中出现红、黄、青、白、黑五种颜色，这五种颜色是与天上星象联系在一起的，具体是和二十八宿联系在一起的。

1. 红色的天气，横亘在牛、女二宿与西北方的戊位之间。

2. 黄色的天气，横亘在心、尾二宿与东南方的己位之间。

3. 青色的天气，横亘在危、室二宿与柳、鬼二宿之间。

4. 白色的天气，横亘在亢、氐二宿与昴、毕二宿之间。

5. 黑色的天气，横亘在张、翼二宿与娄、胃二宿之间。

（二）二十八宿

与五种颜色相联系的星象是二十八宿。这里，有必要介绍一下二十八宿的基本常识。

二十八宿是二十八颗恒星，位于天球赤道和黄道附近。二十八宿是中华先贤观测和量度日、月、五星运动的坐标。按照东西南北四个方向，中华先贤把二十八宿分东七宿、西七宿、南七宿、北七宿。

东七宿：角、亢、氐、房、心、尾、箕。

西七宿：奎、娄、胃、昴、毕、觜、参。

南七宿：井、鬼、柳、星、张、翼、轸。

北七宿：斗、牛、女、虚、危、室、壁。

东西南北各七宿，又称四象。中华先贤用动物名称命名四象，即东方苍龙，西方白虎，南方朱雀，北方玄武。

在经典中，最早记载二十八宿的是《尚书·尧典》。

在出土文物中，最完整记载二十八宿的是湖北随县出土的战国初期的漆箱，漆箱盖上出现了二十八宿的全部名称。

印度、阿拉伯、伊朗、埃及等国，也有类似我国的二十八宿体系。

（三）再谈天门、地户

天门在戊奎、壁二宿处，地户在角、轸二宿处。五色的分布，在一个大圆内。天门、地户将大圆东西一分为二分为两个半圆。以地支而论，天门、地户分布在子午线上，天门在南，地户在北。

天门、地户有什么实际意义呢？确定天门、地户，实际上是为了确定春分与秋分点。天门即春分点，地户即秋分点。春分点在二月，秋分点在八月。

天文、节气、气候、物候、时空，这是为医者所必须清楚的基本常识。正如本篇所指出的："所谓戊己分者，奎、壁、角、轸，则天地之门户也。

夫候之所始，道之所生，不可不通也。"问中的"戊己"，指的是空间中的西北方的戊位与东南方的己位，文中的"奎、壁、角、轸"指的是天文中的四星；奎、壁二星确定的是地户，角、轸二星确定的是天门。

天门地户，实际上表达的还是中华先贤的时空观。

五、"上下左右" 的再论述

上一篇出现上下左右的论述，本篇又一次出现上下左右的论述。两次论述并不是简单的重复，而是有新的内容加入。

上下在本篇，所指的不是空间意义的上面、下面，而是主政上半年的司天之气和主政下半年的在泉之气。

左右在本篇所指的不仅仅是空间中的左右两面，而是左间气、右间气。例如：

厥阴司天，少阳在泉，左间气为阳明，右间气为太阴。

少阴司天，阳明在泉，左间气为太阳，右间气为少阳。

太阴司天，太阳在泉，左间气为厥阴，右间气为阳明。

少阳司天，厥阴在泉，左间气为少阴，右间气为太阳。

阳明司天，少阴在泉，左间气为太阴，右间气为厥阴。

太阳司天，太阴在泉，左间气为少阳，右间气为少阴。

上下之间是动态的世界。上下之间如何动？本篇的答案是：上右行，下左行。上，还可以指客气；下，还可以指主气。客气即天气，主气即地气。上下之气相交，即天地之气相交，则和平无病；如果客气、主气相克，就会产生疾病。

上下左右为空间，空间之空并非绝对的真空，而是充满了无限生机。无限生机的基础就是气。气有六种，六种气可以促生，可以促长，同时也可以致病，可以致死。

本篇研究上下左右，研究的是气的空间位置与空间变化。

六、 天动地静说

阳动阴静，阳无形阴有形，天动地静，天上地下，这是始于八卦的基本观点。动，是绝对之动；静，是相对之静，相对之静融合于绝对之动之中。

奇数左旋，偶数右旋，这是始于河图洛书的基本观点。河图洛书的基本观点，《尸子》一书用文字进行了解释。《尸子·君治》："天左舒而起牵牛，地右辟而起毕昂。"中华先贤认为，天地都是动态的，动的形式是旋转。天向左旋，地向右旋。旋转有起点，天旋的起点是牵牛星，地旋的起点是毕、昂两星。牵牛星与毕、昂两星均在二十八宿之内。尸子是战国时期的人物，他留下了《尸子》一书，其中记载了"天道左旋起于牵牛，地道右旋起于毕、昂"这一观点。

河图、洛书中的重要观点，统统在本篇中得到了延续。本篇告诉人们，天地是动态的，动态的形式是旋转。日月五星行于天空，五行之气合成的有形之物生长于大地。天上的精气与地上万物，其关系却犹如大树的根本与枝叶的关系一样。天与人的距离虽然遥远，但两者的关系却是紧密相连的。

七、 气举大地说

关于天体结构，中华先贤先后创造出三种假说：①盖天说；②浑天说；③宣夜说。

盖天说认为，天在上，地在下，天像一个伞盖遮盖着大地。记载盖天说的最早文献是《曾子》，具体出在《曾子·天圆》。

浑天说认为，浑天如鸡子，天体如弹丸，地如鸡子中黄，孤居于内，天大而地小。记载浑天说的最早文献是汉张衡的《浑天仪》。

宣夜说认为，地有形而天无体。天是高远无极的空间，没有形质，天的颜色只是人的主观感觉，并不表明有一个固体的天壳或天穹存在；其次，日月星辰都自由悬浮于空虚之中，在气的作用下或动或静，所以各自的运动状态彼此不同。记载宣夜说的最早文献是汉代文献。

三种假说中，浑天说在天体结构学说中占主导地位。但宣夜说的天无形质这一观点，高明于其他两种学说。

本篇出现天体结构的讨论——气举大地说。关于天体结构，黄帝向岐伯请教了两个问题：其一是大地在太虚即宇宙之中的位置？其二是大地凭借什么立于宇宙之中？

岐伯对第一个问题的回答是：大地位于人之下，宇宙之中。

岐伯对第二个问题的回答是：大地凭借大气的力量立于宇宙之中。

在遥远的古代，中华先贤一直在研究天体结构问题。同一个问题，中华先贤创造出盖天说、浑天说、宣夜说三种假说，这证明了中华先贤具有求证问题的高超能力。

此处的问题是，《素问》是医学经典，为什么要研究天体结构呢？是否可以得出这样一个答案：大地是天体中的一员，人是大地上的一员；人的状态如何与大地有关，大地的状态如何与天体有关。所以要真正认识人，必须认识大地，必须认识天体。

以天文论人文，以天体论人体，这是中华文化与中医文化形成的根本思路；弄懂弄通这一根本思路，才能打开中华文化、中医文化的大门。

八、 气的特征与大地的状态

一种气有一种特征，六种气有六种特征：燥气的特征是干燥，暑气的特征是蒸发，风气的特征是动摇，湿气的特征是润泽，寒气的特征是坚冷，火气的特征是温暖。六种特征的气，在不同的时间内作用于大地，用本篇的话说是："燥以干之，暑以蒸之，风以动之，湿以润之，寒以坚之，火以温之。"一年之中，六气先后交替地作用于大地，于是有了万物的发芽、成长、成熟与收藏。

因为特征的不同，所以六气分布的空间位置也不同，用本篇的话说是："风寒在下，燥热在上，湿气在中，火游行其间。"

六气的状态会影响大地的状态。如果六气出现太过的局面，那么大地就会出现反常的局面，例如燥气太过，大地会干燥；暑气太过，大地会炎热；风气太过，大地会动荡不定；湿气太过，大地会泥泞；寒气太过，大地会冻裂；火气太过，大地会坚固。

用六气的状态解释大地的状态，用六气的状态解释万物的状态，将无形之六气与有形之大地、有形之万物结合起来研究，如此系统论既经得起时间的检验，也经得起空间的检验。

现实生活中，气可以感觉到而看不到，而大地的状态既可以感觉到，也可以看得到。只要掌握了六气的基本概念，就可以通过大地的状态来判断时下流行的是六气中的哪一气。

九、 气象与脉象

气与人体之间的联系是自然的、必然的，所以气象必然会反映到脉象上。关于四时之象与脉象的关系，前面已经讨论过，此处讨论的是六气气象与脉象的关系。

　　这里需要解释一下司天之气、在泉之气与左间气、右间气的关系。六气分上下左右。在上之气为司天之气，在下之气为在泉之气。换言之，司天之气即上半年之气，在泉之气即下半年之气，这就是所谓的上下。

　　六气之中上下之气只占两气，其余四气分司左右，称之为间气。如《素问·至真要大论》所言："司左右者，是谓间气也。"这就是所谓的左右。

　　司天之气、在泉之气、左间气、右间气以步为纪，一共分六步，分别称为初之气，二之气，三之气，四之气，五之气，终之气。六步之中三之气为司天之气，终之气为在泉之气，初之气、四之气为左间气，二之气、五之气为右间气。

　　每步六十天零八十七刻半，六步运转一周，合三百六十五天零二十五刻，恰恰一岁。终之气之处是初之气的起点，旧终点连着新起点，无限循环，周而复始。

　　确立了司天、在泉之气，才能明确左、右间气，然后可根据司天、在泉之气与左、右间气推断气之逆顺与疾病的死生。

　　根据脉象与岁气是否相应的情况，可以判断出身体的正常与非常。

　　气象与脉象的关系，本篇只有原则之论。气象与脉象关系的具体之论，出现在《素问·至真要大论》中。《素问·至真要大论》："厥阴之至其脉弦，少阴之至其脉钩，太阴之至其脉沉，少阳之至大而浮，阳明之至短而涩，太阳之至大而长。至而和则平，至而甚则病，至而反者病，至而不至者病，未至而至者病，阴阳易者危。"厥阴、少阴、太阴、少阳、阳明、太阳，这是三阴三阳之气。弦、钩、沉、浮、涩、长，这是六种脉象。三阴三阳之气该至则至，则有人体平和安康。三阴三阳之气该至不至，则有人体疾病反常。

　　气与病的关系，有这样四种情况：

　　三阴三阳之气至而过者，病！

　　三阴三阳之气至而不及者，病！

　　三阴三阳之气该至不至者，病！

　　三阴三阳之气该去而不去者，病！

　　脉象与岁气相应，为平和正常。脉象与岁气相违，为疾病反常。

　　关于气与病的关系，本篇的结论是："从其气则和，违其气则病。"

十、 一种独特的句式

在本篇的结尾出现与《素问·阴阳应象大论》中一段相似的论断，前后两个论断建立了一种整体系统论，这种系统论可以用一种独特的"四如何"句式来表达，这个句式为"在天如何，在地如何，在物如何，在人如何"。请看下面一段原文：

东方生风，风生木，木生酸，酸生肝，肝生筋，筋生心，肝主目。其在天为玄，在人为道，在地为化。化生五味，道生智，玄生神。神在天为风，在地为木，在体为筋，在藏为肝。怒伤肝，悲胜怒；风伤筋，燥胜风；酸伤筋，辛胜酸。

南方生热，热生火，火生苦，苦生心，心生血，血生脾。心主舌其在天为热，在地为火，在体为脉，在藏为心。其性为暑，其德为显，其用为躁，其色为赤，其化为茂，其虫羽，其政为明，其令郁蒸，其变炎烁，其眚燔焫，其味为苦，其志为喜。喜伤心，恐胜喜；热伤气，寒胜热；苦伤气，咸胜苦。

中央生湿，湿生土，土生甘，甘生脾，脾生肉，肉生肺。其在天为湿，在地为土，在体为肉，在气为充，在藏为脾。其性静兼，其德为濡，其用为化，其色为黄，其化为盈，其虫倮，其政为谧，其令云雨，其变动注，其眚淫溃，其味为甘，其志为思。思伤脾，怒胜思；湿伤肉，风胜湿；甘伤脾，酸胜甘。

西方生燥，燥生金，金生辛，辛生肺，肺生皮毛，皮毛生肾。其在天为燥，在地为金，在体为皮毛，在气为成，在藏为肺，其性为凉，其德为清，其用为固，其色为白，其化为敛，其虫介，其政为劲，其令雾露，其变肃杀，其眚苍落，其味为辛，其志为忧。忧伤肺，喜胜忧；热伤皮毛，寒胜热；辛伤皮毛，苦胜辛。

北方生寒，寒生水，水生咸，咸生肾，肾生骨髓，髓生肝。其在天为寒，在地为水，在体为骨，在气为坚，在藏为肾。其性为凛，其德为寒，其用为藏，其色为黑，其化为肃，其虫鳞，其政为静，其令霰雪，其变凝冽，其眚冰雹，其味为咸，其志为恐。恐伤肾，思胜恐；寒伤血，燥胜寒；咸伤血，甘胜咸。

"四如何"的句式中，隐藏着极其重要的基础性哲理。故引用于此，希望读者能够记住这一句式。

这种独特句式中隐含有五大道理：

其一，自然与人是相互联系的。自然之时空，自然之气，五行，五味，五色，五脏，这些自然之物都是相互联系的。

其二，有形之物生于无形之气。气化万物，万物分五味，五味养五脏。气无形但万物有形。无形之气衍生有形之物之后，并没有告别万物，而是赋存于万物之中。气在何处？"四如何"的句式告诉人们，气在时间中，在空间中，在天地中，在万物中，在人体五脏中，在喜怒哀乐的情绪中。一句话，气无处不在。无形之气从何处看？在时空中看，在万物中看，在五脏中看，在五色中看，在毛毛虫中看……

其三，不同的气与物的不同状态相联系。这种气与荷花的开放有联系，那种气与莲藕的成熟有联系。这种气与蚯蚓的冬眠有联系，那种气与蚯蚓的苏醒有联系。这种气与万物生长有联系，那种气与万物成熟有联系。万物的状态一旦发生变化，这就告诉人们，作用于万物的气发生了变化。

其四，天、地、人、物是一个整体，宇宙是一个整体。宇宙间任何事物都是相互联系的。有独立的事物，但独立事物并不独立存在。所有的独立事物相互联系地存在于宇宙整体之中。这就是本篇所讲述的整体系统论，也是贯穿《素问》始终的整体系统论。整体系统论告诉人们，人与宇宙是相互联系的，五脏与宇宙是相互联系的，人体的筋、骨、肉与宇宙是相互联系的。

其五，眚者，灾也，天灾也。天气与天灾在这里是一体而论的。"天气如何，天灾如何"，"四如何"的句式告诉后人，某种天气与某种天灾是有联系的。有什么样的天文，就有什么样的天气，有什么样的天气形势，就有什么样的天灾，这是《尚书》《诗经》中的基本常识。这一基本常识，至今西方尚未认识，研究地球上发生的灾害，把研究的目光死死盯在了地球上，而完全忘记了地球之外的天文因素。这一局限性，就是有天灾而不能准确预报的重要原因。

整体系统论，始于八卦三爻。八卦的三爻，在天、地、人三者之间建立起了"一而三，三而一"的整体系统论，在天、地、人、物四者之间建立起了"一而四，四而一"的整体系统论。《内经》继承了整体系统论，也发展了整体系统论，《素问》中所出现的独特句式，就是整体系统论继承与发展的证明。

西方哲学中，先后出现过不同形式的整体系统论。一是古希腊先哲视野中的整体系统论，人之外的外部世界是一个相互联系的整体，而人与外部世界关系却是两分关系。二是斯宾诺莎（Spinoza，1632—1677）的整体系统论。斯宾诺莎是文艺复兴时期的大哲学家。他纠正了近代西方哲学人天主客二元的谬误，把人包含在了宇宙整体之内。

罗素的《西方哲学史》中有一章是专门谈斯宾诺莎的，有兴趣的读者可以去看一看。斯宾诺莎是一个特别的人物，他是犹太人，却被犹太人开除出教。罗素说，二进制的发明者莱布尼茨受益于斯宾诺莎。大科学家爱因斯坦非常敬仰斯宾诺莎。斯宾诺莎认为，上帝存在于自然秩序之中。斯宾诺莎所谈的上帝，近似于中华文化里的后天之道。

长与短，可以在比较中得出结论。时间越久，越证明中华先贤认识的正确性。

十一、《太始天元册》： 又一部早期的经典

在上一篇，从鬼臾区口里，说出了一部早期的经典《太始天元册》。本篇与本篇之后《素问·六微旨大论》中，又两次出现《太始天元册》。显然，《太始天元册》是早期中华大地上曾经出现过的一部经典。

《太始天元册》是怎样的一本书呢？把本篇前后所涉及的《太始天元册》的内容集中起来，《太始天元册》所讲述的内容基本就清楚了。

（一）《素问·天元纪大论》谈《太始天元册》

《素问》第六十六篇《天元纪大论》中第一次出现《太始天元册》，其内容如下。

帝曰：愿闻五运之主时也何如？

鬼臾区曰：五气运行，各终朞日，非独主时也。

帝曰：请闻其所谓也。

鬼臾区曰：臣积考《太始天元册》文曰：太虚寥廓，肇基化元，万物资始，五运终天，布气真灵，揔统坤元，九星悬朗，七曜周旋，曰阴曰阳，曰柔曰刚，幽显既位，寒暑弛张，生生化化，品物咸章。臣斯十世，此之谓也。

《素问·天元纪大论》中的《太始天元册》谈的是天文，谈的是天文与万物生化之间的必然联系。

（二）《素问·五运行大论》谈《太始天元册》

《素问》第六十七篇《五运行大论》中第二次出现《太始天元册》，第二次出现《太始天元册》所涉及的内容。其内容如下。

岐伯曰：……臣览《太始天元册》文，丹天之气，经于牛、女戊分，黅天之气，经于心、尾己分，苍天之气，经于危、室、柳、鬼，素天之气，经于亢、氐、昴、毕，玄天之气，经于张、翼、娄、胃。所谓戊己分者，奎、壁、角、轸，则天地之门户也。夫候之所始，道之所生，不可不通也。

《素问·五运行大论》中的《太始天元册》谈到的是天气与二十八宿之间的必然联系，谈的是气候与天道之间的因果关系，谈的是天气区分为五色的依据。

（三）《素问·六微旨大论》谈《天元册》

《素问》第六十八篇《六微旨大论》中第三次出现《太始天元册》，其内容如下。

帝曰：何谓当位？

岐伯曰：木运临卯，火运临午，土运临四季，金运临酉，水运临子，所谓岁会，气之平也。

帝曰：非位何如？

岐伯曰：岁不与会也。

帝曰：土运之岁，上见太阴；火运之岁，上见少阳、少阴；金运之岁，上见阳明；木运之岁，上见厥阴；水运之岁，上见太阳，奈何？

岐伯曰：天之与会也，故《天元册》曰天符。

帝曰：天符岁会何如？

岐伯曰：太一天符之会也。

《素问·六微旨大论》中的《太始天元册》谈的是五运与干支之间的对应关系。

（四）简评

把《素问》中所有涉及《太始天元册》的内容集中起来加以研究，可以清楚地知道，《太始天元册》是一部谈天文、谈五运、谈干支的书。

天文是自然之文。五运、干支是人文，是中华先贤从自然之文中总结、归纳出的人文。自然之文复杂而有序，人文有序而简单。伟大的中华先贤将复杂而有序的自然之文化为有序而简单的人文。五运、干支的出现，是中华先贤的伟大贡献。非常遗憾的是，子孙并没有很好地将其继承与延续，也没有以此为基础创造新的成果。长期以来，五运、干支的解释权，全部被街头巷尾的算卦者所垄断，而大学者、大哲学家、大学教授们却对此嗤之以鼻，不屑一顾，这实在是中华文化的极大悲哀。

自然界告诉人们，地球上任何角落的自然之物，无论是一草一木还是一鸟一虫，其变化都与天文现象有着因果关系，即自然之物的变化都是随天文现象变化而变化的。中华先贤告诉子孙，发生在人体之内的疾病同样与天文现象有着因果关系。

如果说地球上所发生的一切都与天文现象有联系，那么，地球上所发生的地震、海啸、台风与天文现象有联系吗？如果说人体之内的疾病与天文现象有联系，那么，地球上所发生的疾病——地震、海啸、台风——与天文现象有联系吗？如果后世子孙能够继承中华先贤的思路走下去，用天人合一、天地人三者合一、天地人物四者合一的整体论、系统论去提出问题，去论证问题，会为人类做出多少贡献啊？

病在人体之内，病因可能在人体之外，中华先贤的这一正确认识，已被历史所证明，也正在被现实所证明，肯定也会被未来所证明。笔者沿着这一思路，大胆地提出了一个问题：病在地球上，病因可能在天文中。笔者把地震、海啸、暴雨、洪水、干旱视为地球之病，并把这些疾病的原因归结在天文现象与地球本身两种因素上，写成了《天文·天气·天灾》一文。笔者在文中谈到，如果把天文与天气、天灾三者结合起来研究，天气与天灾既可以做出短期预报，也可以做出长期预报。文中的内容可以归结在这样几句话中：日宿为背景，行星行其中；星地呈一线，天灾必发生；五星决旱涝，一月定乾坤。

这几句话的核心意思是：当恒星、行星（重点是金木水火土五星）、在空间中形成一条直线对应地球时，是诱发地球对应区内发生天灾的重要原因，月球进入这条直线时间则是发生天灾的具体时间。

这篇文章，被中文核心刊物《中州学刊》2005年第4期所采用，被上海社会科学院主办的报纸所摘载。笔者是工程师，不是天文研究者。在此谈这篇文章，其目的就是告诉亲爱的读者，只要掌握了中华先贤研究问题的思路，就可以提出很多很多问题，既可以在自己的研究领域内提出新问题，也可以在前人的基础上提出新问题。

六微旨大论篇第六十八

原　文

　　黄帝问曰：呜呼，远哉！天之道也，如迎浮云，若视深渊，视深渊尚可测，迎浮云莫知其极。夫子数言谨奉天道，余闻而藏之，心私异之，不知其所谓也。愿夫子溢志尽言其事，令终不灭，久而不绝，天之道，可得闻乎？岐伯稽首再拜对曰：明乎哉问！天之道也！此因天之序，盛衰之时也。

　　帝曰：愿闻天道六六之节，盛衰何也？岐伯曰：上下有位，左右有纪。故少阳之右，阳明治之；阳明之右，太阳治之；太阳之右，厥阴治之；厥阴之右，少阴治之；少阴之右，太阴治之；太阴之右，少阳治之。此所谓气之标[1]，盖南面而待也。故曰：因天之序，盛衰之时，移光定位，正立而待之[2]。此之谓也。少阳之上，火气治之，中见厥阴；阳明之上，燥气治之，中见太阴；太阳之上，寒气治之，中见少阴；厥阴之上，风气治之，中见少阳；少阴之上，热气治之，中见太阳；太阴之上，湿气治之，中见阳明。所谓本也，本之下，中之见也，见之下，气之标也，本标不同，气应异象。

　　帝曰：其有至而至，有至而不至，有至而太过，何也？岐伯曰：至而至者和；至而不至，来气不及也；未至而至，来气有余也。

　　帝曰：至而不至，未至而至，如何？岐伯曰：应则顺，否则逆，逆则变生，变则病。帝曰：善。请言其应。岐伯曰：物，生其应也；气，脉其应也。

帝曰：善。愿闻地理之应六节气位，何如？岐伯曰：显明之右，君火之位也；君火之右，退行一步，相火治之；复行一步，土气治之；复行一步，金气治之；复行一步，水气治之；复行一步，木气治之；复行一步，君火治之。相火之下，水气承之；水位之下，土气承之；土位之下，风气承之；风位之下，金气承之；金位之下，火气承之；君火之下，阴精承之。帝曰：何也？岐伯曰：亢则害，承乃制，制则生化，外列盛衰，害则败乱，生化大病。

帝曰：盛衰何如？岐伯曰：非其位则邪，当其位则正，邪则变甚，正则微。

帝曰：何谓当位？岐伯曰：木运临卯，火运临午，土运临四季，金运临酉，水运临子，所谓岁会，气之平也。

帝曰：非位何如？岐伯曰：岁不与会也。

帝曰：土运之岁，上见太阴；火运之岁，上见少阳、少阴；金运之岁，上见阳明；木运之岁，上见厥阴；水运之岁，上见太阳，奈何？岐伯曰：天之与会也，故《天元册》曰天符。帝曰：天符岁会何如？岐伯曰：太一天符[3]之会也。帝曰：其贵贱何如？岐伯曰：天符为执法，岁位为行令，太一天符为贵人。帝曰：邪之中也奈何？岐伯曰：中执法者，其病速而危；中行令者，其病徐而持；中贵人者，其病暴而死。帝曰：位之易也，何如？岐伯曰：君位臣则顺，臣位君则逆。逆则其病近，其害速；顺则其病远，其害微。所谓二火也。

帝曰：善。愿闻其步何如？岐伯曰：所谓步者，六十度而有奇，故二十四步积盈百刻而成日也。

帝曰：六气应五行之变何如？岐伯曰：位有终始，气有初中，上下不同，求之亦异也。

帝曰：求之奈何？岐伯曰：天气始于甲，地气始于子，子甲相合，命曰岁立，谨候其时，气可与期。

帝曰：愿闻其岁，六气始终，早晏何如？岐伯曰：明乎哉问也。甲子之岁，初之气，天数始于水下一刻，终于八十七刻半；二之气，始于八十七刻六分，终于七十五刻；三之气，始于七十六刻，终于六十二刻半；四之气，始于六十二刻六分，终于五十刻；五之气，始于五十一刻，终于三十七刻半；六之气，始于三十七刻六分，终于二十五刻。所谓初六，天之数也。

乙丑岁，初之气，天数始于二十六刻，终于一十二刻半；二之气，始于一十二刻六分，终于水下百刻；三之气，始于一刻，终于八十七刻半；四之气，始于八十七刻六分，终于七十五刻；五之气，始于七十六刻，终于六十二刻半；六之气，始于六十二刻六分，终于五十刻。所谓六二，天之数也。

丙寅岁，初之气，天数始于五十一刻，终于三十七刻半；二之气，始于三十七刻六分，终于二十五刻；三之气，始于二十六刻，终于一十二刻半；四之气，始于一十二刻六分，终于水下百刻；五之气，始于一刻，终于八十七刻半；六之气，始于八十七刻六分，终于七十五刻。所谓六三，天之数也。

丁卯岁，初之气，天数始于七十六刻，终于六十二刻半；二之气，始于六十二刻六分，终于五十刻；三之气，始于五十一刻，终于三十七刻半；四之气，始于三十七刻六分，终于二十五刻；五之气，始于二十六刻，终于一十二刻半；六之气，始于一十二刻六分，终于水下百刻。所谓六四，天之数也。次戊辰岁，初之气，复始于一刻，常如是无已，周而复始。

帝曰：愿闻其岁候何如？岐伯曰：悉乎哉问也！日行一周，天气始于一刻，日行再周，天气始于二十六刻，日行三周，天气始于五十一刻，日行四周，天气始于七十六刻，日行五周，天气复始于一刻，所谓一纪也。是故寅午戌岁气会同，卯未亥岁气会同，辰申子岁气会同，巳酉丑岁气会同，终而复始。

帝曰：愿闻其用也。岐伯曰：言天者求之本，言地者求之位，言人者求之气交。

帝曰：何谓气交？岐伯曰：上下之位，气交之中，人之居也。故曰：天枢之上，天气主之；天枢之下，地气主之；气交之分，人气从之，万物由之，此之谓也。

帝曰：何谓初中？岐伯曰：初凡三十度而有奇，中气同法。

帝曰：初中何也？岐伯曰：所以分天地也。

帝曰：愿卒闻之。岐伯曰：初者地气也，中者天气也。

帝曰：其升降何如？岐伯曰：气之升降，天地之更用也。

帝曰：愿闻其用何如？岐伯曰：升已而降，降者谓天；降已而升，升者谓地。天气下降，气流于地；地气上升，气腾于天。故高下相召，升降相因，而变作矣。

帝曰：善。寒湿相遘[4]，燥热相临[4]，风火相值[4]，其有闻乎？岐伯曰：气有胜复，胜复之作，有德有化，有用有变，变则邪气居之。帝曰：何谓邪乎？岐伯曰：夫物之生，从于化，物之极，由乎变，变化之相薄，成败之所由也。故气有往复，用有迟速，四者之有，而化而变，风之来也。

帝曰：迟速往复，风所由生，而化而变，故因盛衰之变耳。成败倚伏游乎中，何也？岐伯曰：成败倚伏生乎动，动而不已，则变作矣。

帝曰：有期乎？岐伯曰：不生不化，静之期也。

帝曰：不生化乎？岐伯曰：出入废，则神机化灭，升降息，则气立孤危。故非出入，则无以生长壮老已；非升降，则无以生长化收藏。是以升降出入，无器不有。故器者，生化之宇，器散则分之，生化息矣。故无不出入，无不升降。化有小大，期有近远，四者之有，而贵常守，反常则灾害至矣。故曰：无形无患。此之谓也。帝曰：善。有不生不化乎？岐伯曰：悉乎哉问也！与道合同，惟真人也。帝曰：善。

注　释

1. 气之标　气，指六气。气之标，就是三阴三阳为六气之标。

2. 移光定位，正立而待之　是古代测天以定节气的方法。最初用树立木杆来观看日影，后来逐步改进制成一种称为"圭表"的天文仪器。

3. 太一天符　总体指风调雨顺的气候正常。具体而言，岁气正常，四时之气正常，五运之气正常，六节之气正常，八节之气正常，如此风调雨顺即为太一天符。

4. 遭、临、值　均为遇合之义。

题　解

六，在《内经》中有着极其丰富的意义。天有六节，气有六气，空间有六合，音有六律，人有六腑，脉有六经，穴有六俞。

谈天之六节，始于《素问·六节藏象论》。一节一个甲子为六十天，六个甲子为一年，六节同样为一年。

谈地之六节，始于本篇。"愿闻地理之应六节气位，何如？"这是本篇黄帝所提出的问题。地理应六节应的是天之六节。

空间之六合，始于《素问·生气通天论》："天地之间，六合之内，其气九州九窍、五藏、十二节，皆通乎天气。"六合指的是四方上下六个方位。

本篇谈六，一谈天道六六之节，二谈地理与六节的相应关系。

微旨，精微之要旨也。

六微旨大论，论的六气之终始，论的是六气之升降，论的是六气亢害的具体内容，论的是由六气演化出的新名词，例如天符、岁会、太乙天符等。

一个太阳回归年分六段，六气也。六气，六个时间段中的六种气候也。六种气候，一是依次循环时间之中，二是弥漫于三维空间之中。人和万物，既处于时间之中，又处于空间之中，研究万物与人，必须研究不同时间段中的气候。

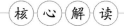

核　心　解　读

天文、天气是自然现象，是无限循环的自然现象。天道六六之节是人文之归纳，是人文之总结。从天文到人文，从五运到六气，从自然现象到定性定量，是中华先贤的伟大贡献。记载中华先贤的伟大贡献，则是本篇核心内容之所在。

先有十月太阳历界定的五运，后有十二月太阳历界定的六气。五六，数字不同，根本相同。五运与六气，是不同时间段中变化的气候。

一、　六六之节盛衰之研究

先诠释六六。何谓六六？一个太阳回归年分六段，一段之大数为 60 天。太阳回归年的平均时间长度为 365.25 天，去尾数后大数为 360 天。

$$360 \div 6 = 60 \text{（天）}$$

六六三百六，如此者"六六"之数也。

再诠释盛衰。太阳回归，形成寒暑。寒往暑来，一盛一衰。请看下面两个论断。

其一，《黄帝四经·经法·四度》："极而反，盛而衰，天地之道也。"

其二，《管子·重令》："天道之数，至则反，盛则衰。"

天地之道极而反，天地之道盛而衰。问题是：天地之道的极点在何处？天地之道的盛而衰的转换点又在何处？正确的答案是：极点在中午日影的最长点，盛而衰的转换点在中午日影的最短点。若以节令而言，冬至到夏至为气之盛，夏至到冬至为气之衰。

本篇所讲的"六六之节"，太阳回归年也。

本篇所讲的"盛衰"，寒暑变化也。

气之盛，所表达的是此气来临时的状态。气之衰，所表达的是此气离开时的状态。气之盛衰，即气之来去之变化。气之盛衰变化，根本在寒暑变化。寒暑变化，周而复始，无限循环。变化，既表现在时间上，也表现在空间中；气之变化，虽然变化在自然中，但仍然是可以认识，可以推算的。分述如下：

（一）位与纪

《素问·六节藏象论》告诉人们，天道有六六之节，一节六十日，六节为一年，一节即一个甲子；六节对应着六气——风、寒、暑、湿、燥、火；六节呈无限循环状态，六气同样呈无限循环状态。

本篇告诉人们，六节与六气，上下有位，左右有纪。位者，位置也；纪者，次序也。位置分上下，次序分左右。上下即上半年的司天之气与下半年的在泉之气，左右即左间气、右间气。五运六气学说告诉人们，一岁之中的六气，可以分为初、二、三、四、五、终。如果将初、二、三、四、五、终六气放在一个平面圆图中，上半年的司天之气对应的是三，下半年的在泉之气对应的是终，初、四分别对应的是左间气，二、五分别对应的是右间气。位分上下，纪分左右。以厥阴司天，少阳在泉为例如图1-68-1所示。

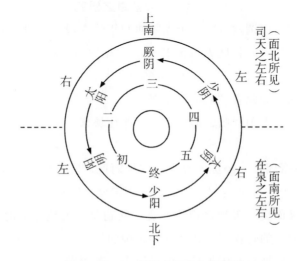

图1-68-1　司天在泉左右间气图

（二）标与本

本篇还提出了一个新观点，即六气分标本。

众所周知，空间可以分为上、中、下。本篇以上为本，以下为标，以中为中。六气的标本之分具体为：

火气为本，少阳为标，厥阴为中；

燥气为本，阳明为标，太阴为中；

寒气为本，太阳为标，少阴为中；

风气为本，厥阴为标，少阳为中；

热气为本，少阴为标，太阳为中；

湿气为本，太阴为标，阳明为中。

前面经脉分三阴三阳，三阴三阳有表里之分。本篇的标、本、中之论，实际上是将经脉表里之说的又一具体化。

自然界的六气是转换的，经脉之气也是转换的。万物随自然变化而变化，人随自然变化而变化，经脉之气同样随自然变化而变化，中华先贤在几千年前就认识到了这一点。《素问》反复告诫为医者，针灸必须因时而变，必须因节而变。试问，今日的针灸医生还有几人懂得这一哲理呢？

标本之论中间，出现了"因天之序，盛衰之时，移光定位，正立而待之"之说。所谓"因天之序，移光定位"，指的是中华先贤立竿测影定节制历的一种方法。谈脏象经脉为何要用"移光定位"的立竿测影来说明呢？"移光定位"研究的是气之变化，脏象经脉随气之盛衰变化而变化。天文学与中医学在此得到了统一。所以，谈脏象经脉可以用天文研究中"移光定位"来说明。（表1-68-1）

表1-68-1　　　　　　　　　　　　标本中气表

本	火气	燥气	寒气	风气	热气	湿气
中	厥阴	太阴	少阴	少阳	太阳	阳明
标	少阳	阳明	太阳	厥阴	少阴	太阴

（三）过与不及

过与不及分两种情况：一是六气的过与不及，一是五运的过与不及。

先谈六气的过与不及。六气是循环的，循环有正常、非常之分。所谓正常，就是节与气该至则至，该行则行。所谓非常，就是节至气不至，节行气不行。

正常与非常可以分为下面三种情况：节到气也到，此之为平和；节到气未到，此之为不及；节未到气先至，此之为有余。

就顺逆论之，节到气到谓之顺，节到气未到、气至节未至谓之逆。

节气非常之时，即为发生疾病之时。逆节之气，即为产生疾病之气。根据气之非常，可以预测某种疾病的产生与流行。利用运气学，预测某种疾病的产生，是中华先贤的高明之处，是中医文化的高明之处。

五运过与不及的基本规律。前面谈过，天干纪年分阴分阳，单数为阳，双数为阴。五运过与不及的基本规律就体现在阴阳两者之间：凡阳干之年，均属运气太过之年；凡阴干之年，均属运气不及之年。

（四）推步术

推步术是中华民族创造出的一种推测星辰、节令变化的方法。推步之术，首出于《后汉书》。

《后汉书·冯绲传》："绲弟允……善推步之术。"注："推步，谓究日月五星之度，昏旦节气之差。"

《后汉书·杨厚传》："就同郡郑伯山受《河洛书》及天文推步之术。"

推步之术的实际运用，首见于《素问》，首见于本篇。推步之术如何推呢？本篇告诉人们，推步之术以六六之节为基础，一可以推算六气，二可以推算下承之气。

六六之节将一岁一分为六，这就是六节。

一节一气，这就是六气。

六气每一气之下，就是可以制约此气的一气，也就是下承之气。（表 1-68-2）

表 1-68-2　　　　　六步与节气、六气、下承之气关系表

六（节）步	节气	六（位）气	下承之气
初	大寒、立春、雨水、惊蛰	厥阴风木	金气
二	春分、清明、谷雨、立夏	少阴君火	水气⁻
三	小满、芒种、夏至、小暑	少阳相火	火水气⁺
四	大暑、立秋、处暑、白露	太阴湿土	风气
五	秋分、寒露、霜降、立冬	阳明燥金	火气
终	小雪、大雪、冬至、小寒	太阳寒水	土气

一节一步，六节六步，一步六十天有零，六步一岁，终而复始，无限循环。一步之中包含有四个节气，节有规律可循，气有规律可循；生有规律可循，克（下承）有规律可循。推之可十，推之可百，推之可千，推之可万，推步术的妙用就在这里。

利用推步术，从大寒可以推及立春，由立春可以推及雨水，由雨水可以推及惊蛰，由这一节可以知道下一节。

利用推步术，由春可以推及夏，由夏可以推及秋，由秋可以推及冬，由这一季可以知道下一季。

同样的道理，利用推步术，可以由这一年推及下一年。

如果具备丰富的天文知识，再加上熟练的推步术，可以准确地预测出一年之内，乃至十年之内的气候变化。然后以气候的正常与非常为基础，可以预测出可能会发生的气候病。

年轻的读者看到上面这段话，可能会产生疑惑："深奥的天文是那么容易掌握的吗？"天文学是人类所创造出的第一学，即人类文明史的第一页上最先出现的是天文学，而中华先贤在世界民族之林中最早创立了自己独特的天文学。天文学在早期的中华大地上非常普及，明代大学者顾炎武曾在《日知录》中说过这样的话："三代以上，人人皆知天文。"为了说明这一结论的可信性，顾炎武连续引经据典：

"'七月流火'，农夫之辞也。'三星在户'，妇人之语也。'月离于毕'，戍卒之作也。'龙尾伏辰'，儿童之谣也。后世文人学士，有问之而茫然不知者。"

"七月流火"之句出于《诗经·七月》，这是以一位农夫口气写出的诗。"七月流火，九月授衣。"流火之火，又称大火，指的是二十八宿中的心星。《诗经》时代的农夫，一发现心星西移，就知道应该准备御寒的衣服了。以天文言气象，这是《诗经》中天气的预报方法。现代文人，面对夏之炎热，口吟"七月流火"之诗，这就出笑话了。

"三星在户"之句出于《诗经·绸缪》，这是以一位妇女口气写出的诗。"绸缪束楚，三星在户。"绸缪者，缠绕也，捆绑也。束楚即荆条，柴草。三星是二十八宿中的参星，由三颗星组成。《诗经》时代的农妇，夜间一边干活，一边看天上的星象；以星象定时间，计算着丈夫何时归来。

"月离于毕"之句出于《诗经·渐渐于石》，这是以一位边关战士口气写出的诗。"月离于毕，俾滂沱矣。"月即月亮，毕即毕星，离即靠近，当月球靠近毕星时，地面上就会出现大雨滂沱。《诗经·渐渐于石》之诗，出于一位戍卒之口，戍卒也会以天文言天气。

"龙尾伏辰"出于《左传·僖公五年》，这是儿童的歌谣。"童谣云：'丙之晨，龙尾伏辰。'"丙之晨，丙子日的早晨也；龙尾伏辰，龙尾星因日月交会看不清。

《诗经》中的农夫、农妇、戍卒都懂天文，《左传》中的儿童识天文，非常遗憾的是，中华先贤所创立的优秀天文学并没有被继承下来，以至于现在的博士生夜望星空，仅仅知道明亮的是星星，至于星星对于气候、节令有什么作用，则毫无所知。

六气之中的任何一气过与不及，都会引起疾病。这是《内经》的认识，也是《左传》的认识。本篇指出："亢则害。"亢者，盛也，过也，有余也。"亢则害"讲的是过者成灾。《春秋左传·昭公元年》："淫生六疾。"淫者，过也，有余也。所谓"淫生六疾"，讲的是六气过者成灾。

熟练掌握了推步术，就可以预测、预知气的过与不及。

有仪器，现代人以仪器预报天气。没有仪器，中华先贤以智慧预测天气。仪器只能预报天气，而且只能预报短期之内的天气，一月之外的天气就不能预报。以智慧预测天气，对天气既可以做出短期预报，也可以做出长期预报。

笔者一直有这样一个幼稚的想法：通过时间隧道，把能够定性定量的现代仪器送到一直坚持天地合一而论的中华先贤手中，善于提出问题、善于研究问题的中华先贤一旦掌握了现代仪器，他们会不会提前1000年、提前1万年把地震、海啸、特大洪水、严重干旱等各种天灾都预报出来？

（五）五运与地支、六经的配合

1. 五运与地支的配合　本篇出现关于五运的新问题——"当其位"与"非其位"。

要想弄懂这一新问题，须先明白十二地支的意义。

为了纪年、纪月、纪日，为了纪时，中华先贤创造出了天干地支。地支十二支的适用范围非常广泛，不但能纪时，而且还可以将空间定量化。利用十二支，中华先贤将天体网格化了，将地球网格化了，将黄道圈划分成了十二等份，将赤道圈划分成了十二等份，也可以将地平圈划分成十二等份。子午线中的子午，就是十二支中的两支。总之，有了十二份，时间可以量化了，空间可以量化了。十二份，子丑寅卯辰巳午未申酉戌亥是也。

本篇的十二支，是将地平大圆划分出了十二等份。十二等份，十二个方位。空间的东对应十二支的卯，西对应酉，南对应午，北对应子。在北方民间评价有些糊涂人时，往往会说："这个人不懂得子午卯酉。"这句话中的子午卯酉，实际上就是空间中的东西南北。

本来是天干纪五运，本篇出现以地支纪五运的特殊。这一特殊纪法是用来说明新问题的。新问题就是当其位、非其位两说。

何谓当其位？何谓非其位？木运遇卯年，火运遇午年，土运遇辰、戌、丑、未四年，金运遇酉年，水运遇子年，这就是当其位。之外的就是非其位。

当其位又可以称为"岁会"。岁会之气为平气。（图1-68-2）

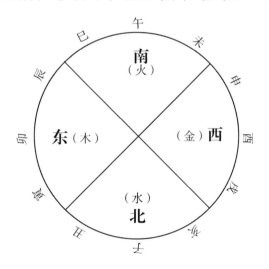

图1-68-2　十二地支平面方位图

2. 五运与六经的配合　土运年，太阴司天；火运年，少阳、少阴司天；金运年，阳明司天；木运年，厥阴司天；水运年，太阳司天。司天之气与运气相逢会，也就是五运与六经的配合，如此可以称为"天符"。

如果天符与岁会相合，如此即为"太一天符"。

本篇指出，天符相当于执法，岁会相当于行令，太一天符相当于贵人。执法者犹如首相、总理，行令犹如六部公卿，贵人犹如君主。把三种邪气人格化，是为了让人容易记住这三种邪气。首相、总理发邪，发病急而且危险；六部公卿发邪，发病缓而且病程较长；君主发邪，发病急剧而且会突然死亡。权力越大，发起邪来危害越大。

六气的位置是会发生变换的。位置发生变换，就有了逆、顺问题。何谓逆，何谓顺呢？君居于臣位为顺，反过来臣居于君位为逆。逆、顺又怎么样呢？逆则发病急，且危险性大；顺则发病缓，且危险性小。天地之间气的位置错乱，会危害人体；朝中的君臣位置错乱，则会危害天下。各就各位，无论是自然界还是人世间，都是必需、必要的。

治病之理相通于治国之理，所以，读懂《内经》，治国可以为相，治病可以为医。治病之理与治国之理相通，就是"不为良相，便为良医"的理论依据。

（六）定性与定量

中医文化是讲究定性定量的。本篇指出，气有始有终，六气每一气都有始有终。始点始于哪儿，终点终于哪儿呢？

1. 始点之定量　气有始点，天气始于甲，地气始于子。精确地说，甲子就是天地之气的始点，用本篇的话说是："天气始于甲，地气始于子，子甲相合，命曰岁立，谨候其时，气可与期。"

"气可与期"的白话意思是，气的时日是可以计算的。期者，时日也。可与期者，时日可以计算也。气可与期者，所说的是，气之时日是可以计算的。气之时日从何时开始计算？从甲子年、甲子月、甲子日、甲子时开始计算。

计算气之时日的目的何在？推测病之期也。《素问·六节藏象论》："不知年之所加，气之盛衰，虚实之所起，不可以为工矣。"工，医生也。为工者有三知：一知年之所加，知道岁月的流逝与新岁月的来临；二知气之盛衰，知道六气之盛衰；三知虚实之所起，知道虚实的缘由。如此三知者，方可以为工。三知中第二知，就是知气。知道气，就知道病。知道气之期，就知道病之期。

2. 六气定量到刻　以甲子基点向后推算，会推定出初、二、三、四、五、终六气的具体时刻。本篇所提供的数据是：

甲子之岁，初之气，天数始于水下一刻，终于八十七刻半；

二之气，始于八十七刻六分，终于七十五刻；

三之气，始于七十六刻，终于六十二刻半；

四之气，始于六十二刻六分，终于五十刻；

五之气，始于五十一刻，终于三十七刻半；

六之气，始于三十七刻六分，终于二十五刻。

所谓初六，天之数也。

古代无钟表，以铜壶滴水计时，壶面上刻着一百零一道横线，一百零一道横线之间是横线所隔出的一百刻，漏水下百刻即为一昼夜。所谓水下一刻，就是铜壶水在第一条横线处开始下滴，水面微低于第一条横线时，称之为水下一刻。

甲子之岁的六气可以推定，乙丑、丙寅、丁卯之岁的六气同样可以推定。依此类推，一直推到一个甲子的终点癸亥之岁。

3. 周期之定量　谈六气之规律，本篇出现"日行一周""日行再周""日行三周""日行四周""日行五周"的说法。"日行 X 周"的说法告诉人们，人们在地面上所感受到的六气与高高在上的太阳有着源流关系。要了解六气，必须要了解日行。要对气进行定量，必须对太阳的运行进行定量。

现代天文学告诉人们，太阳系中的太阳，是不动之恒星。那么，如何理解本篇所讲的动态的"日行"呢？本篇的认识错了吗？《内经》的认识错了吗？没有！站在地球上看太阳，太阳是动态的。太阳之动是人视野中的动，人视野中的太阳之动，称之为"太阳视运动"。本篇所谈的"日行"，就是视野中的太阳视运动。太阳视运动五周，六气发生一次循环。具体循环周期为：太阳运行一周，六气开始于一刻；太阳运行第二周，六气开始于二十六刻；太阳运行第三周，六气开始于五十一刻；太阳运行第四周，六气开始于七十六刻；太阳运行第五周，六气又从一刻开始，这就是一周。一周，在本篇称之为一纪。

在三百六十度的大圆里，六气三年发生一次重复：寅、午、戌三年里的六气时刻相同，卯、未、亥三年里的六气时刻相同，寅、午、戌三年里的六气时刻相同，辰、申、子三年里的六气时刻相同，巳、酉、丑三年里的六气时刻相同，终而复始。时刻的相同，在本篇称之为会同。

太阳有一定的活动周期，中华先贤一能够认识这个周期，二能够在太阳运动周期与六气之间找出对应关系，三能够把太阳运动周期与六气变化定量化。笔者站在工程师的立场上看，中华先贤所创造出的这些成果，每一项都是人类历史上了不起的大贡献。

（七）气之交会

气有升降。在本篇，岐伯告诉人们，天气、地气同属于气，但两者的运动方向却不一致：天气是下降的，地气是上升的。一气下降，一气上升，这就产生了交会点。天地之气的交会点，就是人所居住的地方。

"天气下降，气流于地；地气上升，气腾于天。故高下相召，升降相因，而变作矣。"

气之升降，说明了气有上下两个运动方向。敬请青年朋友们注意：在几千年前《内经》之中，已经明明白白指出，运动的世界包括了运动之气，运动着的气并不是只有一个运动方向。苹果落地是向下落的，苹果的运动只有向下一个方向。落地的苹果，一进入牛顿的眼里，万有引力就产生了。

中华先贤在两千多年前就提出了地气是上升的，天气是下降的，这里的气有两个运动方向。中华先贤的子孙众多，可为什么不能像牛顿那样根据天地之气的两个运动方向，创造出万有引力之外的新公式呢？

回到主题中来。天地之气是相交的。相交的天地之气会体现于人体之中。那么，人体之中的天地之气如何界定呢？本篇指出，以天枢穴为界，界定天地之气。在人体肚脐旁二寸的足阳明胃经上，有穴位名曰天枢。天枢穴之上为天气主管，之下为地气主管。人气会随着天地之气变化而变化。人理与物理同理，万物之气也随着天地之气变化而变化。

"天枢之上，天气主之；天枢之下，地气主之。"本篇的这一观点，与《素问·太阴阳明论》中的"故伤于风者，上先受之；伤于湿者，下先受之"有相似相通之处。

在本篇，天气又可以称为中气，地气又可以称为初气。初气三十度有零，中气同样三十度有零。一步六十度有奇，初气、中气各占一半。

（八）升降出入与气器转化

1. 器由气化　本篇第一次指出了气器转化问题："故非出入，则无以生长壮老已；非升降，则无以生长化收藏。是以升降出入，无器不有。故器者生化之宇，器散则分之，生化息矣。"

"形而下者之谓器。"《易经·系辞上》告诉人们，一切有形之物均可以称为器。有形的自然之物可以称为器，有形的人工创造物也可以称为器，本篇谈器，谈的是自然之器——天地之间生气勃勃的万物。

万物生于天地，这是始于《易经》的大道理。

万物生于天地之气，这是始于《易经》，延续于《内经》的大道理。

万物生于天地之气升降出入之中，变化于天地之气升降出入之中，盛衰于天地之气升降出入之中，这是本篇所讲的具体道理。

气为无形之气，器为有形之器，恰恰是无形之气演化出了有形之器，这是《内经》对物质世界从何而来的基本认识。

物生于气。气，不是上帝，不是人格神，而是自然之物。中医文化是崇尚自然而非迷信的文化，这里又是一例证。

"器由气化"，知道这一点，就是进入了本篇的大门。

2. 气的四种运动形式　气是分类的。天地之气首先分为阴阳二气，阴阳二气是动态的气。

动态之气有四种运动形式，这四种形式就是升、降、出、入。升降出入的运动轨迹是一个圆环，升降出入就沿着这个圆环做周而复始的圆周运动。

3. 升降出入点　圆周循环运动中，何处升降，何处出入呢？换句话说，具体的升降出入点在哪里呢？

先谈升点与降点。阳气上升点在冬至，《逸周书·周月》告诉后人，冬至这一天"微阳动于黄泉"。《周髀算经》告诉后人，冬至这一天，太阳到达并至于南回归线。冬至之至，就有"至于"的意思。至于何处？至于南回归线。谁至于南回归线？太阳。太阳至于南回归线之后又开始回归。《周髀算经》以阴阳论日月，冬至点就是阴阳的转换点，是阴尽阳来的转换点。冬至一阳生。

阳气下降点在夏至，《周髀算经》告诉后人，夏至这一天，太阳到达并至于北回归线。夏至之至，同样有"至于"的意思。至于何处？至于北回归线。谁至于北回归线？太阳。太阳至于北回归线之后又开始南归。《周髀算经》以阴阳论日月，夏至点就是阴阳的转换点，是阳尽阴来的转换点。夏至一阴生。

再谈出点与入点。阴阳二气的出入，是以地面为坐标的——出的是地面，入的也是地面。阳气露出地面点在哪里？在春分这一天。《传经》解释八卦，一是以八卦解释出了空间的四面八方，二是以八卦解释出了时间中的四时八节。《易经·说卦》："帝出乎震。"又："万物出乎震。震，东方也。"《易经·说卦》告诉后人，《震》卦可以表达东方，万物萌芽从《震》卦这里开始。《易纬》解释八卦，同样解释出了空间的四面八方，时间中的四时八节。《易纬·通卦验》："震，东方也，主春分。"春分这一天，阳气露出了地面，万物也露出了地面，阳气与万物一起露出了地面。

阳气沉入地面点在哪里？在秋分这一天。《易经·说卦》："兑，正秋也，万物之所说也，故曰：'说、言乎兑。'"说悦相通，悦即欢悦。"万物之所说也"所表达的是"万物成熟欢悦"之义。《易经·说卦》告诉后人，《兑》卦这里可以表达四时八节中的秋分，可以表达万物成熟。《易纬·通卦验》："兑，西方也，主秋分。"秋分这一天，阳气沉入了地面，万物成熟。从阳气沉入地面开始，"一岁一枯荣"的枯开始了。

阴阳二气在一年十二个月中转换，阳六气从冬至十一月开始至于五月，阴六气从夏至五月开始至于十一月。关于阳气升降转换与万物生死的关系，汉扬雄在《太玄·玄图》中有总结性的论述："日一南而万物死，日一北而万物生。"所谓的"日一南"，就是太阳开始向南回归线运动；太阳向南回归线运动，表面看起来生气勃勃的万物，实际上已经开始走向死亡了。所谓的"日一北"，就是太阳开始向北回归线运动；太阳向北回归线运动，表面看起来已经死亡的万物，实际上已经开始重新复苏了。

冬至、夏至、春分、秋分，是阴阳二气升降出入的四个点。阴阳二气的升与降、出与入，是圆周循环运动，一岁一周，一岁一循环。万物在阴阳二气的升降出入中诞生、成长、成熟、收藏。

（九）关于圆周运动与多种力的思考

1. 宇宙间的圆周循环运动　在中华先贤眼中的宇宙，是动态的宇宙。宇宙之动，是圆周循环运动。

在整个宇宙间，日月运动是圆周循环运动，金木水火土五星运动是圆周循环运动，二十八宿运动是圆周循环运动。

日月星辰的圆周循环运动，决定着春夏秋冬四季的周而复始；春夏秋冬四季的周而复始，决定着万物生长收藏的无限循环。

中华先贤一是认识到了天气与天文的关系，二是认识到了圆周运动的周期性、规律性，所以可以在远古、中古时代就可以对天气变化做出准确的中长期预报。

2. 人文中的圆周运动　中华先贤参照天文创造了人文，在中华文化源头的抽象符号与文字符号里，处处都可以看到圆周循环运动。

先谈抽象符号中圆周运动。抽象符号有河图洛书、太极、八卦、五行，河图洛书可以表达圆周循环运动，太极可以表达圆周循环运动，八卦可以表达圆周循环运动，六十四卦可以表达圆周循环运动，金木水火土五行可以表达圆周循环运动。

再谈文字中的圆周运动。《易经》六十四卦的《泰》卦爻辞有"无往不复"的论断。往者，去也。复者，来也。有往必有来，有来必有往。往往来来一直在做周而复始的圆周运动。《易经·泰·彖传》："天地交而万物通也。"泰卦本身可以表达天地二气的交合。天地二气的交合是一个"无往不复"的圆周运动。老子在《道德经·第二十五章》里用"大、远、反"三个字来形容道的运动："大曰逝，逝曰远，远曰反。"反者，返也，返回也。在老子眼里，道的运动是一往一返的圆周运动。

《易经·系辞上》有"曲成万物而不遗"的论断。一个"曲"字，有圆环之义。万物成在圆环中，熟在圆环中，成与熟均在圆环中。

《易经·系辞下》有"日月往来""寒暑往来"的论断。《易经·系辞下》："日往则月来，月往则日来，日月相推而明生焉。寒往则暑来，暑往则寒来，寒暑相推而岁成焉。往者屈也，来者信也，屈信相感而利生焉。"日月一往一来，寒暑一往一来，蚯蚓的冬眠苏醒在日月寒暑往来的圆环中，万物荣枯在日月寒暑往来的圆环中。

3. 运动与力　运动需要力，这是基本常识。力从何处来呢？中华先贤认为，大宇宙、小宇宙均可以抽象为一阴一阳。一阴一阳本身就是动力的来源。一阴一阳这里，可以延伸出相互亲和力与相互区别力、相互推动力与相互平衡力，以及万有引力与万有斥力。一阴一阳这里，还可以延伸出各式各样的、成双成对的作用力与反作用力。

在《易经》中可以看到诸如"相摩""相推""相荡""交错"这样的词语，这些词语都是描述阴阳相互推动的。一阴一阳既解答了质的问题，也解答了力的问题。

太极运动所需要的力，源于阴阳本身；八卦运动所需要的力，源于八卦本身；宇宙间所有运动所需要的力，源于宇宙本身，归根结底，大宇宙、小宇宙运动所需要的力，均源于一阴一阳。

法国传教士白晋研究卦象之后认为，阴阳动静以简明自然的方法表示了所有科学的原理。中华先贤为子孙留下了坚实的哲理基础，问题是不争气的子孙并没有利用这一宝贵遗产。西汉之后，阴阳八卦在民间沦落到了街头巷尾的地摊上，在这一简易、坚实、深厚的哲理基础上，再也没有产生出伟大的成果，产生出的是与"自强不息"精神相反的投机心理。今天，阴阳八卦竟然被极少数极端者骂为"伪科学"。真不知道中华先贤在天之灵，看到不肖子孙的所作所为，会有如何感受？

"播下的是龙种，收获的是跳蚤。"这是西方人说的一句话，用这句话来形容中华大地上的先贤之贤与后愚之愚，真是恰如其分。

二、"与四时合其序" 与"因天之序"

《易经·乾·文言》："与四时合其序。"

《素问·八正神明论》："因天之序。"

本篇两次出现"因天之序"。

广义上指天，狭义上指太阳历。

生产与生活，人时必须合于天时，所以《易经·乾·文言》有"与四时合其序"之论。

养生与治病，人时必须合于天时，所以《素问》第二篇讲的是"四气调神"，第二十六篇《八正神明论》中首次出现"因天之序"，本篇又两次出现"因天之序"。

"因天之序"是原则，与寒暑合其序、与四时合其序、与六气合其序、与八节合其序是具体。

"因天之序"，因的是太阳回归之序，因的是月亮圆缺之序。因者，遵循也，比照也。

三、"移光定位" 与"立竿测影"

"移光定位"之辞，首先是在《素问·八正神明论》中出现的。

"移光定位"之辞，第二次是在本篇出现的。

"移光定位"者，立竿测影也。

有影无影，定的是昼夜。

日影长短，定的是寒暑。

日影长短变化，定的是二十四节气。

"移光定位"即立竿测影，产生了太阳历。

太阳历抽象出了阴阳五行、五运六气。

　　为表达太阳历，中华先贤创造出奇偶之数，创造出一阴一阳（●○）两个符号。中华文化由此诞生，中医文化由此诞生，诸子百家由此诞生，自然百科由此诞生。

　　人文的源头在太阳，中医的源头同样在太阳。太阳永恒性与常青性，决定了中华文化、中医文化的永恒性与常青性。重新认识太阳，应该是中华文化与中医文化复兴之出发点。

气交变大论篇第六十九

（原）（文）

黄帝问曰：五运更治，上应天暮，阴阳往复，寒暑迎随，真邪相薄，内外分离，六经波荡，五气倾移，太过不及，专胜兼并，愿言其始，而有常名，可得闻乎？岐伯稽首再拜对曰：昭乎哉问也！是明道也。此上帝所贵，先师传之，臣虽不敏，往闻其旨。

帝曰：余闻得其人不教，是谓失道，传非其人，慢泄天宝。余诚菲德，未足以受至道；然而众子哀其不终，愿夫子保于无穷，流于无极，余司其事，则而行之，奈何？岐伯曰：请遂言之也。《上经》曰：夫道者，上知天文，下知地理，中知人事，可以长久。此之谓也。

帝曰：何谓也？岐伯曰：本气位也。位天者，天文也。位地者，地理也。通于人气之变化者，人事也。故太过者先天，不及者后天，所谓治化而人应之[1]也。

帝曰：五运之化，太过何如？岐伯曰：岁木太过，风气流行，脾土受邪。民病飧泄，食减，体重，烦冤，肠鸣，腹支满，上应岁星[2]。甚则忽忽善怒，眩冒巅疾。化气不政，生气独治，云物飞动，草木不宁，甚而摇落，反胁痛而吐甚，冲阳绝者，死不治，上应太白星[3]。

岁火太过，炎暑流行，肺金受邪。民病疟，少气，咳喘，血溢，血泄，注下，溢燥，耳聋，中热，肩背热，上应荧惑星[4]。甚则胸中痛，胁支满，胁痛，膺背肩胛间痛，两臂内痛，身热肤痛而为浸淫。收气不行，长气独明，雨水霜寒，上应辰星[5]。上临少阴少阳，火燔焫，水泉涸，物焦槁，病反谵妄狂越，咳喘息鸣，下甚，血溢泄不已，太渊绝者，死不治，上应荧惑星。

岁土太过，雨湿流行，肾水受邪。民病腹痛，清厥，意不乐，体重烦冤、上应镇星[6]。甚则肌肉萎，足痿不收，行善瘈，脚下痛，饮发中满，食减，四支不举。变生得位，藏气伏，化气独治之，泉涌河衍，涸泽生鱼，风雨大至，土崩溃，鳞见于陆，病腹满溏泄，肠鸣，反下甚，而太谿绝者，死不治，上应岁星。

岁金太过，燥气流行，肝木受邪。民病两胁下，少腹痛，目赤痛，眦疡，耳无所闻。肃杀[7]而甚，则体重烦冤，胸痛引背，两胁满且痛引少腹，上应太白星。甚则喘咳逆气，肩背痛，尻阴股膝髀腨胻足皆病，上应荧惑星。收气峻，生气下，草木敛，苍干凋陨，病反暴痛，胠胁不可反侧，咳逆甚而血溢，太冲绝者，死不治，上应太白星。

岁水太过，寒气流行，邪害心火。民病身热烦心，躁悸，阴厥，上下中寒，谵妄心痛，寒气早至，上应辰星。甚则腹大胫肿，喘咳，寝汗出，憎风，大雨至，埃雾朦郁，上应镇星。上临太阳，则雨冰雪，霜不时降，湿气变物，病反腹满肠鸣，溏泄，食不化，渴而妄冒，神门绝者，死不治，上应荧惑、辰星。

帝曰：善。其不及何如？岐伯曰：悉乎哉问也！岁木不及，燥乃大行，生气失应，草木晚荣，肃杀而甚，则刚木辟著，悉萎苍干，上应太白星。民病中清，胠胁痛，少腹痛，肠鸣溏泄，凉雨时至，上应太白星，其谷苍。上临阳明，生气失政，草木再荣，化气乃急，上应太白、镇星，其主苍早。复则炎暑流火，湿性燥，柔脆草木焦槁，下体再生，华实齐化，病寒热疮疡疿胗痈痤，上应荧惑、太白，其谷白坚。白露早降，收杀气行，寒雨害物，虫食甘黄，脾土受邪，赤气后化，心气晚治，上胜肺金，白气乃屈，其谷不成，咳而鼽，上应荧惑、太白星。

岁火不及，寒乃大行，长政不用，物荣而下，凝惨而甚，则阳气不化，乃折荣美，上应辰星。民病胸中痛，胁支满，两胁痛，膺背肩胛间及两臂内痛，郁冒朦昧，心痛暴喑，胸腹大，胁下与腰背相引而痛，甚则屈不能伸，髋髀如别，上应荧惑、辰星，其谷丹。复则埃郁，大雨且至，黑气乃辱，病鹜溏腹满，食饮不下，寒中，肠鸣，泄注，腹痛，暴挛痿痹，足不任身，上应镇星、辰星，玄谷不成。

岁土不及，风乃大行，化气不令，草木茂荣，飘扬而甚，秀而不实，上应岁星。民病飧泄霍乱，体重腹痛，筋骨繇复[8]，肌肉瞤酸，善怒，藏气举事，蛰虫早附，咸病寒中，上应岁星、镇星，其谷黅。复则收政严峻，名木苍凋，胸胁暴痛，下引少腹，善大息，虫食甘黄，气客于脾，黅谷乃减，民食少失味，苍谷乃损，上应太白、岁星。上临厥阴，流水不冰，蛰虫来见，藏气不用，白乃不复，上应岁星，民乃康。

岁金不及，炎火乃行，生气乃用，长气专胜，庶物以茂，燥烁以行，上应荧惑星。民病肩背瞀重，鼽嚏，血便注下，收气乃后，上应太白星，其谷坚芒。复则寒雨暴至，乃零冰雹霜雪杀物，阴厥且格，阳反上行，头脑户痛，延及囟顶，发热，上应辰星，丹谷不成，民病口疮，甚则心痛。

岁水不及，湿乃大行，长气反用，其化乃速，暑雨数至，上应镇星。民病腹满，身重，濡泄，寒疡流水，腰股痛发，腘腨股膝不便，烦冤，足痿清厥，脚下痛，甚则胕肿。藏气不政，肾气不衡，上应辰星，其谷秬。上临太阴，则大寒数举，蛰虫早藏，地积坚冰，阳光不治，民病寒疾于下，甚则腹满浮肿，上应镇星，其主黅谷。复则大风暴发，草偃木零，生长不鲜，面色时变，筋骨并辟，肉瞤瘛，目视𥊑𥊑，物疏璺[9]，肌肉胗发，气并鬲中，痛于心腹，黄气乃损，其谷不登，上应岁星。

帝曰：善。愿闻其时也。岐伯曰：悉哉问也！木不及，春有鸣条律畅之化，则秋有雾露清凉之政，春有惨凄残贼之胜，则夏有炎暑燔烁之复，其眚东，其藏肝，其病内舍胠胁，外在关节。

火不及，夏有炳明光显之化，则冬有严肃霜寒之政，夏有惨凄凝冽之胜，则不时有埃昏大雨之复，其眚南，其藏心，其病内舍膺胁，外在经络。

土不及，四维[10]有埃云润泽之化，则春有鸣条鼓折之政，四维发振拉飘腾之变，则秋有肃杀霖霪之复，其眚四维[11]，其藏脾，其病内舍心腹，外在肌肉四肢。

金不及，夏有光显郁蒸之令，则冬有严凝整肃之应，夏有炎烁燔燎之变，则秋有冰雹霜雪之复，其眚西，其藏肺，其病内舍膺胁肩背，外在皮毛。

水不及，四维有湍润埃云之化，则不时有和风生发之应，四维发埃昏骤注之变，则不时有飘荡振拉之复，其眚北，其藏肾，其病内舍腰脊骨髓，外在溪谷踹膝。

夫五运之政，犹权衡也，高者抑之，下者举之，化者应之，变者复之，此生长化成收藏之理，气之常也，失常则天地四塞矣。故曰：天地之动静，神明为之纪，阴阳之往复，寒暑彰其兆。此之谓也。

帝曰：夫子之言五气之变，四时之应，可谓悉矣。夫气之动乱，触遇而作，发无常会，卒然灾合，何以期之？岐伯曰：夫气之动变，固不常在，而德化政令灾变，不同其候也。

帝曰：何谓也？岐伯曰：东方生风，风生木，其德敷和，其化生荣，其政舒启，其令风，其变振发，其灾散落。南方生热，热生火，其德彰显，其化蕃茂，其政明耀，其令热，其变销烁，其灾燔焫。中央生湿，湿生土，其德溽蒸，其化丰备，其政安静，其令湿，其变骤注，其灾霖溃。西方生燥，燥生金，其德清洁，其化紧敛，其政劲切，其令燥，其变肃杀，其灾苍陨。北方生寒，寒生水，其德凄沧，其化清谧，其政凝肃，其令寒，其变溧冽，其灾冰雪霜雹。是以察其动也，有德有化，有政有令，有变有灾，而物由之，而人应之也。

帝曰：夫子之言岁候，不及其太过，而上应五星。今夫德化政令，灾眚变易，非常而有也，卒然而动，其亦为之变乎。岐伯曰：承天而行之，故无妄动，无不应也。卒然而动者，气之交变也，其不应焉。故曰：应常不应卒，此之谓也。

黄帝曰：其应奈何？岐伯曰：各从其气化也。

黄帝曰：其行之徐疾逆顺何如？岐伯曰：以道留久，逆守而小，是谓省下。以道而去，去而速来，曲而过之，是谓省遗过也。久留而环，或离或附，是谓议灾，与其德也。应近则小，应远则大。芒而大，倍常之一，其化甚；大常之二，其眚即也；小常之一，其化减；小常之二，是谓临视，省下之过与其德也。德者福之，过者伐之。是以象之见也，高而远则小，下而近则大，故大则喜怒迩，小则祸福远。岁运太过，则运星北越，运气相得，则各行以道。故岁运太过，畏星[12]失色，而兼其母[13]，不及，则色兼其所不胜。肖者瞿瞿，莫知其妙，闵闵之当，孰者为良，妄行无征，示畏侯王。

帝曰：其灾应何如？岐伯曰：亦各从其化也，故时至有盛衰，凌犯有逆顺，留守有多少，形见有善恶，宿属有胜负，征应有吉凶矣。

帝曰：其善恶何谓也？岐伯曰：有喜有怒，有忧有丧，有泽有燥，此象之常也，必谨察之。

帝曰：六者高下异乎？岐伯曰：象见高下，其应一也，故人亦应之。帝曰：善。其德化政令之动静损益皆何如？岐伯曰：夫德化政令灾变，不能相加也。胜负盛衰，不能相多也。往来小大，不能相过也。用之升降，不能相无也。各从其动而复之耳。

帝曰：其病生何如？岐伯曰：德化者，气之祥；政令者，气之章；变易者，复之纪；灾眚者，伤之始；气相胜者和，不相胜者病，重感于邪则甚也。

帝曰：善。所谓精光之论，大圣之业，宣明大道，通于无穷，究于无极也。余闻之，善言天者，必应于人；善言古者，必验于今；善言气者，必彰于物；善言应者，同天地之化；善言化言变者，通神明之理，非夫子孰能言至道歟！乃择良兆而藏之灵室，每旦读之，命曰《气交变》，非斋戒不敢发，慎传也。

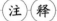

注 释

1. 治化而人应之　治化者，六气之变化。六气之变化，必然会影响五运；五运主人气之变化，故人应之。如四时之气，先天时而至及后天时而至，就是岁运的变化，与人的气血运行、安康与否、病之安危有着息息相应的关系。

2. 岁星　即木星。

3. 太白星　即金星。

4. 荧惑星　即火星。

5. 辰星　即水星。

6. 镇星　即土星。

7. 肃杀　燥金之气的功能。

8. 繇（yáo）复　就是动摇不定，反复发作。张介宾："摇动反复也。"

9. 疏璺（wèn）　分裂。

10. 四维　本义是指东西南北四方。此处指时令，也就是辰、戌、丑、未月（即三、九、十二、六月）。

11. 四维　此处指四隅，即东南、东北、西南、西北方。

12. 畏星　指被克之星。例如，木运太过，土星就是畏星。

13. 其母　此处指畏星之母。例如，土星是畏星，那火星便是其母。

气，在本篇所指的是五运六气。

交变，在本篇谈的是五运六气循环中的交合之变。

气交变大论，一论五运六气的过与不及，二论过与不及所引起的自然灾变，三论过与不及所引起的人体疾病。

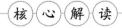

五运六气，有交合之变。交合之变，有正常、非常两种情况。非常情况又有过与不及之分。过，会引起疾病。不及，同样会引起疾病。过，如何？不及，又如何？本篇的核心内容也。

一、"非其人不传" 的运气学

运气学即五运六气之学。运气学关乎着阴往阳来、寒往暑来，关乎着真气邪气的交替，关乎着人体的安康与否。所以，中华先贤以非常谨慎的态度对待着这门学说。

从岐伯口里可以知道，运气学在古代的中华大地上是不能随便传人的。用本篇的话说是："得其人不教，是谓失道；传非其人，慢泄天宝。"该教不教，谓之失道；不该教而教，就是泄露天宝——天机。运气之哲理只能传给"其人"，只能教给可教该教之人。

非其人不传，那么，谁是可传该传之人呢？《素问》中的答案是：黄帝这样的人，是可传该传之人。为什么？一是因为黄帝本身是谦虚好学之人，二是因为黄帝学习医道是为天下人着想，而非为一己之私的牟利者。

大家知道，历史与传说中的黄帝，是帝王也是圣贤，但《素问》中的黄帝首先是一个谦虚的求学者。黄帝向岐伯学习医道，始终保持着谦虚的态度。本篇的黄帝谦虚地自称 "余诚菲德"，意思是 "我没有很高的道德修养"。这句话所刻画出的不是一个威风八面的皇帝，而是一个潜心求学、虚心求教的学者。如此潜心求道习医者，是符合"其人"标准的。其次，黄帝主动习医的目的，是为天下众生计，用黄帝的话说是"众子哀其不终"。看到天下人不能安康地尽终天命，黄帝深感忧虑。为天下人的健康而学习钻研医道医术，是黄帝的基本立场。黄帝研究治病、救命、养生的哲理与医术，目的不是搜刮钱财，如此潜心求学习医者，是符合"其人"标准的。

传授医学，应该传于其人，这是中医授徒的准则。所谓其人，就是怀仁义之心的聪慧者，就是以爱人之心为天下人服务的自我牺牲者。先秦的扁鹊，汉之张仲景、华佗，都是高尚的、为天下人服务的自我牺牲者。现实生活中无数事例证明："非其人"而懂医术，会拼命盘剥患者。医生拼命盘剥患者，这就与打劫者失去了明显的界线。由此可见，中医文化中"得其人而教，非其人不传"的观点，是具有永恒意义的。

二、 良医的"上中下三知"

良医之良，首先在于知道。道在何处？在天理中，在地理中，在人事中，如本篇所说"夫道者，上知天文，下知地理，中知人事，可以长久"。

天文者，日月星辰所构成的自然之文也。地理者，海拔高低、水土硬弱、植物动物、温凉寒热之理也。人事者，名利地位变化之事也。天文异常会引起疾病，地理本身以及地理转换会引起疾病，人事沉浮会引起疾病。所以，"上知天文，下知地理，中知人事"是衡量良医的基本标准。

三、 运气异常与疾病

（一）过与不及的定位

过与不及的定位。运气有正常、异常两种情况，异常之情况又有太过与不及之分。太过，会引起疾病；不及，同样会引起疾病。由此可知，清楚地认识太过与不及是必要与必需的。

何谓太过？何谓不及呢？本篇的定位是："太过者先天，不及者后天。"五运六气、二十四节气的来来往往是有一定之规的。该至而至，该去而去，是谓正常天时。先于天时，不该至而先至，是谓太过；后于天时，该至而不至，是谓不及。

该至而至、该去而去，即是正常之天时。天时正常，则有人体正常。该至而不至、不该至而先至，此之为异于正常天时的太过与不及。太过与不及，肯定会出现流行病。只要掌握了运气正常、太过与不及三种状态的具体标准，离良医、上工的距离就不远了。

（二）太过与疾病

过，提前也。

太过，以"本来应该如此"的时间为标准大幅度提前也。

太过，按照五行相生的顺序，细分为五种情况，即木运太过，火运太过，土运太过，金运太过，水运太过。

每一种太过都会引起疾病，按照五行相克的顺序，木运太过会引起脾病，火运太过会引起肺病，土运太过会引起肾病，金运太过会引起肝病，水运太过会引起心病。

木运太过，脾土受邪，会引起多种疾病，例如消化不良的泄泻、饮食减少、身体沉重、烦闷、肠鸣、喜怒、肚胀腹满、头晕眼花、神情恍惚、胁肋疼痛、严重呕吐。本篇岐伯告诉黄帝，木运太过与天上的木星有关，金星出现后会结束木运太过的局面。

火运太过，肺金受邪，会引起多种疾病，例如疟疾、少气、咳嗽气喘、吐血、衄血、二便下血、严重水泻、咽喉干燥、耳聋、胸中热、胸中疼痛、肩背发热、谵语妄言、狂躁、咳嗽、喘气有音等。本篇岐伯告诉黄帝，火运太过与天上的火星有关，水星出现后会结束火运太过的局面。

土运太过，肾水受邪，会引起多种疾病，例如腹痛、四肢清冷、精神不爽、身体沉重、烦闷、肌肉萎缩、足痿、抽筋、脚下疼痛、腹中胀满、饮食减少、四肢不能举动、大便稀溏、肠鸣、下泻等。本篇岐伯告诉黄帝，土运太过与天上的土星有关，木星出现后会结束土运太过的局面。

金运太过，肝木受邪，会引起多种疾病，如双目红痛、眼角痛痒、耳聋、身体沉重、烦闷、胸痛且牵引背部、两胁胀满及少腹疼痛、咳嗽、喘气、肩背疼痛、血外溢，还会引起尾骶、臀部、大腿、膝、小腿肚、腿胫、脚部疼痛。本篇岐伯告诉黄帝，金运太过与天上的金星有关，火星出现后会结束金运太过的局面。

水运太过，心火受邪，会引起多种疾病，例如身体内外发热、心烦、躁动、心悸、厥冷、身体发冷、妄言谵语、心痛、腹部胀满、肠鸣、大便稀溏、食不消化、腿胫肿、咳嗽、喘气、夜间出汗、怕风、口渴。本篇岐伯告诉黄帝，水运太过与天上的水星有关，土星出现后会结束水运太过的局面。

（三）不及与疾病

不及，推后也，以"本来应该如此"的时间为标准推后也。

不及，按照五行相生的顺序，细分为五种情况，即木运不及，火运不及，土运不及，金运不及，水运不及。

五运中此运不及，必然被此行原来相克的那一行所欺侮。如一个民族落后，外族就会来欺侮。一运不足，外运就会来欺侮。"落后就要挨打"讲的是人间之理，"不及就要受侮"讲的是运气之理。

五行相克，行行之间普遍存在着相克关系。但是，此行一旦出现不及的状态，就会被本来相克的那一行所欺侮。如《素问·五运行大论》所终结的那样："气有余，则制己所胜而侮所不胜；其不及，则己所不胜侮而乘之，己所胜轻而侮之。"气有余，一会进一步克制它本来所克的那一行，二会反过来欺侮相克它的那一行。气不足，本来相克的那一行反过来会欺侮它。木克土，木运不及反被脾土所侮；火克金，火运不及会反被肺金所侮；土克水，土运不及反被肾水所侮；金克木，金运不及反被木所侮；水克火，水运不及反会被心火所侮。

敬请读者谨记，五行之间存在着正常之克，也存在着反常之克。正常之克，此行克彼行。反常之克，此行被彼行所克。反常之克，会引起疾病。

五运每一运由强变弱，同样会引起本来相克那一行的欺侮，无论哪一运受侮都会引起疾病。

木运不及，会受土侮，木运不及则金燥之气流行，这种反常会引起多种疾病，如患腹中清冷、胠胁疼痛、少腹疼痛、肠鸣、大便稀溏、寒热、疮疡、痱疹、痈痤等。本篇岐伯告诉黄帝，木运不及之时，天上的木星暗淡而金、土两星明亮。

火运不及，会受金侮，火运不及则寒冷之气流行，这种反常会引起多种疾病，如头目不清、心痛、声音突然嘶哑、胸中疼痛、两胁疼痛、背部疼痛、肩胛之间疼痛、胸腹部胀大、腰背能屈不能伸等。本篇岐伯告诉黄帝，火运不及之时，天上的火星暗淡而水星明亮。

土运不及，会受水侮，土运不及则风气流行，这种反常会引起多种疾病，如泄泻、霍乱、身体沉重、腹部疼痛、筋骨强直、肌肉酸痛、易怒、食欲不佳、口中无味等。本篇岐伯告诉黄帝，土运不及之时，天上的土星暗淡，水星、木星明亮。

金运不及，会受木侮，金运不及则火气流行，这种反常会引起多种疾病，如肩背沉重、流鼻涕、打喷嚏、便血、严重下泻、口疮、心痛等。本篇岐伯告诉黄帝，金运不及之时，天上的金星暗淡，火星、水星明亮。

水运不及，会受火侮，水运不及则湿气流行，这种反常会引起多种疾病，如腹部胀满、身重、水泻、阴疮流稀脓、烦闷、脚痿弱、四肢清冷、脚下疼痛、浮肿、腰疼、股疼、关节不利、风疹等。本篇岐伯告诉黄帝，水运不及之时，天上的水星暗淡，土星、火星明亮。

五运不及，不但会引起人体疾病，还会引起万物的疾病。凡是真正的良医，就应留心自然界万物异常的变化。

平，平均，平衡，是《素问》所期望的一种理想状态。运气该至而至，该去而去，就是一种平的状态。太过，破坏了平的状态。不及，同样破坏了平的状态。平的状态一旦被破坏，万物会生病，人也会生病。

四、　运气学的命运

《鹖冠子·度万》："天人同文，地人同理。"

天人同文，在本篇合在五运上。地人同理，在本篇合在六气上。此处，可以说一句这样的话：如果对天人同文、地人同理的哲理不理解，那就根本无法理解中医文化。

运气学在中医文化中是一门精美博大的学问，是一门以天文论气候的学问，是一门以研究天文与气候规律的学问，是一门以天时气候指导治病、养生的学问。

在本篇，运气学是岐伯、黄帝所重视的学问。"非其人不教"这句话，说明了运气学在岐伯、黄帝眼中有极其重要的位置。

"所谓精光之论，大圣之业，宣明大道，通于无穷，究于无极也。"

精光之论、大圣之业、大道，本篇使用了一系列称颂的褒义之词对运气学做出了高度的评价。中华先贤所创建的如此精密的学问，其解释权在今天竟然沦落到了算命先生手里。"碰碰运气"这句对人对己都不负责任的话，居然会经常出现在中华先贤的子孙嘴里。"看看天上的大馅饼，会不会一出门就落在自己嘴里；看看地下的元宝，会不会突然冒出在自己面前。"这就是那些自以为远远高明于祖先的子孙对运气学的理解。运气学被糟蹋到如此程度，不知中华先贤的在天之灵会做何感想？

五、 五运与四时

（一）五运与四时的关系

木运与春季的关系。木运应春，木运不及，春天气候反常，会出现寒冷凄凉的秋天气候，夏天会出现特别炎热的气候。如此气候所形成的自然灾害多出现在东方，在人体所形成的疾病则为肝病，病邪内在胸胁，外在关节筋骨。

火运与夏季的关系。火运应夏，火运不及，夏天气候反常，会出现惨凄寒冷的冬天气候，还会出现倾盆大雨的气候。如此气候所形成的自然灾害多出现在南方，在人体所形成的疾病则为心病，病邪内在胸胁，外在经脉。

土运与四时的关系。土运应四时，应长夏。土运不及，如果三、六、九、十二月气候反常，这几个月即每一个季节的最后十八天会出现反常的气候，例如狂风暴雨、折草摇木的气候。如此气候所形成的自然灾害多出现在四方，在人体所形成的疾病则为脾病，病邪内在心腹，外在四肢。

金运与秋季的关系。金运应秋，金运不及，秋天气候反常，会出现冰雹霜雪的气候。如此气候所形成的自然灾害多出现在西方，在人体所形成的疾病则为肺病，病邪内在胸胁肩背，外在皮毛。

水运与冬季的关系。水运应冬，水运不及，理应是冬天气候反常，但本篇却出现"四维气候反常之说"。四方者，东西南北也。四维者，东南、东北、西南、西北也。本篇的四维，指的是在一年十二个月的循环大圆里的三、六、九、十二月。水运不及，在三、六、九、十二月这几个月会出现尘埃昏蒙、暴雨倾盆的反常气候。如此气候所造成的灾害多出现在北方，在人体多出现肾病，病邪内在腰脊骨髓，外在肌肉交会处及脚膝。

（二）又一次形象比喻

本篇用了一个形象的比喻强调了平衡的重要性。形象的比喻是："夫五运之政，犹权衡也。"权衡者，秤也。权是斤两单位，衡称重之秤。秤称斤两，以准为平。这里以权衡喻五运之政，强调的是平衡的重要性。

如何调整平衡呢？本篇所指出的办法是："高者抑之，下者举之，化者应之，变者复之。"过高加以抑制，过低加以抬举，这一方法与"寒者热之，热者寒之；虚者补之，实者泻之"的方法是一致的。

六、　小异常仍然在大规则之中

五运异常，六气也相应异常，其实，小异常的变化仍然在大规则之中。何谓大规则呢？时空之规则也。时间上的春夏秋冬与空间中的东西南北始终是对应的，时空不同决定着气候的不同，气候的变化决定着万物的变化，这就是时空大规则。

东方春季生风，风能助木类发芽。南方夏季生热，热能生火，火能使万物繁荣。中央长夏生湿，湿能助万物旺盛。西方秋天生燥，燥能使万物成熟。北方冬天生寒，寒能使万物收藏。这就是本篇岐伯所阐述的时空规则。

时空规则并不是起于《内经》，更不是起于本篇，而是起于八卦。《易经·说卦》诠释八卦，解释出了时空物三位一体的时空观。

《易经·说卦》告诉人们，时空物三者具有一体性。时空物三者的一体性体现在三大方面：同步变化，同一始点，同一终点。变化的起始点在春天、在东方，变化的终点在冬天、在北方。春天是万物生发的季节，夏天是万物生长的季节，秋天是万物成熟的季节，冬天是万物收藏的季节。这就是时空物三位一体的大规则。小异常的变化超不出这个时空大规则，五运的异常只能在这个时空规则之中。

七、　五运循环与天体运转

五运是循环的。循环的五运并不是独立存在的，循环的五运背后还有原因，这个原因就是天体的运转。

五运与天上的金木水火土五星的关系是相对相应的关系，五星的运转决定着五运的循环。

五星的运转与地球本身的运动，并不是匀速直线运动，而是不匀速曲线运动。运转中会出现快慢现象，出现逆顺现象，这就是五运出现异常的根本原因。

本篇指出，五星的光亮程度是变化的，即有时明亮，有时暗淡。光亮程度的变化，说明了什么呢？说明五星与地球的距离发生了变化。

五运与五星之间的对应关系，中华先贤既定了性，又定了量。定性是大原则，这一原则是不可超越的。定量是技术问题，技术问题是可以超越的。如果优秀的后世子孙，不断地把五运五星的对应关系详细定量，那会解决多少问题啊！

八、 看问题的三百六十度

本篇的结论出现这样一句话："善言天者，必应于人；善言古者，必验于今；善言气者，必彰于物；善言应者，同天地之化；善言化言变者，通神明之理。"

"善言天者，必应于人。"这句话所言的天人关系，是上下关系。

"善言古者，必验于今。"这句话所言的古今关系，是前后关系。

"善言气者，必彰于物。"气无形，物有形。这句话所言的气物关系，是无形与有形的关系。

"善言应者，同天地之化。"这句话所言的应化关系，是大变化与小变化的关系。天地之化是大变化，运气变化、万物变化及方方面面的变化是小变化。

"善言化言变者，通神明之理。"化与变是万物的化与变，神明就是生生之源；言化言变，言的是万物变化与生生之源的关系。

言上看下，言前看后，言有思无，言小思大，言形下之物思生生之源，这就是中华先贤研究问题、研究疾病的基本方法。看问题绝不能站在一个角度、一个方位上，而应该站在三百六十度的全方位上。

手中没有任何仪器的中华先贤，为什么那么善于发明创造，为什么那么善于提出问题与解答难题，站在三百六十度的全方位上看问题，是不是这其中的奥秘？

显微镜能观察具体，X线机观察得更具体，CT观察得更精细，但会全方位地看问题吗？

显微镜是重要的，X线机是重要的，CT同样是重要的，但只能针对问题给出具体答案，全面而正确的答案必须依赖人的大脑。

再精密的仪器也代替不了三百六十度全方位的思考。利用仪器是聪明的，依赖仪器则是愚蠢的。

五常政大论篇第七十

（原）（文）

黄帝问曰：太虚寥廓，五运回薄，衰盛不同，损益相从，愿闻平气，何如而名？何如而纪也？岐伯对曰：昭乎哉问也！木曰敷和，火曰升明，土曰备化，金曰审平，水曰静顺。帝曰：其不及奈何？岐伯曰：木曰委和，火曰伏明，土曰卑监，金曰从革，水曰涸流。帝曰：太过何谓？岐伯曰：木曰发生，火曰赫曦，土曰敦阜，金曰坚成，水曰流衍。

帝曰：三气[1]之纪，愿闻其候。岐伯曰：悉乎哉问也！敷和之纪，木德周行，阳舒阴布，五化宣平。其气端，其性随，其用曲直，其化生荣，其类草木，其政发散，其候温和，其令风，其藏肝，肝其畏清，其主目，其谷麻，其果李，其实核，其应春，其虫毛，其畜犬，其色苍，其养筋，其病里急支满，其味酸，其音角，其物中坚，其数八。

升明之纪，正阳而治，德施周普，五化均衡。其气高，其性速，其用燔灼，其化蕃茂，其类火，其政明曜，其候炎暑，其令热，其藏心，心其畏寒，其主舌，其谷麦，其果杏，其实络，其应夏，其虫羽，其畜马，其色赤，其养血，其病瞤瘛，其味苦，其音徵，其物脉，其数七。

备化之纪，气协天休，德流四政，五化齐修。其气平，其性顺，其用高下，其化丰满，其类土，其政安静，其候溽蒸[2]，其令湿，其藏脾，脾其畏风，其主口，其谷稷，其果枣，其实肉，其应长夏，其虫倮，其畜牛，其色黄，其养肉，其病否[3]，其味甘，其音宫，其物肤，其数五。

审平之纪，收而不争，杀而无犯，五化宣明。其气洁，其性刚，其用散落，其化坚敛，其类金，其政劲肃，其候清切，其令燥，其藏肺，肺其畏热，其主鼻，其谷稻，其果桃，其实壳，其应秋，其虫介，其畜鸡，其色白，其养皮毛，其病咳，其味辛，其音商，其物外坚，其数九。

静顺之纪，藏而勿害，治而善下，五化咸整。其气明，其性下，其用沃衍，其化凝坚，其类水，其政流演，其候凝肃，其令寒，其藏肾，肾其畏湿，其主二阴，其谷豆，其果粟，其实濡，其应冬，其虫鳞，其畜彘，其色黑，其养骨髓，其病厥，其味咸，其音羽，其物濡，其数六。

故生而勿杀，长而勿罚，化而勿制，收而勿害，藏而勿抑，是谓平气。

委和之纪，是谓胜生，生气不政，化气乃扬，长气自平，收令乃早，凉雨时降，风云并兴，草木晚荣，苍干凋落，物秀而实，肤肉内充，其气敛，其用聚，其动缓戾拘缓，其发惊骇，其藏肝，其果枣李，其实核壳，其谷稷稻，其味酸辛，其色白苍，其畜犬鸡，其虫毛介，其主雾露凄怆，其声角商，其病摇动注恐，从金化也，少角[4]与判商[5]同，上角[6]与正角同，上商与正商同，其病肢废痈肿疮疡，其甘虫，邪伤肝也，上宫与正宫同，萧瑟肃杀[7]，则炎赫沸腾，眚于三，所谓复也，其主飞蠹蛆雉，乃为雷霆。

伏明之纪，是谓胜长，长气不宣，藏气反布，收气自政，化令乃衡，寒清数举，暑令乃薄，承化物生，生而不长，成实而稚，遇化已老，阳气屈伏，蛰虫早藏，其气郁，其用暴，其动彰伏变易，其发痛，其藏心，其果粟桃，其实络濡，其谷豆稻，其味苦咸，其色玄丹，其畜马彘，其虫羽鳞，其主冰雪霜寒，其声征羽，其病昏惑悲忘，从水化也，少征与少羽同，上商与正商同，邪伤心也，凝惨凛冽，则暴雨霖霪，眚于九，其主骤注，雷霆震惊，沉露淫雨[8]。

卑监之纪，是谓减化，化气不令，生政独彰，长气整，雨乃愆，收气平，风寒并兴，草木荣美，秀而不实，成而秕也，其气散，其用静定，其动疡涌[9]，分溃[10]痈肿，其发濡滞[11]，其藏脾，其果李栗，其实濡核，其谷豆麻，其味酸甘，其色苍黄，其畜牛犬，其虫倮毛，其主飘怒振发，其声宫角，其病留满否塞，从木化也，少宫与少角同，上宫与正宫同，上角与正角同，其病飧泄，邪伤脾也，振拉飘扬，则苍干散落，其眚四维，其主败折虎狼，清气乃用，生政乃辱。

从革之纪，是谓折收，收气乃后，生气乃扬，长化合德，火政乃宣，庶类以蕃，其气扬，其用躁切，其动铿禁瞀厥，其发咳喘，其藏肺，其果李杏，其实壳络，其谷麻麦，其味苦辛，其色白丹，其畜鸡羊，其虫介羽，其主明曜炎烁，其声商徵，其病嚏咳鼽衄也，从火化也，少商与少徵同，上商与正商同，上角与正角同，邪伤肺也，炎光赫烈，则冰雪霜雹，眚于七，其主鳞伏彘鼠，岁气早至，乃生大寒。

涸流之纪，是谓反阳，藏令不举，化气乃昌，长气宣布，蛰虫不藏，土润水泉减，草木条茂，荣秀满盛，其气滞，其用渗泄，其动坚止，其发燥槁，其藏肾，其果枣杏，其实濡肉，其谷黍稷，其味甘咸，其色黅玄，其畜彘牛，其虫鳞倮，其主埃郁昏翳，其声羽宫，其病痿厥坚下[12]，从土化也，少羽与少宫同，上宫与正宫同，其病癃閟[13]，邪伤肾也，埃昏骤雨，则振拉摧拔，眚于一，其主毛显狐狢，变化不藏。

故乘危而行，不速而至，暴疟无德，灾反及之，微者复微，甚者复甚，气之常也。

发生之纪，是谓启陈，土疏泄，苍气达，阳和布化，阴气乃随，生气淳化[14]，万物以荣，其化生，其气美，其政散，其令条舒，其动掉眩巅疾，其德鸣靡启坼，其变振拉摧拔，其谷麻稻，其畜鸡犬，其果李桃，其色青黄白，其味酸甘辛，其象春，其经足厥阴、少阳，其藏肝脾，其虫毛介，其物中坚外坚，其病怒，太角与上商同，上徵则其气逆，其病吐利，不务其德，则收气复，秋气劲切，甚则肃杀，清气大至，草木凋零，邪乃伤肝。

赫曦之纪，是谓蕃茂，阴气内化，阳气外荣，炎暑施化，物得以昌，其化长，其气高，其政动，其令鸣显，其动炎灼妄扰，其德暄暑郁蒸，其变炎烈沸腾，其谷麦豆，其畜羊彘，其果杏栗，其色赤白玄，其味苦辛咸，其象夏，其经手少阴、太阳，手厥阴、少阳，其藏心肺，其虫羽鳞，其物脉濡，其病笑疟疮疡血流狂妄目赤，上羽与正徵同，其收齐，其病痓，上徵而收气后也，暴烈其政，藏气乃复，时见凝惨，甚则雨水，霜雹、切寒，邪伤心也。

敦阜之纪，是谓广化，厚德清静，顺长以盈，至阴内实，物化充成，烟埃朦郁，见于厚土，大雨时行，湿气乃用，燥政乃辟，其化圆，其气丰，其政静，其令周备，其动濡积并稸，其德柔润重淖，其变震惊，飘骤崩溃，其谷稷麻，其畜牛犬，其果枣李，其色黅玄苍，其味甘咸酸，其象长夏，其经足太阴阳明，其藏脾肾，其虫倮毛，其物肌核，其病腹满，四肢不举，大风迅至，邪伤脾也。

坚成之纪，是谓收引，天气洁，地气明，阳气随，阴治化，燥行其政，物以司成，收气繁布，化洽不终，其化成，其气削，其政肃，其令锐切，其动暴折疡疰[15]，其德雾露萧瑟，其变肃杀凋零，其谷稻黍，其畜鸡马，其果桃杏，其色白青丹，其味辛酸苦，其象秋，其经手太阴阳明，其藏肺肝，其虫介羽，其物壳络，其病喘喝，胸凭仰息[16]，上徵与正商同，其生齐，其病咳，政暴变则名木不荣，柔脆焦首，长气斯救，大火流，炎烁且至，蔓将槁，邪伤肺也。

流衍之纪，是谓封藏，寒司物化，天地严凝，藏政以布，长令不扬，其化凛，其气坚，其政谧，其令流注，其动漂泄沃涌，其德凝惨寒雰[17]，其变冰雪霜雹，其谷豆稷，其畜彘牛，其果栗枣，其色黑丹黅，其味咸苦甘，其象冬，其经足少阴太阳，其藏肾心，其虫鳞倮，其物濡满，其病胀，上羽而长气不化也。政过则化气大举，而埃昏气交，大雨时降，邪伤肾也。

故曰：不恒其德，则所胜来复；政恒其理，则所胜同化。此之谓也。

帝曰：天不足西北，左寒而右凉；地不满东南，右热而左温，其故何也？岐伯曰：阴阳之气，高下之理，太少之异也。东南方，阳也，阳者，其精降于下，故右热而左温。西北方，阴也，阴者，其精奉于上，故左寒而右凉。是以地有高下，气有温凉，高者气寒，下者气热，故适寒凉者胀之，温热者疮，下之则胀已，汗之则疮已，此腠理开闭之常，太少之异耳。

帝曰：其于寿夭何如？岐伯曰：阴精所奉其人寿，阳精所降其人夭。帝曰：善。其病也，治之奈何？岐伯曰：西北之气，散而寒之，东南之气，收而温之，所谓同病异治也。故曰：气寒气凉，治以寒凉，行水渍之。气温气热，治以温热，强其内守，必同其气，可使平也，假者反之。

帝曰：善。一州之气，生化寿夭不同，其故何也？岐伯曰：高下之理，地势使然也。崇高则阴气治之，污下则阳气治之，阳胜者先天，阴胜者后天，此地理之常，生化之道也。帝曰：其有寿夭乎？岐伯曰：高者其气寿，下者其气夭，地之小大异也，小者小异，大者大异。故治病者，必明天道地理，阴阳更胜，气之先后，人之寿夭，生化之期，乃可以知人之形气矣。

帝曰：善。其岁有不病，而藏气不应不用者，何也？岐伯曰：天气制之，气有所从也。

帝曰：愿卒闻之。岐伯曰：少阳司天，火气下临，肺气上从，白起金用，草木眚，火见燔焫，革金且耗，大暑以行，咳嚏，衄衊，鼻窒，曰疡，寒热胕肿。风行于地，尘沙飞扬，心痛胃脘痛，厥逆膈不通，其主暴速。

阳明司天，燥气下临，肝气上从，苍起木用而立，土乃眚，凄沧数至，木伐草萎，胁痛目赤，掉振鼓栗，筋痿不能久立。暴热至，土乃暑，阳气郁发，小便变，寒热如疟，甚则心痛，火行于槁，流水不冰，蛰虫乃见。

太阳司天，寒气下临，心气上从，而火且明，丹起[18]，金乃眚，寒清时举，胜则水冰，火气高明，心热烦，溢干、善渴，鼽嚏，喜悲数欠，热气妄行，寒乃复，霜不时降，善忘，甚则心痛。土乃润，水丰衍，寒客至，沉阴化，湿气变物，水饮内稸，中满不食，皮㾦[19]肉苛，筋脉不利，甚则胕肿，身后痈。

厥阴司天，风气下临，脾气上从，而上且隆，黄起[20]，水乃眚，土用革。体重，肌肉萎，食减口爽，风行太虚，云物摇动，目转耳鸣。火纵其暴，地乃暑，大热消烁，赤沃下，蛰虫数见，流水不冰，其发机速。

少阴司天，热气下临，肺气上从，白起，金用，草木眚，喘呕、寒热，嚏鼽、衄、鼻窒，大暑流行，甚则疮疡燔灼，金烁石流。地乃燥清，凄怆数至，胁痛、善太息，肃杀行，草木变。

太阴司天，湿气下临，肾气上从，黑起水变，火乃眚，埃冒云雨，胸中不利，阴痿，气大衰而不起不用。当其时，反腰脽痛，动转不便也，厥逆。地乃藏阴，大寒且至，蛰虫早附，心下否痛，地裂冰坚，少腹痛，时害于食，乘金则止水增，味乃咸，行水减也。

帝曰：岁有胎孕不育，治之不全，何气使然？岐伯曰：六气五类，有相胜制也，同者盛之，异者衰之，此天地之道，生化之常也。

故厥阴司天，毛虫静，羽虫育，介虫不成；在泉，毛虫育，倮虫耗，羽虫不育。

少阴司天，羽虫静，介虫育，毛虫不成；在泉，羽虫育，介虫耗不育。

太阴司天，倮虫静，鳞虫育，羽虫不成；在泉，倮虫育，鳞虫不成。

少阳司天，羽虫静，毛虫育，倮虫不成；在泉，羽虫育，介虫耗，毛虫不育。

阳明司天，介虫静，羽虫育，介虫不成；在泉，介虫育，毛虫耗，羽虫不成。

太阳司天，鳞虫静，倮虫育；在泉，鳞虫耗，倮虫不育。

诸乘所不成之运，则甚也。故气主有所制，岁立有所生，地气制己胜，天气制胜己，天制色，地制形，五类衰盛，各随其气之所宜也。故有胎孕不育，治之不全，此气之常也，所谓中根也。根于外者亦五，故生化之别，有五气、五味、五色、五类、五宜也。

帝曰：何谓也？岐伯曰：根于中者，命曰神机，神去则机息。根于外者，命曰气立，气止则化绝。故各有制，各有胜，各有生，各有成。故曰：不知年之所加，气之同异，不足以言生化。此之谓也。

帝曰：气始而生化，气散而有形，气布而蕃育，气终而象变，其致一也。然而五味所资，生化有薄厚，成熟有少多，终始不同，其故何也？岐伯曰：地气制之也，非天不生，地不长也。

帝曰：愿闻其道。岐伯曰：寒热燥湿，不同其化也。故少阳在泉，寒毒不生，其味辛，其治苦酸，其谷苍丹。阳明在泉，湿毒不生，其味酸，其气湿，其治辛苦甘，其谷丹素。太阳在泉，热毒不生，其味苦，其治淡咸，其谷黅秬。厥阴在泉，清毒不生，其味甘，其治酸苦，其谷苍赤，其气专，其味正。少阴在泉，寒毒不生，其味辛，其治辛苦甘，其谷白丹。太阴在泉，燥毒不生，其味咸，其气热，其治甘咸，其谷黅秬。化淳则咸守，气专则辛化而俱治。

故曰：补上下者从之，治上下者逆之，以所在寒热盛衰而调之。故曰：上取下取，内取外取，以求其过。能毒[21]者以厚药，不胜毒者以薄药。此之谓也。气反者，病在上，取之下；病在下，取之上；病在中，傍取之。治热以寒，温而行之；治寒以热，凉而行之；治温以清，冷而行之；治清以温，热而行之。故消之削之，吐之下之，补之泻之，久新同法。

帝曰：病在中而不实不坚，且聚且散，奈何？岐伯曰：悉乎哉问也！无积者求其藏，虚则补之，药以祛之，食以随之，行水渍之，和其中外，可使毕已。

帝曰：有毒无毒，服有约乎？岐伯曰：病有久新，方有大小，有毒无毒，固宜常制矣。大毒治病，十去其六，常毒治病，十去其七，小毒治病，十去其八，无毒治病，十去其九，谷肉果菜，食养尽之，无使过之，伤其正也。不尽，行复如法。必先岁气，无伐天和，无盛盛[22]，无虚虚[23]，而遗人夭殃，无致邪，无失正，绝人长病。

帝曰：其久病者，有气从不康，病去而瘠，奈何？岐伯曰：昭乎哉！圣人之问也！化不可代，时不可违。夫经络以通，血气以从，复其不足，与众齐同，养之和之，静以待时，谨守其气，无使倾移，其形乃彰，生气以长，命曰圣王。故《大要》曰：无代化，无违时，必养必和，待其来复。此之谓也。帝曰：善。

（注）（释）

1. 三气　三种气，即平气、不及和太过之气。

2. 溽（rù）蒸　溽，湿气。溽蒸，湿热蒸发。

3. 否（pǐ）　窒塞不通。

4. 少角　木运敷和（平气）称为正角，委和（不及）称为少角，发生
（太过）称为太角。五音、五运相通，五运的状态可以用五音来表达。五运
的状态分正常、不及、太过三种，在五音中可以用正、少、太来描述——正
表正常，少表不及，太表有余。例如，土运的三种状态可以用正宫、少宫、
太宫来表达，其余四运以此类推。

5. 判商　判，作一半解。商，属金。判商是指少商。木运不及，金来克
木，木气半从金化，所以少角与判商同。

6. 上角　角属木。厥阴风木司天，称为上角。上，司天也。上商、上
徵、上宫、上羽相同于此义。

7. 萧瑟（sè）肃杀　金气胜木，一片萧条的景象。

8. 沉霒（yīn）淫雨　淫，过度。淫雨，形容连绵不断的雨。张介宾：
"沉霒，阴云蔽日也。淫，久雨也。此皆湿复之变"。

9. 疡涌　疮疡脓汁很多，犹如泉涌。

10. 分溃　分，破裂。溃，溃烂。

11. 濡滞　滞，不畅。濡滞，指水气不行。

12. 坚下　指下部坚硬的癥结。

13. 癃闭　癃，小便不畅。闭，闭塞不通。

14. 淳化　淳，厚。淳化，指雄厚的化生万物之气。

15. 疡疿　皮肤表面的疮。疡病与疡医，最早记载的经典是《周礼》。
张介宾："疡疿者，皮肤之疾。"

16. 胸凭仰息　端坐呼吸，指呼吸困难的一种症状。张志聪："金气太
盛，而肺气实也。"

17. 雰（fēn）　"氛"的异体字。雾气。

18. 丹起　丹，红色也，火之色也。丹起，即火气之起。

19. 皮瘝（wán）　指皮肤麻痹。

20. 黄起　黄，湿土之色。黄起，即湿土之气起。

21. 能（nài）毒　剧烈之毒。指药物猛烈之药性，并不是现代人所理解的毒性。

22. 盛盛　实证用补，即为盛盛。

23. 虚虚　虚证用泻，即为虚虚。

五常者，五运也，五行也。

五运主岁，司五气、五谷、五虫、五畜、五木、五声、五色、五味……此之为政令之常也。政令之常，常政也。五常政者，五运正常与非常所引起的物候变化也。

五常政大论，一论五运有平气、不及、太过之别，二论空间四方有高下阴阳之异，三论平气、不及、太过对万物与人的影响，四论六气司天在泉对气候、物候的影响，五论疾病发病规律与医治原则，例如热药凉服、凉药热服、上病下取、下病上取……五常政大论，是天、地、气、物、人、虫一体而论的大论。

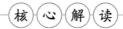

五谷为什么去年歉收，今年丰收？小蚜虫为什么去年多，今年少？瓜为什么今年没有去年的大？果没有去年的甜？为什么某年的春天到得格外早？为什么某年的春天又会出现倒春寒？为什么某年某季的人会突然发生一种相似的病？自然现象种种，原因却只有一个——不同的气候所致也。运气学告诉人们，不同的运决定着不同的气候，不同的气候或者说气候变化决定着五谷、瓜果的丰收与否，决定着流行病的产生与否，决定着小虫繁殖的快与慢。五运变化与万物的同步变化，本篇之核心也。

一、五运与万物的同步变化

（一）定位与定名

五运可以分为三种状态：平气、不及、太过。本篇对这三种状态一一进行了定名、定位。

1. 平气　五运的第一种状态是平气。木运平气称为敷和，火运平气称为升明，土运平气称为备化，金运平气称为审平，水运平气称为清顺。

敷和、升明、备化、审平、清顺，这是五个形容五运正常的专用词。

敷和有广布温暖之意，升明有光明上升之意，备化有完备生化之意，审平有和平正常之意，清顺有宁静和顺之意。

一种状态，五个名字，是不是有些累赘了?!

"易简而天下之理得矣。"这是《易经·系辞上》开篇处的哲理之论。一种状态而五个名字，显然既不易又不简。

下面相似相同的问题，以此答案论之。

2. 不及之别名　五运不及之气，各自还有一个别名，所以，本篇又重复介绍了五运不及之气。

木运不及称为委和，火运不及称为伏明，土运不及称为卑监，金运不及称为从革，水运不及称为涸流。

委和、伏明、卑监、从革、涸流，这五个词是五运不及的专用词。

委和有屈从之意，伏明有阴暗不明之意，卑监有上位萎弱之意，从革有坚变松软之意，涸流有干枯不流之意。

3. 太过之别名　五运太过之气，各自还有一个别名，所以，本篇又重复介绍了五运太过之气。

木运太过称为发生，火运太过称为赫曦，土运太过称为敦阜，金运太过称为坚成，水运太过称为流衍。

发生、赫曦、敦阜、坚成、流衍，这五个词是五运太过的专用词。

发生有过早生长之意，赫曦有光亮太过之意，敦阜有坚厚过度之意，坚成有过分坚硬之意，流衍有过满四溢之意。

（二）三种状态的不同标志

五运有平气、太过、不及三种状态，三种状态各有标志。标志在何处?答曰："在万物之中。"

1. 平气的标志

（1）木运平气的标志：木运平气之年，阴阳之气舒畅平衡，草木旺盛，五谷之中旺麻，五果之中旺李，五虫之中旺毛虫，五畜之中旺犬，五色之中鲜青，五味之中旺酸，五脏之中旺肝，五官之中明目，所引起的疾病是拘急胀满。

（2）火运平气的标志：火运平气之年，正阳之气司令，火的德气普施于四周，万物茂盛，五谷之中旺麦，五果之中旺杏，五虫之中旺羽虫，五畜之中旺马，五色之中鲜红，五味之中旺苦，五脏之中旺心，人体之中旺血，所引起的疾病是腹部痞满。

（3）土运平气的标志：土运平气之年，天地之气协调平和，万物丰满，五谷之中旺稷，五果之中旺枣，五虫之中旺倮虫，五畜之中旺牛，五色之中鲜黄，五味之中旺甘，五脏之中旺脾，人体之中旺肌肉，所引起的疾病是肌肉抽搐。

（4）金运平气的标志：金运平气之年，天地之气收敛而不争夺，肃杀而不伤害，万物坚实，五谷之中旺稻，五果之中旺桃，五虫之中旺介类，五畜之中旺鸡，五色之中鲜白，五味之中旺辛，五脏之中旺肺，人体之中旺皮毛，所引起的疾病是咳嗽。

（5）水运平气的标志：水运平气之年，天地之气凝静，万物坚硬，五谷之中旺豆，五果之中旺栗，五虫之中旺鳞类，五畜之中旺猪，五色之中鲜黑，五味之中旺咸，五脏之中旺肾，人体之中旺骨髓，所引起的疾病是厥冷。

平气之平，实际上就是此运司岁之时，没有显示出霸道，与相克的那一运、那一气之间呈现出的是和平共处的状态。按照五行属性，平气之平可以划分为五种状态：

木气司岁之时，木气、土气之间是平衡关系。

火气司岁之时，火气、金气之间是平衡关系。

土气司岁之时，土气、水气之间是平衡关系。

金气司岁之时，金气、木气之间是平衡关系。

水气司岁之时，水气、火气之间是平衡关系。

平气之年，万物生也正常，长也正常，息也正常，藏也正常。总而言之，万物各得其所，用本篇的话说是："故生而勿杀，长而勿罚，化而勿制，收而勿害，藏而勿抑，是谓平气。"

2. 不及的标志

（1）木运不及的标志：木运不及之年，木气被金气克制，凉雨不时下降，草木繁荣之期推迟，万物会早生早熟，五果之中受影响的是枣与桃，五谷之中受影响的是稷与稻，五畜之中受影响的是犬和鸡，五虫之中受影响的是毛虫与介虫，五色之中受影响的是青色——青色会变成苍白色，人体之中受影响的是肝脏，所引起的疾病是肢体痛肿、疮疡、生虫、抽筋、惊骇等，这是因为邪气伤害了肝脏。木运不及之年的自然灾害多发生在东方。——木运不及之年称为胜生。

（2）火运不及的标志：火运不及之年，火气被水气克制，寒凉之气经常出现，暴热之气减弱，物生而不长，能开花但果实瘦小，五果之中受影响的是栗与桃，五谷之中受影响的是豆与稻，五畜之中受影响的是马与猪，五虫之中受影响的是羽虫与鳞虫，五色之中受影响的是红色——鲜红色中会出现黑色，人体之中受影响的是心脏，所引起的疾病是精神昏乱、悲哀善忘等，这是因为邪气伤害了心脏。火运不及之年的自然灾害多发生在南方。——火运不及之年称为胜长。

（3）土运不及的标志：土运不及之年，土气被木气克制，风与寒同时兴起，草木虽繁荣茂盛，但只开花吐穗而不结实，收割时只是糠秕，五果之中受影响的是李与栗，五谷之中受影响的是豆与麻，五畜之中受影响的是牛与犬，五虫之中受影响的是倮虫与毛虫，五色之中受影响的是黄色——黄色中会带出青色，人体之中受影响的是脾脏，所引起的疾病是痛肿、疮疡、溃烂、涌吐等，这是因为邪气伤害了脾脏。土运不及之年的自然灾害多发生在中原。——土运不及之年称为减化。

（4）金运不及的标志：金运不及之年，金气被火气克制，金气会推迟而至，火、土两气却会推迟而去，万物会格外繁荣茂盛，五果之中受影响的是李与杏，五谷之中受影响的是麻与麦，五畜之中受影响的是鸡与羊，五虫之中受影响的是介虫与羽虫，五色之中受影响的是白色——白色中会带出红色，人体之中受影响的是肺脏，所引起的疾病是咳嗽、失音、胸闷、气逆、气喘等，这是因为邪气伤害了肺脏。金运不及之年的自然灾害多发生在西方。——金运不及之年称为折受。

（5）水运不及的标志：水运不及之年，水气被土气克制，阴气不足，阳气反而过盛，土地润泽，泉水减少，草木畅达茂盛，五果之中受影响的是枣与杏，五谷之中受影响的是黍与稷，五畜之中受影响的是猪与牛，五虫之中受影响的是鳞虫与倮虫，五色之中受影响的是黑色——黑色中会带出黄色，人体之中受影响的是肾脏，所引起的疾病是小便不利、大便秘结等，这是因为邪气伤害了肾脏。水运不及之年的自然灾害多发生在北方。——水运不及之年称为反阳。

不及之气，实际上是后于时之气。时分四时、八节、二十四节气。时到气未到，节至气未至，此之为不及之气也。譬如，立春而春气不至，此之为春气不及也。立夏而夏气未到，此之为夏气不及也。不及之气，为非常之气。非常之气，打破了气之平衡状态。所以，非常之气为致病之气。致病之气，一可以致万物之病，二可以致人之病。

3. 太过的标志

（1）木运太过的标志：木运太过之年，木气畅达，万物欣欣向荣。木运太过之年，四季之中旺春，五谷之中旺麻旺稻，五畜之中旺鸡旺犬，五果之中旺李旺桃，五虫之中旺毛虫、介虫，五色之中旺青色，五脏之中旺肝，所引起的疾病是易于发怒。——木运太过之年称为启陈。

（2）火运太过的标志：火运太过之年，火气升腾，万物昌盛。火运太过之年，四季之中旺夏，五谷之中旺麦旺豆，五畜之中旺羊旺猪，五果之中旺杏旺栗，五虫之中旺羽旺鳞，五色之中旺红色，五脏之中旺心，所引起的疾病是高热、躁扰、善笑、疟疾、疮疡、出血、狂妄、眼红。——火运太过之年称为蕃茂。

（3）土运太过的标志：土运太过之年，土气广博，万物充盈。土运太过之年，四季之中旺长夏，五谷之中旺稷旺麻，五畜之中旺牛旺犬，五果之中旺枣旺李，五虫之中旺倮虫旺毛虫，五色之中旺黄色，五脏之中旺脾，所引起的疾病是腹胀、四肢不能举动。——土运太过之年称为广化。

（4）金运太过的标志：金运太过之年，金秋之气坚凝，阳气收敛，阴气主事，天气洁净，万物成熟。四季之中旺秋，五谷之中旺稻旺黍，五畜之中旺鸡旺马，五果之中旺桃旺杏，五虫之中旺羽虫旺介虫，五色之中旺黑色，五脏之中旺肾，所引起的疾病是喘息喝喝有声，胸部胀满，仰面呼吸。——金运太过之年称为收引。

（5）水运太过的标志：水运太过之年，天寒地冻，万物凝结。水运太过之年，四季之中旺冬，五谷之中旺豆旺稷，五畜之中旺猪旺牛，五果之中旺栗旺枣，五虫之中旺鳞虫旺倮虫，五色之中旺黑色，五脏之中旺肾，所引起的疾病是痛泄、腹胀。——水运太过之年称为封藏。

在中华先贤眼里，地面上的一棵小草、一朵小花，地下的一条小蚯蚓，水里的一条小鱼、一只小虾，其生存状态均与五运六气有关。小草的发芽、生长、枯荣，小花的含苞与开放，小蚯蚓蛰藏与出土，小鱼、小虾的繁殖与生长，均与运气的不同状态有关。总而言之，有是气就有是物。细而言之，有是气就有是物的这种或那种状态。

本篇在讲述了五运太过之后说了这样一句话："不恒其德，则所胜来复；政恒其理，则所胜同化。"这段话总结了运、胜、复三重哲理。

运正常为恒其德，运非常为不恒其德。恒其德之哲理源于《易经》。《易经·恒》九三爻辞："不恒其德，或承之羞。"《易经》认为，天德无私，地德宽厚，人应该有像天地一样具有这种美德，如果不能恒久地坚持这种美德，就可能要蒙受羞耻。《易经》讲恒其德，讲的是人文哲理。"不恒其德，或承之羞。"这句话曾出现在《论语·子路》中，是孔夫子用来教育弟子的。《易经》《论语》的"不恒其德，或承之羞"，其意义在人文上。

本篇讲的不是人文哲理，讲的是自然哲理。五运的每一运如果不能坚持自己的常态，一旦处于弱势，就会呈现出受侮。受侮之情况为非常，非常情况分两种：一是相克的那一行就会前来欺侮，欺侮者为胜；二是此行相生的那一行还会前来报复，受欺者的反抗为复。所以，五运之气只有发挥自己的正常作用，相克之气才会与其同化。笔者此处仅谈了相侮即相克相胜之理，并没有谈相复之理，相复之理在下面讨论。

太过之气，实际上是先于时之气。时未到而气到，节未至而气至，此之为太过之气也。例如，寒冬之际而春风已到，此为春气太过也。夏至之时而金风已至，此为秋气太过也。太过之气，为非常之气。非常之气，打破了气之平衡状态。所以，非常之气为致病之气。致病之气可以致病，一可以致万物之病，二可以致人之病。

二、治病五明

"故治病者，必明天道地理，阴阳更胜，气之先后，人之寿夭，生化之期，乃可以知人之形气矣。"治病五明，这是本篇又一重要论断。

治病五明，一明天道地理，二明阴阳更胜，三明气之先后，四明人之寿夭，五明生化之期。

天道地理为何？天的阳气不足于西北，所以北方寒而西方凉；地的阴气不足于东南，所以东方温而南方热；东南属阳，阳气有余，阳精自上降于下，所以南方热而东方温；西北属阴，阴气有余，阴精自下奉于上，所以西凉而北寒。地理位置有高下的不同，气候有温凉的差别，地理位置高则气候冷，地理位置低则气候热。这就是本篇所谈的天道地理。

阴阳更胜为何？阴尽阳来，阳尽阴来，如此阴阳转换是看不见的。日往月来，月往日来；昼往夜来，夜往昼来；寒往暑来，暑往寒来，如此阴阳转换是看得见的。看不见的阴阳转换体现在看得见的阴阳转换之中。有序的转换，有序的更替，属于正常。无序的转换，无序的更替，属于非常。正常的转换更替有益于健康，非常的转换更替有害于健康，这就是《素问》所谈的阴阳更胜。

气之先后为何？五运之气的先后顺序即气之先后，春夏秋冬的先后顺序即气之先后。

人之寿夭为何？寿者，长寿也。夭者，短寿也。人之寿夭，除了与本身条件有关之外，还与天地环境有关。本篇指出："高者其气寿，下者其气夭，地之小大异也，小者小异，大者大异。"地势高的地方，人的寿命较长；地势低的地方，人的寿命较短。即使在一个地方，例如九州中的某一州，人的寿命长短，也取决于地势的高低。

生化之期为何？春生夏长，秋收冬藏，这是正常之生化。春不生，夏不长，这就是非常之生化。

观察万物生化的正常与非常，可以反观气的正常与非常。观察人体健康与疾病，同样可以反观气的正常与非常。

三、 同病异治与假病反治

谈地理环境的差异时，本篇谈了两种不寻常的治病方法：同病异治与假病反治。

西北天气寒冷，其病多外寒内热，人病了可用散外寒、清里热的方法治疗。东南天气温热，其病多外热内寒，人病了可用敛阳气、温内寒的方法治疗。——这就是同病异治。

西北人有假热之寒病，东南人有假寒之热病。假热之寒，寒者热之；假寒之热，热者寒之。——这就是假病反治。

地理环境与人之关系，几千年前的中华先贤有两大发现：一发现了疾病与地理环境有关，二发现了寿命的长短也与地理环境有关。——疾病之产生，自身因素之外还有客观因素。

治疗地理环境因素所引起的疾病，中华先贤创建了两种方法：一是同病异治的方法，二是假病反治的方法。同一人身上出现的病，可能是一种病，也可能是内外两种病；治病的方法，也不是一种方法，可以同时采取两种方法。

面对这样聪慧的中华先贤，后世子孙应该做何感想呢？

四、 四个永远不应该忘记的条件

中华先贤论人论病，有四个条件永远不会忘记：一是永远不会忘记天文地理；二是永远不会忘记天气地气——五运六气；三是永远不会忘记春夏秋冬四时以及二十四气；四是永远不会忘记地势——海拔的高低。

这四个不应该忘记的条件，精密仪器根本不能认识。如果把四个不忘记的哲理与精密仪器的作用结合起来论疾病，是不是中医振兴的一条道路呢？

五、 五脏之气与天气之间的制约关系

本篇黄帝向岐伯又提出了一系列"应该发生却没有发生，不该发生却发生"的问题。例如，按照岁运之理应当发生此病，为什么偏偏没有发生此病？脏气应当相应，却偏偏没有应，为什么？岐伯给出的答案是："天气制之，气有所从也。"—司天之气制约五脏之气，五脏之气顺从变化的天气也。

天气是如何制约五脏之气的呢？

1. 金受制于火　肺气受制于少阳相火之气。

少阳相火司天，火气弥漫于地，形成的局面是火克金。此岁此时，天气应于万物，草木受灾。天气应于人体，肺气受制。与少阳之气相应的疾病是咳嗽、喷嚏、鼻衄、鼻塞、疮疡、寒热、浮肿等。

少阳司天之时，厥阴风木在泉，风气起于地，尘土飞扬，相应的疾病是心痛、胃脘痛、厥逆、胸膈不通等。

2. 木受制于金　肝气受制于阳明燥金之气。

阳明燥金司天，燥气下临于地，形成的局面是金克木。此岁此时，天气应于万物，草木枯萎。天气应于人体，肝气受制。与阳明之气相应的疾病是胁肋疼痛、目赤、动摇、战栗、筋脉痿弱等。

阳明司天，少阴君火在泉，地上暴热蒸腾，草木枯槁之时，水不结冰，

虫不蛰藏，相应的疾病是小便黄赤、寒热疟疾、心痛等。

3. 火受制于水　心气受制于太阳寒水之气。

太阳寒水司天，寒气下临于地，形成的局面是水克火。此岁此时，天气应于万物，水结成冰。天气应于人体，心气受制。与太阳之气相应的疾病是心中烦热、喉咙干燥、口渴、喷嚏、易于悲伤、常打呵欠等。

太阳寒水司天之时，太阴湿土在泉，土能制水，万物湿化，相应的疾病是腹水胀满、食欲不振、麻木不仁、筋脉不利、浮肿，转身困难等。

4. 土受制于木　脾气受制于厥阴风木之气。

厥阴风木司天，风气下临于地，形成的局面是木克土。此岁此时，天气应于万物，黄土隆起。天气应于人体，脾气受制。与厥阴风木之气相应的疾病是身体沉重、肌肉萎缩、饮食减少、食欲减退等。

厥阴风木司天之时，少阳相火在泉，火气暴行，地上流水不能结冰，相应的疾病是咳嗽、喷嚏、鼻衄、鼻塞、疮疡、寒热、浮肿等。

5. 水受制于土　肾气受制于太阴湿土之气。

太阴湿土司天，湿气下临于地，形成的局面是土克水。此岁此时，天气应于万物，积云为雨。天气应于人体，肾气受制。与太阴湿土之气相应的疾病是阴痿、气衰。

太阴湿土司天之时，太阳寒水在泉，阴气闭藏于地，严寒将来临，虫类提前蛰藏，相应的疾病是少腹疼痛，碍于饮食。

六、简评

将一个太阳回归年归纳为五行之气，这是我中华先贤的独特贡献。

人类早期的经典告诉后人，各个智慧民族的先贤，都在研究天气，都认识到了天气有风雨寒热之别。唯我中华先贤按照五行之标准，对变化的天气做出了抽象，抽象出了木、火、土、金、水五种形式，并将五行之气与时空进行了一一对应：时——春夏秋冬加长夏，空——东西南北中。

五行之气，在总体上是一个无限循环的大圆。五行之气，在具体上有强弱之变化。中华先贤认定，此天气强，彼天气必然弱；彼天气弱，此天气必然强。强与弱，就是本篇所讲的过与不及。

五行之气之中，一气有一气的作用，不同气有不同的作用。气不同，对万物的影响不同。气不同，对人的影响也不同。气的作用既可作用于人，又可作用于物。正是不同气的不同作用，造成了物与人的不同状态。自然界之所以有千差万别、千姿百态，气的不同作用是重要的外部条件。

今天的后人，如果沿着中华先贤的思路，继续研究五行之气与万物状态之间的关系，继续研究五行之气与疾病产生的关系，先贤已经定性的东西，后人进一步定量，如果能够这样，今天的中医学会是一个怎样的中医学呢？

七、 五类昆虫与五行之气之间的制约关系

五行之气可以作用于物，可以作用于人，也可以作用于虫。本篇指出，五运之气可以影响虫的生育。

厥阴风木司天时，羽虫能生育，介虫不能生育；厥阴风木在泉时，毛虫能生育，羽虫不能生育。

少阴君火司天时，介虫能生育，毛虫不能生育；少阴君火在泉时，羽虫能生育，介虫不能生育。

太阴湿土司天时，鳞虫能生育，羽虫不能生育；太阴湿土在泉时，倮虫能生育，鳞虫不能生育。

少阳相火司天时，毛虫能生育，倮虫不能生育；少阳相火在泉时，羽虫能生育，毛虫不能生育。

阳明燥金司天时，羽虫能生育，介虫不能生育；阳明燥金在泉时，介虫能生育，羽虫不能生育。

太阴寒水司天时，倮虫能生育；太阴寒水在泉时，倮虫不能生育。

五谷的丰收与歉收，昆虫生育的快与慢，除了自身的因素之外，还与天气因素有关。天人合一，天物合一，实际上，天虫也合一。自然界的一切生物与生命均与天气有着亲缘关系。不同的天气形成了不同的生物，不同的天气形成了不同的生命。由此观之，本篇以司天、在泉之气论五虫的生育与否，是符合自然法则的。

《素问·宝命全形论》曾经出现过这样一句至关重要的话："天地合气，命之曰人。"以这句话为基本模式，还可以延伸出这样几句话：

"天地合气，命之曰物。"

"天地合气，命之曰虫。"

"天地合气，命之曰禽。"

"天地合气，命之曰兽。"

物、人、昆虫、家禽、野兽的诞生与成长，都与气有关。记住了这一基本点，就会理解很多原来不理解的问题。不知道这一基本点，看本篇的以运气论昆虫的结论，很可能会认为是虚妄。

八、 神机与气立

本篇出现与运气学相关的两个概念：神机与气立。

所谓神机，就是生命的内在因素。所谓气立，就是生命的外在因素。用本篇的原话说是："根于中者，命曰神机。根于外者，命曰气立。"

神根于内而气根于外。神离，则生命即刻停止。气止，则生命无法生存。这里，中华先贤用内在与外在两种因素解释生命存在的合理性。

神机与气立，相似于佛教哲理中的因缘。释迦牟尼认为，万物起源需要两个基本条件——因与缘。因是内因；缘是外因。因缘组合即内外因组合，形成了万物之有。因缘分离即内外因分离，万有重新归于空无。

气——天气地气——是生命存在与延续的外因，万物无气不生。不认识这一外因，既无法正确认识生命，也无法正确认识疾病。

不认识这一外因，就无法成为一名合格的中医医生。用本篇的话说是："不知年之所加，气之盛衰，虚实之所起，不可以为工矣。"

九、"十之" 医法

"治热以寒，温而行之；治寒以热，凉而行之；治温以清，冷而行之；治清以温，热而行之。故消之削之，吐之下之，补之泻之，久新同法。"

这就是第一次出现在本篇的"十之"医法。

气不足会引起疾病，气有余也会引起疾病，不同病因所引起的疾病，应该运用不同的医治方法，这是中华先贤的对疾病的基本把握。

司天在泉之气不足所引起的病证，治当用补法，即顺其味而补。司天在泉之气有余所引起的病证，治当用泻法，即逆其味而治。总之，治疗由气而病的方法可以精练为：治热用寒，药当温服；治寒用热，药当凉服；治温用凉，药当冷服；治清冷用温，药当热服。无论是用消法通积，用削法攻坚，用吐法治实，用下法治实，还是用补法治虚，用泻法治实，都应当遵循这个原则。本篇还特别提醒后人，无论是新病，还是久病，都应该遵循这个原则。

十、"化不可代" 与 "时不可违"

本篇在结尾处强调了这样一条重要哲理——"化不可代，时不可违。"

这一条哲理告诉人们，人力是不能取代自然之生化的，养生是不能违背时序的。

在人们终于明白了"我们只有一个地球"的今天，再回头看"化不可代，时不可违"这条哲理，才会真正理解中华先贤的伟大。

现代科学创造了众多的、大自然不能创造的东西，这些创造物发挥出了大自然所没有的作用，使人们享受了比自然而然更舒服的愉悦。可是，具体享受的背后却是根本性的危害。这个根本性的危害，就是危害了人类仅有的、独一无二的地球。

惊心动魄的事实证明了"化不可代"的不可超越性。惊心动魄的事实告诉人们，大自然的生化作用是不可取代的。人可以进行创造，但创造必须以和谐自然为前提。

养生应该遵守时序，应该遵守昼动夜静的法则。年轻的科技人员为什么会昏倒在工作台前？中年的科技人员为什么早早地离开人世？正确的答案就是违背了昼动夜静的时间法则，违背了春夏养阳、秋冬养阴的养生原则。惊心动魄的事实告诉人们，"时不可违"的法则是严肃的，是不可违反的，哪怕你是科技人员。

"化不可代，时不可违"的哲理出于《素问》，但其根本却在《易经》。八卦的三爻将人放了天地之间，六十四卦的六爻仍然将人放在了天地之间，从这里开始，顺天法地的法则就建立了。

《易经·系辞下》："天地之大德曰生。"又："天地氤氲，万物化醇。"生万物为天地之大德，顺天法地，就要敬重天地化育万物的大德。

《易经·乾·文言》："与四时合其序。"时序即万物之序，时序即人序，顺天法地，就要顺从四时之序。

"化不可代，时不可违"的哲理可延续而不可超越，顺天法地的法则可延续而不可超越，万不可挑战温和而严肃的自然法则，万不可挑战温和而严肃的时序法则。否则，人们将会付出更大、更沉痛的代价。

六元正纪大论篇第七十一

原 文

黄帝问曰：六化六变，胜复淫治，甘苦辛咸酸淡先后，余知之矣。夫五运之化，或从五气，或逆天气，或从天气而逆地气，或从地气而逆天气，或相得，或不相得，余未能明其事。欲通天之纪，从地之理，和其运，调其化，使上下合德，无相夺伦，天地升降，不失其宜，五运宣行，勿乖其政，调之正味，从逆奈何？

岐伯稽首再拜对曰：昭乎哉问也，此天地之纲纪，变化之渊源，非圣帝孰能穷其至理欤！臣虽不敏，请陈其道，令终不灭，久而不易。帝曰：愿夫子推而次之，从其类序，分其部主，别其宗司，昭其气数，明其正化，可得闻乎？岐伯曰：先立其年以明其气，金木水火土运行之数，寒暑燥湿风火临御之化，则天道可见，民气可调，阴阳卷舒，近而无惑，数之可数者，请遂言之。

帝曰：太阳之政奈何？岐伯曰：辰戌之纪也。

太阳　太角　太阴　壬辰　壬戌　其运风，其化鸣紊启拆，其变振拉摧拔，其病眩掉目瞑。

太角[初正]　少徵[1]　太宫[1]　少商[1]　太羽[1终]

太阳　太徵　太阴　戊辰　戊戌同正徵[2]

其运热，其化暄暑郁燠，其变炎烈沸腾，其病热郁。

太徵　少宫　太商　少羽[终]　少角[初]

太阳　太宫　太阴　甲辰岁会[同天符]　甲戌岁会[同天符]　其运阴埃，其化柔润重泽，其变震惊飘骤，其病湿下重。

太宫　少商　太羽^终　太角^初　少徵

太阳　太商　太阴　庚辰　庚戌　其运凉，其化雾露萧飔，其变肃杀凋零，其病燥，背瞀胸满。

太商　少羽^终　少角^初　太徵　少宫

太阳　太羽　太阴　丙辰天符　丙戌天符　其运寒，其化凝惨溧冽，其变冰雪霜雹，其病大寒留于豁谷。

太羽^终　太角^初　少徵　太宫　少商

凡此太阳司天之政，气化运行先天，天气肃、地气静，寒临太虚，阳气不令，水土合德，上应辰星镇星。其谷玄黅，其政肃，其令徐。寒政大举，泽无阳焰，则火发待时。少阳中治，时雨乃涯，止极雨散，还于太阴，云朝北极，湿化乃布，泽流万物，寒敷于上，雷动于下，寒湿之气，持于气交。民病寒湿，发肌肉萎，足痿不收，濡泻血溢。

初之气，地气迁，气乃大温，草乃早荣，民乃厉，温病乃作，身热、头痛、呕吐，肌腠疮疡。

二之气，大凉反至，民乃惨，草乃遇寒，火气遂抑，民病气郁中满，寒乃始。

三之气，天政布，寒气行，雨乃降。民病寒，反热中，痈疽注下，心热瞀闷，不治者死。

四之气，风湿交争，风化为雨，乃长乃化乃成。民病大热少气，肌肉萎足痿，注下赤白。

五之气，阳复化，草乃长乃化乃成，民乃舒。

终之气，地气正，湿令行，阴凝太虚，埃昏郊野，民乃惨凄，寒风以至，反者孕乃死。

故岁宜苦以燥之温之，必折其郁气，先资其化源，抑其运气，扶其不胜，无使暴过而生其疾，食岁谷以全其真，避虚邪以安其正。适气同异，多少制之，同寒湿者燥热化，异寒湿者燥湿化，故同者多之，异者少之，用寒远寒，用凉远凉，用温远温，用热远热，食宜同法。有假者反常，反是者病，所谓时也。

帝曰：善。阳明之政奈何？岐伯说：卯酉之纪也。

阳明　少角　少阴　清热胜复同，同正商³。丁卯岁会　丁酉　其运风清热。

少角^{初正}　太徵　少宫　太商　少羽^终

阳明　少徵　少阴　寒雨胜复同，同正商。癸卯^{同岁会}　癸酉^{同岁会}　其运热寒雨。

少徵　太宫　少商　太羽^终　太角^初

阳明　少宫　少阴　风凉胜复同。己卯　己酉　其运雨风凉。

少宫　太商　少羽^终　少角^初　太徵

阳明　少商　少阴　热寒胜复同，同正商。乙卯天符　乙酉岁会，太一天符。其运凉热寒。

少商　太羽^终　太角^初　少徵　太宫

阳明　少羽　少阴　雨风胜复同，同少宫。辛酉　辛卯　其运寒雨风。

少羽^终　少角^初　太徵　太宫　太商

凡此阳明司天之政，气化运行后天，天气急，地气明，阳专其令，炎暑大行，物燥以坚，淳风乃治，风燥横运，流于气交，多阳少阴，云趋雨府，湿化乃敷。燥极而泽，其谷白丹，间谷命太者，其耗白甲品羽，金火合德，上应太白荧惑。其政切，其令暴，蛰虫乃见，流水不冰，民病咳、嗌塞，寒热发，暴振溧癃閟，清先而劲，毛虫乃死，热后而暴，介虫乃殃。其发躁，胜复之作，扰而大乱，清热之气，持于气交。

初之气，地气迁，阴始凝，气始肃，水乃冰，寒雨化。其病中热胀，面目浮肿，善眠，鼽衄嚏欠呕，小便黄赤，甚则淋。

二之气，阳乃布、民乃舒，物乃生荣。厉大至，民善暴死。

三之气，天政布，凉乃行，燥热交合，燥极而泽，民病寒热。

四之气，寒雨降。病暴仆、振栗谵妄，少气嗌干引饮，及为心痛痈肿疮疡疟寒之疾，骨痿血便。

五之气，春令反行，草乃生荣，民气和。

终之气，阳气布，候反温，蛰虫来见，流水不冰，民乃康平，其病温。

故食岁谷以安其气，食间谷以去其邪，岁宜以咸以苦以辛，汗之、清之、散之，安其运气，无使受邪，折其郁气，资其化源。以寒热轻重少多其制，同热者多天化，同清者多地化，用凉远凉，用热远热，用寒远寒，用温远温，食宜同法。有假者反之，此其道也。反是者，乱天地之经，扰阴阳之纪也。

帝曰：善。少阳之政奈何？岐伯曰：寅申之纪也。

少阳　太角^{同天符}　厥阴　壬寅^{同天符}　壬申^{同天符}　其运风鼓，其化鸣紊启坼，其变振拉摧拔，其病掉眩支胁⁴惊骇。

太角^{初正}　少徵　太宫　少商　太羽^终

少阳　太徵　厥阴　戊寅天符　戊申天符　其运暑，其化喧嚣郁燠，其变炎烈沸腾，其病上热郁血溢血泄⁵心痛。

太徵　少宫　太商　少羽^终　少角^初

少阳　太宫　厥阴　甲寅　甲申　其运阴雨，其化柔润重泽，其变震惊飘骤，其病体重胕肿痞饮⁶。

太宫　少商　太羽^终　太角^初　少徵

少阳　太商　厥阴　庚寅　庚申　同正商　其运凉，其化雾露清切，其变肃杀凋零，其病肩背胸中。

太商　少羽^终　少角^初　太徵　少宫

少阳　太羽　厥阴　丙寅　丙申　其运寒肃，其化凝惨溧冽，其变冰雪霜雹，其病寒浮肿。

太羽^终　太角^初　少徵　太宫　少商

凡此少阳司天之政，气化运行先天，天气正，地气扰，风乃暴举，木偃沙飞，炎火乃流，阴行阳化，雨乃时应，火木同德，上应荧惑岁星。其谷丹苍，其政严，其令扰。故风热参布，云物沸腾，太阴横流，寒乃时至，凉雨并起。民病寒中，外发疮疡，内为泄满。故圣人遇之，和而不争。往复之作，民病寒热疟泄，聋瞑⁷呕吐，上怫肿色变⁸。

初之气，地气迁，风胜乃摇，寒乃去，候乃大温，草木早荣。寒来不杀，温病乃起，其病气怫于上，血溢目赤，咳逆头痛，血崩胁满，肤腠中疮。

二之气，火反郁，白埃四起，云趋雨府，风不胜湿，雨乃零，民乃康。其病热郁于上，咳逆呕吐，疮发于中，胸嗌不利，头痛身热，昏愦脓疮。

三之气，天政布，炎暑至，少阳临上，雨乃涯。民病热中，聋瞑血溢，脓疮咳呕，鼽衄渴嚏欠，喉痹目赤，善暴死。

四之气，凉乃至，炎暑间化，白露降，民气和平，其病满身重。

五之气，阳乃去，寒乃来，雨乃降，气门乃闭，刚木早凋，民避寒邪，君子周密。

终之气，地气正，风乃至，万物反生，霜雾以行，其病关闭不禁，心痛，阳气不藏而咳。抑其运气，赞所不胜，必折其郁气，先取化源，暴过不生，苛疾不起。

故岁宜咸辛宜酸，渗之泄之，渍之发之，观气寒温以调其过，同风热者多寒化，异风热者少寒化，用热远热，用温远温，用寒远寒，用凉远凉，食宜同法，此其道也。有假者反之，反是者病之阶也。

帝曰：善。太阴之政奈何？岐伯曰：丑未之纪也。

太阴　少角　太阳　清热胜复同，同正宫[9]。丁丑　丁未　其运风清热。

少角[初正]　太徵　少宫　太商　少羽[终]

太阴　少徵　太阳　寒雨胜复同。癸丑　癸未　其运热、寒雨。

少徵　太宫　少商　太羽[终]　太角

太阴　少宫　太阳　风清胜复同，同正宫。己丑太一天符　己未太一天符　其运雨风清。

少宫　太商　少羽[终]　少角[初]　太徵

太阴　少商　太阳　热寒胜复同。乙丑　乙未　其运凉热寒。

少商　太羽[终]　太角[初]　少徵　太宫

太阴　少羽　太阳　雨风胜复同，同正宫。辛丑[同岁会]　辛未[同岁会]　其运寒雨风。

少羽[终]　少角[初]　太徵　少宫　太商

凡此太阴司天之政，气化运化运行后天，阴专其政，阳气退辟，大风时起，天气下降，地气上腾，原野昏霿、白埃四起，云奔南极，寒雨数至，物成于差夏。民病寒湿，腹满身膹愤胕肿，痞逆寒厥拘急。湿寒合德，黄黑埃昏，流行气交，上应镇星辰星。其政肃，其令寂，其谷黅玄。故阴凝于上，寒积于下，寒水胜火，则为冰雹，阳光不治，杀气乃行。故有余宜高，不及宜下，有余宜晚，不及宜早，土之利，气之化也，民气亦从之，间谷命其太也。

初之气，地气迁，寒乃去，春气正，风乃来，生布万物以荣，民气条舒，风湿相薄，雨乃后。民病血溢，筋络拘强，关节不利，身重筋痿。

二之气，大火正，物承化，民乃和，其病温厉大行，远近咸若，湿蒸相薄，雨乃时降。

三之气，天政布，湿气降，地气腾，雨乃时降，寒乃随之。感于寒湿，则民病身重胕肿，胸腹满。

四之气，畏火临，溽蒸化，地气腾，天气否隔，寒风晓暮，蒸热相薄，草木凝烟，湿化不流，则白露阴布，以成秋令。民病腠理热，血暴溢疟，心腹满热胪胀[10]，甚则胕肿。

五之气，惨令已行，寒露下，霜乃早降，草木黄落，寒气及体，君子周密，民病皮腠。

终之气，寒大举，湿大化，霜乃积，阴乃凝，水坚冰，阳光不治。感于寒，则病人关节禁固，腰脽[11]痛，寒湿推于气交而为疾也。

必折其郁气，而取化源，益其岁气，无使邪胜，食岁谷以全其真，食间谷以保其精。故岁宜以苦燥之温之，甚者发之泄之。不发不泄，则湿气外溢，肉溃皮拆，而水血交流。必赞其阳火，令御甚寒，从气异同，少多其判也，同寒者以热化，同湿者以燥化，异者少之，同者多之，用凉远凉，用寒远寒，用温远温，用热远热，食宜同法。假者反之，此其道也，反是者病也。

帝曰：善。少阴之政奈何？岐伯曰：子午之纪也。

少阴　太角　阳明　壬子　壬午　其运风鼓，其化鸣紊启拆，其变振拉摧拔，其病支满。

太角^{初正}　少徵　太宫　少商　太羽^终

少阴　太徵　阳阴　戊子天符　戊午太一天符　其运炎暑，其化暄曜郁燠，其变炎烈沸腾，其病上热血溢。

太徵　少宫　太商　少羽^终　少角^初

少阴　太宫　阳明　甲子　甲午　其运阴雨，其化柔润时雨，其变震惊飘骤，其病中满身重。

太宫　少商　太羽^终　太角^初　少徵

少阴　太商　阳明　庚子^{同天符}　庚午^{同天符}　同正商　其运凉劲，其化雾露萧瑟，其变肃凋零，其病下清。

太商　少羽^终　少角^初　太徵　少宫

少阴　太羽　阳明　丙子岁会　丙午　其运寒，其化凝惨溧冽，其变冰雪霜雹，其病寒下。

太羽^终　太角^初　少徵　太宫　少商

凡此少阴司天之政，气化运行先天，地气肃，天气明，寒交暑，热加燥，云驰雨府，湿化乃行，时雨乃降，金火合德，上应荧惑，太白。其政明，其令切，其谷丹白。水火寒热持于气交，而为病始也，热病生于上，清病生于下，寒热凌犯而争于中，民病咳喘，血溢血泄鼽嚏，目赤眦疡，寒厥入胃，心痛腰痛，腹大嗌干肿上。

初之气，地气迁，燥将去，寒乃始，蛰复藏，水乃冰，霜复降，风乃至，阳气郁，民反周密，关节禁固，腰脽痛，炎暑将起，中外疮疡。

二之气，阳气布，风乃行，春气以正，万物应荣，寒气时至，民乃和。其病淋，目暝目赤，气郁于上而热。

三之气，天政布，大火行，庶类番鲜，寒气时至。民病气厥心痛，寒热更作，咳喘目赤。

四之气，溽暑至，大雨时行，寒热互至。民病寒热，嗌干黄瘅，鼽衄、饮发[12]。

五之气，畏火临，暑反至，阳乃化，万物乃生乃长乃荣，民乃康，其病温。

终之气，燥令行，余火内格，肿于上，咳喘，甚则血溢。寒气数举，则霿雾翳。病生皮腠，内含于胁，下连少腹而作寒中，地将易也。

必抑其运气，资其岁胜，折其郁发，先取化源，无使暴过而生其病也。食岁谷以全真气，食间谷以避虚邪。岁宜咸以软之，而调其上，甚则以苦发之；以酸收之，而安其下，甚则以苦泄之。适气同异而多少之，同天气者以寒清化，同地气者以温热化，用热远热，用凉远凉，用温远温，用寒远寒，食宜同法。有假则反，此其道也，反是者病作矣。

帝曰：善。厥阴之政奈何？岐伯曰：巳亥之纪也。

厥阴　少角　少阳　清热胜复同，同正角。丁巳天符　丁亥天符　其运风清热。

少角^{初正}　太徵　少宫　太商　少羽^终

厥阴　少徵　少阳　寒雨胜复同。癸巳^{同岁会}　癸亥^{同岁会}　其运热寒雨。

少徵　太宫　少商　太羽^终　太角^初

厥阴　少宫　少阳　风清胜复同，同正角[13]。己巳　己亥　其运雨风清。

少宫　太商　少羽^终　少角^初　太徵

厥阴　少商　少阳　热寒胜复同，同正角。乙巳　乙亥　其运凉热寒。

少商　太羽^终　太角^初　少徵　太宫

厥阴　少羽　少阳　雨风胜复同。辛巳　辛亥　其运寒雨风。

少羽^终　少角^初　太徵　少宫　太商

凡此厥阴司天之政，气化运行后天，诸同正岁，气化运行同天，天气扰，地气正，风生高远，炎热从之，云趋雨府，湿化乃行，风火同德，上应岁星荧惑。其政挠，其令速，其谷苍丹，间谷言太者，其耗文角品羽。风燥火热，胜复更作，蛰虫来见，流水不冰，热病行于下，风病行于上，风燥胜复形于中。

初之气，寒始肃，杀气方至，民病寒于右之下。

二之气，寒不去，华雪水冰，杀气施化，霜乃降，名草上焦，寒雨数至，阳复化，民病热于中。

三之气，天政布，风乃时举，民病泣出，耳鸣掉眩。

四之气，溽暑湿热相薄，争于左之上，民病黄瘅而为胕肿。

五之气，燥湿更胜，沉阴乃布，寒气及体，风雨乃行。

终之气，畏火司令，阳乃大化，蛰虫出现，流水不冰，地气大发，草乃生，人乃舒，其病温厉。必折其郁气，资其化源，赞其运气，无使邪胜。

岁宜以辛调上，以咸调下，畏火之气，无妄犯之。用温远温，用热远热，用凉远凉，用寒远寒，食宜同法。有假反常，此之道也，反是者病。

帝曰：善。夫子之言，可谓悉矣，然何以明其应乎？岐伯曰：昭乎哉问也！夫六气者，行有次，止有位¹⁴，故常以正月朔日平旦视之，睹其位而知其所在矣。运有余，其至先，运不及其至后，此天之道，气之常也。运非有余，非不足，是谓正岁，其至当其时也。帝曰：胜复之气，其常在也，灾眚时至，候也奈何？岐伯曰：非气化者，是谓灾也。

帝曰：天地之数，终始奈何？岐伯曰：悉乎哉问也！是明道也。数之始，起于上而终于下，岁半之前，天气主之，岁半之后，地气主之，上下交互，气交主之，岁纪华矣。故曰：位明气月可知乎，所谓气也。

帝曰：余司其事，则而行之，不合其数何也？岐伯曰：气用有多少，化治有盛衰，衰盛多少，同其化也。

帝曰：愿闻同化何如？岐伯曰：风温春化同，热曛昏火夏化同，胜与复同，燥清烟露秋化同，云雨昏暝埃长夏化同，寒气霜雪冰冬化同，此天地五运六气之化，更用盛衰之常也。

帝曰：五运行同天化者，命曰天符，余知之矣。愿闻同地化者何谓也？

岐伯曰：太过而同天化者三，不及而同天化者亦三，太过而同地化者三，不及而同地化者亦三，此凡二十四岁也。

帝曰：愿闻其所谓也？岐伯曰：甲辰甲戌太宫下加太阴，壬寅壬申太角下加厥阴，庚子庚午太商下加阳明，如是者三。癸巳癸亥少徵下加少阳，辛丑辛未少羽下加太阳，癸卯癸酉少徵下加少阴，如是者三。戊子戊午太徵上临少阴，戊寅戊申太徵上临少阳，丙辰丙戌太羽上临太阳，如是者三。丁巳丁亥少角上临厥阴，乙卯乙酉少商上临阳明，己丑己未少宫上临太阴，如是者三。除此二十四岁，则不加不临也。

帝曰：加者何谓？岐伯曰：太过而加同天符，不及而加同岁会也。帝曰：临者何谓？岐伯曰：太过不及，皆曰天符，而变行有多少，病形有微甚，生死有早晏耳。

帝曰：夫子言用寒远寒，用热远热，余未知其然也，愿闻何谓远？岐伯曰：热无犯热，寒无犯寒，从者和，逆者病，不可不敬畏而远之，所谓时兴六位也。

帝曰：温凉何如？岐伯曰：司气以热，用热无犯，司气以寒，用寒无犯，司气以凉，用凉无犯，司气以温，用温无犯，间气同其主无犯，异其主则小犯之，是谓四畏，必谨察之。

帝曰：善。其犯者何如？岐伯曰：天气反时，则可依时，及胜其主则可犯，以平为期，而不可过，是谓邪气反胜者。故曰：无失天信，无逆气宜，无翼其胜，无赞其复，是谓至治。

帝曰：善。五运气行主岁之纪，其有常数[15]乎？岐伯曰：臣请次之。

甲子　甲午岁

上少阴火，中太宫土运，下阳明金。热化二，雨化五，燥化四，所谓正化日也。其化上咸寒，中苦热，下酸热，所谓药食宜也。

乙丑　乙未岁

上太阴土，中少商金运，下太阳水。热化寒化胜复同，所谓邪气化日也。灾七宫。湿化五，清化四，寒化六，所谓正化日也。其化上苦热，中酸和，下甘热，所谓药食宜也。

丙寅　丙申岁

上少阳相火，中太羽水运，下厥阴木，火化二，寒化六，风化三，所谓正化日也。其化上咸寒，中咸温，下辛温，所谓药食宜也。

丁卯^{岁会}　丁酉岁

上阳明金，中少角木运，下少阴火。清化热化胜复同，所谓邪气化日也。灾三宫。燥化九，风化三，热化七，所谓正化日也。其化上苦小温，中辛和，下咸寒，所谓药食宜也。

戊辰　戊戌岁

上太阳水，中太徵火运，下太阴土，寒化六，热化七，湿化五，所谓正化日也。其化上苦温，中甘和，下甘温，所谓药食宜也。

己巳　己亥岁

上厥阴木，中少宫土运，下少阳相火，风化清化胜复同，所谓邪气化日也。灾五宫。风化三，湿化五，火化七，所谓正化日也。其化上辛凉，中甘和，下咸寒，所谓药食宜也。

庚午^{同天符}　庚子岁^{同天符}

上少阴火，中太商金运，下阳明金，热化七，清化九，燥化九，所谓正化日也。其化上咸寒，中辛温，下酸温，所谓药食宜也。

辛未^{同岁会}　辛丑岁^{同岁会}

上太阴土，中少羽水运，下太阳水，雨化风化胜复同，所谓邪气化日也。灾一宫。雨化五，寒化一，所谓正化日也。其化上苦热，中苦和，下苦热，所谓药食宜也。

壬申^{同天符}　壬寅岁^{同天符}

上少阳相火，中太角木运，下厥阴木。火化二，风化八，所谓正化日也。其化上咸寒，中酸和，下辛凉，所谓药食宜也。

癸酉^{同岁会}　癸卯岁^{同岁会}

上阳明金，中少徵火运，下少阴火。寒化雨化胜复同，所谓邪气化日也。灾九宫。燥化九，热化二，所谓正化日也。其化上苦小温，中咸温，下咸寒，所谓药食宜也。

甲戌^{岁会同天符}　甲辰岁^{岁会同天符}

上太阳水，中太宫土运，下太阴土，寒化六，湿化五，正化日也。其化上苦热，中苦温，下苦温，药食宜也。

乙亥　乙巳岁

上厥阴木，中少商金运，下少阳相火，热化寒化胜复同，邪气化日也。灾七宫。风化八，清化四，火化二，正化度也。其化上辛凉，中酸和，下咸寒，药食宜也。

丙子^{岁会}　丙午岁

上少阴火，中太羽水运，下阳明金。热化二。寒化六，清化四，正化度也。其化上咸寒，中咸热，下酸温，药食宜也。

丁丑　丁未岁

上太阴土，中少角木运，下太阳水，清化热化胜复同，邪气化度也。灾三宫。雨化五，风化三，寒化一，正化度也。其化上苦温，中辛温，下甘热，药食宜也。

戊寅　戊申岁^{天符}

上少阳相火，中太徵火运，下厥阴木，火化七，风化三，正化度也。其化上咸寒，中甘和，下辛凉，药食宜也。

己卯　己酉岁

上阳明金，中少宫土运，下少阴火，风化清化胜复同，邪气化度也。灾五宫。清化九，雨化五，热化七，正化度也。其化上苦小温，中甘和，下咸寒，药食宜也。

庚辰　庚戌岁

上太阳水，中太商金运，下太阴土，寒化一，清化九，雨化五，正化度也。其化上苦热，中辛温，下甘热，药食宜也。

辛巳　辛亥岁

上厥阴木，中少羽水运，下少阳相火，雨化风化胜复同，邪气化度也。灾一宫。风化三，寒化一，火化七，正化度也。其化上辛凉，中苦和，下咸寒，药食宜也。

壬午　壬子岁

上少阴火，中太角木运，下阳明金，热化二，风化八，清化四，正化度也。其化上咸寒，中酸凉，下酸温，药食宜也。

癸未　癸丑岁

上太阴土，中少徵火运，下太阳水，寒化雨化胜复同，邪气化度也。灾九宫。雨化五，火化二，寒化一，正化度也。其化上苦温，中咸温，下甘热，药食宜也。

甲申　甲寅岁

上少阳相火，中太宫土运，下厥阴木，火化二，雨化五，风化八，正化度也。其化上咸寒，中咸和，下辛凉，药食宜也。

　　乙酉^{太一天符}　乙卯岁^{天符}

　　上阳明金，中少商金运，下少阴火，热化寒化胜复同，邪气化度也。灾七宫。燥化四，清化四，热化二，正化度也。其化上苦小温，中苦和，下咸寒，药食宜也。

　　丙戌^{天符}　丙辰岁^{天符}

　　上太阳水，中太羽水运，下太阴土，寒化六，雨化五，正化度也。其化上苦热，中咸温，下甘热，药食宜也。

　　丁亥^{天符}　丁巳岁^{天符}

　　上厥阴木，中少角木运，下少阳相火，清化热化胜复同，邪气化度也。灾三宫。风化三，火化七，正化度也。其化上辛凉，中辛和，下咸寒，药食宜也。

　　戊子^{天符}　戊午岁^{太一天符}

　　上少阴火，中太徵火运，下阳明金，热化七，清化九，正化度也。其化上咸寒，中甘寒，下酸温，药食宜也。

　　己丑^{太一天符}　己未岁^{太一天符}

　　上太阴土，中少宫土运，下太阳水，风化清化胜复同，邪气化度也。灾五宫。雨化五，寒化一，正化度也。其化上苦热，中甘和，下甘热，药食宜也。

　　庚寅　庚申岁

　　上少阳相火，中太商金运，下厥阴木，火化七，清化九，风化三，正化度也。其化上咸寒，中辛温，下辛凉，药食宜也。

　　辛卯　辛酉岁

　　上阳明金，中少羽水运，下少阴火，雨化风化胜复同，邪气化度也。灾一宫。清化九，寒化一，热化七，正化度也。其化上苦小温，中苦和，下咸寒，药食宜也。

　　壬辰　壬戌岁

　　上太阳水，中太角木运，下太阴土，寒化六，风化八，雨化五，正化度也。其化上苦温，中酸和，下甘温，药食宜也。

　　癸巳^{同岁会}　癸亥^{同岁会}

　　上厥阴木，中少徵火运，下少阳相火，寒化雨化胜复同，邪气化度也。

灾九宫。风化八，火化二，正化度也。其化上辛凉，中咸和，下咸寒，药食宜也。

凡此定期之纪，胜复正化，皆有常数，不可不察。故知其要者，一言而终，不知其要，流散无穷，此之谓也。

帝曰：善。五运之气，亦复岁乎？岐伯曰：郁极乃发，待时而作也。帝曰：请问其所谓也？岐伯曰：五常之气，太过不及，其发异也。帝曰：愿卒闻之。岐伯曰：太过者暴，不及者徐，暴者为病甚，徐者为病持。帝曰：太过不及，其数何如？岐伯曰：太过者其数成[16]，不及者其数生，土常以生[17]也。

帝曰：其发也何如？岐伯曰：土郁之发，岩谷震惊，雷殷气交，埃昏黄黑，化为白气，飘骤高深，击石飞空，洪水乃从，川流漫衍，田牧土驹。化气乃敷，善为时雨，始生始长，始化始成。故民病心腹胀，肠鸣而为数后，甚则心痛胁䐜，呕吐霍乱，饮发注下，胕肿身重。云奔雨府，霞拥朝阳，山泽埃昏，其乃发也，以其四气。云横天山，浮游生灭，怫之先兆。

金郁之发，天洁地明，风清气切，大凉乃举，草树浮烟，燥气以行，雾雾数起，杀气来至，草木苍干，金乃有声。故民病咳逆，心胁满引少腹，善暴痛，不可反侧，嗌干面尘面色恶。山泽焦枯，土凝霜卤，怫乃发也，其气五。夜零白露，林莽声凄，怫之兆也。

水郁之发，阳气乃辟[18]，阴气暴举，大寒乃至，川泽严凝，寒雾结为霜雪，甚则黄黑昏翳，流行气交，乃为霜杀，水乃见祥。故民病寒客心痛，腰䐂痛，大关节不利，屈伸不便，善厥逆，痞坚腹满。阳光不治，空积沉阴，白埃昏暝，而乃发也，其气二火前后。太虚深玄，气犹麻散，微见而隐，色黑微黄，怫之先兆也。木郁之发，太虚埃昏，云物以扰，大风乃至，屋发折木，木有变。故民病胃脘当心而痛，上支两胁，膈咽不通，食饮不下，甚则耳鸣眩转，目不识人，善暴僵仆。太虚苍埃，天山一色，或气浊色，黄黑郁若，横云不起雨，而乃发也，其气无常。长川草偃，柔叶呈阴，松吟高山，虎啸岩岫，怫之先兆也。

火郁之发，太虚肿翳，大明不彰，炎火行，大暑至，山泽燔燎，材木流津，广厦腾烟，土浮霜卤，止水乃减，蔓草焦黄，风行惑言，湿化乃后。故民病少气，疮疡痈肿，胁腹胸背，面首四肢，䐜愤胪胀，疡痱呕逆，瘛疭骨痛，节乃有动，注下温疟，腹中暴痛，血溢流注，精液乃少，目赤心热，甚则瞀闷懊侬，善暴死。刻终大温，汗濡玄府，其乃发也，其气四。动复则静，阳极反阴，湿令乃化乃成，华发水凝，山川冰雪，焰阳午泽，怫之先兆也。

有怫之应而后报也，皆观其极而乃发也，木发无时，水随火也。谨候其时，病可与期，失时反岁，五气不行，生化收藏，政无恒也。

帝曰：水发而雹雪，土发而飘骤，木发而毁折，金发而清明，火发而曛昧，何气使然？岐伯曰：气有多少，发有微甚，微者当其气，甚者兼其下，微其下气，而见可知也。帝曰：善。五气之发，不当位者何也？岐伯曰：命其差。帝曰：差有数乎？岐伯曰：后皆三十度而有奇也。

帝曰：气至而先后者何？岐伯曰：远太过则其至先，远不及则其至后，此候之常也。帝曰：当时而至者何也？岐伯曰：非太过非不及，则至当时，非是者眚也。

帝曰：善。气有非时而化者何也？岐伯曰：太过者当其时，不及者归其己胜也。

帝曰：四时之气，至有早晏高下左右，其候何如？岐伯曰：行有逆顺，至有迟速，故太过者化先天，不及者化后天。

帝曰：愿闻其行何谓也？岐伯曰：春气西行，夏气北行，秋气东行，冬气南行。故春气始于下，秋气始于上，夏气始于中，冬气始于标。春气始于左，秋气始于右，冬气始于后，夏气始于前。此四时正化之常。故至高之地，冬气常在，至下之地，春气常在[19]，必谨察之。帝曰：善。

黄帝问曰：五运六气之应见，六化之正，六变之纪何如？岐伯对曰：夫六气正纪，有化有变，有胜有复，有用有病，不同其候，帝欲何乎？帝曰：愿尽闻之。岐伯曰：请遂言之。夫气之所至也，厥阴所至为和平，少阴所至为暄，太阴所至为埃溽，少阳所至为炎暑，阳明所至为清劲，太阳所至为寒雾，时化之常也。

厥阴所至为风府[20]，为璺启[21]，少阴所至为火府，为舒荣；太阴所至为雨府为员盈；少阳所至为热府为行出；阳明所至为司杀府为庚苍；太阳所至为寒府为归藏。司化之常[22]也。

厥阴所至为生为风摇；少阴所至为荣，为形见；太阴所至为化，为云雨；少阳所至为长，为番鲜；阳明所至为收，为雾露；太阳所至为藏，为周密。气化之常也。

厥阴所至为风生，终为肃；少阴所至为热生，中为寒；太阴所至为湿生，终为注雨；少阳所至为火生，终为蒸溽；阳明所至为燥生，终为凉；太阳所至为寒生，中为温。德化之常也。

厥阴所至为毛化，少阴所至为羽化，太阴所至为倮化，少阳所致为羽化，阳明所致为介化，太阳所至为鳞化。德化之常也。

厥阴所至为生化，少阴所至为荣化，太阴所至为濡化，少阳所至为茂化，阳明所至为坚化，太阳所至为藏化。布政之常也。

厥阴所至为飘怒大凉，少阴所至为大暄寒，太阴所至为雷霆骤注烈风，少阳所至为飘风燔燎霜凝，阳明所至为散落温，太阳所至为寒雪冰雹白埃。气变之常也。

厥阴所至为挠动为迎随；少阴所至为高明焰为曛；太阴所至为沉阴为白埃为晦暝；少阳所至为光显为彤云为曛；阳明所至为烟埃为霜为劲切为凄鸣；太阳所至为刚固为坚芒为立。令行之常也。

厥阴所至为里急；少阴所至为疡胗身热；太阴所至为积饮否隔；少阳所至为嚏呕，为疮疡；阳明所至为浮虚；太阳所至为屈伸不利。病之常也。

厥阴所至为支痛[23]；少阴所至为惊惑，恶寒战栗，谵妄；太阴所至为稸满[24]；少阳所至为惊躁瞀昧暴病；阳明所至为鼽尻阴股膝髀腨胻足病，太阳所至为腰痛，病之常也。

厥阴所至为緛戾[25]；少阴所至为悲妄衄蔑；太阴所至为中满霍乱吐下；少阳所至为喉痹耳鸣呕涌；阳明所至为皴揭；太阳所至为寝汗痉。病之常也。

厥阴所至为胁痛呕泄；少阴所至为语笑；太阴所至为重胕肿；少阳所至为暴注瞤瘛暴死；阳明所至为鼽嚏；太阳所至为流泄[26]，禁止[27]。病之常也。

凡此十二变[28]者，报德以德[29]，报化以化，报政以政，报令以令，气高则高，气下则下，气后则后，气前则前，气中则中，气外则外，位之常也。故风胜则动，热胜则肿，燥胜则干，寒胜则浮，湿胜则濡泄，甚则水闭胕肿，随气所在，以言其变耳。

帝曰：愿闻其用也。岐伯曰：夫六气之用，各归不胜而为化，故太阴雨化，施于太阳；太阳寒化，施于少阴；少阴热化，施于阳明；阳明燥化，施于厥阴；厥阴风化，施于太阴。各命其所在以徵之也。

帝曰：自得其位何如？岐伯曰：自得其位，常化也。帝曰：愿闻所在也。岐伯曰：命其位而方月[30]可知也。

帝曰：六位之气盈虚何如？岐伯曰：太少异也，太者之至徐而常，少者暴而亡。

帝曰：天地之气，盈虚何如？岐伯曰：天气不足，地气随之，地气不足，天气从之，运居其中而常先也。恶所不胜，归所同和，随运归从而生其病也。故上胜则天气降而下，下胜则地气迁而上，多少而差其分，微者小差，甚者大差，甚则位易气交易，则大变生而病作矣。《大要》曰：甚纪五分，微纪七分，其差可见。此之谓也。

帝曰：善。论言热无犯热，寒无犯寒。余欲不远寒，不远热奈何？岐伯曰：悉乎哉问也！发表而不远热，攻里不远寒。帝曰：不发不攻而犯寒犯热何如？岐伯曰：寒热内贼，其病益甚。帝曰：愿闻无病者何如？岐伯曰：无者生之，有者甚之。帝曰：生者何如？岐伯曰：不远热则热至，不远寒则寒至，寒至则坚否腹满，痛急下利之病生矣，热至则身热，吐下霍乱，痈疽疮疡、瞀郁注下，瞤瘛肿胀，呕軥衄头痛，骨节变肉痛，血溢血泄，淋閟之病生矣。

帝曰：治之奈何？岐伯曰：时必顺之，犯者治以胜也。

黄帝问曰：妇人重身，毒之何如？岐伯曰：有故无殒，亦无殒也。帝曰：愿闻其故何谓也？岐伯曰：大积大聚，其可犯也，衰其太半而止，过者死。

帝曰：善。郁之甚者，治之奈何？岐伯曰：木郁达之，火郁发之，土郁夺之，金郁泄之，水郁折之，然调其气，过者折之，以其畏也，所谓泻之。

帝曰：假者何如？岐伯曰：有假其气，则无禁也。所谓主气不足，客气胜也。帝曰：至哉圣人之道！天地大化运行之节，临御之纪，阴阳之政，寒暑之令，非夫子孰能通之！请藏之灵兰之室，署曰《六元正纪》，非斋戒不敢示，慎传也。

注 释

1. 角、徵、宫、商、羽　中华先贤所创造的五音。五音既可以对应空间中的东西南北中，又可以对应时间中的春夏秋冬加长夏，还可以对应五行木、火、土、金、水，此处用五音喻五行，表述的是一年中主客运的次序。

2. 同正徵　同者，同也。正徵，火运之平气。同正徵，指该年之气化与火运平气的年份相同。张志聪："戊癸属火，戊为阳年，主火运太过，故为太徵。火运太盛，而（太阳）寒水上临，火得承制，则炎烁已平，而无亢盛之害，故与正徵之岁相同。正徵之岁乃火运临午，所谓岁会，气之平也。"

3. 同正商　同于正商的运气，如《素问·五常政大论》所言："委和之纪，上商与正商同。"张志聪："岁木不及，而上临阳明，所谓上商与正商同。"

4. 掉眩支胁　掉，动摇不定。掉眩，即头目昏花，视物动摇也。支胁，是胁下胀满，如有物支撑在内。

5. 血溢血泄　血溢，指吐血、衄血。血泄，指大小便下血。

6. 胕肿痞饮　胕肿，即浮肿。痞饮，水液停潴。

7. 聋瞑　聋，耳听失聪。瞑，视物模糊不清。

8. 上怫肿色变　上部怫郁肿胀，颜色变异。

9. 同正宫　同，即相同。正宫，土运平气也。同正宫，即同于正宫的运气。

10. 胪胀　即腹部发胀。张介宾："胪，皮也。一曰腹前曰胪。"

11. 腰脽（shuí）痛　腰和臀部疼痛。脽，臀部。

12. 饮发　水饮病发作。

13. 同正角　同，相同也。正角，木也。同正角，相同于木之平气。

14. 行有次，止有位　行，运行状态也。有次，次序也。行有次，指的是运行中的次序。止，静止状态也。有位，方位与位置也。这句话指的是主客六气运行中的次序和上下左右的空间位置。张介宾："次，序也。位，方也。"

15. 常数　一定之数。如本篇中的"火化二，风化三，清化四，雨化五，寒化六"，其中的数均系与五行相生有关的数。《素问·金匮真言论》中的"肝数八，心数七，脾数五，肺数九，肾数六"，均系河图之数，而这些数均是不变之数。天地可以变化，时空可以变化，万物可以变化，而数则永恒不变。永恒不变之数，即是常数。

16. 其数成　数有生成之别。《易经·系辞上》有十个数："天一，地二；天三，地四；天五，地六；天七，地八；天九，地十。"这十个数与河图中的黑点、白点的数目相同。中华先贤利用这十个数构筑起了一个宇宙模型。宇宙模型里面的数一可以表达时间中的春夏秋冬，二可以表达空间中的东西南北，三可以表达人体五脏，四可以表达天地之气的循环，五可以表达天地之气之间的交流……这十个数具有生产功能，其中一二三四五为生数，六七八九十为成数。

"太过者其数成，不及者其数生，土常以生也。"本篇的岐伯，把太过之气与成数相联系，把不及之气与生数相联系，这实际上是气的数字化。在《易经》与河图洛书的哲理中，一切都可以数字化；气在一切范围之内，当然也可以数字化。

倪仲宣："土位中央，其数五，合天之生数，五得五而成十，天地之数在五之中。"

17. 土常以生　在五行之说中，土的位置极为重要。五行金木水火土在东西南北中五方之中，各有其位，各司其位：木位于东，并司令东方；金位于西，并司令西方；火位于南，并司令南方；水位于北，并司令于北方；四行各位于一方，各司令一方，唯独土位于中央，却分布于四方，并司令于四方。五行是形成万物的基本成分，唯有土这一行能与其他四行相融合，所以中华先贤特别重视土，视土为万物与各种生命的基础。在河图洛书之数中，土数五，五为统乎中央之数。洛书之数上下纵横相加，皆离不开中间之数五。在《内经》脏腑之说中，脾脏属土，土主管运化，向其他四脏及全身供应着水谷之精气。脾，被历代名医命为"人生后天之本"。综上所述，可以知道四方离不开中央，万物生长离不开土，洛书中的数字纵横相加离不开五，人体中的四脏离不开脾，这就是"土常以生"的重要意义。

18. 辟（bì）　通避。

19. 至高之地，冬气常在，至下之地，春气常在　以海拔的高低来判定气候的寒热，是这句话的中心意思。这里举两个例子，来证明中华先贤认识的正确性与永恒性：喜马拉雅山的珠穆朗玛峰，海拔在八千米以上，可谓至高之地，所以山顶之上盛夏有皑皑之冰雪；珠海的唐家湾，海拔在三米以上，可谓至下之地，所以湾内湾外严冬季节仍然柳绿花红。

20. 风府　府，物聚之处。此指风之聚会之所。

21. 璺（wèn）启　璺，裂纹。璺启，意指植物萌芽状态。

22. 司化之常　司，司令也，统帅也。司化，六气各自之司令也。司化之常，指的是正常的六气之化。张介宾："司，主也。六气各有所主，乃正化之常也。"

23. 支痛　支，支撑也。支，仿佛胁胁之间有物支撑。支痛，胁胁间的疼痛。

24. 稸（xù）满　饮食积滞，腹中胀满。稸，同蓄。

25. 缓（ruǎn）戾（lì）　缓，筋脉短缩。戾，身体屈曲。

26. 流泄　即大小便失禁。

27. 禁止　指二便闭塞不通。张介宾："阴寒凝结，阳气不化，能使二便不通，汗窍不解，故曰禁止。"

28. 十二变　六气正常是一六，六气非常为二六；十二变，指的是六气正常与非常两种变化。高世栻："总结上文六正六变之意，正变皆六气之常，故曰凡此十二变者。"

29. 报德以德　报：回答。报德以德，说的是六气正常是因，万物繁荣是果。善因有善果，因果相应，即是以德报德。报化以化，在意义上相同于以德报德。

30. 方月　方，指四方。月，指月份。中华先贤将一年十二个月一分为四，平均分配于四方，所以称之为方月。

六者，风、寒、湿、火、热、燥六种气候也。

元者，本元也，本原也，本源也。

正，政也。《论语·颜渊》："政者，正也。"政、正是可以互训的。纪者，准绳也，纲纪也；正纪，正道也。

六元正纪大论，三十年为一纪，六十年为一周，大论所论就是六十年之内的是气候、物候、音律、灾异、疾病的变化规律。

本篇第一次将五运与五音明确配合，第一次将五运的六气做了顺序上的区别。

"易简而天下之理得矣。"这是《易经》所倡导的哲理。立论、作文、制器以让人易于接受为原则。请看，阴阳、五行、八卦这些文字与图像，哪一样不是让人一目了然且又过目不忘。本篇与第七十四篇内容冗长，所论的问题既不简洁又不简易，一般人很难理解，这与易简的原则是相悖的。如此冗长的文章，先秦时期与战国时期的文献中均找不出可以与之匹配的。所以，这两篇文章很有可能是汉以后的作品。

运气学是以天文为基础的。必须明白，天文是变化的。几千年前的天文是那样的天文，今天的天文则是这样的天文。天文与运气对应的原则是不变的，但是天文与运气对应的具体情况是可变的。所以要振兴今天的中医，必须重新理清天文与运气在今天的对应关系。

一个太阳回归年一分为六，即是六气。

$$（365.25-5.25）\div6=60（天）$$

每一气分主六十天。

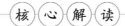

从表面上看，世界是复杂的；从实质上看，复杂的世界是有规律可循的，复杂的世界是相互联系的。

寒暑有规律可循而且相互联系！

四时有规律可循而且相互联系！

五行有规律可循而且相互联系！

六气有规律可循而且相互联系！

八节有规律可循而且相互联系！

十二月十二律有规律可循而且相互联系！

二十四节气有规律可循而且相互联系！

本篇的篇幅冗长，但核心内容就集中在气候、物候、音律、灾异、疾病之间的一致性上。此年有此气，此气有此物，此气有此音，此气有此灾，此气有此病，认识了气候、物候、音律、灾异、疾病变化的一致性，就接近了本篇的核心内容。

一、关于运气学名词的解释

一部《素问》，从第六十六篇《天元纪大论》开始，第六十七、第六十八、第六十九、第七十、第七十一、第七十四，一共七篇大论，所论全部都是运气学。这七篇文章的内容，在分量上占《素问》的三分之一，这就充分证明了运气学在《素问》之中的重要地位。运气学中有很多专用名词，不了解这些专用名词，就无法接近、深入运气学，所以此处专门介绍关于运气学的名词。这些名词有出于本篇的，也有出于其他篇的，在这里一并解释。这些名词有的已经解释过，一并集中在这里，以便年轻读者阅览。

1. 运气　五运六气的简称。运气与五星有着亲缘关系，天上运转着金、木、水、火、土五星，天地之间运行着风、寒、湿、火、热、燥六气。

2. 五运　金、木、水、火、土五行之气在春、夏、长夏、秋、冬五季的循环运动。初之气为木气，二之气为火气，三之气为土气，四之气为金气，终之气为水气。《帛书周易》指出，五行的出现与地道有关。《帛书周易·要》："故《易》又天道焉，而不可以日月生辰尽称焉，故为之以阴阳；又地道焉，不可以水火金木土尽称也，故律之以柔刚。"这里以天道论阴阳，以地道论五行。

3. 六气　循环变化的风、寒、湿、火、热、燥六种气候。

4. 岁运　统主一岁的五运之气。《素问·气交变大论》："岁运太过，则运星北越，运气相得，则各行以道。"岁运又称大运，也称中运。《素问·天元纪大论》："甲己之岁，土运统之；乙庚之岁，金运统之；丙辛之岁，水运统之；丁壬之岁，木运统之；戊癸之岁，火运统之。"

5. 主运　主者，统帅也，统领也。运者，一年四季五时之运气也。主运即统主一年春、夏、长夏、秋、冬四季五时之气，其基本次序遵循着五行相生的次序，以木而火、火而土、土而金、金而水的次序而变化。年年始于木而终于水。五运每一运约 73.05 天。五运从每年的大寒之日算起。主运，五年一个循环周期。

6. 岁气　一指司岁之六气，一年之气；一指司岁的中运之气。中运之气即六气每一气的后三十天。《素问·五常政大论》："从革之纪……岁气早至，乃生大寒。"

7. 岁主　岁气中的主气。《素问·至真要大论》："帝曰：岁主藏害何谓？岐伯曰：以所不胜命之，则其要也。"

8. 岁会　会者，相会也。岁会之会，实际上是岁运与岁支五行属性同属相会之岁。《素问·六微旨大论》："所谓岁会，气之平也。"十二支中的卯，对应于春，对应于东方，五行之木，恰恰对应于春与东方，岁会之会，就会在卯木之会上。

9. 岁直　指岁运的五行属性与岁支的五行属性相同。《素问·天元纪大论》："承岁为岁直。"

10. 主气　主时之气，又称地气，主管一年正常的季节性变化。一年分六个阶段，即厥阴风木，少阴君火，少阳相火，太阴湿土，阳明燥金，太阳寒水。

11. 客气　又称客运，指相对于主气即相对于地气的天气。天气三阴三阳分六步，每一步各主六十天零八十七又五刻。

12. 平气　和气也。运气平和，无偏胜乘侮，称之为平气。《素问·六节藏象论》："帝曰：平气何如？岐伯曰：无过者也。"《素问·五常政大论》："故生而勿杀，长而勿罚，化而勿制，收而勿害，藏而勿抑，是谓平气。"

13. 司天之气　司令上半年之气。司天之气即六步中的初之气，二之气，三之气。

14. 在泉之气　司令下半年之气。在泉之气即六步中的四之气，五之气，终之气。

15. 太过、不及　"太过者先天，不及者后天。"这是《素问·气交变大论》对太过与不及的定位。这一定位告诉人们，气候并不是按时而来、按时而去的。先于时而来，谓之太过。后于时而来，谓之不及。

16. 加、加临　随着年份迁移变化的客气（天气），叠加在固定不变的主气之上，不同属性的主气客气叠加，产生出了相应的气候。为医者必须弄懂一个加字，如《素问·六节藏象论》所言："不知年之所加，气之盛衰，虚实之所起，不可以为工矣。"如《素问·五常政大论》所言："不知年之所加，气之同异，不足以言生化。"详见主气客气加临表（表1-71-1）。

17. 同化　有两重意义。本篇讲同化，指的是气属同类的同步变化。如本篇对同化的定位："风温春化同，热曛昏火夏化同，胜与复同，燥清烟露秋化同，云雨昏暝埃长夏化同，寒气霜雪冰冬化同，此天地五运六气之化，更用盛衰之常也。"同化的另一重重要意思是：干支纪年的六十年中，主客两运五行属性相同的年份。

18. 天符　相合谓之符，两气相合谓之天符。《素问·六微旨大论》以黄帝与岐伯之间的对话形式对天符做出了详细解释："帝曰：土运之岁，上见太阴；火运之岁，上见少阳、少阴；金运之岁，上见阳明；木运之岁，上见厥阴；水运之岁，上见太阳，奈何？岐伯曰：天之与会也。故《天元册》曰天符。"岁也是运，司天之气也是运，如此即天符。

19. 同天符、同岁会　中运太过之气，与客气在泉之气相同合而同化，

表 1－71－1　　　　　　　　客气主气加临表

十二支	子 午	丑 未	寅 申	卯 酉	辰 戌	巳 亥	子 午
客　气	少阴君火	太阴湿土	少阳相火	阳明燥金	太阳寒水	厥阴风木	少阴君火

	初　气	二　气	三　气	四　气	五　气	六　气
主气	厥阴风木	少阴君火	少阳相火	太阴湿土	阳明燥金	太阳寒水
节气	雨水 春分	谷雨 小满	夏至 大暑	处暑 秋分	霜降 小雪	冬至 大寒
月份	正月 二月	三月 四月	五月 六月	七月 八月	九月 十月	十一月 十二月

（客气司天之位、客气司泉之位）

为同天符。中运不及之气，与客气在泉之气相同合而同化，为同岁会。本篇对同天符的定位是："太过而加同天符，不及而加同岁会也。"

20. 五音建运　五音角、徵、宫、商、羽。角为木音，徵为火音，宫为土音，商为金音，羽为水音。角、徵、宫、商、羽五音与金、木、水、火、土五运在本篇明确地配合在了一起。五音第一次出现在《素问·金匮真言论》，本篇则是第一次将五音与五运直接配合。

21. 胜复　太过之气与报复之气也。一年之中上半年如若有太过之胜气，下半年则有与之相反的复气。例如上半年热气偏盛，下半年即有来报复的寒气。

二、 不断追问问题的黄帝

本篇中黄帝在开篇处追问了一系列问题，在篇中又追问了一系列问题；不断追问问题，是本篇黄帝的特色。黄帝追问的问题有：

五运的气化，有时与司天之气相从，有时与司天之气相违，为什么？

五运的气化，有时与司天之气相从，却与在泉之气相违，为什么？

五运的气化，有时与在泉之气相从，却与司天之气相违，为什么？

五运的气化，有时中运与司天之气相生，有时中运与司天之气相克，为什么？

要想明白司天之气、在泉之气的变化规律，要想用五味调和五运的气化，使人天不相违，应该怎么办？

运不同，各步之气相同吗？

每一运的各步之气顺序一样吗？

五运六气如何与干支配合才能简易化、有序化？

主气与客气、主宰与从属的法则与顺序如何，正常状态如何，异常状态又如何，气物效应如何？

人气相违如何？

黄帝提问，岐伯回答，本篇的全部内容讨论的就是这些问题。

关于气物的众多问题，集中起来可以归纳为这样几个问题：一是全局变化与具体变化有着一致性；二是根本变化与枝叶变化有着一致性；气的变化决定物与人的变化，天文变化决定着气的变化。

与前面几十篇大论相较，本篇的内容冗长，但是如果能够把问题抽象出来，本篇冗长的内容就简易了。

三、 认识五运六气必须先确定起点

（一）大运的起点

五运金木水火土，五运一二三四五；简单地看，一共就这么点内容，详细地看，运气学博大精深。

要认识博大精深的运气学，从何开始呢？这是黄帝的问题。

岐伯告诉黄帝，认识五运必须先确定起点，即首先确定年干支，如2006年的干支是丙戌。《素问·天元纪大论》：“丙辛之岁，水运统之。”这里的干支以天干中的丙为首，丙在《素问》中五行属水，所以2006年的大运属水。大运主一岁之气。认识是年的五运，从认识是年的天干开始。

（二）主运的起点

主运之气在《素问·六微旨大论》中一分为五，分为初之气、二之气、三之气、四之气、终之气。主运之气司四季五时之气，具体来说，就是司春、夏、长夏、秋、冬五时之气。

按照十月太阳历，五运的基本规律如下：冬至之后七十二天为初运为木

运；木运之后七十二天为二运为火运；火运之后七十二天为二运为土运；土运之后七十二天为二运为金运；金运之后七十二天为二运为水运。

按照十二月太阳历，六气的基本规律如下：春季的前两个月六气属风；春季的后一个月与夏季的前一个月六气属热；夏季的后两个月六气属火；秋季前两个月六气属湿；秋季后一个月和冬季的前一个月六气属燥；冬季的后两个月六气属寒。

四、某运·某气·物、人的某种状态

有某运，就有某气。有某气，就有物的某种状态。有某气，就有人的某种状态。运气的某种状态与物、人的某种状态之间有着直接的对应关系，这就是本篇的基本思路。

例如，有木运，其运主风。木运之年，干支为壬辰、壬戌。木运之年，正常之气，和风细雨，万物萌芽，草木繁盛，人体安康。木运之年若有非常之气，狂风大作，树木脆折，疾病为头晕眼花。

有其运就有其气，有五运就有五气。气不同，物的状态不同，人的状态也不同。运如何，气如何，物如何，人如何，明白了四者之间的对应关系，本篇繁杂的内容就条理化了。

某运、某气决定于某种天文，某种天文在时间上有一定的规律性，某年、某月、某日、某时的某种气，实际上背后起决定性作用的是某种天文。本篇告诉人们，万物与人的生存状态时时刻刻都与天文有关。历史告诉人们，中华先贤的这一结论，是永远无法否定的正确结论。

五、司天之气与在泉之气的对应

六气之六具体涵盖了什么内容？司天之气、在泉之气，此两气也。左右四间气，此四气也。两者相加，六气也。六气，是按照上下左右的空间位置划分出来的。

要认识空间六气，首先要认识司天之气与在泉之气的对应关系。司天之气与在泉之气两者的对应是有规律的。本篇在司天、在泉之气之间建立了六组对应关系：

太阳寒水司天，太阴湿土在泉。

厥阴风木司天，少阳相火在泉。

少阴君火司天，阳明燥金在泉。

太阴湿土司天，太阳寒水在泉。

少阳相火司天，厥阴风木在泉。

阳明燥金司天，少阴君火在泉。

六组对应关系告诉人们这样三个道理：

其一，六气是变化的，具体而言，司天之气是变化的，在泉之气也是变化的。

其二，六气的变化是循环变化。每一气都可以循环为司天之气，每一气又可以循环为在泉之气。

其三，无论怎么变化，一阴一阳的对应关系始终是不变的。

司天之气司令上半年的气候变化，在泉之气司令下半年的气候变化。上半年的气候分三步，即初之气，二之气，三之气；下半年的气候也分三步，即四之气，五之气，终之气。

为什么要研究司天之气、在泉之气、左右四间气呢？如果明白了大论中的六句话，就会明白其所以然了。这六句话是：

其一，"天地者，万物之上下也；阴阳者，血气之男女也；左右者，阴阳之道路也；水火者，阴阳之征兆也；阴阳者，万物之能始也。故曰：阴在内，阳之守也；阳在外，阴之使也。"（《素问·阴阳应象大论》）

其二，"天地者，万物之上下也；左右者，阴阳之道路也；水火者，阴阳之征兆也；金木者，生成之终始也。气有多少，形有盛衰，上下相召而损益彰矣。"（《素问·天元纪大论》）

其三，"帝曰：论言天地者，万物之上下；左右者，阴阳之道路，未知其所谓也。岐伯曰：所谓上下者，岁上下见阴阳之所在也。左右者，诸上见厥阴，左少阴右太阳；见少阴，左太阴右厥阴；见太阴，左少阳右少阴；见少阳，左阳明右太阴；见阳明，左太阳右少阳；见太阳，左厥阴右阳明。所谓面北而命其位，言其见也。"（《素问·五运行大论》）

其四，"君位臣则顺，臣位君则逆。逆则其病近，其害速；顺则其病远，其害微。"（《素问·六微旨大论》）

其五，"帝曰：愿闻天道六六之节，盛衰何也？岐伯曰：上下有位，左右有纪。故少阳之右，阳明治之；阳明之右，太阳治之；太阳之右，厥阴治之；厥阴之右，少阴治之；少阴之右，太阴治之；太阴之右，少阳治之。"

（《素问·六微旨大论》）

其六，"帝曰：天地之数，终始奈何？岐伯曰：悉乎哉问也！是明道也。数之始，起于上而终于下，岁半之前，天气主之，岁半之后，地气主之，上下交互，气交主之，岁纪毕矣。"（《素问·六元正纪大论》）

气是看不见、摸不着的气，物却是看得见、摸得着的物，人却是看得见、摸得着的人。从物的生长状态上可以反观气的变化，从人的健康与流行疫病上可以反观气的变化。看不见、摸不着的六气决定着万物的生与长、枯与荣，决定着流行疫病发生与否。

将自然之气规律化，将自然之气格式化，将自然之气数字化、次序化，最终将自然之气与物、人状态之间建立起明晰的对应关系，这是运气学的最大贡献。

亲爱的读者，还记得《素问·上古天真论》讲养生道理时所讲的"法于阴阳，和于术数"这句话吗？什么是阴阳，前面已经讨论过。什么是术数？四时之四，五运之五，六气之六，八节之八，十二月之十二，这些都在术数的范围之内。"这个人不识数。"这是中原地区的一句常用语，用于对糊涂人的评价。从运气学距离中华民族越来越远这一角度上看，"不识数"的人是不是越来越多了？！

在同一时间坐标上，在全世界范围内，这样的运气学找不出第二部。当希伯来先贤用神解释一切的时候，中华先贤是用人的智慧解释一切，包括《素问》中的运气学。后世子孙如果能够在运气学的基础上"接着继续说"，那么，中华民族的天文学、气象学、中医学、植物学、历法会落在其他民族的后面吗？

笔者阅读与研究《内经》，除了关心其中的具体内容之外，更为关心的是中华先贤提出问题与解答问题的能力，黄帝之前、黄帝时代的中华先贤为什么会提出、解答那么多的问题？而且这些问题在全世界范围之内都具有空前性。为什么随着时间的推移，中华民族提出、解答问题的能力越来越萎缩了呢？以至于出现"言必称希腊，言必称苏联，言必称美国"的笑话。一个这么大的民族，不会用自己的思维方式提出问题，不会用自己的智慧来解答问题，只会跟在别人后面鹦鹉学舌，这是不是中华民族的悲哀？！试想一下，不能提出新问题，不能解答新问题，能够振兴中华民族与振兴中医吗？

有个别另类学者，往往以今天的一技之长而傲视中华先贤，如果还没有完全疯狂，可以冷静地想一想，中华先贤提出了多少其他民族没有提出的问题，解答了多少其他民族没有解答的问题？中华先贤所提出、所解答的问题，在人类历史上大都具有空前性与超越时空性。试问傲视先贤的另类学者，你们所掌握的一技之长在当今世界范围内有领先意义吗？能够超越时间与空间吗？你们提出与解答了几个在世界范围内具有领先意义的大问题呢？

中华民族的优秀子孙都有责任思考这样一些问题：中华先贤为什么那么善于提出问题？中华先贤为什么善于解答问题？中华先贤提出问题的能力与解答问题的智慧是否与源头的中华文化有关？

笔者深信，创造物会落后，但创造的思维方式永远也不会落后，只要重新找回中华先贤进行创造的思维方式，子孙就会像先贤们一样，那么善于提出问题，那么善于解答问题。

笔者真诚地希望，在面对先贤的宝贵遗产时，不要仅仅停留在欣赏、赞美的层面上，一定要追问一个问题——"这些宝贵遗产到底是怎么产生的？"同时也要反问一个问题——"我能否在先贤的基础上继续创造？"

六、　五音与运气

音分五音：角、徵、宫、商、羽。

运分三运：大运，主运，客运。

大运，又称中运，主一岁之气。《素问·天元纪大论》："甲己之岁，土运统之；乙庚之岁，金运统之；丙辛之岁，水运统之；丁壬之岁，木运统之；戊癸之岁，火运统之。"这里所谈的土运、金运、水运、木运、火运，就是五运。五运有五音，木音角，火音徵，土音宫，金音商，水音羽。这是五音建运的一种基本形式。——大运有大运之音。

主运者，一年春、夏、长夏、秋、冬之运也。每年从二十四节气中的大寒算起，顺序是由木而火，由火而土，由土而金，由金而水。角为木音，徵为火音，宫为土音，商为金音，羽为水音。——主运有主运之音。

客运者，以十天干甲乙丙丁戊己庚辛壬癸为顺序，十年一周。甲年五行属阳土，初之运起太宫；乙年五行属阴金，初之运起少商。一音两分，分出了太、少两种音。分类的依据为何？一阴一阳也。例如，甲己之岁为土运，土运音宫。甲年为阳，其音为太宫；己年为阴，其音为少宫。——客运有客运之音。

　　大运、主运、客运顺序不同，五音顺序也随之改变。例如，火运主岁时，大运之音为徵音，主运之音为木、火、土、金、水，客运之音初之运为太徵，二之运为少宫，三之运为太商，四之运为少羽，终之运为太角。三运交错，五音也交错，交错之五音形成了自然之天籁之音。

　　这里需要讨论这样一个问题：把五运与五音结合而论，牵强吗？先请看下面东西方两个重要人物所说的两句话。

　　西方的宗教改革家马丁·路德说过这样一句话："音乐是上帝除《圣经》以外赐给人类的第二件礼物。"

　　东方的孔子说音乐是天地赐给人类的礼物。《礼记·乐记》："大乐与天地同和，大礼与天地同节。"

　　五运是自然产物，五音同样是自然产物，天籁之音出于自然，五音出于人文。所以，将五运与五音结合而论，一合情二合理，大自然就是音乐的源泉。所以，把五音视为五运之音，把五运与五音结合而论，一点也不牵强。

　　以自然之音为基础创建五音，这和以天文为基础创建人文的思路是一样的。

　　本篇以五运论五音，《礼记·礼运》以阴阳论音律，《汉书·律历志》以阴阳论十二律，明朝的朱载堉在先贤的基础上用数学证明了十二平均律，十二平均律是今天世界上所采用的标准音调。笔者认为，中华先贤以自然为效法对象的创造思路并没有错，自然哲理是常青的哲理，由自然哲理演化出的创造物，都是可以超越时空的。中华先贤的创造物之所以能够超越时空，其奥秘就在这里。

七、 利用干支预测运气的基本方法

　　利用纪年之天干，可以预测岁运、主运，利用地支可以预测主气与客气。

　　（一）利用天干预测岁运、主运

　　1. 岁运的预测　岁运司令一岁的五运之气。

　　需要说明的是，以天干记五运，《素问》之中前后出现了两种方法：

　　《素问·平人气象论》中最先出现一种方法，这种记运方法具体是：甲乙记木运，丙丁记火运，戊己记土运，庚辛记金运，壬癸记水运。这一种记运方法与《礼记》中的记运方法是相同的。

《素问·天元纪大论》又出现另一种方法，这种记运方法具体是：甲己记土运，乙庚记金运，丙辛记水运，丁壬记木运，戊癸记火运。

天干记五运，《素问》中为何出现两种方法？这是笔者所困惑的问题。

天干记五运，《礼记》《管子》《吕氏春秋》《淮南子》所使用的是一种方法：甲乙记木运，丙丁记火运，戊己记土运，庚辛记金运，壬癸记水运。这种方法与《素问·平人气象论》的方法是一致的。不知为什么在本篇又出现截然不同的一套新方法。为什么这样？这不是一个人能够回答的问题。要解答这一问题，需要整个中医界乃至整个文化界的共同努力。笔者这里只是提出问题。

一是以《素问·平人气象论》中的"甲乙木，丙丁火"为基准，二是以欧美采用的太阳历为基准，来区分五运有以下结果：尾数 0 和 1 者，为金运；尾数 2 和 3 者，为水运；尾数 4 和 5 者，为木运；尾数 6 和 7 者，为火运；尾数 8 和 9 者，为土运。

2. 主运的预测　主运司令一岁的五时、五方之气。

《素问》将一年划分为春、夏、长夏、秋、冬五时，一时之气由一运所主，木运主春，火运主夏，土运主四时之末的长春长夏长秋长冬，金运主秋，水运主冬，年年如此，永远不变。

有了规定性，就有了条理性。如果规定性、条理性又可以体现在周而复始的循环之中，那么，按照此规定，时日是可以提前预测的。

（二）利用地支预测主气、客气

1. 主气的预测　主气即地气。地气一分为六，一气六十天有奇含四个节气，六气的顺序依次是厥阴风木、少阴君火、少阳相火、太阴湿土、阳明燥金、太阳寒水。与地支相配关系是：巳亥风木，子午君火，寅申相火，丑未湿土，卯酉燥金，辰戌寒水。此顺序为固定顺序，不随年地支的改变而改变。

2. 客气的预测　客气即天气。天气与地气一样，也分为六气。

客气的顺序与主气的顺序稍有不同，其排列顺序为：一厥阴风木，二少阴君火，三太阴湿土，四少阳相火，五阳明燥金，六太阳寒水。六气分前三阴，后三阳。

3. 主客加临的预测　所谓主客加临，就是将天气与地气融为一体，用通俗的话说，就是天气、地气上下叠加在了一起。天气分六步，地气也分六步，步对步地相加，这就是主客加临。主客加临，主客交错叠加也。主客两气为什么不能两两融合而会叠加交错？换句话说，主客两气交错的原因何在？原因在于主气年年顺序有一定之规，而客气的顺序则是变化的。主气每年的顺序始于厥阴风木，终于太阳寒水，而客气的顺序则是每年随着纪年地支的变化而变化，主客交错的原因就在于此。

交错相加的基本原则是：司天之气相加于主气即地气的三之气上，在泉之气相加于主气即地气的终之气上，其余四间气依次相加。

如果主、客之气在五行属性中为相生、相同关系，则气候和平，这种情况称为"气相得"。

如果主、客之气在五行属性中为相克关系，则气候反常，这种情况称为"不相得"。这种"不相得"的气候，可能会发生流行性疾病。（图 1－71－1）

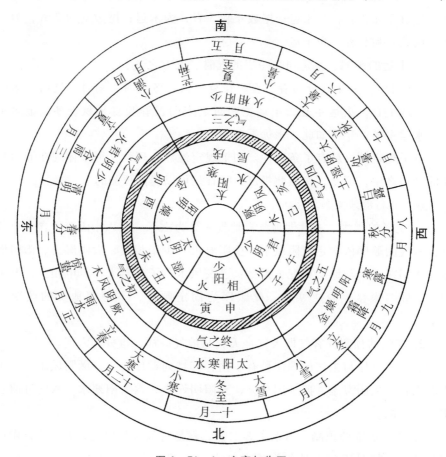

图 1－71－1　主客加临图

八、 治病用药的四大原则

本篇出现治病用药的四大原则："用寒远寒，用凉远凉，用温远温，用热远热。"

四大原则告诉人们，用寒药时应避开寒冷的气候，用凉药时应避开清凉的气候，用温药时应避开温暖的气候，用热药时应避开炎热的气候。

在四大原则之后，还有"食宜同法"这句话。这句话告诉人们，饮食也应该遵循"用寒远寒，用凉远凉，用温远温，用热远热"的四大原则。

九、 怀孕应当避开寒冷之气

上一篇《素问·五常政大论》中第一次指出，五虫有不育之时。不育之时与当年的运气有关，原因是五虫遇到了与之相克的运气。

本篇第一次指出，寒冷之气会影响胎儿的质量。"寒风来临，妇人虽能怀孕，但多致胎损。"这句话告诉人们，五运的水运来临之际不要怀孕，因为此时虽然能够怀孕，却会给胎儿带来残疾。胎儿的健康与否，除了父母本身的因素之外还与气候有关，这是中华先贤的认识。从万物的生长枯荣取决于气候这一角度上看，中华先贤的认识无疑是正确的。

寒风来临，妇人虽能怀孕，但多致胎损。希望想当妈妈的青年女子记住这句话。

十、 孕妇治病可以用峻猛药物吗

本篇第一次出现孕妇用药的原则。因为孕妇是应该特别关心的对象，所以，独立而论之。

孕妇用药的原则，出现在下面几句话中。

黄帝问曰："妇人重身，毒之何如？"

岐伯曰："有故无殒，亦无殒也。"

帝曰："愿闻其故何谓也？"

岐伯曰："大积大聚，其可犯也，衰其太半而止，过者死。"

孕妇患了该用峻猛药物治疗的疾病，能否使用峻猛药物呢？答案是可以的，但是必须病好一大半时就要停药，否则就会造成死亡。

《难经·五十五难》告诉人们，有形为积，无形为聚。积发于阴，聚发于阳。孕妇患了积聚之病，是可以用峻猛药物治疗的，问题是尺度的把握，适可而止。

篇中所说的毒药，与西医所界定的毒药并不是一回事。西医所界定的毒药，指的是轻可以致残、重可以夺命的化学品，如氰化钾就是剧毒的化学品。本篇所说的毒药，指的是药性峻猛的药物。草木金石禽虫皆有毒，治病用的就是这点毒性。简而言之，化学品之毒只有一个作用，那就是要命；而中药之毒却有两个作用，或要命或救命。

十一、 天文在变化， 运气学要发展

古天文与今天文并不一样，所以，不能恪守书中现成的运气学。

古今天文的变化，可以从下列事实中看出：

其一，极点不是一个点而是一个圆。众所周知，地球自转轴所对应的天球上的那个点就是极点。《吕氏春秋·有始》："极星与天俱游，而天枢不移。"天枢即极点。星动、天动，天枢不动。古人认为天极是一个固定点。今天的天文学告诉人们，极点并不是一个点，而是一个小小的圆圈。地球自转轴是围绕这个小圆旋转的。极点一旦发生变化，哪怕是小小的变化，地球与天文的对应关系也会随之发生变化。天文变，运气必然随之而变，运气与万物的对应关系也必然随之而变。因此，不能恪守书中现成的运气学。

其二，极星是变化的。今天的天文学告诉人们，上古极星为帝星，后汉极星为纽星，今为勾陈座两星。极星的每一变换，日月星辰的对应关系就会发生变化。日月星辰对应排列出来的图形即天文，天文发生变化，运气也会随之变化。因此，不能恪守书中现成的运气学。

其三，春分点、冬至点的位置是变化的。黄道与赤道相交的两个点即春分点与冬至点。汉代的天文研究者已经发现了这两个点是移动的。太阳运行一周天即一个回归年，既然是循环运行，理论上的时空应该是对应不变的，即时间中的某一天、某一时总是对应于空间中的某一点，如春分或冬至的那一天，太阳必须回到原来的春分点与冬至点。实际上并不是这样，汉代的天文观测者发现了岁差。太阳岁差，实际上就是去年与今年之间新老春分点、冬至点之间的差距。岁差说明了这样一个事实：太阳沿黄道运行一周天，今年的今天并没有回到去年今天的位置上。位置之变，说明产生了差距。差距的出现，说明了太阳与地球的对应关系在变。太阳与地球的对应关系年年都

在发生变化，所以，2000 年前运气学中的具体对应关系并不适用于今天。因此，不能恪守书中现成的运气学。

天文在变，运气随之而变。变化的原则不变，而变化的具体在变，运气学的具体内容必须随着天文的变化而发展。笔者认为，要振兴中医必须重新理清天文与运气之间新的对应关系，必须重新理清气候与物候、疾病之间新的对应关系。

对本篇的导读，笔者没有钻进文章之内，而是跳出了文章之外，重点介绍的是天文基本常识，为什么这样？原因是变化的天文古与今不一样了。有什么样的天文，就有什么样的运气，天文与运气的对应关系，是永恒不变的原则。但是，天文在变化，一千年前的天文不同于一千年后的天文，二千年前的天文不同于二千年后的天文，所以，每过一千年或二千年就应该重建新的运气学。面对变化的天文，却固守一成不变的书本，势必会重蹈刻舟求剑的错误。

但是，为医者必须牢记，运气学是中医学的基础之学。不懂得这一点，很难成为一名合格的中医医生。

书中的运气学，读者可以自己阅读，这里提醒读者记住以下几条《素问》所反复强调的内容：

其一，天有天气，地有地气，人有人气。

其二，四方有四方之气，四时有四时之气，五脏有五脏之气。

其三，气是变化的气，天气可以变化，地气可以变化，人气可以变化。

其四，气是相通之气，天地人三气之间是相通关系。

其五，万物的生息与六气的变化有关，疾病的产生与六气的变化有关。

其六，顺应自然之气，可以养生；逆反自然之气，可以致病；自然之气必须顺应，虚邪贼风必须回避。

十二、 变中的永恒不变

"变动不居"，这是《易经·系辞下》对自然世界的认识。完整的话语是：

"易之为书也不可远，为道也屡迁，变动不居，周流六虚，上下无常，刚柔相易，不可为典要，唯变所适。"

道是屡迁之道！道是变动之道！

道变动在六虚之内。六虚者，四方上下也。四方上下者，宇宙之宇也。

宇宙之内一切都是变化的。变中有永恒不变，请看以下几点内容：

其一，太阳与地球的对应关系是永恒不变的。

其二，中午的日影最长点与最短点是不变的。换言之，冬至夏至这两个节令点是不变的。

其三，日影长短两极的循环是不变的。换言之，寒往暑来，暑往寒来；热极生寒，寒极生热；阳极生阴，阴极生阳；如此无限循环是不变的。

其四，日影最长点与最短点之间有一个平分点，这个点是太阳回归的中间点。太阳回归的一往一来都要经过这个点，这个点就是春分秋分点。

其五，气候可以发生异常，但是区分节气的日影点是永恒不变的，即：根据日影长短两极变化区分出的二十四节气的原则是不变的。以永恒不变的点为坐标，可以清楚地认识气候的异常。

其六，在太阳与地球的对应中，冬至夏至、春分秋分是永恒不变的四个节令点。以这四个点为坐标，可以清晰地认识一个太阳回归年之中的气候的正常与异常，进而言之，可以准确地预测疫病的发生。

刺法论篇第七十二

○─────　原　文　─────○

　　黄帝问曰：升降不前，气交有变，即成暴郁，余已知之。如何预救生灵，可得却乎？岐伯稽首再拜对曰：昭乎哉问！臣闻夫子言，既明天元，须穷法刺，可以折郁扶运，补弱全真，泻盛蠲[1]余，令除斯苦。

　　帝曰：愿卒闻之。岐伯曰：升之不前，即有甚凶也。木欲升而天柱[2]窒抑之，本欲发郁亦须待时，当刺足厥阴之井。火欲升而天蓬窒抑之，火欲发郁亦须待时，君火相火同刺包络之荥。土欲升而天冲窒抑之，土欲发郁亦须待时，当刺足太阴之腧。金欲升而天英窒抑之，金欲发郁亦须待时，当刺手太阴之经。水欲升而天芮窒抑之，水欲发郁亦须待时，当刺足少阴之合。

　　帝曰：升之不前，可以预备，愿闻其降，可以先防。岐伯曰：既明其升，必达其降也。升降之道，皆可先治也。木欲降而地晶（一作“晶”）[3]窒抑之，降而不入，抑之郁发，散而可得位，降而郁发，暴如天间之待时也，降而不下，郁可速矣，降可折其所胜也，当刺手太阴之所出，刺手阳明之所入。火欲降而地玄[3]窒抑之，降而不入，抑之郁发，散而可矣，当折其所胜，可散其郁，当刺足少阴之所出，刺足太阳之所入。土欲降而地苍[3]窒抑之，降而不下，抑之郁发，散而可入，当折其胜，可散其郁，当刺足厥阴之所出，刺足少阳之所入。金欲降而地彤[3]窒抑之，降而不下，抑之郁发，散而可入，当折其胜，可散其郁，当刺心包络所出，刺手少阳所入也。水欲降而地阜[3]窒抑之，降而不下，抑之郁发，散而可入，当折其土，可散其郁，当刺足太阴之所出，刺足阳明之所入。

帝曰：五运之至，有前后与升降往来，有所承抑之，可得闻乎刺法？岐伯曰：当取其化源也。是故太过取之，不及资之。太过取之，次抑其郁，取其运之化源，令折郁气。不及扶资，以扶运气，以避虚邪也。资取之法令出《密语》。

黄帝问曰：升降之刺，以（即"已"）知其要，愿闻司天未得迁正，使司化之失其常政，即万化之或其皆妄。然与民为病，可得先除，欲济众生，愿闻其说。岐伯稽首再拜曰：悉乎哉问！言其至理，圣念慈悯，欲济群生，臣乃尽陈斯道，可申洞微。太阳复布，即厥阴不迁正，不迁正气塞于上，当泻足厥阴之所流。厥阴复布，少阴不迁正，不迁正即气塞于上，当刺心包络脉之所流。少阴复布，少阴不迁正，不迁正气留于上，当刺足太阴之所流。少阳复布，则阳明不迁正，不迁正则气未通上，当刺手太阴之所流。阳明复布，太阳不迁正，不迁正则复塞其气，当刺足少阴之所流。

帝曰：迁正不前，以（即"已"）通其要，愿闻不退，欲折其余，无令过失，可得明乎？岐伯曰：气过有余，复作布正，是名不退位也。使地气不得后化，新司天未可迁正，故复布化令如故也。巳亥之岁，天数有余，故厥阴不退位也，风行于上，木化布天，当刺足厥阴之所入。子午之岁，天数有余，故少阴不退位也，热行于上，火余化布天，当刺手厥阴之所入。丑未之岁，天数有余，故太阴不退位也，湿行于上，雨化布天，当刺足太阴之所入。寅申之岁，天数有余，故少阳不退位也，热行于上，火化布天，当刺手少阳之所入。卯酉之岁，天数有余，故阳明不退位也，金行于上，燥化布天，当刺手太阴之所入。辰戌之岁，天数有余，故太阳不退位也，寒行于上凛水化布天，当刺足少阴之所入。故天地气逆，化成民病，以法刺之，预可平病。

黄帝问曰：刚柔二干，失守其位，使天运之气皆虚乎？与民为病，可得平乎？岐伯曰：深乎哉问！明其奥旨，天地迭移，三年化疫，是谓根之可见，必有逃门。

假令甲子刚柔失守，刚未正，柔孤而有亏，时序不令，即音律非从，如此三年，变大疫也。详其微甚，察其浅深，欲至而可刺，刺之，当先补肾俞，次三日，可刺足太阴之所注。又有下位己卯不至，而甲子孤立者，次三年作土疠，其法补泻，一如甲子同法也。其刺以毕，又不须夜行及远行，令七日洁，清净斋戒。所有自来肾有久病者，可以寅时面向南，净神不乱，思闭气不息七遍，以引颈咽气顺之，如咽甚硬物，如此七遍后，饵舌下津令无数。

假令丙寅刚柔失守，上刚干失守，下柔不可独主之，中水运非太过，不可执法而定之，布天有余，而失守上正，天地不合，即律吕音异，如此即天运失序，后三年变疫。详其微甚，差有大小，徐至即后三年，至甚即首三年，当先补心俞，次五日，可刺肾之所入。又有下位地甲子，辛巳柔不附刚，亦名失守，即地运皆虚，后三年变水疠，即刺法皆如此矣。其刺如毕，慎其大喜欲情于中，如不忌，即其气复散也，令静七日，心欲实，令少思。

假令庚辰刚柔失守，上位失守，下位无合，乙庚金运，故非相招，布天未退，中运胜来，上下相错，谓之失守，姑洗林钟，商音不应也，如此则天运化易，三年变大疫。详其天数，差有微甚，微即微，三年至，甚即甚，三年至，当先补腧，次三日，可刺肺之所行。刺毕，可静神七日，慎勿大怒，怒必真气却散之。又或在下地甲子乙未失守者，即乙柔干，即上庚独治之，亦名失守者，即天运孤主之，三年变疠，名曰金疠，其至待时也，详其地数之等差，亦推其微甚，可知迟速尔。诸位乙庚失守，刺法同，肝欲平，即勿怒。

假令壬午刚柔失守，上壬未迁正，下丁独然，即虽阳年，亏及不同，上下失守，相招其有期，差之微甚，各有其数也，律吕二角，失而不和，同音有日，微甚如见，三年大疫，当刺脾之俞，次三日，可刺肝之所出也。刺毕，静神七日，勿大醉歌乐，其气复散，又勿饱食，勿食生物，欲令脾实，气无滞饱，无久坐，食无太酸，无食一切生物，宜甘宜淡。又或地下甲子，丁酉失守其位，未得中司，即气不当位。下不与壬奉合者，亦名失守，非名合德，故柔不附刚，即地运不合，三年变疠，其刺法一如木疫之法。

假令戊申刚柔失守，戊癸虽火运，阳年不太过也，上失其刚，柔地独主，其气不正，故有邪干，迭移其位，差有浅深，欲至将合，音律先同，如此天运失时，三年之中，火疫至矣，当刺肺之俞。刺毕，静神七日，勿大悲伤也，悲伤即肺动，而真气复散也，人欲实肺者，要在息气也。又或地下甲子，癸亥失守者，即柔失守位也，即上失其刚也，即亦名戊癸不相合德者也，即运与地虚，后三年变疠，即名火疠。

是故立地五年，以明失守，以穷法刺，于是疫之与疠，即是上下刚柔之名也，穷归一体也，即刺疫法，只有五法，即总其诸位失守，故只归五行而统之也。

黄帝曰：余闻五疫之至，皆相染易，无问大小，病状相似，不施救疗，如何可得不相移易者？岐伯曰：不相染者，正气存内，邪不可干，避其毒气，天牝从来，复得其往，气出于脑，即不邪干。气出于脑，即室先想心如日。欲将入于疫室，先想青气自肝而出，左行于东，化作林木。次想白气自肺而出，右行于西，化作戈甲。次想赤气自心而出，南行于上，化作焰明。次想黑气自肾而出，北行于下，化作水。次想黄气自脾而出，存于中央，化作土。五气护身之毕，以想头上如北斗之煌煌，然后可入于疫室。

又一法，于春分之日，日未出而吐之。又一法，于雨水日后，三浴以药泄汗。又一法，小金丹方：辰砂二两，水磨雄黄一两，叶子雌黄一两，紫金半两，同入合中，外固了，地一尺筑地实，不用炉，不须药制，用火二十斤煅之也，七日终，候冷七日取，次日出合子，埋药地中七日，取出顺日研之三日，炼白沙蜜为丸，如梧桐子大，每日望东吸日华气一口，冰水下一丸，和气咽之，服十粒，无疫干也。

黄帝问曰：人虚即神游失守位，使鬼神外干，是致夭亡，何以全真？愿闻刺法。岐伯稽首再拜曰：昭乎哉问！谓神移失守，虽在其体，然不致死，或有邪干，故令夭寿。只如厥阴失守，天以虚，人气肝虚，感天重虚，即魂游于上，邪干厥大气，身温犹可刺之，刺其足少阳之所过，次刺肝之俞。人病心虚，又遇君相二火司天失守，感而三虚，遇火不及，黑尸鬼犯之，令人暴亡，可刺手少阳之所过，复刺心俞。人脾病，又遇太阴司天失守，感而三虚，又遇土不及，青尸鬼邪犯之于人，令人暴亡，可刺足阳明之所过，复刺脾之俞。入肺病，遇阳明司天失守，感而三虚，又遇金不及，有赤尸鬼干人，令人暴亡，可刺手阳明之所过，复刺肺俞。人肾病，又遇太阳司天失守，感而三虚，又遇水运不及之年，有黄尸鬼干犯人正气，吸人神魂，致暴亡，可刺足太阳之所过，复刺肾俞。

黄帝问曰：十二藏之相使，神失位，使神彩之不圆，恐邪干犯，治之可刺，愿闻其要。岐伯稽首再拜曰：悉乎哉，问至理，道真宗，此非圣帝，焉究斯源，是谓气神合道，契符上天。心者，君主之官，神明出焉，可刺手少阴之源。肺者，相傅之官，治节出焉，可刺手太阴之源。肝者，将军之官，谋虑出焉。可刺足厥阴之源。胆者，中正之官，决断出焉，可刺足少阳之源。膻中者，臣使之官，喜乐出焉，可刺心包络所流。脾为谏议之官，知周出焉，可刺脾之源。胃为仓廪之官，五味出焉，可刺胃之源。大肠者，传道之官，变化出焉，可刺大肠之源。小肠者，受盛之官，化物出焉，可刺小肠之源。肾者，作强之官，伎巧出焉，刺其肾之源。三焦者，决渎之官，水道出焉，刺三焦之源。膀胱者，州都之官，精液藏焉，气化则能出矣，刺膀胱之源。凡此十二官者，不得相失也。是故刺法有全神养真之旨，亦法有修真之道，非治疾也，故要修养和神也。道贵常存，补神固根，精气不散，神守不分，然即神守而虽不去，亦能全真，人神不守，非达至真，至真之要，在乎天玄，神守天息，复入本元，命曰归宗。

1. 蠲（juān 捐）　除去。

2. 天柱、天蓬、天冲、天英、天芮　是金、水、木、火、土五星的别名。天柱，金星也。天蓬，水星也。天冲，木星也。天英，火星也。天芮，土星也。

3. 地晶、地玄、地苍、地彤、地阜　金、水、木、火、土五星的别名。地晶，西方之金。地玄，北方之水。地苍，东方之木。地彤，南方之火。地阜，中央之土。

本篇属于遗文，此处不再展开讨论。

本
病
论
篇
第
七
十
三

原 文

黄帝问曰：天元九窒，余已知之，愿闻气交，何名失守？岐伯曰：谓其上下升降，迁正退位，各有经论，上下各有不前，故名失守也。是故气交失易位，气交乃变，变易非常，即四时失序，万化不安，变民病也。

帝曰：升降不前，愿闻其故，气交有变，何以明知？岐伯曰：昭乎问哉！明乎道矣。气交有变，是为天地机，但欲降而不得降者，地窒刑之。又有五运太过，而先天而至者，即交不前，但欲升而不得其升，中运抑之，但欲降而不得其降，中运抑之。于是有升之不前，降之不下者，有降之不下，升而至天者，有升降俱不前，作如此之分别，即气交之变，变之有异，常各各不同，灾有微甚者也。

帝曰，愿闻气交遇会胜抑之由，变成民病，轻重何如？岐伯曰：胜相会，抑伏使然。

是故辰戌之岁，木气升之，主逢天柱[1]，胜而不前。又遇庚戌，金运先天，中运胜之，忽然不前。木运升天，金乃抑之，升而不前，即清生风少，肃杀于春，露霜复降，草木乃萎。民病瘟疫早发，咽嗌乃干，四肢满，肢节皆痛。久而化郁，即大风摧拉，折陨鸣紊。民病卒中偏痹，手足不仁。

是故巳亥之岁，君火升天，主室天蓬[2]，胜之不前。又厥阴木迁正，则少阴未得升天，水运以至其中者。君火欲升，而中水运抑之，升之不前，即清寒复作，冷生旦暮。民病伏阳，而内生烦热，心神惊悸，寒热间作。日久成郁，即暴热乃至，赤风肿（一作"瞳"）翳，化疫，温疠暖作，赤气彰而化火疫，皆烦而躁渴，渴甚治之以泄之可止。

是故子午之岁，太阴升天，主窒天冲[3]，胜之不前。又或遇壬子，木运先天而至者，中木遇抑之也。升天不前，即风埃四起，时举埃昏，雨湿不化。民病风厥涎潮，偏痹不随，胀满。久而伏郁，即黄埃化疫也，民病夭亡，脸肢府黄疸满闭，湿令弗布，雨化乃微。

是故丑未之年，少阳升天，主窒天蓬，胜之不前。又或遇太阴未迁正者，即少阳未升天也，水运以至者，升天不前，即寒雾反布，凛冽如冬，水复涸，冰再结，暄暖乍作，冷复布之，寒暄不时。民病伏阳在内，烦热生中，心神惊骇，寒热间争。以成久郁，即暴热乃生，赤风气瞳翳，化成郁疠，乃化作伏热内烦，痹而生厥，甚则血溢。

是故寅申之年，阳明升天，主窒天英[4]，胜之不前。又或遇戊申戊寅，火运先天而至。金欲升天，火运抑之，升之不前，即时雨不降，西风数举，咸卤燥生。民病上热，喘嗽血溢。久而化郁，即白埃翳雾，清生杀气，民病胁满悲伤，寒鼽嚏嗌干，手拆皮肤燥。

是故卯酉之年，太阳升天，主窒天芮[5]，胜之不前。又遇阳明未迁正者，即太阳未升天也，土运以至。水欲升天，土运抑之，升之不前，即湿而热蒸，寒生两间。民病注下，食不及化。久而成郁，冷来客热，冰雹卒至。民病厥逆而哕，热生于内，气痹于外，足胫酸疼，反生心悸懊热，暴烦而复厥。

黄帝曰：升之不前，余已尽知其旨。愿闻降之不下，可得明乎？岐伯曰：悉尽哉问！是之谓天地微旨，可以尽陈斯道，所谓升已必降也。至天三年，次岁必降，降而入地，始为左间也。如此升降往来，命之六纪[6]者矣。

是故丑未之岁，厥阴降地，主窒地晶，胜而不前。又或遇少阴未退位，即厥阴未降下，金运以至中。金运承之，降之未下，抑之变郁，木欲降下，金承之，降而不下，苍埃远见，白气承之，风举埃昏，清躁行杀，霜露复下，肃杀布令。久而不降，抑之化郁，即作风躁相伏，暄而反清，草木萌动，杀霜乃下，蛰虫未见，惧清伤藏。

是故寅申之岁，少阴降地，主窒地玄，胜之不入。又或遇丙申丙寅，水运太过，先天而至。君火欲降，水运承之，降而不下，即彤云才见，黑气反生，暄暖如舒，寒常布雪，凛冽复作，天云惨凄。久而不降，伏之化郁，寒胜复热，赤风化疫，民病面赤心烦，头痛目眩也，赤气彰而温病欲作也。

是故卯酉之岁，太阴降地，主室地苍，胜之不入。又或少阳未退位者，即太阴未得降也，或木运以至。木运承之，降而不下，即黄云见而青霞彰，郁蒸作而大风，雾翳埃胜，折损乃作。久而不降也，伏之化郁，天埃黄气，地布湿蒸，民病四肢不举，昏眩肢节痛，腹满填臆。

是故辰戌之岁，少阳降地，主室地玄，胜之不入。又或遇水运太过，先天而至也。水运承之，水降不下，即彤云才见，黑气反生，暄暖欲生，冷气卒至，甚即冰雹也。久而不降，伏之化郁，冷气复热，赤风化疫，民病面赤心烦，头痛目眩也，赤气彰而热病欲作也。

是故巳亥之岁，阳明降地，主室地彤，胜而不入。又或遇太阴未退位，即少阳未得降，即火运以至之。火运承之不下，即天清而肃，赤气乃彰，暄热反作。民皆昏倦，夜卧不安，咽干引饮，懊热内烦，天清朝暮，暄还复作。久而不降，伏之化郁，天清薄寒，远生白气。民病掉眩，手足直而不仁，两胁作痛，满目晄晄。

是故子午之年，太阳降地，主室地阜胜之，降而不入。又或遇土运太过，先天而至。土运承之，降而不入，即天彰黑气，暝暗凄惨，才施黄埃而布湿，寒化令气，蒸湿复令。久而不降，伏之化郁，民病大厥，四肢重怠，阴萎少力，天布沉阴，蒸湿间作。

帝曰：升降不前，晰知其宗，愿闻迁正，可得明乎？岐伯曰：正司中位，是谓迁正位，司天不得其迁正者，即前司天以过交司之日。即遇司天太过有余日也，即仍旧治天数，新司天未得迁正也。

厥阴不迁正，即风暄不时，花卉萎瘁，民病淋溲，目系转，转筋喜怒，小便赤。风欲令而寒由不去，温暄不正，春正失时。

少阴不迁正，即冷气不退，春冷后寒，暄暖不时。民病寒热，四肢烦痛，腰脊强直。木气虽有余，位不过于君火也。

太阴不迁正，即云雨失令，万物枯焦，当生不发。民病手足肢节肿满，大腹水肿，填臆不食，飧泄胁满，四肢不举。雨化欲令，热犹治之，温煦于气，亢而不泽。

少阳不迁正，即炎灼弗令，苗莠不荣，酷暑于秋，肃杀晚至，霜露不时。民病痎疟骨热，心悸惊骇，甚时血溢。

阳明不迁正，则暑化于前，肃杀于后，草木反荣。民病寒热鼽嚏，皮毛折，爪甲枯焦，甚则喘嗽息高，悲伤不乐。热化乃布，燥化未令，即清劲未行，肺金复病。

太阳不迁正，即冬清反寒，易令于春，杀霜在前，寒冰于后，阳光复治，凛冽不作，雾云待时。民病温疠至，喉闭嗌干，烦燥而渴，喘息而有音也。寒化待燥，犹治天气，过失序，与民作灾。

帝曰：迁正早晚，以命其旨，愿闻退位，可得明哉？岐伯曰：所谓不退者，即天数未终，即天数有余，名曰复布政，故名曰再治天也，即天令如故而不退位也。

厥阴不退位，即大风早举，时雨不降，湿令不化，民病温疫，疵废风生，民病皆肢节痛，头目痛，伏热内烦，咽喉干引饮。

少阴不退位，即温生春冬，蛰虫早至，草木发生，民病膈热咽干，血溢惊骇，小便赤涩，丹瘤疹疮疡留毒。

太阴不退位，而取寒暑不时，埃昏布作，湿令不去，民病四肢少力，食饮不下，泄注淋满，足胫寒，阴痿闭塞，失溺小便数。

少阳不退位，即热生于春，暑乃后化，冬温不冻，流水不冰，蛰虫出见，民病少气，寒热更作，便血上热，小腹坚满，小便赤沃，甚则血溢。

阳明不退位，即春生清冷，草木晚荣，寒热间作，民病呕吐暴注，食饮不下，大便干燥，四肢不举，目瞑掉眩。

太阳不退位，即春寒复作，冷雹乃降，沉阴昏翳，二之气寒犹不去。民病痹厥，阴痿失溺，腰膝皆痛，温疠晚发[7]。

帝曰：天岁早晚，余以知之，愿闻地数，可得闻乎？岐伯曰：地下迁正升天及退位不前之法，即地土产化，万物失时之化也。

帝曰：余闻天地二甲子，十干十二支。上下经纬天地。数有迭移，失守其位，可得昭乎？岐伯曰：失之迭位者，谓虽得岁正，未得正位之司，即四时不节，即生大疫。注《玄珠密语》云：阳年三十年，除六年天刑，计有太过二十四年，除此六年，皆作太过之用，令不然之旨。今言迭支迭位，皆可作其不及也。

假令甲子阳年土运太窒，如癸亥天数有余者，年虽交得甲子，厥阴犹尚治天，地已迁正，阳明在泉，去岁少阳以作右间，即厥阴之地阳明，故不相和奉者也。癸巳相会，土运太过，虚反受木胜，故非太过也，何以言土运太过？况黄钟不应太窒，木既胜而金还复，金既复而少阴如至，即木胜如火而金复微，如此则甲己失守，后三年化成土疫，晚至丁卯，早至丙寅，土疫至也，大小善恶，推其天地，详乎太一。又只如甲子年，如甲至子而合，应交司而治天，即下己卯未迁正，而戊寅少阳未退位者，亦甲己下有合也，即土运非太过，而木乃乘虚而胜土也，金次又行复胜之，即反邪化也。阴阳天地殊异尔，故其大小善恶，一如天地之法旨也。

假令丙寅阳年太过，如乙丑天数有余者，虽交得丙寅，太阴尚治天也，地已迁正，厥阴司地，去岁太阳以作右间，即天太阴而地厥阴，故地不奉天化也。乙辛相会，水运太虚，反受土胜，故非太过，即太簇之管，太羽不应，土胜而雨化，水复即风，此者丙辛失守其会，后三年化成水疫，晚至己巳，早至戊辰，甚即速，微即徐，水疫至也，大小善恶推其天地数，乃太乙游宫。又只如丙寅年，丙至寅且合，应交司而治天，即辛巳未得迁正，而庚辰太阳未退位者，亦丙辛不合德也，即水运亦小虚而小胜，或有复，后三年化疠，名曰水疠，其状如水疫，治法如前。

假令庚辰阳年太过，如己卯天数有余者，虽交得庚辰年也，阳明犹尚治天，地已迁正，太阴司地，去岁少阴以作右间，即天阳明而地太阴也，故地下奉天也。乙巳相会，金运太虚，反受火胜，故非太过也，即姑洗之管，太商不应，火胜热化，水复寒刑，此乙庚失守，其后三年化成金疫也，速至壬午，徐至癸未，金疫至也，大小善恶，推本年天数及太一也。又只如庚辰，如庚至辰，且应交司而治天，即下乙未未得迁正者，即地甲午少阴未退位者，且乙庚不合德也，即下乙未，干失刚，亦金运小虚也，有小胜或无复，后三年化疠，名曰金疠，其状如金疫也，治法如前。

假令壬午阳年太过，如辛巳天数有余者，虽交后壬午年也，厥阴犹尚治天，地已迁正，阳明在泉，去岁丙申少阳以作右间，即天厥阴而地阳明，故地不奉天者也。丁辛相合会，木运太虚，反受金胜，故非太过也，即蕤宾之管，太角不应，金行燥胜，火化热复，甚即速，微即徐，疫至大小善恶，推疫至之年天数及太一。又只如壬至午，且应交司而治之，即下丁酉未得迁正者，即地下丙申少阳未得退位者，见丁壬不合德也，即丁柔干失刚，亦木运小虚也，有小胜小复。后三年化疠，名曰木疠，其状如风疫，法治如前。

假令戊申阳年太过，如丁未天数太过者，虽交得戊申年也，太阴犹尚治天，地已迁正，厥阴在泉，去岁壬戌太阳以退位作右间，即天丁未，地癸亥，故地不奉天化也。丁癸相会，火运太虚，反受水胜，故非太过也，即夷则之管，上太徵不应，此戊癸失守其会，后三年化疫也，速至庚戌，大小善恶，推疫至之年天数及太一。又只如戊申，如戊至申，且应交司而治天，即下癸亥未得迁正者，即地下壬戌太阳未退位者，见戊癸未合德也，即下癸柔干失刚，见火运小虚也，有小胜或无复也，后三年化疠，名曰火疠也，治法如前，治之法可寒之泄之。

黄帝曰：人气不足，天气如虚，人神失守，神光不聚，邪鬼干人，致有夭亡，可得闻乎？岐伯曰：人之五藏，一藏不足，又会天虚，感邪之至也。人忧愁思虑即伤心，又或遇少阴司天，天数不及，太阴作接间至，即谓天虚也，此即人气天气同虚也。又遇惊而夺精，汗出于心，因而三虚，神明失守。心为君主之官，神明出焉，神失守位，即神游上丹田，在帝太一帝君泥丸宫下。神既失守，神光不聚，却遇火不及之岁，有黑尸鬼见之，令人暴亡。

人饮食劳倦即伤脾，又或遇太阴司天，天数不及，即少阳作接间至，即谓之虚也，此即人气虚而天气虚也。又遇饮食饱甚，汗出于胃，醉饱行房，汗出于脾，因而三虚，脾神失守。脾为谏议之官，智周出焉，神既失守，神光失位而不聚也，却遇土不及之年，或己年或甲年失守，或太阴天虚，青尸鬼见之，令人卒亡。

人久坐湿地，强力入水即伤肾。肾为作强之官，伎巧出焉，因而三虚，肾神失守，神志失位，神光不聚，却遇水不及之年，或辛不会符，或丙年失守，或太阳司天虚，有黄尸鬼至，见之令人暴亡。

人或恚怒，气逆上而不下，即伤肝也。又遇厥阴司天，天数不及，即少阴作接间至，是谓天虚也，此谓天虚人虚也。又遇疾走恐惧，汗出于肝，肝为将军之官，谋虑出焉，神位失守，神光不聚，又遇木不及年，或丁年不符，或壬年失守，或厥阴司天虚也，有白尸鬼见之，令人暴亡也。

已上五失守者，天虚而入虚也，神游失守其位，即有五尸鬼干人，令人暴亡也，谓之曰尸厥。人犯五神易位，即神光不圆也，非但尸鬼，即一切邪犯者，皆是神失守位故也。此谓得守者生，失守者死，得神者昌，失神者亡。

注　释

1. 天柱　金星的别名，此处代表在天之金气。

2. 天蓬　水星的别名，此处代表在天之水气。

3. 天冲　木星的别名，此处代表在天之木气。

4. 天英　火星的别名，此处代表在天之火气。

5. 天芮　土星的别名，此处代表在天之土气。

6. 六纪　指天地之气的升降周期。六气在天三年而降，在地三年而升，升降往来共六年，故称之为六纪。如本篇所言："至天三年，次岁必降，降而入地，始为左间也。如此升降往来，命之六纪者矣。"

7. 太阳不退位……温疠晚发　此四十一个字原脱，据金刻本补。

本篇属于遗文，此处不再展开讨论。

至
真
要
大
论
篇
第
七
十
四

原　文

　　黄帝问曰：五气交合，盈虚更作，余知之矣。六气分治，司天地者，其至何如？岐伯再拜对曰：明乎哉问也！天地之大纪[1]，人神之通应[2]也。帝曰：愿闻上合昭昭，下合冥冥[3]奈何？岐伯曰：此道之所主，工之所疑也。

　　帝曰：愿闻其道也。岐伯曰：厥阴司天，其化以风；少阴司天，其化以热；太阴司天，其化以湿；少阳司天，其化以火；阳明司天，其化以燥；太阳司天，其化以寒。以所临藏位[4]，命其病者也。

　　帝曰：地化奈何？岐伯曰：司天同候，间气皆然。帝曰：间气何谓？岐伯曰：司左右者，是谓间气也。帝曰：何以异之？岐伯曰：主岁者纪岁，间气者纪步也。

　　帝曰：善。岁主奈何？岐伯曰：厥阴司天为风化，在泉为酸化，司气为苍化，间气为动化。少阴司天为热化，在泉为苦化，不司气化，居气[5]为灼化。太阴司天为湿化，在泉为甘化，司气为黅化，间气为柔化。少阳司天为火化，在泉为苦化，司气为丹化，间气为明化。阳明司天为燥化，在泉为辛化，司气为素化，间气为清化。太阳司天为寒化，在泉为咸化，司气为玄化，间气为藏化。故治病者，必明六化分治，五味五色所生，五藏所宜，乃可以言盈虚病生之绪也。

　　帝曰：厥阴在泉而酸化先，余知之矣。风化之行也何如？岐伯曰：风行于地，所谓本也，余气同法。本乎天[6]者，天之气也，本乎地[6]者，地之气也，天地合气，六节分而万物化生矣。故曰：谨候气宜，无失病机。此之谓也。

帝曰：其主病何如？岐伯曰：司岁备物，则无遗主矣。帝曰：先岁物何也？岐伯曰：天地之专精也。帝曰：司气者何如？岐伯曰：司气者主岁同，然有余不足也。帝曰：非司岁物何谓也？岐伯曰：散也，故质同而异等也，气味有薄厚，性用有躁静，治保有多少，力化有浅深，此之谓也。

帝曰：岁主藏害何谓？岐伯曰：以所不胜命之，则其要也。帝曰：治之奈何？岐伯曰：上淫于下，所胜平之；外淫于内，所胜治之。帝曰：善。平气何如？岐伯曰：谨察阴阳所在而调之，以平为期，正者正治，反者反治。

帝曰：夫子言察阴阳所在而调之，论言人迎与寸口相应，若引绳，小大齐等，命曰平，阴之所在寸口何如？岐伯曰：视岁南北，可知之矣。

帝曰：愿卒闻之。岐伯曰：北政之岁，少阴在泉，则寸口不应；厥阴在泉，则右不应；太阴在泉，则左不应。南政之岁，少阴司天，则寸口不应；厥阴司天，则右不应；太阴司天，则左不应。诸不应者，反其诊则见矣。

帝曰：尺候何如？岐伯曰：北政之岁，三阴在下，则寸不应；三阴在上，则尺不应。南政之岁，三阴在天，则寸不应；三阴在泉，则尺不应。左右同。故曰：知其要者，一言而终，不知其要，流散无穷。此之谓也。

帝曰：善。天地之气，内淫而病何如？岐伯曰：岁厥阴在泉，风淫所胜，则地气不明，平野昧，草乃早秀。民病洒洒振寒，善伸数欠，心痛支满，两胁里急，饮食不下，鬲咽不通，食则呕，腹胀善噫，得后与气，则快然如衰，身体皆重。

岁少阴在泉，热淫所胜，则焰浮川泽，阴处反明。民病腹中常鸣，气上冲胸，喘、不能久立，寒热皮肤痛，目瞑齿痛颐肿，恶寒发热如疟，少腹中痛腹大，蛰虫不藏。

岁太阴在泉，草乃早荣，湿淫所胜，则埃昏岩谷，黄反见黑，至阴之交。民病饮积，心痛，耳聋浑浑焞焞[7]，嗌肿喉痹，阴病血见，少腹痛肿，不得小便，病冲头痛，目似脱，项似拔，腰似折，髀不可以回，腘如结，腨如别。

岁少阳在泉，火淫所胜，则焰明郊野，寒热更至。民病注泄赤白，少腹痛溺赤，甚则血便。少阴同候。

岁阳明在泉，燥淫所胜，则霿雾清暝。民病喜呕，呕有苦，善大息，心胁痛不能反侧，甚则嗌干面尘，身无膏泽，足外反热。

岁太阳在泉，寒淫所胜，则凝肃惨栗。民病少腹控睾，引腰脊，上冲心痛，血见，嗌痛颔肿。

帝曰：善。治之奈何？岐伯曰：诸气在泉，风淫于内，治以辛凉，佐以苦，以甘缓之，以辛散之。热淫于内，治以咸寒，佐以甘苦，以酸收之，以苦发之。湿淫于内，治以苦热，佐以酸淡，以苦燥之，以淡泄之。火淫于内，治以咸冷，佐以苦辛，以酸收之，以苦发之。燥淫于内，治以苦温，佐以甘辛，以苦下之。寒淫于内，治以甘热，佐以苦辛，以咸泻之，以辛润之，以苦坚之。

帝曰：善。天气之变何如？岐伯曰：厥阴司天，风淫所胜，则太虚埃昏，云物以扰，寒生春气，流水不冰。民病胃脘当心而痛，上支两胁，鬲咽不通，饮食不下，舌本强，食则呕，冷泄腹胀，溏泄瘕水闭，蛰虫不去，病本于脾。冲阳绝，死不治。

少阴司天，热淫所胜，怫热至，火行其政。民病胸中烦热，嗌干，右胠满，皮肤痛，寒热咳喘，大雨且至，唾血血泄，鼽衄嚏呕，溺色变，甚则疮疡胕肿，肩背臂臑及缺盆中痛，心痛肺䐜，腹大满，膨膨而喘咳病本于肺。尺泽绝，死不治。

太阴司天，湿淫所胜，则沉阴且布，雨变枯槁，胕肿骨痛阴痹，阴痹者按之不得，腰脊头项痛，时眩，大便难，阴气不用，饥不欲食，咳唾则有血，心如悬，病本于肾。太谿绝，死不治。

少阳司天，火淫所胜。则温气流行，金政不平。民病头痛，发热恶寒而疟，热上皮肤痛，色变黄赤，传而为水，身面胕肿，腹满仰息，泄注赤白，疮疡咳唾血，烦心胸中热，甚则鼽衄，病本于肺。天府绝，死不治。

阳明司天，燥淫所胜，则木乃晚荣，草乃晚生，筋骨内变，民病左胠胁痛，寒清于中，感而疟，大凉革候，咳，腹中鸣，注泄鹜溏，名木敛，生菀于下，草焦上首，心胁暴痛，不可反侧，嗌干面尘腰痛，丈夫㿉疝，妇人少腹痛，目昧眦，疡疮痤痈，蛰虫来见，病本于肝。太冲绝，死不治。

太阳司天，寒淫所胜，则寒气反至，水且冰，血变于中，发为痈疡，民病厥心痛，呕血血泄鼽衄，善悲，时眩仆。运火炎烈，雨暴乃雹，胸腹满，手热肘挛掖肿，心澹澹大动，胸胁胃脘不安，面赤目黄，善噫嗌干，甚则色炲，渴而欲饮，病本于心。神门绝，死不治。所谓动气，知其藏也。

帝曰：善。治之奈何？岐伯曰：司天之气，风淫所胜，平以辛凉，佐以苦甘，以甘缓之，以酸泻之。热淫所胜，平^{8}以咸寒，佐以苦甘，以酸收之。湿淫所胜，平以苦热，佐以酸辛，以苦燥之，以淡泄之。湿上甚而热，治以苦温，佐以甘辛，以汗为故而止。火淫所胜，平以酸冷，佐以苦甘，以酸收之，以苦发之，以酸复之，热淫同。燥淫所胜，平以苦湿，佐以酸辛，以苦下之。寒淫所胜，平以辛热，佐以甘苦，以咸泻之。

帝曰：善。邪气反胜，治之奈何？岐伯曰：风司于地，清反胜之，治以酸温，佐以苦甘，以辛平之。热司于地，寒反胜之，治以甘热，佐以苦辛，以咸平之。湿司于地，热反胜之，治以苦冷，佐以咸甘，以苦平之。火司于地，寒反胜之，治以甘热，佐以苦辛，以咸平之。燥司于地，热反胜之，治以平寒，佐以苦甘，以酸平之，以和为利。寒司于地，热反胜之，治以咸冷，佐以甘辛，以苦平之。

帝曰：其司天邪胜何如？岐伯曰：风化于天，清反胜之，治以酸温，佐以甘苦。热化于天，寒反胜之，治以甘温，佐以苦酸辛。湿化于天，热反胜之，治以苦寒，佐以苦酸。火化于天，寒反胜之，治以甘热，佐以苦辛。燥化于天，热反胜之，治以辛寒，佐以苦甘。寒化于天，热反胜之，治以咸冷，佐以苦辛。

帝曰：六气相胜奈何？岐伯曰：厥阴之胜，耳鸣头眩，愦愦欲吐，胃鬲如寒，大风数举，倮虫不滋，胠胁气并，化而为热，小便黄赤，胃脘当心而痛，上支两胁，肠鸣飧泄，少腹痛，注下赤白，甚则呕吐，鬲咽不通。

少阴之胜，心下热，善饥，齐下反动，气游三焦，炎暑至，木乃津，草乃萎，呕逆躁烦，腹满痛、溏泄，传为赤沃^9。

太阴之胜，火气内郁，疮疡于中，流散于外，病在胠胁，甚则心痛，热格，头痛、喉痹、项强，独胜则湿气内郁，寒迫下焦，痛留顶，互引眉间，胃满，雨数至，燥化乃见，少腹满，腰脽重强，内不便，善注泄，足下温，头重，足胫胕肿，饮发于中，胕肿于上。

少阳之胜，热客于胃，烦心心痛，目赤欲呕，呕酸善饥，耳痛、溺赤，善惊谵妄，暴热消烁，草萎水涸，介虫乃屈，少腹痛，下沃赤白。

阳明之胜，清发于中，左胠胁痛、溏泄，内为嗌塞，外发㿗疝，大凉肃杀，华英改容，毛虫乃殃，胸中不便，嗌塞而咳。

太阳之胜，凝溧且至，非时水冰，羽乃后化，痔疟发，寒厥入胃，则内生心痛，阴中乃疡^{10}，隐曲不利，互引阴股，筋肉拘苛，血脉凝泣，络满色变，或为血泄，皮肤否肿，腹满食减，热反上行，头项囟顶脑户中痛，目如脱，寒入下焦，传为濡泻。

帝曰：治之奈何？岐伯曰：厥阴之胜，治以甘清，佐以苦辛，以酸泻之。少阴之胜，治以辛寒，佐以苦咸，以甘泻之。太阴之胜，治以咸热，佐以辛甘，以苦泻之。少阳之胜，治以辛寒，佐以甘咸，以甘泻之。阳明之胜，治以酸温，佐以辛甘，以苦泄之。太阳之胜，治以甘热，佐以辛酸，以咸泻之。

帝曰：六气之复何如？岐伯曰：悉乎哉问也！厥阴之复，少腹坚满，里急暴痛，偃木飞沙，倮虫不荣，厥心痛，汗发呕吐，饮食不入，入而复出，筋骨掉眩清厥，甚则入脾，食痹而吐。冲阳绝，死不治。

少阴之复，燠热内作，烦躁鼽嚏，少腹绞痛，火见燔焫，嗌燥，分注时止，气动于左，上行于右，咳，皮肤痛，暴喑，心痛，郁冒不知人，乃洒淅恶寒，振栗，谵妄，寒已而热，渴而欲饮，少气骨痿，隔肠不便，外为浮肿，哕噫，赤气后化，流水不冰，热气大行，介虫不复，病痱胗疮疡，痈疽痤痔，甚则入肺，咳而鼻渊。天府绝，死不治。

太阴之复，湿变乃举，体重中满，食饮不化，阴气上厥，胸中不便，饮发于中，咳喘有声，大雨时行，鳞见于陆，头顶痛重，而掉瘈尤甚，呕而密默，唾吐清液，甚则入肾，窍泻无度。太溪绝，死不治。

少阳之复，大热将至，枯燥燔焫，介虫乃耗，惊瘈咳衄，心热烦躁，便数憎风，厥气上行，面如浮埃，目乃瞤瘈，火气内发，上为口糜、呕逆、血溢、血泄，发而为疟，恶寒鼓栗，寒极反热，嗌络焦槁，渴引水浆，色变黄赤，少气脉萎，化而为水，传为胕肿，甚则入肺，咳而血泄。尺泽绝，死不治。

阳明之复，清气大举，森木苍干，毛虫乃厉，病生胠胁，气归于左，善太息，甚则心痛，否满，腹胀而泄，呕苦咳哕烦心，病在鬲中，头痛，甚则入肝，惊骇筋挛。太冲绝，死不治。

太阳之复，厥气上行，水凝雨冰，羽虫乃死，心胃生寒，胸膈不利，心痛否满，头痛善悲，时眩仆，食减，腰脽反痛，屈伸不便，地裂冰坚，阳光不治，少腹控睾，引腰脊，上冲心，唾出清水，及为哕噫，甚则入心，善忘善悲。神门绝，死不治。

帝曰：善。治之奈何？岐伯曰：厥阴之复，治以酸寒，佐以甘辛，以酸泻之，以甘缓之。少阴之复，治以咸寒，佐以苦辛，以甘泻之，以酸收之，辛苦发之，以咸软之。太阴之复，治以苦热，佐以酸辛，以苦泻之，燥之，泄之。少阳之复，治以咸冷，佐以苦辛，以咸软之，以酸收之，辛苦发之。发不远热，无犯温凉，少阴同法。阳明之复，治以辛温，佐以苦甘，以苦泄之，以苦下之，以酸补之。太阳之复，治以咸热，佐以甘辛，以苦坚之。

治诸胜复，寒者热之，热者寒之，温者清之，清者温之，散者收之，抑者散之，燥者润之，急者缓之，坚者软之，脆者坚之，衰者补之，强者泻之，各安其气，必清必静，则病气衰去，归其所宗[11]，此治之大体也。

帝曰：善。气之上下何谓也？岐伯曰：身半以上，其气三[12]矣，天之分也，天气主之。身半以下，其气三矣，地之分也，地气主之。以名命气，以气命处，而言其病。半，所谓天枢也[13]。故上胜而下俱病者，以地名之[14]。下胜而上俱病者，以天名之[15]。所谓胜至，报气屈伏而未发也。复至则不以天地异名，皆如复气为法也。

帝曰：胜复之动，时有常乎？气有必乎？岐伯曰：时有常位，而气无必也[16]。帝曰：愿闻其道也。岐伯曰：初气终三气，天气主之，胜之常也。四气尽终气，地气主之，复之常也。有胜则复，无胜则否。帝曰：善。复已而胜何如？岐伯曰：胜至则复，无常数也，衰乃止耳。复已而胜，不复则害，此伤生也。

帝曰：复而反病何也？岐伯曰：居非其位，不相得也。大复其胜，则主胜之，故反病也。所谓火燥热也。帝曰：治之何如？岐伯曰：夫气之胜也，微者随之，甚者制之。气之复也，和者平之，暴者夺之。皆随胜气，安其屈伏，无问其数，以平为期，此其道也。

帝曰：善。客主之胜复奈何？岐伯曰：客主之气，胜而无复也。帝曰：其逆从何如？岐伯曰：主胜逆，客胜从，天之道也。帝曰：其生病何如？岐伯曰：厥阴司天，客胜则耳鸣掉眩，甚则咳；主胜则胸胁痛，舌难以言。少阴司天，客胜则鼽、嚏、颈项强，肩背瞀热，头痛、少气，发热、耳聋、目瞑，甚则胕肿血溢，疮疡、咳喘；主胜则心热烦躁，甚则胁痛支满。太阴司天，客胜则首面胕肿，呼吸气喘；主胜则胸腹满，食已而瞀。少阳司天，客胜则丹胗外发，及为丹熛[17]、疮疡，呕逆、喉痹，头痛、嗌肿、耳聋，血溢、内为瘛疭；主胜则胸满、咳、仰息，甚而有血，手热。阳明司天，清复内余，则咳、衄、嗌塞，心鬲中热，咳不止，而白血出者死。太阳司天，客胜则胸中不利，出清涕，感寒则咳；主胜则喉嗌中鸣。

厥阴在泉，客胜则大关节不利，内为痉强拘瘛，外为不便；主胜则筋骨繇并[18]，腰腹时痛。少阴在泉，客胜则腰痛、尻、股、膝、髀、腨、胻、足病，瞀热以酸，胕肿不能久立，溲便变；主胜则厥气上行，心痛发热，鬲中，众痹皆作，发于胠胁，魄汗不藏，四逆而起。太阴在泉，客胜则足痿下重，便溲不时，湿客下焦，发而濡泻，及为肿，隐曲之疾；主胜则寒气逆满，食饮不下，甚则为疝。少阳在泉，客胜则腰腹痛而反恶寒，甚则下白溺白；主胜则热反上行，而客于心，心痛发热，格中而呕。少阴同候。阳明在泉，客胜则清气动下，少腹坚满，而数便泻；主胜则腰重腹痛，少腹生寒，下为鹜溏，则寒厥于肠，上冲胸中，甚则喘，不能久立。太阳在泉，寒复内余，则腰尻痛，屈伸不利，股胫足膝中痛。

帝曰：善。治之奈何？岐伯曰：高者抑之，下者举之，有余折之，不足补之，佐以所利，和以所宜，必安其主客，适其寒温，同者逆之，异者从之。

帝曰：治寒以热，治热以寒，气相得者逆之，不相得者从之，余以知之矣。其于正味[19]何如？岐伯曰：木位之主[20]，其泻以酸，其补以辛。火位之主，其泻以甘，其补以咸。土位之主，其泻以苦，其补以甘。金味之主，其泻以辛，其补以酸。水位之主，其泻以咸，其补以苦。

厥阴之客，以辛补之，以酸泻之，以甘缓。少阴之客，以咸补之，以甘泻之，以咸收之。太阴之客，以甘补之，以苦泻之，以甘缓之。少阳之客，以咸补之，以甘泻之，以咸耎之。阳明之客，以酸补之，以辛泻之，以苦泄之。太阳之客，以苦补之，以咸泻之，以苦坚之，以辛润之。开发腠理，致津液，通气也。

帝曰：善。愿闻阴阳之三也。何谓？岐伯曰：气有多少，异用也？帝曰：阳明何谓也？岐伯曰：两阳合明也。帝曰：厥阴何也？岐伯曰：两阴交尽也。

帝曰：气有多少，病有盛衰，治有缓急，方有大小，愿闻其约奈何？岐伯曰：气有高下，病有远近，证有中外，治有轻重，适其至所为故也。《大要》曰：君一臣二，奇之制也；君二臣四，偶之制也；君二臣三，奇之制也；君二臣六，偶之制也。故曰：近者奇之，远者偶之，汗者不以奇，下者不以偶，补上治上制以缓，补下治下制以急，急则气味厚，缓则气味薄，适其至所，此之谓也。病所远而中道气味之者，食而过之，无越其制度也。是故平气之道，近而奇偶，制小其服也。远而奇偶，制大其服也。大则数少，小则数多。多则九之，少则二之。奇之不去则偶之，是谓重方。偶之不去，则反佐以取之，所谓寒热温凉，反从其病也。

帝曰：善。病生于本，余知之矣。生于标者，治之奈何？岐伯曰：病反其本，得标之病，治反其本，得标之方。帝曰：善。六气之胜，何以候之？岐伯曰：乘其至也，清气大来，燥之胜也，风木受邪，肝病生焉。热气大来，火之胜也，金燥受邪，肺病生焉。寒气大来，水之胜也，火热受邪，心病生焉。湿气大来，土之胜也，寒水受邪，肾病生焉。风气大来，木之胜也，土湿受邪，脾病生焉。所谓感邪而生病也。乘年之虚[21]，则邪甚也。失时之和[22]，亦邪甚也。遇月之空[23]，亦邪甚也。重感于邪，则病危矣。有胜之气，其来必复也。

帝曰：其脉至何如？岐伯曰：厥阴之至其脉弦，少阴之至其脉钩，太阴之至其脉沉，少阳之至大而浮，阳明之至短而涩，太阳之至大而长[24]。至而和则平，至而甚则病，至而反者病，至而不至者病，未至而至者病，阴阳易者危[25]。

帝曰：六气标本，所从不同奈何？岐伯曰：气有从本者，有从标本者，有不从标本者也。帝曰：愿卒闻之。岐伯曰：少阳太阴从本，少阴太阳从本从标，阳明厥阴不从标本，从乎中也。故从本者化生于本，从标本者有标本之化，从中者以中气为化也。

帝曰：脉从而病反者，其诊何如？岐伯曰：脉至而从，按之不鼓，诸阳皆然。帝曰：诸阴之反，其脉何如？岐伯曰：脉至而从，按之鼓甚而盛也。

是故百病之起，有生于本者，有生于标者，有生于中气者，有取本而得者，有取标而得者，有取中气而得者，有取标本而得者，有逆取而得者，有从取而得者。逆，正顺也。若顺，逆也。故曰：知标与本，用之不殆，明知逆顺，正行无问。此之谓也。不知是者，不足以言诊，足以乱经。故《大要》曰：粗工嘻嘻，以为可知，言热未已，寒病复始，同气异形，迷诊乱经。此之谓也。

夫标本之道，要而博，小而大，可以言一而知百病之害，言标与本，易而勿损，察本与标，气可令调，明知胜复，为万民式，天之道毕矣。

帝曰：胜复之变，早晏何如？岐伯曰：夫所胜者，胜至已病，病已愠愠[26]，而复已萌也。夫所复者，胜尽而起，得位而甚，胜有微甚，复有少多，胜和而和，胜虚而虚，天之常也。

帝曰：胜复之作，动不当位，或后时而至，其故何也？岐伯曰：夫气之生，与其化衰盛异也。寒暑温凉盛衰之用，其在四维。故阳之动，始于温，盛于暑；阴之动，始于清，盛于寒；春夏秋冬，各差其分。故《大要》曰：彼春之暖，为夏之暑，彼秋之忿，为冬之怒，谨按四维，斥候皆归，其终可见，其始可知。此之谓也。帝曰：差有数乎？岐伯曰：又凡三十度也。帝曰：其脉应皆何如？岐伯曰：差同正法，待时而去也。脉要曰：春不沉，夏不弦，冬不涩，秋不数，是谓四塞。沉甚曰病，弦甚曰病，涩甚曰病，数甚曰病，参见曰病，复见曰病，未去而去曰病，去而不去曰病，反者死。故曰气之相守司也，如权衡之不得相失也。夫阴阳之气，清净，则生化治，动则苛疾起，此之谓也。

帝曰：幽明何如？岐伯曰：两阴交尽故曰幽，两阳合明故曰明，幽明之配，寒暑之异也。

帝曰：分至何如？岐伯曰：气至之谓至，气分之谓分，至则气同，分则气异，所谓天地之正纪也。

帝曰：夫子言春秋气始于前，冬夏气始于后，余已知之矣。然六气往复，主岁不常也，其补泻奈何？岐伯曰：上下所主，随其攸利，正其味，则其要也，左右同法。《大要》曰：少阳之主，先甘后咸；阳明之主，先辛后酸；太阳之主，先咸后苦；厥阴之主，先酸后辛；少阴之主，先甘后咸；太阴之主，先苦后甘。佐以所利，资以所生，是谓得气。

帝曰：善。夫百病之生也，皆生于风寒暑湿燥火，以之化之变也。经言盛者泻之，虚则补之，余锡以方士，而方士用之尚未能十全，余欲令要道必行，桴[27]鼓相应，犹拔刺雪污，工巧神圣，可得闻乎？岐伯曰：审察病机，无失气宜，此之谓也。

帝曰：愿闻病机何如？岐伯曰：诸风掉眩，皆属于肝。诸寒收引，皆属于肾。诸气膹郁，皆属于肺。诸湿肿满，皆属于脾。诸热瞀瘛，皆属于火。诸痛痒疮，皆属于心。诸厥固泄，皆属于下。诸痿喘呕，皆属于上。诸禁鼓栗，如丧神守，皆属于火。诸痉项强，皆属于湿。诸逆冲上，皆属于火。诸胀腹大，皆属于热。诸躁狂越，皆属于火。诸暴强直，皆属于风。诸病有声，鼓之如鼓，皆属于热。诸病胕肿，疼酸惊骇，皆属于火。诸转反戾，水液浑浊，皆属于热。诸病水液，澄澈清冷，皆属于寒。诸呕吐酸，暴注下迫，皆属于热。故《大要》曰：谨守病机，各司其属，有者求之，无者求之，盛者责之，虚者责之，必先五胜，疏其血气，令其调达，而致和平。此之谓也。

帝曰：善。五味阴阳之用何如？岐伯曰：辛甘发散为阳，酸苦涌泄[28]为阴，咸味涌泄为阴，淡味渗泄[29]为阳。六者，或收或散，或缓或急，或燥或润，或耎或坚，以所利而行之，调其气使其平也。

帝曰：非调气而得者，治之奈何？有毒无毒，何先何后？愿闻其道。岐伯曰：有毒无毒，所治为主，适大小为制也。

帝曰：请言其制。岐伯曰：君一臣二，制之小也；君一臣三佐五，制之中也；君一臣三佐九，制之大也。寒者热之，热者寒之，微者逆之，甚者从之，坚者削之，客者除之，劳者温之，结者散之，留者攻之，燥者濡之，急者缓之，散者收之，损者温之，逸者行之，惊者平之，上之下之，摩之浴之，薄之劫之，开之发之，适事为故。

帝曰：何谓逆从？岐伯曰：逆者正治，从者反治，从少从多，观其事也。帝曰：反治何谓？岐伯曰：热因寒用，寒因热用，塞因塞用，通因通用，必伏其所主，而先其所因，其始则同，其终则异。可使破积，可使溃坚，可使气和，可使必已。帝曰：善。气调而得者何如？岐伯曰：逆之从之，逆而从之，从而逆之，疏气令调，则其道也。

帝曰：善。病之中外何如？岐伯曰：从内之外者，调其内；从外之内者，治其外；从内之外而盛于外者，先调其内而后治其外；从外之内而盛于内者，先治其外而后调其内；中外不相及，则治主病。

帝曰：善。火热复，恶寒发热，有如疟状，或一日发，或间数日发，其故何也？岐伯曰：胜复之气，会遇之时，有多少也。阴气多而阳气少，则其发日远；阳气多而阴气少，则其发日近。此胜复相薄，盛衰之节，疟亦同法。

帝曰：论言治寒以热，治热以寒，而方士不能废绳墨而更其道也。有病热者寒之而热，有病寒者热之而寒，二者皆在，新病复起，奈何治？岐伯曰：诸寒之而热者，取之阴；热之而寒者，取之阳；所谓求其属[30]也。帝曰：善。服寒而反热，服热而反寒，其故何也？岐伯曰：治其王气[31]，是以反也。

帝曰：不治王而然者何也？岐伯曰：悉乎哉问也！不治五味属也。夫五味入胃，各归所喜，故酸先入肝，苦先入心，甘先入脾，辛先入肺，咸先入肾，久而增气，物化之常也。气增而久，夭之由也。

帝曰：善。方制君臣，何谓也？岐伯曰：主病之谓君，佐君之谓臣，应臣之谓使，非上下三品之谓也。帝曰：三品何谓？岐伯曰：所以明善恶之殊贯也。

帝曰：善。病之中外何如？岐伯曰：调气之方，必别阴阳，定其中外，各守其乡，内者内治，外者外治，微者调之，其次平之，盛者夺之，汗之下之，寒热温凉，衰之以属，随其攸利，谨道如法，万举万全，气血正平，长有天命。帝曰：善。

注 释

1. 天地之大纪　即自然变化之基本法则。

2. 人神之通应　人不是孤立的人，而是天地之间、时空之间的人，人与天地时空有着密不可分的关系。天人合一，天人相应，天气与人气相通相应，是这句话的中心意思。张介宾："人神运动之机，内外虽殊，其应则一也。"

3. 上合昭昭，下合冥冥　上合昭昭，合的是司天之气；下合冥冥合的是在泉之气；人气通于天地之气，人气变化合于天地之气的变化，是这句话的中心意思。马莳："上合昭昭，司天之化也。下合冥冥，在泉之化也。"

4. 所临藏位　指六气下临所对应的脏器。根据六气所临的脏位，可以确定其疾病。

5. 居气　即间气。因少阴为君火，君出于统帅之位，所以称之为居气。

6. 本乎天本乎地　《易经·乾·文言》："本乎天者亲上，本乎地者亲下。"六气在天，即本乎天；五运在地，即本乎地。天地之气在上升与下降中交流，万物在交流之气之中生息。本，指的是其根其源。

7. 浑浑焞（tūn）焞　形容耳聋和头目不清明。浑浑，浑浊不清。焞焞，星光暗弱貌。

8. 平　医病所追求的目标。平，平衡也。平衡寒热，其方法是：寒者热之，热者寒之；平衡虚实，其方法是：虚者补之，实则泻之。

9. 赤沃　赤痢之病名。病症有三：呕逆；腹满；大小便中有血。病因为少阴之气有余所致。张介宾："赤沃者，利血、尿赤也。"

10. 阴中乃疡 即阴部患疮疡。病因为太阳之气有余所致。张介宾："太阳之脉，络肾属膀胱，故为阴疡。"

11. 归其所宗 使阴归阴，阳归阳，最终达到寒热平衡，气血平衡，虚实平衡，盛衰平衡，归其所宗的意义就体现在这些方面。

12. 其气三 指身体上下两部与天地之气的相通相应关系，身体上部应司天之气，身体下部应在泉之气。身半以上之"其气三"，指初之气至三之气，为司天所主；身半以下之"其气三"，指四之气至终之气，为在泉所主。王冰："司天者，其气三；司地者，其气三。"

13. 半，所谓天枢也 身体的中心之处。王冰："当伸臂指天，舒足指地，以绳量之，中正当脐也。故又曰半，所谓天枢也。天枢，正当脐两傍，同身寸之二寸也。"

14. 以地名之 病因地气而生，则以地气之名来命病名。张志聪："如身半以上之木火气胜，而身半以下之土金水三气俱病者，以地名之，谓病之在地也。"

15. 以天名之 病因天气而生，则以天气之名来命病名。张志聪："如身半以下之土金水胜，而身半以上之木火气病者，以天名之，谓病之在天也。"

16. 时有常位，而气无必也 这句话的中心意思是：四时有常而胜复之气无常。张志聪："木火土金水，四时有定位，而胜复之气，不随所主之本位而发，故气不可必也。"

17. 丹熛（biāo） 丹毒之类疾病的病名。病症为皮肤红如丹色，患处热如火灼。病因为司天少阳之气所致。

18. 骟（yáo）并 骟通摇。形容筋骨振摇强直。《灵枢·根结》："骨骟者，节缓而不收也。"张介宾："并，挛束不开也。"

19. 正味 五味均可以治病，但是一味有一味之专攻，治某病必须选准某味。选准某味，即为正味。选择某味治某病，详细的论述在《素问·阴阳应象大论》《灵枢·五味》两篇大论中。张介宾："五行气化，补泻之味，各有专主，故曰正味。此不特客主之气为然，凡治诸胜复者皆同。"

20. 木位之主 木位，即初之气厥阴风木之位。主，是主气。一年365.25 天，被六气所主，每一气所主的天数是：$365.25 \div 6 = 60.9$（天）。厥阴风木为初之气，初之气主每年立春之后的第一个 60.9 天。木位之主的意义就体现在这里。王冰："木位，春分前六十一日，初之气也。"

21. 年之虚　即主岁之气不及。张志聪："主岁之气不及也。"

22. 失时之和　四时之序该至不至，该去不去。吴崑："四时失序也。"

23. 月之空　月缺之状。王冰："谓上弦前，上弦后，月轮中空也。"

24. 太阳之至大而长　指太阳脉之脉象。太阳脉的特征一是大，二是长。张志聪："问曰：太阳主冬令之水，则脉当沉。今大而长，不无与时气相反耶？曰：所谓脉沉者，肾脏之脉也。太阳者，巨阳也，上合司天之气，下合在泉之水，故其大而长者，有上下相通之象。"

25. 阴阳易者危　此处之阴阳，言六气之分类。易，易位也，错位也。六气错位，即六气失常。六气失常，就会产生危险之后果。危险之后果，一是体现在万物之病上，二是体现在人体之病上。王冰："不应天常，气见交错，失其恒位，更易见之。阴位见阳脉，阳位见阴脉，是易位而见也，二气之乱，故气危。"

26. 愠（yùn）愠　愠通蕴。积聚、藏蓄之义。

27. 桴（fú）：鼓槌。

28. 涌泄　涌，指上吐。泄，指下泻。涌泄，即上吐下泻之病。张介宾："涌，吐也。泄，泻也。"

29. 渗泄　利尿通窍。张介宾："利小便及通窍也。"

30. 求其属　所谓求其属，即求其根本也。如本篇所言："诸寒之而热者取之阴，热之而寒者取之阳。"马莳："人有五脏，肾经属水为阴，今寒之而仍热者，当取阴经，所谓壮水之主，以制阳光者是也。心经属火为阳，今热之而仍寒者，当取之阳经，所谓益火之源，以消阴翳者是也。此皆求之以本经之所属也。"张介宾："属，根本之谓。"

31. 王（wàng）气　王通旺。王气，即兴旺之气。

至者无上，真者无伪，要者无繁；至真要者，无上、无伪、无繁也。至真要大论者，无上、无伪、无繁精美之理也。

至真要大论，一论六气司天、在泉、胜复、标本的各种变化，二论六气变化所引起的种种物病与人病，三论六气之病的治疗原则，四论处方的君臣相佐的配伍法则，五论服药禁忌。最为关键的是，本篇归纳出了病机十九条。

本篇实际上是《素问》谈运气的大总结，正因为是总结，所以重复了之前的很多观点与内容。

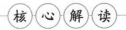

六气是变化的，变化的形式是多种多样的。每一种气，均有平、淫之别。平，常也。淫，过也。平气是平常之气，淫气是致病之气。淫气的根源？淫气与疾病之间的因果关系？气还分胜复，气之胜复能产生疾病吗？如何治病？如何立方即立方之原则为何？禁忌在哪些方面？清晰了这些问题，就清晰了本篇之核心。

一、　四组新名词的解释

本篇出现了四组新名词——幽与明；气至与气分；厥阴与阳明；南政与北政。分别解释如下：

1. 幽、明　何谓幽？本篇的答案是："两阴交尽故曰幽。"在《内经》中，幽有两重意义：一是指秋、冬两阴的交尽，二是指太阴、少阴两经的交尽。何谓明？本篇大答案是："两阳合明故曰明。"在《内经》中，明有两重意义：一是指春、夏两阳的交尽，二是指太阳、少阳两经的交尽。

"幽明之配，寒暑之异也。"本篇指出，正是幽明的配合，才形成了寒暑。

《易经·系辞上》："仰以观于天文，俯以察于地理，是故知幽明之故。"仰观天文、俯察地理之后，明白了幽明之故。幽明者，天地也，昼夜也，寒暑也，阴阳也。以幽明论寒暑，以幽明论天地，以幽明论昼夜，以幽明论阴阳，这种论述方法起于《易经》。医易相通，此处又一例证。

2. 气至、气分　何谓至？本篇大答案是："气至之谓至。"何谓分？本篇大答案是："气分之谓分。"

至，冬至夏至；分，春分秋分。在两至点上，气只有一种气；一种气，阴极阳极是也。在两分点上，气只有两种气；阴阳二气平均平分是也。如此者，气至时气相同，气分时气相异也。"至则气同，分则气异，所谓天地之正纪也。"本篇指出，两分两至点揭示的是四时之气变化的规律。

本篇还出现一个关于气交的新观点。四时之气是如何交接更替的呢？本篇指出：立春、立秋，气交于节前；立冬、立夏，气交于节后。

3. 厥阴、阳明　何谓阳明？"两阳合明也。"何谓厥阴？"两阴交尽也。"太阳与少阳两阳合明为阳明，太阴与少阴两阴交尽为厥阴。

4. 南政与北政　南北，空间方位也。政，大政方针也，治国方策也。空间方位怎么能和治国方略联系在一起呢？南北之政怎么能和脉象联系在一起呢？

空间方位与治国的大政方针相联系，这一思路是中华先贤的基本思路。这一思路并不是始于本篇，而是始于八卦。

"离也者，明也，万物皆相见，南方之卦也；圣人南面而听天下，向明而治，盖取诸此也。"《离》卦是八卦中的一卦，《易经·说卦》诠释《离》卦时，一是将此卦解释为南方之卦，二是将此卦解释为光明之卦，三是将光明与君王之政联系在了一起。传统戏剧中的皇帝有明君、昏君之别，追根溯源，明君之说应该是始于八卦中的《离》卦。历史上的宫殿建筑，必须坐北朝南，这一规定性同样是始于八卦。

本篇所出现的南政与北政，历史上有两种解释：一是将土运解释为南政，将其余四运解释为北政；二是将火运解释为南政，将其余四运解释为北政。历史上很多《内经》研究者认为第一种解释是正确的，笔者却认为第二种解释应该是正确的，为什么？依据有二：一是八卦中的《离》卦有众多的象征性，但第一象征的就是水火之火，其次象征的就是南北之南，以卦理而论，将火运解释为南政是正确的；二是在五行平面上的分布为东西南北中，木居东，金居西，土居中，火居南，水居北，以五行空间平面图而论，将火运解释为南政是正确的。将火运解释为南政，那么，相对的北运就是水运。

论南北之政，论的是脉象。《难经·一难》："寸口者，脉之大会，手太阴之脉动也。"这句话告诉人们，手腕处的寸口，是脉象集中的地方。本篇以南北之政论脉象，也是从寸口开始的。

北政主岁即水运主岁时，寸口脉有"三不应指"现象：一是少阴在泉，则寸口脉不应指；二是厥阴在泉，右手寸口脉不应指；三是太阴在泉，左手寸口脉不应指。

南政主岁即火运主岁时，脉象同样有"三不应指"现象：一是少阴司天，寸口脉不应指；二是厥阴司天，右手寸口脉不应指；三是太阴司天时，左手寸口脉不应指。

脉分寸关尺。位于掌后桡骨茎突的内侧。关前为寸，关后为尺，尺、寸以关为界。

本篇指出，除了寸口脉有不应指的现象之外，还有尺部脉不应指的现象。

北政主岁即水运主岁时，脉象有"两不应指"现象：一是三阴在泉时，寸口脉不应指；二是三阴司天时，尺部脉不应指。

南政主岁即火运主岁时，脉象同样有"两不应指"现象：一是三阴司天时，则寸口脉不应指；二是三阴在泉时，则尺部脉不应指。

天气与人气相通，此处通在脉象上。"知其要者，一言而终；不知其要，流散无穷。"知者，认识也，明白也。要者，要领也，纲要也。何谓要？太阳回归也，太阳回归所界定的节令也，节令所界定的气候也。这句话在《素问·六元正纪大论》中出现过，在本篇又一次出现。一句话两次重复，目的是告诉后人，天气与人气相通，这是一个大要领。只要知道这一要领，深邃的哲理简易而明白。不知道这一要领，深邃的哲理永远复杂。

二、 六气之六化

六气是转换的。转换的六气既可以转换为司天之气，也可以转换为在泉之气；左间气也可以转换为右间气。

司天之气的自然作用是什么？在泉时的自然作用又是什么？这是本篇黄帝与岐伯探讨的第一问题。

六气司天时自然作用是什么呢？答案如下：

厥阴风木司天时化风，是年以风多为标志。初学运气者，以风多为标志，就可以推断司天之气是厥阴风木。

少阴君火司天时化热，是年以格外炎热为标志。初学运气者，以格外炎热为标志，就可以推断司天之气是少阴君火。

太阴湿土司天时化湿，是年以格外潮湿为标志。初学运气者，以格外潮湿为标志，就可以推断司天之气是太阴湿土。

少阳相火司天时化火，是年以炎热如火为标志。初学运气者，以炎热如火为标志，就可以推断司天之气是少阳相火。

阳明燥金时化燥，是年以格外干燥为标志。初学运气者，以干燥为标志，就可以推断司天之气是阳明燥金。

太阳寒水司天时化寒，是年以格外寒冷或寒冷时间特别长为标志。初学运气者，以格外寒冷或寒冷时间特别长为标志，就可以推断司天之气是太阳寒水。

在泉之气的自然作用与司天之气相同，同样是厥阴化风，少阴化热，太阴化湿，燥金化燥，寒水化寒。

"天地之大纪，人神之通应。"本篇告诉人们，知道六气六化的对应关系，就知道天气与疾病的相通之理。在天为六气，在地为五运，在人为五脏；六气风、热、火、湿、燥、寒；五运木、火、土、金、水，五脏肝、心、脾、肺、肾，知道这三者之间的对应关系，就知道天人相通之理。

看得见的六气六化，看不见的道理。实际上，看得见的六气六化之理，是由看不见的道理所主宰的。

岐伯告诉黄帝，六气六化之理是"道之所主，工之所疑"之理。这句话的意思是：六气六化之理实际上就是道理，而六气六化之理又是一般医生难以掌握、难以明白的哲理。

六气六化之理的确是复杂而难以掌握，但是，难以掌握并不等于不能掌握。在根本上，只要明白了"何谓道"，就可以接近运气学。何谓道？道是生生之源。一切均由道而生，如老子所言"道生一，一生二，二生三，三生万物"，如《易经·系辞上》所言"易有太极，是生两仪，两仪生四象，四象生八卦，八卦生吉凶，吉凶生大业"。气为道所生，物为道所生，道生之物均有其规定性。古希腊大哲学家毕达哥拉斯认为，一切现存的事物都可以归结为数的关系。六气六化的归纳，实际上是中华先贤将道之衍生物的定量化、数字化。

祖先已经认识、已经写出来的东西，难道子孙连弄懂都有困难吗？

学习运气学，笔者的体会是，只要认识了一个基点与一条思路，《素问》中的运气学以及本篇的六气六化之理并不难掌握，也不难明白。这个基点是：天有天气，地有地气，人有人气，天地人三气是相通的。这个思路是：天气是变化的，地气是变化的，人气也是变化的；地气随天气而变，人气随天气、地气而变。天气、地气变化会引起万物的变化，也会引起人的变化。

变化有正常、非常之别。非常变化中，就包括了万物之病与人体之病。

三、 气化之区别

变化的六气，可能转化为司天之气，可能转化为在泉之气，还可能转化为左右四间气。司天与在泉，上下与左右，所描述的是空间中的不同位置。所处的位置不同，六气所化的结果也不同。具体区别如下：

厥阴司天时化六气之风，在泉时化五味之酸，主岁运时化无色之苍，在间气时化动态之动。

少阴司天时化六气之热，在泉时化五味之苦，主岁运而在间气时化灼化之灼。"灼"这个单音词与"灼灼"这个迭音单纯词，现代汉语已经很少使用了，这里有必要解释一下。在古汉语中，"灼"与"灼灼"均为常用词。《国语·鲁语下》："如龟焉，灼其中，必文于外。"这里的"灼"，是作为单音词使用的，其意思是"用暗火来烤"。《诗经·周南·逃夭》："桃之夭夭，灼灼其华。"这里的"灼灼"，是作为迭音单纯词使用的。用来形容桃花的"鲜艳茂盛"。少阴间气灼化，可以使万物茂盛，可以使百花鲜艳。

少阳司天时化六气之火，在泉时化五味之苦，主岁运时化五色之赤，在间气时化明亮之明。

太阴司天时化六气之湿，在泉时化五味之甘，主岁运时化五色之黄，在间气时化柔软之柔。

阳明司天时化六气之燥，在泉时化五味之辛，主岁运时化五色之白，在间气时化清爽之清。

太阳司天时化六气之寒，在泉时化五味之咸，主岁运时化五色之黑，在间气时化收藏之藏。

"故治病者，必明六化分治，五味五色所生，五藏所宜，乃可以言盈虚病生之绪也。"医者医病，首先必须明白什么呢？一必须明白六气之气化什么；二必须明白五味、五色缘何而生；三必须明白五脏各脏所宜何气、何味、何音。明白这三项内容，才可以言虚之病、实之病。这是本篇岐伯对黄帝讲述的哲理，也是中华先贤对子孙讲述的哲理。

论病不能忘记人之外的因素——人之外的气，人之外的颜色，人之外的五味，都是医生必须考虑的因素。把人放在天气地气中来认识，把人放在万物中来认识，这种方法无疑是正确的。

四、 气交而生变化

"天地交而万物通也。"《易经·乾·象传》告诉人们，之所以有万物通的结果，关键是有天地交的前提。这里的天地交，实际上是天气、地气的上下交合。

"天地合气，六节分而万物化生矣。"本篇出现与《易经·乾·象传》相似相通的认识。《易经·乾·象传》言"天地交而万物通也"，本篇言"天地合气而万物化生"，这是两者的相似相通之处。比《易经·乾·象传》进步的是，本篇此处指出了天地之气分六节。所谓六节，就是一年的时间被六所除得出的天数。六节分六，首先讲的是六气各主一节。六节分六，其次讲的是万物化生过程中的六种状态。六气循环不止，万物化生循环不止。气不同，万物的状态也不同，例如色不同，味不同，还有生长成熟的状态也不同。

万物化生的基础是六气，如果只有一种气能不能化生万物呢？请看南极与北极的实际情况。这里没有六气，只有一种寒气，所以，南极与北极没有生气勃勃、千姿百态的万物。

人在万物之中，随六气变化而变化，六气每一气都有可能引起相应的疾病。所以，在本篇，岐伯特别强调为医者必须弄懂气交而生变化的道理。

弄懂气交而生变化，最终是为诊病治病服务的。岐伯在讲述了一大篇气交而生变化的哲理之后，结论在"谨候气宜，无失病机"这八个字上。

"谨候气宜"从何入手呢？从一阴一阳入手。天气分一阴一阳，地气分一阴一阳；天气下降，地气上升；下降、上升的两气碰在了一起，新的一阴一阳就产生了。万物即新的一阴一阳。万物在六气中产生，疾病也在六气中产生，所以然则何？请看下面两个论断。

《素问·生气通天论》："故风者，百病之始也。"

本篇："夫百病之生也，皆生于风寒暑湿燥火，以之化之变也。"

这两句话指出了风与百病的关系，指出了六气与百病的关系。弄懂这两句话，才会真正理解"谨候气宜，无失病机"这句话的含义。

五、 采药讲究时令的奥秘

西药生产，不必讲究时令。同一成分的药物，什么时候生产都可以，一不论春秋，二不论昼夜，三不论地域。

采药则需要讲究时令，一讲究主岁之气，二讲究主时之气。为什么？身为自然之物的中药，其生其长都与天地之气有关。气不同，质量也不同。同一种水果，为什么在不同的年份里坐果率有高低之别？同一种水果，为什么在不同的年份里味道上有甜淡之别，色泽上有深浅之别？主岁之气、主时之气的差异也。

"正月仙草二月蒿，三月的茵陈当柴烧。"这句广泛流传的谚语，说的就是时令对于茵陈采集的重要性。茵陈正月采集就是仙草，二月采集是蒿草，三月采集就是柴草，所以然则何？时令不同气不同也。中药采集讲究时令，是符合自然法则的。

帝曰："非司岁物何谓也？"岐伯曰："……故质同而异等也，气味有薄厚，性用有躁静，治保有多少，力化有浅深，此之谓也。"

这两句话告诉后人，物同质不同，物同味不同，物同药性不同，物同药效不同，追溯其原因，都要追溯到气之差异上。

希望中药种植者、中药采集者、中药使用者能够记住这两句话。

中药药材既讲究时间，也讲究空间。春秋时期的晏婴知道，仅仅淮河之隔，就有橘枳之异。"橘生淮南则为橘，橘生淮北则为枳，叶徒相似。其实味不同。所以然者何？水土异也。"淮河南北，差距不过十里。十里之遥，就有水土之异。水土不同，就有橘枳之变。春秋时期的晏婴，已经知道水土之异的重要性。

不同的空间，不同的水土；同样的药材，不同的质量。所以，中医用药研究地道或道地。何谓地道、道地？某药为某地所产也。例如，黄连一定要四川产的，这就是地道黄连或道地黄连。

塑料大棚的出现，改变了时间空间，产出了此地本来不会生长的药材，质量就无法保障了。身为地质工程师，笔者深知，药材讲究空间是符合地质学原理的。当代地球化学研究成果表明，人体与植物中的微量元素与所在区域中地壳中的微量元素，在种类与含量上具有一致性。宁夏盛产枸杞子，但只有贺兰山山麓的枸杞子富含微量元素硒，所以，那里的枸杞子在价格上要远远高于相邻地区的枸杞子。无论是春秋时期的文化，还是现代地质学，都肯定了植物、矿产的区域性。

药材一定要研究地道，希望中药种植者、中药采集者、中药使用者能够记住这一点。

六、 主岁之气与五脏之病

（一）病因与疾病

主岁者，本篇的解释是："主岁者纪岁，间气者纪步也。"

主岁之气，一年的运和气的主管也。主岁之气有太过、不及两种非常状态，这两种非常状态就是致病的外因。

五脏内合五行，外合五运，知道这个内外关系，就明白了五运是五脏致病的外在因素。

主岁之气与五脏之病的一般规律遵循着五行相克的规律——金克木，木克土，土克水，水克火，火克金。一旦主岁之气中的某一运、某一气处于太过、不及之状态，那么，就有可能致使相应的某一脏生病。

"上淫于下，所胜平之；外淫于内，所胜治之。"上者，司天之气也。外者，在泉之气也。下者，六腑也。内者，五脏也。司天之气主上半年，在泉之气主下半年，这句话告诉人们，上半年气偏盛，六腑会发生疾病；下半年气偏盛，五脏会发生疾病。

（二）治病的原则与方法

此处出现治病的基本原则与方法。基本原则是"谨察阴阳所在而调之，以平为期"；基本方法是"正者正治，反者反治"。

以平为期，讲究的是平衡阴阳。阴阳者，气血，寒热，虚实，脏腑，表里也。

正者正治，讲究的是寒则热之，热者寒之；反者反治，主张的是寒则寒之，热者热之。

以平为期的治病原则，抓住的是根本。正者正治、反者反治的治病方法，抓住的是根本。无论病因如何，疾病的表现形式永远是寒热、虚实、温清、燥急、坚脆、衰强，以平衡的方法在寒热之间、虚实之间、温清之间进行治疗，均可以达到平衡即治愈的效果。

以消灭细菌为目的的治病原则，抓住的是具体。细菌千变万化，日新月异，认识了这种细菌，认识不了那种细菌，人们只能永远跟在细菌后面奔忙。尤其是流行病急性发作之时，认识不了病菌，就无法用药，这种教训实在太深刻了。

七、 在泉淫气与人体疾病

在泉之气如果过淫，会引起人体疾病。六气的每一气在循环中都可以成为在泉之气，每一气过淫都会引起疾病——物之病与人之病。

（一）厥阴风木过淫与疾病

厥阴风木之气在泉，如果此气过淫，会伤及脾土。脾土受伤，物会有病，人会有病。

是年的物病特征为：地气不清明，原野昏暗，草类植物过早地开花抽穗。

是年的疾病有多种：恶寒战栗，时喜伸腰呵欠，心痛，两胁胀满，饮食不下，胸部膈咽阻塞不通，食入则呕吐，腹部胀满，喜嗳气，大便通畅或放屁后病就像减轻了许多，身体沉重。

（二）少阴君火过淫与疾病

少阴君火之气在泉，如果此气过淫，会伤及肺金。肺金受伤，物会有病，人会有病。

是年的物病特征为：川泽热气升腾，阴暗之地反而明亮，蛰虫不潜藏。

是年的疾病有多种：腹中时常鸣响，逆气上冲胸脘，气喘不能久立，皮肤疼痛，视物昏暗，牙齿疼痛，下颌骨肿，寒热如疟疾，少腹疼痛，腹部胀大。

（三）太阴湿土过淫与疾病

太阴湿土之气在泉，如果此气过淫，会伤及肾水。肾水受伤，物会有病，人会有病。

是年的物病特征为：岩谷昏暗，黄色之物反而会呈现黑色。

是年的疾病有多种：水饮积聚，心痛，耳聋，耳鸣，咽喉肿，喉痹，外阴出血，少腹部疼痛而且肿，小便不利，气冲头痛，眼如脱出，颈项似拔，腰如折断，大腿不能转动，膝关节转折不灵，小腿肚如撕裂一样。

（四）少阳相火过淫与疾病

少阳相火在泉，如果此气过淫，会伤及肺金。肺金受伤，物会有病，人会有病。

是年的物病特征为：郊野烟明，时寒时热。

是年的疾病有多种：赤白如注，少腹疼痛，尿赤，大便出血。

（五）阳明燥金过淫与疾病

岁气阳明在泉，如果此气过淫，会伤及肝木。肝木受伤，物会有病，人会有病。

是年的物病特征为雾气昏暗。

是年的疾病有多种：呕吐，呕吐苦水，喜长叹，心与胁肋疼痛不能左右转侧，咽喉发干，面如蒙尘，身体干瘦而不润泽，足外侧发热。

（六）太阳寒气过淫与疾病

太阳寒气在泉，如果此气过淫，会伤及心火。心火受伤，物会有病，人会有病。

是年物病的特征是肃杀凄寒。

是年的疾病有多种：少腹疼痛，牵引睾丸、腰脊，上冲心痛，出血，咽痛，下巴颏肿。

（七）五味的方方面面

五味能够养生，五味能够治病，五味与人的一天息息相关，五味与人的一生息息相关，所以，一部《素问》多次论及五味。本篇则是从方方面面多次论及了五味。此处，将本篇中的五味集中而论。

1. 用五味相生相克之理治病　五味合五行，五行分五味。五行有相克之理，五味同有相克之功，所以，在泉之气过淫所引起的疾病，可以用五味治之。

风淫所引起的疾病，用辛凉的药物主治，用苦味的药物辅佐，用甜味药物缓解挛急，用辛味药散风。

热淫所引起的疾病，用咸寒药物主治，用甘苦的药物辅佐，用酸味药来收敛，用苦味药泄热。

湿淫所引起的疾病，用苦热的药物主治，用酸淡药物辅佐，用苦味药物以燥湿淫，用淡味药渗湿。

火淫所引起的疾病，用咸寒药物主治，用苦辛药物辅佐，用酸味药收敛阴气，用苦味药物泄火。

燥淫所引起的疾病，用苦温药物主治，用酸辛药物辅佐，用苦味药物泄燥结。

寒淫所引起的疾病，用辛热药物主治，用甘苦药物辅佐，用咸味药泻寒邪。

2. 用五味之味治气候病　司天之气淫胜所引起的疾病，同样可以用五味治之。

风气淫胜，袭胜脾土，治以辛凉，佐以苦甘，以甘味缓其急，以酸味泻其邪。

热气淫胜，袭胜肺金，治以咸寒，佐以苦甘，以酸收敛阴气。

湿气淫胜，袭胜肾水，治以苦热，佐以酸辛，以苦燥湿，以淡渗湿。湿气留于上部而发热的，治以苦温，佐以甘辛，以汗出为病去标准。

火气淫胜，袭胜肺金，治以酸冷，佐以苦甘，以酸味收敛阴气，以苦味泄火，以酸味恢复真阴。热气淫胜所形成的病证治法与此相同。

燥气淫胜，袭胜肝木，治以苦湿，佐以酸辛，以苦泻燥。

寒气淫胜，袭胜心火，治以辛热，佐以苦甘，以咸泻寒。

五味治病的方法较为特殊，特殊点在于不是一病一治，而是一类病一治，即此一类病使用同一种方法。

3. 用五味养生　现实生活中的广东人、香港人非常注意进补，进补的方法之一就是煲出各式各样的老火汤。所谓老火汤，就是用猛火烧开，再用文火炖两三小时的汤。鸡、鸭、猪肉、排骨、猪腿骨、乌龟、鳖，都可以作为汤中的主料。大枣、枸杞、黄芪、山药，都可以作为汤中的辅料。

补泻是一对矛盾统一体，只讲补而不讲泻，是不符合道理的。有补有泻，才符合"一阴一阳之谓道"的道理。

如何按照道理补虚呢？本篇指出，补泻应该依照六气主岁的情况而定。具体是：

少阳相火主岁，先用甘味，后用咸味。

阳明燥金主岁，先用辛味，后用酸味。

太阳寒水主岁，先用咸味，后用苦味。

厥阴风木主岁，先用酸味，后用辛味。

少阴君火主岁，先用甘味，后用咸味。

太阴湿土主岁，先用苦味，后用甘味。

为什么先用 A 味，后用 B 味呢？以太阳寒水先用咸味、后用苦味为例来说明所以然。太阳寒水与五脏中的肾脏相对应，所以太阳寒水主岁时，应该先补肾。咸入肾，所以先用咸味。肾属水，心属火。水克火，水火是一对相济相克的矛盾统一体。咸入肾，苦入心。只是补肾，必然相克于心，所以补肾之后必须用苦味补心。这就是"太阳寒水主岁，先用咸味，后用苦味"的所以然。

药分五味，果分五味，菜分五味，谷分五味，家禽家畜也分五味；五味可以补，也可以泻。进补之时，必须兼顾到进补对象与相克对象的关系，这就是"先用 A 味，后用 B 味"的关键所在。

六气循环往复，主岁之气经常变动，补泻也应该随气变而变。大体原则是：五味的五行属性应随司天之气、在泉之气的五行属性而变，应随左右间气的五行属性而变。

这里解释一下五味进入五脏的顺序：五味入胃之后，分别进入所喜之脏，酸味先入肝，苦味先入心，甘味先入脾，辛味先入肺，咸味先入肾。

一味入一脏，五味入脏必然会增强脏气，这是一般规律。但是过久地偏嗜某一味，会使某脏脏气偏胜，这就会出现相反的结果。所以，为医者与进补者必须懂得平衡脏气的道理。"先用 A 味，后用 B 味"平衡的就是相对相克的两脏之气。

4. 五味的阴阳属性　本篇将五味的药物，进一步分出了阴阳属性：辛甘具有发散作用的药物，属阳；酸苦具有涌泄作用的药物，属阴；咸味具有通泄作用的药物，属阴；淡味具有渗泄作用的药物，属阳。

辛、甘、酸、苦、咸、淡这六味药物，气作用可收敛，可发散，可缓和，可软坚，可坚实。可以根据病情选用药物，调和其气，最终达到以平为期的目的。

药物是复杂的，复杂的药物可以归结在五味之中，五味的药物进一步归纳在阴阳的范畴之内，这里可以看出中华先贤的抽象与归纳能力。病分阴阳，药分阴阳，有了这个归纳，就有了清晰的对应关系，复杂的事物就简单化了。

5. 五味治胜气之疾病　五味可以治疗胜气所引起的疾病。如何治？请看本篇岐伯给出的答案：

厥阴风木主气胜所引起的疾病，用酸味泻之，用辛味补之。

少阴君火、少阳相火主气胜所引起的疾病，用苦味泻之，用咸味补之。

太阴湿土主气胜所引起的疾病，用苦味泻之，用甘味补之。

阳明燥金主气胜所引起的疾病，用辛味泻之，用酸味补之。

太阳寒水主气胜所引起的疾病，用咸味泻之，用苦味补之。

厥阴客气胜所引起的疾病，用辛味补之，用酸味泻之，用甘味去缓解挛急。

少阴客气胜所引起的疾病，用咸味补之，用甘味泻之，用酸味收敛。

太阴客气胜所引起的疾病，用甘味补之，用苦味泻之，用甘味缓解挛急。

少阳客气胜所引起的疾病，用咸味补之，用甘味泻之，用咸味软坚。

阳明客气胜所引起的疾病，用酸味补之，用辛味泻之，用甘味发泄邪气。

太阳客气胜所引起的疾病，用苦味补之，用咸味泻之，用苦味坚其气，用辛味润其干燥。

用五味治病，其根本目标在于疏通肌肤腠理，使津液畅通，使人身阳气畅通。西药治病，治的就是病。同样是治病，一个治的是病身，一个治的是病因，这是西药与中药的差别。

6. 五味由来的再回顾　五味之说，经典中最早出现在《周礼》。《周礼·天官·疾医》：“以五味、五谷、五药，养其病。”又：“凡药以酸养骨，以辛养筋，以咸养脉，以苦养气，以甘养肉，以滑养窍。”

在诸子百家中，老子、孔子、管子、庄子都谈过五味。《周礼》与诸子所谈的五味，是食品、调味品的五味。而《内经》所谈的五味，是包括食品、调味品在内的药物五味。

在历史传说中，五味是由神农氏区分出来的。神农氏尝百草，分出了百草中的五味——酸、苦、甘、辛、咸。神农尝百草的事迹，最早出现在《淮南子》之中。

一是味的发现，二是味的区分，三是味的分类与归类，四是五味在养生与治病中的灵活运用，中华先贤在几千年前就发现与解答了这些问题。试想一下，如果后世子孙能够在先贤的基础上继续探索，继续研究，五味在今天的养生与治病中能够解答多少问题啊？

八、 司天淫气与人体疾病

（一）物之病与人之病

司天之气如果过淫，会引起人体疾病。六气的每一气在循环中都可以成为司天之气，每一气过淫都会引起疾病。

1. 厥阴风木过淫与疾病　厥阴风木司天，风气淫胜。风气淫胜，会伤及脾土。脾土受伤，会引起物之病，人之病。

是年的物病特征有五：天空尘埃昏暗，云物扰动不宁，寒冷之气出现在春季，流水不能结冰，蛰虫不藏。

是年的疾病有多种：胃脘、心口疼痛，上撑两胁，膈与咽喉阻塞不通，饮食不下，舌根强硬，食则呕吐，冷泻，腹胀，瘕，小便不通。病虽有多种，但病之根本在脾。如果冲阳脉绝，多属死而不治之症。

2. 少阴君火过淫与疾病　少阴君火司天，热气淫胜。热气淫胜，会伤及肺金。肺金受伤，会引起物之病，人之病。

是年的物病特征有二：天气郁热，热极而雨。

是年的疾病有多种：胸中烦热，喉咙发干，右胸胁胀满，皮肤疼痛，恶寒发热，咳嗽，气喘，唾血，便血，鼻衄，喷嚏，呕吐、尿的颜色改变，皮肤疮疡，浮肿，肩、背及缺盆等处疼痛，心中痛，肺胀，腹部胀满，喘气咳嗽。病虽有多种，但病之根本在肺。如果尺泽脉绝，多属死而不治之症。

3. 少阳相火过淫与疾病　少阳相火司天，火气淫胜。火气淫胜，会伤及肺金。肺金受伤，会引起物之病，人之病。

是年的物病特征：温热之气流行。

是年的疾病有多种：头痛，发热，恶寒，疟疾，热气在上，皮肤痛，色变黄赤，水肿，身面浮肿，腹部胀满，仰面喘息，下痢赤白，疮疡，咳唾血，心烦，胸中热，流鼻血。病虽有多种，但病之根本在肺。如果天府脉绝，多属死而不治之症。

4. 太阴湿土过淫与疾病　太阴湿土司天，湿气淫胜。湿气淫胜，会伤及肾水。肾水受伤，会引起物之病，人之病。

是年的物病特征有二：天气阴沉而乌云密布，雨水浸渍而草木枯槁。

是年的疾病有多种：浮肿，骨痛阴痹，阴痹病按之不知痛处，腰脊、头项疼痛，头目眩晕，大便困难，阳痿，饥而不进食，咳唾出血，心悸如悬。病虽有多种，但病之根本在肾。如果太溪脉绝，多属死而不治之症。

5. 阳明燥金过淫与疾病　阳明司天，燥气淫胜。燥气淫胜，会伤及肝木。肝木受伤，会引起物之病，人之病。

是年的物病特征有五：草木繁荣推迟，生长变晚，处处充满大凉之气，大树枝梢干枯、草梢焦枯，蛰伏之虫反而出动。

是年的疾病有多种：筋骨病变，左侧胸肋疼痛，疟疾，咳嗽，腹中肠鸣，泄泻，大便稀薄，心及胁下疼痛，身体不能左右转侧，咽喉干，面部蒙尘，腰痛，男子㿗疝，妇女少腹疼痛，目昏暗，眼角生疮，皮肤上生小疖，痈疡。病虽有多种，但病之根本在肝。如果太冲脉绝，多属死而不治之症。

6. 太阳寒水过淫与疾病　太阳司天，寒气淫胜。寒气淫胜，会伤及心火。心火受伤，会引起物之病，人之病。

是年的物病特征有三：寒气遄临，滴水为冰，若遇火运主岁则有暴雨冰雹。

是年的疾病有多种：血脉病变，发生痈肿疮疡，厥逆心痛，呕血，下血，鼻衄，善悲，时常眩晕仆倒，胸腹胀满，手中发热，肘臂拘急，腋部肿，心中悸动不安，胃脘不舒，面赤眼黄，嗳气，咽喉干，面黑如煤，口渴喜饮。

病虽有多种，但病之根本在心。如果神门脉绝，多属死而不治之症。

九、 本气不足的治疗方法

六气在泉、司天时，是值班之气。值班之气称为本气。本气乃是强盛之气，一旦本气不足，相克之气则会胜过本气，这就是邪气反胜。邪气反胜如何治疗？这是黄帝与岐伯在本篇关注的问题。

邪气反胜，分两种情况：一是在泉之气不足时，邪气反胜；二是司天之气不足，邪气反胜。治疗方法仍然是以五味治之。

（一）在泉之气不足时的五味治疗

厥阴在泉，风气不足时，燥金之气反胜，治以酸温，佐以苦甘，以辛味助其正气。

少阴在泉，热气不足时，寒水之气反胜，治以甘热，佐以苦辛，以咸味助其正气。

太阴在泉，湿气不足时，热气反胜，治以苦寒，佐以咸甘，以苦味助其正气。

少阳在泉，相火不足时，寒气反胜，治以甘热，佐以苦辛，以咸味助其正气。

阳明在泉，燥气不足时，热气反胜，治以辛寒，佐以苦甘，以酸味助其正气。

太阳在泉，寒气不足时，热气反胜，治以咸寒，佐以辛甘，以苦助其正气。

此处所出现的治病方法也不是一病一治，而是一类病一治。

（二）司天之气不足时的五味治疗

厥阴司天，风气不足，金气反胜，治以酸温，佐以甘苦。

少阴司天，热气不足，寒气反胜，治以甘温，佐以苦酸辛。

太阴司天，湿气不足，热气反胜，治以苦寒，佐以苦酸。

少阳司天，火气不足，寒气反胜，治以甘热，佐以苦辛。

阳明司天，燥气不足，热气反胜，治以辛寒，佐以苦甘。

太阳司天，寒气不足，热气反胜，治以咸冷，佐以苦辛。

此处所出现的治病方法也不是一病一治，而是一类病一治。

十、六气偏胜与疾病

气不足会引起疾病，气偏胜同样会引起疾病。气分六气，六气偏胜会引起哪些疾病呢？现分述如下。

厥阴之气偏胜，可能引起的疾病如下：耳鸣头晕，胃中烦乱欲吐，胃脘横膈中有寒气，小便黄赤，胃脘及心口疼痛，两胁发胀，肠鸣飧泄，少腹疼痛，下泻赤白，病甚者呕吐，咽膈之间阻塞不通，胸膺及胁肋部气滞不散。

少阴之气偏胜，可能引起的疾病如下：心下烦热，善饥，脐下逆气上冲，热气游动于三焦，炎暑来临，树木汁液外溢，草枯萎，呕逆，烦躁，腹部胀满疼痛，大便稀薄，传变为尿血、血痢等。

太阴之气偏胜，可能引起的疾病如下：外生疮疡，内病胸肋，心痛，头痛，喉痹，项强不舒，头顶疼痛并牵引眉间痛，胃部胀满，少腹胀满，腰椎沉重，腹大便泄泻，脚下温暖，头重，足肿。

少阳之气偏胜，可能引起的疾病如下：心烦，心痛，目赤，欲呕吐，呕吐酸水，易于饥饿，耳痛，尿赤，易发惊恐，谵语，善忘，少腹疼痛，下痢赤白等病。

阳明气偏胜，可能引起的疾病如下：左侧胸肋疼痛，大便稀溏，咽嗌滞塞，颓疝，咽喉阻塞咳嗽。

太阳之气偏胜，可能引起的疾病如下：痔疮，疟疾，心痛，阴部生疮，房事不利，阴部与大腿内侧相互牵引，筋肉拘急麻木，血脉凝滞阻塞，络脉盛满且颜色改变，便血，皮肤阻塞肿胀，腹部胀满，饮食减少，头、后项、头顶、脑户等处疼痛，眼痛如脱，水泻。

六气偏胜所引起的疾病均为可治之病。如何治疗？分述如下：

厥阴风木偏胜所引起的疾病，治以甘凉，佐以苦辛，以酸味泻其邪气。

少阴君火偏胜所引起的疾病，治以辛寒，佐以苦咸，以甘味药泻其邪气。

太阴湿土偏胜所引起的疾病，治以咸热，佐以辛甘，以苦味泻其邪气。

少阳相火偏胜所引起的疾病，治以辛寒，佐以甘咸，以甘味泻其邪气。

阳明燥金偏胜所引起的疾病，治以酸温，佐以辛甘，以苦味泻其邪气。

太阳寒水偏胜所引起的疾病，治以苦热，佐以辛酸，以咸味泻其邪气。

此处所出现的治病方法同样不是一病一治，而是一类病一治。

十一、 六气相复与疾病

相复者，报复也。相复之气即报复之气。五行相克，本有正常之序。如果克者软弱，被克者就会反过来侮于相克者，此之为报复。六气分属五行，也遵循相克之理，所以本篇出现"六气之复"之说。六气之复，即六气皆可以成为报复之气。

（一）疾病

气分六种，即有六种报复之气。每一种报复之气都会引起疾病，分述如下：

厥阴风木来复时，可能引起的疾病是：少腹坚硬胀满，腹内突然疼痛，厥心痛，多汗，呕吐，饮食不入，食入而又吐出，筋骨颤痛，眩晕，四肢清冷，严重者会形成食入而出的食痹。如果冲阳脉绝，即是不可救治的死症。

少阴君火来复时，可能引起的疾病是：烦热烦躁，鼻中出血，喷嚏，少腹绞痛，火热燔灼，咽喉干燥，大小便时下时止，咳嗽，皮肤疼痛，声音突然嘶哑，心中疼痛，不知人事，恶寒颤栗，胡言乱语，恶寒过后又发热，口温欲饮，少气，骨骼萎弱，肠道阻塞，大便不通，浮肿，呃逆嗳气，痱胗，疮疡，痈疽，痤疮，痔疮，鼻渊。如果天府脉绝，即是不可救治的死症。

太阴湿土来复时，可能引起的疾病是：身体沉重，腹中胀满，饮食不化，胸中不爽，咳嗽、喘息，头项痛，抽搐，呕吐且欲居静处，泻不能止。如果太溪脉绝，即是不可救治的死症。

少阳相火来复时，可能引起的疾病是：惊恐，抽搐，咳嗽，鼻衄，心热，烦躁，小便频数，恶风，气逆，面如蒙尘，眼跳，口舌糜烂，呕吐，吐血，衄血，便血，疟病，恶寒，鼓颔颤栗，咽喉干燥，口渴欲饮，面色黄赤，气少，脉萎弱，浮肿，咳嗽出血。如果尺泽脉绝，即是不可救治的死症。

阳明燥金来复时，可能引起的疾病是：病生胸肋，喜叹息，心痛痞满，腹胀泄泻，呕吐苦汁，咳嗽，呃逆，心烦，头痛，惊恐不安，筋脉拘急。如果太冲脉绝，即是不可救治的死症。

太阳寒水来复时，可能引起的疾病是：心胃寒冷，胸膈不舒，心痛，痞塞胀满，头痛，喜悲伤，头晕目眩仆倒，饮食减少，腰椎疼痛，腰部屈伸不便，少腹疼痛并牵引睾丸，逆气上冲心口，吐出清水，嗳气呃逆。喜忘善悲。如果神门脉绝，即是不可救治的死症。

（二）五味治百病

六气相复所引起的疾病，有不治之症，有可治之症。六种脉绝之症为不治之症，脉不绝之症皆为可治之症。如何治？用五味治之。

厥阴风木来复所引起的疾病，治以辛寒，佐以甘辛，以酸味泻其邪气，以甘味缓其挛急。

少阴君火来复所引起的疾病，治以咸寒，佐以苦辛，用甘味泻其邪气，用酸味收敛，用苦味发泄，用咸味软坚。

太阴湿土来复所引起的疾病，治以苦热，佐以酸辛，以苦味泻其邪，以燥化其湿。

少阳相火来复所引起的疾病，治以咸冷，佐以苦辛，以咸味软坚，以酸味收敛，以苦味发之，发汗时不避天热，但忌温凉，少阴君火来复所引起的疾病，以同样方法治疗。

阳明燥金来复所引起的疾病，治以辛温，佐以苦甘，以苦味泄之，以苦味泻燥，以酸味补其不足。

太阳寒水来复所引起的疾病，治以咸热，佐以甘辛，以苦味坚肾气。

（三）六气胜复之病治疗的总体原则

关于治疗六气胜复所引起的疾病，本篇既有治疗的具体方法，也有治疗的总体原则。上面所谈的是具体方法，下面要谈的是总体原则。总体原则体现在"十二之"之中：

"治诸胜复，寒者热之，热者寒之，温者清之，清者温之，散者收之，抑者散之，燥者润之，急者缓之，坚者软之，脆者坚之，衰者补之，强者泻之，各安其气，必清必静，则病气衰去，归其所宗，此治之大体也。"

总体原则由具体方法所组成，"十二之"即十二种治病方法。这里的方法全部是不需要仪器的直观判断。身体发热，可以直观判断；身体发寒，可以直观判断；身心疲惫，可以直观判断；大便干燥，可以直观判断；大便稀溏，可以直观判断；气喘可以直观判断；精神亢奋，可以直观判断；精神颓废，可以直观判断……直观判断之后是结论的产生，有结论就可以对症下药。下药的直接目的是治病，下药的最终目的是平衡阴阳，是清静五脏之气。仪器的出现是近代的事，是时代的进步。必须明白的是，仪器再先进也取代不了人的大脑，仪器再先进也取代不了人的直观判断。直观判断可以定性，仪器可以定量，两种方法有机结合，应该是中西医两种医学进步的一条出路。再者，利用仪器分析，在仪器没有给出结论之前，医生在疾病面前是束手无策的。完全用仪器取代人的智慧，这将是一大失误，历史会证明这一点。

（四）气分上下

天地之气分上下，人之气也分上下。人气的上下之分，是按照天地之气的标准划分的。

与人体上半身相应的是司天之气，具体是初之气、二之气、三之气；与人体下半身相应的是在泉之气，具体是四之气、五之气、终之气。

天人合一，本篇此处合在司天之气、在泉之气以及四间气上。天有六气，人也有六气。天气分司天之气与在泉之气，人体分上半身之气与下半身之气。上下之分以天枢为界，天枢穴在肚脐两旁。以肚脐为准，横画一条平行线，这就是上半身、下半身的分界线。这条平行线之上为天气所主，平行线之下为地气所主。

司天之气过盛，人体下部发生病变；在泉之气过盛，人体上部发生病变。天枢分界线的意义就在这里。

（五）胜气、复气之常

常，相当于西方文化中的规律。胜气、复气有一定的规律吗？有！

从初之气到三之气，为司天之气所主，是胜气经常产生的部位。从四之气到终之气，为在泉之气所主，是复气经常产生的部位。简而言之，胜气在时间上产生于上半年，复气在时间上产生于下半年。——这是胜气、复气在时间上的规律。

有胜气就一定有复气，没有胜气就一定不会有复气，平气之年就没有复气。——这是胜气、复气相互依存的规律。

如果只有胜气而没有复气的发生，就会产生灾害，就会伤及人的生命。

（六）胜气、复气一日之内的变化

前面谈了一年之内胜复两气的变化，本篇此处又谈了一天之内胜复两气的变化。

胜复两气在一天之内是如何变化的呢？实际上，胜复两气是一个首尾相接的状态，胜气的尽头即是复气，复气萌芽于胜气的尽头之处。胜气有轻有重，复气有多有少；胜气平和，复气也平和；胜气虚，复气也虚。这就是胜复两气变化的一般规律。

十二、客、主气之胜与疾病

客气者，天气也。主气者，地气也。客气与主气之间只有胜气而没有复气。但客、主气之间有一个逆顺关系：主气胜客气为逆，客气胜主气为顺。

客气一分为六，顺序上先阴后阳，具体为：一阴厥阴风木，二阴少阴君火，三阴太阴湿土；一阳少阳相火，二阳阳明燥金，三阳太阳寒水。客气随年地支变化而变化。

主气同样是一分为六，但顺序与客气有所不同。其顺序为：第一为阴，厥阴风木；第二为阴，少阴君火；第三为阳，少阳相火；第四为阴，太阴湿土；第五为阳，阳明燥金，第六为阳，太阳寒水。阴偶阳奇，依次更替，客气年年如此，固定不变。

客气相胜会引起多种疾病，主气相胜同样会引起多种疾病。分述如下：

1. 客气与疾病　厥阴司天，客气相胜，所引起的疾病有耳鸣，头目眩晕，肢体颤动，咳嗽。厥阴司天，主气相胜，所引起的疾病有胸胁疼痛，舌强言语困难。

少阴司天，客气相胜，所引起的疾病有鼻塞，喷嚏，颈项强硬，肩背部闷热，头痛，气少，发热，耳聋，视物不清，浮肿，出血，疮疡，咳嗽，喘气。少阴司天，主气相胜，所引起的疾病有心热，烦躁，胁痛，支撑胀满。

太阴司天，客气相胜，所引起的疾病有头面部浮肿，呼吸气喘。太阴司天，主气相胜，所引起的疾病有胸腹胀满，食后胸腹闷乱。

少阳司天，客气相胜，所引起的疾病有肌肤红疹，丹毒，疮疡，呕逆，喉痹，头痛，咽喉肿，耳聋，吐血，衄血，手足搐搦。少阳司天，主气相胜，所引起的疾病有胸满，咳嗽，仰面呼吸，吐血，手热。

阳明司天，清气复胜，所引起的疾病有咳嗽，衄血，咽喉阻塞，心膈发热，咳嗽不止，吐血。阳明司天，主气相胜，所引起的疾病为何？本篇没有介绍。由此可以看出《内经》在流传过程中的缺失。

太阳司天，客气相胜，所引起的疾病有胸闷不畅，流清鼻涕，咳嗽。太阳司天，主气相胜，所引起的疾病有咽喉鸣响。

厥阴在泉，客气相胜，所引起的疾病有外为关节屈伸不利，内则筋脉僵硬拘急抽搐。厥阴在泉，主气相胜，所引起的疾病有筋骨摇动挛急，腰腹部疼痛。

少阴在泉，客气相胜，所引起的疾病有腰痛、尻、股、膝、髀、腨、胻、足等部位闷热而酸，浮肿且不能久立，二便异常。少阴在泉，主气相胜，所引起的疾病有气逆上行，心痛，发热，痹证，多汗，四肢逆冷。

太阴在泉，客气相胜，所引起的疾病有足萎，下肢沉重，二便无时，水泻，浮肿，房事不利。太阴在泉，主气相胜，所引起的疾病有寒气上逆，腹部胀满，饮食不下，疝气。

少阳在泉，客气相胜，所引起的疾病有腰腹疼痛，恶寒，大小便色白。少阳在泉，主气相胜，所引起的疾病有心痛，发热，呕吐。少阴在泉时病证与此相同。

阳明在泉，客气相胜，所引起的疾病有腹部坚硬胀满，腹泻。阳明在泉，主气相胜，所引起的疾病有腰部沉重，腹痛，少腹生寒，大便稀溏，气喘，不能久立。

太阳在泉，客气相胜，所引起的疾病有腰、尻疼痛，屈伸不利，股、胻、足、膝中疼痛。主气相胜，所引起的疾病为何？本篇同样没有介绍。如何增补这一内容，则需要中医界的共识。

2. 客气疾病的治疗原则　此类疾病如何治疗呢？相胜之气所引起的疾病众多，但可以在一个大原则下进行治疗。这个大原则是："高者抑之，下者举之，有余折之，不足补之，佐以所利，和以所宜，必安其主客，适其寒温，同者逆之，异者从之。"

气逆者使其下降，气陷者使其上升，气有余者折损之，气不足者补益之，以有利之药辅佐，以适宜之药调和，使主气、客气安和，使寒温之间适度。主客之气相同的，用逆法治。主客相反的，用从法治。

十三、 制方之法则

治病需要用药，开药需要制方。制方如何制？换句话说，制方需要遵循什么样的法则呢？本篇的岐伯对此做出了回答。

（一）以奇偶制方

奇偶制方的法则出于《大要》这部经典。岐伯说《大要》中就有了奇偶制方的法则。制方的法则是："君一臣二，奇之制也；君二臣四，偶之制也；君二臣三，奇之制也；君二臣六，偶之制也。"

奇方制方，君药一味，臣药两味；君药二味，臣药三味。偶方制方，君药二味，臣药四味；君药二味，臣药六味。非常清晰，无论是君药还是臣药，两者之中只要出现单数就是奇方，两者之中均为双数就是偶方。

（二）以大小制方

本篇的岐伯自己也创建一个制方法则。这个法则不论奇偶，论的是大中小。

何谓大？"君一臣三佐九，制之大也。"

何谓中？"君一臣三佐五，制之中也。"

何谓小？"君一臣二，制之小也。"

（三）药分君臣使

论药，论出了君臣佐。何谓君药，何谓臣药，何谓佐药呢？本篇的答案是："主病之谓君，佐君之谓臣，应臣之谓使，非上下三品之谓也。"

对疾病起主要治疗作用的药物为君药，辅佐君药发挥治疗作用的药物为臣药，协助臣药的药物为使药。

（四）药分三品

论药，此处还论出了三品。何谓三品？《神农本草经》将药物分为上、中、下，可以久服者为上品，无毒或毒性不大且可以补虚者为中品，毒性峻烈可以治病但不能久服者为下品。

三品，《神农本草经》给出的是事实判断。

三品，本篇给出了一个价值判断："帝曰：三品何谓？岐伯曰：所以明善恶之殊贯也。"

（五）奇偶之方的用法

病位近的用奇方，病位远的用偶方；攻下用奇方，发汗用偶方。

（六）方分缓急

急方的药物气、味均厚，缓方的药物气、味均薄。补上部，宜用缓方；补下部，宜用急方。

（七）制方的两大依据

制方的两大依据：一要看患者，二要看运气。即看眼前患者的实际情况和看今年运气的实际情况。

一部《内经》没有出现具体的几个药方，出现的是制方的法则。只要掌握制方的法则，就可以灵活地根据具体病情制方。《易经·系辞下》："唯变所适。"《易经》不禁锢人的思维。只讲制方法则，少讲具体药方，《内经》也不禁锢人的思维。

十四、 本病、 标病之治

"夫百病之生也，皆生于风寒暑湿燥火。"这句话告诉人们，六气为百病之本。病生于六气，是生于本。病生于本者治其本，治本如何治？有风驱风，有寒祛寒，有暑解暑，有湿渗湿，有燥化燥，有火泻火是也。治本者，除病因也。

病还有生于标者，标者三阴三阳之气也。标病如何治？标病治疗方法，一句话就能说清楚，相反于治疗本病的方法，就是治疗标病的方法。治标者，除的是病症，忘的是病因。例如胃寒会引起胃痛，祛除胃寒是治本，用止痛药止痛是治标。

十五、 胜气·五脏之病·脉象

六气的每一气均有可能成为胜气，胜气会引起五脏之病。胜气如何判断？何种胜气与五脏的哪一脏相关？岐伯给出的答案是：

如若清凉之气特别明显，表明燥气胜。燥气胜则风木受邪，所引起的是肝病。

如若热气特别明显，表明火气胜。火气胜则燥金受邪，所引起的是肺病。

如若寒气特别明显，表明水气胜。水气胜则火热受邪，所引起的是心病。

如若湿气特别明显，表明土气胜。土气胜则寒水受邪，所引起的是肾病。

如若风气特别明显，表明木气胜。木气胜则湿土受邪，所引起的是脾病。

胜气与五脏发病的规律，基本如此。

六气六种脉象，如何判断一种脉象与一种气之间的关系呢？岐伯给出的答案是：

厥阴之气其脉弦，少阴之气其脉钩，太阴之气其脉沉，少阳之气其脉大而浮，阳明之气其脉短而涩，太阳之气其脉大而长。

六种胜气致病，也必然反映到脉象上。如何判断病脉呢？岐伯给出的答案是：气到脉和平为正常，气至而脉象盛为病态，气至脉象相反为病态，气至而脉不至为病态，气未至而脉已至为病态，阴阳脉错位为危病。

十六、 六气标本变化三论

六气各有标本，变化各有不同，原因何在？岐伯给出了这样的答案：

六气变化有从本而化的，有从标从本而化的，有不从标本而化的。千变万化是现象，变化三论是实质。

六气标本变化的具体如何呢？岐伯给出的答案是：

少阳和太阴两经从本而化，少阴和太阳两经既从本化又从标而化，阳明和厥阴两经既不从标又不从本而从中气而化。

从本而化的，疾病生于本气；既从标又从本的，疾病或生于标气，或生于本气；从中气的，疾病生于中气。

生于本气的病，从本气治。生于标气的病，从标气治。生于中气的病，从中气治。逆其病气而治恰恰是顺治，从其病气而治则是逆治。

标本之气，标本之病，懂得了标本之论，就精通了医道。精通了医道，就可以论百病、治百病了。

"夫标本之道，要而博，小而大，可以言一而知百病之害，言标与本，易而勿损，察本与标，气可令调，明知胜复，为万民式，天之道毕矣。"

庄子言："通于一而万事毕"。本篇此处说："言一而知百病之害。"一者，道也。天有天道，地有地道，人有人道，医有医道，兵有兵道，棋有棋道，茶有茶道……一个字叫道，两个字叫法则，四个字叫自然规律，真正精通了道，就可以论万事。可以论万事，当然也就可以论百病。

早期中华大地上的圣人均为得道者，圣人以道为立论基础论证问题，论出了光辉灿烂的中华文明，也论出了《内经》这部光辉灿烂的经典。

本篇的标本之论，同样是可以以道而论的。

十七、 气不应时的原因

气时对应，即什么时候出现什么气，这是正常情况下的自然规律。非常情况又怎么样呢？非常情况之下，气与时就会形成气先于时或后于时的错乱现象。

先说正常情况。正常情况下，气与时是相互对应关系。春温夏热秋凉冬寒，四季气候的变化，正是六气变化所致。寒暑即阴阳，温凉也阴阳，若以阴阳而论，阳气始于温而盛于炎暑，阴气始于清凉而盛于严寒。若以四季而论，春季温暖而夏季炎热，秋季清肃而冬季凛冽。如此周而复始，循环不止。知道循环规律，从气之始就可以推断气之终，从气之终就可以预测气之始。

再说气不应时的非常情况。非常情况分两种：一是自然形成的，二是人为错误计算造成的。"春夏秋冬，各差其分。"这句话是一个重要观点。年年的春夏秋冬，并非出现在同一时间点上，这就是"各差其分"。

各差其分，具体差在何处呢？第一差就差在太阳回归年与月亮十二个朔望月之间。一岁的时间，《尚书·尧典》中说有 366 天，《周髀算经》已经精确到 365.25 天。一个月的时间，《周髀算经》中的答案是：小月 29 天，大月 30 天。一年之中十二个月六大、六小，一共 354 天。365.25 天实际上是太阳回归年的时间，即太阳从冬至点出发又回归到冬至点所需的时间。354 天实际上是以月亮圆缺十二次即十二个朔望月的时间。太阳回归年与十二个朔望月之间存在着 11.25 天的时间差。不调整这一差别，春夏秋冬四季就会乱套。所以，中华先贤采取了闰月的方法来调和太阳回归年与月亮十二个朔望月之间的时间差。"五岁再闰。"《易经·系辞上》说卦中有历，历中有闰。三年一闰，五年再闰，十九年七闰。这一闰法，一直用到现在。《尚书·尧典》中明确出现"以闰月定四时成岁"的方法。回归年与十二个朔望月之间的时间差，这是"春夏秋冬，各差其分"的原因之一。

太阳回归年本身就存在着岁差，前面已经谈过，汉代人已经发现，太阳回归年的标志点是黄道上的冬至点，冬至点并不是一个固定点，而是每一年有一个新点，点与点之间的时间差就是岁差。地球围绕太阳运转，每运行一周，并没有回到原来的出发点。实际上，地球与天文的对应关系，每年都在变化。这是"春夏秋冬，各差其分"的原因之二。

天气、地气本身有足与不足的差别，如《素问·六元正纪大论》所言："天气不足，地气随之，地气不足，天气从之……微者小差，甚者大差，甚则位易气交易，则大变生而病作矣。《大要》曰：甚纪五分，微纪七分，其差可见。此之谓也。"天气、地气本身不足之差，这是"春夏秋冬，各差其分"的原因之三。

以上是自然形成的各差其分。下面谈谈人为计算错误所造成的各差其分。太阳、月亮运行是自然之事，观察日往月来、制历是人为之事，如果观测者失职，就会出现误差。《尚书·夏书·胤征》记载了观察天文的官员羲和渎职，造成了气不应时的错误，当时的夏王引用了《政典》中的"先时者杀无赦，不及时者杀无赦"的法律依据，杀掉了羲和。

差有常数，常数为何？岐伯的答案是："又凡三十度也。"对于这个差之数，目前各种版本的《内经》中均未做出解释。笔者下面所做出的解释，目的是抛砖引玉。

太阳日行一度，回归年 365.25 天，太阳行 365.25 度。六气分六，一气六十度有奇。这是中华先贤的结论。

一年有 365.25 天，一年分四时

$$365.25（天）÷4＝91.3（天）$$

一时九十一日有奇之说，就来源于此。天与度之间可以等量代换，所以九十一日有奇可以表达为九十度有奇。一时九十一日有奇，一气六十度有奇，由此可以知道，一时与一步之间相差三十度有奇。这个三十度有奇，应该是四时与六气之间的差之常数。这是笔者的解释。

这一解释的正确与否，期盼方家与后生的指正。

十八、　时差在脉象上的反映

时差反映在脉象上，会有四种病态之象。春脉无沉象，夏脉无弦象，冬脉无涩象，秋脉无数象，这些就是气不应时的脉象。

此处出现八种病脉：春脉沉而太过为病脉，夏脉弦而太过为病脉，秋脉涩而太过为病脉，冬脉数而太过为病脉。脉象参差不齐为病脉，脉象复现的为病脉，气未去而脉已去为病脉，气已去而脉不去为病脉，脉与时相反的主死。

气与脉协调，犹如平衡之天平。天平偏颇，是一头偏重所致。气脉不协调，是疾病所致。气脉一旦不相应，就意味着疾病的产生。

病脉的原因，用本篇的话说是："夫阴阳之气，清静则生化治，动则苛疾起，此之谓也。"清静者，合和平衡也。动者，失之偏颇也。

十九、 十九条病机， 十九座论病坐标

几千年前，中华先贤是怎样判断疾病的呢？答案是"从容而论"。

本篇之后第七十六篇为《示从容论》。《素问·示从容论》讲的是中华先贤论病的方法。《周礼·冬官考工记·函人》："凡为甲，必先为容，然后制革。"这句话讲述的是制造铠甲的哲理。如何制造铠甲呢？《周礼》指出，先为容，后制甲。容，就是模式，就是模型，就是样子。从，就是比照。制甲先制造出一定的样子，一定的模式，然后照着一个个样子，一个个模式去制造。

制甲有一定的模式，论病也有一定的模式。一部《素问》从开始到现在，提出了多种论病的模式，以四时论病，以阴阳论病，以五行论病，以五运六气论病，以年龄论病……本篇又提出了论病十九条病机：

诸风掉眩，皆属于肝。

诸寒收引，皆属于肾。

诸气膹郁，皆属于肺。

诸湿肿满，皆属于脾。

诸热瞀瘛，皆属于火。

诸痛痒疮，皆属于心。

诸厥固泄，皆属于下。

诸痿喘呕，皆属于上。

诸禁鼓栗，如丧神守，皆属于火。

诸痉项强，皆属于湿。

诸逆冲上，皆属于火。

诸胀腹大，皆属于热。

诸躁狂越，皆属于火。

诸暴强直，皆属于风。

诸病有声，鼓之如鼓，皆属于热。

诸病胕肿，疼酸惊骇，皆属于火。

诸转反戾，水液浑浊，皆属于热。

诸病水液，澄澈清冷，皆属于寒。

诸呕吐酸，暴注下迫，皆属于热。

十九条病机，一种语言模式。这种语言模式是：凡是什么病，皆属于什么脏，或皆属于什么气。病是各式各样的病，脏是五脏中的某一脏，气是风、寒、热、湿、燥、火六气中的某一气。一句话分前后两部分，前半部分指出的是某一类病，后半部分指出的是这一类的病因。由一类病或某一脏所引起，或由某一气所引起。

懂得了十九条病机，就认识了十九个论病坐标。为医者就可以此而论病。例如，头晕一类的疾病，按照十九条病机中的"诸风掉眩，皆属于肝"的坐标，马上就可以得出病因在肝脏的结论；肿胀疾病，按照十九条病机中的"诸湿肿满，皆属于脾"的坐标，马上就可以得出病因在脾脏的结论；躁动狂燥疾病，按照十九条病机中的"诸躁狂越，皆属于火"的坐标，马上就可以得出病因在火的结论。

在十九条病机之后，本篇又以《大要》的名义说出了这样一条结论："故《大要》曰：谨守病机，各司其属，有者求之，无者求之，盛者责之，虚者责之，必先五胜，疏其血气，令其调达，而致和平。此之谓也。"这段话的白话意思是：谨慎地把握病机，归纳出各种病的病因归属，有无外邪都要加以推求，实证、虚证都要详细研究，先了解五行之气与人体五脏之间的相胜关系，然后疏通血气，使其调和畅达，从而达到和平。这段话归根结底就是这个意思。

"令其调达，而致和平。"十九条病机的落脚点，落在了"和平"二字上。"而致和平"与"以平为期"相似相通，敬请读者记住一个"平"字，这是中医追求的终极目的。行医，如果最终目的是治病，那么，最终可能出现这样的结果：治了病救不了命。如果最终目的是"而致和平"与"以平为期"，出现的结果则是既治病又救命。治了病救不了命与既治病又救命，这是治标与治本的重要区别之一。

十九条病机的优秀之处有六：

其一，归纳出了十九类疾病与病因的内在联系。

其二，为后人树立起了十九个诊断疾病的坐标。

其三，开创了一种不假仪器、由症求因的论病思路。

其四，把复杂问题简易化了，把原则问题条理化了。

其五，所有问题集中而论，为后人习医创造了方便。

其六，有大原则，也有灵活性；既为后人指明了方向，也给后人思考创造了广阔的空间。

二十、 两种治病方法： 正治与反治

本篇出现正治与反治两种治病方法。

何谓正治？何谓反治？答案是：逆者正治，从者反治。——逆就是正治，从就是反治。

本篇针对反治，又进行了详细的解释。所谓反治，就是某些发热的疾病用热药治，畏寒的疾病用寒药治，壅塞的疾病用补法治疗，泻下的疾病用通下的药物治。

正治、反治是原则之论，由原则之论产生了"塞因塞用，通因通用"的具体反治方法。

何谓"塞因塞用，通因通用"？简而言之，就是塞症之病采用补法，通症之病采用通法。例如，大便不通以补法治之，湿热引起的小便频繁用通利之法治之。

"塞因塞用，通因通用"治病之法，在《红楼梦》第八十三回中有一个实例：

贾宝玉、林黛玉有病在床，请来了王太医瞧病，先瞧宝玉，后瞧黛玉。王太医对黛玉诊脉后，先下出了"六脉皆弦，因平日郁结所致"的原则性结论，又根据脉象讲述了具体症状："这病时常应得头晕，减饮食，多梦；每到五更，必醒个几次；即日间听见不干自己的事，也必要动气，且多疑多惧。不知者疑为性情怪诞，其实因肝阴亏损，心气衰耗，都是整个病在那里作怪。"黛玉的丫头紫鹃听了，向陪王太医来的贾琏说："说的很是。"治黛

玉的病，王太医拟出了两个药方——"黑逍遥"开其先，"归肺固金"继其后。"黑逍遥"的第一要药为柴胡，柴胡为升提之药。黛玉痰中带血，贾琏对方用柴胡提出了质疑："血势上冲，柴胡使得么？"王太医笑着解释说："二爷但知柴胡是升提之品，为吐衄所忌，岂知用鳖血拌炒，非柴胡不足宣少阳甲胆之气。以鳖血制之，使其不致升提，且能培养肝阴，制遏邪火。所以《内经》说：'通因通用，塞因塞用。'柴胡用鳖血拌炒，正是'假周勃以安刘'的法子。"

请看，《红楼梦》把"塞因塞用，通因通用"的治病之法用在了林黛玉身上。

一部《红楼梦》，数次出现药方，伴随药方必有医理药理的解释，医理符合《内经》之理，药理符合《本草》之理。《红楼梦》的文化底蕴，由此可见一斑。

研究《红楼梦》，几十年来出现众多的大家与专家。众多的大家与专家，没有几个能够解释几个药方的"所以然"。解释不了《红楼梦》中所蕴含的中医文化，大家之大就有些缺失了。

二十一、　内外的相互关联：　为医者应该注意的重点

内脏与体表是相互联系的，所以，病有从内传外的，有从外传内的。如此之病，如何治疗呢？

病由内传外的，应当调治其内；病由外传内的，应调治其外。

从内传到外而又盛于外，当先治其内而后治其外；从外传到内而又盛于内的，当先治其外而后调其内。

如果内外不相及，那么就对症下药。

二十二、　以道论病，　万举万全

本篇的最后一段话，是论"调气之方"的。

"调气之方，必别阴阳，定其中外，各守其乡，内者内治，外者外治，微者调之，其次平之，盛者夺之，汗之下之，寒热温凉，衰之以属，随其攸利。谨道如法，万举万全，气血正平，长有天命。"

调气之方，讲的是调整疾病之气。调气如何调？第一要务是辨别阴阳，第二要务是分别内外，最终确定病所在的具体位置，然后决定调气如何调。

调气的具体方法是："内者内治，外者外治，微者调之，其次平之，盛者夺之，汗之下之，寒热温凉，衰之以属，随其攸利。"病位在内从内治，病位在外从外治；轻微的病调理之，稍重的病平静之，较严重的病劫夺之；在表的病用汗法治疗，在里的用下法治疗；根据疾病寒、热、温、凉偏盛的不同，用不同属性药物治疗之。

本篇的最后一句话落脚在以道论医上："谨道如法，万举万全，气血正平，长有天命。"

以道论医，这是中医文化的精髓。其知道者，以道论之。以道论病，以道治病，一举一全，百举百全，万举万全。为什么？因为以道论病，内因外因任何一因都不会漏，天气、地气、人气一气都不会忘，三百六十度一度都不会少；因为以道治病，治的不是孤立之病，治的是失衡之气血，治的是失衡之寒热，治的是失衡之一切。试想一下，平衡了气血，平衡了寒热，平衡了虚实，平衡了脏腑，平衡了情绪，是不是能够达到万举万全、长命百岁的结果?!

二十三、 小结

顺着运气学的指向，可以得到这样几条清晰的认识。

（一）世界成分包括无形之物

现实世界中除了有形之物之外，还有一种无形之物。有形之物包括日月星辰、地球、万物、男女，无形之物就是气。

（二）气有多种

先天之气只有一种，这就是元气。后天之气有多种，即天有天气，地有地气，人有人气。

（三）后天之气可以继续分类

天气分阴阳，地气分五运，人气分五脏之气、经脉之气，这是二级的分类。天气可以继续细分为风、热、火、湿、燥、寒六气，地气可以继续细分为金、木、水、火、土五气，五脏之气对应于五运之气，经脉之气对应于六气。

（四）气是动态的

气是动态的。气之动有四种形式：升、降、出、入。

（五）气可以交合

阴阳之气可以交合，天地之气可以交合，万物在气的交合中诞生。气之交合是在运动中进行的。

（六）气有正常与非常之分

气的正常与非常之分，是以与时合拍为标准的。时者，四时、八节、二十四节气也。

1. 正常之气　正常之气只有一种，即与四时、八节、二十四节气合拍之气。与时合拍之气，即为正常之气。

2. 非常之气　非常之气有两种：①不及之气，②有余之气。区分不及与有余的标准，同样是以时为标准的。先于时者，为有余之气；后于时者，为不足之气。

（七）非常之气可以致病

非常之气致病，一致万物之病，二致人体之病。

一类气与一类病相联系，因此，从万物之病的种类上可以反观非常之气的种类。

一类气与一类病相联系，因此，从流行疾病的种类上可以反观非常之气的种类。

（八）气可以定性定量

七篇运气大论中，出现几十个关于运气的新名词。这些名词的出现，是为气之定性定量服务的。天符，岁会，司天，在泉……这些名词都是为气之定性服务的。气之定性，中华先贤已经做出了贡献。气之定量，需要子孙的继续努力。

（九）祖先未竟的事业

中华先贤没有发现的一种气——现代污染之气。

第一座烟囱的出现，人类文明开始了。亿万座烟囱的出现，人类灾难开始了。人类制造出的工业废气，其危害比战争的危害还要大。这种工业废气，是中华先贤没有料到的一种气，所以，《内经》中没有研究。工业废气会不会致病？会致哪一种病？这需要后人写出《内经》的续篇。

下面是笔者阅读本篇的一些粗浅体会。

《素问·至真要大论》是《素问》中至为关键的一篇文章，可以视为是七篇运气大论的总结。

钻进书内读书，可以看本篇上上下下、前前后后、左左右右、方方面面的大论，论天文，论历法，论天气，论地气，论两气相交，论气候，论物候，论灾害，论疾病，论治病法则，论制方法则，论进补法则……垂线上的上、中、下，直线上的左、中、右，无一遗漏；天地之间的人，人之外的天地，面面俱到；上下左右三百六十度，度度不少。

站在书外看书，可以看本篇所揭示的一个论述问题的思路：天地之气—万物之生息—人之安康与疾病。抓住了这一思路，本篇复杂的内容就简易化了。

书与书比较看书，可以看本篇所揭示的一个非常优秀的认识论——天气人气合一而论的认识论。宇宙大不大？大！小草小不小？小！但这棵小小的小草却与大到无外的宇宙有着息息相关的、须臾不可分离的紧密联系。一棵微不足道的小草尚且与宇宙有着紧密联系，何况人呢？天有天气，地有地气，人有人气，人生长于天地之间，试问：人气与天地之气会是毫不相干的关系吗？所以，论人必须论宇宙，论人必须论天地之气，必须论四时之气、五运六气。全方位之全，就是宇宙间任何一个小小的个体与宇宙整体相联系。孤立地论天，孤立地论地，孤立地论人，孤立地论山，孤立地论水，孤立地论一切事物，永远不可能论出正确的答案。试想，只是把人放在仪器中去认识，只是把人放在解剖刀下来认识，能够认识人与天地之气的联系吗？仪器有所长，解剖刀有所长，但两者能取代优秀的认识论吗？

不懂运气学，就不可能真正弄懂中医文化。运气学虽然复杂，但有一个简易的入门方法。这个简易的入门方法就是在读有关运气的文章时，脑子里记住八卦的三爻。三爻异常简洁，但简洁的三爻代表的是天地人，上天、下地、中间人，天地人三者是一个上下相通的整体。天地人三者现象上分而为三，实质上是合三为一。只要记住了这个天人合一的基本点，弄懂运气学所剩下的就是技术问题与时间问题了。

因为本篇有总结的性质，所以，不少地方重复了前面的内容。

著至教论篇第七十五

（原）（文）

黄帝坐明堂，召雷公[1]而问之曰：子知医之道乎？雷公对曰：诵而未能解，解而未能别，别而未能明，明而未能彰，足以治群僚，不足治侯王。愿得受树天之度，四时阴阳合之，别星辰与日月光，以彰经术，后世益明，上通神农，著至教，疑于二皇[2]。帝曰：善。无失之，此皆阴阳表里，上下雌雄相输应[3]也，而道上知天文，下知地理，中知人事，可以长久，以教众庶，亦不疑殆，医道论篇，可传后世，可以为宝。

雷公曰：请受道，讽诵用解。帝曰：子不闻《阴阳传》乎？曰：不知。曰：夫三阳天为业[4]，上下无常，合而病至，偏害阴阳。雷公曰：三阳莫当，请闻其解。帝曰：三阳独至者，是三阳并至，并至如风雨，上为巅疾，下为漏病[5]。外无期，内无正，不中经纪，诊无上下，以书别。雷公曰：臣治疏愈，说意而已。帝曰：三阳者，至阳也，积并则为惊，病起疾风，至如礔砺[6]，九窍皆塞，阳气滂溢，干嗌喉塞。并于阴，则上下无常，薄为肠澼[7]，此谓三阳直心，坐不得起，卧者便身全，三阳之病。且以知天下，何以别阴阳，应四时，合之五行。

雷公曰：阳言不别，阴言不理，请起受解，以为至道。帝曰：子若受传，不知合至道以惑师教，语子至道之要。病伤五藏，筋骨以消，子言不明不别，是世主学尽矣。肾且绝，惋惋日暮，从容不出，人事不殷。

1. 雷公　既是黄帝的臣子，也是跟随黄帝学医的学生。

2. 疑于二皇　疑作拟。二皇，指伏羲和神农。拟于二皇，即比拟于二皇。高世栻："不但上通神农，且拟于二皇。二皇，伏羲、神农也。此伏羲、神农、黄帝之书，谓之三坟，一脉相传，言大道也。"

3. 相输应　相互联系，相互感应。

4. 三阳天为业　三阳天，指的是三阳之气。三阳天为业，指上下交合、循环运行三阳之气的作用与危害。

5. 上为巅疾，下为漏病　巅疾，指头痛之类的疾病。漏病，指二便失禁。上下两种病，却是一种因，病因就是本篇中的"三阳独至"。张介宾："足太阳之脉，上从巅入络脑，下络肾属膀胱；手太阳之脉，上循颈颊，上抵胃属小肠，故上为巅顶之疾，下为漏病。"

6. 礔砺　同霹雳，形容迅速猛烈。

7. 并于阴，则上下无常，薄为肠澼　薄，迫。肠澼，今之痢疾。阴气乱会产生痢疾之病是这句话的中心意思。张志聪："并于阴，则使阴气之上下无常，薄于阴液，则为肠澼下利。"

题　解

著者，明显也，显著也。"见微知著"一词告诉人们，事物的微小迹象，是可以推知其实质和发展趋势的。

至，极也，最也。"止于至善。"这是《礼记·大学》的教育目的。育人，一育人二育才，首先是育人，育人的目的，就是要把人育成"至善"之人。

至教者，圣人之教也。本篇的指导者不是岐伯而是黄帝，黄帝在《素问》中第一次当先生，所教的弟子是雷公。本篇的内容是以黄帝教雷公的形式出现的。至教之教，讲的就是黄帝之教。黄帝之教，其原则是"以天为师"，其具体是"以太阳法则为法"。

上知天文，下知地理，中知人事，如此"三知"，是圣人之教的主要内容。

核 心 解 读

　　病在人体之内，病因可能在人体之外，可能在人体之外的天文之中，可能在人体之外的地理环境之中，可能在人体之外的气候之中，也可能在人体之外的世态炎凉之中，所以，研究人体之病，必须上关注天文，下关注地理，中关注人事。本篇之核心，就集中在上知、中知、下知这三知上。

　　"认识你自己"，这是古希腊大哲学家苏格拉底的观点。天地人三者放在一起来认识，这是中华文化、中医文化的基本立场。正确地认识自己，正确地认识人，绝对不能忘记天地。上中下"三知"，就是把人放在天地间来认识的。

　　本篇之前，施教者是岐伯，受教者是黄帝。本篇之中，施教者是黄帝，受教者是雷公。

　　岐伯施教，并没有指明过施教的地点。黄帝施教，施教的地点在明堂。黄帝之教，可称之为明堂之教。施教地点为何要设在明堂？这与中华先贤的时空观有着重要联系。

　　欲明白明堂之教，需要回顾先贤所创建的明堂之制。

一、 中华先贤所创建的明堂之制

　　明堂，是远古时期帝王发布政令教化的大礼堂，古称明堂之制。明堂一词，最早出于《周礼》。《周礼·冬官考工记》第一次指出了"周人明堂"的建筑规格："度九尺之筵，东西九筵，南北七筵，堂崇一筵。"筵席之筵，古代竹席也。明堂的建筑规格，以九尺之席为标准，东西长九席，南北长七席，庭堂长一席。《周礼》介绍明堂，只是介绍了其建筑格局，并没有介绍其中的时空意义与政治意义。

　　《礼记·月令》《管子·玄宫》《吕氏春秋·十二纪》《内经·灵枢·九宫八风》《淮南子·时则训》中均出现"明堂"之辞，这些文献所记载的"明堂"，绝不仅仅是一座单纯的宫廷建筑，而是关乎到中华先贤所创建的行政制度亦或教育制度。这种制度就称为"明堂之制"。

　　所谓明堂之制，其核心内容有四：第一是要面南向阳而建，第二是要合于春夏秋冬四时，第三是要合于东西南北四方，第四是由明堂发布的政令必须符合时空法则。总而言之，合乎太阳法则是明堂之制的终极目标。

关于中华先贤所创建的明堂之制，现梳理如下。

（一）八卦所隐含的明堂之制

《易经·说卦》诠释后天八卦，解释出了"圣人南面而听天下，向明而治"之说。南，南方也，离卦之位也，中午太阳之位也。"向明而治"的中心意思是，圣人治理天下其政令一定要合于四时时间之序、四方空间之序、万物生长收藏之序。

《易经·说卦》指出，时空之序、万物之序已经隐藏在了后天八卦之中。"向明而治"实际上就是明堂之制。

（二）《礼记》所解释的明堂之制

《礼记·月令》告诉后人，立春之日，帝王要带领大臣到都市的东郊去迎春；立夏之日，帝王要带领大臣到都市的南郊去迎夏；立秋之日，帝王要带领大臣到都市的西郊去迎秋；立冬之日，帝王要带领大臣到都市的北郊去迎冬。

在"四立"即立春、立夏、立秋、立冬之前，需要这样几看：上看天文，具体看的是北斗星斗柄所指的具体方位，看二十八宿的哪一宿出现在中天；下看河流是否解冻，看某种昆虫、某种禽兽的出现与匿藏；中间看风向如何，天籁之音如何；抽象地看图书之数字如何，如"其数八，其数七，其数五，其数九，其数六"。此处需要解释的是，这里所出现的五个数实际上代表了时间中的春、夏、长夏、秋、冬，代表了空间的东、西、南、北、中。

"四立"之后，帝王要发布政令，政令中有这样几项重要内容：①安排生产。例如，何时捕鱼？何时打猎？何时修堤筑坝？②安排生活。例如，这个季节应该调整什么饮食？调整什么味道？调整什么颜色的衣服？③安排养生。例如，这个季节应该如何补养五脏中的哪一脏。

《礼记·月令》记载了以春夏秋冬为标准的政令，这种政令可以归结为"四应该"，即"春天应该干什么，夏天应该干什么，秋天应该干什么，冬天应该干什么"。"四应该"的领头人是天子。

《礼记·月令》所记载的这一切，实际上就是明堂之制。

《逸周书·大聚》记载了大禹时代的禁令："旦闻禹之禁：春三月山林不登斧，以成草木之长；夏三月川泽不入网罟，以成鱼鳖之长……"所谓

"禹之禁"，就是大禹时代以春夏秋冬为标准发布的禁令。"禹之禁"明确提出了"四不该"，即"春天不该干什么，夏天不该干什么，秋天不该干什么，冬天不该干什么"。以春夏秋冬为标准的禁令，实际上也属于明堂之制。

（三）《淮南子》中的明堂之制

《淮南子·时则训》明确指出："明堂之制，静则法准，动则法绳，春治以规，秋治以矩，冬治以权，夏治以衡，甘雨膏露以时降。"

《淮南子·时则训》把明堂之制解释为阴阳制度："制度：阴阳大制有六度：天为绳，地为准，春为规，夏为衡，秋为矩，冬为权。绳者，所以绳万物也；准者，所以准万物也；规者，所以员（圆）万物也；衡者，所以平万物也；矩者，所以方万物也；权者，所以权万物也。"

阴阳制度在何处？这段论述告诉人们，阴阳制度在天地之中，在春夏秋冬四时之中。制度中有准绳，人文之准绳源于自然之准绳——地为准，天为绳。

方圆规矩在何处？这段论述告诉人们，方圆规矩在四时之中——春为规，秋为矩；春为圆，秋为方。

《淮南子》所记载的明堂制，其根本道理有三：一是使人之准绳合于天地之准绳；二是使人之规矩合于四时之规矩；三是使人之权衡合于万物之权衡。

（四）九宫与明堂

《灵枢·九宫八风》中的九宫与明堂相仿。九宫，其格局类似把一个"井"字围起来，中间一宫，四周八宫，一共九宫。空间中的八宫，相应于四时中的八节即立春、立夏、立秋、立冬、春分、秋分、夏至、冬至。八宫每一宫司四十五天或四十六天。八宫每一宫可以代表四面八方中的某一方位，每一方位会有一种风，八宫八种风。《灵枢》告诉人们，八种风与万物的生息有着因果关系，八种风与人体疾病的产生有着因果关系。关于九宫八风的讨论，将在《灵枢》导读中进行，此处不赘述。

（五）明堂的建筑格局

明堂是按照自然法则创建的。其建筑格局，相当于坐北朝南的一个四合院。四四方方一个大院，四边形的每一边上三间房，四三一十二间房。四方相对于四季，十二间房相对于十二个月。黄帝之前的君王以及黄帝之后的尧、舜、禹，均是崇尚自然的君王，自然法则为其立政之本，创建明堂的目的有二：其一，把君王的起居与天文之序、四时之序、万物之序统一起来；其二，把治理天下的方略与日月之序、时空之序、万物之序统一起来。

一年春夏秋冬四季，居住在明堂之中的君王，按东南西北四方轮流居住：居于东意味着在春季，居于南意味着在夏季，居于西意味着在秋季，居于北意味着在冬季；十二间房十二个月，每换一次房就意味着在某一月。在不同的方位，在不同的房间里，君王与大臣讨论着不同的问题。例如：

东面第一间房，意味着春季开始的第一个月，君王与大臣讨论的问题是：春季的天文如何？春季的万物如何？春季应该如何生活？春季应该如何生产？春季应该如何养生？春季应该如何调味？春季河中的鱼虾应该如何保护？春季山上的林木应该如何护理？

南面、西面、北面第一间房，分别意味着夏季、秋季和冬季第一个月，此处此时的问题是"夏天、秋天、冬天应该如何如何"。

君王四方之中每换一个方位，十二间房中每换一次房，与大臣们讨论问题就要变换出新的内容。内容是变换的，原则是不变的。不变的原则就是人之动必须与时空之序相互协调，必须与万物之序相互协调。

《易经》《尚书》《逸周书》《周礼》《礼记》告诉人们，古之君王即黄帝之前以及黄帝之后的尧、舜、禹均是主动研究时空之序、万物之序并且是主动遵守自然之序的圣贤。君王以身作则遵守自然之序，也教育天下人遵守自然之序。

《国语》《孟子》告诉人们，战国时代的诸侯国君，已经不能以身作则遵守自然之序了，但他们还能在大臣的监督下遵守自然之序。《国语·鲁语》中记载了一个大臣教育国君信守自然之序的故事：鲁宣公要在春天的池塘里捕鱼，大臣里革制止说，春夏是鸟兽鱼怀孕繁殖的季节，不应该在这个时候捕杀它们，一边说一边把鱼网撕断弃置于地。鲁宣公接受了里革的批评说："吾过而里革匡（纠正）我，不也善乎？"

"不违农时，谷不可胜食也；数罟不入洿池，鱼鳖不可胜食也；斧斤以时入山林，材木不可胜用也；谷与鱼鳖不可胜食，材木不可胜用，是使民养生丧死无憾也；养生丧死无憾，王道之始也。"这是孟子教育梁惠王的一段话。这段话记载在《孟子·梁惠王上》

从《国语》《孟子》中可以看出，战国时期的诸侯国君与黄帝相比，已经严重退步了。他们不研究自然之序，也无法教育天下人遵守自然之序。令人较为欣慰的是，此时的鲁宣公、梁惠王并不跋扈，他们还能接受大臣与平民的批评与指导。

遵守时空之序，信守万物之序，在这一问题上，君王也不能例外。

明堂之教，太阳历之教也。

二、 本篇的明堂之教

本篇黄帝的明堂之教，可分为原则与具体两部分。

(一) 两大原则

明堂之教有两大原则：身为医生，第一必须明白阴阳、表里、上下、雌雄之间的相互关系；第二必须上知天文，下知地理，中知人事。

治病为何要"上知天文，下知地理，中知人事"？只要理解了明堂之制，答案即刻迎刃而解。明堂之制以天文论人文，以四时之序论生活之序，以四时之序论生产之序，以四时之序论养生之序，归根结底，人序必须合于自然之序。知道这些，再看本篇的以天文、地理、人事三要素论病就会知道，明堂之制与明堂之教两者的基本立场是一致的。中华先贤论证一切问题，都是从天地人这一基本立场出发的。

天文异常会引起疾病，地理异常会引起疾病，人事异常同样会引起疾病；天文异常引起的疾病是气候病，地理异常引起的疾病是地方病，人事异常引起的疾病是情绪失常病即精神病。中华先贤以天文、地理、人事环境与人三要素论病，这一论证方式是经得起时空考验的。

(二) 具体内容

明堂之教所讲述的主要内容是，三阳异常所引起的疾病。

何谓三阳？《素问·阴阳离合论》给出的答案是："故三阳之离合也，太阳为开，阳明为阖，少阳为枢。"三阳，实际上指的是手足太阳、少阳、阳明三条经脉。手足三阳在人体中的作用，犹如自然之天对万物的作用。天护卫着万物，三阳之气护卫着人体。三阳之气上下运行正常，则有人体正常。三阳之气异常，外邪就会侵入，内外邪相结合，就会伤害体内的阴阳之气，从而引起疾病。

三阳异常会引起疾病，那么，何谓三阳异常呢？本篇的答案是："三阳莫当。"所谓三阳莫当，就是三阳之气合并而至。正常情况下，三阳各行其道，各行其序。如果三阳之气合行一道，这就意味着运行失序，运行失序即非常情况。非常情况的后果有两种：一是三阳之气合并而至犯于上；二是三阳之气合并而至犯于下。犯于上会引起巅顶之疾，犯于下会引起大小便失禁。用本篇的话说是："上为巅疾，下为漏病。"

三阳之气合并而至冲于心膈，会使人能卧不能坐，坐下就不能起来，卧下才感觉稍微舒服。

三阳疾病的迅猛性。三阳引起的疾病来势非常迅猛，黄帝用了两个形容词来形容疾病的迅猛性——病起疾风，至如霹雳。

三阳疾病特征的特殊性。与其他疾病相比，三阳之气引起疾病有着非常奇特的特殊性，具体表现在两方面：

其一，在外无一定的脉色可察；

其二，在内则无特定的准则可辨。

本篇之前所论的所有疾病，均外有脉象可察，内有症状可辨，这两种行之有效的诊病方法在三阳之气所引起的疾病面前失灵。对三阳之气所引起的疾病如何辨别？本篇的答案是根据《阴阳传》一书的标准去辨别。《阴阳传》现在在哪里？失传了。

三阳疾病的辨别。《阴阳传》一书失传了，三阳之气所引起的疾病如何辨别呢？黄帝讲出了三种辨别方法：一是利用道理去判断；二是病在内而形在外的特征去判断；还有一个直观的判别标志是"九窍皆塞"。

道理在何处？道理在天人相应的关系中，在春夏秋冬四时中，在阴阳五行的哲理中。天人关系该应而不应，四时顺序该合而不合，背离阴阳，错乱五行，这就是病。

具体判断标准是，根据病在内而形在外的特征去判断。病在五脏，筋骨会日渐消损。病在肾脏，会郁郁不乐，傍晚尤甚，喜静不喜动，更是懒于人事应酬。肾脏之外的其他四脏疾病如何判断，黄帝没有讲。这可以按照五脏对应四时的原则去判断。一年之中有四时之分，一天之中同样有四时之分；按照脏时对应的原则，可根据疾病出现的时间去判断病在哪一脏。

三、 习医之道的"五字法"

本篇在开篇之处，在黄帝与雷公的对话中，出现了学习医道的好方法。这一方法集中在五个字中：诵、解、别、明、彰。请看原文：

"黄帝坐明堂，召雷公而问之曰：子知医之道乎？雷公对曰：诵而未能解，解而未能别，别而未能明，明而未能彰，足以治群僚，不足治侯王。"

"五字法"出现在雷公的话语中。学习医道，一是诵，二是解，三是别，四是明，五是彰。诵是朗诵，解是理解，别是分析辨别，明是明白，彰是阐发、应用与发扬。五个字，五个层次。一个层次一层楼，五层楼登上了医道的最高层。

"孔子登东山而小鲁，登泰山而小天下。"（《孟子·尽心上》）东山为第一高度，泰山为终极高度。登上第一高度看鲁国，鲁国小了；登上最高度看天下，天下小了。

习医之道，经历了这五个字，就会达到泰山的高度。令人担忧的实际情况是，目前的习医之道，大都连一个台阶都上不去，即过不了"诵"字关。

《内经》这部经典，在全世界范围内独树一帜。以当时而论，能够创造出如此经典的，唯有我中华先贤。以现实而论，《内经》所创建的望闻问切诊病原则、汤液醪醴加针灸的治病原则仍然有着崭新的意义。以长远而论，中医的天人合一的认识论必将胜于西医的精于具体而忘记整体的认识论。非常痛心的局面是，祖先创造出无与伦比的经典，子孙却毫不吝惜地丢弃、冷落了这部经典。更可笑的是，过去有数典忘祖者，而今却多了些忘祖而不数典者。没有接触过《内经》，却又慷慨激昂地要告别中医。

真正要振兴中医，必须从"诵"字开始，即必须从朗诵《内经》开始。然后按照"五字法"，一步步登上中医理论的最高层。只有到了这一步，才会理解到中华文化的优秀、奥妙与博大。

"千里之行，始于足下。"这是老子在《道德经·第六十四章》留下的至理名言。

"研究中医，从诵经（《内经》）开始。"这是笔者对热心中医者的建议。

四、值得深思的问题

黄帝时代的中华大地上，没有大量的书，甚至没有几本书，为什么产生出《内经》这样的经典？！

夏商周时代，中华大地上仍然没有大量的书，甚至没有十本书，为什么产生出诸子百家？！

一部部经典从何而来？是"以书论之"论出来的吗？诸子百家从何而来？是"以书论之"论出来的吗？

墨子中有"以天为法"，庄子中有"以天为师"，天者，天文历法也，太阳历也，月亮太阴历也。

源头的一部部经典，是不是以太阳历为根本创造出来的？！

先秦诸子百家，是不是天文历法孕育出来的，首先是太阳历孕育出来的？！

示从容论篇第七十六

原文

黄帝燕坐[1]，召雷公而问之曰：汝受术诵书者，若能览观杂学，及于比类，通合道理，为余言子所长，五藏六府，胆胃大小肠脾胞膀胱，脑髓涕唾，哭泣悲哀，水所从行，此皆人之所生，治之过失，子务明之，可以十全，即不能知，为世所怨。雷公曰：臣请诵《脉经·上下篇》甚众多矣，别异比类，犹未能以十全，又安足以明之。

帝曰：子别试通五藏之过，六府之所不和，针石之败，毒药所宜，汤液滋味，具言其状，悉言以对，请问不知。雷公曰：肝虚、肾虚、脾虚，皆令人体重烦冤，当投毒药，刺灸砭石汤液，或已或不已，愿闻其解。帝曰：公何年之长，而问之少，余真问以自谬也。吾问子窈冥[2]，子言上下篇以对，何也？夫脾虚浮似肺，肾小浮似脾，肝急沉散似肾，此皆工之所时乱也，然从客得之。若夫三藏土木水参居，此童子之所知，问之何也？

雷公曰：于此有人，头痛、筋挛、骨重，怯然少气，哕、噫、腹满，时惊不嗜卧，此何藏之发也？脉浮而弦，切之石坚，不知其解，复问所以三藏者，以知其比类也。帝曰：夫从容之谓也。夫年长则求之于腑，年少则求之于经，年壮则求之于藏。今子所言，皆失，八风菀热，五藏消烁，传邪相受。夫浮而弦者，是肾不足也。沉而石者，是肾气内著也。怯然少气者，是水道不行，形气消索也。咳嗽烦冤者，是肾气之逆也。一人之气，病在一藏也。若言三藏俱行，不在法也。

雷公曰：于此有人，四肢解堕，喘咳血泄，而愚诊之，以为伤肺，切脉浮大而紧，愚不敢治，粗工下砭石，病愈，多出血，血止身轻，此何物也？帝曰：子所能治，知亦众多，与此病失矣。譬以鸿飞，亦冲于天。夫圣人之治病，循法守度，援物比类，化之冥冥，循上及下，何必守经。今夫脉浮大虚者，是脾气之外绝，去胃外归阳明也。夫二火不胜三水，是以脉乱而无常也。四肢解堕，此脾精之不行也。喘咳者，是水气并阳明也。血泄者，脉急血无所行也。若夫以为伤肺者，由失以狂也。不引比类，是知不明也。夫伤肺者，脾气不守，胃气不清，经气不为使，真藏坏决，经脉傍绝，五藏漏泄，不衄则呕，此二者不相类也。譬如天之无形，地之无理，白与黑相去远矣。是失吾过矣，以子知之，故不告子，明引比类《从容》，是以名曰诊轻，是谓至道也。

1. 燕坐　燕，安闲。燕坐，即坐时的安闲之态。

2. 窈（yǎo）冥　窈，《说文》："深远也。"《庄子·在宥篇》："至道之精，窈窈冥冥。"吴崑："窈冥者，义理玄妙，非书传之陈言也。"

示者，以事告人曰示，展示。

从者，依从也，符合也。《国策·秦策》："从而伐齐。"注："从，合也。"

容者，模式也，模型也，样子也。《周礼·冬官考工记·函人》："凡为甲，必先为容，然后制革。"这里的"必先为容"，就是必先建立一定的样子、模式、模型。

从容者，按照模式分析事物，分析病情也。在远古时期，一没有实验室，二没有仪器，如何判断人体内部五脏的疾病，中华先贤创建了一种模式，然后按照这种模式去分析病情。容即模式。模式为何？阴阳也，五行也，春夏秋冬四时也，东西南北中五方也。分析任何事物，都是按照阴阳、五行、时空的模式去分析，包括疾病。从容分析又称取象比类或援物比类。

示从容论，所论述的就是取象比类（援物比类）的方法。示从容论，从头至尾讲的都是如何按照阴阳、五行、时空模型去分析疾病的方法。

令人困惑不解的是，涉及中医诊病根本方法的"比类""援物比类""比类从容"三个词，海峡两岸所出版的《辞海》《大辞典》中居然都没有收录。最近出版的《中医大辞典》也没有收录这三个词。由于《辞海》《大辞典》中均没有"从容"与"比类"之间关系的解释，以至于不少《素问译释》把"从""容"这两个单音词解释为双音词，将其解释为现代汉语中从容不迫之从容，这就完全远离了本义。此处必须申明：从即依从，容即模式、模型、样子。本篇所讲的"从容"，不是现代汉语中的从容不迫，而是按照阴阳、五行、时空模式去分析疾病的一种独特方法。

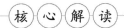

比类，反之即类比。比类如何比？先建立一定的模型，然后以此模型去论证问题，此之为比类。何谓一定之模型？阴阳也，五行也，时空也。以此模型来论证人体五脏疾病，本篇之核心也。

一、 从容·援物比类·通合道理

（一）从一个"容"字谈起

1.《周礼》讲"为容""凡为甲，必先为容，然后制革。"（《周礼·冬官考工记·函人》）以皮革制造铠甲，必先为容。容，就是样子，就是模式，就是模型。为容，就是先制出样子、模式与模型。《周礼》告诉后人，中华先贤制造铠甲时，必先制定出一定的样子、模式与模型，然后按照这种样子、模式与模型去制造。

制造铠甲，先建立样子——模型，然后按照样子去制造铠甲；铸造青铜器，先建立样子——模型，然后按照样子去制造；铸造人，先建立样子——礼，然后按照这个样子做人。解方程，先建立样子——机械化算法，然后按照这种方法去解方程。为容从容，是中华先贤做人做事的一贯思路。

识病治病，先建立模型，然后按照这个模型去认识疾病，判断疾病，《素问》显然是延续了这一思路。

以一定的样子、模式、模型去认识世界，去认识一切事物，具体的样子、模式、模型各种各样，但根本的样子、模式、模型，就是道，就是阴阳五行、时空、五运六气。

2. 本篇讲"从容" 本篇不讲制造铠甲，讲的是识病与治病。制造铠甲讲从容，识病与治病同样讲从容。从者，依从也，符合也。容者，样子、模式、模型也。从容，从的就是一定的样子，从的就是一定的模式，从的就是一定的模型。

"凡为甲，必先为容，然后制革。"《周礼》中的这句话，在本篇可以演化为"凡论病，必先为容，然后论治"。

那么，识病、治病所从之容是什么容呢？换言之，识病、治病所依从的模式、模型是什么呢？从《内经》整体看，阴阳、五行、时间空间、天文地理、人事、运气，就是识病、治病所依照的模型；从本篇具体看，识病、治病所依照的模型则是五行。

（二）中华先贤所创建的宇宙模型和五脏模型

1. 时空即宇宙 宇宙是什么？时间空间也。《尸子》："四方上下为宇，往古来今为宙。"四方上下是空间，往古来今是时间；空间为宇，时间为宙。《尸子》告诉人们，宇宙即时空，时空即宇宙。

如果以时空为宇宙，那么，八卦可以解释为宇宙，六十四卦可以解释为宇宙，组成六十四卦的阴六爻、阳六爻同样可以解释为宇宙。

八卦即宇宙。《易经·说卦》："震，东方也……离也者，明也，万物皆相见，南方之卦也；圣人南面而听天下，向明而治，盖取诸此也……兑，正秋也……乾，西北之卦也……坎者，水也，正北方之卦也。"从这一论断中可以知道，八卦中隐含有春夏秋冬四时，八卦中隐含有东西南北四方。四时，时间也；四方，空间也。卦中有时间与空间。时空即宇宙，因为八卦可以表达时空，所以八卦即宇宙。

阴阳六爻即宇宙。《易经·乾·象传》："大明终始，六位时成，时乘六龙以御天。"六时，时间也。《乾》卦的六爻可以代表六个时辰，阳六爻可以代表白天的六个时辰，阴六爻可以代表夜间的六个时辰，昼夜之间一共十二个时辰。六爻可以表达时间。《易经·系辞下》："变动不居，周流六虚。"六虚之六，六十四卦中的六爻也。六虚之虚，东西南北上下也。四方上下讲的是空间。六爻可以表达空间，可以表达时间。时间空间即宇宙，根据数学中等量代换关系，可以推理出阴阳六爻即宇宙。

2. 人体即宇宙 如果说八卦即宇宙的话，那么也可以说人体即宇宙。为什么？因为八卦可以解释成一个人体。《易经·说卦》："乾为首。坤为腹。震为足。巽为股。坎为耳。离为目。艮为手。兑为口。"这一论断将八卦解释为一个完整的人体。因为八卦即宇宙，所以，人体即宇宙。

《圣经》用神话把人与造物主联系在了一起，中华先贤用哲理把人与宇宙联系在了一起。所以，研究人，不能仅仅研究人本身，而应该把人与人之外的宇宙大环境联系在一起研究。

3. 时空对应于五行　阴阳与五行，同是中华文化的根基。关于阴阳与五行的关系，流行本《易经》中没有解释。阴阳与五行的一体关系，出现在《帛书周易》中。

《帛书周易·要》："故《易》又天道焉，而不可以日月星辰尽称焉，故为之以阴阳；又地道焉，不可以水火金木土尽称也，故律之以柔刚。"阴阳与五行在《帛书周易》里，如同天地关系一样。天道以论阴阳，地道以论五行。天地之间是"分则为二、合则为一"的关系，阴阳五行与天地的关系一样，也是"分则为二、合则为一"的关系。

时空与五行之间是如何对应的呢？《礼记·月令》《管子·玄宫》《吕氏春秋·十二纪》以及《素问·金匮真言论》共同认为时空与五行之间的对应关系是这样的：

时间与五行的对应关系是：春对应木，夏对应火，长夏对应土，秋对应金，冬对应水。

空间与五行的对应关系是：东对应木，南对应火，中对应土，西对应金，北对应水。

五行与时空之间一旦建立起了联系，那么，五行也就可以表达宇宙了。

4. 五脏对应于五行　在中医文化中，《素问·金匮真言论》第一次将五行与五脏之间建立起对应关系。五行与五脏的具体对应关系是：肝对应木，心对应火，脾对应土，肺对应金，肾对应水。

前面已经谈到过，五行是中华先贤创造出的一幅简图，这幅简图包括了世界的全部。将五脏与五行对应，实际上就是在人体与外部世界之间建立起了相互对应且紧密联系的关系。

《素问·金匮真言论》《灵枢·五味》共同告诉人们，五时、五方、五星、五味、五色、五畜、五谷、五情、五果都可以纳入五行的范畴。本篇所论的从容之容，就是五行。五行，就是取象比类（援物比类）的模型。比类，就是比在五行这里。

（三）本篇六次谈"比类"

本篇中黄帝与雷公师徒之间先后六次谈到"比类"：

"汝受术诵书者，若能览观杂学，及于比类……"这是黄帝谈"比类"。

"臣请诵《脉经·上下篇》甚众多矣，别异比类……"这是雷公谈"比类"。

"复问所以三藏者，以知其比类也。"这是雷公谈"比类"。

"夫圣人之治病，循法守度，援物比类，化之冥冥，循上及下，何必守经。"这是黄帝谈"比类"。

"不引比类，是知不明也。"这是黄帝又谈"比类"。

"明引比类从容，是以名曰诊轻，是谓至道也。"这是黄帝再谈"比类"。

文言文惜字如金，这是众所周知的基本常识。短短几百字的一篇文章，为何六次出现"比类""援物比类"，因为这一方法实在太重要了。

援物比类，这一方法到底重要在何处呢？重要在这样两个地方：

其一，这一方法可以起到仪器所起不到的作用。"病在这儿，病在那儿"，这是显微镜、透视仪器所起的作用。几千年的中华大地上一没有显微镜，二没有透视机，中华先贤用援物比类的方法同样可以准确确定病的部位。

其二，这一方法可以起到仪器所不能起的作用。精密的仪器只能发现具体之物，如这种细菌、那种病菌，但再精密的仪器也无法发现此物与他物的联系，再精密的仪器也无法发现人与时空之间的联系，再精密的仪器也无法发现人与五运六气的联系。但这些联系的确是存在的，而且是时时处处都存在。

中华先贤用援物比类的方法认识了具体之物、具体之病，还认识了人体之病与人体之外病因的联系，例如疼痛与寒气的联系，肿胀与湿气的联系，麻木与风气的联系，等等。

正是利用援物比类的方法，《内经》确定出了一百多种疾病，并且确定出了一种疾病与某一种病因、某几种病因的联系。

试想一下，当时没有任何可以凭借的仪器，如果没有一定并且非常高明的判断依据，只靠医生的一双眼睛，能够准确判断五脏六腑的疾病吗？

（四）从容：比类的依据

阴阳、五行、时空、天文、地理、人事、运气，这是中华先贤所创建的识病、论病、治病模型。以此论之，"此"便是"容"。比类之比，就比在"容"这里。

具体在本篇，黄帝的几次比类，均比在了五行——金木水火土这里。本篇雷公谈病，往往局限在现象上。这种论病的方式，遭到了黄帝的再三否定。黄帝要求雷公，论病时不要仅仅罗列现象，而是要善于援物比类，最终要把疾病结论归在五行某一行或某几行上。论病要援物比类，结论要归结于五行，这是黄帝对雷公的希望。

黄帝与雷公对话，第一次的落脚点是水。

"五藏六府，胆胃大小肠脾胞膀胱，脑髓涕唾，哭泣悲哀，水所从行，此皆人之所生。"

水，五行之中占一行。

黄帝与雷公对话，第二次的落脚点是土、木、水。

"若夫三府土木水参居，此童子之所知，问之何也？"

土、木、水，五行之中占三行。

黄帝与雷公对话，第三次的落脚点是火不胜水。

"夫圣人之治病，循法守度，援物比类，化之冥冥，循上及下，何必守经。今夫脉浮大虚者，是脾气之外绝，去胃外归阳明也。夫二火不胜三水，是以脉乱而无常也。"

"二火不胜三水"之论，其哲理之源源于五行生克。

比类、取象比类、援物比类，就是按照阴阳、五行、时空，将天体、人体、万物进行分类与组合，然后根据类别与组合中的异常，判别出疾病及病因。

《素问·金匮真言论》告诉人们，春病病在肝，夏病病在心，秋病病在肺，冬病病在肾，长夏之病病在脾。这是以时间论病的模式。按照时间模式论病，即是援物比类或从容比类。

《素问·异法方宜论》告诉人们，东方易发痈疡之病，西方易发内伤之病，南方易发挛痹之病，北方易发胀满之病，中央易发痿厥寒热之病。这是以空间论病的模式，按照空间模式论病，即是援物比类或从容比类。

《素问·藏气法时论》告诉人们，肝旺甲乙日，心旺丙丁日，脾旺戊己日，肺旺庚辛日，肾旺壬癸日。这是以天干论病的模式。按照天干模式论病，即是援物比类或从容比类。

《素问·阴阳应象大论》告诉人们，怒伤肝，喜伤心，忧伤肺，思伤脾，恐伤肾。这是以五情论病的模式，按照五情模式论病，即是援物比类或从容比类。

《素问·宣明五气》："肝热病者左颊先赤，心热病者颜先赤，脾热病者鼻先赤，肺热病者右颊先赤，肾热病者颐先赤。"这是以面部五色论五脏之病的模式，按照五色模式论病，即是援物比类或从容比类。

《素问·宣明五气》直接告诉人们，心主脉，肺主皮，肝主筋，脾主肉，肾主骨；《素问·宣明五气》间接告诉人们，骨有病病因在肾，肉有病病因在脾，筋肉有病病因在肝，皮病病因在肺，脉有病病因在心。这是以由表及里的论病模式，按照由表及里的模式论病，即是援物比类或从容比类。

《素问·阴阳应象大论》："阴静阳躁。"喜静不喜动者病在阴，喜动不喜静者病在阳。这是阴阳失衡的论病模式，按照由阳动阴静的模式论病，即是援物比类或从容比类。

《素问·至真要大论》："诸风掉眩，皆属于肝。诸寒收引，皆属于肾。诸气膹郁，皆属于肺。诸湿肿满，皆属于脾。诸热瞀瘛，皆属于火。诸痛痒疮，皆属于心。"这是由枝叶寻根本的论病模式，按照这种模式论病，即是援物比类或从容比类。

"夫年长则求之于府，年少则求之于经，年壮则求之于藏。"这是本篇所指出的按年龄段研究病位的模式，按照这种模式论病，即是援物比类或从容比类。

《难经·七十七难》："经言上工治未病，中工治已病者，何谓也？然。所谓治未病者，见肝之病，则知肝当传之与脾，故先实其脾气，无令得受肝之邪，故曰治未病焉。中工者见肝之病，不晓相传，但一心治肝，故曰治已病也。"这是由五行相克哲理延伸出来的治病方法。这一方法告诉后人，病在此行一定要治在此行相克的那一行，即木有病补土，土有病补水，水有病补火，火有病补金，金有病补木。这是中华民族所独有的治病模式，治病治在病前头，按照这种模式论病，即是援物比类或从容比类。

援物比类，是中医所独有的方法。按照这种模式一可以识病，二可以查找病因，三可以确定治疗疾病的正确方法。显微镜与各种仪器的作用必须肯定，但还应该看到，显微镜与各种仪器的作用无论如何也取代不了人的智慧。

二、"比类" 之法的奥妙

河边的陆地上有花，陆地上的花会倒映在水中。从水映射出的花，可以找到陆地上的花。——由假象找出真相，这就是"比类"之法的奥妙。

阳光会发热，但水中的阳光没有热度，中华先贤认识到：水中的阳光是反射光，反射光没有热度。月亮光没有热度，这说明月亮光是反射光。——由眼前正确的结论推导出遥远的真相，这就是"比类"之法的奥妙。

镜外的景物会反映到镜中，知道镜中有何物，就知道镜外有何物。——镜内镜外有对称关系，知道对称的这一面，就知道对称的另一面，这就是"比类"之法的奥妙。

大山本身不会发出声音，但是大山会对声音产生回声。人的高喊，老虎的吼叫，都会引起回音。听见了山中的回音，可以找到发出声音的人或动物。——由回声推导出声源，这就是"比类"之法的奥妙。

风起了，树枝动了。看到了树枝的摇动，就可以下出"风来了"的结论。——由现象找到产生现象的原因，这就是"比类"之法的奥妙。

源流相连。下游干枯了，由此可以得出结论：千里之外的源头出了问题。——事情发生在此处，事情的原因却在彼处，由此处之事找出遥远的彼处之因，这就是"比类"之法的奥妙。

根与枝相连。枝叶干枯了，由此可以得出结论：根本出现问题。——由枝叶之病推理出根本之因，由看得见的现象推论出看不见的病因，这就是"比类"之法的奥妙。

内外相连。外部出现异常，由此可以得出结论：内部出现问题。——由外部之病推理出内部之因，这就是"比类"之法的奥妙。

品尝一口汤，知一锅汤的咸甜；品尝半杯酒，知一瓮酒的醇厚；以其少知其多，这就是"比类"之法的奥妙。

见庭前一花落，知天下之秋至；见室内一瓶水结冰，知天下严寒来临；以其近论其远，这就是"比类"之法的奥妙。

见一斑而知全豹，闻猿啼而知高山，以小近论其大，这就是"比类"之法的奥妙。

　　A物出现在此地，B物出现在此地，C物出现在此地，由此可以得出结论：ABC三物与此地必然存在着因果关系。——在一二三四的统计中找出空间中的规律性，这就是"比类"之法的奥妙。

　　A物出现在此时，B物出现在此时，C物出现在此时，由此可以得出结论：ABC三物与此时必然存在着因果关系。——在一二三四的统计中找出时间中的规律性，这就是"比类"之法的奥妙。

　　……

　　"比类"之法的奥妙，是中华先贤在几千年前认识的。

　　《灵枢》中有"外揣"一法，与"比类"之法相似相通。

　　《灵枢·外揣》："日与月焉，水与镜焉，鼓与响焉。夫日月之明，不失其影，水镜之察，不失其形，鼓响之应，不后其声，动摇则应和，尽得其情。"

　　这一段话，所讲的是"外揣"之法。何谓"外揣"之法？这里举了三组例子：日与月、水与镜、鼓与响。日与月因其明而有影，所以可以通过影子判断日月之明。水与镜因其性而可以反射物之形，所以可以通过水中、镜中之物判断实际之物。鼓会发出响声，所以由听到的鼓声可以判断远处有鼓。

　　运用"比类""外揣"之法，在没有仪器的条件下，中华先贤解答了一个又一个问题，这些问题在当时大都具有领先于世界的意义。今天有了各式各样的仪器，中华先贤的子孙能否利用仪器与"比类""外揣"之法相结合，作为发现问题、解答问题的一条新路呢？

　　"比类""外揣"之法，是实证之外的方法。道路之外还有道路，方法之外还有方法。"比类""外揣"之法是实证方法永远也取代不了的方法。条条道路可以通罗马，条条道路也可以通北京，真诚地希望读者能够记住理解这一点。

三、 中医有自己的标准

　　"中医不科学"或者"中医不符合科学标准"，这一判断被相当多的人所接受。实际上，这一判断是错误的。中医有自己的标准，中医的标准就是本篇黄帝所讲的"通合道理"。

　　道理，就是阴阳之理、五行之理，就是天地四时之理，就是昼夜寒暑之理，就是时空法则，就是自然法则。所有这些，恰恰是无法实证或难以实证的。中医文化承认自然法则，实证只承认具体，这是中医文化与科学标准的重要差别。

此处有必要讨论一下，中医文化与现代科学之间与生俱来的差别。

（一）天生的差别

地球形成之后，就有东半球、西半球之分。地球上有了人之后，就有东方人、西方人之分。东方人、西方人在个子、肤色、鼻子、头发诸多方面都有差异。差异是天然形成的，差异是与生俱来的。

一样的面粉，西方人做成了面包，中国人做成了馒头，面包与馒头，制作工艺不同，外部形状也不同，难道可以以面包的标准来批判馒头吗？

同样是用餐工具，东方人制成了筷子，西方人制成了刀叉。难道可以以刀叉的标准来批判筷子吗？

同样是结婚典礼，西方人进教堂拜上帝，中国人在自家堂前拜天地，难道可以以教堂、上帝为标准批判中国人的婚礼吗？

西方哲学家曾以西方哲学的具体标准谬说"中国没有哲学"。哲学的本义是"爱智慧"，难道说中国人不爱智慧或没有智慧吗？西方有西方式的哲学，中国有中国式的哲学。如果说中国没有西方式的哲学，这是文明之判断；如果说中国没有自己的哲学，这是不是野蛮之武断？！

馒头有自己的标准，婚礼有自己的标准，哲学有自己的标准。同理，中医也有自己的标准，中医只能用自己的标准来衡量。

（二）通合道理：中医自己的终极标准

中医的终极标准是什么呢？中医的终极标准是道。《素问·阴阳应象大论》："阴阳者，天地之道也，万物之纲纪，变化之父母，生杀之本始，神明之府也，治病必求于本。"展开讨论这句话，可能需要一篇博士论文。简而言之，讨论天地万物，讨论人体疾病，其终极标准只有一个，这就是道。

养生必须知道。《素问·上古天真论》："其知道者……度百岁乃去。"这里的"知道"是两个单音词。知道，就是深知自然秩序，就是要在人序与自然秩序之间建立起和谐一致的相应关系。如此养生者，才能度百岁。

生病是因为违背了道。《素问·四气调神大论》："阴阳四时者，万物之终始也，死生之本也，违之则灾害生，从之则苛疾不起，是谓得道。道者，圣人行之，愚者佩之。"这一论断告诉人们，从道则苛疾不起，违道则灾病产生。

治病如何治？平衡阴阳也。一阴一阳者，道也。《素问·三部九候论》："无问其病，以平为期。"平者，平衡也；期者，期准，准则也。以平为期者，就是治病以平衡体内阴阳为准则。人体之内的阴阳在何处？在气血中，在脏腑中，在寒热中。

治病必须先识病，如何识病，在于知道。知道真的能够识病吗？《素问·标本病传论》中有答案："夫阴阳违从标本之为道也，小而大，言一而知百病之害；少而多，浅而博，可以言一而知百也。""知道"不但可以识病，而且可以"言一而知百病之害"。为什么？请看下面的佐证。

《周髀算经》："问一类而以万事达者，谓之知道。"

《礼记·礼运》："礼本于一。"

《道德经·第三十九章》："天得一，以清；地得一，以宁；神得一，以灵；谷得一，以盈；万物得一，以生；侯王得一，以为天下正。"

《庄子·天地》："《记》曰：'通于一而万事毕。'"

一，道之代名词也。《易经》《尚书》《周髀算经》《礼记》《道德经》《庄子》告诉人们，懂得了道，可以立人，可以立家，可以立天下，可以立言，可以立功，可以制器，可以制历，可以制礼，可以制乐，可以养生，还可以解牛、承蜩……真正懂得了道，百事可做，万事可做。

还记得《庄子》里解牛的那个庖丁吗？炉火纯青的解牛之技从何而来？庖丁给出的答案是："道也，进乎技矣。"道为何会演化出解牛绝技？庖丁的答案是："依乎天理，因其固然"。在现代人看来，杀生的解牛之技是一回事，养生之术又是一回事，两者之间风马牛不相及，可是在《庄子》里，两者之间却是相互联系的。杀生的解牛之技为何会转化为养生之术？其奥秘就在"依乎天理，因其固然"这八个字里。

先秦诸子揭示这样一个事实：道，不仅仅是道家的立论基础，同时还是儒家、兵家、阴阳家、音乐家、建筑学家的立论基础。儒家以道论礼，兵家以道论兵，阴阳家以道论历，音乐家以道论音律，建筑学家以道论建筑，《周髀算经》以道论奇偶之数、以道论勾股弦。《圣经》用上帝解释两种理：宇宙演化之理与人生如何度过之理。《易经》与诸子以道解释三种理：宇宙演化之理，人生如何度过之理，多出了一条发明创造之理。清楚了道无限的功能，再回头看《内经》中的以道论养生，以道论识病，以道论治病，以道论"百病之害","所以然"的奥秘就迎刃而解了。

道是无法用科学标准衡量的。相反,科学的作为恰恰应该接受道即自然法则的评判。

科学最根本的缺陷是本身没有价值判断。科学所追求的只是"是不是""真不真"与能否经得起实证。"是这样"不等于"应该这样","真"不等于"善",经得起实证的也可能是祸害。例如,侵华日军731部队,繁殖出的鼠疫是真的鼠疫,也经得起实证;731部队制造出的毒气是真的毒气,也经得起实证;用科学标准看,这些都是史无前例的大发明。但站在道的立场上看,这些都是伤天害理的大坏事。同样的道理,制毒者制造出的冰毒、海洛因也是真的,也经得起实证,可是,有谁说冰毒、海洛因不是祸害呢?所以,科学标准不是衡量一切的准绳。如果以科学标准否定中医,这实际上是对中华文化的否定。

在具体问题上,中医是讲究标准定量的。《素问·阴阳应象大论》里就出现了"权衡规矩"四个字。权,秤锤也;衡,秤杆也;规,圆规也;矩,曲尺也。权衡规矩,讲究的就是标准定量。诊病,需要标准定量;用药,需要标准定量;针灸,同样需要标准定量。中医的权衡规矩与科学标准相似相通。

(三)科学标准不是可以衡量一切的标准

中医与包括西医在内的西方科学属于两种文化。中医与西医,各自有各自的标准,衡量中医只能用中医自己的标准。

必须记住的是:科学并不是人类唯一之学,科学标准也不是可以衡量一切的标准。

历史老人告诉人们,文明有古今东西之分,如果说现代西方文明与科学即赛先生有直接关系的话,那么中国古代文明显然是赛先生之前的文明。这说明赛先生之前、之外还有可以创造文明的先生。同样创造文明的先生,思维方式是不一样的。例如,赛先生之前的先生在几年前所发现、所解释的经络,赛先生至今一不能认识,二不能解释。对自己的不能认识、不能解释的理论或具体事物,用一句"不符合自己的标准"来否定,这合适吗?

(四)永恒而常青的太阳法则

四十六亿年是地球的年龄,这是全世界的共识。

从地球形成的第一天起,就有了太阳与地球的对应关系,四十六亿年的关系，是否称得起"永恒"二字？！

四十六亿年，天天见太阳，是否称得起"常青"二字？

从地球形成的第一天开始，就有了昼夜。昼为阳夜为阴。以昼夜论阴阳，一阴一阳是不是既有永恒性又有常青性？

从地球形成的第一年开始，就有了寒暑。暑为阳寒为阴。以寒暑论阴阳，一阴一阳是不是既有永恒性又有常青性？

阴阳的第一发源地在太阳，五行的唯一发源地在太阳，六气、八风、十二月、十二律的发源地在太阳，总而言之，太阳法则奠定了中医文化的理论基础。

中医的理论基础起于永恒而常青的太阳法则。

疏五过论篇第七十七

（原）（文）

黄帝曰：呜呼远哉！闵闵乎若视深渊，若迎浮云，视深渊尚可测，迎浮云莫知其际。圣人之术，为万民式，论裁志意，必有法则，循经守数，按循医事，为万民副，故事有五过四德，汝知之乎？雷公避席再拜曰：臣年幼小，蒙愚以惑，不闻五过与四德，比类形名，虚引其经，心无所对。

帝曰：凡未诊病者，必问尝贵后贱，虽不中邪，病从内生，名曰脱营[1]。尝富后贫，名曰失精[2]，五气留连，病有所并。医工诊之，不在藏府，不变躯形，诊之而疑，不知病名。身体日减，气虚无精，病深无气，洒洒然时惊，病深者，以其外耗于卫，内夺于荣。良工所失，不知病情，此亦治之一过也。

凡欲诊病者，必问饮食居处，暴乐暴苦，始乐后苦，皆伤精气，精气竭绝，形体毁沮。暴怒伤阴，暴喜伤阳，厥气上行，满脉去形。愚医治之，不知补泻，不知病情，精华日脱，邪气乃并，此治之二过也。

善为脉者，必以比类、奇恒，从容知之，为工而不知道，此诊之不足贵。此治之三过也。

诊有三常，必问贵贱，封君败伤，及欲侯王。故贵脱势，虽不中邪，精神内伤，身必败亡。始富后贫，虽不伤邪，皮焦筋屈，痿躄为挛[3]。医不能严，不能动神，外为柔弱，乱至失常，病不能移，则医事不行，此治之四过也。

凡诊者，必知终始，有知余绪，切脉问名，当合男女。离绝菀结，忧恐喜怒，五藏空虚，血气离守，工不能知，何术之语。尝富大伤，斩筋绝脉，身体复行，令泽不息。故伤败结，留薄归阳，脓积寒炅。粗工治之，亟刺阴阳，身体解散，四肢转筋，死日有期，医不能明，不问所发，惟言死日，亦为粗工，此治之五过也。

凡此五者，皆受术不通，人事不明也。故曰：圣人之治病也，必知天地阴阳，四时经纪[4]，五藏六府，雌雄表里，刺灸砭石，毒药所主，从容人事，以明经道[5]，贵贱贫富，各异品理[6]，问年少长，勇怯之理，审于分部，知病本始，八正九候[7]，诊必副矣。治病之道，气内为宝，循求其理，求之不得，过在表里。守数据治，无失俞理，能行此术，终身不殆。不知俞理，五藏菀熟，痈发六府。诊病不审，是谓失常，谨守此治，与经相明，《上经》《下经》，揆度阴阳，奇恒五中[8]，决以明堂[9]，审于终始[10]，可以横行。

注　释

1. 脱营　病名。病症为情志抑郁。病因为社会地位由贵而贱的突然变化所致。张介宾："尝贵后贱者，其心屈辱，神气不伸，虽不中邪，而病生于内。营者，阴气也，营行脉中，心之所主，心志不舒则血无以生，脉日以竭，故为脱营。"

2. 失精　病名。病症为情志抑郁。病因为社会地位由富而贫的突然变化所致。张介宾："尝富后贫者，忧煎日切，奉养日廉，故其五脏之精，日加消散，是为失精。"

3. 皮焦筋屈，痿躄（bì）为挛　皮焦，皮毛枯焦。筋屈，筋脉拘挛。痿躄，下肢挛急，足不能伸。这一系列病症均是失精、脱营之病症。王冠落地、亿万家产的顷刻瓦解，是失精、脱营之病的病因。

4. 经纪　秩序，法则。

5. 经道　万古长青之书为经，自然之理为道。本篇之经纪，指的是诊治疾病的基本规矩。《文心雕龙·宗经》："经也者，恒久之至道，不刊之鸿教也。"

6. 贵贱贫富，各异品理　指由于贵贱贫富的不同，所形成的体质差异。

7. 八正九候　八正，四时八正（又称八节）；九候，切脉之九候。

8. 奇恒五中　奇，奇病也。恒，常病也。五中，五内也，五脏也。奇恒五中，所讲的是医生掌握了阴阳五行的哲理，即可以正确判断奇异之病、寻常之病以及五脏之病。吴崑："奇，异病也。恒，常病也。五中，五内也。"

9. 明堂　面鼻部位称为明堂，此处泛指面色。

10. 审于终始　终，指现实之病；始，指病之初起。审于终始，就是详细了解病情的开始、发展与现状。

题 解

疏者，疏通，疏导也。本篇谈疏，谈的是分条论述或条分缕析也。

五过者，五种过错也。

人非圣人，孰能无过？何况圣人也会有过错。"四体不勤，五谷不分"这句话，就是当时对孔夫子的批评。

疏五过论，论的是医生的五种过错。在治疗疾病过程中，医生应该考虑到关乎人生的自然因素、人事因素、脏象因素。三百六十度缺一度，就会影响正确的判断。

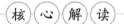

核 心 解 读

为医者，手下、笔下关乎着患者的生死。诊病失误，轻者贻误病情，重者危及性命，为医者能不慎乎？所以，本篇的黄帝指出了为医者容易出现的五种过失。五过之内容，本篇之核心内容也。

一、 中医文化的高明之处： 重视致病的无形因素

人生变幻莫测，正如苏东坡在中秋词《水调歌头》中描述的那样："人有悲欢离合，月有阴晴圆缺，此事古难全。"

悲、欢、离、合四种状态，会引起完全不同的四种情绪，不同的情绪会引起不同的疾病。

苏东坡仅仅指出了不同的生活状态会引起不同的情绪，但苏东坡并没有指出不同的情绪会引起不同的疾病。

早在《内经》之前，中华先贤就认识到了情绪会引起疾病，不同的情绪会引起不同的疾病。这一认识记载在《素问·阴阳应象大论》中。

《素问·阴阳应象大论》指出，人有喜怒悲忧恐五种情绪。五种情绪的过激，均会引起疾病。具体喜怒两种情绪，《素问·阴阳应象大论》是这样说的："喜怒伤气，寒暑伤形。暴怒伤阴，暴喜伤阳。"

关注致病的无形因素，这是《内经》所强调的基本哲理。人的情绪，恰恰是显微镜既不能发现也不能解答的。能够发现仪器不能发现的问题，能够解答仪器不能解答的问题，这是不是中医文化的高明之处？！

二、 为医者的五种过错

本篇所强调的五过，就是为医者的五种过错。五种过错之中，其中有四种是忽视了可以致病的情绪。

1. 忽略人生的变换是为医者的第一种过错　"金满箱，银满箱，转眼乞丐人皆谤。"这是《红楼梦》所介绍的一种经济地位的变换。经济地位的变换，会引起人体疾病。同理，社会地位的变换，也会引起人体疾病。

本篇指出，先尊贵而后卑贱，虽然未受外邪，疾病却能从体内产生，由此产生的疾病名为"脱营"。

先富裕而后贫困，虽然未受外邪，疾病却能从体内产生，由此产生的疾病名为"失精"。

这两种疾病，无外部病因，皆因内部一个"气"字，即五脏之气的郁结、气血不行所致。这一无形因素，诊病时无论如何不能忽略。如果忽略了这一无形因素，即是医生之过。五过之中，此为第一过。

2. 忽略人生苦乐转换是为医者的第二种过错　"昨怜破袄寒，今嫌紫蟒长。"这是《红楼梦》所介绍的另一种人生变换。

天上突然掉下了一个大馅饼，正在卖鸡换米的范进，因中举的喜讯而突然昏厥。《红楼梦》中的荣国府突然被抄，王熙凤因惊恐而突然昏厥。条件突然变化，会引起人的疾病。大惊、大恐、大怒、大喜都会伤及精气。本篇又一次指出："暴喜伤阳，暴怒伤阴。"精气被伤，外邪易入。

愚昧的医生，会忽略了可以致病的暴喜、暴怒。如果忽略了这一无形因素，即是医生之过。五过之中，此为第二过。

3. 忽略了致病的奇特因素是为医者的第三种过错　病有寻常之病，也有奇怪之病。第一次指出奇病的是《素问·玉版论要》。《素问·玉版论要》："奇恒者，言奇病也。"

本篇又一次指出，致病必须关注奇恒之病的奇怪之因，否则，就会出现五过之中的第三过。

"善为脉者，必以比类、奇恒，从容知之，为工而不知道，此诊之不足贵。此治之三过也。"

为脉者，必须深知奇恒之道。奇恒之道从何入手呢？《素问·玉版论要》："行奇恒之法，以太阴始。"这一论断告诉人们，诊断奇病从太阴经脉开始。脉象与四时之序相应谓之顺，脉象与四时之序不相应谓之违。如长夏见太阴脾脉，秋见太阴肺脉，如此谓之顺。如春见太阴脾脉，夏见手太阴肺脉，如此谓之违。

前后两篇文章联系起来看，奇病有奇因，诊断奇病之因从太阴脉开始。太阴脉的诊断，关键在于诊断出脉之违顺。脉之违顺，其标志是时序上的顺时与违时。

4. 忽略地位的跌宕是为医者的第四种过错　没有考虑到地位的变迁，是为医者的第四种过错。第四种过错相似于第一种过错。

先贵后贱、先贫后富、先王侯后贫民、先权势赫赫后门庭冷落，这几种情况一旦落实在某些人身上，某些家庭之中，就会引起疾病。这种疾病短时间内就会使人面皮焦枯，筋脉拘急，弯腰驼背。

面对这种疾病，如果不是果断地引导患者转变情绪，而是一味地陪同患者唉声叹气，这就失掉了医疗法度。五种过错，此为第四种。

"居上位而不骄，在下位而不忧。"这是《易经·乾·文言》中的至理名言。不骄、不忧，是《易经》对待地位变化的基本态度。地位发生变化者，如果知道这一基本态度，也许就会自然而然地度过艰难的时刻。

5. 忽略了疾病的先后顺序是为医者的第五种过错　"物有本末，事有终始，知所先后，则近道矣。"《礼记·大学》告诉后人，任何物、任何事都有一个先后问题，都有一个终始问题，谁分清了物之本、物之末，事之终、事之始，那么，这个人就接近了道。道者，终极判断标准也。

事有终始，病也有终始；分清了事之先后等于接近了道，分清了病之先后同样也等于接近了道。所以本篇指出，为医者诊病时，必须分清病之先后。是这样，为什么这样？有这样的病，原因何在？开始怎样，中间怎样，结果怎样？这些都是为医者必须询问的问题。

诊脉问证时，首先要分清患者是男是女，其次要关注是否有生死离别之苦，三要重视眼前的患者喜怒悲忧恐五情具有哪一情。生死离别之苦，喜怒悲忧恐之情，这些都是无法实证的因素。但正是这些无法实证的因素会伤及五脏，会使人之气血偏离常轨。

只关注具体之病，不研究发病的原因，这是为医者的第五种过错。

五种过错可以精简在下面五句话中：不知病情，一过也；不知补泻，二过也；不知奇病，三过也；不知功名、金钱这些身外之物可以致病，四过也；不知病之本末，五过也。

三、 造成五种过错的原因

请先看下面两句话。

《素问·气交变大论》："夫道者，上知天文，下知地理，中知人事，可以长久。此之谓也。"

《素问·著至教论》："道上知天文，下知地理，中知人事，可以长久，以教众庶，亦不疑殆。"

良医之良，就在于上中下三知，即上知天文，下知地理，中知人事。本篇着重强调的是中知人事。

人生的大起大落，均可以引起疾病。良医论病，必须把人事变换的因素考虑在内。人生的大起可以致病，有中举的范进为例。人生的大落可以致病，有抄家后的王熙凤为例。悲欢离合会令人致病，生死离别会令人致病，破袄换紫蟒会令人致病，意外的"金满箱，银满箱"同样会令人致病，这些致病因素在诊病时如果被忽略，这就是为医者的过错。

为医者过失一二三四五，其中第四种过错错在人事因素上。重视人事因素，为医者能不慎乎？！

综上所述可以知道，"三不知"是造成医生五种过错的根本原因。"三不知"者，不知天文之变化，不知地理之高低，不知人事之变化也。

徵
四
失
论
篇
第
七
十
八

○原○文○

　　黄帝在明堂，雷公侍坐，黄帝曰：夫子所通书，受事众多矣，试言得失之意，所以得之，所以失之。雷公对曰：循经受业，皆言十全，其时有过失者，请闻其事解也。帝曰：子年少，智未及邪？将言以杂合耶？夫经脉十二，络脉三百六十五，此皆人之所明知，工之所循用也。所以不十全者，精神不专，志意不理，外内相失，故时疑殆。

　　诊不知阴阳逆从之理，此治之一失矣。受师不卒，妄作杂术，谬言为道，更名自功，妄用砭石，后遗身咎，此治之二失也。不适贫富贵贱之居，坐之薄厚，形之寒温，不适饮食之宜，不别人之勇怯，不知比类，足以自乱，不足以自明，此治之三失也。诊病不问其始，忧患饮食之失节，起居之过度，或伤于毒，不先言此，卒持寸口，何病能中，妄言作名，为粗所穷，此治之四失也。

　　是以世人之语者，驰千里之外，不明尺寸之论，诊无人事。治数之道，从容之葆，坐持寸口，诊不中五脉，百病所起，始以自怨，遗师其咎。是故治不能循理，弃术于市，妄治时愈，愚心自得。呜呼！窈窈冥冥，孰知其道？道之大者，拟于天地，配于四海，汝不知道之谕，受以明为晦。

○题○解○

　　徵，有多重含义：一是惩罚，二是改正过失，三是审视，四是验证。

徵，通惩，惩罚，这是广为人知的意义。《说文解字》："改革前失曰惩。"
《春秋左传·襄公二十八年》："故书以徵过也。注：徵，审也。"《素问·气
交变大论》："妄行无徵，示畏侯王。"王冰注："妄言灾眚，卒无征验。"笔
者认为，本篇论徵，意义主要体现在审视分析、改正上。

四失，四种过失也，为医者容易出现的四种过失也。

徵四失论，审视、分析四种过失也，审视、分析为医者容易出现的四种
过失也。

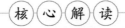

前一篇谈五过，本篇谈四失。五过四失相邻相连而论，足见《内经》对
为医者过失的重视，也足见中华先贤对生命的敬重与敬畏。研究过失、审视
过失、分析过失，最终目的是避免过失。四失之内容，本篇之核心也。

一、 医师奖惩的最早记载

重视奖惩，这是中华元文化的一个重要特征。为官者，要有奖惩；为医
者，同样要有奖惩。

官员奖惩的最早记载，出现在《尚书》之中。《尚书·舜典》："三载考
绩，三考，黜陟幽明。"为官三年要考察一次政绩，考察三次之后，罢免昏
庸，提拔贤明。

医生奖惩的最早记载，出现在《周礼》之中。《周礼·天官》："医生掌
医之政令，聚毒药以共医事。凡邦之有疾病者，有疕疡者造焉，则使医分而
治之。岁终，则稽其医事，以制其食。十全为上，十失一次之，十失二次
之，十失三次之，十失四为下。"医生掌管医药政令，收集天下药材供医疗
之用。国中有疾病者，头上生疮和身上有创伤者，使医生分而治之，年终考
察医生的业绩，以制定俸禄标准。当时的俸禄标准是：

十个患者全部治好的为之十全，十全者食上等俸禄。

十个患者治好九个的医生，食次等俸禄。

十个患者治好八个的医生，食三等俸禄。

十个患者治好七个的医生，食四等俸禄。

十个患者治好六个的医生，食下等俸禄。

十个患者有五个没治好的医生怎么办？《周礼》没有记载。没有记载，即"不足论矣"。不足论的医生，就在医生队伍之外了。

为医者，应该有奖有惩，这是中华元文化中的基本道理。医生终身制，有悖于中华元文化。

二、 黄帝论医者之失

本篇中的黄帝，与雷公论医者之得失，偏重于失。

（一）原则之失

十二经脉，三百六十五经脉（穴位），这是为医者所知道、所应用的基本常识，但在治疗中却不能取到十全的效果，原因何在？黄帝给出的原因有三：精神不专；志意不理；外内相失。

掌握了基本知识，诊病仍然有失误，原因就在于为医者诊病时精神不集中，思想没有条理，不能将内外因素结合起来分析。

（二）医者"四失"

医者之失，本篇讲了四失。失者，错也，错误也。所谓医者"四失"，就是医生在与患者交流过程中容易发生的四种错误。

第一失："诊不知阴阳逆从之理，此治之一失矣。"

诊病时不论阴阳违从之理，一失也。

寒暑有序，即阴阳相从；寒暑失序，即阴阳相违。寒暑在人体之外，病在人体之内，寒暑之序的错乱恰恰是人体百病的根源。诊病之前，首先要看寒暑之序、四时之序的正常与异常。

第二失："受师不卒，妄作杂术，谬言为道，更名自功，妄用砭石，后遗身咎，此治之二失也。"

一门学业未精，却谬说各家学术，将谬误当作真理，或将本来的医术改头换面窃为己有，乱用药物针石，二失也。

第三失："不适贫富贵贱之居，坐之薄厚，形之寒温，不适饮食之宜，不别人之勇怯，不知比类，足以自乱，不足以自明，此治之三失也。"

对患者一不了解贫富贵贱的差异，二不了解居住条件的好坏，三不了解衣着之寒温，四不了解该饮食适宜与否，五不能区别性格上勇敢与懦弱，六不知道用比类异同的方法进行分析，为医者既不能清楚地了解患者又不能理清自己的认识，三失也。这里，又一次强调了比类的重要性："不知比类，足以自乱。"

第四失："诊病不问其始，忧患饮食之失节，起居之过度，或伤于毒，不先言此，卒持寸口，何病能中，妄言作名，为粗所穷，此治之四失也。"

诊病时不知道问疾病起初如何，后来如何？不知问情志如何，饮食节制如何，生活常规如何，有无中毒，而直接诊脉，然后信口妄言，乱定病名，四失也。

医者四失，可以精简在下面四句话中：不知阴阳逆从之理，一失也；妄用杂术，妄用药物针砭，二失也；不了解贫贱富贵因素之变化，不了解饮食因素之变化，不知比类，三失也；不了解病之本、病之末、病之过程，四失也。

（三）不护短的中医

医者之失，医之短矣。前一篇黄帝指出了医者五过，本篇黄帝指出了医者四失，这说明了什么？这说明了中医不护短。

知错就改，这是早期中华民族的优秀作风。不护短，这是早期中华民族的优秀传统。

《易经·复卦》初九爻辞："不远复，无祗悔。元吉。"这句爻辞的字面意思是：不远而返，没有大错，大吉大利。字面背后的意思是：见错就改，知错就改，是正确的态度。《易经·系辞下》以孔子的名义，对这句爻辞的解释是："颜氏之子，其殆庶几乎？有不善未尝不知，知之未尝复行也。"——颜回这个后生，几乎接近了知微知彰的境界了，凡是过失未尝自我反省的，知道错了，从来不会重复。

"有颜回者好学，不迁怒，不二过。"这是孔夫子对弟子颜回的评价。评价之中有"不二过"之说，所谓不二过，就是不会让过失出现第二次。颜回是孔夫子的得意门生。是得意门生，孔夫子也没有使用夸张的语言来夸奖他，只是说颜回不会让错误再犯第二次。孔夫子对颜回的这一评价，记载在《论语·雍也》中。

回顾以上两个论断，可以清楚地知道，儒家是知错就改的儒家，儒家是主张"不二过"的儒家。

以上面两个论断，对照前一篇所讲的五过以及本篇所讲的四失，可以清楚地知道，中医是知错就改的中医，中医是不护短且主张不二过的中医。

知错就改、不护短、不二过，《素问》告诉人们，这一优良作风是从黄帝开始的。

阴阳类论篇第七十九

　　孟春始至，黄帝燕坐，临观八极，正八风之气，而问雷公曰：阴阳之类，经脉之道，五中所主，何藏最贵？雷公对曰：春甲乙青，中主肝，治七十二日，是脉之主时，臣以其藏最贵。帝曰：却念上下经，阴阳从容，子所言贵，最其下也。雷公致斋七日，旦复侍坐。帝曰：三阳为经[1]，二阳为维[2]，一阳为游部[3]，此知五藏终始。三阴为表[4]，二阴为里，一阴至绝，作朔晦[5]，却具合以正其理。

　　雷公曰：受业未能明。帝曰：所谓三阳者，太阳为经，三阳脉至手太阴，弦浮而不沉，决以度，察以心，合之阴阳之论。所谓二阳者，阳明也，至手太阴，弦而沉急不鼓，炅至以病皆死。一阳者，少阳也，至手太阴，上连人迎，弦急悬不绝，此少阳之病也，专阴则死。三阴者，六经之所主也，交于太阴，伏鼓不浮，上空志心。二阴至肺，其气归膀胱，外连脾胃。一阴独至，经绝，气浮不鼓，钩而滑。此六脉者，乍阴乍阳，交属相并，缪通五藏，合于阴阳，先至为主，后至为客。

　　雷公曰：臣悉尽意，受传经脉，颂得从容之道，以合从容，不知阴阳，不知雌雄。帝曰：三阳为父[6]，二阳为卫，一阳为纪[7]。三阴为母[8]，二阴为雌，一阴为独使。

　　二阳一阴，阳明主病，不胜一阴，脉软而动，九窍皆沉。三阳一阴，太阳脉胜，一阴不为止，内乱五藏，外为惊骇。二阴二阳，病在肺，少阴脉沉，胜肺伤脾，外伤四肢。二阴二阳皆交至，病在肾，骂詈妄行，巅疾为狂。二阴一阳，病出于肾，阴气客游于心，脘下空窍，堤闭塞不通，四支别离。一阴一阳代绝，此阴气至心，上下无常，出入不知，喉咽干燥，病在土脾。二阳三阴，至阴皆在，阴不过阳，阳气不能止阴，阴阳并绝，浮为血瘕，沉为脓胕。阴阳皆壮，下至阴阳，上合昭昭，下合冥冥，诊决死生之期，遂合岁首。

雷公曰：请问短期。黄帝不应。雷公复问。黄帝曰：在经论中。雷公曰：请问短期。黄帝曰：冬三月之病，病合于阳者，至春正月，脉有死证，皆归出春。冬三月之病，在理已尽，草与柳叶皆杀，春阴阳皆绝，期在孟春。春三月之病，曰阳杀，阴阳皆绝，期在草干。夏三月之病，至阴不过十日，阴阳交，期在溓水。秋三月之病，三阳俱起，不治自已。阴阳交合者，立不能坐，坐不能起。三阳独至，期在石水。三阴独至，期在盛水。

注　释

1. 三阳为经　三阳，即足太阳脉。经，纵为经。足太阳脉直行于人身后背部，又独统阳分，故称为经。

2. 二阳为维　二阳，即足阳明脉。维通纬。横为纬。足阳明脉行于人身胸腹部，纬络于前，故称为维（纬）。

3. 一阳为游部　一阳，即足少阳脉。游，本义是指旗帜两旁的飘带，在《内经》中指的是体内两侧的少阳脉。足少阳脉行于人身之侧，向前会于阳明，向后会于太阳，出入于太阳、阳明二脉之间，故称为游部。

4. 三阴为表　原作"三阳为表"。张介宾："三阳，误也，当作三阴。三阴，太阴也，太阴为诸阴之表，故曰三阴为表。"

5. 一阴至绝作朔晦　以月亮圆缺的变化比喻阴阳经脉之间的转化，是这句话的中心意思。朔，农历每月之初一；晦，农历每月的最后一天。晦，月缺到了极处——绝，这天的晚上是见不到月亮的黑夜。朔，月开始由缺复圆，初三可以见到月牙。阴尽是晦，阳生是朔。朔晦变化，是用来比喻经脉之中的阴阳转化的。

6. 三阳为父　三阳，即太阳脉。太阳为三阳之首，故称为父，有高尊之义。

7. 一阳为纪　少阳介乎太阳、阳明之间，一阳为纪相同于少阳为枢。

8. 三阴为母　三阴，即太阴。太阴能滋养诸经，故称为母。

阴阳，前面已经有过大篇幅的解释，此处不赘述。

类，分类也，类聚也。

阴阳类，三阴三阳之类聚也。三阴二阴一阴，三阳二阳一阳，这是同类同性相聚的一种状态。阴阳脉相连，阴阳脉相合，这是同类异性相聚的一种状态。同类同性相聚，同类异性相聚，皆为阴阳类也。

阴阳类论，一论三阴三阳的含义，二论三阴三阳分经分纬，三论病脉、病状与生死预期，四论比类如何比……

阴阳类论，论出了特别之论，五脏之中以肝脏为贱，以脾脏为贵。

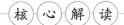

阴有阴的作用，阳有阳的作用。但是，阴阳的作用必须发挥于阴与阳组成的整体之中，阴阳的作用必须发挥于阴与阳的和谐之中。阴与阳一不可分割，二是紧密相连。阴与阳的相互区别、相互联系的作用，本篇之核心也。

一、　异名同类的阴与阳

阴与阳，异名而同类也。阴与阳，虽然两个名字，实质上却同属一类。如《灵枢·邪气藏府病形》所言："阴之与阳也，异名同类，上下相会，经络之相贯，如环无端。"

以阴阳论经络，经络分出了三阴三阳——太阴、厥阴、少阴，太阳、阳明、少阳。三阴之间的关系属于同类同性，三阳之间的关系属于同类同性；三阴与三阳之间的关系一属于同类异性关系，二属于相连相贯的关系。"如环无端"四个字，形象地描述出了阴阳之间的相互关系。如环无端，可以视为是认识阴阳的基本点。

以阴阳论气血，气血分出了一阴一阳——血为阴，气为阳。气血之间的关系，属于同类异性关系。如《灵枢·营卫生会》所言："故血之与气，异名同类焉。"血与气的关系，其精辟的论述莫过于"血为气之母，气为血之帅"。

阴与阳，本身是两分而一体的关系，所以，以阴阳所论出的一切事物，其关系都是两分而一体的。

一阴一阳，是中华先贤认识、解释世界与人体的万能钥匙。这把万能钥匙的作用，在今天，在今后，恐怕永远也不会过时。利用这把万能钥匙，中华先贤解答了一个个新问题；利用这把万能钥匙，中华先贤创造了一项项新奇迹。新问题之新，新奇迹之新，新在全球范围内，也就是说，中华先贤利用阴阳这把万能钥匙，所解答的问题都是当时世界上其他民族尚未解答的新问题，所创造的奇迹都是领先于世界的新奇迹。后来，中华先贤的子孙把这把万能钥匙丢掉了。所以，后来的中华民族既提不出什么新问题了，也创造不出像经络这样的奇迹了。上帝之理是宗教之理，阴阳之理是自然哲理；上帝之理在西方是根本之理，阴阳哲理即道理在中华大地是根本之理；西方人没有丢掉上帝之理，中华先贤的子孙也不应该丢掉阴阳之理——道理。

阴与阳一体而两分，这是一个难以理解的论断。书中难以理解的道理，放在立竿测影的日影下即刻就可以有清晰之答案：

——中午日影有长短两极之分，区分出了一寒一暑；一寒一暑是不是一体而两分，是不是前后相贯？一寒一暑即一阴一阳。寒论阴暑论阳，一阴一阳是不是一体而两分，前后相贯？

——日影长短两极之变引发寒暑之变。寒阴而暑阳，寒暑之变是不是可以解释阳极生阴、阴极生阳？

——寒暑相互为根，寒阴而暑阳，一个硬币的两面，这里是否可以解释阴阳异名而同类？

二、 几个词语的解释

（一）孟春之解

本篇开篇处出现"孟春"一词。春即春天，何谓孟呢？孟，在古汉语中有最大最先之义。《说文解字》："孟，长也。注释：孟字只是最长最先之称。"

在古汉语中，一、二、三的顺序可以用孟、仲、季来表达。孟春，实际上就是开春的第一个月。

一年四季，每季三个月，三个月的排列顺序可以用孟、仲、季来表达，例如春季的三个月可以表达为孟春、仲春、季春，夏季的三个月的排列顺序是孟夏、仲夏、季夏，秋冬顺序亦然。

（二）贵、下之解

孟春始至，即春天刚刚开始时，黄帝与雷公讨论起五脏之中的谁为贵、谁为贱的问题。

雷公以肝属木、五色为青、时主春等五行、时空对应关系论出了孟春之时以肝为贵。

黄帝否定了雷公的结论。黄帝说，依照《上下经》中的阴阳从容之哲理，孟春之时肝不为贵而为下。

贵、下者，贵贱也。这里的贵贱，不同于习惯上的珍贵与下贱，其真实意思是空间上的远近。

《易经·系辞上》："天尊地卑，乾坤定矣。卑高以陈，贵贱位矣。"

这段话描述出了一个天体模式。在这个天体模式中，分出了空间中的高低上下。尊者，高也，上也。卑者，低者，下也。"天尊地卑"告诉人们，中华先贤于此地此时已经能够辨别出空间中的高低上下，天高而地低，天上而地下，上为贵而下为贱。天体模式中的尊卑关系与贵贱位置，实际上是空间中的上下、远近关系。

在《易经》中，天尊而地卑。但是，无论是尊天还是卑地，都是人效法的对象。请看下列几句人生格言。

《易经·乾·象传》："天行健，君子以自强不息。"

《易经·坤·象传》："地势坤，君子以厚德载物。"

《易经·乾·文言》："夫大人者，与天地合其德。"

《易经·系辞上》："崇效天，卑法地。"

《道德经·第二十五章》："人法地，地法天，天法道，道法自然。"

《鹖冠子·度万》："天人同文，地人同理。"

《史记·太史公自序》："维昔黄帝，法天则地。"

以上这些格言中，均以同一态度看待天地，均以同一态度评价天地。从这些格言中可以看出，空间中的尊卑贵贱，其意义完全不同于价值判断中的尊卑贵贱。天高天贵，地卑地贱，但两者的地位始终是一样的；天高天贵，地卑地贱，但两者都是人效法的对象。

贵，远也；贱，近也。尊，高也；卑，低也。《礼记·中庸》："君子之道，譬如行远必自迩，譬如登高必自卑。"远迩相对，高卑相对；远迩讲的是平面上的距离，高卑讲的是上下垂直的距离。卑、贱在这里讲的均是空间距离。

春应于肝，孟春之月以肝为下，以肝为贱，实际上是春季以肝为近。

《素问》告诉人们，五脏每一脏都有每一脏的作用，每一脏的作用都是其他脏不可取代的。所以本篇中的贵贱，不能按照价值概念去理解。

违春气而伤肝。这是《素问·四气调神大论》中指出的道理。

五脏每一脏都对应一时，具体对应关系是：春对应肝，夏对应心，长夏对应脾、秋对应肺，冬对应肾。五脏与时空之间存在着对应关系，肝脏对应春，这是《素问》的一贯立场。

对违春伤肝这一哲理，对春应肝这一基本立场，是不应该忘记的。

（三）七十二日之解

本篇又一次出现"七十二日"之说。

《素问·刺要论》第一次出现"脾动则七十二日四季之月"。所谓七十二日，指的是春、夏、秋、冬每季最后的十八天，四个十八天，一共就是七十二天。《素问·刺要论》所指的是，脾脏主一年之中的七十二天。

"春甲乙，青，中主肝，治七十二日，是脉之主时。"本篇指出，肝脏主一年之中的七十二天。

肝心脾肺肾五脏，五脏每一脏各主七十二天，五个七十二天一共三百六十天。

五脏与时空是对应的，五脏对应时间合起来是一年；五运与时空是对应的，五运运行一周恰恰是一年。

中华先贤把天地之间的一草一木都与时间、空间相联系。同理，中华先贤也把五脏与时间、空间相联系。联系有原则联系，有具体联系，七十二日之说论的就是具体联系。

五脏与时间对应，这是原则。七十二日之说，这是具体。

（四）经纬之解

经，本义指纺织物的纵线。《说文解字》："经，织从丝也。"

维，通纬，本义指纺织物的横线。

本篇谈经维，谈的不是纺织品而是经络。人体中的经脉分阴分阳，阳脉直行为经，阴脉横出为纬。

"是故三阳之离合也，太阳为开，阳明为阖，少阳为枢……是故三阴之离合也，太阴为开，厥阴为阖，少阴为枢。"《素问·阴阳离合论》曾以门的开启、门的结构描述了三阳脉、三阴脉之间的相互关系。

"三阳为经，二阳为维，一阳为游部，此知五藏终始。三阴为表，二阴为里，一阴至绝作朔晦，却具合以正其理。"本篇以纺织品的经纬描述了三阳脉之间的相互关系，以表里、朔晦的关系描述了三阴脉之间的相互关系。

三阳者，太阳也。三阳为经即太阳经脉直行为经。二阳者，阳明也。二阳为维即阳明经脉横出旁行为纬。一阳者，少阳也。少阳为游部即少阳经脉犹如纺织品两旁的飘带。《说文解字》："游，旗帜之流也。"

经、纬、游三个字，把人体中的经脉表达得清清楚楚。有经纬与飘带三者的组合，才有完美的纺织品。三阳脉如同纺织品经纬、飘带一样，密布在人体之中。

（五）晦朔之解

朔：朔望月每月的第一天称为朔。

晦：朔望月每月的最后一天称为晦。

朔望月，以月亮圆缺为坐标所区分出的时间单位也。朔望月，属于太阴历。

每个月以朔为始，每个月以晦为终；终点之处连着起点，周而复始，如环无端。

本篇以朔晦关系来形容三阴经脉之间的相互关系，说明三阴经脉之间也是周而复始、如环无端的相互关系。

三、 经脉·功能·疾病·死亡之期

（一）阳经与阴阳转换

黄帝首先讲的是阳经。阳经之中分三阳、二阳、一阳。三阳即太阳，二阳即阳明，一阳即少阳。

三阳经即太阳经直行于人的后背部，独统阳分，所以称为"经"。

二阳经即阳明经横出于人的胸腹部，维络于面，所以称为"维"。

一阳即少阳经侧行于人之侧面，前会于阳明，后会于太阳，出入于阳明、太阳之间，所以称为"游部"。

前面多次讲到过，阴经阳经是相互联系的。具体是怎么联系的呢？黄帝指出，阴尽之处即阳生之处，阴尽之时即阳生之时；阴尽之处、阴尽之时恰恰是阴阳相交之处、阴阳相交之时。

一年之中的阴阳转换之日在冬至，冬至是三阴穷尽之日，又是一阳初生之日。

五脏之气通于经脉，经脉之气通于五脏。经脉阴阳转换与五脏之气转换有着一致性。

（二）脉象与疾病

太阳经到达寸口，脉象为弦浮不沉。弦浮不沉之脉象为正常，反之为异常。异常则为病态。

阳明经到达寸口，脉象如果弦而沉急、不鼓击于指，此之为病脉。此脉象预示着火热之气来临之时，患者就会死亡。

少阳经上连人迎，寸口脉象如果弦急悬而不绝，此之为疾病之脉象。如果脉象中有阳无阴，患者就会死亡。

太阴经是三阴三阳六经的主宰，其脉气交会于寸口，脉象沉伏，鼓动而不浮，上连心脉。如果太阴经脉象沉浮鼓动而不浮，即是病脉脉象。此脉象预示着太阴之气下陷而不能升腾，与此脉象相关的疾病是心志空虚。

少阴经，脉气到肺，下归于膀胱，外连于脾胃。

厥阴经独至寸口，其病脉脉象为浮而不鼓指，钩而滑，此脉象预示着经气已绝。

阴阳六脉互相交错，通于五脏，合于阴阳。

阴阳六脉有主客之分：先达寸口者为主，后达寸口者为客。

（三）各脉的地位与功用

在本篇，黄帝用形象之比喻，描述了阴阳六脉的地位与功用。

太阳经位高至尊，如同父亲；阳明经能抵御邪气的侵袭，如同护卫；三阳是指少阳经，出入二阳之间，如同枢纽。

三阴指的是太阴经，性柔善养，如同母亲；二阴指的是少阴，性静内守，如同大姐；一阴指的是厥阴经，阴尽阳生，交通阴阳，如同使者。

四、阴阳交错与疾病

二阳一阴为病，病在阳明。二阳即阳明，一阴即厥阴。手阳明大肠经，足阳明胃经；手厥阴心包经，足厥阴肝经。二阳不胜一阴，肠胃功能失常，由此产生的疾病是九窍滞塞不通。

三阳一阴为病，病在厥阴。三阳即太阳，一阴即厥阴。手太阳小肠经，足太阳膀胱经。手厥阴心包经，足厥阴肝经。太阳经脉气胜，病在厥阴。厥阴之病，内为五脏之气混乱，外则惊恐惊骇。

二阴二阳发病，病在肺脏。

少阴独沉，病在脾脏，外伤于四肢。

二阴二阳交互发病，病位在肾，患者叫骂奔走，成为癫狂之病。

二阴一阳为病，其病出于肾，伤及于心，下部空窍闭塞不通，四肢就像离开身体一样而不为人所用。

一阴一阳为病，病因在心，上下无常，出入无知，二便失禁，咽喉干燥，病位在脾。

二阳三阴发病，脾脏也在其中，阴不胜阳，阳也不制阴，阴阳相互阻隔，阳气浮于外则内为血瘕病，阴气沉于内则外为脓肿。如果阴阳二气皆盛，病气下行，在女则有阴器生病，在男则有阳具生病。

黄帝告诫雷公，脉象之阴阳，上合昭昭之天象，下合冥冥之地理，判断患者死生期，应该结合一年中六气来判断，特别是参照岁首之气进行推求。

五、 脉象与疾病死亡之期

死亡之期可以预料吗？可以！一部《素问》多次以不同形式谈到了死亡之期的预料，本篇又一次谈到这一点。

雷公向黄帝请教如何预料死亡日期，前两次，黄帝都没有应答。雷公第三次请教，黄帝给出了答案：

冬季病见阳脉，第二年春季的正月又见死脉象，那么在春夏之交、阳盛阴衰时患者会死亡。

冬季病，人气物气已尽，草与柳叶都枯死了，如果春季脉像阴阳俱绝，正月患者会死亡。

春季病，称为阳杀。如果阴阳两气均败绝了，死亡的期限将在秋季草木枯萎之际。

夏季病传至脾，大约在十天之内就会死亡。若脉象呈阴阳交错状即阳脉见于阴部，阴脉见于阳部，死亡之期将在冬季水结薄冰之际。

秋季病，如果手足太阳脉均有起色，不经治疗，也会自愈。

如果阴阳交错合而成病，会出现立而不能坐、坐则不能立的症状。

太阳脉独至，有阳而无阴，其死亡之期在水结坚冰之际。

少阴脉独至，有阴而无阳，其死亡之期在坚冰化水之际。

本篇论死亡之期，一论脉象与四时关系之违从，二论脉象阴阳关系之错乱，三论万物兴衰与生死的统一。显然，生死演化与自然演化具有一致性。以自然哲理论生死，这应该是中华先贤能够预测生死之期的奥秘所在。

方
盛
衰
论
篇
第
八
十

原 文

　　雷公请问：气之多少，何者为逆？何者为从？黄帝答曰：阳从左，阴从右[1]，老从上，少从下[2]，是以春夏归阳为生，归秋冬为死[3]，反之，则归秋冬为生，是以气多少，逆皆为厥。问曰：有余者厥耶？答曰：一上不下，寒厥到膝，少者秋冬死，老者秋冬生[4]。气上不下，头痛巅疾，求阳不得，求阴不审，五部隔无徵，若居旷野，若伏空室，绵绵乎属，不满日。

　　是以少气之厥，令人妄梦，其极至迷。三阳绝，三阴微，是为少气。是以肺气虚则使人梦见白物，见人斩血借借，得其时则梦见兵战。肾气虚则使人梦见舟船溺人，得其时则梦伏水中，若有畏恐。肝气虚，则梦见菌香生草，得其时则梦伏树下不敢起。心气虚则梦救火阳物，得其时则梦燔灼。脾气虚则梦饮食不足，得其时则梦筑垣盖屋。此皆五藏气虚，阳气有余，阴气不足，合之五诊，调之阴阳，以在《经脉》。

　　诊有十度[5]，度人、脉度、藏度、肉度、筋度、俞度。阴阳气尽，人病自具。脉动无常，散阴颇阳，脉脱不具，诊无常行，诊必上下，度民君卿。受师不卒，使术不明，不察逆从，是为妄行，持雌失雄，弃阴附阳，不知并合，诊故不明，传之后世，反论自章。

　　至阴虚，天气绝；至阳盛，地气不足。阴阳并交，至人之所行。阴阳并交者，阳气先至，阴气后至[6]。是以圣人持诊之道，先后阴阳而持之，奇恒之势，乃六十首，诊合微之事，追阴阳之变，章五中之情，其中之论，取虚实之要，定五度之事，知此乃足以诊。是以切阴不得阳，诊消亡，得阳不得阴，守学不湛，知左不知右，知右不知左，知上不知下，知先不知后，故治不久。知丑知善，知病知不病，知高知下，知坐知起，知行知止，用之有纪，诊道乃具，万世不殆。

起所有余，知所不足[7]，度事上下，脉事因格。是以形弱气虚死；形气有余，脉气不足死；脉气有余，形气不足生。是以诊有大方，坐起有常，出入有行[8]，以转神明，必清必净，上观下观，司八正邪[9]，别五中部，按脉动静，循尺滑涩，寒温之意，视其大小，合之病能，逆从以得，复知病名，诊可十全，不失人情，故诊之或视息视意，故不失条理，道甚明察，故能长久。不知此道，失经绝理，亡言妄期，此谓失道。

注 释

1. 阳从左，阴从右　阴阳二气本身是动态的，阴阳之动有升降沉浮之别——阳升阴降，阳浮阴沉，所以阴阳二气运动的道路各有不同。《逸周书·武顺》："天道尚左，日月西移；地道尚右，水道东流。"《素问·阴阳应象大论》："阴阳者，血气之男女也；左右者，阴阳之道路也。"阳道于左，阴道于右。从此为顺，反此为逆。历史流传的男左女右之说，其哲理之源就在阳左阴右这里。

2. 老从上，少从下　人生有气，气分上下。少年之气在脚下，老人之气在头上。《灵枢·天年》："人生十岁，五脏始定，血气已通，其气在下，故好走。"儿童为何跑一天而不知道累？因为气在脚下。老年人为何喜欢睡卧，因为气在头上。张介宾："老人之气，先衰于下，故从上者为顺；少壮之气，先盛于下，故从下者为顺。"

3. 春夏归阳为生，归秋冬为死　以四时之象论脉象是这句话的中心意思。春夏为生发之象，秋冬衰亡之象，所以脉有春夏之象为生，有冬秋之象为死。张介宾："春夏以阳盛之时，或证或脉，皆当阳为生，若得阴候如秋冬者，为逆为死。"

4. 少者秋冬死，老者秋冬生　以秋冬之象论老少之寒象是这句话的中心意思。少年阳气在下，膝寒为反常；老人阳气在上，膝寒为正常。张介宾："老人阳气从上，膝寒犹可；少年阳气从下，膝寒为逆。少年之阳不当衰，故畏阴胜之时；老人阳气本衰，故于秋冬无虑。"

5. 十度（duó）　度，衡量。十度，是指脉度、脏度、肉度、筋度、俞度各有二，合为十度。

6. 阳气先至，阴气后至　《易经》与《周髀算经》均以日月论阴阳。《易经·系辞下》："日往则月来，月往则日来，日月相推而明生焉。"《周髀算经》："阴阳之数，日月之法。"日月之行，日往在先而月来在后，阴阳之行阳行在先而阴行在后。张介宾："凡阴阳之道，阳动阴静，阳刚阴柔，阳倡阴随，阳施阴受……数者为阳，迟者为阴……阳之行速，阴之行迟，故阴阳并交者，必阳先至而阴后至。"

7. 起所有余，知所不足　起，病之起也。所，因也，原因也。有余，言邪气之有余；不足，言正气之不足。病之因千奇百怪，但是基本规律是一样的，即邪气有余而正气不足。吴崑："起，病之始也。有余，客邪有余；不足，正气不足。言病之所起，虽云有余，然亦可以知其虚而受邪矣。"

8. 出入有行　指医生的一举一动必须保持应有的品德。行指德行，即品德。

9. 司八正邪　此处之司，义在分别、区别上。八正，指四时八节。邪，是不正之气。司八正邪，就是对四时八节正邪之气的辨别与区别。

题　解

方，在古汉语中有二十多种含义，其本义是指竹木编成的排筏。《周礼·考工记·舆人》："圆者中规，方者中矩。"表达正直而有圭角的几何图形，是"方"字最常见的意义。方，在本篇的意义体现在比较、辨别上。

盛衰，兴盛与衰微也。盛衰之论，最早出现在《易经》之中。《易经·杂卦》："损益，盛衰之始也。"物有盛衰，事有盛衰，王朝有盛衰，学术有盛衰……盛衰，可以论世上的万事万物。本篇告诉人们，阴阳之气有盛衰。

方盛衰，比较的是阴阳之盛衰，阴阳之违从。

《素问·方盛衰论》，论的是人体中阴阳盛衰与左右的关系，论的是阴阳盛衰与年龄的关系，论的是阴阳盛衰与季节的关系，还论出了五脏虚实与梦境的关系。

本篇第一次出现梦境与五脏有关的论述，第一次出现"诊有十度"的论述。

————————————— 核 心 解 读 —————————————

　　阴阳平衡是健康之态，阴阳盛衰是疾病之态。阴阳盛衰是在比较中认识的。比，知长短；方，知盛衰。比，知的是物之长短；方，知的是阴阳之盛衰。沿着盛衰比较之路径，可以顺利到达本篇之核心。

一、盛衰五论

（一）以多少论盛衰

　　阴阳两气，以多者为盛，以少者为衰。

（二）以左右论违顺

　　阳气行左为顺，行右为违。阴气行右为顺，行左为违。

（三）以老少上下论违顺

　　老年之气盛于上，青年之气盛于下。所以，老年人气在上为顺，青年人气在下为顺。

　　关于年龄变化与气之变化，最精辟的论述在《灵枢·天年》中：

　　人生十岁，五藏始定，血气已通，其气在下，故好走。

　　二十岁，血气始盛，肌肉方长，故好趋。

　　三十岁，五藏大定，肌肉坚固，血脉盛满，故好步。

　　四十岁，五藏六府十二经脉，皆大盛以平定，腠理始疏，荣华颓落，发颇斑白，平盛不摇，故好坐。

　　五十岁，肝气始衰，肝叶始薄，胆汁始灭，目始不明。

　　六十岁，心气始衰，苦忧悲，血气懈惰，故好卧。

　　七十岁，脾气虚，皮肤枯。

　　八十岁，肺气衰，魄离，故言善误。

　　九十岁，肾气焦，四藏经脉空虚。

　　百岁，五藏皆虚，神气皆去，形骸独居而终矣。

　　这一论断告诉人们，幼儿血气在下，所以小娃娃好跑好动，一天从早跑到晚都不知道累为何物。随着年龄的增长，血气会从下一步步上升，气积聚于上之后，好躺好卧特征出现。

　　五脏之气从五十岁开始变化，变化每十年在五脏间发生一次转移，具体的变化路径是：五十岁肝气衰，六十岁心气衰，七十岁脾气虚，八十岁肺气衰，九十岁肾气焦，百岁五脏皆虚。

（四）以春秋论违顺

春夏之病，阳脉为顺，顺则生；秋冬之病，阳脉为违，违则死。反之，秋冬之病，阴脉为顺，阳脉为违，顺则生，违则死。

（五）以违顺论厥证

气，无论盛衰皆会产生厥证——"违则厥"。

气上而不下，足胫寒冷达到膝关节，少年秋冬得此病者死，而老年人得此病者还有生存的可能。

气上而不下，会引起头痛巅疾，如此厥证无法审视阴阳，五脏之气相互隔绝所致，如果有下列两个特征，患者一天之内就会死亡，这两个特征是：犹如置身于空旷的原野之中，又如居于空空的房间之内。

二、 梦境好坏与五脏虚实

"日有所思，夜有所梦。"这句话指出了白天思虑与夜间梦境之间的相互关系。

本篇第一次指出，梦境与五脏有关，梦境好坏与五脏虚实有关。

肺五行属金，五色属白，四时主秋。所以，肺气虚，会梦见白色，梦中会见杀人流血的场面，秋季会梦见战争。

肾五行属水，五色属黑，四时主冬。所以，肾气虚，会梦见舟船，梦中会见水淹死人的场面，冬季会梦见潜水。

肝五行属木，五色属青，四时主春。所以，肝气虚，梦中会见菌香草木之属，春季会梦见树下卧不能站。

心五行属火，五色属赤，四时主夏。所以，心气虚，梦中会见火及雷电，夏季会梦见大火焚烧。

脾五行属土，五色属黄，四时主长夏。所以，脾气虚，梦中会饥饿，长夏之季会梦见筑墙构屋。

三、 诊之十度

（一）十度之全

脉诊有五度，脉度、脏度、肉度、筋度、俞度。五度分阴阳，二五一十，即是十度。度，衡量也。

诊之十度，可以衡量出阴阳虚实，可以对病情全面了解。诊之十度，目的是从各个角度去观测病情，力图对病情有一个全面的把握。

（二）诊法无常

水无长形，兵无长形。所以，用兵布阵，不能局于一法。这是军事理论中的大原则。

脉无长形，病无长形，诊病之法不能局于一法。这是本篇中的大原则。

本篇指出，脉动无常，或偏于阴，或偏于阳，或无明显偏颇。所以，诊病之法也无常，关键是要适合具体情况。

本篇还指出，论病必须考虑患者的身份，是平民还是官员。关注患者的身份，这种诊病的方法，已在脉诊方法之外。前面已经谈过，人生大起大落、突然变换地位都会引起疾病。

诊病要考虑到各种因素，如天文因素、地理因素、人事因素，这些因素都是变化的。所以，诊病之法也应该是变化的。

（三）交通阴阳，圣人之法

"天地交而万物通也，天地不交而万物不通也。"这是《易经》所讲述的哲理。万物通不通即生不生，并不取决于万物本身，而是取决于天地交不交。天地者，一阴一阳也。万物生不生，其根本原因在于阴阳两气交不交。

阴阳两气不交则有万物不通，同样的道理，阴阳两气不交则有疾病产生。

阴虚，外因是天气绝而不降；阳盛，外因是地气弱而不升。阴虚，内因是卫气绝而不降；阳盛，内因是营气弱而不升。

阴阳之气相互交通，自然界有万物兴旺，在人体则有轻松安康。阴阳之气相互不交，自然界有万物不通，在人体则有百病丛生。因此，治病根本之法在于交通阴阳。交通阴阳，乃是圣人之法。

阴阳二气相互交通，其基本情况是阳气先至，阴气后至，这是医生诊病时必须清楚的。

治病看细菌，细菌层出不穷，日新日日新。所以，以细菌论病，永远只能跟在细菌屁股后面爬行。而以阴阳论病，永远以高屋建瓴姿态站在疾病前面。

如果把阴阳论病与细菌论病结合而论，这是不是中西医结合的一个思路？

（四）清晰的两点论

一阴一阳是两点论，盛衰之论是两点论，左右之论是两点论，上下、先后、动静、行止、善丑（恶）之论同样是两点论。以两点论论人、论事、论病永远不会出现偏颇。

清晰的两点论，集中在本篇下面两段论述中：

其一，"知左不知右，知右不知左，知上不知下，知先不知后，故治不久。知丑知善，知病知不病，知高知下，知坐知起，知行知止，用之有纪，诊道乃具，万世不殆"。

其二，"是以诊有大方，坐起有常，出入有行，以转神明，必清必净，上观下观，司八正邪，别五中部，按脉动静，循尺滑涩寒温之意，视其大小，合之病能，逆从以得，复知病名，诊可十全，不失人情"。

两点论是中华元文化的精髓之论。《圣经》用一个上帝解释天地万物与一男一女的诞生，《易经》用阴阳两种因素解释天地万物与一男一女的诞生，两点论就是从这里开始的。

"万物负阴而抱阳。"《道德经》以两点论解释万物的成分与结构。

治病务求其本，本在何处？本于阴阳。阴阳偏颇，病之因也。交通阴阳，治病之过程也。平衡阴阳，病之终结，医生之目标也。《素问》两点论解释疾病的起因、过程、终结。

两点论是观察世界、观察疾病的基本点，高明的医生必须知道这一点。

四、盛衰的第一根源在太阳回归

《易经·杂卦》："损益，盛衰之始也。"

盛衰之始在损益，损益之始在何处？

正确的答案是：在太阳回归。

《周髀算经·天体测量》："冬至夏至，为损益之始。"

为何以冬至夏至论损益之始？因为冬至夏至是日影长短两极变化的起始点。天体测量，测的是中午日影。日影最长点，冬至；日影最短点，夏至。从冬至开始，日影开始由长变短。从夏至开始，日影开始由短变长。日影由长变短，损也。由短变长，益也。日影长短两极之变，演化出文化中损益之变。

　　日影可以论天道，《周髀算经·陈子模型》有"日中立竿测影，此一者，天道之数"之论。

　　天道可以论损益，损益之变又演化出盛衰之变。《黄帝四经·经法·四度》："极而反，盛而衰，天地之道也。"《管子·重令》："天道之数，至则反，盛则衰。"

　　日影长短两极之变的根本在太阳回归，损益、盛衰之变的第一根源是不是在太阳回归？

　　月亮圆缺同样可以论盛衰，月亮圆缺是盛衰之变的第二根源。

解
精
微
论
篇
第
八
十
一

⟨原⟩⟨文⟩

黄帝在明堂，雷公请曰：臣授业传之，行教以经论，从容形法，阴阳刺灸，汤药所滋。行治有贤不肖，未必能十全。若先言悲哀喜怒，燥湿寒暑，阴阳妇女，请问其所以然者，卑贱富贵，人之形体所从，群下通使[1]，临事以适道术，谨闻命矣。请问有愚仆漏之问[2]，不在经者，欲闻其状。帝曰：大矣。

公请问：哭泣而泪不出者，若出而少涕，其故何也？帝曰：在经有也。复问：不知水所从生，涕所从出也。帝曰：若问此者，无益于治也，工之所知，道之所生也。夫心者，五藏之专精也，目者其窍也，华色者其荣也，是以人有德也，则气和于目，有亡，忧知于色。是以悲哀则泣下，泣下水所由生。水宗者，积水也，积水者，至阴也，至阴者，肾之精也。宗精之水所以不出者，是精持之也，辅之裹之，故水不行也。夫水之精为志，火之精为神，水火相感，神志俱悲，是以目之水生也。故谚言曰：心悲名曰志悲。志与心精，共凑于目也。是以俱悲则神气传于心精，上不传于志，而志独悲，故泣出也。泣涕者，脑也，脑者阴也，髓者，骨之充也，故脑渗为涕。志者骨之主也，是以水流而涕从之者，其行类也。夫涕之与泣者，譬如人之兄弟，急则俱死，生则俱生，其志以早悲，是以涕泣俱出而横行也。夫人涕泣俱出而相从者，所属之类也。

雷公曰：大矣。请问人哭泣而泪不出者，若出而少，涕不从之何也？帝曰：夫泣不出者，哭不悲也，不泣者，神不慈也。神不慈，则志不悲，阴阳相持，泣安能独来。夫志悲者惋，惋则冲阴，冲阴则志去目，志去则神不守精，精神去目，涕泣出也。且子独不诵不念夫经言乎，厥则目无所见。夫人厥则阳气并于上，阴气并于下。阳并于上，则火独光也；阴并于下，则足寒，足寒则胀也。夫一水不胜五火，故目眦盲。是以冲风，泣下而不止。夫风之中目也，阳气内守于精，是火气燔目，故见风则泣下也。有以比之，夫火疾风生，乃能雨，此之类也。

注 释

1. 群下通使　群下，指雷公所教的学生。通使，使之全面了解。

2. 巉（chán）愚仆漏之问　先贤向贤哲请教问题时的自谦之词。巉愚仆漏之问，即愚昧简陋的问题。张介宾；"巉，妄也。漏，当作'陋'。问不在经，故巉愚仆陋，自欺之辞。仆，全元起本作'朴'，于义为妥。"

题 解

解，解释也，注解也，诠释也。

精，在《说文解字》中指的是纯净之米："拣米曰精。"在六十四卦中，自然之中纯阳为精。人文之中刚健中正为精。《易经·乾·文言》："大哉乾乎！刚健中正，纯粹精也。"乾即天，天行刚健，天德中正，通体为阳，纯粹无暇。如此，精也。天如此，人也应该如此。天之精，在纯粹之阳。人之精，在自强不息。

精，在本篇有纯粹之至之义。

微，有细微分界之义，《易经·系辞下》："知几其神乎？君子上交不谄，下交不渎，其知几乎。几者，动之微，吉凶之先见者也。"又："君子知微知彰，知柔知刚，万夫之望。"微，在本篇有微小微细之义。

清代名医对"精微"二字做出这样的解释："纯粹之至曰精，幽缈之极曰微。"

解精微，解的是至精至微的哲理，解的是用肉眼看不见的哲理，例如，泪因何而出？涕因何而出？

解精微论，论的是哭泣泪涕与心肾水火之间的因果关系。

核(心)(解)(读)

有其果必有其因，有一果必有一因。如若以泪涕为果，那么，泪涕之因在何处呢？果是看得见的果，因是看不见的因。持果求因，科学研究也。追溯泪涕之因，本篇之思路也。精微，泪涕之因也。解释泪涕之因，本篇之核心内容也。

一、 泪涕出于心肾

人在大伤大悲之时会大哭或痛哭，大哭、痛哭之时眼泪与鼻涕交流。

人为何会流泪？眼泪与鼻涕为何会相伴而出？如果说哭时才会流泪，为什么有的人哭时却没有泪？这些都是本篇雷公所追问的问题。

黄帝给出的答案是：心为人身五脏六腑之专精，眼睛是其外窍，面部的华泽是其外表。所以，人心情舒畅时，喜悦充满于双眼；人心情悲伤时，面部充满了忧愁。人悲伤到了一定限度就会哭泣，哭泣之时泪就产生了。

泪属水，受到肾脏的控制。正常情况下，心肾相交也即水火相济，水是不会随便外流的。伤心之时为非常。非常情况下，心肾水火之间相交、相济的状态被破坏，泪水就产生了。鼻涕与眼泪犹如一对喜乐与共的兄弟，眼泪鼻涕相随相伴的原因就在于此。

涕属脑，骨生脑髓，肾主骨，追溯根源，涕在本源上是由肾而生。眼泪鼻涕之所以相伴相随而出，心肾俱悲也。看得见的果是眼泪鼻涕交流，看不见的因是心肾之悲伤。

为何有人干哭而无眼泪？黄帝给出的答案是："夫泣不出者，哭不悲也。不泣者，神不慈也。神不慈则志不悲，阴阳相持，泣安能独来。"慈，本义是慈爱，此处作"感动"解。心不悲，则神不感动。神不感动，故哭而无泪也。

为何有人哭泣时泪出涕不出呢？黄帝给出的答案是：悲伤的程度不够，神志没有被感动。

二、 一个自然而然的比喻

比类或类比，是《内经》论病的主要方法。比类，比照的是天体，比照的是时空，比照的是自然而然的自然现象，归根结底，比照的是"本来如此，应该如此，必须如此"的自然法则。

在本篇，黄帝与雷公讨论了泪涕之因后，又讨论眼睛突然视物不清与足寒腹胀的病因。

阳厥造成了视物不清。眼睛突然视物不清，原因何在？原因在于阳气突然聚集到了人的上部。阳气聚集为阳厥，阳厥是眼睛突然视物不清的原因。

阴厥造成了足寒腹胀。足部寒冷，原因何在？原因在于阴气突然聚集到了人的下部。阴气聚集为阴厥，阴厥是足寒腹胀的原因。

黄帝在讲述了这两个病因之后，用了一个自然而然的比喻——迎风则流泪犹如天热有雨。天热会下雨，人体之内热气盛就会迎风流泪。

类比、比类是中医诊断疾病的重要方法，黄帝手中虽然没有显微镜之类的仪器，但有一系列具有永恒意义的、自然而然的参照物。关于这一点，是无论如何不能忘记的。

后记

　　这里，与读者谈谈这本书的由来与读解《黄帝内经》（简称《内经》）的几点体会。

一、 从逼上梁山谈起

　　"逼上梁山"，这是大家所熟悉的一个成语。这个成语告诉人们，水泊梁山中的好汉，都是被逼上去的。

　　我不是好汉，所以没有人逼我上梁山。但是，这本《换个方法读〈内经〉》却是被"逼"出来的，是在湖南科学技术出版社前总编辑张碧金女士反复劝说下写出的。

　　张总编辑是中医的热爱者与传承者，她编过古代的医书，也编过现代名医的文集。编古人的书，编今人的书，目的只有一个，就是让民族之瑰宝——中医——能够继承与流传下去。

　　《内经》是中医的基础性经典，在世界民族之林，唯有我中华民族创造出了这部中医经典。完全可以这样说："没有中华文化，蕴育不出中华民族；没有中医文化，中华民族走不过上下五千年。"中医文化的第一大载体，就是这部《内经》。当《圣经》中的耶稣用神力为众生治病时候，《内经》里已经有了望闻问切的诊病方法，已经有了汤液醪醴的治病药物。一个非常令人深思的现象是：西方人一直热爱着《圣经》，而很多中华子孙则基本上忘记了《内经》。

重视外文，轻视古文的教育，使很多年轻人已经无法读懂《内经》。现在市面上的《内经》基本上是一种格式，即：原文＋注释＋译文。这种形式如果能够普及《内经》，那么，《内经》早就走入千家万户了。能否找出一种让《内经》易于与当代青年接近的新形式，这是中医热爱者与传承者以及各出版社必须思考的问题。

找我这个工程师来解读《内经》，我一没有这个准备，二没有这个愿望。但经不起反复劝说，我接受了这一任务。当时，我说了这样一句话："如何让《内经》与当代青年接近，如何让《内经》走进千家万户，解读显然是一条新路，我可以先在这条路上开个头，起个抛砖引玉的作用，希望今后有贤者比我说得更好。"

介绍此书的起因，是想说明这样一个问题：换个方法读《内经》，是让《内经》接近现代人的一种新形式。人世间第一步，总免不了幼稚，总免不了歪歪扭扭，但没有这幼稚的第一步，坚实的第二步就无从谈起。为了中医的流传与进步，希望今后有人迈出更为坚实的步子。

二、 两个必须回答的问题

这里有两个问题必须回答：第一，"你是工程师，为什么能导读中医经典"？第二，"为什么会找到你"？

先回答第一个问题。实际上，笔者从小就瞧不起中医。若问有什么资格？答案非常干脆：什么资格也没有！因为热爱鲁迅先生，鲁迅的判断就是我的判断；鲁迅先生说"中医不过是有意或无意的骗子"，我就跟着瞧不起中医。

不喜欢中医，为什么会写出这本《换个方法读〈内经〉》呢？答案同样是干脆的：十几年胃痛逼得我不得不求助于中医，不得不重新认识中医，不得不热爱中医。

没有资格，却敢于蔑视中医；疾病缠身，开始研究中医。转化，就是这样开始的。

1969 年入伍从军，驻峨眉山下。巴山蜀水风景优美，但气候潮湿，多见雾露而少见太阳。"蜀犬吠日"这一成语告诉人们，四川的狗以太阳为稀奇，见到太阳就叫唤。军队驻地的天空整天雾蒙蒙，少见阳光，多见潮气。没有多久，壮如乳虎的我，被湿气所中。中湿的症状有三：一是头上好像被一道无形的箍所缠绕，非常难受却又拿不下来；二是四肢发困无力；三是胃口不开，吃不下饭。再接下来，就是每天早上恶心，早饭后呕吐。再接下来，胃痛就开始了。

当时，我在部队当话务员。打电话向峨眉山上的陆军第 40 医院咨询。陆军第 40 医院的女话务员非常热情，愿意替我找一个好医生问问。医生一听到"早饭后恶心呕吐"，马上就下出了结论："怀孕了。"女话务员马上说："是男的。"医生又说："可能是胃炎。"——从此，胃痛与我结缘。

西医论病，只论体内之病，不论体外之因。论胃痛，只论发炎的胃，根本没有论及人体之外的天气——潮湿的气候。治疗胃痛的唯一办法就是开西药止痛片。从此，我与止痛片形影相随。自从吃上止痛片以后，基本的情况如下：走到哪里，止痛片跟到哪里，哪种止痛片新吃哪种，医生说哪种止痛片好吃哪种。

吃药归吃药，胃痛归胃痛。止痛片吃了十几年，胃还是照样痛。学习与工作，已经换了好几个省、市、自治区，但胃病一直紧跟不掉队。176 厘米的个子，被胃痛折磨得体重只有 60 千克。

1985 年，在去北京的列车上，我与一位回族老人同坐一节软卧车厢，他从我的脸色上看出我有胃病，劝我喝"八宝茶"。抱着试试看的态度，我喝起了"八宝茶"。没有想到，短短二十天，多年的胃痛竟然不痛了。吃饭又重新找到了"饭香菜美"的感觉。一年之后，脸又由尖变圆，体重由 60 千克增长到了 75 千克。

八宝茶，我介绍给了不少朋友，大家用后一个劲儿地赞美。八宝茶不但能治胃病，而且也能补虚养生。在这里，我把八宝茶的配方与工艺介绍如下，希望八宝茶能够对胃痛的读者有所帮助。

配方：大红枣两枚，葡萄干 10 粒，龙眼肉 5 克，黑芝麻 5 克，枸杞子 5 克，核桃仁 1 枚，柿饼半枚，茶叶适量（一定要茉莉花茶或红茶，不能用绿茶），红糖少许。

配制过程：①将茶具（大号的保温杯为宜）用开水烫热；②将 1~8 材料放在茶具中先用开水冲洗一下；③放入红糖；④冲入开水，闷五分钟；⑤杯中水喝完三分之一时，即续入开水。⑥泡一杯茶，喝一天。

食疗、果疗、茶疗，均在中药的范围之内。中药的优越疗效，惊醒了几十年糊涂的我。盲从权威，是要付出代价的。十多年的胃痛，就是我所付出的代价。

对照中医医理，胃痛一般属于脾湿胃寒所致。《素问·生气通天论》："因于湿，首如裹。"这句话告诉人们，人中湿气，头部的感觉犹如被布条缠裹。"因于湿，首如裹。"笔者对这一论断的体会可谓刻骨铭心。

天地之间，四时之内，有风热火燥湿寒六气，六气之中的每一气的偏颇都会引起人的疾病，这是《内经》中的基本常识。《内经》告诉后人，六气与五脏有相对相应关系，湿气对应的是脾脏，脾胃为表里关系，所以脾有病必然影响到胃。我的胃病，先因于湿，后因于寒。脾湿胃寒，是胃痛的根本原因。脾主四肢，脾脏有病，必然影响到四肢。胃痛、四肢乏困、无食欲，3 种症状实际上是一个病因。如果病之初期，用温脾祛湿的方法，病很快就会被治好。胃痛给止痛片，无食欲给酵母片，西医只能这样。四肢乏困，则毫无办法。止痛片与酵母片一不去湿，二不温脾，只能止暂时之痛，不能去疼痛之因，所以不能从根本上治愈疼痛，更不能解除乏困。

几样再平常不过的果品与茶，治好了多年的疾病。这一沉痛教训之后，《神农本草经》《内经》《金匮要略》《针灸甲乙经》《类经》《永乐大典·医药集》《本草纲目》《中国大百科全书·中国传统医学》出现在了我的书架之上。

《永乐大典》上的一个方剂，又治好了我女儿的病。中医，从此成了我的研究对象。中医，从此成了我崇拜的对象。

我的女儿，从十岁起，得了一种怪病。复杂的症状是：嗜睡，胸闷，脚腿肿，突然摔倒，便秘——一周一次大便，肥胖——体重一岁增加 5 千克。当时，我在一个自治区首府工作，人托人，脸托脸，找遍了地方与部队的名医。常规检查全部做了，"所以然"一无所获。医生决定抽脊髓检查，"所以然"仍然一无所获。CT 检查，说是脑子里有两个小暗点，准确的结论需要打开脑子检查才能做出。抽脊髓，已是迫不得已。打开脑子，这是随便的吗？给出的两个模糊结论是：或许是癫痫；脑子里可能有虫。病因认识不清，当然也就无法医治。但是，病的确客观存在呀！有其病，为什么查不出其因呢？为治女儿的病，我进入了中医典籍。在《永乐大典·医药集》论《妇人脚气》一章里发现，这里所论的脚气，其病症与我女儿的病症基本一致。《永乐大典》里的脚气，完全不同于西医所定位的脚气。两个字称为

"脚气"，三个字称为"缓风湿"。病因是：温湿之气侵入了人的脚部，然后一步步向上位移，最后由皮肤侵入脾脏。脾脏受湿，会形成在西医看来各自独立、互不相干的一些症状，如胸满气急、便秘、脚胫微肿、肢节痛、精神昏聩、视物不清、肥胖等。多种复杂的病症，实际上只有一个病因，这个病因就是"缓风湿"。西医论病，一个病症一个因。两者之间的差异，实在是太大啦！《永乐大典·妇人脚气》一章中有病因，有病症，有医理，有方剂。照方抓药，我先试了一下，确认无副作用之后，开始让女儿服用。一剂药下去，二便开始畅通。前后花了不到一百元钱，治好了女儿的病。女儿体重也很快降了下来，高考升学后一学期，同学聚会时，她走到同学们跟前，一群同学居然没有一个人能认出她来。实际上，过去的肥胖，是体内之水无法正常排泄所致。由《永乐大典》我进入了《内经》。《素问·太阴阳明论》："伤于湿者，下先受之。"又："脾病不能为胃行其津液。"《素问·至真要大论》："诸湿胀满，皆属于脾。"三个论断告诉后人，自然界的湿气会致人疾病。湿气是先从脚部侵入人体，然后会向上移动，最后会进入人的脾脏；脾脏有病就会影响津液的正常分布；津液不能正常运行，就会造成便秘。以湿气为病因，可以引起便秘、脚腿肿、胸闷、瞬间的精神昏聩等一系列症状。所以治这种病应该以通便祛湿为纲。先疏通大小二便，后进行脾脏补养，治标又治本。中医把人的疾病放在天地这个大环境中来认识，大环境中的风、寒、湿、暑、燥之气均会致人疾病。西医只是把疾病放在人体内部分析来分析去，人体之外的病因当然是无法找到的。病在人体中，病因可能在人体之外的自然因素之中，这是中医的系统认识论；病在人体中，病因在人体之中寻找，这是西医的具体认识论。在认识论上西医显现出极大的局限性。一个病因，多种症状，这是中医的综合论；一种症，一个因，这是西医的具体实证论。所以，一种病因所引起多种病症，用西医的理论是难以认识的。相比之下，中医显示出了令人信服的魅力。

鲁迅先生如果阅读过《内经》，说不定也会治好他父亲的病。鲁迅先生父亲，得的是水肿病，又称臌胀病。《灵枢》之中有《胀论》专论一篇，有《水胀》专论一篇。胀，《灵枢·胀论》给出的定义是："夫胀者，皆在于藏府之外，排藏府而郭胸胁，胀皮肤，故命曰胀。"《灵枢·胀论》将胀进行了分类，分为五脏胀与六腑胀，即：心胀，肺胀，肝胀，脾胀，肾胀；胃胀，大肠胀，小肠胀，膀胱胀，三焦胀，胆胀。不同脏腑的胀，有不同的症状。不同的胀，有不同的医疗方法。关于"腹大，身尽肿"的病因，《灵枢·水胀》给出的结论是"寒气客于皮肤之间"。治疗水胀，除了用药之外，还可以用针灸。《灵枢·水胀》："黄帝曰：肤胀臌胀可刺邪？岐伯曰：先泻其胀之血络，后调其经，刺去其血络也。"给鲁迅先生父亲看病的医生，根本没有谈及《内经》中的《胀论》与《水胀》两论。看不好病，又说"请人看一看，可有什么冤愆"。真正的中医医生，是不会说"有什么冤愆"这类迷信话的，因为《内经》是反对迷信的。《素问·五藏别论》明确指出："拘于鬼神者，不可与言至德。"意思是：患者如果迷信鬼神，医生就无须再向他讲述高明之医理了。连患者迷信都不允许，《内经》会允许中医医生妄谈什么"冤愆"吗？所以，给鲁迅先生父亲看病的，并不是真正意义上的中医医生。

由于研究中医，知道了湖南科学技术出版社；由于买湖南科学技术出版社出版的书，知道了张碧金这位编审。20世纪90年代中期，我知道了《马王堆古医书考释》这本书，在珠海、广州、北京四处寻找，书店都说没有。这本书是湖南科学技术出版社出的，我又打电话到出版社，出版社说早已售罄且暂时不会再版，近乎绝望之际，接电话者又热情地指出了一条路，说是看看这本书的责任编辑手中还有没有？电话又转给责任编辑，得到的回答是："有。"我喜出望外，马上问多少钱？答案是："这是样书，不要钱。"不久，我收到了《马王堆古医书考释》这本书。就这样，记住了张碧金这位热心人。

研究中医，避不开唐代名医孙思邈。因为孙思邈的一句话"不知《易》，不足以言太医"，我由医进入了《易》——《易经》。

研读《内经》《易经》这两部经典加上源头的几部经典，使我茅塞顿开。在这里，我看到了一批不同于希伯来先贤、希腊先贤的中华先贤，一批善于动手动脑，善于发明创造，善于提出问题，善于解答问题的中华先贤。人类先贤必须回答的问题，中华先贤都回答了；其他民族先贤没有回答的问题，中华先贤也回答了。在时间坐标上，相同的问题，中华先贤往往率先提出，率先解答。

在这里，我看到了不同于其他民族文化的中华文化，中华文化是崇尚自然而非崇尚人格神的文化。希伯来文化、古希腊文化用神理解答的问题，中华文化均是用自然哲理解答的。

在这里，我看到了一种优秀的思维方式——以道论之的思维方式。中华先贤以道为立论依据，论出了一部部经典，论出了一件件生产工具与生活器具，论出了一项项技与术。只要符合道理，任何问题都可以提出，任何问题都可以讨论，这就是以道论之的基本方法；谁能够论出有利于天下的问题或器具谁就是圣人，这就是以道论之的基本实践；在道理面前没有权威，这就是以道论之的基本原则。

在这里，我看到了一种优秀的行为方式——行而论道的行为方式。源头的中华先贤都是行而论道者，三皇五帝名下个个都记载有发明创造的功绩，他们在论道的同时，同时也重视做事。中华先贤能做各式各样的事。例如，发明各式各样的技术，创造各式各样的器具，研究各式各样的问题，创建各个领域的理论……

在这里，我看到了一种提出问题的优秀方法，即举一反三，触类旁通，一通百通的方法。掌握了这一方法，可以做各式各样的事，用庄子的话说就是"通于一而万事毕"，用《周髀算经》中的话说就是"问一类而万事达"。

我将自己的体会写成了文章，发表在北京、郑州、西安、广州、香港、澳门的报刊上，中华书局与新星出版社出版了我的四本文集。其中一篇《读书读出的困惑》，《中华读书报》以整版的篇幅连续发表，被湖南科学技术出版社张碧金总编辑看到了。我在书店的书架上，又看到了张总编辑任责任编辑的几本当代名医的经验集。就这样，又一次与其发生了联系。由此有了这本《换个方法读〈内经〉》。这时，已经是2004年了。

当初，一听到这个建议，我本能地推辞了。推辞的基本理由是有那么多中医在，劝说的理由是《内经》必须从哲学、从文化的角度去解释，仅仅以药论医是远远不够的。我真的多次推辞，对方也真的多次劝说；先是电话中劝，后是从长沙到珠海当面劝。最终，为了报答当初的无偿寄书之德，我放下手中《黄帝文化与皇帝文化》的研究，放下了"道器转化研究所"的筹备，接受了这一任务。

从哲学、从文化的角度去解读《内经》，这是张总编辑的基本要求。事实的确应该这样，以药论医无法认识《内经》，以医论医同样无法认识《内经》，《内经》并不是纯粹的医术，而是道与术的联姻体。道是中华文化中的终极之理，所以必须以道论医，即从哲学、从文化的角度去解读《内经》。

道，在中华文化中有三重重要意义：具有永恒活力的生生之源，这是道的第一重意义；至高无上的、可以评判一切的价值标准，这是道的第二重意义；发明创造的哲理之源，这是道的第三重意义。这里的议论仅限于道的第三重意义。稍加回顾就会清楚地知道，早期中华大地上的人文与器具两方面的发明创造，均是以道为哲理基础的。礼仪之礼源于道，道德之德源于道，兵家之兵法源于道，奇偶之数源于道，音律源于道，历源于道，勾股定律源于道，围棋之理源于道……《庄子》里的庖丁说，精湛解牛之术并不是源于经验，而是源于道理。解牛之术与养生之术本来是风马牛不相及的两种术，可文惠君却能从解牛之术中悟出养生之术。解牛之术为何能转化为养生之术，根本原因在于两种术源于一个基点，这个基点就是"依乎天理，因其固然"。天理是如此之理，术应该是如此之术。本来如此，属于自然哲理；应该如此，属于人文之术。由本来如此的自然之理演化出应该如此的各种术，这应该是中华先贤创造的一贯思路。解牛之术是"依乎天理，因其固然"之术，养生之术是"依乎天理，因其固然"之术，同理，医术也是"依乎天理，因其固然"之术，因此，论中医之术必须以道论之。所以，从文化、哲学角度上解释《内经》，张总编辑的这一思路显然是正确的。

道，在中华文化中有个赋存之处：卦象符号中；阴阳五行中；时间空间中以及奇偶之数中。以道论医，必须清楚阴阳五行、时间空间、奇偶之数、太极八卦与《内经》的基础性联系。正如研究江河不能忘记源头一样，研究中医无论如何不能忘记文化基础，而中医与文化的源流关系，恰恰被现代人忽略了，甚至是遗忘了。实际上，弄不清楚文化与中医的基础性关系，复兴中医永远只能是一种美好的愿望，而绝不可能变为现实。从这一角度上看，足见选题者的良苦用心。

在这本书的雏形出来之后，编辑又提出了新的要求，即对书中形上哲理之名词与形下疾病之病名有必要用现代语言进行重新注释。

注释形上哲理之名词，是希望读者进一步清楚源头文化中的基础性概念。注释形下疾病之病名，是希望这本书能够给读者带来实用性。至于属于专家研究的生僻字与错讹，则不在本书的注释之列。

"道可道，非常道。"老子告诉人们，凡是说出来的道理，已经不是完整的道理了。道，囊括了三百六十度的理，人所表述的道理只是在某一度或某几度之内。全面而完整的道理，语言与文字是无法表达的。在这里说这样的话，是希望读者能够原谅本书中的不周之处。

三、 书内书外的两种收获

"惟敩学半。"(《尚书·说命》)敩(xiào),做"教"字讲。这句话讲出了一条这样的道理:教别人,是自己学习的一半。教别人,一半是在提高自己,我不是在教别人,而是在教自己。

导读《内经》,对我来说,绝不仅仅是学习的一半,实在是大幅度地提高自己。导读之前必须通读,通读《内经》使我有了巨大的收获。巨大的收获可分为两大类:一是书内的收获;二是书外的收获。现将这些收获谈出来,希望对热爱中医的读者学习《内经》时有所帮助。

先谈书内的收获。书内的收获具体有五:

其一,认识了一个不耻下问的榜样。《内经》中的黄帝具有双重身份,他首先是一位圣人,其次还是治理天下的帝王。但是,在黄帝身上没有秦始皇的骄横之气,没有汉刘邦的无赖之气,有的却是不耻下问的优良习气。《素问》乃平素之问,是黄帝平素向学者询问、请教的积累之作。在《内经》中,岐伯是黄帝的第一位老师,岐伯解答了黄帝许多问题。黄帝问,岐伯答,一问一答,问者恭恭敬敬,答者认认真真。博大精深的中医奠基之作在问答中形成。除了岐伯,黄帝请教的老师还有鬼臾区、少俞、伯高几位。

中医,史称"岐黄之术"。岐即岐伯,黄即黄帝,岐伯的名字排位于黄帝之前,这种排位方式灭绝于秦汉之后。名字排列方式,反映出了早期学者的地位,反映出了早期帝王的人品。尊重知识,尊重人才,在早期的中华大地上是实际行动而非宣传口号。

不耻下问的帝王,在秦汉以后的中华大地上还出现过吗?秦汉以后为什么产生不出《内经》这样的经典,不耻下问作风的失传是不是一个重要原因?

其二,认识了一个善于提出问题的榜样。爱因斯坦曾经说过这样一句话:"提出一个问题,往往比解答一个问题更重要。"《内经》中的黄帝,是一个善于提出问题的榜样。人生为什么会有百岁、半百的差别?人生历程的变化有没有规律性?女子一生是如何变化的,男子一生又是如何变化的?男女什么时候才有生育能力?养生如何养?诊病如何诊?治病如何治?病与时间(春夏秋冬)的关系?病与空间(东西南北)的关系?病与天气、地气的关系?天气、地气在一年之中变化如何,在十年之中变化如何,在六十年之中变化又如何？日月星辰的变化与气候变化之间的关系如何？这些都是黄帝提出的问题。提出问题是解答问题的基础，只有先提出问题才有解答问题的可能。黄帝提出问题，岐伯解答问题；黄帝提出了成百上千个问题，岐伯等解答了成百上千个问题。如此产生了这部博大精深的《内经》。

一面提出问题，一面解答问题，如此产生了早期的中华文明。

稍加历史回顾就可以知道，秦汉以后所出的几百名皇帝，有几个是会提出问题的呢？

如果后世子孙一个个会像黄帝那样善于提出问题，还用得着"本产品的核心技术引进于某国"这类壮胆的广告词吗？

其三，认识了一种优秀的认识论。认识问题，从古至今人类创造了两种认识论：一是以大宇宙论小宇宙的系统认识论，一是显微镜下的具体认识论。

《内经》中的认识论，是以大宇宙论小宇宙即天人合一的系统认识论。天体是大宇宙，人体是小宇宙，在《内经》中，大小两个宇宙之间一是存在着紧密联系，二是存在着相互对应关系。系统认识论告诉人们，人不是孤立的人，病也不是孤立的病，人由天地而生，所以人体结构与天体结构相似相通。人居于天地之间，所以天气、地气与人气息息相通。人是时间中的人，所以四时有四时之病；人是空间的人，所以四方有四方之人，四方有四方之病——人体结构与疾病与具体的空间有关。不仅仅是人，就是一棵小草乃至一条小蚯蚓都与大宇宙有着同步变化的对应关系，日月星辰如此布局则有小草发芽、小花开放，日月星辰如彼布局则有小草发黄、小花败落。论天，论地，论山，论水，论人，论一切问题，从不孤立而论，总是与大宇宙一体而论，这就是黄帝与岐伯的系统认识论。如此认识论，认识了几百种今天仍然在采用的病名，认识了几百种疾病的病因，认识了时间空间与疾病的关系，认识了天气、地气与疾病的关系，认识了人体结构，认识了至今仪器仍然不能认识的人体经络……

用显微镜检查细菌，用仪器分析问题，是人类的一大进步。将问题进一步精细化、具体化，是显微镜的长处，是各种仪器的长处。但必须清楚的是，显微镜看到的只是问题具体精细的一面，但无论如何也看不到问题与原因之间的联系，无论如何也看不到此事物与彼事物之间的联系。所以，无论仪器再精密、再进步，也不能取代系统认识论。研究问题而不使用仪器是守旧，只相信仪器而忘记或排斥系统论则是愚蠢。

其四，认识了一种论证问题的好模式。这种好模式抽象的说法称为"援物比类"，或"从容比类"，或"取象比类"。《内经》讲述了人体与天体的对应关系，讲述了人气与天气的对应关系，讲述了五脏六腑的位置与功能，讲述了五脏与五官的相互对应，讲述了脏腑、表里、虚实、寒热的上百种疾病……应该知道，在几千年前的中华大地上一没有显微镜，二没有Ｘ线机，总之，没有任何先进仪器可以利用，中华先贤到底是凭借着什么解答了这么多问题？答案是：中华先贤找到了一种论证问题的好模式。

在天体与人体之间找出对应关系，这是以天体论人体的一种模式。

把天地、日月、寒热、动静抽象为一阴一阳，把人体气血、脏腑、虚实、寒热抽象为一阴一阳，并在体外阴阳与体内阴阳之间找出对应关系，这是以阴阳论病的一种模式。

四时有四时之病，这是时间病；四方有四方之病，这是空间病；在时空与疾病之间找出对应关系，这是以时空论病的一种模式。干支可以表达时空，所以干支也是一种论病的模式。

天地万物、时间与空间、五脏六腑都可以抽象在金木水火土五行之中，五行之间存在着相生相克关系，发现五行之中某一行有病，按照生克之顺序，马上就可以推测出下一步会病在哪一行，这是以五行论病的一种模式。

天地之间循环运转着风寒湿热燥火六气，气会发生偏颇——有余与不足，每一种偏颇之气都会引起疾病，在外因与人体疾病之间找出对应关系，这是以外气论内病的一种模式。

人体是一个整体，整体由具体组成，所以，整体有病可以在具体中找原因，具体有病也可以在整体之中找原因；左有病可以找原因于右，右有病也可以找原因于左；上有病可以找原因于下，下有病也可以找原因于上；外部有病可以在内部找原因，内部有病也可以在外部找原因；在整体与具体之间找出对应关系，内部五脏与外部五官之间找出对应关系，以上论下、以左论右、以内论外、以整体论具体，反之亦然，这是一种任何仪器都无法企及的论病模式。

先建立一种模式，然后按照这种模式去做事，按照这种模式去论证问题，似乎是中华先贤的一贯思路。

《周礼》告诉人们，周人制造铠甲之前先制造铠甲的模式，然后按照这种模式去制造铠甲。模式，《周礼》称之为"容"。照着这种模式去做，《周礼》称为"为容"。不但制造铠甲需要模式，《周礼》还告诉人们，都市建筑也需要模式。

文物典籍告诉人们，铸造青铜鼎，也是先制造模型，然后按照这种模型去铸鼎。

《九章算术》告诉人们，中华先贤所创建的数学使用的是机械化算法。所谓机械化，简而言之就是把计算的过程、方法、步骤格式化。机械化算法，完全不同于西方数学的定理证明。

按照一定的格式去解方程，按照一定的模型去铸鼎，按照一定的模式去建设都市，按照一定的模式去论疾病、论养生……具体的模式各式各样，但根本哲理是相同的。根本哲理就是道，这就是天理，这就是自然。

我常常这样想：如果子孙延续了先贤论证问题的方式，还会出现"李约瑟难题"吗？

其五，认识了一种优秀的写作方法。单单从文章而论，《内经》中的文章绝大多数都属于简洁而优美的上乘之作。《内经》是运用优秀的写作方法写出来的。优秀的写作方法，优秀在何处呢？篇幅限制，这里简单谈三点：

优秀的写作方法，首先体现在从自然之文向人文之文的转化上。《内经》讲的不是黄帝之理，而是自然哲理。帝王之理不是人文之理的参照坐标，帝王本身也必须遵循自然之理，这在早期的中华先贤这里是非常基本的常识。《内经》是由天地之理、日月之理、四时四方之理转化而来，总而言之，是由自然哲理转化而来。参照自然之理，写人文文章，优秀写作方法首先体现在这里。

优秀的写作方法，其次体现在善用比喻上。预防比治病更重要，为表达预防的重要性，《内经》连续使用了两个形象比喻："渴而穿井"与"斗而铸锥"。试想一下，口干舌燥之时才想到挖井，还来得及吗？仗都打响了，敌人马上要冲到面前了，这时才想起来铸造长矛短剑，还来得及吗？两个形象比喻，把预防的重要性表达得淋漓尽致。

中医治病的目的最终是追求平衡——"以平为期"。为了使人记住一个"平"字，《内经》用"权衡"这个比喻。权衡是什么？早期的秤，今天的天平也。众所周知，天平称重，以平为准；中医治病，以平为期。以天平称重来比喻"以平为期"，真的可以使人过目不忘。

优秀的写作方法，再次体现在系统性与全局性上。"善言天者，必应于人；善言古者，必验于今；善言气者，必彰于物。"天人对应而论，古今对应而论，气物对应而论，《内经》从头至尾处处体现出了这种系统性与全局性。

有独立的花，但独立的花并不能独自存在；有独立的人，但独立的人并不能独自存在；今天发生的事，原因可能在昨天；产生在人体之内的病，病因可能在人体之外；万物生长并不仅仅取决于万物本身，还与天体间的五运六气有关。《内经》能够流传几千年，难道与这种优秀写作方法无关吗？

实际上，系统性与全局性，同样也可以运用到认识问题的方法中。宇宙大不大？大！小草小不小？小！但这棵小草却与大宇宙有着息息相关的、须臾不可分离的紧密联系。一棵微不足道的小草尚且与宇宙有着紧密联系，何况人呢？所以，论人必须论宇宙，论人必须论天地之气、四时之气、五运六气。全方位之全，就是宇宙间任何一个小小的个体与宇宙整体相联系。试想，只是把人放在仪器中去认识，只是把人放在手术刀下来解剖，能够认识人的真实面貌吗？

再谈书外的收获。书外的收获具体有三：

其一，常青的自然哲理。笔者多次谈到过这样一个观点：古希伯来先贤、古希腊先贤是用神理解答问题的，而中华先贤是用道理解答问题的；古希伯来先贤、古希腊先贤以神理指导如何做人，中华先贤以道理指导如何做人。神是人格神，而道则是自然存在。人格神从古至今只有亚当、诺亚、摩西、耶稣极少数人看到过，而道从古至今则是没有一个人看到过。是道不存在吗？非也！如何才能看见道呢？庄子说，看不见的道，看得见的天地，看得见的日月，看得见的万物，看得见的春夏秋冬，看得见的野花小草，包括看得见的屎尿……总而言之，道理反映在天地万物中，反映在自然哲理中。有史以来，人类发生过无数次翻天覆地的变化，如王朝的更迭，皇冠的易主，英雄的没落，昨日真理、今日谬误的转换……但是，天地还是这个天地，日月还是这个日月；四时循环依然是如期而来，如期而去；火焰依然上升，江水依然低流……人事与人理变幻无常，而自然哲理却始终如一。常青的自然哲理恒久不变，这就证明中华先贤选择自然哲理为终极参照坐标是正确的。

其二，人理必须合于自然哲理。"观乎天文，以察时变；观乎人文，以化成天下。"《易经·贲·象传》这句话包含了两重重要意义：①人文与天文之间存在着对应关系，换句话说，中华大地上的人文是仿照天文创建的。②人文与天下之间的关系是化育关系。没有一个"文"字，就没有人间之天下，整个世界仍然是动物世界。

那么，中华先贤从天文中汲取了哪些人文哲理呢？请看如下具体实例：

其一，中华先贤从天理提炼出了自强不息的哲理，君子自强不息的榜样是行健不息的自然之天。

其二，中华先贤从地理提炼出了厚德载物的哲理，君子厚德载物的榜样是宽厚无语的大地。

其三，中华先贤从天地、日月、四时之理提炼出了大公无私的哲理，天无私覆，地无私载，日月无私照，四时无私行，这"四无私"是主政天下者的永恒榜样。历代王朝为什么不能延续？汉唐盛世为什么只能盛一时？答案何在？传子不传贤，根本上有私无公也。

其四，中华先贤从万物现象与现象背后的道理中提炼出了尚象制器的哲理——发明创造器具的哲理。一物有一物之象，万物有万物之象，一物之象可以启示器具的发明创造，万物之象可以启示器具的发明创造，一物之象、万物之象背后的哲理同样可以启示器具的发明创造。早期的中华先贤为什么那么善于发明创造？因为他们崇尚的是自然哲理。

人行合于天行，人德合于天德，人时合于天时，人道合于天道，人序合于自然之序，这是始于卦、延续于儒道两家文化的基本准则。

世界上相当多的民族创建了崇尚神的文化，唯有我中华先贤创建的是崇尚自然、崇尚道理的文化。中华先贤为何会走在世界的前列，与崇尚自然、崇尚道理的文化有没有关系？在笔者看来，中华民族之所以率先进入文明，崇尚自然、崇尚道理的文化起着基础性作用。

书外的收获远不止这些，这里先谈三点。读《内经》，如果紧紧抓住"问题"——本篇提出的什么问题，如何解答了这一问题与这些问题——去阅读，很快就会有事半功倍的收获。

四、 恢复中华民族提出问题的能力

复兴中华民族，是整个中华民族的愿望。

复兴中华民族，涉及"想当初"与"现如今"两个问题：想当初即兴旺时期的中华民族是什么样？现如今复兴的工作应该怎么做？

复兴中华民族从读经开始，这是反思者的一种答案。现在，东西南北中出现了各式各样的读经班。读经倡导者们认为，复兴中华民族关键在于复兴中华文化，而复兴中华文化最基础的工作就是读经。

读经的落脚点在何处？读经之后怎么办？读经倡导者们并没有给出答案。

通过读经，找出"想当初"那个善于发明创造的中华民族基本模样——他们是怎么做人的？他们又是怎么做事的？他们的思维方式与行为方式为何？他们为什么会提出那么多问题，又为什么会解答那么多问题？认识兴旺时期中华民族的基本模样，是否可以作为读经的第一落脚点？

复兴中华民族"现如今"应该如何做？通过读经，认识中华先贤做人做事的基本立场，认识他们提出问题、论证问题的思维方式，认识行而论道的行为方式，然后像先贤那样会提出这样那样的问题，会提出各个领域的问题，会提出史无前例的大问题；最终能够像先贤那样会创造出领先于世界的辉煌。这是否可以作为读经的基本落脚点？

读经，当然应该包括《内经》这部经典。阅读《内经》，除了记住书中的哲理与医术之外，还应该像《内经》中的黄帝那样，善于提出这样那样的新问题，像《内经》中的岐伯那样善于解答新的问题，最终使"我"能够创作出类似于《内经》这样的经典，这里是否可以作为阅读《内经》的落脚点？

五、　西医的标准不能评判中医

"中医不科学"或者"中医不符合科学标准"，这一判断被相当多的人所接受。实际上，这一判断是错误的。中医有自己的标准，不能用另外的标准来衡量。

中医的标准是什么呢？中医的终极标准是道。《素问·阴阳应象大论》："阴阳者，天地之道也，万物之纲纪，变化之父母，生杀之本始，神明之府也，治病必求于本。"展开讨论这句话，可能需要写一篇博士论文。简而言之，讨论天地万物，讨论人体疾病，其终极标准只有一个，这就是道。

养生在于知道。《素问·上古天真论》："其知道者……度百岁乃去。"这里的"知道"是两个单音词。知道，就是深知自然秩序，就是要在人序与自然秩序之间建立起和谐一致的相应关系。如此养生者，才能度百岁。

生病是因为违背了道。《素问·四气调神大论》："阴阳四时者，万物之终始也，死生之本也，逆之则灾害生，从之则苛疾不起，是谓得道。道者，圣人行之，愚者佩之。"这一论断告诉人们，从道则苛疾不起，逆道则灾病产生。

治病如何治？平衡阴阳也。一阴一阳之谓道，阴阳偏颇之谓病。《素问·三部九候论》："无问其病，以平为期。"平者，平衡也；期者，期准，准则也。以平为期者，就是治病以平衡体内阴阳为准则。人体之内的阴阳在何处？在气血中，在脏腑中。

治病必须先识病，如何识病，在于知道。知道真的能够识病吗？《素问·标本病传论》中有答案："夫阴阳逆从标本之为道也，小而大，言一而知百病之害；少而多，浅而博，可以言一而知百也。"

先秦诸子揭示了这样一个事实：道，不仅仅是道家的立论基础，同时还是儒家、兵家、阴阳家、音乐家、建筑学家的立论基础。儒家以道论礼，兵家以道论兵，阴阳家以道论历，音乐家以道论音律，建筑学家以道论建筑，《周髀算经》以道论奇偶之数、以道论勾股弦。《圣经》用上帝解释了两种理：宇宙演化之理与人生如何度过之理。《易经》与诸子以道解释了三种理：宇宙演化之理，人生如何度过之理，多出了一条发明创造之理。清楚了道无限的功能，再回头看《内经》中的以道论养生，以道论识病，以道论治病，以道论"百病之害"，"所以然"的奥秘就迎刃而解了。

道是无法用科学标准衡量的。相反，科学的作为恰恰应该接受道——自然法则——的衡量。

科学最根本的缺陷是本身没有价值判断。科学所追求的只是"是不是""真不真"。"是这样"不等于"应该这样"；"真"不等于"善"；经得起实证的也可能是祸害。例如，侵华日军731部队，繁殖出的鼠疫是真的鼠疫，也经得起实证；731部队制造出的毒气是真的毒气，也经得起实证；用科学标准看，这些都是史无前例的大发明。但站在道的立场上看，这些都是伤天害理的大坏事。同样的道理，制毒者制造出的冰毒、海洛因也是真的，也经得起实证，可是，有谁说冰毒、海洛因不是祸害呢？所以，科学标准不是衡量一切的准绳。如果以科学标准否定中医，这实际上是对中华文化的否定。

在具体问题上，中医是讲究标准定量的。《素问》在第五篇《阴阳应象大论》里就出现了"权衡规矩"四个字。权，重量单位也；衡，秤也；规，圆规也；矩，曲尺也。权衡规矩，讲究的就是标准定量。诊病，需要标准定量；用药，需要标准定量；针灸，同样需要标准定量。

中医与包括西医在内的西方科学属于两种文化。中医与西医，各自有各自的标准，衡量中医只能用中医自己的标准。必须记住的是：科学并不是人类唯一之学，科学标准也不是可以衡量一切的标准。

东方与西方，有地理差异。东方人与西方人一有外貌差异，二有内在思维方式的差异，用一个标准衡量，就会产生极大的笑话。

一样的面粉，西方人做成了面包，中国人做成了馒头，面包与馒头的标准一样吗？

同样是吃饭，西方人创造了刀叉，中国人创造了筷子，刀叉与筷子的标准一样吗？

同样是婚礼，西方人进教堂拜上帝，中国人在自家堂前拜天地，两者之间可以相互指责对方的标准不对吗？

同样是证明 $c^2 = a^2 + b^2$，《周髀算经》与《几何原本》一是证明方法不同，二是步骤不同。《周髀算经》用三步就可以证明，《几何原本》的证明步骤则在十步以上，难道可以拿《几何原本》的方法来否定《周髀算经》中的方法吗？

同样是做人，西方人讲上帝，中国人讲道理，上帝是人格神而道是自然存在，难道可以用上帝之理否定道理吗？

馒头有自己的标准，婚礼有自己的标准，哲学有自己的标准，同理，中医也有自己的标准，中医只能用自己的标准来衡量。

认识同一事物，存在着不同的认识论；解答同一问题，存在着不同的方法论；解答同一难题，可以创造出不同的器具，这就是东西方的基本差异。

六、 我们并不了解先贤

源头的中华先贤是创造者，他们创造了中华文化，创造了中医文化，创造了一件件器具，创造了一项项技与术，创造了各个领域的基础性理论……总之，中华先贤在没有外人帮助的条件下创造出了领先于世界的文明。

中华先贤的创造，从空间坐标上看，赢得了全世界的尊重；从时间坐标上看，赢得了上下几千年的尊重；中华先贤的创造，也为子孙赢得了骄傲，那些手中腹中空空如也的子孙自己什么也拿不出的时候，常常会说"我们祖先如何如何"。

其实，后世的我们并不了解先贤，尤其是近代与当代。请看以下事例：

天地万物是如何发生的？希伯来人用神解答了这一问题，中华先贤用阴阳两爻（有文字之后，一阴一阳被界定为道）解答了这一问题。这一差别以及差别背后的为什么，后世子孙注意了吗？

亚当、夏娃一出世就有神赐的伊甸园，伏羲氏、神农氏、黄帝没有神赐的伊甸园；亚当、夏娃不需要动手动脑就可以过上幸福生活，三皇五帝必须自己动手动脑、劳心劳力才能过上幸福生活。这一差别以及差别背后的为什么，后世子孙注意了吗？

如何做人？犹太先贤摩西说应该讲神理，中华民族的老子、孔子说做人应该讲道理。这一差别，后世子孙注意了吗？

古希腊的火，是普罗米修斯从天堂偷来的；中华大地上的火，是燧人氏钻木取出来的。这一差别，后世子孙注意了吗？

同样是面粉，西方烤出了面包，中华民族蒸出了馒头；同样是吃饭，西方创造出了刀叉，中华民族创造出了筷子；面包、馒头各自有各自的标准，刀叉、筷子各自有各自的标准；同样的事物，有不同的处理方法；功能相同的器物，各自有各自的标准。这些差别以及差别背后的文化，后世子孙注意了吗？

伏羲氏、神农氏、黄帝、尧、舜、禹都是行而论道者，老子、孔子都是坐而论道者。这一变化，后世子孙注意了吗？

伏羲氏、神农氏、黄帝、尧、舜、禹都是器具的发明者，老子是器具发明的反对者。这一变化，后世子孙注意了吗？

神农氏务农是圣人之事，后稷培育五谷良种是大人之事，务农务菜在孔孟这里被界定为小人之事。这截然相反的两种判断，后世子孙注意了吗？

道的本义是"一阴一阳之谓道"，董仲舒将其变质为"阳为阴纲之谓道"。这一涉及大根大本的变质，后世子孙注意了吗？

三皇五帝是圣者为王，秦皇汉武是胜者为王。对于这一重大差别，后世子孙注意了吗？

孔子力图找回"选贤与能"中的那个"选"字，墨子力图找回选贤的"选"字，宋明理学家完全忘记了这个"选"字。对于这一差别，后世子孙注意了吗？

"春秋无义战。"（《孟子·尽心上》）孟子以道义为标准，判断与否定了战争的胜负双方；董仲舒、程颐兄弟、王阳明以胜负为标准，无条件接受胜利者。对于这一差别，后世子孙注意了吗？

道位于君之上，君与道相较，道至高无上，这是元文化与儒道两家文化中的道君关系；君与道之间是可以相互代换的关系，君可以等同于道，这是西汉之后的道君关系。对于这两种道君关系，后世子孙注意了吗？

"民为君之天""民为贵君为轻"，这是《尚书》《孟子》《内经》中的君民关系；"君为民之天""君为贵民为轻"，这是西汉以后的君民关系。对于这两种君民关系，后世子孙注意了吗？

"法天则地"，这是《易经》所倡导的人生观；"以君为纲"，这是董仲舒所倡导、历代皇帝所大力宣扬的人生观。这两种截然相反的人生观，后世子孙注意了吗？

伏羲氏、神农氏、黄帝、尧、舜、禹名下记载的是一件件发明创造的功绩，秦始皇、汉高祖名下记载的是一场场逐鹿中原的战绩。这一差别，后世子孙注意了吗？

中华先贤所创造的中华文明，具有原创性，具有领先性；中华先贤所创造的中华文明是自己创造的，不是抄来的，不是买来的。关于这一点，后世子孙注意了吗？

总之，就不同文化而言，中西文化在起点上就不一样；就不同民族而言，中华先贤与犹太先贤、古希腊先贤认识问题、解答问题的思路在起点上就不一样；就中华文化本身而言，源流文化之间发生了质的变化；就行为方式而言，伏羲氏、神农氏、黄帝所开创的动手动脑、行而论道的方式在老子、孔子这里已经失传。关于中西方文化中的"不一样"，关于中西方先贤之间的"不一样"，以及源流文化之间的"不一样"，后世子孙了解了吗？

昨天，"中华民族为什么会挨打"的反思者，把责任推给了文化。试想一下，中华文化如果真的从根本上有问题，早期的中华大地上会出现领先于世界的文明吗？一代人有一代人的责任，后人落后挨打把责任推给祖先，应该吗？在笔者看来，抛弃与变质了本来的文化，才是落后挨打的真正原因。

今天，一些数典忘祖的不屑子孙，以会玩电脑、会玩汽车而傲视中华先贤，试问，会玩电脑、会玩汽车的现代人有几个像中华先贤那样会提出史无前例的大问题？有几个像中华先贤那样会解答史无前例的大问题？提出问题比解决问题更重要，这是爱因斯坦所讲的道理，可是中华民族提出问题的能力到哪里去了？再者，天上飞的飞机，地上跑的汽车，手下操作的电脑，家里用的电器，所有这些有几个是原创于中华民族呢？引进的成果，犹如从别人家的瓜田买回来的瓜，犹如从别人家的果园买回来的果；中华先贤所创造的成果，是自己瓜田里种出来的瓜，是自己果园里结出来的果。买来的瓜果与自己种的瓜果在根本上可以相提并论吗？抄来的现代化与原创的文明可以相提并论吗？

接近了祖先，才会发现自己是那样的无知；了解了祖先，狂妄之气就会马上消失。与祖先相比，子孙真的进步了吗？

如果后人会像祖先那样善于提出问题、善于解答问题，中华民族会落后于他人吗？中医会落后于他人吗？方方面面会落后于他人吗？

最后，希望读者能够和我一起思考这样三个问题：没有中华文化，会有中华民族这个民族吗？没有中医文化，中华民族会走过上下五千年吗？祖先曾经创造出领先于世界的辉煌，"我"创造的成果是什么呢？

刘明武
于南海之滨

附录
天文历法与中医文化

一、 中医之源在何处

每一条江河都有自己的源，无源之水是没有的，这是众所周知的自然哲理。文化有没有源？中医文化有没有源？按照自然哲理而论，每一种文化都应该有自己的源，中医文化也应该有自己的源。

中医文化之源在何处？在天文历法。阴阳五行学说是中医文化的理论基础，阴阳五行源于天文，奠定于历法，归根结底，中医文化的根源在天文历法。

从人文顺序上看，天文学是人类的第一学，历法是人类的第一法，这是东西方的共同点。与兄弟民族先贤不一样的是，中华先贤以天文学为坐标创建了阴阳五行学说。阴阳五行学说奠定了中华文化与中医文化的基础，奠定了各个学科的理论基础。从亲缘关系上看，天文学应该是各学科的母亲学。

源于天文，奠定于历法的阴阳五行学说，首先是在十月太阳历中出现的。文字之前的十月太阳历，是用洛书表达的。

要认识中华文化与中医文化，必须从认识十月太阳历开始。非常痛心的是，十月太阳历在中原大地失传了。失传了十月太阳历，就解释不了洛书。解释不了洛书，阴阳五行学说就成了无源之水、无本之木。文化界、哲学界、中医界之所以解释不了阴阳五行，根本原因就在这里。

二、 彝族文化中的河图洛书

非常幸运的是，彝族文化完整地保存了河图洛书。彝族文化完整地保存了河图洛书之形，完整地保存了河图洛书之数，完整地保存了河图洛书的解释。分而述之如下。

（一） 河图洛书之形

河图洛书之形由虚心圆与实心圆所组成。实心圆代表偶数，虚心圆代表奇数。

在彝族经典《土鲁窦吉》中，河图洛书前后的顺序是洛书在前，河图在后。

1. 先看彝族洛书之形　上九下一，左三右七，四二为肩，八六为足，这是洛书（彝族文化称为"鲁素"，汉语译为"龙书"）的图形。

2. 再看彝族河图之形　一六北方水（下），二七南方火（上），三八东方木（左），四九西方金（右），五十中央土。这是河图（彝族文化称为"付托"，汉语译为"阴阳联姻"）的图形。图形问题，彝族文化用奇偶之数做出了解答。

奇偶之数组成了河图洛书，河图洛书的基本成分是奇偶之数。这里的基本道理是：河图洛书所表达的内容，是通过奇偶之数表达的。

（二） 河图洛书的内容

彝族文化解释河图洛书，没有解释在神话上，而是解释在了天文历法上。河图洛书，洛书在前，河图在后。洛书表达的是十月太阳历，河图表达的是以太阳历为基本框架，又融合太阴历北斗星因素的阴阳合历。

1. 洛书中的十月太阳历　洛书中的阳数布于四方，阴数布于四隅。太阳历，就隐藏在阴阳二数中。

以阳数九论夏季七十二天；以阳数一论冬季七十二天；以阳数三论春季七十二天，以阳数七论秋季七十二天。这里四个七十二天，分布在洛书的四方。

以阴数八论冬春之间的十八天；以阴数二论夏秋之间的十八天；以阴数六论秋冬之间的十八天；以阴数四论春夏之间的十八天。这里四个十八天，分布在洛书的四隅。

$$72 \times 4 = 288 \text{（天）}$$

$$18 \times 4 = 72 \text{（天）}$$

$$288 + 72 = 360 \text{（天）}$$

四个阳数四个阴数表达了一年五季，表达了 360 天。

立竿测影下的太阳回归年的时间长度，有三短一长的规律性，即四年之中三年 365 天，一年 366 天。

太阳回归年 365 天，平年。平年尾数的五六天不计入月，而用于过大小两个年。大年三天，小年两天。

太阳回归年 366 天，定为闰年。闰年尾数的六天不计入月，用于过大小两个年。大、小年均为三天。四年之中，三个平年，一个闰年。太阳历四年一闰，即四年多出一天。四年的平均天数是 365.25 天，四年一闰，十月太阳历中的数据与闰法，与欧洲凯撒时代制定出的太阳历（儒略历）完全一致。与儒略历不同的是，中华大地上的十月太阳历，是在史前出现的。

四年的平均天数是 365.25 天，这个数据与《周髀算经》的数据完全一致。

2. 洛书中的阴阳五行、天干地支　阴阳五行、天干地支，全部是在十月太阳历中出现的。

十月太阳历对五行的解释。十月太阳历一年分五季，春季为木，夏季为火，夏秋之交为土，秋季为金，冬季为水。一季 72 天，五季 360 天。金木水火土五行，在太阳历中，是首尾相连、生生不息、无限循环的五个季节。时间中的五个季节，对应空间中的东西南北中五方。木对应东方，火对应南方，金对应西方，水对应北方，土对应中央。五季为时间，五方为空间；五行一论五季，二论五方；五行，构筑起了时空一体、时空一一对应的时空观。

十月太阳历对阴阳的解释。阴阳的解释有两种：一种是月分阴阳，一种是年分阴阳。十月太阳历每季两个月，两个月分阴阳。阳奇阴偶，奇数月为阳，偶数月为阴。五季十个月，一、三、五、七、九月为阳，二、四、六、八、十月为阴。一阴一阳，一奇一偶，交错出现，相互衔接。阴阳，在太阳历中，还有一种解释是：一年分两截，两截分阴阳。前半年为阳，后半年为阴。阳年主生主长，阴年主收主藏。阴阳，是对太阳视运动的抽象与量化。抽象在时间中，量化在历法中。阴阳融入五行，阴阳与五行一起构筑起了时空物三位一体的时空观。

十月太阳历对天干的解释。十天干表达的是十个月的月序。太阳历十个月，用十天干甲乙丙丁戊己庚辛壬癸来表达。十个月依次可以记为甲月、乙月、丙月、丁月、戊月、己月、庚月、辛月、壬月、癸月。十天干，是对十个月的抽象表达。十天干状如圆环，圆环循环不休，周而复始。

十月太阳历对地支的解释。太阳历每月 36 天。36 天分三旬，每旬 12天，用十二地支子丑寅卯辰巳午未申酉戌亥来表述。12 天依次可以记为子日、丑日、寅日、卯日、辰日、巳日、午日、未日、申日、酉日、戌日、亥日。十二地支，是对一旬 12 天的抽象表达。十二地支状如圆环，圆环循环不休，周而复始。

在彝族文化中，十二地支可以用六种家养动物、六种野生动物来表达。六种家养动物是马、羊、鸡、狗、猪、牛；六种野生动物是虎、兔、龙、蛇、鼠、猴。这样一来，枯燥的历法变为生动有趣的形象，顺利轻松地走入了千家万户。

3. 河图中的十二月太阳历　河图洛书中的奇偶之数是成双成对出现的，所以彝族文化称为"联姻"。所谓联姻，指的就是阴阳结合。十个奇偶之数分五组分布于四方和中央。十二月太阳历，就隐藏在五组阴阳之数中。

以三八论春季 90 天；以二七论夏季 90 天；以四九论秋季 90 天；以一六论冬季 90 天。

三与八联姻，一奇一偶，一阴一阳，表达春季，表达五行之木。

二与七联姻，一奇一偶，一阴一阳，表达夏季，表达五行之火。

四与九联姻，一奇一偶，一阴一阳，表达秋季，表达五行之金。

一与六联姻，一奇一偶，一阴一阳，表达秋季，表达五行之水。

在彝族河图的奇偶之数的联姻中，五组数字对应着五行，具体对应关系是：一六水，二七火，三八木，四九金，五十土。

4 组奇偶之数，一可以表达东西南北四方，二可以表达春夏秋冬四季。春夏秋冬四季融合在了这 4 组奇偶之数的组合中。一季 90 天，四季 360 天（4×90），再加上两个过年日的 5~6 天。五年闰两个月，平均下来，一年的时间长度仍然是 365.25 天。河图以极其简易的方式，表达了四季十二个月。五与十，一组数字，表达统领四方的中央，表达五行之土。

十月太阳历变十二月太阳历，干支的功能发生了转换：在十月历中，天干用来记月，地支用来记日；而在十二月太阳历中，天干用来记日，地支用来记月。

4. 阴阳合历的常识　阳历参照坐标是太阳。太阳在南北回归线之间的一来一往为一个太阳回归年，太阳回归年的平均时间长度为 365.25 天。

阴历参照坐标是月亮。月亮圆一次为一个月，圆十二次为一年。月分大小，大月 30 天，小月 29 天。一年六大六小十二个月，十二个月 354 天。

万物生长靠太阳，万物生长也靠月亮。阴阳合历的作用，在这认识一下，中华先贤将太阳与月亮合而为一形成了阴阳合历。

太阳历论岁，一岁 365.25 天。太阴历论年，一年 354 天。

$$365.25 - 354 = 11.25 （天）$$

两者之间一年相差 11.25 天。三年盈余三十三天有余，所以必须设立闰月加以平衡，两种历才能融合在一起。阴阳合历从一开始实行的是三年一闰，五年再闰，十九年七闰。阴阳合历闰的是月。五年再闰的原则，是在《易经·系辞上》出现的。五年再闰的方法，是在《周髀算经》中出现的。据《史记》记载，闰是从黄帝开始的。

彝族河图洛书历采用五年再闰的原则，据此可以推断，彝族河图洛书历是阴阳合历。

解释河图洛书历，彝族先贤留下了《土鲁窦吉》一书。保存者、翻译者是贵州的王子国先生。据王子国先生介绍，鲁素与洛书，付托与河图，仅仅是语音上的差异。土鲁窦吉，汉语的意思是"宇宙生化"。彝族文化解释鲁素与付托（洛书与河图），一开始就解释在天文历法上。这里没有出现关于河图洛书的神话，例如河马，例如神龟。洛书孕育出了先天八卦，河图孕育出了后天八卦，先天、后天八卦都是表达天文历法的，这是彝族文化对河图洛书与八卦关系的解答。

天文学是人类第一学，也是中华民族的第一学。历法是人类第一法，也是中华民族的第一法。有文字，天文历法是文字表达的。文字之前，天文历法是用河图洛书抽象符号表达的。有没有历，是衡量一个民族、一个国家是否文明的标志。历出现的早晚，是衡量一个民族、一个国家文明早晚的标志。以河图洛书解释历法，与人类文明的进程相符合，与领先于世界的中华文明身份相符合。

三、　几大难题与解答

群经之首的《易经》，留下了一系列难题，只有在彝族河图洛书的解释里，才能找到这些难题的答案。

难题一："河出图，洛出书，圣人则之。"流行本《易经》和马王堆出土的《帛书周易》中都有这一论断。但是，两部《周易》里一没有"何为图，何为书"的图形，二没有"图与书内容为何"的论述。河图洛书的图形与内容为何？这是《易经》留下的第一道千古难题。

彝族河图洛书，书有书形，图有图形。河图洛书之形皆由奇偶之数所组成，河图洛书之形在奇偶之数这里得到了解答。洛书表达的十月太阳历，河图表达的是十二月阴阳合历，河图洛书的内容在历法这里得到了解答。《易经》中的第一道千古难题在此得到了解答。

难题二：《易经》里的河图洛书独立于八卦，两者之间的关系为何，两部《易经》同样没有解释。这，又是一道千古难题。

洛书合于先天八卦，河图合于后天八卦，河图洛书与先天、后天八卦的关系在此得到了解答。

难题三：《易经》谈阴阳，《尚书》谈五行，《帛书周易》谈阴阳谈五行，河图洛书与阴阳五行有没有关系？三部经典均没有解释。这是第三道千古难题。

金木水火土五行，每一行两个月，均有奇偶之分。奇偶即阴阳，阴阳即奇偶。奇偶阴阳之分，划分出了阳木阴木，阳金阴金，五行依次类推。阴阳与五行的关系，洛书用历法做出了解答。

难题四：《易经》中出现了零星的天干，《尚书》中出现了零星的地支，天干地支从何而来，与河图洛书有没有联系？《易经》与《尚书》中均没有答案，这是第四道千古难题。

难题五：圣人为何要"则"河图洛书？历法是远古、中古时期的根本大法，根本大法是生产生活必须遵守的法则，圣人"则"河图洛书实际上遵循的是历法。"圣人则之"的问题，在历法这里得到了解答。

十月太阳历一年十个月，月序用甲乙丙丁戊己庚辛壬癸来表达。一月36天，分三旬，每旬12天，日序用子丑寅卯辰巳午未申酉戌亥来表达。天干地支的"所以然"，洛书用历法做出了解答。

在十月太阳历中，天干表达的是月序，地支表达的是日序。在十二月阴阳合历中，地支表达的是月序，天干表达的是日序。历不同，干支的功能也不同。

四、《黄帝内经》中的三种历

天文历法是中医文化的理论基础，不懂天文历法，一无法打开中华文化的大门，二无法理解中医文化的奥秘。

《黄帝内经》（简称《内经》）隐含有三种历——十月太阳历，十二月阴阳合历，八卦九宫历。正是这三种历构成了《内经》的理论基石。

问题的严重性在于，《内经》用历不讲历，没有明明白白诠释，这就使源于天文、奠定于历法的阴阳五行学说失去了堂堂正正、光明正大的本源性。

借助彝族河图洛书，可以清晰地认识《内经》中的三种历，同时，也可以清楚地解释这三种历。

（一）《内经》中的十月太阳历

十月太阳历是《内经》的第一大基石，阴阳五行学说就诞生于十月太阳历。要想认识与弄懂阴阳五行学说，必须从十月太阳历开始。十月太阳历，是在以下四个论断中出现的。

其一，《素问·藏气法时论》中出现的十月太阳历。

"黄帝问曰：合人形以法四时五行而治，何如而从？何如而逆？得失之意，愿闻其事。

岐伯对曰：五行者，金木水火土也，更贵更贱，（张介宾注：五行之道，当其旺则为贵，当其衰则为贱。）以知死生，以决成败，而定五藏之气，间甚之时，死生之期也。

帝曰：愿卒闻之。

岐伯曰：肝主春，足厥阴少阳主治，其日甲乙，肝苦急，急食甘以缓之。心主夏，手少阴太阳主治，其日丙丁，心苦缓，急食酸以收之。脾主长夏，足太阴阳明主治，其日戊己，脾苦湿，急食苦以燥之。肺主秋，手太阴阳明主治，其日庚辛，肺苦气上逆，急食苦以泄之。肾主冬，足少阴太阳主治，其日壬癸，肾苦燥，急食辛以润之。开腠理，致津液，通气也。"

在这个论断中，五行金木水火土一可以解释人体五脏，二可以解释历中五季，三可以解释五味。以五行论五季，这符合十月太阳历的第一特征。

在这个论断中，出现了甲乙丙丁戊己庚辛壬癸十天干。十月太阳历一年十个月，十个月的月序是用十天干表达的。十天干分五组来表达一年十个月，这符合十月太阳历的第二特征。

一行两个月，一奇一偶，一阴一阳。木行甲一月乙一月一共两个月，火行丙一月丁一月一共两个月，土行戊一月己一月一共两个月，金行庚一月辛一月一共两个月，水行壬一月癸一月一共两个月。十天干分五组表达金木水火土五行，这符合十月太阳历的第三特征。

根据这三个特征，可以得出结论：这个论断中出现的是十月太阳历。

其二，《素问·四时刺逆从论》中出现的十月太阳历。

"是故春气在经脉，夏气在孙络，长夏气在肌肉，秋气在皮肤，冬气在骨髓中。"

春气、夏气、长夏气、秋气、冬气，一共五气。五气即五季，五气五季符合十月太阳历的基本特征。所以可以得出结论：这个论断中出现的是十月太阳历。

其三，《素问·刺要论》中出现的十月太阳历。

"脾动则七十二日。"

脾为五脏之一，脾主七十二天，以此类推，五脏的每一脏各主七十二天。一脏主七十二天，这合于十月太阳历一季的天数。

其四，《素问·阴阳类论》中出现的十月太阳历。

"春甲乙，青，中主肝，治七十二日。"

肝为五脏之一，肝主七十二天，以此类推，心、肾、肺各主七十二天。十月太阳历分五季，一季七十二天。五脏分金木水火土——肝木、心火、脾土、肾水、肺金，一脏主七十二天，这符合十月太阳历一季的特征。

五脏各主七十二天

$$5×72＝360（天）$$

这是十月太阳历的一岁之数。

根据一脏之数（72）与五脏之数（360），可以得出结论：这四个论断中出现的是十月太阳历。

五行在时间中对应的是春、夏、长夏、秋、冬五个季节，在空间中对应的是东、西、南、北、中五个方位；五行每一行都有阴阳属性，时间空间亦有阴阳属性；《内经》以阴阳五行构筑起了时空一体的时空观。五味、五音、五果、五谷、五畜、五脏、五 X、五 Y……均从时空中走来，所以可以用五行来解释。

以太阳为坐标，演化出了十月太阳历。太阳回归年的时间长度，可以一分为二，可以一分为四，可以一分为五，可以一分为八，可以一分为十二，可以一分为二十四，可以一分为七十二，这些不同划分都是人为的规定。人为的规定，是为了生产与生活更好更细致地与太阳视运动和谐一致。一分为二是一阴一阳。一分为四是春夏秋冬四季。一分为五是金木水火土五行。一分为八是八节——四立+两分两至（四立为立春、立夏、立秋、立冬，两分为春分、秋分，两至为冬至、夏至）。一分为十二是十二个月。一分为二十四即是二十四节气。一分为七十二即是七十二候。节气的一步步细化，实际上是对天文运动与气候变化认识的一步步深化。阴阳五行学说就诞生于此，这里的阴阳学说第一特征就是数理上的严格规定性。这里的阴阳学说根本特征就是数理与时间空间的对应性。

十月太阳历以阴阳五行奠定了时空一体的时空观，确切地说，奠定了时空物一体的时空观。一切均从时空中走来，所以，时空可以论一切。知道了这一点，才会真正明白《内经》以阴阳五行论一切的"所以然"。

十月太阳历，是《内经》的第一基石。不认识十月太阳历，金木水火土五行就失去了理论根源。五行失去了本源性依据，《内经》中所有的五X、五Y就成了空中楼阁，如五方、五运、五脏、五音、五谷、五果、五畜……

（二）《内经》中的十二月太阳历

十二月太阳历是《内经》的第二大基石，从下列几个论断中，可以看到十二月太阳历。

其一，《素问·四气调神大论》："春三月，此谓发陈，天地俱生，万物以荣……夏三月，此谓蕃秀，天地气交，万物华实……秋三月，此谓容平，天气以急，地气以明……冬三月，此谓闭藏，水冰地坼，无扰乎阳……逆春气，则少阳不生，肝气内变。逆夏气，则太阳不长，心气内洞。逆秋气，则太阴不收，肺气焦满。逆冬气，则少阴不藏，肾气独沉。"

春夏秋冬四季，这是十二月太阳历分季的特征。春三月、夏三月、秋三月、冬三月，一共十二月，这是十二月太阳历分月的特征。根据这两个特征，可以得出结论：这个论断中出现的是十二月太阳历。

其二，《素问·金匮真言论》："东方青色，入通于肝……其数八。南方赤色，入通于心……其数七。中央黄色，入通于脾……其数五。西方白色，入通于肺……其数九。北方黑色，入通于肾……其数六。"

在这个论断里，五个数八、七、五、九、六实际上是河图之数，是河图之数的一半。完整的河图之数是一六北方水，二七南方火，三八东方木，四九西方金，五十中央土。河图之数，这里只用了一半，但表达的意思完全一样。五个数表达的是空间中的东西南北中五方，表达的是时间中的五季，表达的是人体五脏，表达的是金木水火土五行。河图之数，最初表达的是十二月太阳历为基础的阴阳合历。

其三，《素问·六节藏象论》：“天为阳，地为阴；日为阳，月为阴。行有分纪，周有道理，日行一度，月行十三度而有奇焉。故大小月三百六十五日而成岁，积气余而盈闰矣。立端于始，表正于中，推余于终，而天度毕矣。”“日行一度”之说，源于立竿测影的太阳历，《周髀算经》有这一说法。“月行十三度”之说，源于观象授时的太阴历，《周髀算经》有这一说法。太阳历论“日行一度”，太阴历论“大小月”——大月30天，小月29天。“三百六十五日而成岁”，这句话指的是岁以太阳回归年时间长度为基本框架。岁，源于太阳历；大小月，源于太阴历。根据这两个特征，可以得出结论：这个论断中出现的是十二月阴阳合历。

十二月太阳历，是《内经》的第二大基石。不知道十二月太阳历，就无法解释《内经》中四时、六气、八节、十二月、十二律、十二经络。五运出于十月太阳历，六气则出于十二月太阳历。

（三）《内经》中的八卦九宫历

八卦九宫历是在《灵枢》之中出现的。

《灵枢·九宫八风》对四时八节、四面八方与北斗星斗柄之间关系的描述如下：

“大一常以冬至之日，

居叶蛰之宫四十六日，

明日居天留四十六日，

明日居仓门四十六日，

明日居阴洛四十五日，

明日居天宫四十六日，

明日居直委四十六日，

明日居仓果四十六日，

明日居新洛四十五日，

明日复居叶蛰之宫，日冬至矣。"

《内经》中的"太一"，可以理解为北斗星。《内经》以太一所居住的八个行宫为依据，划出了八节。

八宫可以表达八节，可以表达八方，还可以表达八风。

八宫为何？叶蛰宫、天留宫、仓门宫、阴洛宫、上天宫、直委宫、仓果宫、新洛宫是也。

八节为何？立春、立夏、立秋、立冬、春分、秋分、冬至、夏至是也。

八方为何？东、西、南、北四方加东北、东南、西南、西北四隅也。

一宫一节，八宫八节。八节始于冬至，终于冬至，这和《周髀算经》中的太阳回归年的起点与终点完全一致。

一节或45天或46天，八节的日期相加为366天，这个数据和《尚书·尧典》中的数据完全一致。366天，实际上在365~366之间。

八卦九宫历，是《内经》的第三大基石。不知道八卦九宫历，就无法解释八种实风与虚风，就无法解释疾疫的病因病源。

五、《内经》中的难题与解答

（一）《内经》的一系列难题

与《易经》一样，《内经》同样留下了一系列难题。

第一道难题：中医文化的源头在何处？

第二道难题：阴阳五行从何而来，为什么可以成为中医的理论基础？

第三道难题：阴阳五行为什么是"万物之纲纪"，为什么是"变化之父母"，为什么是"生杀之本始"？

第四道难题：在"三不知不可以为工"的标准中，为什么首先谈的是"年之所加"？

第五道难题："言一"何以能"知百病之害"？

一系列难题，只有在天文历法中才能找出答案。

（二）难题的解答

借助天文历法，可以轻松地解答一系列难题。

书中的道理在书外，人文的坐标在天文。中华先贤以天文为坐标创造出了独特的历法，又以天文历法为基础创造出了独特的算学、几何学、医学、乐律、兵法、声韵、化学、建筑学……

　　一源而百流，一树而百花。中华大地上的各学科均起源于天文学。从先后顺序上论，天文学为第一学。从亲缘关系上论，天文学是母亲学。第一道难题"中医文化的源头在何处"的答案，可以在天文历法这里得到解答。

　　洛书表达的是十月太阳历，阴阳五行是由洛书奠定的。"阴阳五行从何而来"的问题，可以在洛书表达的十月太阳历里得到解答。第二道难题"阴阳五行从何而来，为什么可以成为中医的理论基础"，在十月太阳历这里可以得到解答。

　　万物生长靠太阳，万物生长也靠月亮，而阴阳恰恰是由太阳月亮所决定的。日往月来决定着昼夜，昼夜为周日之阴阳。周日之阴阳，决定着万物的动静。牵牛花昼而开夜而闭，小公鸡晨而鸣夜而息；百鸟迎着太阳歌唱，百花迎着太阳开放，百鸟与百花静悄悄休息在月光下。以日月为坐标论出来的阴阳，决定着万物的一动一静。"万物之纲纪"与"变化之父母"，在此可以得到初步解答。

　　太阳视运动在南北回归线之间的一来一往决定着寒暑，寒暑为周岁之阴阳。周岁之阴阳，决定着万物的生死。十月太阳历，还有苗族古历皆以冬至为阳旦，以夏至为阴旦。从冬至到夏至，上半年为阳年。从夏至到冬至，下半年为阴年。阳年主生主长，阴年主收主藏。万物的生死，万物的生长收藏，"离离原上草"的"一岁一枯荣"，与周岁之阴阳之间有着间不容发的对应关系。冬至、夏至，实际上是阴阳两极。冬至为阴极，阴极生阳。夏至为阳极，阳极生阴。苗族古历以冬至为阳旦，以夏至为阴旦。"万物之纲纪"与"变化之父母"，在此可以得到根本解答。

　　周日之阴阳，决定着万物的动静。周岁之阴阳，决定着万物的生死。冬至日影最长，从冬至这一天开始，日影一天天变短。日影每短一寸，万物会出现一种新状态。日影短到极点，万物的状态郁郁葱葱、生气勃勃。夏至日影最短，从夏至这一天开始，日影一天天变长。日影每长一寸，万物会出现一种新状态。日影长到极点，中原大地千里冰封，万里雪飘。万物随阴阳变化而动，万物随阴阳变化而静。动是绝对之动，静是相对之静。万物随阴阳变化而生，万物随阴阳变化而死。生生不息，死死不已。

　　天文历法中的阴阳，第一特征就是严格的规定性。无论是周日阴阳还是周岁阴阳，均可以重复，可以实证，可以测量，可以定量。

　　只有理解了周日、周岁之阴阳，才能真正理解阴阳为什么是"万物之纲纪"，才能真正理解阴阳为什么是"变化之父母"。只有理解了天文历法中的阴阳，才能完整理解《素问·阴阳应象大论》中"阴阳者，天地之道也，万物之纲纪，变化之父母，生杀之本始，神明之府也，治病必求于本"这一论断。

阴阳五行学说，在百年来的文化批判中一直是被诟病的对象。全盘西化者指责阴阳五行为不可实证的玄学，文化热爱者同样指责阴阳五行为玄学。余云岫先生作《灵素商兑》，骂阴阳五行为玄学；梁漱溟先生作《东西文化及其哲学》，同样指责阴阳消长、五行生克为玄学。对于这些责难，中医界至今没有做出哲学层面上的回答。没有回答的问题永远是问题。没有回答对阴阳五行的责难，玄学的帽子就固定在了中医头上。而要回答这些责难，要摘掉中医头上玄学的帽子，必须重新认识、认真诠释《内经》中的三种历。

源于天文，奠定于历法的阴阳五行学说，构筑起了时空物一体、无限循环、终则有始、如环无端的时空观。动态的、永恒的时空观，构成了中医理论的坚实基础。

"不知年之所加，气之盛衰，虚实之所起，不可以为工矣。"这是《素问·六节藏象论》中的一个论断。在这个论断中，《内经》建立起了"三不知不可以为工"的标准。这里的"年"，指的是天文历法。"年之所加"，指的是天文历法的推演。"气之盛衰"，指的是四时之气的变化，"虚实之所起"指的是病因病由。"三不知不可以为工"的标准中，为什么首先强调天文历法呢？如果专题讨论，可能会形成一篇论文，这里只能简要述之。因为"年之所加"的天文历法这里有天文变化，有天文变化引起的天气（四时之气）变化，这里有天气变化引起的万物变化与人体变化……天文正常，天气正常。天气正常，万物正常，人体正常。天文非常，天气非常。天气非常，万物非常，人体非常。正常是平安，非常即是病。在八卦九宫历中，分出虚实两种风。实风养人养万物，虚风害人害万物。八宫对应八节，八宫对应八方，八方生八风，八风分虚实，实风主生，虚风主害。"立春吹北风，十个鱼塘九个空。""夏至西北风，菜园一扫空。"这是广东的民间谚语。"冬天有雷声，十个牛栏九个空。"这是湖南的民间谚语。在这些谚语里，可以看到虚风的危害性与严重性。虚风、实风如何区分？从风向与斗柄指向的逆顺关系上去区分。逆斗柄指向而来的风为实风，顺斗柄方向而来的风为虚风。《内经》反复强调，四时之序不可违，四时之气不可乱。背四时之序会生病，乱四时之气，会引起疫病。《内经》《礼记》《吕氏春秋》共同指出，天气异常，会引起疫病。天文天气、气候物候、天气人气、物候人候，在"年之所加"的天文历法这里得到了统一，天地人、时间空间在"年之所加"的天文历法这里得到了统一，所以为工者必须首先精通天文历法。

第五道难题："言一"何以能"知百病之害"？在远古、中古时期的中华大地上，中华先贤一没有精密的仪器，二没有先进的实验室，为什么会创作出一部光照千秋的中医经典，为什么会论出百病之症与百病之因？所以然的奥秘在于两个字——"知道"，细而言之，就是"言一而知百病之害"。

"言一而知百病之害"，这一论断在《内经》出现了三次。一即是道，道即是一。用韩非子的话说是"道无双，故曰一"，用笔者的话说是"一物一理，万物万理，万理归一，即是道理。"言一即明白道理。《内经》告诉世人，明白道理即可以知百病之害。为什么明白道理即可以知百病之害？奥秘有五：

其一，以源流关系而论。与小山羊像老山羊、小老虎像大老虎的原理一样，生生之物身上必然带有生生之源的影子。生生之源可以解释一切生生之物，这是自然哲理。

道为生生之源。生生之源的道，其基本成分、基本结构为一阴一阳。所以，一阴一阳可以解释生生之物的基本成分与基本结构。《德道经·第四十二章》："万物负阴而抱阳。"负阴与抱阳，既可以论万物之成分，又可以论万物之结构。一物如此，物物如此，万物如此，人亦如此。

一阴一阳可以解释人体气血，可以解释人体经络，可以解释人体脏腑，可以解释人体虚实、寒热。阴阳平衡有人体健康，阴阳失衡有人体疾病。

其二，以时空哲理而论。日行一度，历中一天。日行周天 365.25 度，历中 365.25 天。度论空间，历论时间。后天的自然之道，首先体现在时间空间中。

道在时间中，时间可以论病。一时有一时之病，四时有四时之病。《素问·四气调神大论》以四时论病的哲理，就出于道理。

道在空间中，空间可以论病。一方有一方之病，四方有四方之病，五方有五方之病，《素问·异法方宜论》以五方论病的哲理就出于此。

道在万物中，万物的状态可以折射人体的状态。万物正常，人体亦正常。万物非常，人体亦疾病。正常是健康，异常即疾病。

道在几种人文模式中，如阴阳模式、五行模式、八卦模式、十二次模式。

这些模式均可以论病,《换个方法读〈内经〉》中已有论述,此处不赘。

其三,以气候变化规律而论。《周髀算经·陈子模型》:"日中立竿测影,此一者,天道之数。"这一论断指出,立竿测影下的日影之道即是天道。日影之数即是天道之数。天道之数,即气候变化规律。五天一候,三候一气,六气一时,四时一岁。一岁有四时、八节、二十四节气、七十二候,这是《内经》归纳出的气候变化规律之数。一岁的气候之数,决定了万物的生长收藏的一个完整过程。《素问·上古天真论》:"和于术数。"术数即历法中量化的数字,如四、八、二十四、七十二。术数的严格规定性,可以解释生命过程正常与异常。气候循数而来,循数而去,如此术数即为正常。气候违数而来,违数而去,如此术数即为非常。术数的规定性,可以判断气候的正常与异常。气候的正常与异常,可以判断人体的正常与异常。气候异常,是引起大面积疫病的重要外因,《内经》反复强调了这一点。《礼记》《管子》《吕氏春秋》都谈到了气候异常与疫病的关系。

风、寒、湿、热、燥、暑六气,是《内经》在二十四节气基础上的精密归纳。六气顺序依次是:风—暑—热—湿—燥—寒。六气依序而来,依序而去,万物正常,人体也正常,六气该至不至,该去不去,万物非常,人体也非常。"冬天有雷声,十个牛栏九个空。"这是湖南的民间谚语。这一谚语,指出了气候异常的危害性与严重性。

其四,以风之虚实而论。在八卦九宫历中,北斗星斗柄的指向,是判断虚实之风的依据。

斗柄东指,风从东方来,春季里东风为实风,春季里的西风为虚风。

斗柄南指,风从南方来,夏季里南风为实风,夏季里的北风为虚风。

斗柄西指,风从西方来,秋季里西风为实风,秋季里的东风为虚风。

斗柄北指,风从北方来,冬季里北风为实风,冬季里南风为虚风。

风为百病之始,认识了虚风,就可以判断外因引起的脏腑之病。

"立夏吹北风,十个鱼塘九个空。""夏至西北风,菜园一扫空。"这是广东的民间谚语。这一谚语,指出了虚风的危害性与严重性。

其五,以道术关系而论。《庄子·养生主》记载了一位解牛的庖丁。庖丁解牛,技艺精湛,达到了出神入化的程度。庖丁的奥秘,在于以道论解牛之技。从庖丁的解牛之技这里,文惠君又悟出了养生术。庖丁,以道论之,论出精湛的解牛之技。文惠君,以道论之,从解牛之技里又悟出了养生之术。

道，不但是庖丁的立论基础，也是诸子百家的立论基础。儒家、道家、兵家、阴阳家、医学家、音乐家、建筑学家，论证的问题各有不同，但立论基础却是一样，均是以道为立论基础的。儒家以道论礼，道家以道论德，兵家以道论兵，阴阳家以道论历，医学家以道论医，音乐家以道论音律、建筑学家以道论建筑……

为什么"以道论之"可以论一切，因为道为生生之源。生生之源这里有天地之理，有时空之理，有奇偶之数理，有天文天气之理……生生之源这里涵盖了一切自然而然的哲理。生生之源名之为道，所以，道可以进乎技，道可以进乎术，道可以进乎器，道可以进乎礼，道可以进乎德，道可以进乎数，道可以进乎医……

以道论医，这一基本方法失传了。今日的为工者，重视的是术，忘记的是道。

以术论医，如大树林中捡树叶，捡到一片是一片，捡到十片是十片。以道论医，如孔子登山，登东山而小鲁，登泰山而小天下。道为医术之本，为医者应该以道论术，而不应该见术而忘道。

《内经》论病，根本大法是以道论之，是"言一而知百病之害"。以道论之，一可以辨时论治，二可以辨因论治，三可以辨证论治，四可以辨天气论治，五可以辨地理论治，六可以辨人事论治。辨证施治，始于医圣张仲景，是当代中医信守之大纲。辨证施治，对不对？对！正确不正确？正确！但这只是方法之一，而不是所有方法，更不是根本方法。一时有一时之病，四时有四时之病。一方水土养一方人；一方水土生一方病。四时与四方，时间与空间，都不在"症"的范围内。道为医术之本，为医者应该懂得辨证施治，更应该懂得"言一而知百病之害"。

六、 简要之结语

源对于流的重要性，每一条江河都知道。

根对于枝叶的重要性，每一棵大树都知道。

《圣经》的重要性在何处？每一个牧师都知道。

《金刚经》的重要性在何处？每一个和尚都知道。

天文历法对于中医文化的基础性，《内经》对中医的基础性，有多少应该知"道"者知道呢？